Springhouse Corporation

RGN-GEN.

GUIDE DES ÉPREUVES DIAGNOSTIQUES

Traduit par **André Lord**
D. Sc. (Université Laval)

Supervision scientifique et adaptation :
Guy Letellier, Ph. D. (CSPQ)
Département de Biochimie, Hôpital Notre-Dame de Montréal
Professeur titulaire de clinique
Département de biochimie
Faculté de médecine
Université de Montréal

Maloine
Paris

Décarie
Montréal

Guide des épreuves diagnostiques
Traduction et adaptation de l'original américain intitulé NURSE'S READY REFERENCE : DIAGNOSTIC TESTS © 1991 by Springhouse Corporation, Philadelphia PA, avec la permission de Springhouse Corporation.

Tous droits réservés
© 1993 Décarie Éditeur inc.

DBA 1419867

Dépôt légal :
Bibliothèque nationale du Québec
Bibliothèque nationale du Canada

Maquette de couverture : Sylvie Nadeau
Chef de production : Nathalie Ménard
Infographie : Nathalie Ménard, Andrée Garnier, Suzanne L'Heureux, Marcelle LaSalle
Révision des textes : Louise Aubry, Guy Letellier, Sophie Cazanave, Lyne Bourgault

Décarie Éditeur inc.
233, avenue Dunbar, bureau 201
Ville Mont-Royal, Québec
H3P 2H4
ISBN : 2-89137-122-4

Diffusion Europe :
Éditions Maloine
27, rue de l'École de médecine
75006 Paris
ISBN : 2-224-02137-2

Données de catalogage avant publication (Canada)

Vedette principale au titre :
  Guide des épreuves diagnostiques

  Comprend un index.
  Traduction de : Diagnostic tests.

  ISBN 2-89137-122-4 – ISBN 2-224-02137-2 (Editions Maloine)

  1. Diagnostics – Guides, manuels, etc. 2. Diagnostics infirmiers – Guides, manuels, etc. 3. Soins infirmiers – Guides, manuels, etc. 4. Exploration fonctionnelle – Guides, manuels, etc. 5. Diagnostics biologiques – Guides, manuels, etc.

RC71.8.D5314 1992   616.07'5   C92-097181-4

*RC
71.8
.D5314
1993*

IMPRIMÉ AU CANADA   3   4   5   IG   96   95   94

COLLABORATION SCIENTIFIQUE À L'ÉDITION FRANÇAISE

Révision scientifique générale et révision biochimique :
Guy Letellier, département de biochimie, Hôpital Notre-Dame de Montréal

Révision des aspects infirmiers du texte :
Louise Aubry, infirmière consultante, Garneau Poirier Associés inc.

Révision des textes en ophtalmologie :
Roch Gagnon, département d'ophtalmologie, Hôpital Notre-Dame de Montréal

Révision des textes en audiologie :
Doris Saint-Pierre-Lafond, département d'audiologie-audiométrie, Hôpital Notre-Dame de Montréal

Révision des textes en hématologie :
Lise Montpetit, Laboratoire d'hématologie, Hôpital Notre-Dame de Montréal
Gaétan Pellerin, Laboratoire de médecine nucléaire, Hôpital Notre-Dame de Montréal

Révision des textes en immuno-hématologie :
Martine Marcoux, Laboratoire d'Immuno-hématologie, Hôpital Notre-Dame de Montréal

RÉALISATION DE L'ÉDITION ORIGINALE AMÉRICAINE

Directeur de projet : Stanley Loeb

Directeur éditorial : Matthew Cahill

Consultante clinique : Barbara McVan, RN

Directeur artistique : John Hubbard

Consultant en pharmacologie : George J. Blake, RPh, MS

Éditeurs : Catherine E. Harold, Kathleen Cassidy, Stephen Daly, Dianne Herrin, Peter H. Johnson, Judith Lee, Gale A. Sloan

Réviseures : Jane V. Cray, Amy P. Jirsa, Nancy Papsin

Maquettistes : Stephanie Peters, Matie Patterson

Maquette de couverture : Robert Jackson

Graphistes : Robert Perry, Anna Brindisi, Donald Knauss, Tom Robbins, Robert Wieder

Typographes : David Kosten, Diane Paluba, Elizabeth Bergman, Joyce Rossi Biletz, Beverly Lane, Mary Madden, Phyllis Marron, Robin Rantz, Valerie Rosenberger

Fabrication : Deborah Meiris, T.A. Landis, Jennifer Suter

Chef de production : Colleen M. Hayman

Index : Janet Hodgson

AVERTISSEMENT

Les interventions cliniques recommandées dans cet ouvrage furent établies suite à de multiples consultations auprès d'autorités médicales, scientifiques et infirmières. Elles reflètent à notre avis les pratiques cliniques couramment acceptées aujourd'hui. Cependant, on ne doit pas les considérer comme absolues et universelles.

Dans leur application individuelle et quotidienne, il faut tenir compte de l'état du patient et des circonstances particulières.

Dans l'administration ou l'utilisation de nouveaux produits ou de produits d'utilisation récente, il faut s'en tenir aux strictes recommandations du fabricant telles qu'elles apparaissent sur les étiquettes et les contenants.

Les auteurs et l'éditeur de la version originale américaine, ainsi que ceux de la version présente en langue française se dégagent de toute responsabilité vis-à-vis d'effets néfastes éventuels dérivant de l'application des interventions suggérées dans cet ouvrage.

Les protocoles et méthodes et les valeurs de référence peuvent varier d'un laboratoire à l'autre et d'un hôpital à l'autre.

Dans cet ouvrage, les interventions infirmières sont données à titre indicatif. Il appartient à chacun de se conformer aux façons de faire en usage dans son institution.

INTRODUCTION

Comme les responsabilités relevant des infirmières et des infirmiers continuent à prendre de l'importance, le besoin d'une information qui fait autorité, sur une gamme complète de tests diagnostiques, devient pressant. Après tout, en plus d'assurer la préparation physique et émotive de la personne pour un test, vous pouvez être appelé à le réaliser ou à contribuer à sa réalisation et vous allez assurer la surveillance de la personne après le test. Pour assurer la continuité appropriée des soins, vous devez savoir ce qui constitue des résultats normaux ou anormaux — et ce que des résultats anormaux signifient. Qui plus est, vous devez vous assurer que les tests sont prescrits et prévus comme il se doit, que l'équipement approprié est rassemblé et disponible et que les échantillons sont identifiés correctement et transportés de la bonne façon au laboratoire.

Pour faire face au défi que représentent ces responsabilités, vous devez avoir un accès facile à une information à jour et fiable sur des centaines de tests diagnostiques — allant de l'examen routinier des urines jusqu'aux plus récentes études de résonance magnétique nucléaire. Heureusement, le présent ouvrage répond exactement à ce besoin.

Comportant une compilation de plus de 500 tests, cet ouvrage est conçu pour être utilisé aussi bien dans le milieu clinique que dans le milieu académique. Sa reliure spirale vous permet d'ouvrir le livre à plat, ce qui s'avère extrêmement pratique en milieu clinique.

Vous pouvez repérer un test donné de trois façons différentes :

1. En le cherchant dans le livre à son emplacement alphabétique

2. En consultant l'index analytique (pages 519 à 528)

3. En consultant la table des matières analytique (pages vii à xii) où les tests sont regroupés par spécialité biologique.

Chacun des tests commence par une définition concise, suivie d'un bref résumé de l'**objectif** poursuivi. La section suivante, le **protocole infirmier**, explique comment le test est réalisé, tandis que les **valeurs de référence** ou **résultats normaux** résument les résultats attendus. Ensuite, la **signification des résultats anormaux** explique l'interprétation possible de résultats anormaux. Alors, les **interventions infirmières** énumèrent vos responsabilités dans les soins des personnes avant, au cours et après le test. À différents endroits dans le texte, des **mises en garde** signalent des dangers spéciaux, des responsabilités cliniques critiques et d'autres informations importantes.

Avec toutes ces caractéristiques et plus, cet ouvrage va s'avérer une addition bienvenue à votre bibliothèque de travail. Il est suffisamment maniable pour être utilisé partout et il est suffisamment fiable pour être utilisé souvent.

TABLE DES MATIÈRES ANALYTIQUE

N.B. : Les épreuves diagnostiques sont regroupées ici par spécialité biologique, selon la répartition la plus habituelle dans les centres hospitaliers, pour des fins de repérage seulement. La répartition des tests peut varier d'un centre hospitalier à l'autre.

CARDIOLOGIE

DIVERS

LES ÉPREUVES DIAGNOSTIQUES

présentées dans
leur ordre alphabétique

Absorption de la vitamine B_{12} (test d')

Ce test, aussi appelé test de Schilling, aide à diagnostiquer l'anémie pernicieuse. Il mesure l'excrétion urinaire de la vitamine B_{12} (cyanocobalamine) après l'administration de doses standard de vitamine B_{12} radioactive et non radioactive, et il permet de distinguer entre une carence en facteur intrinsèque et des syndromes de malabsorption.

L'hématopoïèse nécessite la présence du facteur extrinsèque (vitamine B_{12}); celui-ci est obtenu par l'alimentation et absorbé avec l'aide du facteur intrinsèque produit par la muqueuse gastrique. Une carence en facteur intrinsèque, ou l'absence de ce facteur, interrompt la formation de globules rouges et conduit à une anémie pernicieuse.

Objectif

• Diagnostiquer l'anémie pernicieuse.

Protocole infirmier

Prélevez, chez un patient à jeun depuis la veille, un échantillon d'urine du matin. Administrez par voie orale une dose de 0,25 mg de vitamine B_{12} radioactive libre et 0,25 mg de vitamine B_{12} radioactive liée au facteur intrinsèque.

Commencez la collecte des urines de 24 heures. Deux heures après l'ingestion des capsules, injecter par voie intramusculaire une dose de 1 mg de vitamine B_{12} non radioactive, ceci afin de saturer les lieux de liaison tissulaire et pour permettre l'excrétion de la vitamine B_{12} radioactive dans l'urine.

Conservez les échantillons au frais au cours de la période de collecte.

Tout de suite après l'injection intramusculaire, le patient peut reprendre son alimentation normale.

Valeurs de référence

Normalement, entre 8 % et 40 % de la dose originale de vitamine B_{12} radioactive ingérée apparaît dans l'échantillon d'urine de 24 heures.

Résultats normaux

Les résultats sont exprimés en termes de pourcentages de la vitamine B_{12} et du complexe vitamine B_{12}-facteur intrinsèque excrétés dans l'urine de 24 heures et de leur ratio. Les deux se situent entre 10 % et 40 % (moyenne : 18 %). Le ratio B_{12}-facteur intrinsèque/B_{12} se situe normalement entre 0,7 et 1,3.

Signification de résultats anormaux

Le pourcentage d'excrétion du complexe B_{12}-facteur intrinsèque baisse jusqu'à 6 % dans les cas d'anémie pernicieuse et de certaines lésions gastriques et en bas de 6 % dans les cas de syndromes de malabsoption.

Le pourcentage d'excrétion de la vitamine seule peut baisser jusqu'à zéro dans ces deux cas.

Un ratio B_{12}-facteur intrinsèque/B_{12} supérieur à 1,7 accompagne l'anémie pernicieuse. Il demeure dans la normale dans les cas de malabsoption.

Interventions infirmières

Avant le test

• Expliquez à la personne que ce test permet de déterminer la capacité de l'organisme d'absorber la vitamine B_{12}.

• Informez-la de la marche à suivre et du protocole d'administration des doses.

• Révisez le protocole de prélèvement et recommandez à la personne d'éviter de contaminer l'échantillon avec du papier hygiénique ou avec des selles. Dites-lui de réfrigérer l'échantillon au cours de la période de collecte.

• Recommandez à la personne de jeûner durant les 12 heures précédant le test.

• Vérifiez, dans son dossier, s'il y a eu exposition à du matériel radioactif au cours des 10 jours précédant le test.

Après le test

• Faites prendre à la personne un repas équilibré lorsqu'elle a reçu la dose intramusculaire de vitamine B_{12} radioactive. Si la première étape du test met en évidence une excrétion réduite de vitamine B_{12}, informez-la qu'un test additionnel est nécessaire et qu'il sera probablement réalisé dans 3 jours.

Absorption du D-xylose

Ce test permet l'examen des individus présentant des symptômes de malabsorption, comme une perte de poids et une malnutrition généralisée, de la faiblesse et de la diarrhée. On fait ingérer au patient une dose de D-xylose. Parce que ce pentose est absorbé par la muqueuse de l'intestin grêle et qu'il n'est pas métabolisé, sa mesure dans l'urine et dans le sang indique la capacité d'absorption de l'intestin grêle. Normalement, les concentrations sanguines atteignent un sommet 2 heures après l'ingestion et plus de 20 % de la dose est excrétée en 5 heures; la fraction qui reste est excrétée dans un délai de 24 heures.

Pour assurer la précision des résultats, le test nécessite que le patient soit à jeun, qu'il demeure au lit au cours de la période de prélèvement et qu'il ait une fonction rénale normale pour l'absorption et l'excrétion du D-xylose.

Objectifs
- Aider au diagnostic différentiel de malabsorption.
- Déterminer la cause d'un syndrome de malabsorption.

Protocole infirmier
Procédez à une ponction veineuse et recueillez l'échantillon dans un tube de 7 mL à bouchon rouge. Recueillez alors un échantillon d'urine provenant de la première miction du matin. Envoyez immédiatement les deux échantillons au laboratoire pour établir les valeurs basales.

Donnez au patient 25 g de D-xylose dissout dans 240 mL d'eau et, ensuite, 240 mL additionnels d'eau. Si la personne est un enfant, administrez 1,1 g de D-xylose/kg de poids corporel jusqu'à un maximum de 25 g. Notez le moment d'ingestion du D-xylose.

Chez un adulte, prélevez un échantillon de sang 2 heures après l'ingestion du D-xylose; chez un enfant, attendez 1 heure. Prélevez l'échantillon dans un tube de 7 mL à bouchon rouge (ou dans un tube de 5 mL à bouchon gris si l'échantillon ne doit pas être analysé immédiatement). Collectez et conservez au frais toute l'urine durant les 5 heures qui suivent l'ingestion du D-xylose. À la fin de la période de collecte, envoyez immédiatement l'échantillon d'urine au laboratoire.

Valeurs de référence
Pour des adultes de moins de 65 ans, les valeurs de référence sont :
- *Concentration sérique :* 1,7 à 2,7 mmol/L 2 heures postdose.
- *Excrétion urinaire :* plus de 27 mmol excrétées en 5 heures.

Pour des adultes de 65 ans ou plus, les valeurs normales sont :
- *Concentration sérique :* 1,7 à 2,7 mmol/L en 2 heures.
- *Excrétion urinaire :* plus de 23 mmol excrétés en 5 heures et plus de 33 mmol excrétés en 24 heures.

Pour des enfants, les valeurs normales sont :
- *Concentration sérique :* > 2,0 mmol/L en 1 heure.
- *Excrétion urinaire :* 16 % à 33 % du D-xylose ingéré excrété en 5 heures.

Signification de résultats anormaux
Une diminution des concentrations sanguines et urinaires de D-xylose résulte le plus souvent de problèmes de malabsorption qui affectent la partie proximale de l'intestin grêle, comme une sprue et une maladie cœliaque. Une diminution des concentrations peut aussi avoir pour cause d'autres dérèglements, comme l'alcoolisme, des diverticules jéjunaux multiples, une iléite régionale touchant le jéjunum ou une maladie de Whipple.

Interventions infirmières
Avant le test
- Expliquez au patient que ce test aide à étudier la fonction digestive. Avisez-le qu'il doit être à jeun depuis le soir précédant le test.
- Si cela est pertinent, arrêtez l'utilisation de l'aspirine et de l'indométacine, qui modifient les résultats du test, et notez, sur le relevé de laboratoire, tous les médicaments que le patient prend.

Au cours du test
- Gardez le patient à jeun.

Après le test
- Surveillez les malaises abdominaux ou la diarrhée légère.

Acétaminophène sérique

Réalisé à l'aide de la chromatographie liquide à haute pression qui permet de mesurer les concentrations d'acétaminophène sérique, ce test est essentiel pour déceler une hépatotoxicité possible avant même que les effets cliniques surviennent. Normalement, ces effets (comme la jaunisse, les défauts de coagulation, l'encéphalopathie, l'insuffisance rénale et le coma) n'apparaissent pas avant que le dommage au foie ne soit survenu – généralement de 2 à 5 jours après l'ingestion d'une dose toxique.

Absorbé rapidement à partir du tractus gastro-intestinal, l'acétaminophène est métabolisé par le foie et excrété dans l'urine. Une surdose sature la voie de conjugaison du foie, provoquant la transformation de l'acétaminophène en hydroxamine-N-acétyl-p-aminophénol, un produit intermédiaire toxique qui cause des dommages aux cellules du foie et abaisse le niveau de glutathion hépatique, une substance qui normalement sert à inactiver l'intermédiaire toxique.

L'ingestion concomitante d'alcool ou de barbituriques peut augmenter de façon significative la quantité d'acétaminophène transformé en produit intermédiaire toxique et accroître ainsi le risque d'hépatotoxicité.

Objectifs

• Confirmer l'intoxication à l'acétaminophène appréhendée d'après l'histoire de cas ou l'apparition des symptômes.
• Surveiller un traitement de désintoxication à la N-acétylcystéine intraveineux.

Protocole infirmier

Procédez à une ponction veineuse et recueillez l'échantillon dans un tube de 7 mL à bouchon rouge. Envoyez immédiatement l'échantillon au laboratoire. Refaites si nécessaire le protocole 4, 8 et 12 heures après l'ingestion de la drogue. Si le moment de l'ingestion n'est pas connu, recueillez 2 échantillons à au moins 4 heures d'intervalle de façon à pouvoir estimer la demi-vie d'élimination de la drogue.

Valeurs de référence

Généralement, des concentrations d'acétaminophène sérique au-dessous de 120 µg/mL (800 µmol/L) 4 heures après l'ingestion écartent l'hépatotoxicité. La demi-vie d'élimination aide à prévoir l'intoxication si le moment de l'ingestion n'est pas connu. La demi-vie normale d'élimination est de 2 à 4 heures.

Signification de résultats anormaux

Des concentrations d'acétaminophène sérique supérieures à 150 µg/mL (1 000 µmol/L) 4 heures après l'ingestion indiquent une hépatotoxicité probable tout comme dans le cas d'une demi-vie d'élimination supérieure à 4 heures. Une demi-vie d'élimination supérieure à 10 heures peut indiquer un coma hépatique imminent et la mort. Les tests de la fonction hépatique comme la bilirubine sérique, l'alanine aminotransférase et la phosphatase alcaline peuvent s'avérer nécessaires pour évaluer le dommage au foie.

Interventions infirmières

Avant le test

• Expliquez à la personne et à sa famille, si cela est opportun, que ce test détermine les concentrations sanguines d'acétaminophène et qu'il aidera à diagnostiquer une intoxication possible. Expliquez que le test nécessite plusieurs échantillons de sang prélevés à intervalles déterminés. L'individu n'a pas à s'abstenir de nourriture solide ou liquide.
• Vérifiez le moment d'ingestion de l'acétaminophène et la dose. Vérifiez aussi l'usage d'alcool et de barbituriques.

Au moment du prélèvement

• Prélevez des échantillons de sang à des intervalles de temps précis. Le fait de ne pas respecter le temps précis au cours d'un test sérié de l'acétaminophène sérique peut nuire à la fiabilité des résultats du test.

Après le test

• Si les concentrations d'acétaminophène indiquent une intoxication, commencez le traitement intraveineux à la N-acétylcystéine, comme il est prescrit. Prélevez d'autres échantillons de sang comme cela est requis pour suivre l'efficacité des mesures de désintoxication.
• Si un hématome apparaît à l'endroit de la ponction veineuse, appliquez des compresses chaudes afin de diminuer l'inconfort.

Acide 5-hydroxyindole acétique urinaire

Cette analyse quantitative des concentrations urinaires d'acide 5-hydroxyindole acétique (5-HIAA) reflète les concentrations plasmatiques de sérotonine (5-hydroxytryptamine), un puissant vasopresseur. La valeur principale de ce test réside dans le fait qu'il aide au diagnostic des tumeurs carcinoïdes (tumeurs argentaffines), qui généralement sont des tumeurs jaunes, circonscrites qui apparaissent dans le petit intestin, l'estomac ou le côlon. Les cellules argentaffines produisent la sérotonine, qui est transformée en 5-HIAA par une désamination oxydative.

Ce test est une mesure indirecte des concentrations de la sérotonine et il est très précis lorsqu'il est utilisé sur un échantillon d'urine de 24 heures. Il peut détecter des tumeurs carcinoïdes même si elles sont petites et qu'elles ne sécrètent de la sérotonine que de façon intermittente.

Objectif
• Aider au diagnostic des tumeurs carcinoïdes.

Protocole infirmier
Prélevez un échantillon d'urine de 24 heures dans un bocal contenant un agent de conservation qui le maintiendra à un pH de 2,0 à 4,0. Conservez-le au frais au cours de la période de prélèvement. Lorsque le prélèvement est terminé, envoyez immédiatement l'échantillon au laboratoire.

Valeurs de référence
Normalement, les valeurs de 5-HIAA urinaires sont < à 30 µmol/d.

Signification de résultats anormaux
Une augmentation marquée des concentrations urinaires de 5-HIAA, pouvant même aller jusqu'à 1 000 à 3 000 µmol/d, indique une tumeur carcinoïde. Cependant, comme ces tumeurs ont une capacité variable de stockage et de sécrétion de la sérotonine, les individus ayant un syndrome carcinoïde (des tumeurs carcinoïdes métastatiques) peuvent ne pas montrer de concentrations élevées. Une reprise du test s'avère souvent nécessaire.

Interventions infirmières

Avant le test
• Expliquez au patient que ce test aide à dépister un type particulier de tumeur.
• Signalez-lui de ne pas consommer d'aliments contenant de la sérotonine, comme des bananes, des prunes, des ananas, des avocats, des aubergi-

nes, des tomates, des noix ou du chocolat durant les 2 jours précédant le test.
• Dites-lui que le test nécessite le prélèvement d'un échantillon d'urine de 24 heures et montrez-lui la technique adéquate de prélèvement.
• Vérifiez, dans son dossier, la prise de médicaments qui peuvent influer sur les résultats du test. Les médicaments qui augmentent les concentrations urinaires de 5-HIAA sont les fluorouraciles, le melphalan et la réserpine. Les médicaments qui abaissent la 5-HIAA urinaire sont l'éthanol, l'isoniazide, la méthyldopa, les inhibiteurs de la monoamine oxydase et les antidépresseurs tricycliques. Certains médicaments peuvent augmenter ou abaisser les concentrations de 5-HIAA : l'acétaminophène, la guaifénésine, la méphénésine, les composés de méthénamine, le méthocarbamol, les phénothiazines et les salicylates. Si cela est pertinent, suspendez l'utilisation de ces médicaments avant le test.

Au cours du test
• Un dérangement gastro-intestinal grave ou une diarrhée peuvent influer sur les résultats du test.
• Le défaut de respecter les restrictions médicamenteuses et alimentaires, de prélever toute l'urine au cours de la période prévue ou d'entreposer l'échantillon adéquatement peut fausser les résultats du test.

Après la période de prélèvement
• Le patient peut reprendre sa médication et son régime alimentaire habituels.

Acide bêta-hydroxybutyrique sérique

On utilise la colorimétrie pour déterminer la quantité de bêta-hydroxybutyrate, un des trois types de corps cétoniques trouvés dans le sang. À 78 %, sa proportion relative dépasse celles de l'acétoacétate (20 %) et de l'acétone (2 %) réunis. Normalement, une petite quantité d'acétoacétate et de bêta-hydroxybutyrate se forme au cours du métabolisme hépatique normal des acides gras libres et elle est alors métabolisée dans les tissus périphériques. Dans certaines conditions, une production accrue d'acétoacétate peut dépasser la capacité métabolique des tissus périphériques. Au fur et à mesure que l'acétoacétate s'accumule dans le sang, une petite partie est transformée en acétone par décarboxylation spontanée. La partie restante et aussi la plus importante de l'acétoacétate est transformée en bêta-hydroxybutyrate. Cette accumulation des trois corps cétoniques est désignée comme une cétose; la formation excessive de corps cétoniques dans le sang est désignée comme une cétonémie.

Objectifs

• Aider au diagnostic d'une carence en sucres résultant d'inanition, de troubles digestifs, d'un déséquilibre alimentaire et de vomissements fréquents.

• Aider au diagnostic d'un diabète sucré résultant de l'utilisation réduite des sucres.

• Aider au diagnostic de glycogénoses, particulièrement de la maladie de von Gierke.

Protocole

Procédez à une ponction veineuse et recueillez le sang dans un tube de 7 mL à bouchon rouge. Laissez l'échantillon coaguler. Centrifugez et retirez le sérum. Si on a demandé la détermination de la concentration d'acétone, cette analyse sera faite la première. Le bêta-hydroxybutyrate sérique est stable durant au moins 1 semaine entre 2 °C et 8 °C. On peut aussi utiliser le plasma pour l'analyse.

Valeurs de référence

L'écart normal, pour les concentrations sériques ou plasmatiques, de bêta-hydroxybutyrate est inférieur à 0,4 mmol/L.

Signification de résultats anormaux

La détermination des corps cétoniques dans le sang, encore plus que dans l'urine, aide au traitement d'une cétose associée au diabète et à d'autres états. À cause de sa concentration plus élevée et de sa stabilité plus grande que celles de l'acétoacétate et de l'acétone, le bêta-hydroxybutyrate offre un guide sûr pour contrôler l'effet d'une thérapie à l'insuline au cours du traitement des céto-acidoses diabétiques. De plus, cette détermination est utile au cours du traitement d'urgence de l'hypoglycémie, de l'acidose, de l'ingestion d'alcool ou d'une augmentation inexpliquée du bilan ionique.

Interventions infirmières

Avant le test

• Si cela est opportun, expliquez à la personne l'objectif du test. Dites-lui qu'il nécessite un échantillon de sang. Rassurez-la en lui disant qu'elle ne va ressentir qu'un léger inconfort à cause de la piqûre de l'aiguille et de la pression du garrot. On peut utiliser un échantillon prélevé à jeun ou non à jeun; les valeurs vont augmenter avec l'augmentation du temps de jeûne.

• L'hémolyse, la jaunisse ou une lipémie n'ont que peu ou pas d'effets sur les résultats.

• La présence de lactate déshydrogénase à des concentrations élevées et d'acide lactique à des concentrations plus grandes que 10 mmol/L peut augmenter le bêta-hydroxybutyrate d'au moins 0,2 mmol/L.

• L'héparine ne semble pas modifier la réaction. Le sodium peut diminuer le bêta-hydroxybutyrate – à des concentrations supérieures à 2,5 mmol/L – par au moins 0,1 mmol/L.

Après le prélèvement

• Si un hématome apparaît à l'endroit de la ponction veineuse, appliquez des compresses chaudes afin de diminuer l'inconfort.

◆ *Mise en garde.* Si les valeurs observées sont plus élevées que 2,0 mmol/L, avisez le médecin immédiatement.

Acide delta-amino-lévulinique urinaire

Réalisée à l'aide d'une technique colorimétrique, cette analyse quantitative des concentrations urinaires de l'acide delta-amino-lévulinique (AAL) aide à diagnostiquer des porphyries, une maladie hépatique et un empoisonnement au plomb. (Dans un cas d'urgence, un simple test qualitatif de dépistage peut être réalisé.)

Objectifs
• Dépister un empoisonnement au plomb.

• Aider au diagnostic des porphyries et de certaines maladies hépatiques, comme une hépatite et un cancer du foie.

Protocole infirmier
Prélevez un échantillon d'urine de 24 heures dans un bocal à l'épreuve de la lumière et contenant un agent de conservation (habituellement de l'acide acétique glacial) pour prévenir la dégradation de l'AAL.

Valeurs de référence
Normalement, les valeurs urinaires de l'AAL varient de 11 à 57 µmol/d.

Signification de résultats anormaux
Une augmentation des concentrations urinaires de l'AAL indique généralement une porphyrie aiguë, un cancer du foie, une hépatite ou un empoisonnement au plomb.

Interventions infirmières

Avant le test
• Expliquez au client que ce test décèle une formation anormale de l'hémoglobine. Si l'on appréhende un empoisonnement au plomb, dites au client (ou à ses parents s'il s'agit d'un enfant) que ce test aide à déceler la présence d'un excès de plomb dans l'organisme. Informez-le (ou ses parents) qu'il n'a pas à s'abstenir de nourriture solide ou liquide, et que le test nécessite un échantillon d'urine de 24 heures. Montrez-lui (ou à ses parents) la technique adéquate de prélèvement.

• Vérifiez, dans le dossier du client, l'administration récente de substances pouvant modifier les concentrations d'AAL. Par exemple, les barbituriques et la griséofulvine provoquent l'accumulation des porphyrines dans le foie et augmentent ainsi les concentrations urinaires d'AAL. La vitamine E, utilisée à des doses pharmacologiques, peut abaisser les concentrations urinaires d'AAL. Revoyez vos observations avec le laboratoire pour considérer la possibilité de restreindre la dose de certaines substances avant le test.

Pendant la période de collecte
• Réfrigérez l'échantillon ou gardez-le sur de la glace.

• Protégez l'échantillon de la lumière directe du soleil. Si le client a une sonde urinaire à demeure, placez le sac de collecte dans un sac en plastique foncé.

Après la période de collecte
• Lorsque la collecte est terminée, envoyez immédiatement l'échantillon au laboratoire.

• La personne peut reprendre la médication interrompue avant le test.

Acide folique sérique

Ce test constitue une analyse quantitative des concentrations d'acide folique sérique et il est souvent réalisé en même temps que les dosages de vitamine B_{12}. Comme la vitamine B_{12}, l'acide folique est une vitamine hydrosoluble qui agit sur l'hématopoïèse, la synthèse de l'acide désoxyribonucléique, et sur la croissance globale de l'organisme. L'acide folique est biologiquement inactif et il a besoin d'une dégradation enzymatique dans le petit intestin pour être absorbé dans la circulation sanguine. Lorsqu'il est dans la circulation sanguine, l'acide folique est rapidement absorbé par les tissus.

Normalement, l'alimentation fournit l'acide folique grâce aux œufs, aux fruits, aux rognons, aux légumes feuillus, au foie, au lait et à la levure. Comme le corps n'emmagasine que de petites quantités d'acide folique (principalement dans le foie), un apport alimentaire inadéquat cause une déficience – particulièrement au cours d'une grossesse, lorsqu'il y a une augmentation de la demande métabolique d'acide folique. Comme l'acide folique joue un rôle vital dans l'hématopoïèse, l'indication la plus fréquente pour ce test est une anomalie hématologique appréhendée.

Objectifs
- Aider au diagnostic différentiel d'une anémie mégaloblastique qui peut résulter d'une déficience en acide folique ou en vitamine B_{12}.
- Déterminer les réserves d'acide folique au cours d'une grossesse.

Protocole infirmier
Procédez à une ponction veineuse et recueillez l'échantillon dans un tube de 7 mL à bouchon rouge. Envoyez immédiatement l'échantillon au laboratoire.

Valeurs de référence
Normalement, les valeurs d'acide folique sérique varient de 2 à 20 µg/L.

Signification de résultats anormaux
Des concentrations sériques qui sont *inférieures à 2 µg/L* peuvent indiquer des anomalies hématologiques, comme une anémie (particulièrement une anémie mégaloblastique), une leucopénie et une thrombocytopénie. Une diminution des concentrations d'acide folique peut aussi provenir d'un alcoolisme chronique, d'une hyperthyroïdie, d'un apport alimentaire insuffisant, d'une grossesse ou d'un syndrome de malabsorption du petit intestin.

Des concentrations sériques *supérieures à 20 µg/L* peuvent indiquer un apport alimentaire excessif d'acide folique ou un supplément d'acide folique. Cependant, cette vitamine n'est pas toxique pour les humains même lorsqu'elle est prise en grande quantité.

Interventions infirmières
Avant le test
- Expliquez au patient que ce test détermine la concentration d'acide folique dans le sang. Dites-lui d'être à jeun depuis le soir précédant le test.
- Dites-lui que le test nécessite un échantillon de sang, qui va procéder à la ponction veineuse et quand, et qu'il ne va ressentir qu'un léger inconfort à cause de l'aiguille au cours de la ponction et de la pression du garrot. Rassurez le patient en lui disant que le prélèvement de l'échantillon se fait en moins de 3 minutes.
- Vérifiez dans son dossier s'il y a des médications qui peuvent influer sur les résultats du test. La phénytoïne et l'alcool influent sur l'absorption de l'acide folique et diminuent les concentrations d'acide folique sérique. La pyriméthamine peut provoquer une déficience et de faibles concentration d'acide folique.

Au moment du prélèvement
- Manipulez l'échantillon avec soin pour éviter l'hémolyse, qui peut modifier les résultats du test.

Après le prélèvement
- Si un hématome apparaît à l'endroit de la ponction veineuse, appliquez des compresses chaudes afin de diminuer l'inconfort.
- Le patient peut reprendre son régime alimentaire habituel.

Acide homovanillique urinaire

Ce test est une analyse quantitative des concentrations urinaires d'acide homovanillique (HVA), qui est un métabolite de la dopamine, l'une des trois catécholamines majeures. Synthétisée principalement dans le cerveau, la dopamine est un précurseur de l'adrénaline et de la noradrénaline, les autres catécholamines principales. Le foie transforme la plus grande partie de la dopamine en HVA pour une excrétion éventuelle; une quantité minime de dopamine apparaît dans l'urine.

Les concentrations urinaires d'HVA sont habituellement mesurées avec les catécholamines majeures et les autres métabolites des catécholamines – la métanéphrine, la normétanéphrine et l'acide vanillylmandélique. Généralement, ce test est prescrit dans les cas de neuroblastomes ou de ganglioneuromes appréhendés qui affectent habituellement les jeunes enfants et les adolescents.

Objectifs

• Aider au diagnostic d'un neuroblastome et d'un ganglioneurome.

• Écarter la possibilité d'un phéochromocytome.

Protocole infirmier

Recueillez un échantillon d'urine de 24 heures dans une bouteille contenant un agent de conservation permettant de maintenir le spécimen à un pH de 2,0 à 4,0. Conservez l'échantillon au frais au cours de la période de prélèvement. La période de prélèvement terminée, envoyez immédiatement l'échantillon au laboratoire.

Valeurs de référence

Normalement, la valeur d'HVA urinaire chez les adultes est inférieure à 40 µmol/d. Chez les enfants, la gamme d'HVA urinaire normale, mesurée en µmol/mmol de créatinine, varie selon l'âge de la façon suivante :

• *0 à 1 an :* 0,8 à 22.
• *1 à 2 ans :* 2,5 à 14.
• *2 à 5 ans :* 0,3 à 8,5.
• *5 à 10 ans :* 0,3 à 5,5.
• *10 à 15 ans :* 0,2 à 7,5.
• *15 à 17 ans :* 0,3 à 12.

Signification de résultats anormaux

Une augmentation des concentrations d'HVA urinaire suggère un neuroblastome, une tumeur maligne des tissus mous qui se développe chez les nouveau-nés et les jeunes enfants, ou un ganglioneurome, une tumeur du système nerveux sympathique qui se développe chez les enfants plus âgés et chez les adolescents, et qui est rarement métastatique. Les concentrations d'HVA ne s'élèvent habituellement pas chez les individus ayant un phéochromocytome puisque cette tumeur sécrète surtout de l'adrénaline qui se transforme principalement en acide vanillylmandélique. Ainsi, une concentration anormalement élevée d'HVA urinaire écarte généralement la possibilité d'un phéochromocytome.

Interventions infirmières

Avant le test

• Expliquez au patient (ou à ses parents s'il s'agit d'un enfant) que ce test mesure la sécrétion de certaines hormones. Dites-lui que le test nécessite le prélèvement d'un échantillon d'urine de 24 heures et montrez-lui la technique adéquate de prélèvement. Insistez sur le fait que le défaut de prélever toute l'urine durant la période du test ou d'entreposer de façon adéquate l'échantillon peut influer sur les résultats du test.

• Dites-lui qu'il n'a pas à s'abstenir de nourriture solide ou liquide avant le test, mais qu'il devrait éviter les situations de stress et l'effort physique excessif au cours de la période de prélèvement. Expliquez-lui qu'un effort physique excessif ou un stress émotif au cours de cette période peuvent augmenter les concentrations d'HVA.

• Vérifiez, dans le dossier du patient, l'utilisation de médicaments qui peuvent influer sur les résultats du test. Par exemple, les inhibiteurs de la monoamine oxydase abaissent les concentrations urinaires de l'HVA en inhibant le métabolisme de la dopamine. L'aspirine, le méthocarbamol et la lévodopa peuvent élever ou abaisser les concentrations d'HVA. Si cela est pertinent, suspendez l'utilisation de ces médicaments avant le test.

Après la période de prélèvement

• Le patient peut reprendre la médication suspendue et les activités interrompues avant le test.

Acide lactique et acide pyruvique plasmatiques

Présent dans le sang sous forme d'ion lactate, l'acide lactique est le résultat de la réduction du pyruvate, qui est un sous-produit du métabolisme du glucose. Normalement, le lactate est métabolisé par le foie et sa concentration est basée sur le rapport entre la vitesse de production et la vitesse de dégradation. Lorsque le système hépatique n'est plus en mesure de métaboliser suffisamment de lactate ou lorsqu'une hypoxie tissulaire ou un colapsus circulatoire augmente la production de lactate, une acidose lactique peut se produire (des concentrations de lactate plasmatique dépassant 2,2 mmol/L avec un pH inférieur à 7,35).

L'oxygène contrôle la réaction de réduction; lorsque les concentrations d'oxygène sont suffisants, le lactate se transforme en pyruvate. Lorsque les concentrations d'oxygène sont insuffisantes, le pyruvate se transforme à nouveau en lactate. Les concentrations de lactate peuvent augmenter de façon significative au cours d'un effort physique, une cause fréquente d'un apport insuffisant d'oxygène aux tissus organiques.

La mesure des concentrations de lactate plasmatique à l'aide de la lactate déshydrogénase est recommandée pour tous les individus présentant des symptômes d'acidose lactique, comme ceux qui ont des respirations de Kussmaul. Même si ce test peut être réalisé avec du sang veineux ou artériel, on utilise, dans la plupart des cas, un échantillon de sang veineux parce qu'il est plus facile à prélever. Le patient devrait se reposer durant l'heure précédant le test; autrement, le sang veineux peut montrer des valeurs élevées. Les concentrations de pyruvate et de lactate plasmatiques reflètent de façon fidèle l'oxydation tissulaire; cependant, le pyruvate est techniquement difficile à mesurer et, en conséquence, il est rarement prescrit.

Objectifs
• Étudier l'oxydation tissulaire.
• Aider à déterminer la cause d'une acidose lactique.

Protocole infirmier
Procédez à une ponction veineuse et recueillez l'échantillon dans un tube de 5 mL à bouchon gris. Demandez au patient d'éviter de serrer le poing au cours de la ponction parce qu'une stase veineuse peut augmenter les concentrations de lactate plasmatique. Comme le lactate et le pyruvate sont extrêmement instables, placez le tube dans un contenant rempli de glace et envoyez-le immédiatement au laboratoire.

Valeurs de référence
• *Lactate :* 0,9 à 1,7 mmol/L.
• *Pyruvate :* 0,08 à 0,16 mmol/L.
• *Rapport lactate/pyruvate :* < 10.

Signification de résultats anormaux
Un arrêt cardiaque, une hémorragie, un infarctus du myocarde, une embolie pulmonaire, une septicémie, un choc et un effort violent peuvent augmenter les concentrations de lactate plasmatique par une hypoxie. Une augmentation, sans raison apparente, des concentrations de lactate peut signifier un dérèglement systémique – comme un diabète sucré, des leucémies et des lymphomes, une maladie hépatique et une insuffisance rénale – ou une anomalie enzymatique, comme une maladie de Von Gierke (une glycogénose) et une déficience en fructose-1,6-diphosphate.

Interventions infirmières
Avant le test
• Expliquez que ce test permet d'étudier les concentrations d'oxygène dans les tissus organiques et qu'il nécessite un échantillon de sang.
• Parcourez le dossier de la personne; une acidose lactique peut faire suite à l'ingestion de fortes doses d'acétaminophène et d'éthanol et à l'injection intraveineuse d'adrénaline, de fructose, de glucagon ou de sorbitol.

Au moment du prélèvement
• Le fait de ne pas respecter les restrictions relatives au régime alimentaire et à l'activité physique peut influer sur les résultats du test.

Après le prélèvement
• Le défaut d'emballer l'échantillon dans de la glace et de le transporter immédiatement au laboratoire peut augmenter les concentrations plasmatiques de lactate.
• Si un hématome apparaît à l'endroit de la ponction veineuse, appliquez des compresses chaudes afin de diminuer l'inconfort.
• La personne peut reprendre son régime alimentaire.

Acide urique sérique

Ce test, utilisé principalement pour déceler la goutte, mesure les concentrations sériques d'acide urique, le principal produit final du métabolisme des purines. De grandes quantités de purines sont présentes dans les acides nucléiques et elles proviennent de sources alimentaires et endogènes.

L'acide urique est éliminé de l'organisme par la filtration glomérulaire et par la sécrétion tubulaire. Cependant, l'acide urique n'est pas très soluble à un pH inférieur ou égal à 7,4. Les dérèglements du métabolisme des purines, la dégradation rapide des acides nucléiques (comme la goutte), la génération et la dégradation cellulaires excessives (comme la leucémie) et les affections caractérisées par une détérioration de l'excrétion rénale (comme l'insuffisance rénale) augmentent généralement les concentrations sériques d'acide urique.

Objectifs
- Confirmer le diagnostic de la goutte.
- Aider à déceler un dysfonctionnement rénal.
- Évaluer les maladies myéloprolifératives.
- Évaluer les cas de toxémie de la grossesse.

Protocole infirmier
Procédez à une ponction veineuse et recueillez l'échantillon dans un tube de 7 mL à bouchon rouge.

Valeurs de référence
Les concentrations normales d'acide urique présentent les variations suivantes :
- *Hommes :* 260 à 480 µmol/L.
- *Femmes :* 140 à 360 µmol/L.

Signification de résultats anormaux
Une *augmentation* des concentrations sériques d'acide urique indique généralement une goutte, même si ces concentrations ne sont pas en corrélation avec la gravité de la maladie ou de la détérioration rénale. Les concentrations peuvent aussi augmenter dans une infection aiguë (comme une mononucléose infectieuse), une insuffisance cardiaque congestive, une glycogénose (type I, maladie de von Gierke), des hémoglobinopathies, une anémie hémolytique ou à hématies falciformes, une leucémie, un lymphome, un cancer métastatique, une polyglobulie et un psoriasis.

Une *diminution* des concentrations sériques d'acide urique peut indiquer une atrophie hépatique aiguë ou une absorption tubulaire défectueuse, comme dans le syndrome de Fanconi et la maladie de Wilson.

Interventions infirmières
Avant le test
- Expliquez à la personne que ce test aide à diagnostiquer la goutte. Informez-la qu'un échantillon de sang sera prélevé et qu'elle n'a pas à s'abstenir de nourriture solide ou liquide avant le test.
- Vérifiez, dans son dossier, la prise de substances pouvant modifier les concentrations d'acide urique. Ces substances sont l'acétaminophène, l'hormone adrénocorticotrope, l'acide ascorbique, le clofibrate, l'éthambutol, la lévodopa, les diurétiques dits de l'« anse », les phénothiazines, le pyrazinamide, les salicylates (y compris l'aspirine à fortes doses), les thiazidiques, la vincristine et la warfarine sodique.
- Vérifiez également la présence d'autres facteurs qui peuvent augmenter les concentrations d'acide urique. Ces facteurs incluent l'abus de l'alcool, un régime alimentaire riche en purines, la famine et le stress.

Au moment du prélèvement
- Manipulez l'échantillon avec soin pour éviter l'hémolyse, qui peut influer sur les résultats du test.

Après le prélèvement
- Si un hématome apparaît à l'endroit de la ponction veineuse, appliquez des compresses chaudes afin de diminuer l'inconfort.

Acide urique urinaire

Ce test complète le dosage de l'acide urique sérique pour aider à désigner les dérèglements qui modifient la production ou l'excrétion de l'acide urique (comme la goutte, la leucémie et le dysfonctionnement rénal).

L'acide urique provient des purines alimentaires dans les viandes organiques (le foie, les rognons et les ris) et des nucléoprotéines endogènes. Trouvé normalement dans le sang et dans d'autres tissus sous forme d'urate, en quantités qui totalisent environ 1 g, son principal lieu de formation est le foie, même si la muqueuse intestinale est aussi active dans la production d'urate. Comme principal produit final du catabolisme des purines, l'urate passe du foie, par la circulation sanguine, aux reins, où environ 50 % est excrété quotidiennement dans l'urine. Le métabolisme rénal de l'urate est complexe puisqu'il englobe la filtration glomérulaire, la sécrétion tubulaire et une seconde réabsorption par les tubules rénaux.

Objectifs
• Déceler les déficiences enzymatiques et les désordres métaboliques qui modifient la production organique d'acide urique.
• Aider à mesurer l'efficacité de la clairance rénale.

Protocole infirmier
Recueillez un échantillon d'urine de 24 heures. À la fin de la période de collecte, envoyez immédiatement l'échantillon au laboratoire.

Valeurs de référence
Les valeurs d'acide urique dans l'urine varient avec le régime alimentaire, mais généralement elles vont de 1,5 à 4,5 mmol/d.

Signification de résultats anormaux
Une *augmentation* des concentrations urinaires d'acide urique peut provenir d'une leucémie myéloïde chronique, d'une dégénérescence hépato-lenticulaire (comme une maladie de Wilson), d'un myélome multiple, d'une anémie pernicieuse en début de rémission, d'une polyglobulie essentielle ou d'anomalies de la réabsorption tubulaire (comme un syndrome de Fanconi). Des augmentations peuvent aussi survenir dans une leucémie lymphatique et dans un lymphosarcome au cours d'une radiothérapie.

Une *diminution* des concentrations urinaires d'acide urique indique une goutte (lorsqu'elle est associée à une production normale d'acide urique mais à une excrétion inadéquate) et un dommage rénal grave, comme celui qui résulte d'une glomérulonéphrite chronique, de dérèglements du collagène et d'une glomérulosclérose diabétique.

Interventions infirmières
Avant le test
• Expliquez à la personne que ce test mesure la production et l'excrétion d'acide urique. Répondez à toutes ses questions.
• Informez-la qu'un échantillon d'urine de 24 heures sera recueilli et qu'elle n'a pas à s'abstenir de nourriture solide ou liquide avant le test. Montrez-lui la technique adéquate de collecte.
• Vérifiez, dans son dossier, l'utilisation récente de médicaments pouvant influer sur les concentrations d'acide urique : l'allopurinol (utilisé pour traiter la goutte), les diurétiques (y compris le benzothiazide, l'acide éthacrynique, le furosémide et le pyrazinamide), la phénylbutazone, le probénécide et les salicylates à faibles doses. Si l'utilisation de ces médicaments doit être maintenue, notez-le sur le relevé de laboratoire.

Au moment de la période de collecte
• Assurez-vous que la personne comprend qu'elle doit recueillir toute l'urine durant la période indiquée. Le fait de ne pas le faire peut modifier les résultats du test.

Après la période de collecte
• Informez la personne qu'elle peut reprendre la médication suspendue avant le test.

Acide vanillylmandélique urinaire

Ce test aide à détecter les tumeurs à sécrétion de catécholamines (principalement les phéochromocytomes) et il aide à étudier le fonctionnement de la médullosurrénale, le principal lieu de production des catécholamines. Réalisé sur un échantillon d'urine de 24 heures, le test donne une mesure de la sécrétion des catécholamines en établissant les concentrations urinaires d'acide vanillylmandélique (VMA), le métabolite le plus important des catécholamines dans l'urine. Le VMA est le produit de la transformation hépatique de l'adrénaline en noradrénaline; les concentrations urinaires de VMA reflètent la production endogène de ces catécholamines majeures. Les autres métabolites des catécholamines – la métanéphrine, la normétanéphrine et l'acide homovanillique – peuvent être mesurés en même temps.

Objectifs
• Aider à détecter un phéochromocytome, un neuroblastome et un ganglioneurome.
• Étudier le fonctionnement de la médullosurrénale.

Protocole infirmier
Recueillez un échantillon d'urine de 24 heures dans une bouteille contenant un agent de conservation pour maintenir l'échantillon à un pH de 3,0. Conservez l'échantillon au frais au cours de la période de collecte. Lorsque la collecte est terminée, envoyez immédiatement l'échantillon au laboratoire.

Valeurs de référence
Les valeurs de VMA urinaire varient de 3 à 35 µmol/d.

Signification de résultats anormaux
On observe des concentrations urinaires élevées d'acide vanillylmandélique dans un phéochromocytome. Des augmentations légères à modérées se produisent dans des neuroblastomes, des ganglioneuromes et des ganglioblastomes. Ces augmentations peuvent indiquer d'autres affections, comme une dystrophie musculaire progressive et une myasthénie grave. Une analyse plus poussée, comme la mesure des concentrations urinaires d'acide homovanillique, pour écarter la possibilité d'un phéochromocytome, est nécessaire pour poser un diagnostic précis. Si un diagnostic de phéochromocytome est confirmé, on peut chercher à détecter, chez l'individu, la présence d'une adénomatose polyendocrinienne, une affection héréditaire souvent associée au phéochromocytome. On devrait procéder, chez les membres de la famille d'un individu ayant un diagnostic de phéochromocytome confirmé, à un examen attentif afin de détecter une adénomatose polyendocrinienne.

Interventions infirmières
Avant le test
• Expliquez à la personne que ce test permet d'étudier la sécrétion hormonale. Répondez à toutes ses questions.
• Dites-lui que le test nécessite un échantillon d'urine de 24 heures. Montrez-lui la technique adéquate de collecte et dites-lui de garder l'échantillon réfrigéré au cours de la période de collecte.
• Recommandez à la personne de s'abstenir de nourriture et de liquide contenant de l'acide phénolique, comme les bananes, le chocolat, les agrumes, le café, le thé et la vanille, durant les 3 jours précédant le test. Dites-lui d'éviter les situations de stress et l'activité physique excessive durant la période de collecte.
• Vérifiez, dans son dossier, l'utilisation de médicaments pouvant influer sur les résultats du test. Les médicaments qui augmentent les concentrations urinaires de VMA sont l'adrénaline, la noradrénaline, le carbonate de lithium et le méthocarbamol. Les médicaments qui diminuent les concentrations urinaires de VMA sont la chlorpromazine, la clonidine, la guanéthidine, les inhibiteurs de la monoamine oxydase et la réserpine. Les médicaments qui peuvent augmenter ou abaisser les concentrations urinaires de VMA sont la lévodopa ou les salicylates. Suspendez l'usage de ces médicaments avant le test tel qu'il est prescrit.

Après la période de collecte
• Dites à la personne de reprendre sa médication, son régime alimentaire et les activités restreintes avant le test.

Acides aminés plasmatiques (test de dépistage)

Ce test qualitatif, généralement effectué chez les nouveau-nés, fournit un moyen de dépistage efficace pour les anomalies innées du métabolisme des acides aminés. La chromatographie sur couche mince permet l'analyse simultanée de plusieurs acides aminés.

Le corps humain contient 20 acides aminés (les composants principaux des protéines et des polypeptides). 13 de ces acides aminés peuvent être synthétisés par l'organisme; les sept autres (appelés acides aminés « essentiels ») ne pouvant l'être, on doit les puiser dans l'alimentation.

Certaines déficiences enzymatiques congénitales interfèrent dans le métabolisme normal d'un ou de plusieurs acides aminés et en provoquent l'accumulation ou l'insuffisance. L'accumulation excessive d'acides aminés produit des aminoaciduries de débordement. Les anomalies congénitales du système de transport des acides aminés dans les reins produisent un second groupe de dérèglements appelés les aminoaciduries rénales.

Objectif

• Dépister les anomalies innées du métabolisme des acides aminés.

Protocole infirmier

Procédez à un prélèvement au talon et recueillez 0,1 mL de sang dans un tube capillaire hépariné.

Résultats normaux

La chromatographie montre une distribution normale des acides aminés du plasma.

Signification de résultats anormaux

La distribution des acides aminés plasmatiques est normale dans les aminoaciduries rénales et anormales dans les aminoaciduries de débordement. La comparaison des chromatographies du sérum et de l'urine peut aider à distinguer entre les deux types d'aminoaciduries.

Une *augmentation* des acides aminés sériques totaux peut signifier une insuffisance rénale aiguë ou chronique, une cétose diabétique, une éclampsie, une intolérance héréditaire au fructose, de la malabsorption, un syndrome de Reye, une lésion grave au cerveau ou des aminoacidopathies spécifiques.

Une *diminution* des acides aminés sériques totaux peut signifier un hyperfonctionnement surrénalien, de la fièvre, une maladie de Hartnup, une chorée d'Huntington, de la malnutrition, un syndrome néphrotique, de la fièvre à pappataci ou de la polyarthrite rhumatoïde.

Interventions infirmières

Avant le test

• Expliquez aux parents que ce test permet d'établir si le bébé peut métaboliser normalement les acides aminés.

• Avertissez les parents du fait que ce test nécessite le prélèvement d'une petite quantité de sang du talon du bébé. Assurez-les que le prélèvement ne prend que quelques minutes et qu'il ne cause qu'un peu d'inconfort.

• Expliquez que le bébé doit être à jeun depuis 4 heures avant le test. Le fait de ne pas observer ces restrictions alimentaires peut influer sur les niveaux d'acides aminés.

Après le prélèvement

• Si un hématome apparaît à l'endroit du prélèvement, appliquez des compresses chaudes afin de diminuer l'inconfort.

• Permettez au bébé de reprendre son alimentation normale.

Acides aminés urinaires (test de dépistage)

Ce test permet de dépister les aminoaciduries – des niveaux élevés d'acides aminés urinaires –, une situation qui peut résulter d'anomalies innées du métabolisme causées par l'absence de certaines activités enzymatiques particulières. Un métabolisme anormal amène un excès d'un ou de plusieurs acides aminés qui apparaissent dans le plasma et, au moment où le seuil rénal est dépassé, dans l'urine.

Les aminoaciduries peuvent être classifiées soit comme aminoacidopathies primaires (de débordement) ou secondaires (rénales). Ce dernier type est associé à un défaut de réabsorption tubulaire qui provient de dérèglements congénitaux. Une défectuosité plus particulière, comme la cystinurie, peut provoquer l'apparition d'un ou de plusieurs acides aminés dans l'urine.

Pour dépister les aminoaciduries congénitales chez les nourrissons, les enfants et les adultes, on peut utiliser des échantillons de plasma ou d'urine. Le test plasmatique est le meilleur indicateur des aminoaciduries de débordement; le test urinaire est utilisé pour confirmer ou vérifier les dérèglements de certains acides aminés, et pour dépister les aminoaciduries rénales.

La chromatographie est la méthode préférée pour le dépistage des aminoaciduries. Des résultats positifs peuvent être obtenus grâce au fractionnement, qui montre les niveaux des acides aminés particuliers. La vérification des niveaux particuliers est nécessaire pour les nourrissons et les petits enfants qui ont une acidose, de forts vomissements et de la diarrhée, et une odeur d'urine anormale; il est particulièrement important chez les nourrissons parce que le diagnostic précoce et le traitement de certaines aminoaciduries peut prévenir l'arriération mentale.

Objectifs
• Dépister les aminoaciduries rénales.
• Confirmer les résultats du test plasmatique lorsque ces résultats suggèrent certaines aminoaciduries de débordement.

Protocole infirmier
Si le malade est un nouveau-né ou un nourrisson, nettoyez et asséchez la région génitale, attachez fermement l'appareil de prélèvement pour éviter une fuite et attendez qu'il urine. Versez l'urine recueillie – au moins 20 mL – dans un récipient approprié. Si le malade est un adulte ou un enfant, recueillez un échantillon frais au hasard et envoyez-le immédiatement au laboratoire.

Résultats normaux
Les patrons de distribution, en chromatographie sur couche mince, se présentent comme normaux. Jusqu'à 200 mg d'acides aminés peuvent être excrétés dans l'urine en 24 heures (2 mmol/d).

Signification de résultats anormaux
Si la chromatographie sur couche mince montre des changements marqués ou des distributions anormales, des études quantitatives par chromatographie sur colonne sont effectuées sur le sang et l'urine de 24 heures pour identifier les anomalies d'acides aminés particuliers et pour différencier les aminoaciduries de débordement et rénales.

Une augmentation des acides aminés urinaires totaux peut indiquer une cystinose, une galactosémie, une maladie de Hartnup, une intolérance héréditaire au fructose, une hyperparathyroïdie, un myélome multiple, une ostéomalacie, un rachitisme, une hépatite virale ou une maladie de Wilson.

Interventions infirmières
Avant le test
• Expliquez au malade (ou à ses parents si le malade est un nourrisson ou un enfant) que ce test aide à déceler les dérèglements des acides aminés. Mentionnez qu'il nécessite un échantillon d'urine et que des tests supplémentaires peuvent être nécessaires. Le malade n'a pas à s'abstenir de nourriture solide ou liquide.
• Vérifiez dans le dossier du malade, l'utilisation de médicaments qui peuvent modifier les résultats du test. Si l'utilisation doit être maintenue, notez-le sur le relevé de laboratoire. (Si le malade est un bébé nourri au sein, notez tout médicament pris par la mère.)

Après le prélèvement
• Le fait de ne pas envoyer immédiatement l'échantillon d'urine au laboratoire peut influer sur les résultats précis du test.
• Enlevez avec soin l'appareil de prélèvement d'un nouveau-né ou d'un nourrisson pour éviter l'irritation de la peau.
• Les résultats ne sont pas valides chez un nouveau-né ou un nourrisson qui n'a pas ingéré de protéines alimentaires au cours des 48 heures précédant le test.

Acides gras libres

Ce test mesure les concentrations sériques des acides gras libres (non estérifiés). Composés essentiels des lipoprotéines et des triglycérides, les acides gras libres comptent pour 2 % à 5 % de tous les lipides plasmatiques et ils sont liés à l'albumine lorsqu'ils voyagent dans la circulation. Formés par la synthèse ou par la dégradation des lipoprotéines et des triglycérides, les acides gras tendent à s'accumuler dans le tissu adipeux jusqu'à ce qu'ils soient stimulés par des hormones, habituellement au cours de périodes de jeûne, d'anxiété ou d'effort physique.

Les causes les plus fréquentes des concentrations élevées d'acides gras libres sont un diabète non contrôlé, un jeûne prolongé ou de la malnutrition, et une stimulation par des hormones qui provoquent le relâchement des tissus de l'organisme. Ces hormones sont l'hormone adrénocorticotrope (ACTH), le cortisol, l'épinéphrine, le glucagon, l'hormone de croissance, la norépinéphrine et la thyroxine.

Les acides gras libres en quantité élevée, quelle qu'en soit la source, sont généralement éliminés du sang par le foie et ils sont alors transformés en différents types de lipoprotéines, particulièrement en lipoprotéines à très faible densité (VLDL). En conséquence, les dérèglements caractérisés par un excès d'acides gras sont habituellement caractérisés aussi par un excès de VLDL. Ces dernières, relâchées dans le sang, causent une hyperlipoprotéinémie secondaire. Les stimuli qui augmentent les concentrations d'acides gras libres augmentent aussi habituellement les concentrations sériques de triglycérides.

Objectifs

• Aider au diagnostic de maladies associées à des niveaux anormaux d'hormones, comme le diabète.
• Aider au contrôle du traitement du diabète.
• Aider au diagnostic de malnutrition appréhendée.
• Aider au diagnostic d'une hyperlipoprotéinémie secondaire.

Protocole infirmier

Procédez à une ponction veineuse et recueillez l'échantillon dans un tube de 7 mL à bouchon rouge. Envoyez immédiatement l'échantillon au laboratoire puisque les triglycérides sériques se dégradent rapidement et augmentent les concentrations d'acides gras.

Valeurs de référence

Normalement, les concentrations sériques d'acides gras libres varient de 0,2 à 0,7 mmol/L.

Signification de résultats anormaux

Une augmentation des concentrations d'acides gras libres peut indiquer une intoxication aiguë à l'alcool, un cas aigu de jeûne ou d'inanition, une insuffisance rénale aiguë, une hépatite chronique, un diabète, une hyperthyroïdie ou un phéochromocytome. Lorsqu'ils sont associés à des concentrations élevées de VLDL, les concentrations élevées d'acides gras libres peuvent indiquer une hyperlipoprotéinémie secondaire.

Interventions infirmières

Avant le test

• Selon le cas, expliquez au patient l'objectif du test. Dites-lui d'être à jeun depuis minuit la veille du test et de s'abstenir d'alcool durant les 24 heures précédant le test. Insistez sur le fait que le défaut d'observer ces directives peut modifier les résultats du test.
• Dites-lui que le test nécessite un échantillon de sang.
• Vérifiez, dans le dossier du patient, s'il y a utilisation d'ACTH, d'amphétamines, de caféine, de chlorpromazine, de cortisone, d'épinéphrine, d'hormone de croissance, d'isoprotérénol, de norépinéphrine, de réserpine, de thyroxine, de tolbutamide ou de thyrotrophine, qui peuvent augmenter les concentrations d'acides gras libres. Vérifiez aussi l'utilisation de l'aspirine, du clofibrate, du glucose, de l'insuline, de la néomycine ou de la streptozocine, qui peuvent diminuer les concentrations d'acides gras libres. L'utilisation récente d'héparine et de nicotine peut aussi influer sur la détermination précise des résultats du test.
• Encouragez le patient à se détendre avant le test puisque la sécrétion d'épinéphrine, associée au stress, élève les concentrations d'acides gras libres.

Après le prélèvement

• Le patient peut reprendre son régime alimentaire habituel et les activités interrompus avant le test.

Acidité œsophagienne (test d')

Contrairement à l'estomac dont le niveau d'acidité est élevé (pH de 0,9 à 1,5) l'œsophage maintient normalement un niveau d'acidité beaucoup plus bas (pH > 5,0). Même s'il est fréquent qu'il y ait un peu de reflux du liquide gastrique dans l'œsophage, une augmentation abrupte d'un tel reflux peut amener le pH de l'œsophage à un niveau d'acidité aussi bas que 1,5. Lorsque ces reflux surviennent à répétition, de l'inflammation apparaît sur la muqueuse de l'œsophage à cause de l'acidité du liquide gastrique, ce qui entraîne un pyrosis (sensation de brûlure).

Le test de l'acidité œsophagienne permet d'étudier le fonctionnement du sphincter inférieur de l'œsophage en mesurant le pH œsophagien à l'aide d'une électrode fixée à un cathéter manométrique. Comme il constitue l'indicateur le plus sensible du reflux gastrique, ce test est indiqué chez les individus qui se plaignent de sensations de brûlures persistantes.

Objectif
• Étudier le fonctionnement du sphincter inférieur de l'œsophage.

Protocole infirmier
Après avoir installé le patient en position de Fowler, l'examinateur va placer le cathéter et l'électrode dans la bouche de celui-ci et lui demander d'avaler lorsque l'électrode va atteindre l'arrière de sa gorge. Après avoir localisé le sphincter inférieur de l'œsophage à l'aide du manomètre, l'examinateur va alors remonter le cathéter de 2 cm. Il va demander au patient d'exécuter une manœuvre de Valsalva ou de lever les jambes pour stimuler le reflux. Après qu'il l'a fait, il va prendre le pH de l'œsophage. Si le pH demeure normal, l'examinateur va faire passer le cathéter dans l'estomac du patient, instiller 300 mL d'acide chlorhydrique 0,1 N pendant 3 minutes (100 mL/min) et il va alors remonter le cathéter de 2 cm au-dessus du sphincter. Il va à nouveau stimuler le reflux comme précédemment et prendre à nouveau le pH de l'œsophage.

Valeurs de référence
Le pH normal de l'œsophage est > 5,0.

Signification de résultats anormaux
Un pH intra-œsophagien de 1,5 à 2,0 indique un reflux gastrique acide causé par un sphincter inférieur de l'œsophage défectueux. Un reflux persistant conduit à une œsophagite chronique. Des études additionnelles, comme une déglutition barytée et une œsophago-gastro-duodénoscopie, sont nécessaires pour diagnostiquer l'œsophagite et établir son étendue.

Interventions infirmières
Avant le test
• Expliquez au patient que ce test permet d'étudier le fonctionnement du muscle qui ferme le passage entre son estomac et son œsophage. Demandez-lui d'être à jeun et d'éviter de fumer après minuit la veille du test. Dites-lui qui va réaliser le test, où il le sera et mentionnez que ce dernier dure environ 45 minutes.

• Informez le patient qu'on fera passer un tube par sa bouche jusque dans son estomac et qu'il peut avoir un réflexe de nausée. Juste avant le début du test, vérifiez la fréquence du pouls et la pression sanguine, et demandez au patient d'uriner.

• Cessez l'utilisation d'antiacides, d'anticholinergiques, de cholinergiques, de bloqueurs adrénergiques, d'alcool, de corticostéroïdes, de cimétidine et de réserpine durant les 24 heures précédant le test tel qu'il est prescrit. Si l'utilisation de ces substances doit être maintenue, notez-le sur le relevé de laboratoire

Au cour du test
◆ *Mise en garde.* Au moment de l'insertion, l'électrode peut pénétrer dans la trachée au lieu de l'œsophage. Si le patient commence à présenter de la cyanose ou a une quinte de toux, l'électrode devrait être retiré immédiatement et replacé au bon endroit.

• Observez attentivement le patient au cours de l'intubation puisque des arythmies peuvent apparaître.

• Clampez le cathéter avant de le retirer pour éviter l'aspiration de liquide dans les poumons.

Après le test
• Tel qu'il est prescrit, dites au patient qu'il peut reprendre son régime alimentaire habituel et sa médication cessée avant le test.

• Si le patient se plaint d'un mal de gorge, donnez-lui des pastilles adoucissantes.

ACTH plasmatique

Ce test mesure les concentrations plasmatiques d'hormone adrénocorticotrope (ACTH ou corticotrophine) par dosage radio-immunologique. Il peut être prescrit chez les personnes présentant des signes d'insuffisance surrénalienne ou d'hyperactivité (syndrome de Cushing). Cependant, l'analyse des effets de la suppression ou de la stimulation de l'ACTH est habituellement nécessaire pour confirmer le diagnostic.

Les concentrations de cortisol plasmatique contrôlent la sécrétion d'ACTH par un mécanisme de rétroaction négative. Un stress émotif ou physique (comme une douleur, une chirurgie ou une hypoglycémie induite par l'insuline) stimule la sécrétion et peut masquer les effets du cortisol plasmatique.

Objectifs
• Aider au diagnostic d'une insuffisance surrénalienne primaire et secondaire.
• Aider au diagnostic du syndrome de Cushing.

Protocole infirmier
Dans un cas d'insuffisance appréhendée, procédez à une ponction veineuse et prélevez un échantillon de sang entre 6 heures et 8 heures; dans un cas de syndrome de Cushing appréhendé, procédez de la même façon mais entre 6 heures et 23 heures. Recueillez le sang dans un tube de 10 mL en plastique (l'ACTH peut s'adsorber à la surface du verre) ou dans un tube à bouchon vert (hépariné). Comme les enzymes protéolytiques dans le plasma attaquent l'ACTH, maintenez l'échantillon à 4 °C afin de retarder l'activité enzymatique. Mettez l'échantillon sur de la glace et envoyez-le au laboratoire.

Résultats normaux
Les valeurs de référence ne sont pas encore établies avec certitude. Certaines cliniques établissent les valeurs basales à moins de 120 pg/mL (26 pmol/L), mais ces valeurs peuvent varier d'un laboratoire à l'autre.

Signification de résultats anormaux
Des concentrations élevées d'ACTH peuvent indiquer une insuffisance surrénalienne primaire (maladie d'Addison), dans laquelle l'hypophyse tente de compenser pour l'organe sans réponse en relâchant un excès d'ACTH. La cause sous-jacente de cette insuffisance peut être une atrophie idiopathique du cortex surrénalien ou une destruction partielle de la glande par un granu-lome, un néoplasme, une amyloïdose ou une nécrose inflammatoire.

Dans un cas appréhendé de syndrome de Cushing, les concentrations élevées peuvent suggérer un dérèglement de l'hypophyse dû à un adénome qui provoque une hypersécrétion continue d'ACTH et, en conséquence, des concentrations élevées de cortisol plasmatique sans variation diurne.

Des concentrations basses d'ACTH suggèrent une insuffisance surrénalienne secondaire résultant d'un dérèglement de l'hypophyse ou de l'hypothalamus. Cela peut aussi impliquer une hyperactivité surrénalienne due à une tumeur ou une hyperplasie corticosurrénale qui augmente les concentrations de cortisol plasmatique. Ces concentrations élevées suppriment, à leur tour, la sécrétion d'ACTH par un mécanisme de rétroaction négative.

Interventions infirmières
Avant le test
• Expliquez au patient que ce test aide à évaluer la sécrétion hormonale. Notez qu'il peut avoir à jeûner durant deux jours avant le test et qu'il doit limiter ses activités physiques pour une période de 10 à 12 heures avant le test. Mentionnez que le test nécessite une prise de sang.
• Suspendez durant 48 heures ou plus l'utilisation de médicaments qui pourraient modifier les résultats du test. Cela inclut les corticostéroïdes qui réduisent les concentrations d'ACTH et les médicaments qui agissent sur la sécrétion de cortisol comme les amphétamines, le gluconate de calcium, les œstrogènes, le carbonate de lithium et la spironolactone. Si l'utilisation de l'un de ces médicaments doit être maintenue, notez-le sur le relevé de laboratoire.
• Avisez la personne d'éviter l'alcool au moins 48 heures avant le test puisque l'éthanol peut influer sur les résultats du test.
• Gardez à l'esprit que la grossesse et le cycle menstruel peuvent influer sur les concentrations d'ACTH.
• Une scintigraphie réalisée au cours de la semaine précédant le test peut en influencer les résultats.

Après le prélèvement
• Si un hématome apparaît à l'endroit de la ponction veineuse, appliquez des compresses chaudes afin de diminuer l'inconfort.

ACTH, test de Thorn

Même s'il n'est pas aussi précis que la mesure de l'hormone corticotrope plasmatique (ACTH) ou que le test rapide d'ACTH, ce test peut être utilisé comme substitut pour le dépistage des personnes chez qui les mesures de stéroïdes ne sont pas disponibles.

Objectifs

• Aider au diagnostic de la maladie d'Addison.
• Vérifier la fonction corticosurrénalienne avant une intervention chirurgicale.
• Distinguer l'hypopituitarisme fonctionnel d'une maladie organique du cortex surrénalien.

Protocole infirmier

Le matin du test, procédez à une ponction veineuse et recueillez un échantillon de sang tel qu'il est spécifié par le laboratoire; envoyez immédiatement l'échantillon au laboratoire afin de faire procéder à un comptage des éosinophiles. Administrez alors l'ACTH (25 mg) par injection intramusculaire.

De 4 à 8 heures plus tard, recueillez un autre échantillon de sang et envoyez-le au laboratoire, où un autre comptage des éosinophiles sera réalisé. Assurez-vous de noter les temps des deux prélèvements de sang et le moment de l'administration de l'ACTH.

Résultats normaux

Étant donné que la cortisone abaisse le niveau des éosinophiles, une réponse normale à l'administration d'ACTH comporte une diminution allant jusqu'à 50 % ou moins des valeurs de base.

Signification de résultats anormaux

Si la diminution des éosinophiles, au cours du second comptage, est de moins de 50 %, la personne peut souffrir d'une insuffisance surrénalienne. Une chute de moins de 20 % des éosinophiles confirme une insuffisance du cortex surrénalien comme dans le cas de la maladie d'Addison.

Interventions infirmières

Avant le test

• Expliquez à la personne que ce test aide à diagnostiquer la maladie d'Addison et à évaluer la fonction du cortex surrénalien avant une intervention chirurgicale. Expliquez-lui le protocole et répondez à toutes ses questions.
• Dites au patient que ce test nécessite deux échantillons de sang. Dites-lui qui va procéder à la ponction veineuse et quand. Mentionnez-lui qu'elle ne va subir qu'un inconfort passager à cause de la piqûre de l'aiguille et de la pression du garrot.
• Avisez le patient qu'il doit s'abstenir de nourriture depuis 20 heures le soir précédant le test. Il peut continuer à boire de l'eau. Rappelez-lui que le défaut d'observer ces consignes peut fausser les résultats du test.
• Vérifiez, dans le dossier de la personne, s'il y a des médications pouvant fausser l'exactitude des résultats du test. Suspendez ces médications, tel qu'il est prescrit; si elles doivent être maintenues, notez-le sur le relevé de laboratoire.
• Des réponses faussement positives (moins de 50 % de baisse par rapport aux valeurs de base) peuvent survenir dans toute condition pouvant elle-même provoquer l'éosinophilie (à titre d'exemple, des crises d'allergie).

Après le test

• Si un hématome apparaît à l'endroit de la ponction veineuse, appliquez des compresses chaudes afin de diminuer l'inconfort.
• La personne peut reprendre son régime alimentaire et les médications interrompues avant le test.

ACTH, test rapide

Le test rapide de l'hormone corticotrope, aussi appelé test de cosyntropine, remplace graduellement le test de 8 heures de stimulation de l'ACTH. Il s'avère l'instrument diagnostique le plus efficace pour évaluer l'insuffisance surrénalienne. Utilisant la cosyntropine, un analogue synthétique de la fraction active de l'ACTH, ce test est plus rapide et cause moins d'allergies que le test de 8 heures. Ce test nécessite la détermination préalable des concentrations de base du cortisol plasmatique pour évaluer l'effet de l'administration de cosyntropine sur la sécrétion du cortisol. La présence non équivoque d'une concentration matinale élevée de cortisol élimine la possibilité d'insuffisance surrénalienne et rend inutile la poursuite des tests.

Objectif
• Aider à l'identification de l'insuffisance surrénalienne primaire et secondaire.

Protocole infirmier
Prélevez 10 mL de sang pour l'établissement d'une valeur de base. Recueillez l'échantillon dans un tube de 10 mL à bouchon vert (hépariné). Inscrivez-y la mention « pré-injection » et envoyez-le au laboratoire. Injectez 250 µg de cosyntropine intraveineux (de préférence) ou intramusculaire. Prélevez à nouveau 10 mL de sang 30 et 60 minutes après l'injection de cosyntropine. Recueillez les échantillons dans des tubes de 10 mL à bouchon vert (hépariné). Inscrivez-y la mention « 30 minutes post-injection » et « 60 minutes postinjection » et envoyez-les au laboratoire. Indiquez les temps de prélèvement sur le relevé de laboratoire.

Valeurs de référence
Normalement, les concentrations de cortisol plasmatique s'élèvent d'au moins 200 nmol/L au-dessus de la valeur de base jusqu'à un sommet de 500 nmol/L 60 minutes après l'injection de cosyntrophine. Généralement, une concentration 2 fois plus élevée que celle de la valeur de base indique une réponse normale. Un résultat normal élimine l'insuffisance surrénalienne primaire.

Signification de résultats anormaux
Chez les personnes présentant une insuffisance surrénalienne primaire (maladie d'Addison), les concentrations de cortisol demeurent basses. Ainsi, ce test fournit une méthode efficace de dépistage de l'insuffisance surrénalienne. Ce-

pendant, si les résultats montrent des accroissements inférieurs à la normale des concentrations de cortisol plasmatique, il peut être nécessaire de recourir à une stimulation prolongée du cortex surrénalien pour différencier une insuffisance primaire d'une insuffisance secondaire.

Interventions infirmières
Avant le test
• Dites à la personne que ce test aide à déceler une déficience hormonale. Informez-la qu'elle peut devoir jeûner pour une période de 10 à 12 heures, qu'elle doit être détendue et au repos complet durant les 30 minutes qui précèdent le test. Dites-lui que le test prend au moins une heure et qu'il nécessite trois prélèvements de sang et une injection.
• Si vous faites passer le test à une personne non hospitalisée, avisez-la de suspendre toute médication comportant des stéroïdes et de l'ACTH avant le test. Si la personne est hospitalisée, arrêtez ces médications tel qu'il est prescrit. Les œstrogènes et les amphétamines augmentent les concentrations du cortisol plasmatique; le carbonate de lithium les abaissent. Si l'administration de ces médicaments ou d'autres qui peuvent interférer doit être maintenue, notez-le sur le relevé de laboratoire.
• Le fait de fumer et l'obésité peuvent augmenter les concentrations de cortisol plasmatique.
• Une scintigraphie réalisée au cours de la semaine précédant le test peut en influencer les résultats.

Après le prélèvement
• Manipulez les échantillons avec soin pour éviter l'hémolyse, qui peut modifier les résultats du test.
• Si un hématome apparaît à l'endroit de la ponction veineuse, appliquer des compresses chaudes afin de diminuer l'inconfort.

Activateur thyroïdien à action prolongée du sérum

Cette analyse par dosage radio-immunologique est utilisée pour déterminer si le sérum d'un individu contient l'activateur thyroïdien à action prolongée, une immunoglobuline anormale qui imite l'action de la thyrotrophine mais avec des effets plus prolongés. L'activateur thyroïdien à action prolongée stimule la glande thyroïde qui produit et sécrète les hormones thyroïdiennes en quantités excessives. Ainsi, par le mécanisme normal de rétroaction négative, il inhibe la sécrétion de thyrotrophine. On trouve souvent l'activateur thyroïdien chez un sujet souffrant de la maladie de Graves (environ 80 %) et chez un nouveau-né dont la mère a la maladie de Graves puisque l'activateur thyroïdien traverse le placenta.

Certains experts croient que l'hyperplasie de la glande thyroïde observée dans la maladie de Graves peut être causée par l'activateur thyroïdien à action prolongée ou par d'autres anticorps circulants. D'autres considèrent que la signification clinique de ce test est discutable.

Objectif

• Confirmer le diagnostic d'une maladie de Graves. (Ce test n'est pas réalisé de façon courante pour diagnostiquer des dérèglements thyroïdiens.)

Protocole infirmier

Prélevez un échantillon de sang veineux dans un tube de 7 mL à bouchon rouge. Notez, sur le relevé de laboratoire, si le patient a subi une scintigraphie à l'iode[131] au cours des 48 heures précédant le test.

Résultats normaux

L'activateur thyroïdien à action prolongée n'est pas présent dans le sérum normal.

Signification de résultats anormaux

La mise en évidence de l'activateur thyroïdien dans le sérum indique une maladie de Graves, que des signes manifestes d'hyperthyroïdie soient présents ou non. Environ 80 % des individus ayant une maladie de Graves ont des concentrations décelables d'activateur thyroïdien à action prolongée dans leur sérum.

Interventions infirmières

Avant le test

• Expliquez au patient (ou aux parents d'un nouveau-né) que ce test aide à étudier le fonctionnement de la thyroïde. Indiquez-lui que le test nécessite un échantillon de sang. Dites-lui qui va réaliser la ponction veineuse et quand elle le sera, et mentionnez qu'il peut ressentir un inconfort passager à cause de l'aiguille au cours de la ponction. Assurez-le que le prélèvement de l'échantillon ne prend que quelques minutes, même si le laboratoire a besoin de plusieurs jours pour terminer l'analyse.

Au moment du prélèvement

• La présence d'iode radioactif dans le sérum peut influer sur les résultats du test.

• L'hémolyse causée par une manipulation brusque de l'échantillon peut interférer avec la détermination précise des résultats du test.

Après le prélèvement

• Si un hématome apparaît à l'endroit de la ponction veineuse, appliquez des compresses chaudes afin de diminuer l'inconfort.

Acuité visuelle (test d')

Un test d'acuité visuelle permet de déterminer la capacité d'un individu à distinguer la forme et le détail d'un objet. Dans ce test, on demande à la personne de lire des lettres sur une planche visuelle standardisée, communément appelée planche de Snellen, à une distance de 6 mètres. Pour les jeunes enfants et pour les autres personnes qui ne peuvent lire, on utilise des planches qui présentent la lettre E dans des positions et dans des dimensions différentes. Plus le symbole que la personne peut désigner est petit, meilleure est l'acuité visuelle. On peut aussi mesurer la vision rapprochée ou de lecture d'une personne à l'aide d'une planche standardisée comme la carte de Jaeger. Le test de Snellen devrait être réalisé chez toutes les personnes qui présentent des symptômes oculaires. L'analyse de la vision rapprochée est courante pour celles qui se plaignent de fatigue oculaire ou de difficulté de lecture, et pour toutes celles qui ont plus de 40 ans. Les résultats servent de données de base pour les traitements, les examens de suivi et les orientations éventuelles vers un spécialiste.

Objectifs
• Mesurer l'acuité visuelle éloignée et rapprochée.
• Déceler les vices de réfraction dans la vision.

Protocole infirmier
Acuité visuelle éloignée. Faites asseoir la personne à 6 mètres de la planche visuelle. Si elle porte des verres, demandez-lui de les retirer. Commencez avec l'œil droit, à moins de savoir que la vision avec l'œil gauche est plus précise. Dites à la personne de couvrir son œil gauche; demandez-lui de lire la plus petite ligne de lettres qu'elle puisse voir sur la planche, même si elle ne peut voir la ligne clairement.

L'acuité visuelle est rapportée sous la forme d'une fraction. Notez, comme numérateur, la distance de la planche et, comme dénominateur, le numéro de la ligne la plus petite que la personne puisse lire. Si elle fait une erreur sur une ligne, notez les résultats par un nombre à signe négatif. Demandez à la personne de couvrir son œil droit et reprenez le test avec l'œil gauche. Utilisez une série différente de symboles ou demandez à la personne de lire les lignes à l'envers.

Si la personne porte des verres, vérifiez sa vision corrigée à l'aide du même protocole. En enregistrant les réponses, indiquez quel œil a été examiné et s'il a été examiné avec ou sans correction.

Acuité visuelle rapprochée. Demandez à la personne d'enlever ses verres et de couvrir son œil gauche. Demandez-lui de lire la carte de Jaeger à sa distance habituelle de lecture. Examinez les deux yeux avec et sans verres correcteurs. En rapportant l'acuité visuelle rapprochée, spécifiez à la fois la dimension du plus petit caractère lisible pour la personne et la distance la plus rapprochée à laquelle la lecture est possible.

Résultats normaux
La plupart des planches pour l'acuité visuelle éloignée sont lisibles à 6 mètres. Si la vision de la personne est normale, les résultats sont exprimés par la fraction 6/6, ce qui signifie que le plus petit symbole qu'elle puisse lire à 6 mètres correspond à celui que l'œil normal peut lire à la même distance.

La valeur normale pour l'acuité visuelle rapprochée est 35/35, où le numérateur représente la distance en centimètres et le dénominateur, la désignation correcte de symboles qu'une personne, ayant une vision normale, peut lire à 35 centimètres.

Signification de résultats anormaux
Les personnes qui présentent une acuité visuelle sous la normale devraient subir un examen plus poussé, incluant une étude de la réfraction et un bilan de santé oculaire, pour déterminer si la perte d'acuité visuelle est causée par une lésion, une maladie ou un besoin de verres correcteurs.

Interventions infirmières
Avant le test
• Expliquez à la personne que ces tests permettent de mesurer sa vision rapprochée et éloignée, et dites-lui comment les tests vont être réalisés. Si la personne porte des verres, demandez-lui de les apporter à l'examen.

Au cours du test
• Si la personne porte des verres dont le degré de correction a été mal déterminé ou qui est dépassé, elle peut avoir une meilleure acuité visuelle sans verres.

Adénosine-monophosphate cyclique (AMPc) urinaire

En mesurant l'excrétion urinaire d'AMPc après l'injection intraveineuse d'une dose standard d'hormone parathyroïdienne, ce test peut démontrer la résistance des tubules rénaux chez une personne présentant des symptômes hypoparathyroïdiens et des concentrations élevées d'hormone parathyroïdienne. De telles observations suggèrent un pseudo-hypoparathyroïdisme de type I. (Les concentrations urinaires d'AMPc sont normales dans un pseudo-hypoparathyroïdisme de type II, car l'anomalie se situe au-delà du stade de synthèse de l'AMPc.) Ce dérèglement rare et héréditaire résulte de la résistance du tissu à l'hormone parathyroïdienne et produit de l'hypocalcémie, de l'hyperphosphatémie de même que des anomalies du squelette et de la constitution.

Ce test est contre-indiqué chez les patients présentant des concentrations élevées de calcium puisque l'hormone parathyroïdienne augmente davantage les concentrations de calcium. Il devrait être utilisé avec précaution chez les patients qui reçoivent de la digitaline et chez ceux qui ont une sarcoïdose, une maladie rénale ou cardiaque.

Objectif
- Aider au diagnostic différentiel d'un pseudo-hypoparathyroïdisme.

Protocole infirmier
Le patient devrait uriner avant le début du test. L'hormone parathyroïdienne est perfusée pendant 15 minutes et on note comme étant le temps zéro le début de la perfusion. Prélevez un échantillon d'urine 3 à 4 heures après la perfusion. Placez l'échantillon sur de la glace et envoyez-le immédiatement au laboratoire. Si le transport doit être retardé, réfrigérez-le. Si le patient a une sonde urinaire à demeure, changez le sac de prélèvement avant le début du test et gardez le nouveau sac sur de la glace.

Résultats normaux
Une augmentation de 10 à 20 fois (de 3 à 4 μmol/g de créatinine) de l'AMPc démontre une réponse normale ou une hypoparathyroïdie.

Signification de résultats anormaux
Le défaut de répondre à l'hormone parathyroïdienne, comme cela est démontré par une excrétion urinaire normale d'AMPc, suggère un pseudo-hypoparathyroïdisme de type I.

Interventions infirmières
Avant le test
- Expliquez au patient que ce test permet d'étudier le fonctionnement de la parathyroïde. Dites-lui que le test nécessite une perfusion intraveineuse durant 15 minutes d'hormone parathyroïdienne et le prélèvement d'un échantillon d'urine 3 à 4 heures plus tard.
- Rassemblez le matériel nécessaire : l'hormone parathyroïdienne (300 unités dans des ampoules réfrigérées), un flacon d'eau stérile et un contenant de prélèvement d'urine dans lequel on a ajouté de l'acide chlorhydrique comme agent de conservation.
- Procédez à un test cutané pour déceler une allergie possible à l'hormone parathyroïdienne; gardez de l'adrénaline à portée de la main en cas de réaction indésirable.
- Juste avant le début du protocole, dites au patient de ne pas toucher au nécessaire de perfusion intraveineuse et de ne pas exercer de pression sur le bras qui reçoit la perfusion. Dites-lui qu'il ne devrait ressentir qu'un léger inconfort à cause de l'aiguille au cours de la ponction. Demandez-lui de signaler toute sensation de brûlure importante ou tout signe d'enflure à l'endroit de la perfusion.

Au moment du prélèvement
- Dites au patient d'éviter de contaminer l'échantillon d'urine avec du papier hygiénique ou des selles.

Après le test
- Observez, chez le patient, les symptômes d'hypercalcémie, les crampes abdominales, les signes d'anorexie, de léthargie, les nausées, le vertige et les vomissements.
- Si un hématome ou de l'irritation apparait à l'endroit de la ponction veineuse, appliquez des compresses chaudes afin de diminuer l'inconfort.
- Soyez conscient du fait que la contamination, l'entreposage inadéquat de l'échantillon ou le défaut d'acidifier l'urine à l'aide d'acide chlorhydrique peuvent modifier les résultats du test.

Adhésion plaquettaire

Ce test détecte les anomalies de l'adhésion plaquettaire et aide ainsi à désigner les états associés à des problèmes de saignement. L'adhésion des plaquettes au collagène est un aspect important de la contribution plaquettaire à l'hémostase. Ce test est indiqué chez les personnes qui ont un temps de saignement prolongé. Il est difficile à standardiser, et de moins en moins utilisé.

Objectifs
• Détecter une adhésion plaquettaire anormale.

• Aider à diagnostiquer les états qui y sont associés, tels que l'infection, le cancer, le diabète et la sclérose multiple.

Protocole infirmier
Prélever 10 mL de sang et mettre 5 mL dans un tube à bouchon bleu. Adapter la seringue à une colonne de billes de verre et y faire passer le sang à une vitesse constante. Recueuillir le sang dans un deuxième tube à bouchon bleu. Faire un décompte de plaquettes pour chacun des tubes et calculer le % d'adhésivité. Ce protocole est habituellement exécuté par un technicien du laboratoire.

Valeurs de référence
Les valeurs normales sont de 25 % à 58 % d'adhésion, et peuvent varier d'un laboratoire à l'autre.

Signification de résultats anormaux
Une *augmentation* de l'adhésion suggère une chirurgie, un traumatisme, des brûlures, une infection aiguë, certains types de cancer, un diabète, une athérosclérose, une hyperlipidémie, une homocystinurie ou une sclérose multiple.

Une *diminution* de l'adhésion est associée à une thrombasthénie de Glanzmann, une maladie de von Willebrand, une cardiopathie congénitale, une glycogénose, une dystrophie thrombocytaire hémorragipare congénitale de Bernard-Soulier, des dérèglements myéloprolifératifs ou une urémie et un dysfonctionnement des plaquettes induit par des médicaments.

Interventions infirmières
Avant le test
• Expliquez à la personne que ce test met en évidence certains dérèglements sanguins et qu'il aide à désigner les états qui y sont associés. Répondez à toutes ses questions.

• Informez-la qu'un échantillon de sang sera prélevé à l'avance. Cet échantillon sera analysé et comparé avec l'échantillon du test.

• Dites-lui qu'elle n'a pas à s'abstenir de nourriture solide ou liquide avant le prélèvement initial ou avant celui du test.

• Décrivez le protocole du test. Assurez-la que des mesures seront prises pour minimiser l'inconfort.

• Suspendez l'utilisation de l'aspirine 2 à 3 semaines avant le test.

• Vérifiez, dans son dossier, l'utilisation de contraceptifs oraux et signalez-la. Certains contraceptifs oraux influent sur les résultats du test.

• Avisez la personne d'éviter l'exercice physique juste avant le test, car cela peut modifier les résultats du test.

Après le prélèvement
• Notez, sur le relevé de laboratoire, l'âge de la personne et l'heure du prélèvement de l'échantillon. L'âge avancé et les variations diurnes peuvent augmenter l'adhésion.

• Si la personne a subi des incisions, appliquez un pansement stérile. Si un hématome apparaît à l'endroit de la ponction veineuse, appliquez des compresses chaudes afin de diminuer l'inconfort.

Agglutination fébrile (réaction)

Au cours de certaines infections bactériennes ou causées par des rickettsies, le patient souffre d'une fièvre d'origine indéterminée, mais les microorganismes responsables de l'infection sont difficiles à isoler à partir du sang ou des *excreta*. Comme exemples de telles infections bactériennes, on note la brucellose, la salmonellose et la tularémie; comme exemples d'infections dues à des rickettsies, on note la fièvre pourprée des montagnes Rocheuses et le typhus.

Le sérodiagnostic de Weil-Félix, le sérodiagnostic de Widal et les tests pour la brucellose et la tularémie sont semblables.

Le sérodiagnostic de Weil-Félix établit les titres des anticorps antirickettsies.

Le sérodiagnostic de Widal établit les titres des antigènes flagellaires (H) et somatiques (O) qui accompagnent les infections par *Salmonella enteritidis et Salmonella typhosa*. Un troisième antigène (antigène Vi ou de l'enveloppe) peut indiquer un état de porteur sain du typhus qui souvent donne des résultats négatifs pour les antigènes H et O. Le sérodiagnostic de Widal n'est pas recommandé pour le diagnostic d'une gastro-entérite à *Salmonella* parce que les symptômes disparaissent avant que le titre augmente.

Objectifs

• Aider au diagnostic de certaines infections bactériennes dues à des rickettsies dans lesquelles l'isolement des microorganismes à partir du sang ou des *excreta* est difficile.
• Découvrir la cause d'une fièvre d'origine inconnue.

Protocole infirmier

Procédez à une ponction veineuse et recueillez un échantillon de 7 mL dans un tube à bouchon rouge. Envoyez immédiatement l'échantillon au laboratoire.

Valeurs de référence

Les dilutions normales sont les suivantes :
• *Anticorps de la salmonellose :* < 1 : 80.
• *Anticorps de la brucellose :* < 1 : 80.
• *Anticorps de la tularémie :* < 1 : 40.
• *Anticorps des rickettsies :* 1 : 40.

Signification de résultats anormaux

Même si un diagnostic est le plus souvent le résultat du suivi des variations d'un titre, certaines infections peuvent être diagnostiquées provisoirement à partir des résultats d'un seul titre.

Le sérodiagnostic de Weil-Félix est positif pour les rickettsies de 6 à 12 jours après l'infection; les titres atteignent un sommet en 1 mois et ils redeviennent négatifs en 5 ou 6 mois. Dans une infection à *Salmonella* (typhoïde et paratyphoïde), des agglutinines H et O apparaissent dans le sérum après 1 semaine et les titres augmentent durant 3 à 6 semaines. Les agglutinines O tombent entre 6 et 12 mois; les agglutinines H peuvent demeurer élevées durant plusieurs années. Dans la brucellose, les titres augmentent après 2 ou 3 semaines et atteignent un sommet entre la 4e et la 8e semaine; cependant, l'absence d'agglutinines de *Brucella* n'écarte pas la brucellose. Dans la tularémie, les titres deviennent positifs au cours de la 2e semaine, ils dépassent 1 : 320 à la 3e semaine, ils atteignent un sommet entre la 4e et la 7e semaine, et diminuent graduellement sur une période de 1 an.

Interventions infirmières

Avant le test

• Expliquez au patient que ce test détecte des microorganismes infectieux. Informez-le que le test nécessite un ou plusieurs échantillons de sang. Assurez-le qu'un seul titre ne confirme pas nécessairement une infection.
• Si le patient reçoit des antibiotiques, notez sur le relevé de laboratoire le début de cette thérapie.

Au moment du prélèvement

• Employez des procédés d'isolement lorsque vous manipulez les échantillons.

Après le test

• Pensez à utiliser des précautions d'isolement dans les cas de fièvre d'origine inconnue.

Agglutination hétérophile (test)

Les tests d'agglutination hétérophile détectent et identifient 2 anticorps IgM dans le sérum humain qui agglutinent les globules rouges de mouton et de cheval. L'anticorps hétérophile, aussi connu comme étant l'anticorps de Paul-Bunnell, est l'empreinte du virus Epstein-Barr (EBV) retrouvé dans le sérum des individus ayant une mononucléose infectieuse. L'anticorps de Forssman, présent dans du sérum normal aussi bien que dans une maladie sérique et dans d'autres états, s'agglutine aussi avec les globules rouges de mouton, rendant ainsi non concluants les résultats du test d'une mononucléose infectieuse.

Si le test de Paul-Bunnell établit un titre de présomption, on peut alors utiliser le test d'absorption différentiel de Davidsohn pour établir la distinction entre les anticorps EBV et les anticorps de Forssman.

Les lymphocytes B infectés par le EBV produisent une variété d'anticorps, y compris l'anticorps hétérophile diagnostique et les anticorps contre les antigènes associés au EBV.

Objectif

• Aider au diagnostic différentiel d'une mononucléose infectieuse.

Protocole infirmier

Procédez à une ponction veineuse et recueillez l'échantillon dans un tube de 7 mL à bouchon rouge.

Résultats normaux

Normalement, le titre est inférieur à 1 : 56, mais il peut être plus élevé chez les personnes âgées. Certains laboratoires se réfèrent à un titre considéré comme normal lorsqu'il est « négatif » ou qu'il ne montre « aucune réaction ».

Signification de résultats anormaux

Même si les anticorps hétérophiles sont présents dans le sérum d'environ 80 % des individus ayant une mononucléose infectieuse et ce, un mois après son début, une observation positive – un titre plus élevé que 1 : 56 – ne confirme pas cette maladie puisqu'un titre élevé peut aussi provenir d'un lupus érythémateux aigu disséminé, d'une syphilis, d'une cryoglobulinémie ou de la présence d'anticorps contre des tréponèmes non syphilitiques (les lésions de yaws, la pinta et le béjel). Des résultats faussement positifs peuvent aussi survenir chez les individus ayant une hépatite, une leucémie, une accoutumance aux narcotiques, un cancer du pancréas ou une maladie sérique.

Une augmentation graduelle du titre jusqu'à environ 1 : 224 au cours de la 3e ou de la 4e semaine, suivie d'une diminution graduelle au cours des semaines s'étendant de la 4e à la 8e, permet de conclure très nettement à une mononucléose infectieuse. Cependant, un titre négatif n'écarte pas toujours la maladie; à l'occasion, le titre devient positif deux semaines plus tard. Par conséquent, si les symptômes persistent, le test devrait être repris deux semaines plus tard.

La confirmation d'une mononucléose infectieuse dépend des tests d'agglutination hétérophile et des tests hématologiques qui montrent une lymphocytose absolue avec 10 % à 30 % ou plus de lymphocytes atypiques.

Interventions infirmières

Avant le test

• Expliquez à la personne que ce test aide à diagnostiquer une mononucléose infectieuse. Dites-lui que le test nécessite un échantillon de sang.

• Vérifiez, dans son dossier, si elle a commencé à recevoir un traitement pour la mononucléose. Si tel est le cas et si le traitement a commencé avant le développement des anticorps hétérophiles, le titre sera vraisemblablement négatif.

Après le prélèvement

• Si un hématome apparaît à l'endroit de la ponction veineuse, appliquez des compresses chaudes afin de diminuer l'inconfort.

Après le test

• Si le titre est positif et que la mononucléose infectieuse est confirmée, expliquez à la personne la planification du traitement. Si le titre est positif, mais que la mononucléose infectieuse n'est pas confirmée, ou si le titre est négatif, mais que les symptômes persistent, expliquez à la personne que des tests supplémentaires seront nécessaires dans quelques jours ou quelques semaines pour confirmer le diagnostic et pour planifier un traitement efficace.

Agglutinines froides

Les agglutinines froides sont des anticorps (habituellement de la classe IgM) qui provoquent l'agrégation des globules rouges à de basses températures et qui peuvent se trouver en petite quantité chez des personnes en bonne santé. Des augmentations passagères se produisent au cours de certaines maladies infectieuses, notamment une pneumonie atypique primaire. Ce test détecte ce type de pneumonie une à deux semaines après son début.

Objectifs
• Aider à confirmer une pneumonie atypique primaire.
• Fournir une preuve diagnostique supplémentaire pour une maladie des agglutinines froides associée à plusieurs infections virales ou à un cancer lymphoréticulaire.

Protocole infirmier
Procédez à une ponction veineuse et recueillez l'échantillon dans un tube de 7 mL à bouchon rouge qui a été préalablement chauffée à 37 °C. Envoyez immédiatement l'échantillon au laboratoire dans de l'eau à 37 °C. Ne le réfrigérez pas; les agglutinines froides se fixeront aux globules rouges et il n'en restera plus dans le sérum pour l'analyse.

Valeurs de référence
Les titres normaux sont inférieurs à 1 : 16, mais ils peuvent être plus élevés chez les personnes âgées.

Signification de résultats anormaux
Des titres élevés peuvent être des phénomènes primaires ou ils peuvent être secondaires et résulter d'infections ou d'un cancer lymphoréticulaire. Des niveaux chroniquement élevés sont le plus souvent associés à une pneumonie et à un cancer lymphoréticulaire; une augmentation aiguë passagère accompagne plusieurs infections virales. On peut observer une augmentation dans une cirrhose, une syphilis congénitale, une infection à cytomégalovirus, une anémie hémolytique, une mononucléose infectieuse, une grippe, un paludisme, un myélome multiple, une maladie vasculaire périphérique, une grossesse (occasionnellement), une embolie pulmonaire, une scarlatine, une sclérodermie, une staphylococcémie, une amygdalite et une trypanosomiase.

Pendant une pneumonie atypique primaire, les agglutinines froides font leur apparition dans le sérum entre la moitié et les deux-tiers de toutes les personnes au cours de la première semaine d'une infection aiguë. Ainsi les titres deviennent habituellement positifs après 7 jours, atteignent un sommet supérieur à 1 : 32 en 4 semaines et disparaissent habituellement rapidement après 6 semaines.

Des titres extrêmement élevés (1 : 1 000 à 1 : 1 000 000) peuvent survenir au cours d'une maladie idiopathique des agglutinines froides, qui précède le développement d'un lymphome. Les personnes qui ont des titres aussi élevés sont prédisposées à l'agglutination intravasculaire qui cause des problèmes cliniques importants.

Interventions infirmières

Avant le test
• Expliquez au patient que ce test, qui nécessite un échantillon de sang, détecte des anticorps dans le sang qui attaquent les globules rouges après exposition à des températures basses. Si cela est approprié, dites-lui que le test va être répété pour surveiller sa réponse à une thérapie. Avisez-le qu'il n'a pas à s'abstenir de nourriture solide ou liquide.
• S'il reçoit des antibiotiques, notez-le sur le relevé de laboratoire : ces médicaments peuvent interférer dans le développement des agglutinines froides.

Au moment du prélèvement
• Manipulez l'échantillon avec soin pour éviter l'hémolyse, qui peut réduire les titres de façon erronée tout comme le peut la réfrigération de l'échantillon avant que le sérum ait été séparé des globules rouges.

Après le prélèvement
• Si on appréhende une maladie des agglutinines froides, tenez la personne au chaud. Si elle est exposée à des températures basses, l'agglutination peut survenir dans les vaisseaux périphériques et conduire à des gelures, à de l'anémie, au syndrome de Raynaud ou, rarement, à une gangrène en foyer.
• Surveillez les signes d'anomalies vasculaires, comme la jaunisse, la peau marbrée, la pâleur ou le purpura, la douleur ou l'enflure des extrémités et les crampes aux doigts et aux orteils. Une hémolyse intravasculaire importante au cours d'une exposition à un froid intense peut provoquer une hémoglobinurie.
• Si un hématome apparaît à l'endroit de la ponction veineuse, appliquez des compresses chaudes afin de diminuer l'inconfort.

Agrégation plaquettaire

À la suite d'une blessure, les plaquettes se regroupent à l'endroit de la blessure et elles forment un agrégat, un clou plaquettaire qui aide au maintien de l'hémostase et favorise la guérison.

Ce test mesure la vitesse à laquelle les plaquettes, dans un échantillon de plasma citraté riche en plaquettes, forment un amas après l'addition d'un réactif d'agrégation (diphosphate d'adénosine, adrénaline, thrombine, collagène ou ristocétine).

Comme les plaquettes en suspension homogène forment des agrégats et tombent au fond du tube, plus il y a d'agrégation, moins l'échantillon est trouble. Un spectrophotomètre mesure les changements dans la turbidité et fournit un tracé graphique des résultats. Ce test est un outil diagnostique majeur dans la détection de la maladie de von Willebrand.

Objectifs
- Déterminer le taux de l'agrégation plaquettaire.
- Détecter la maladie de von Willebrand ou d'autres dérèglements congénitaux de saignement reliés aux plaquettes.

Protocole infirmier
Procédez à une ponction veineuse et recueillez l'échantillon dans un tube siliconé de 5 mL à bouchon bleu. Remplissez le tube de prélèvement. Retournez-le délicatement à plusieurs reprises pour mélanger adéquatement l'échantillon et l'anticoagulant. Gardez l'échantillon entre 22 °C et 27 °C pour éviter l'agrégation.

Résultats normaux
L'agrégation se produit en 3 à 5 minutes, mais les résultats dépendent de la température et ils varient selon le laboratoire. Les courbes d'agrégation obtenues à l'aide de différents réactifs peuvent aider à distinguer les différentes anomalies qualitatives des plaquettes.

Signification de résultats anormaux
Des résultats anormaux peuvent indiquer une maladie de von Willebrand, un syndrome de Bernard-Soulier (une dystrophie thrombocytaire hémorragipare congénitale), une thésaurose, une thrombasthénie de Glanzmann, une polyglobulie essentielle, un purpura thrombocytopénique essentiel et une mononucléose infectieuse.

Interventions infirmières
Avant le test
- Expliquez à la personne que ce test analyse la coagulation sanguine et qu'il nécessite un échantillon de sang. Dites-lui de rester à jeun ou de maintenir un régime sans gras durant les 8 heures précédant le test, car une hypertriglycéridémie peut influer sur les résultats du test en rendant le plasma lactescent.
- Si cela est pertinent, suspendez l'usage de l'aspirine et des composés de l'aspirine durant 14 jours. Suspendez aussi celui de la phénylbutazone, de la sulfinpyrazone, des phénothiazines, des antihistaminiques, des médicaments anti-inflammatoires et des antidépresseurs tricycliques durant les 48 heures précédant le test. Si l'usage de ces médicaments doit être maintenu, notez-le sur le relevé de laboratoire. Comme la liste des médicaments qui modifient les résultats du test est longue et continue de s'allonger, la personne devrait s'abstenir de tout médicament non essentiel avant le test.
- Si la personne a pris de l'aspirine au cours des 14 derniers jours et que le test ne peut être reporté, avisez le laboratoire. Le technicien va utiliser l'acide arachidonique comme réactif pour vérifier la présence d'aspirine dans le plasma. Si les résultats sont anormaux pour un tel échantillon, on doit arrêter l'utilisation de l'aspirine et le test doit être repris 2 semaines plus tard.

Au moment du prélèvement
- Si l'on soupçonne une anomalie de la coagulation, évitez l'exploration excessive à l'endroit de la ponction veineuse et ne laissez pas le garrot en place trop longtemps. Exercez une pression à l'endroit de la ponction veineuse jusqu'à ce que le saignement s'arrête.
- Rappelez-vous que l'hémolyse causée par une manipulation trop brusque de l'échantillon ou par un traumatisme à l'endroit de la ponction veineuse peut influer sur la détermination des résultats du test.
- Assurez-vous d'utiliser l'anticoagulant approprié et de mélanger adéquatement l'échantillon et l'anticoagulant.

Après le prélèvement
- Si un hématome apparaît à l'endroit de la ponction veineuse, appliquez des compresses chaudes afin de diminuer l'inconfort.
- Dites à la personne qu'elle peut reprendre son régime alimentaire et sa médication.

Alanine aminotransférase sérique

Ce test mesure, à l'aide de la spectrophotométrie ou de la colorimétrie, l'alanine aminotransférase (ALT), antérieurement connue sous le nom de transaminase glutamique pyruvique. Nécessaire à la production de l'énergie tissulaire, l'alanine aminotransférase est l'une des deux enzymes qui catalysent la réaction réversible de transfert d'un groupe amino dans le cycle de Krebs.

À la différence de l'aspartate-aminotransférase (voir ce test), l'alanine aminotransférase apparaît principalement dans le cytoplasme des cellules hépatiques et, en quantités moindres, dans les reins, le cœur et les muscles squelettiques. Elle constitue un indicateur relativement spécifique d'un dommage aigu au foie. Lorsqu'un tel dommage survient, le foie libère de l'alanine aminotransférase dans la circulation sanguine, souvent avant l'apparition de la jaunisse, avec, comme résultat, des activités sériques élevées qui peuvent demeurer au-dessus de la normale durant des jours, voire des semaines.

Objectifs

• Aider à déceler une maladie aiguë du foie et en évaluer le traitement, spécialement l'hépatite et la cirrhose sans jaunisse.

• Aider à distinguer les dommages tissulaires au myocarde et au foie (avec l'aide de l'aspartate-aminotransférase).

• Évaluer l'hépatotoxicité de certains médicaments.

Protocole infirmier

Procédez à une ponction veineuse et recueillez l'échantillon dans un tube de 7 mL à bouchon rouge. L'enzyme demeure stable dans le sérum jusqu'à 3 jours à la température de la pièce.

Valeurs de référence

• *Hommes :* 10 à 32 U/L.

• *Femmes :* 9 à 24 U/L.

• *Nouveau-nés :* l'amplitude est de deux fois celle des adultes.

Signification de résultats anormaux

Une *élévation extrêmement forte* (jusqu'à 50 fois la normale) indique une hépatite grave causée par un virus ou des médicaments ou une autre maladie du foie accompagnée d'une nécrose importante (les activités d'aspartate-aminotransférase s'élèvent aussi, mais généralement moins).

Une *élévation modérée à forte* peut indiquer une hépatite chronique, une hépatite virale grave à son début ou en voie de guérison, une mononucléose infectieuse, une choléstase ou une cholécystite intra-hépatique ou une congestion hépatique grave provoquée par une insuffisance cardiaque.

Une *élévation légère à modérée* (habituellement accompagnée par une augmentation plus grande de l'aspartate-aminotransférase) peut survenir dans toutes les situations qui causent une lésion hépatocellulaire grave comme dans une cirrhose active et une hépatite alcoolique ou médicamenteuse.

Une élévation peut survenir, à l'occasion, dans certains cas d'infarctus aigu du myocarde.

Interventions infirmières

Avant le test

• Expliquez à la personne que ce test permet d'évaluer le fonctionnement du foie, qu'elle n'a pas à s'abstenir de nourriture solide ou liquide avant le test et que celui-ci nécessite un échantillon de sang.

• Suspendez l'utilisation de médicaments hépatotoxiques ou cholostatiques. Des activités faussement élevées d'alanine aminotransférase peuvent être observées après usage de barbituriques, de chlorpromazine, de griséofulvine, d'isoniazide, de méthyldopa, de nitrofurantoïne, d'analgésiques opiacés, d'acide para-aminosalicylique, de phénothiazines, de phénytoïne, de salicylates, de tétracycline et d'autres médicaments qui agissent sur le foie. Si certaines médications doivent être maintenues, notez-le sur le relevé de laboratoire.

• Une intoxication au plomb ou une exposition au tétrachlorure de carbone détériorent les cellules hépatiques et élèvent abruptement l'activité sérique de l'alanine aminotransférase.

Après le prélèvement

• Manipulez l'échantillon avec soin pour éviter l'hémolyse, qui peut modifier les résultats du test.

• Si un hématome apparaît à l'endroit de la ponction veineuse, appliquez des compresses chaudes afin de diminuer l'inconfort.

Aldostérone sérique

Grâce à une analyse quantitative et à un dosage radio-immunologique, ce test mesure les concentrations d'aldostérone, le principal minéralocorticoïde sécrété par la zone glomérulée de la corticosurrénale. Cette hormone favorise la rétention du sodium et du chlorure, et l'excrétion du potassium et de l'ion hydrogène. Ainsi, elle aide à contrôler la pression sanguine et le volume sanguin, et à régler l'équilibre des liquides et des électrolytes. La sécrétion d'aldostérone est, à son tour, contrôlée par le système rénine-angiotensine. Les concentrations de potassium influent aussi sur la sécrétion d'aldostérone : une concentration accrue de potassium stimule la corticosurrénale, déclenchant une augmentation importante de sécrétion d'aldostérone qui provoque l'excrétion du potassium. Ce mécanisme de rétroaction est vital dans le maintien de l'équilibre des liquides et des électrolytes.

Objectif

- Aider à diagnostiquer un aldostéronisme primaire et secondaire, une hyperplasie de la corticosurrénale, un hypoaldostéronisme et le syndrome de perte de sel.

Protocole infirmier

Procédez à une ponction veineuse pendant que la personne est couchée et ce, après une nuit de repos. Recueillez l'échantillon dans un tube de 7 mL à bouchon rouge et envoyez-le au laboratoire. Prenez un autre échantillon 4 heures plus tard, pendant que la personne est debout. Recueillez-le dans un tube de 7 mL à bouchon rouge et envoyez-le au laboratoire. Notez la position du patient – couché ou debout – sur l'échantillon. Si la personne est une femme en préménopause, spécifiez la phase de son cycle menstruel.

Valeurs de référence

- *Personne debout, homme ou femme non enceinte :* 30 à 570 pmol/L.
- *Homme ou femme couchés depuis au moins 2 heures :* 200 ± 120 pmol/L.
- *Homme ou femme debout depuis au moins 2 heures :* 360 ± 250 pmol/L.

Signification de résultats anormaux

Une *augmentation des concentrations* peut indiquer une maladie primaire ou secondaire. L'aldostéronisme primaire peut résulter d'un adénome de la corticosurrénale, d'une hyperplasie bilatérale de la corticosurrénale ou d'un carcinome.

L'aldostéronisme secondaire peut être le résultat d'une cirrhose du foie, d'une insuffisance cardiaque, d'un œdème cyclique idiopathique, d'un syndrome néphrotique, d'une hypertension artérielle réno-vasculaire ou du troisième trimestre de la grossesse.

Une *diminution des concentrations* peut signifier une maladie d'Addison, une hypokaliémie, un hypoaldostéronisme primaire, une insuffisance en rénine, un syndrome de perte de sel ou une toxémie gravidique.

Interventions infirmières

Avant le test

- Expliquez à la personne que ce test permet de déterminer si ses symptômes sont dus à une sécrétion anormale d'hormones. Recommandez-lui de maintenir une diète faible en sucres et normale en sodium durant au moins 2 semaines ou, de préférence, 30 jours avant le test. Signalez que le test nécessite deux échantillons de sang.
- Suspendez l'usage des médicaments qui modifient l'équilibre des liquides, du sodium et du potassium durant au moins 2 semaines ou, de préférence, 30 jours avant le test. Certains médicaments antihypertensifs favorisent la rétention de sodium et d'eau, et peuvent diminuer les concentrations d'aldostérone. Les diurétiques favorisent l'excrétion du sodium et peuvent augmenter les concentrations d'aldostérone. Certains corticostéroïdes imitent l'action des minéralocorticoïdes et peuvent abaisser les concentrations d'aldostérone. Suspendez l'usage des inhibiteurs de rénine et des antagonistes du calcium durant une semaine. Si l'utilisation de ces médicaments doit être maintenue, notez-le sur le relevé de laboratoire.
- Dites à la personne d'éviter la réglisse, qui a une action semblable à celle de l'aldostérone, durant au moins 2 semaines avant le test.
- Une scintigraphie réalisée au cours de la semaine précédant le test peut en influencer les résultats.

Après chaque prélèvement

- Manipulez l'échantillon avec soin pour éviter l'hémolyse, qui peut modifier les résultats du test.
- Si un hématome apparaît à l'endroit de la ponction veineuse, appliquer des compresses chaudes afin de diminuer l'inconfort.

Aldostérone urinaire

Ce test mesure les concentrations urinaires d'aldostérone, le principal minéralocorticoïde sécrété par la zone glomérulée de la cortico-surrénale. L'aldostérone favorise la rétention du sodium et du chlorure, et l'excrétion du potassium et de l'ion hydrogène par les tubules rénaux. Ainsi, elle permet de contrôler la pression sanguine et l'équilibre des liquides et des électrolytes. À son tour, la sécrétion d'aldostérone est sous le contrôle du système rénine-angiotensine. Les concentrations de potassium agissent aussi sur la sécrétion d'aldostérone : une concentration accrue de potassium stimule la corticosurrénale, entraînant une augmentation importante de la sécrétion d'aldostérone qui favorise l'excrétion du potassium. Ce mécanisme de rétroaction est essentiel pour maintenir l'équilibre des liquides et des électrolytes. Les concentrations urinaires d'aldostérone, établies à l'aide d'un dosage radio-immunologique, sont généralement évaluées après la mesure des concentrations sériques d'électrolytes et de rénine.

Objectif
• Aider au diagnostic de l'aldostéronisme primaire et secondaire.

Protocole infirmier
Recueillez l'urine de 24 heures dans un bocal contenant un agent de conservation qui maintient le pH entre 4,0 et 4,5. Réfrigérez l'échantillon ou placez-le dans de la glace au cours de la période de prélèvement. Immédiatement après cette période, envoyez l'échantillon au laboratoire.

Valeurs de référence
Normalement, les concentrations urinaires d'aldostérone varient de 5 à 45 nmol/d.

Signification de résultats anormaux
Des *concentrations élevées* indiquent un aldostéronisme primaire ou secondaire. La forme primaire provient généralement d'un adénome du cortex surrénalien qui sécrète de l'aldostérone, mais elle peut être aussi le résultat d'une hyperplasie de la corticosurrénale. L'aldostéronisme secondaire résulte d'une stimulation externe du cortex surrénalien, comme celle qui survient quand le système rénine-angiotensine est activé par des dérèglements hypertensifs et œdémateux (hypertension artérielle maligne, insuffisance cardiaque, cirrhose du foie, syndrome néphrotique et œdème cyclique idiopathique).

Des *concentrations basses* peuvent être le résultat de la maladie d'Addison, du syndrome de perte de sel et de la toxémie gravidique. Normalement, les concentrations augmentent durant la grossesse pour décliner rapidement après la parturition.

Interventions infirmières
Avant la période de prélèvement
• Expliquez à la personne que ce test évalue son équilibre hormonal. Dites-lui de maintenir une diète normale en sodium (approximativement 3 g par jour) avant le test et d'éviter les aliments riches en sodium, l'effort physique exigeant et les situations de stress au cours de la période de prélèvement. Dites-lui que le test nécessite le prélèvement d'un échantillon d'urine sur une période de 24 heures. Montrez-lui la technique appropriée de prélèvement.

• Vérifiez s'il y a utilisation de médicaments qui peuvent influer sur les concentrations d'aldostérone et limitez-les ou suspendez-les, tel qu'il est prescrit. Les médicaments antihypertensifs provoquent la rétention du sodium et de l'eau, et peuvent réduire les concentrations d'aldostérone. Les diurétiques et la plupart des corticostéroïdes provoquent l'excrétion du sodium et peuvent augmenter les concentrations d'aldostérone. Certains corticostéroïdes imitent l'activité minéralocorticoïde et peuvent abaisser les concentrations d'aldostérone.

• Un effort physique violent et un stress émotionnel avant le test stimulent les sécrétions corticosurrénaliennes et augmentent les concentrations d'aldostérone.

• Une scintigraphie réalisée au cours de la semaine précédant le test peut en modifier les résultats.

Pendant la période de prélèvement
• Les résultats du test peuvent être biaisés par le fait de ne pas maintenir une diète normale en sodium, de ne pas recueillir toute l'urine durant la période de 24 heures ou de ne pas conserver l'échantillon adéquatement.

Après la période de prélèvement
• La personne peut reprendre ses médications et son activité physique normale.

Alpha-1-antitrypsine sérique

L'alpha-1-antitrypsine est une protéine produite par le foie. C'est l'inhibiteur principal des enzymes protéolytiques, la trypsine et la plasmine, qui sont libérées par les macrophages dans les alvéoles et par les bactéries dans les poumons. Les déficiences héréditaires de l'alpha-1-antitrypsine sont associées au développement anormalement hâtif d'emphysème et à l'incidence accrue d'hépatites néonatales qui se transforment habituellement en cirrhose. De telles déficiences sont décelables par une électrophorèse du sérum. Les concentrations sériques sont évaluées à l'aide d'un néphélémètre, un instrument qui établit la turbidité en mesurant la quantité de lumière dispersée à un certain angle à partir d'un faisceau de lumière qui passe à travers la solution.

Objectifs

• Déceler les déficiences en alpha-1-antitrypsine chez les personnes ayant une histoire familiale comportant des maladies qui y sont associées.

• Identifier la déficience en alpha-1-antitrypsine comme la cause du début hâtif de l'emphysème chez les non-fumeurs.

• Aider au diagnostic de problèmes inflammatoires chroniques appréhendés.

• Aider au diagnostic de cirrhoses et de jaunisses inexpliquées chez les enfants et les jeunes adultes.

Protocole infirmier

Procédez à une ponction veineuse et recueillez l'échantillon de sang dans un tube de 7 mL à bouchon rouge. Envoyez immédiatement l'échantillon au laboratoire.

Valeurs de référence

Les valeurs normales d'alpha-1-antitrypsine sont de 1,26 à 2,26 g/L.

Signification de résultats anormaux

Une *diminution* des concentrations d'alpha-1-antitrypsine est associée à un début hâtif d'emphysème et de cirrhose. Une diminution des concentrations d'alpha-1-antitrypsine survient aussi chez les personnes présentant un syndrome néphrotique ou de la malnutrition.

Une *augmentation* des concentrations d'alpha-1-antitrypsine est associée à des problèmes inflammatoires chroniques et peut aussi survenir au cours de la grossesse, chez les personnes ayant des infections pulmonaires aiguës et chez celles qui prennent des contraceptifs oraux, qui subissent un stress inhabituel ou qui font des exercices violents. On observe aussi des concentrations élevées dans les cas d'infections bactériennes, de carcinomatose, de polyarthrite rhumatoïde et de vasculite.

Interventions infirmières

Avant le test

• Expliquez au patient l'objectif du test. Dites-lui que le test nécessite un échantillon de sang et qu'elle devrait être à jeun durant 8 heures avant le test.

• Demandez à la personne d'arrêter la prise de contraceptifs oraux, qui peuvent causer une fausse augmentation, au cours des 24 heures précédant le test. On peut aussi observer des valeurs faussement élevées résultant d'un exercice exigeant, de hauts niveaux de stress ou de la grossesse.

• Le défaut de respecter les restrictions alimentaires avant le test peut en influencer les résultats.

Après le prélèvement

• Manipulez l'échantillon avec soin pour éviter l'hémolyse, qui peut modifier les résultats du test.

• La personne peut reprendre son alimentation normale et toute médication interrompue avant le test.

• Si un hématome apparaît à l'endroit de la ponction veineuse, appliquez des compresses chaudes afin de diminuer l'inconfort.

Après le test

• Conseillez à une personne qui a une déficience en alpha-1-antitrypsine d'éviter de fumer. La personne devrait aussi éviter l'exposition professionnelle à des niveaux importants de contaminants atmosphériques, qui peuvent causer de l'inflammation respiratoire.

• La personne ayant une déficience confirmée en alpha-1-antitrypsine a besoin d'un suivi médical approprié et d'une consultation génétique.

Alpha-fœtoprotéine

L'alpha-fœtoprotéine (AFP) est produite par le tissu fœtal et par les tumeurs provenant des structures embryonnaires médianes. Les concentrations d'AFP dans le sérum fœtal et maternel et dans le liquide amniotique s'élèvent au cours du développement fœtal, puis diminuent vers la fin de la grossesse. Au cours de la première année après la naissance, les concentrations d'AFP continuent à diminuer et demeurent habituellement à un bas niveau par la suite.

Les concentrations d'AFP sont utilisées pour diagnostiquer des anomalies du tube neural et, parfois, comme indicateur de souffrance fœtale. Dans certaines conditions bénignes, chez des femmes non enceintes, les dosages d'AFP permettent de contrôler la réponse à une thérapie.

Objectifs
- Diagnostiquer des anomalies du tube neural.
- Déceler la souffrance fœtale.
- Suivre l'efficacité d'une thérapie dans des affections malignes, comme les hépatomes et les tumeurs des cellules germinales, et dans des affections bénignes comme l'ataxie-télangiectasie.

Protocole infirmier
Pour l'analyse du sérum maternel, procédez à une ponction veineuse et recueillez l'échantillon dans un tube de 7 mL à bouchon rouge.

Pour l'analyse du sérum fœtal et du liquide amniotique, le médecin prélèvera l'échantillon.

Valeurs de référence
Les valeurs d'AFP varient considérablement avec l'âge fœtal. À 15 semaines, par exemple, l'AFP est de 339 ng/L en moyenne. À 18 semaines, il est de 455 ng/L en moyenne. À 21 semaines, il est de 686 ng/L en moyenne.

Chez les femmes non enceintes, les valeurs sériques d'AFP sont normalement inférieures à 150 ng/L.

Signification de résultats anormaux
Une *augmentation de l'AFP sérique ou amniotique (femme enceinte)* peut indiquer une anomalie du tube neural ou d'autres anomalies du tube après 14 semaines de gestation. Les concentrations d'AFP augmentent abruptement chez la plupart des fœtus présentant une anencéphalie et chez 50 % de ceux qui ont un spina-bifida. Le diagnostic définitif nécessite une échographie et une amniocentèse. Des concentrations élevées d'AFP peuvent aussi indiquer une mort intra-utérine ou d'autres anomalies, comme une atrésie duodénale, une omphalocèle, une tétralogie de Fallot et un syndrome de Turner.

Une *diminution d'AFP sérique (femme non enceinte)* peut indiquer un carcinome hépatocellulaire ou une tumeur des cellules germinales d'origine gonadique, rétropéritonéale ou médiastinale. L'AFP sérique augmente dans les cas d'ataxie-télangiectasie et, à l'occasion, dans les cas de cancers du pancréas, de l'estomac ou du système biliaire. Des élévations modestes et passagères surviennent parfois dans une maladie hépatocellulaire non néoplasique comme une hépatite et une cirrhose alcoolique.

Dans un carcinome hépatocellulaire, une diminution graduelle de l'AFP sérique indique une réponse favorable à la thérapie. Dans les tumeurs des cellules germinales, les concentrations sériques de gonadotrophine chorionique humaine devraient être mesurées concurremment pour évaluer la thérapie.

Interventions infirmières
Avant le test
- Dites à la personne que ce test peut être utilisé pour évaluer la santé du fœtus ou pour contrôler la réponse à une thérapie. Si cela est pertinent, expliquez que le test nécessite un échantillon de sang maternel, de sang fœtal et de liquide amniotique. Mentionnez que d'autres tests peuvent être requis si les concentrations d'AFP sont élevées.
- Informez la personne qu'elle n'a pas à s'abstenir de nourriture solide ou liquide, ou de médicaments avant le test.
- Des résultats faussement positifs peuvent résulter de la présence de plusieurs fœtus, d'une contamination du sang maternel par le sang fœtal, de la mort du fœtus ou d'autres anomalies.

Après le prélèvement
- L'hémolyse causée par une mauvaise manipulation de l'échantillon peut modifier les concentrations sériques d'AFP.
- Si un hématome apparaît à l'endroit de la ponction veineuse, appliquez des compresses chaudes afin de diminuer l'inconfort.
- Les femmes enceintes ayant une concentration d'AFP élevée ou celles qui ont eu un enfant souffrant d'une anomalie du tube neural devraient bénéficier d'une consultation génétique et avoir la possibilité d'une vérification prénatale à chaque grossesse.

Aluminium sérique

L'aluminium est un élément chimique présent en abondance dans l'environnement. Cela est même un problème majeur pour le dosage de très faibles concentrations de ce métal et un défi pour l'analyste, qui se doit de bien appliquer la méthode pour obtenir des résultats exacts. La seule méthode adéquate pour ce dosage est basée sur le principe de l'absorption atomique. Les valeurs de référence varient beaucoup selon le degré de contrôle de la contamination de l'air par l'aluminium dans les divers laboratoires.

Il est reconnu depuis plusieurs années que l'inhalation de poussière fortement contaminée par l'aluminium, principalement dans certaines industries, peut conduire à une intoxication.

L'importance de l'intoxication par l'aluminium a été bien démontrée chez les patients souffrant d'insuffisance rénale chronique, suivis à long terme en hémodialyse et recevant, par voie orale, des médicaments à base d'aluminium. Ces médicaments sont administrés dans le but de freiner l'hyper-phosphatémie en diminuant l'absorption des phosphates alimentaires. L'aluminium s'accumule dans les tissus en fonction des traitements de dialyse.

Objectifs
• Détecter les cas d'intoxication par l'aluminium, principalement dans certaines industries.
• Suivre la thérapie des patients traités en hémodialyse.

Protocole infirmier
Le prélèvement de sang nécessite des précautions. La technique de prélèvement varie selon les laboratoires. Au départ, il faut éviter la poussière et n'utiliser que du plastique.

Un protocole type pourrait ressembler à celui qui suit. Procurez-vous un tube en polypropylène de 13 mL fourni par le laboratoire. Désinfectez le bras avec de l'alcool et séchez-le. À l'aide d'une seringue en plastique de 10 mL, prélevez lentement 8 mL de sang. Enlevez l'aiguille de la seringue et déversez lentement le sang dans le tube de 13 mL en évitant de l'agiter. Envoyez immédiatement l'échantillon au laboratoire.

Valeurs de référence
La technique étant reliée au degré de contrôle de la contamination dans chacun des laboratoires, les valeurs de référence rapportées sont très variables.

En général, dans les laboratoires où la contamination par la poussière est très bien contrôlée, la limite supérieure de ces valeurs est d'environ 370 nmol/L. Les patients ayant des concentrations supérieures à 3 500 nmol/L sont définitivement intoxiqués. Plusieurs patients peuvent être intoxiqués s'ils ont des concentrations entre 370 et 3 500 nmol/L. Dans ces cas, pour savoir s'il y a intoxication, on administre au patient de la déféroxamine, qui libère l'aluminium des tissus, et l'on fait doser celui-ci 48 heures plus tard. Si la concentration sérique augmente beaucoup, c'est un signe d'intoxication.

Signification de résultats anormaux
Une concentration toxique entraîne, chez les ouvriers qui respirent de la poussière riche en aluminium, une fibrose pulmonaire qui peut être fatale dans certains cas. Il semble aussi que, pour l'ensemble de la population normalement exposée, l'aluminium puisse produire une neurotoxicité et être ainsi en cause dans la maladie d'Alzheimer.

Chez les patients hémodialysés à long terme, une concentration sérique toxique confirme une accumulation dans les tissus et constitue l'explication d'une encéphalopathie dite de dialyse, de la démence ou d'un type particulier d'ostéomalacie. L'intoxication par l'aluminium apparaît aussi comme un facteur étiologique d'une anémie hypochrome microcytaire qui n'est pas associée à une carence en fer. Le traitement pour ces patients consiste à utiliser avec précaution les médicaments à base d'aluminium comme agent liant les phosphates et à vérifier plus fréquemment leur concentration sérique d'aluminium.

Interventions infirmières
Avant le test
• Expliquez au patient le but de ce test et informez-le qu'un échantillon de sang sera prélevé.
• Dites-lui de s'abstenir de nourriture solide ou liquide durant les 8 heures précédant le test.

Au moment du prélèvement
• Manipulez l'échantillon avec soin pour éviter l'hémolyse, qui peut influer sur les résultats du test.

Après le prélèvement
• Si un hématome apparaît à l'endroit de la ponction veineuse, appliquez des compresses chaudes afin de diminuer l'inconfort.

Amitriptyline et nortriptyline sériques

L'amitriptyline et la nortriptyline sont des anti-dépresseurs tricycliques utilisés pour le traitement de la dépression endogène. Ces médicaments inhibent le recaptage des neurotransmetteurs, norépinéphrine et sérotonine dans la fente synaptique en agissant peut-être sur la potentialisation de la transmission synaptique dans le système nerveux central. Comme l'amitriptyline est transformée en nortriptyline, l'administration d'amitriptyline fait apparaître les deux médicaments dans le sérum. La transformation inverse n'a pas lieu; les personnes utilisant la nortriptyline n'auront que ce médicament dans leur sérum.

Les personnes dont les concentrations sériques se maintiennent soit au-dessous, soit au-dessus de l'écart thérapeutique pour ces médicaments ont tendance à démontrer une réponse faible à une thérapie. Une dose excessive est fréquemment associée à une activité fébrile et à une toxicité cardiaque possible. L'amitriptyline et la nortriptyline sont le plus souvent mesurées dans le sérum par dosage immunoenzymatique ou par chromatographie à haute performance.

Objectifs

• Contrôler la posologie des médicaments pour une efficacité thérapeutique optimale.
• Évaluer l'observance du patient.
• Aider à l'évaluation du niveau de toxicité dans les cas de doses excessives.

Protocole infirmier

Procédez à une ponction veineuse dans une seringue héparinée. N'utilisez pas de tubes contenant un gel. Les deux médicaments sont stables dans le sérum pour une période d'au moins 5 jours lorsque l'échantillon est conservé à la température de la pièce et pour des périodes plus longues lorsqu'il est réfrigéré à 4 °C. Même si le dosage est normalement fait sur le sérum, le plasma hépariné peut être aussi utilisé pour le prélèvement.

Valeurs de référence

Pour les personnes utilisant l'amitriptyline, l'écart thérapeutique pour l'amitriptyline et la nortriptyline se situe entre 75 et 225 ng/mL (270 à 810 nmol/L).

Pour les personnes utilisant la nortriptyline, l'écart thérapeutique est de 50 à 150 ng/mL (190 à 540 nmol/L).

Signification de résultats anormaux

Des *concentrations sous le seuil thérapeutique* présentent une probabilité accrue d'échec thérapeutique. Les personnes ayant des concentrations stables situées dans l'écart thérapeutique, mais qui n'ont pas réagi après 3 ou 4 semaines de traitement devraient passer à un autre médicament antidépresseur.

Des *concentrations totales excédant 450 ng/mL* (1 700 nmol/L) sont souvent associées à une toxicité; des valeurs qui dépassent 1 000 ng/mL (3 700 nmol/L) sont habituellement associées à une toxicité aiguë.

Interventions infirmières

Avant le test

• Expliquez à la personne que ce test permet de maximiser l'efficacité thérapeutique en suivant les concentrations sériques d'amitriptyline et de nortriptyline. Mentionnez que ce test nécessite un échantillon de sang. La personne n'a pas à s'abstenir de nourriture solide ou liquide avant le test.

• En moyenne, il faut au moins 7 jours de traitement pour en arriver à une concentration sérique stable. Tout changement dans la dose totale quotidienne nécessite 7 jours de traitement pour établir un nouvel état d'équilibre. Pour les personnes qui sont à l'état d'équilibre avec une seule dose quotidienne, les échantillons devraient être pris entre 10 et 14 heures après la dernière dose. Pour celles qui reçoivent des doses quotidiennes multiples, les échantillons devraient être pris de 4 à 6 heures après la dernière dose.

Après le prélèvement

• Comme ces médicaments sont concentrés dans les érythrocytes, l'hémolyse causée par une mauvaise manipulation du spécimen peut donner des résultats faussement élevés.

• Si un hématome apparaît à l'endroit de la ponction veineuse, appliquez des compresses chaudes afin de diminuer l'inconfort.

Ammoniac plasmatique

Ce test mesure les concentrations plasmatiques d'ammoniac, un composé azoté non protéique qui aide à maintenir l'équilibre acido-basique. La plus grande partie de l'ammoniac est absorbée à partir du tractus intestinal où il est produit par l'action bactérienne sur les protéines; une plus petite quantité est produite dans les reins à partir de l'hydrolyse de la glutamine. Normalement, le corps utilise la fraction azotée de l'ammoniac pour reconstruire les acides aminés; ensuite, il transforme l'ammoniac en urée dans le foie pour excrétion par les reins. Dans les maladies du foie, l'ammoniac peut court-circuiter le foie et s'accumuler dans le sang. Ainsi, les concentrations plasmatiques d'ammoniac, généralement dosées par diffusion isotherme, peuvent servir à évaluer la gravité d'un dommage hépatocellulaire.

Objectifs
• Aider à surveiller la progression d'une maladie hépatique grave et l'efficacité d'une thérapie.
• Reconnaître un coma hépatique imminent ou déjà existant.

Protocole infirmier
Procédez à une ponction veineuse et recueillez l'échantillon dans un tube de 10 mL à bouchon vert (hépariné). Placez-le sur de la glace et envoyez-le immédiatement au laboratoire. N'utilisez pas un contenant refroidi.
◆ *Mise en garde.* Si demandé, avisez le laboratoire avant de procéder à la ponction veineuse de façon à ce que les préparations préliminaires puissent commencer avant que l'échantillon y arrive.

Valeurs de référence
Même si les concentrations plasmatiques d'ammoniac sont généralement de moins de 35 μmol/L, ils varient comme suit selon le sexe :
• *Hommes :* 18 à 54 μmol/L.
• *Femmes :* 12 à 50 μmol/L.

Signification de résultats anormaux
On observe fréquemment des concentrations élevées d'ammoniac plasmatique lors d'une maladie hépatique aiguë – comme une cirrhose et une nécrose hépatique aiguë – et ils peuvent conduire au coma hépatique. Des concentrations élevées d'ammoniac peuvent aussi survenir dans une érythroblastose fœtale, une hémorragie digestive, un syndrome de Reye et une insuffisance cardiaque grave.

Interventions infirmières
Avant le test
• Expliquez au patient (ou à un membre de sa famille si le patient est comateux) que ce test évalue son fonctionnement hépatique.
• Informez le patient conscient du fait qu'il doit être à jeun depuis la veille puisque l'ingestion de protéines peut modifier les résultats du test. Dites-lui que le test nécessite un échantillon de sang et, si possible, dites-lui qui va procéder à la ponction veineuse et quand. Dites-lui qu'il ne devrait subir qu'un léger inconfort à cause de la piqûre de l'aiguille et de la pression du garrot. Assurez-le que le prélèvement de l'échantillon ne prend que quelques minutes.
• Vérifiez, dans l'histoire de cas de la personne, l'usage de médicaments pouvant influer sur les concentrations plasmatiques d'ammoniac. L'acétazolamide, les sels d'ammonium, le furosémide et les composés thiazidiques élèvent les concentrations d'ammoniac. La kanamycine, le lactulose et la néomycine en abaissent les concentrations.
• L'alimentation parentérale totale ou une anastomose porto-cave peuvent élever les concentrations d'ammoniac.

Après le prélèvement
• L'hémolyse causée par une mauvaise manipulation de l'échantillon peut altérer les résultats du test.
• Assurez-vous que le saignement est arrêté avant de retirer la pression de l'endroit de la ponction veineuse puisqu'une maladie hépatique peut prolonger le temps de saignement.
• Si un hématome apparaît à l'endroit de la ponction veineuse, appliquez des compresses chaudes afin de diminuer l'inconfort.
◆ *Mise en garde.* Si les niveaux d'ammoniac sont élevés, surveillez les signes de coma hépatique imminent ou existant.

Amphétamines urinaires

Cette analyse quantitative mesure les concentrations urinaires des médicaments sympathomimétiques qui stimulent le centre respiratoire médullaire, c'est-à-dire l'amphétamine, la dextroamphétamine, la méthamphétamine et la phenmétrazine. Les concentrations sériques de ces médicaments sont habituellement trop faibles pour mesurer des niveaux toxiques. Les méthodes de laboratoire pour le dosage quantitatif des amphétamines urinaires sont le dosage immunoenzymatique et la chromatographie en phase gazeuse. Le dépistage peut être réalisé par chromatographie sur couche mince.

Objectifs
• Contrôler les concentrations thérapeutiques des amphétamines.
• Déterminer la toxicité des amphétamines appréhendée d'après le dossier ou l'apparition des symptômes.
• Confirmer la présence d'amphétamines à des fins médico-légales.

Protocole infirmier
Recueillez un échantillon d'urine au hasard. Scellez le contenant pour éviter la contamination atmosphérique et envoyez immédiatement l'échantillon au laboratoire ou mettez-le au réfrigérateur. Pour un test médico-légal, observez les précautions appropriées telles qu'elles sont établies par l'établissement.

Valeurs de référence
• *Amphétamine :* zone thérapeutique, 15 à 22 μmol/L (2 à 3 mg/L); seuil toxique, > 220 μmol/L (> 30 mg/L).
• *Dextroamphétamine :* zone thérapeutique, 7 à 11 μmol/L (1 à 1,5 mg/L); seuil toxique, > 110 μmol/L (> 15 mg/L).
• *Méthamphétamine :* zone thérapeutique, 20 à 35 μmol/L (3 à 5 mg/L); seuil toxique, > 270 μmol/L (> 40 mg/L).
• *Phenmétrazine :* zone thérapeutique, 30 à 170 μmol/L (5 à 30 mg/L); seuil toxique, > 280 μmol/L (> 50 mg/L).

Signification de résultats anormaux
L'analyse quantitative des concentrations d'amphétamines sériques fournit une base à l'établissement de la posologie thérapeutique et pour la désintoxication. La présence d'amphétamines non prescrites peut avoir des conséquences médico-légales. Les effets toxiques des amphétamines sont énumérés ci-après :
• *système cardio-vasculaire :* arythmie, accident cérébrovasculaire, hypertension, hypotension, palpitations, tachycardie;
• *système nerveux central :* frissons, étourdissements, dysphorie, céphalée, hyperactivité, insomnie, irritabilité, excitabilité, psychose, agitation, volubilité, tremblements;
• *système gastro-intestinal :* anorexie, constipation, crampes, diarrhée, bouche sèche, goût de métal, nausées, vomissements, perte de poids;
• *autres :* changement dans la libido, impuissance, urticaire.

Interventions infirmières
Avant le test
• Expliquez à la personne ou à sa famille, si cela est approprié, que ce test détecte la présence ou mesure les concentrations d'amphétamines dans l'organisme.
• Informez la personne que le test nécessite un spécimen d'urine.
• Si le test est réalisé à des fins médico-légales, assurez-vous que la personne ou un membre responsable de la famille a signé une formule de consentement.
• Vérifiez quels sont les médicaments pris récemment par la personne.

Au moment du prélèvement
• Le rythme auquel les amphétamines sont excrétées dépend du pH urinaire : une urine acide augmente le taux d'excrétion; une urine alcaline le réduit.

Amylase sérique

Synthétisée principalement dans le pancréas et les glandes salivaires, l'amylase (alpha-amylase) est sécrétée dans le tractus gastro-intestinal. Cette enzyme permet la digestion de l'amidon et du glycogène dans la bouche, l'estomac et l'intestin. Dans les cas appréhendés de maladie pancréatique aiguë, la mesure de l'amylase sérique ou urinaire est le test de laboratoire le plus important. Il existe plus de 20 méthodes de mesure de l'amylase sérique avec des écarts différents quant aux valeurs de références. Malheureusement, ces valeurs ne peuvent pas toujours être ramenées à une mesure standard.

Objectifs

• Diagnostiquer une pancréatite aiguë.

• Distinguer entre une pancréatite aiguë et d'autres causes d'une douleur abdominale nécessitant une chirurgie immédiate.

• Évaluer une lésion pancréatique possible causée par un traumatisme ou une chirurgie abdominale.

Protocole infirmier

Procédez à une ponction veineuse et recueillez l'échantillon dans un tube de 7 mL à bouchon rouge.

◆ *Mise en garde*. Si la personne souffre d'une douleur abdominale grave, prélevez l'échantillon avant le diagnostic ou l'intervention thérapeutique.

Valeurs de référence

Les activités sériques varient selon ls méthodes et elles sont exprimés en U/L.

Signification de résultats anormaux

Activités élevées d'amylase sérique. Les activités les plus élevées sont atteintes entre 4 et 12 heures après le début d'une pancréatite aiguë et ils reviennent à la normale entre 48 et 72 heures. Lorsque les résultats de l'amylase sérique sont normaux, on devrait procéder ensuite à l'établissement des activités urinaires pour éliminer la possibilité de pancréatite. Des élévations moyennes peuvent accompagner l'obstruction du canal cholédoque, du canal pancréatique ou de l'ampoule de Vater, une lésion pancréatique causée par un ulcère gastro-duodénal perforé, un cancer du pancréas, une maladie grave des glandes salivaires, une grossesse extra-utérine, une péritonite et un cancer des ovaires ou des poumons. Un mauvais fonctionnement des reins peut augmenter les activités sériques. Les activités peuvent être légèrement augmentées chez une personne asymptomatique ou qui répond de façon inhabituelle à une thérapie. Un test de fractionnement de l'amylase permet de préciser la source de l'amylase et aide à choisir les tests supplémentaires.

Activités faibles d'amylase sérique. Elles peuvent survenir dans une pancréatite chronique, une cirrhose, une hépatite, un cancer du pancréas et une toxémie gravidique.

Interventions infirmières

Avant le test

• Expliquez à la personne que ce test, qui nécessite un échantillon de sang, permet d'évaluer le fonctionnement du pancréas. Dites-lui qu'elle n'a pas à s'abstenir de nourriture avant le test, mais qu'elle doit s'abstenir d'alcool.

• Faites suspendre, si cela est pertinent, l'usage des médicaments qui peuvent produire des résultats faussement positifs, y compris l'asparaginase, l'acide acétylsalicylique, l'azathioprine, les corticostéroïdes, le cyproheptadine, les analgésiques narcotiques, les contraceptifs oraux, la rifampicine, la salazosulfapyridine et les diurétiques thiazidiques ou de l'anse de Henle. Si l'usage de certains de ces médicaments doit être maintenu, notez-le sur le relevé de laboratoire.

• Les conditions suivantes peuvent provoquer des résultats faussement positifs : l'ingestion d'alcool éthylique en grandes quantités, une chirurgie péripancréatique récente, un ulcère, un intestin ou un abcès perforés, un spasme du sphincter d'Oddi ou, rarement, une macroamylasémie, la toux, les éternuements ou le fait de parler près d'un tube de prélèvement ouvert (la salive contient de l'amylase).

Après le prélèvement

• Manipulez l'échantillon avec soin pour éviter l'hémolyse, qui peut modifier les résultats du test.

• Si un hématome apparaît à l'endroit de la ponction veineuse, appliquez des compresses chaudes afin de diminuer l'inconfort.

Amylase urinaire

L'amylase, une enzyme qui hydrolyse l'amidon, est produite principalement dans le pancréas et les glandes salivaires; elle est habituellement sécrétée dans le tractus gastro-intestinal et absorbée dans le sang; de petites quantités d'amylase sont absorbées dans le sang directement à partir de ces organes. À la suite de la filtration glomérulaire, l'amylase est excrétée dans l'urine. Lorsque le rein fonctionne normalement, les activités sériques et urinaires s'élèvent habituellement de pair. Cependant, dans un intervalle de 2 à 3 jours après le début d'une pancréatite aiguë, les activités d'amylase sérique reviennent à la normale, mais les activités urinaires demeurent élevé durant 7 à 10 jours.

Objectifs

• Diagnostiquer une pancréatite aiguë lorsque les activités d'amylase sérique sont normales ou à la limite de la normale.

• Aider au diagnostic d'une pancréatite chronique ou de dérèglements des glandes salivaires.

Protocole infirmier

Recueillez un échantillon d'urine sur une période de 2, 6, 8 ou 24 heures. Couvrez et réfrigérez l'échantillon au cours de la période de collecte. Si la personne a une sonde, conservez le sac de prélèvement sur la glace. Envoyez immédiatement les échantillons au laboratoire après la fin de la période de collecte.

Valeurs de référence

Étant donné que l'amylase urinaire est notée en différentes mesures, les valeurs diffèrent d'un laboratoire à l'autre. Par exemple, la clinique Mayo donne comme valeurs de référence de 0 à 17 U/h.

Signification de résultats anormaux

Des *activités élevées* d'amylase surviennent lors d'une lésion aiguë de la rate, d'une pancréatite aiguë, d'un carcinome de la tête du pancréas, d'une maladie de la vésicule biliaire, des oreillons, d'une obstruction du canal pancréatique, des intestins ou du canal salivaire, d'ulcères gastriques ou duodénaux perforés et d'une maladie rénale où l'absorption est réduite.

Des *activités faibles* d'amylase surviennent dans l'alcoolisme, la cachexie, le cancer du foie, la pancréatite chronique, la cirrhose, l'abcès hépatique et l'hépatite.

Interventions infirmières

Avant le test

• Expliquez à la personne que ce test évalue le fonctionnement du pancréas et des glandes salivaires. Dites-lui qu'elle n'a pas à s'abstenir de nourriture solide ou liquide avant le test.

• Dites à la personne que ce test nécessite un prélèvement d'urine de 2, 6, 8 ou 24 heures. Montrez-lui comment recueillir un spécimen à un moment précis; enseignez-lui à ne pas contaminer l'échantillon avec du papier hygiénique ou des selles.

• Suspendez l'utilisation de béthanéchol, de codéine, d'indométhacine, de mépéridine, de morphine, de pentazocine et des diurétiques thiazidiques durant les 24 heures précédant le test puisqu'ils peuvent augmenter les activités d'amylase urinaire. Les fluorures peuvent abaisser ces activités. Si ces médications doivent être maintenues, notez-le sur le relevé de laboratoire.

• La personne doit éviter l'ingestion d'alcool durant les 24 heures précédant le test parce que cela peut élever les activités d'amylase urinaire.

• S'il s'agit d'une femme ayant ses menstruations, le test peut devoir être reporté.

• Une forte contamination bactérienne de l'échantillon ou du sang dans l'urine peuvent altérer les résultats du test.

• La présence d'amylase salivaire dans l'urine, causée par la toux ou le fait de parler au-dessus de l'échantillon, peut augmenter l'activité d'amylase urinaire.

• Le fait de ne pas recueillir toute l'urine durant la période prévue pour le test et l'entreposage inadéquat de l'échantillon peuvent modifier les résultats du test.

Analyse à la lumière de Wood

Dans l'analyse à la lumière de Wood, une lumière noire (ultraviolette) éclaire une région de la peau de la personne; la fluorescence émise à partir des composantes des poils, de la peau et de l'urine peut fournir de bonne heure des indices de la présence d'une grande variété d'états pathologiques. Ce test est particulièrement utile pour le diagnostic des maladies microbiennes et des dérèglements pigmentaires. Il est aussi utilisé dans l'étude lumineuse épicutanée et dans le traitement de maladies comme la pelade et le psoriasis palmaire.

La distinction entre la pigmentation épidermique et la pigmentation dermique, à l'aide de la lumière de Wood, est plus utile pour les personnes à peau plus pâle (type de peau de 1 à 4) que pour les personnes à peau brune ou noire (type de peau 5 et 6).

Objectif

• Déceler des infections fongiques, des infections bactériennes, une porphyrie, des changements pigmentaires, une gale et une ingestion ou une application de certains médicaments.

Protocole infirmier

Laissez réchauffer la lumière de Wood durant plusieurs minutes; faites alors asseoir la personne, éteignez les lumières de la pièce et laissez à vos yeux le temps de s'adapter à l'obscurité. Tenez la lumière de Wood à une distance entre 10 et 12 cm de la région à examiner; si vous utilisez une lampe à ondes courtes, évitez d'éclairer directement les yeux de la personne.

Si cela est nécessaire, confirmez le diagnostic clinique en envoyant des échantillons de peau ou de poil pour examen microscopique et culture.

Résultats normaux

Une peau et des poils normaux n'émettent pas de fluorescence à la lumière de Wood.

Signification de résultats anormaux

Certaines couleurs fluorescentes peuvent indiquer des états pathologiques particuliers :

• *Corail ou rose :* un érythrasma.
• *Blanc brillant :* de l'albinisme.
• *Blanc brillant* ou *bleu blanc :* une dépigmentation; un vitiligo.
• *Brun pourpre :* une hyperpigmentation.
• *Blanc pâle :* une hypopigmentation.
• *Bleu blanc :* la lèpre.

• *Tache en forme de feuille de frêne :* une sclérose tubéreuse.
• *Rose à rose orangé :* une porphyrie cutanée tardive (urine).
• *Bleu vert à bleu (rarement jaune vert) :* une infection par *Pseudomonas æruginosa.*
• *Jaune vert brillant :* une infection par *Microsporum audouinii* ou par *M. canis.*
• *Vert pâle :* une infection par *Trichophyton schoenleini.*
• *Jaune or :* un pityriasis versicolore.

Interventions infirmières

Avant le test

• Expliquez à la personne que ce test utilise une lumière spéciale pour aider à diagnostiquer son problème cutané. Recommandez-lui de ne pas prendre de bain et de ne pas se faire de shampooing durant les 24 heures précédant le test puisque les porphyrines sont enlevées par le savon et par l'eau.

Au cours du test

• Le fait de se laver avant le test peut causer des résultats faussement négatifs.
• Une pièce non suffisamment obscure ou une source lumineuse inadéquate peuvent influer sur les résultats du test.
• Les désodorisants, les savons, les produits de maquillage et la tétracycline dans la sueur peuvent donner une fluorescence bleue ou pourpre. Les débris de pansement, les squames chargées de soufre, un exsudat sérique et les onguents contenant de la vaseline peuvent donner une fluorescence blanche, jaune mat ou violacée.
• Certaines espèces de *tinea capitis* ne produisent pas de porphyrines de sorte que ce ne sont pas tous les cas de *tinea capitis* qui émettent de la fluorescence; aussi, un résultat du test négatif n'écarte pas la possibilité de *tinea capitis.*
• L'infection d'une peau glabre par *Microsporum* ne produit pas de fluorescence.

Après le test

• Informez la personne du moment où les résultats du test seront disponibles.

Analyse d'urine complète

Ce test permet le dépistage des anomalies urinaires et générales. Des observations normales suggèrent l'absence de maladie majeure. Des observations anormales peuvent nécessiter des tests sanguins et urinaires supplémentaires pour aider au diagnostic.

Objectifs
• Dépister une maladie rénale ou des voies urinaires.
• Aider à déceler une maladie métabolique ou générale non reliée à des dérèglements rénaux.

Protocole infirmier
Recueillez un échantillon d'urine mi-jet de première miction d'au moins 10 mL. Envoyez-le immédiatement au laboratoire car un délai dépassant 2 heures peut fausser les résultats.

Résultats normaux
L'examen des urines comprend les éléments suivants :
– Examen physico-chimique
• *Couleur :* paille ou jaune.
• *Apparence :* limpide.
• *Densité :* 1,005 à 1,020.
• *pH :* 4,5 à 8,0.
• *Protéine :* négatif.
• *Estérase leucocytaire : négatif*
• *Glucose :* négatif.
• *Corps cétoniques :* négatif.
• *Bilirubine :* négatif.
– Examen microscopique
• *Globules rouges :* 0 à 3 par champ à fort grossissement.
• *Globules blancs :* 0 à 4 par champ à fort grossissement.
• *Cellules épithéliales :* rares.
• *Cylindres :* absence, à l'exception de quelques cylindres hyalins sporadiques.
• *Cristaux :* présence.
• *Bactéries :* absence.

Signification de résultats anormaux
Voici des exemples de changements anormaux :
• *Couleur :* elle peut être changée par des maladies métaboliques, inflammatoires ou infectieuses, ou la présence d'un médicament coloré.
• *Apparence :* la turbidité peut révéler une infection rénale.
• *Densité :* lorsqu'elle est inférieure à 1,005, elle indique une nécrose tubulaire aiguë, un diabète insipide, un diabète insipide néphrogénique ou une pyélonéphrite; si elle persiste, elle indique une glomérulonéphrite chronique associée à un dommage rénal grave; lorsqu'elle est supérieure à 1,020, elle suggère une glomérulonéphrite aiguë, une insuffisance cardiaque congestive, une déshydratation, une insuffisance hépatique, un syndrome néphrotique ou un choc.
• *pH :* lorsqu'il est alcalin, on pense à un syndrome de Fanconi, à une alcalose métabolique ou respiratoire ou à une infection des voies urinaires; lorsqu'il est acide, il témoingne d'une acidose, d'une pyrexie et d'une tuberculose rénale.
• *Protéines :* leur présence peut indiquer une protéinurie orthostatique, une maladie rénale ou, parfois, un myélome multiple.
• *Glucose :* sa présence indique un diabète sucré, un syndrome de Cushing, une augmentation de la pression intracrânienne ou un phéochromocytome.
• *Corps cétoniques :* leur présence indique un diabète sucré, une inanition, une diarrhée ou des vomissements.
• *Globules rouges :* leur présence indique un saignement dans les voies génito-urinaires et elle peut provenir d'une hémorragie, d'une infection, d'une inflammation, d'une obstruction, de dérèglements rénaux, d'un traumatisme ou d'une tumeur.
• *Globules blancs :* leur nombre élevé indique habituellement une inflammation des voies urinaires ou une infection rénale.
• *Cellules épithéliales :* leur nombre excessif suggère une dégénérescence tubulaire rénale.
• *Cylindres :* leur nombre élevé suggère une maladie rénale.
• *Cristaux :* leur nombre élevé suggère une hypercalcémie ou un dérèglement métabolique.

Interventions infirmières
Avant le test
• Expliquez que ce test – qui nécessite un échantillon d'urine – aide au diagnostic d'une maladie des reins ou des voies urinaires, et qu'il aide à étudier le fonctionnement global de l'organisme.
• Vérifiez, dans le dossier de la personne, l'utilisation récente de médicaments pouvant influer sur les résultats du test. Si l'utilisation de ces médicaments doit être maintenue, notez-le sur le relevé de laboratoire.

Androstènedione sérique ou plasmatique

Ce test sert à désigner les causes de différents dérèglements reliés à des changements des concentrations d'œstrogènes. L'androstènedione, sécrétée par la corticosurrénale et les gonades, est transformée en estrone (un œstrogène à activité biologique relativement faible) par le tissu adipeux et le foie. Chez les femmes en préménopause, la quantité d'œstrogènes provenant de l'androstènedione est relativement faible comparativement à la quantité de l'œstrogène plus puissant qu'est l'œstradiol, sécrété par les ovaires. Habituellement, l'œstrogène provenant de l'androstènedione n'interfère pas avec la rétroaction de la gonadotrophine au cours du cycle menstruel. Mais dans les cas d'obésité et dans certaines autres conditions, une production surrénalienne accrue d'androstènedione – ou une transformation accrue d'androstènedione en estrone – peut interférer sur la rétroaction normale et provoquer ainsi des irrégularités menstruelles.

Chez les enfants et les femmes en post-ménopause, l'estrone est une source majeure d'œstrogènes. Une production accrue d'androstènedione ou une conversion accrue en estrone peut provoquer un développement sexuel prématuré chez les enfants. Chez les femmes en post-ménopause, cela peut causer une stimulation ovarienne, de l'endométriose, des saignements et des ovaires polykystiques. Chez les hommes, une surproduction d'androstènedione peut causer de la gynécomastie et d'autres signes de féminisation.

Objectif
• Aider à préciser la cause de la dysfonction des gonades, des irrégularités menstruelles et ménopausiques, et du développement sexuel prématuré.

Protocole infirmier
Procédez à une ponction veineuse et recueillez un échantillon dans un tube de 7 mL à bouchon rouge si le test doit être fait sur le sérum. Recueillez un échantillon dans un tube à bouchon vert de 10 mL si le test doit être fait sur le plasma. Dans ce cas, réfrigérez l'échantillon ou placez-le sur de la glace. Notez l'âge, le sexe et, si cela est pertinent, la phase du cycle menstruel sur le relevé de laboratoire, et envoyez immédiatement l'échantillon au laboratoire.

Valeurs de référence
• *Femmes en préménopause :* 2 à 10 nmol/L.
• *Femmes en post-ménopause :* 1 à 30 nmol/L.
• *Hommes :* 3 à 6 nmol/L.

Signification de résultats anormaux
Des *concentrations élevées* d'androstènedione sont associées au syndrome de Cushing, à des tumeurs ectopiques produisant de la corticotrophine, à un début tardif d'hyperplasie surrénalienne congénitale, à une hyperplasie du stroma ovarien, à des tumeurs des ovaires, des testicules et de la corticosurrénale, et au syndrome de Stein-Leventhal. Des concentrations élevées amènent des concentrations accrues d'estrone et causent des saignements, de l'endométriose ou des ovaires polykystiques (femmes en postménopause), des signes de féminisation comme la gynécomastie (hommes), des irrégularités menstruelles (femmes en préménopause) et un développement sexuel prématuré (enfants).

Des *concentrations basses* d'androstènedione suggèrent l'hypogonadisme.

Interventions infirmières
Avant le test
• Expliquez à la personne que ce test aide à établir la cause de ses symptômes. Dites-lui que ce test exige un échantillon de sang. S'il s'agit d'une femme, expliquez que le test doit être fait une semaine avant ou après sa période menstruelle et qu'il peut devoir être répété.
• Arrêtez l'utilisation des hormones stéroïdiennes et pituitaires. Si elle doit être maintenue, notez-le sur le relevé de laboratoire.

Après le prélèvement
• Manipulez l'échantillon avec soin pour éviter l'hémolyse, qui peut modifier les résultats du test.
• Si un hématome apparaît à l'endroit de la ponction veineuse, appliquez des compresses chaudes afin de diminuer l'inconfort.
• La personne peut reprendre les médications interrompues avant le test.

Angiographie à la fluorescéine

Ce test enregistre l'aspect des vaisseaux sanguins de la rétine. À la suite de l'injection intraveineuse d'une solution de fluorescéine, un appareil photo spécial prend des photographies à intervalles rapprochés des vaisseaux de la rétine. La fluorescéine et un équipement photographique sophistiqué améliorent la visibilité des structures microvasculaires de la rétine et de la choroïde, permettant l'évaluation de tout le lit vasculaire de la rétine, y compris la circulation rétinienne.

Objectif

• Recueillir de l'information sur la circulation rétinienne comme aide à l'évaluation d'anomalies intra-oculaires telles la rétinopathie, les tumeurs et les troubles circulatoires ou inflammatoires.

Protocole infirmier

• Administrez, comme cela est prescrit, des gouttes mydriatiques pour dilater les pupilles. Généralement, deux instillations sont requises pour obtenir une mydriase maximale dans un intervalle de 15 à 40 minutes. Une fois la mydriase obtenue, faites asseoir la personne confortablement sur la chaise d'examen en face de l'appareil. Faites-lui détacher ou enlever tout vêtement serré autour de son cou. Demandez-lui de placer son menton sur l'appui-menton et son front contre la barre. Dites-lui de garder les dents serrées, d'ouvrir les yeux aussi grands que possible et de regarder droit devant, de respirer et de clignoter des yeux normalement.

Procédez à une ponction veineuse. Demandez à la personne de garder son bras étendu; utilisez, si nécessaire, un support à bras. Injectez le colorant, comme il est prescrit, pendant que 25 à 30 photographies sont prises à intervalles rapprochés. Après la prise des photographies, retirez l'aiguille et la seringue avec soin, exercez une pression et appliquez un pansement à l'endroit de l'injection.

Si des photographies de la phase tardive ont été demandées, dites à la personne de se reposer durant 20 minutes; ne la laissez pas seule. Réinstallez-la alors pour d'autres photographies.

Résultats normaux

Des vaisseaux rétiniens normaux sans fuites ni obstructions, une circulation rétinienne et choroïdienne normales.

Signification de résultats anormaux

Ce test peut révéler une occlusion artérielle, des shunts artério-veineux, des hémangiomes capillaires, du tissu fibreux, une tortuosité vasculaire accrue, des microanévrismes, la formation de nouveaux vaisseaux sanguins, un œdème papillaire, un drainage veineux prolongé, un œdème ou une l'inflammation de la rétine, une sténose, des tumeurs ou une occlusion veineuse.

Interventions infirmières

Avant le test

• Expliquez au sujet que ce test fournit des images des petits vaisseaux de ses yeux. Assurez-vous que la personne ou un membre responsable de la famille a signé une formule de consentement. Vérifiez, dans le dossier de la personne, si elle souffre de glaucome ou de réactions d'hypersensibilité particulièrement aux opacifiants radiologiques et aux gouttes mydriatiques. Comme il est prescrit, dites à la personne qui souffre de glaucome de ne pas utiliser de gouttes myotiques le jour du test.

• Expliquez au sujet qu'on lui mettra des gouttes dans les yeux pour dilater ses pupilles et qu'on injectera un colorant dans son bras. Dites-lui qu'on prendra des photographies de ses yeux avec un appareil spécial avant et après l'injection. Insistez sur le fait que ce sont des photographies, non des radiographies. Avertissez-le que sa peau et son urine peuvent devenir jaunes, mais que ces effets disparaissent dans un intervalle de 24 à 48 heures.

Au cours du test

• Une vue inadéquate du fond de l'œil peut être le résultat d'une dilatation insuffisante de la pupille, de cataractes, de l'opacité des substances de contraste ou de l'incapacité de la personne à garder les yeux ouverts et à les maintenir fixes.

◆ *Mise en garde.* La personne peut ressentir des nausées passagères et une sensation de chaleur. Rassurez-la et surveillez les réactions d'hypersensibilité comme les vomissements, la bouche sèche, le goût de métal, l'augmentation soudaine de salivation, les éternuements, les légers étourdissements, les pertes de connaissance, l'urticaire et, rarement, l'anaphylaxie.

Après le test

• Dites à la personne que sa vision rapprochée sera floue jusqu'à 12 heures après le test.

Angiographie cérébrale

L'angiographie cérébrale permet l'examen du système vasculaire cérébral par injection d'un opacifiant radiologique. Les points d'injection possibles sont les artères fémorale, carotide ou brachiale; on utilise le plus souvent l'artère fémorale parce qu'elle permet de voir quatre vaisseaux (la carotide et les artères vertébrales). L'indication habituelle pour ce test est une anomalie appréhendée du système vasculaire cérébral suggérée par la tomodensitométrie crânienne ou la scintigraphie du cerveau. Le test est contre-indiqué dans le cas d'une maladie hépatique, rénale et thyroïdiene ou d'hypersensibilité à l'iode ou aux opacificants radiologiques.

Objectifs
• Déceler des anomalies cérébrovasculaire telles qu'un anévrisme ou une malformation artérioveineuse, une thrombose, un rétrécissement ou une occlusion.
• Étudier le déplacement vasculaire provoqué par une tumeur, un hématome, un œdème, une hernie, un spasme artériel, une augmentation de la pression intracrânienne ou une hydrocéphalie.
• Localiser les attaches chirurgicales et évaluer l'état postopératoire des vaisseaux sur lesquels elles ont été placées.

Protocole
Couchée sur une table de radiographie, la personne reçoit des injections d'opacifiant radiologique dans l'artère fémorale, carotide ou brachiale suivies d'une série de radiographies qui enregistrent l'état des vaisseaux.

Résultats normaux
Les radiographies montrent une circulation sanguine normale au cerveau. Le système vasculaire cérébral semble symétrique.

Signification de résultats anormaux
L'angiographie cérébrale peut déceler un anévrisme, une malformation artério-veineuse, une thrombose, une sténose ou une occlusion. Elle peut aussi détecter des changements vasculaires provoqués par une tumeur, un hématome, un kyste, un œdème, une hernie, un spasme artériel ou une hydrocéphalie.

Interventions infirmières
Avant le test
• Dites à la personne que ce test permet de visualiser la circulation sanguine au cerveau.

Elle devrait être à jeun depuis 8 à 10 heures avant le test. Si cela est prescrit, administrez un sédatif et un anticholinergique 30 à 45 minutes avant le test. Faites-lui enlever ses bijoux, ses prothèses dentaires et les autres objets radio-opaques.
• Expliquez à la personne que l'injection d'opacifiants radiologiques peut provoquer une sensation transitoire de brûlure, un mal de tête, un goût de sel ou des nausées et des vomissements. Elle peut se sentir congestionnée et chaude.
• Assurez-vous que la personne ou un membre responsable de la famille a signé une formule de consentement. Vérifiez l'hypersensibilité à l'iode, aux fruits de mer et aux autres opacifiants radiologiques; avisez le médecin, si nécessaire.

Au cours du test
• Dites à la personne de demeurer immobile au cours du test parce que tout mouvement de la tête influence l'interprétation précise des radiographies.

Après le test
• Obligez la personne à demeurer au lit 12 à 24 heures; donnez-lui une médication contre la douleur tel que prescrit. Surveillez ses signes vitaux et son état neurologique durant 24 heures.
• Vérifiez s'il y a, à l'endroit de la ponction, des signes d'épanchement comme de la rougeur et de l'enflure; mettez de la glace si nécessaire. S'il y a saignement, exercez une pression.
• Si on a utilisé l'artère fémorale, faites garder la jambe injectée bien droite durant au moins 12 heures. Vérifiez régulièrement le pouls distal. Vérifiez aussi la température, la couleur, les sensations tactiles de cette jambe puisqu'une thrombose ou un hématome peuvent bloquer la circulation sanguine. Un épanchement peut aussi bloquer la circulation en créant une pression sur l'artère.
• Si la carotide a été utilisée, surveillez la dysphagie ou la détresse respiratoire, la désorientation et la faiblesse ou l'engourdissement des extrémités (signes de thrombose ou d'hématome), et les spasmes artériels, qui produisent les symptômes d'attaques ischémiques passagères. Avertissez le médecin si cela arrive.
• Si l'artère brachiale a été utilisée, immobilisez le bras durant au moins 12 heures et vérifiez régulièrement le pouls radial. Évitez de prendre la pression sanguine sur le bras injecté. Si le bras et la main deviennent pâles, froids ou engourdis, avisez le médecin.

Angiographie numérique

L'angiographie numérique est une technique de radiographie qui utilise de l'équipement vidéo et une technique d'amélioration de l'image assistée par ordinateur pour l'examen du système vasculaire. Comme pour l'angiographie classique, les radiographies sont prises après injection d'un opacifiant radiologique. Cependant, contrairement à cette dernière, dans laquelle l'image des os et des tissus mous masque le détail vasculaire, l'angiographie numérique fournit une vue très contrastée des vaisseaux sans interférence d'images ou d'ombres.

En plus de la qualité supérieure de l'image, le procédé numérique présente un autre avantage, celui de procéder par injection intraveineuse de l'opacifiant radiologique, ce qui élimine le risque de perforation de l'artère et les complications subséquentes d'embolie. Cela réduit aussi la douleur et l'inconfort associés au cathétérisme artériel. C'est dans le diagnostic des dérèglements cardio-vasculaires que cette technique est probablement la plus utile. Elle permet la visualisation des pontages par greffe artérielle. Elle peut se pratiquer rapidement sur une personne non hospitalisée. Les contre-indications sont les suivantes : hypersensibilité à l'iode et aux opacifiants radiologiques, mauvais fonctionnement du cœur, maladies rénale, hépatique ou thyroïdienne, ou mélanome multiple.

Objectifs
• Visualiser la circulation sanguine cérébrale extracrânienne et intracrânienne.
• Détecter et évaluer les anomalies cérébrovasculaires.
• Aider à l'évaluation postopératoire de chirurgies cérébrovasculaires, comme les greffes artérielles et les endartériectomies.

Protocole
Couchée sur une table de radiographie, la personne subit une série de radioscopies, une ponction veineuse ou un cathétérisme veineux, une injection d'opacifiant radiologique et une seconde série de radioscopies. Un ordinateur traite l'information et soustrait ce qui est commun aux deux séries d'images (os et tissus mous), ne laissant que les images des vaisseaux avec un contraste amélioré.

Résultats normaux
Le système vasculaire cérébral, l'aorte abdominale et ses ramifications, le système vasculaire périphérique et les artères rénales ont une apparence normale.

Signification de résultats anormaux
L'angiographie numérique peut déceler une occlusion artério-veineuse ou une sténose possiblement causées par un vasospasme, une malformation vasculaire ou un angiome, de l'artériosclérose, une embolie ou une thrombose cérébrale. Elle peut aussi déceler des anévrismes cérébraux ou des tumeurs intracrâniennes et, possiblement, la vascularisation des tumeurs.

Interventions infirmières
Avant le test
• Expliquez à la personne que ce test fournit des images des vaisseaux sanguins de sa tête. Elle doit s'être abstenue de nourriture durant les 4 heures précédant le test, mais elle peut continuer à boire normalement. Expliquez-lui qu'elle va recevoir une injection d'opacifiant radiologique et qu'une série de radiographies de sa tête seront prises. Expliquez-lui qu'elle sera placée sur une table à radiographies, que sa tête sera immobilisée et qu'elle va probablement ressentir un certain inconfort passager durant cette procédure.
• Assurez-vous que la personne ou un membre responsable de sa famille a signé une formule de consentement. Vérifiez l'hypersensibilité à l'iode, aux fruits de mer et aux opacifiants radiologiques. Signalez de telles hypersensibilités au médecin.

Au cours du test
• Le déplacement de la personne peut causer des images floues. Des objets radio-opaques dans le champ des rayons X peuvent nuire à la clarté de l'image.

Après le test
• Encouragez la personne à boire davantage au cours des 24 heures après le test pour accélérer l'excrétion de l'opacifiant radiologique. Vérifiez l'apport et le débit.
• Vérifiez les signes d'épanchement à l'endroit de la ponction veineuse. S'il y a saignement, exercez une pression ferme. Si un hématome apparaît, soulevez le bras et appliquez des compresses chaudes.
• Surveillez toute réaction retardée d'hypersensibilité.

Angiographie pulmonaire

Ce test comprend des radiographies de la circulation pulmonaire à la suite d'une injection d'iode, une substance de contraste radio-opaque, dans l'artère pulmonaire ou l'une de ses ramifications. Il est le plus souvent utilisé pour confirmer une embolie pulmonaire symptomatique quand les scintigraphies ne permettent pas d'établir un diagnostic, particulièrement avant une thérapie aux anticoagulants ou pour les personnes chez qui cette thérapie est contre-indiquée. Il fournit aussi une évaluation préopératoire précise des personnes souffrant d'une maladie cardiaque congénitale. Ce test est contre-indiqué chez les personnes hypersensibles aux anesthésiques, à l'iode, aux fruits de mer, aux opacifiants radiologiques et chez celles qui sont enceintes.

Objectifs

• Déceler une embolie pulmonaire chez une personne qui en a les symptômes, mais dont la scintigraphie est imprécise ou normale.
• Faire une évaluation préopératoire de la circulation pulmonaire chez une personne souffrant d'une maladie cardiaque congénitale.

Protocole

Après avoir fait coucher la personne, on administre un anesthésique local et on installe un moniteur cardiaque. Le cathéter entre par une petite incision dans la veine antébrachiale ou fémorale. Alors qu'il traverse l'oreillette droite, le ventricule droit et l'artère pulmonaire, les pressions sont mesurées et des échantillons de sang sont retirés de différentes régions du système circulatoire pulmonaire. L'opacifiant radiologique est alors injecté et des radiographies sont prises pendant qu'il circule à travers l'artère pulmonaire et les capillaires du poumon.

Résultats normaux

Normalement, l'opacifiant radiologique circule de façon symétrique et sans interruption à travers le système circulatoire pulmonaire.

Signification de résultats anormaux

L'interruption de la circulation sanguine peut être le résultat d'une embolie, de défauts de remplissage vasculaire ou d'une sténose.

Interventions infirmières

Avant le test
• Expliquez à la personne que ce test permet d'évaluer les vaisseaux sanguins dans les poumons. Dites-lui de demeurer à jeun 8 heures avant le test tel qu'il est prescrit.
• Dites à la personne qu'après l'administration d'un anesthésique local, une petite incision sera pratiquée dans son bras droit ou son aine droite. Un petit cathéter sera passé à travers le vaisseau jusqu'à son cœur et son artère pulmonaire, où un opacifiant radiologique sera injecté. Avertissez-la qu'elle peut ressentir le besoin de tousser, une sensation de congestion, des nausées ou un goût de sel durant 5 minutes après l'injection.
• Assurez-vous que la personne ou un membre responsable de la famille a signé une formule de consentement. Vérifiez l'hypersensibilité aux anesthésiques, à l'iode, aux fruits de mer ou aux opacifiants radiologiques.

Au cours du test
• Surveillez les arythmies ventriculaires causées par une irritation du myocarde due au passage du cathéter à travers les cavités du cœur. Surveillez aussi les signes d'hypersensibilité à l'opacifiant radiologique; gardez l'équipement d'urgence disponible.

Après le test
• Notez les signes de perforation ou de rupture du myocarde en surveillant les signes vitaux. Soyez attentif aux signes d'insuffisance rénale aiguë comme le début soudain d'une oligurie, les nausées et les vomissements.
• Appliquez un pansement compressif à l'endroit d'insertion du cathéter et notez tout saignement. Vérifiez, à l'endroit d'insertion, s'il y a inflammation ou hématome, et signalez les symptômes d'hypersensibilité différée.
• Informez la personne de toutes restrictions quant à ses activités. Elle peut reprendre son alimentation habituelle.

Angiographie rénale

Grâce à des radiographies, ce test permet l'examen du système vasculaire et du parenchyme rénal à la suite de l'injection d'un opacifiant radiologique. Alors que celui-ci se répand dans le système vasculaire rénal, des radiographies prises à intervalles rapprochés font voir les vaisseaux au cours de trois phases de remplissage : artérielle, néphrographique et veineuse. Cette technique suit généralement l'aortographie traditionnelle, qui montre les variations en nombre, en dimension et en condition des principales artères rénales et des vaisseaux aberrants, et la relation entre les artères rénales et l'aorte.

Les indications cliniques pour une angiographie rénale sont les masses rénales, les pseudotumeurs, l'augmentation unilatérale ou bilatérale du volume des reins, l'arrêt de fonctionnement des reins chez les patients souffrant d'une insuffisance rénale aiguë, les urogrammes positifs chez les patients présentant de l'hypertension rénovasculaire, les malformations vasculaires et les calcifications d'étiologie non expliquée. Les contre-indications sont la grossesse, la tendance au saignement, l'allergie aux opacifiants radiologiques et l'insuffisance rénale résultant d'une maladie rénale en phase terminale.

Objectifs
• Mettre en évidence la configuration du système sanguin rénal avant une intervention chirurgicale.
• Éliminer une sténose, une occlusion par thrombose, une embolie ou un anévrisme, comme causes d'une hypertension réno-vasculaire.
• Évaluer une maladie rénale chronique ou une insuffisance rénale.
• Examiner les masses rénales et les traumatismes rénaux.
• À la suite d'une transplantation rénale, déceler les complications comme une dérivation non fonctionnelle ou le rejet de l'organe du donneur.

Protocole
Alors que le patient est en position couchée, l'examinateur fait pénétrer un cathéter dans son artère fémorale et l'introduit jusqu'à l'aorte, où il injecte un opacifiant radiologique et prend plusieurs aortogrammes. Il change alors le premier cathéter contre un cathéter rénal qu'il introduit jusqu'aux artères rénales. Après avoir injecté un opacifiant radiologique qui remplit l'arbre vasculaire rénal, il prend une série de radiographies.

Signification de résultats anormaux
L'angiographie rénale peut mettre en évidence une déformation et une fibrose du tissu rénal, une hypervascularisation (causée par des tumeurs rénales), des traumatismes rénaux (comme des zones d'infarctus, des hématomes intrarénaux, des lacérations du parenchyme ou un rein détraqué), une vascularisation réduite causée par une pyélonéphrite grave ou chronique, des abcès rénaux, une fistule artério-veineuse rénale, un anévrisme de l'artère rénale, une dysplasie de l'artère rénale avec des zones alternées d'anévrisme et de sténose, une sténose de l'artère rénale, des kystes et un infarctus rénal.

Interventions infirmières
Avant le test
• Expliquez à la personne que ce test permet de visualiser les reins, les vaisseaux sanguins et les unités fonctionnelles, et qu'il permet de diagnostiquer une maladie ou des masses rénales. Dites à la personne qu'elle doit être à jeun depuis 8 heures avant le test. Dites-lui qu'elle peut ressentir un inconfort passager au cours de l'injection de l'opacifiant radiologique.
• Assurez-vous que la personne ou un membre responsable de la famille a signé une formule de consentement. Vérifiez l'hypersensibilité à l'iode et aux opacifiants radiologiques.

Au cours du test
• Le mouvement de la personne ou des études récentes au moyen d'opacifiants radiologiques peuvent nuire à la qualité des radiographies.
• La présence de selles et de gaz dans le tractus gastro-intestinal peut influer sur les résultats.

Après le test
• Gardez la personne couchée durant 8 à 12 heures et interdisez-lui de marcher pour un total de 24 heures.
• Vérifiez les signes vitaux toutes les 15 minutes durant une heure, toutes les 30 minutes durant deux heures et ensuite toutes les heures jusqu'à ce qu'ils se stabilisent. Vérifiez le pouls au niveau du jarret et celui de la partie postérieure du pied pour vous assurer d'une irrigation sanguine adéquate et ce, au moins toutes les 4 heures.
• Faites gardez en place le pansement compressif; vérifiez s'il y a saignement toutes les 30 minutes durant 2 heures et toutes les heures durant 4 heures. S'il y a saignement, exercez une pression directe et avisez le médecin.

Antiarythmiques sériques

Ce test quantitatif est réalisé pour contrôler une thérapie aux antiarythmiques à cause de la marge étroite de sécurité entre les concentrations sériques thérapeutiques et toxiques de ces médicaments. Selon le médicament à mesurer et le laboratoire qui réalise le test, la méthode analytique utilisée peut être la chromatographie liquide à haute pression, la chromatographie gaz-liquide, la spectrofluorométrie ou le dosage immunoenzymatique.

Objectifs
• Contrôler les concentrations thérapeutiques des médicaments antiarythmiques.
• Vérifiez la toxicité appréhendée d'après le dossier ou d'après l'apparition des symptômes.

Protocole infirmier
Procéder à une ponction veineuse et recueillez un échantillon soit de niveau minimal ou soit de niveau maximal, comme il convient, dans le tube désigné par le laboratoire. Notez la date et le moment d'administration de la dernière dose du médicament et le moment de prélèvement de l'échantillon. Gardez le même espace de temps entre l'administration du médicament et le prélèvement de l'échantillon pour chacun des tests de la série. Si la personne reçoit de la quinidine, notez l'usage d'acétazolamide, d'antiacides ou de bicarbonate de sodium sur le relevé de laboratoire; si elle reçoit de la lidocaïne, notez l'usage de barbituriques ou de phénytoïne. Envoyez immédiatement l'échantillon au laboratoire.

Valeurs de référence
• *Disopyramide :* temps de pointe, 2 heures par voie orale; état d'équilibre, 25 à 30 heures; zone thérapeutique, 6 à 14 μmol/L (2 à 4,5 μg/mL); seuil toxique, > 27 μmol/L. (> 9 μg/mL).
• *Lidocaïne :* temps de pointe, immédiat par voie intraveineuse; état d'équilibre, 5 à 10 heures; zone thérapeutique, 8 à 24 μmol/L (2 à 6 μg/mL); seuil toxique, > 30 μmol/L (7 μg/mL).
• *Procaïnamide :* temps de pointe, 60 minutes par voie orale; 25 à 60 minutes par voie intraveineuse; état d'équilibre, 10 à 20 heures; zone thérapeutique, 15 à 30 μmol/L (4 à 8 μg/mL); N-acétylprocaïnamide, 7 à 30 μmol/L (2 à 8 μg/mL); seuil toxique, > 45 μmol/L (> 12 μg/mL); N-acétylprocaïnamide, > 111 μmol/L (> 30 μg/mL).
• *Propranolol :* temps de pointe, 60 à 90 minutes par voie orale ou 2 à 4 heures par voie intraveineuse; état d'équilibre, 10 à 30 heures; zone thérapeutique, 155 à 330 μmol/L (40 à 85 ng/mL); seuil toxique, > 580 μmol/L (> 150 ng/mL).
• *Quinidine :* temps de pointe, 1 à 3 heures par voie orale, immédiat par voie intraveineuse, ou 30 à 60 minutes par voie intramusculaire; état d'équilibre, 20 à 30 heures; zone thérapeutique, 7 à 15 μmol/L (2,4 à 5 μg/mL); seuil toxique, > 18 μmol/L (> 6 μg/mL).
• *Vérapamil :* temps de pointe, 1 à 2 heures par voie orale ou 5 minutes par voie intraveineuse; état d'équilibre, 15 à 35 heures; zone thérapeutique, 0,2 à 0,7 μmol/L (0,08 à 0,3 ng/L); seuil toxique, inconnu.

Signification de résultats anormaux
Les concentrations les plus basses aident à corriger la posologie thérapeutique; les concentrations les plus élevées permettent de prévenir ou de détecter la toxicité et d'en suivre le traitement.

Interventions infirmières
Avant le test
• Expliquez que ce test aide à préciser la posologie la plus efficace pour la médication de la personne. Dites-lui que le test nécessite un échantillon de sang et qu'elle n'a pas besoin de s'abstenir de nourriture solide ou liquide.
• Vérifiez l'utilisation récente d'autres médicaments. L'acétazolamide, les antiacides et le bicarbonate de sodium augmentent les concentrations sériques de quinidine. Les barbituriques et la phénytoïne abaissent les concentrations sériques de lidocaïne et de quinidine.

Après le prélèvement
• Manipulez l'échantillon avec soin pour éviter l'hémolyse, qui peut abaisser faussement les résultats.
• Si un hématome apparaît à l'endroit de la ponction veineuse, appliquez des compresses chaudes afin de diminuer l'inconfort.

Antibiotiques sériques

Cet essai immunologique quantitatif constitue une mesure des concentrations sériques d'antibiotiques qui permet de déterminer les concentrations thérapeutiques et de détecter les accumulations toxiques.

Le groupe d'antibiotiques qui nécessite le plus souvent un suivi thérapeutique est le groupe des aminoglycosidés : l'amikacine, la gentamicine, la kanamycine, la nétilmicine et la tobramycine. Ces antibiotiques sont utilisés pour traiter des infections provoquées par des bacilles Gram-négatifs et des cocci Gram positifs. Les souches résistantes exigent de fortes concentrations sériques, ce qui augmente la possibilité d'ototoxicité, de neurotoxicité et de néphrotoxicité.

Même si ces antibiotiques sont normalement excrétés par les reins sans être métabolisés, des concentrations sanguines toxiques peuvent endommager les reins, permettant que des concentrations sanguines encore plus élevées se développent.

Objectifs

• Suivre les concentrations thérapeutiques des antibiotiques du groupe des aminoglycosidés.
• Vérifier la toxicité appréhendée d'après le dossier ou d'après l'apparition des symptômes d'ototoxicité, de neurotoxicité ou de néphrotoxicité – tels une insuffisance rénale, une protéinurie, une oligurie ou une anurie, des concentrations élevées de la créatinine et de l'urée sérique de même qu'une faible densité et une faible clairance de la créatinine.

Protocole infirmier

Procédez à une ponction veineuse et recueillez un échantillon de niveau minimal ou de niveau maximal dans un tube de 7 mL à bouchon rouge. Notez la date, le moment et la voie d'administration de la dernière dose de même que le moment de prélèvement de l'échantillon. Lorsque vous surveillez les concentrations thérapeutiques, conservez le même espace de temps entre l'administration d'un médicament et le prélèvement de l'échantillon dans un test sérié. Envoyez immédiatement l'échantillon au laboratoire.

Valeurs de référence

• *Amikacine :* temps de pointe, 30 minutes à 1 heure par voie intramusculaire ou 15 à 30 minutes par voie intraveineuse; état d'équilibre, 1 à 2 jours; zone thérapeutique, 14 à 27 μmol/L (8 à 16 μg/mL); sommet toxique, > 60 μmol/L; (35 μg/mL).

• *Gentamicine :* temps de pointe, 30 minutes à 1 heure par voie intramusculaire ou 15 à 30 minutes par voie intraveineuse; état d'équilibre, 1 à 2 jours; zone thérapeutique, 8 à 21 μmol/L (4 à 10 μg/mL); sommet toxique, >25 μmol/L (12 μg/mL).

• *Kanamycine :* temps de pointe, 30 minutes à 1 heure par voie intramusculaire; état d'équilibre, 1 à 2 jours; zone thérapeutique, 16 à 33 μmol/L (8 à 16 μg/mL); sommet toxique, > 72 μmol/L (35 μg/mL).

• *Nétilmicine :* temps de pointe, 30 minutes à 1 heure par voie intramusculaire ou 15 à 30 minutes par voie intraveineuse; état d'équilibre, 1 à 2 jours; zone thérapeutique, 1 à 21 μmol/L (0,5 à 10 μg/mL); sommet toxique, > 34 μmol/L (> 16 μg/mL).

• *Tobramycine :* temps de pointe, 30 minutes à 1 heure par voie intramusculaire ou 15 à 30 minutes par voie intraveineuse; état d'équilibre, 1 à 2 jours; zone thérapeutique, 9 à 17 μmol/L (4 à 8 μg/mL); sommet toxique, > 26 μmol/L; (> 12 μg/mL).

◆ *Mise en garde.* Les concentrations toxiques minimales peuvent être plus basses que les concentrations thérapeutiques à cause de la nature néphrotoxique des antibiotiques.

Signification de résultats anormaux

Des concentrations sanguines excessives augmentent le risque de toxicité; des concentrations sanguines insuffisantes peuvent faire manquer les objectifs thérapeutiques.

Interventions infirmières

Avant le test

• Expliquez à la personne que ce test mesure la concentration sanguine d'antibiotiques pour aider à déterminer la posologie la plus efficace. Dites-lui que le test nécessite un échantillon de sang et qu'elle n'a pas à s'abstenir de nourriture solide ou liquide. Vérifiez son dossier et notez le médicament utilisé, la posologie et la voie d'administration.

Après le prélèvement

• Si un hématome apparaît à l'endroit de la ponction veineuse, appliquez des compresses chaudes afin de diminuer l'inconfort.

Anticonvulsivants sériques

Ce test quantitatif utilise une technique de dosage immunoenzymatique pour mesurer les concentrations sériques d'anticonvulsivants, notamment la carbamazépine, l'éthosuximide, le phénobarbital, la phénytoïne et la primidone. Il est utile pour surveiller une thérapie antiépileptique chez les enfants et les personnes mentalement retardées chez lesquelles la toxicité est difficilement décelable.

Objectifs
• Suivre les concentrations thérapeutiques d'anticonvulsivants.
• Confirmer la toxicité appréhendée d'après le dossier ou d'après l'apparition des symptômes.

Protocole infirmier
Procédez à une ponction veineuse et recueillez un échantillon de niveau minimal dans un tube de 7 mL à bouchon rouge. Notez, sur le relevé de laboratoire, la date, le moment et la voie d'administration de la dernière dose de médicament et le moment du prélèvement de l'échantillon. Envoyez immédiatement l'échantillon au laboratoire. Conservez le même délai entre l'administration du médicament et le prélèvement de l'échantillon au cours d'un test en série.

Valeurs de référence
• *Carbamazépine :* temps de pointe, 2 à 6 heures; état d'équilibre, 2 à 4 jours; zone thérapeutique, 8 à 42 µmol/L (2 à 10 µg/mL); seuil toxique, > 50 µmol/L (> 12 µg/mL).
• *Ethosuximide :* temps de pointe, 1 à 2 heures; état d'équilibre, 8 à 10 jours; zone thérapeutique, 280 à 570 µmol/L (40 à 80 µg/mL); seuil toxique, > 700 µmol/L (> 100 µg/mL).
• *Phénobarbital :* temps de pointe, 6 à 10 heures; état d'équilibre, 14 à 21 jours; zone thérapeutique, 85 à 170 µmol/L (20 à 40 µg/mL); seuil toxique, > 240 µmol/L (> 55 µg/mL).
• *Phénytoïne :* temps de pointe, 4 à 8 heures; état d'équilibre, 5 à 11 jours; zone thérapeutique, 40 à 80 µmol/L (10 à 20 µg/mL); seuil toxique, > 320 µmol/L (> 80 µg/mL).
• *Primidone :* temps de pointe, 2 à 4 heures; état d'équilibre, 4 à 7 jours; zone thérapeutique, 32 à 50 µmol/L (7 à 11 µg/mL); seuil toxique, > 55 µmol/L (> 12 µg/mL).

◆ *Mise en garde.* Comme les concentrations toxiques peuvent varier d'une personne à l'autre, assurez-vous de faire la corrélation entre les concentrations sériques et les symptômes cliniques individuels.

Signification de résultats anormaux
La surveillance des concentrations sanguines d'anticonvulsivants permet les corrections de posologie de façon à maintenir des concentrations thérapeutiques efficaces et à prévenir une accumulation excessive et la toxicité. Le faible taux d'élimination de la plupart des anticonvulsivants est un facteur important dans le traitement de la toxicité de ces médicaments.

Interventions infirmières
Avant le test
• Comme il convient, expliquez que ce test aide à établir la dose la plus efficace d'anticonvulsivants. Dites à la personne que ce test nécessite un échantillon de sang et qu'elle n'a pas à s'abstenir de nourriture solide ou liquide avant le test. Vérifiez son dossier et notez la dose, l'intervalle et la voie d'administration.
• Rappelez-vous que les concentrations sériques d'anticonvulsivants peuvent être modifiées par d'autres médicaments. Par exemple, les concentrations de carbamazépine peuvent être augmentées par l'érythromycine, le propoxyphène et la troléandomycine. Ils peuvent être diminués par le phénobarbital, la phénytoïne et la primidone.
• Les concentrations sériques de phénobarbital sont augmentées par les inhibiteurs de la monoamine oxydase et la primidone, et sont abaissées par la rifampicine.
• Les concentrations sériques de phénytoïne peuvent être augmentées par les anticoagulants oraux, les antihistaminiques, le chloramphénicol, le chlordiazépoxide, le chlorpromazine, le diazépam, le diazoxide, le disulfirame l'éthosuximide, l'isoniazide, la phénylbutazone, le phénobarbital, le propoxyphène, les salicylates, le sulfaméthizole et l'acide valproïque; elles peuvent être diminuées par l'alcool, le phénobarbital, la carbamazépine, l'acide folique, la loxapine et les antiacides.
• Les concentrations sériques de primidone sont augmentées par la carbamazépine et la phénytoïne.

Après le prélèvement
• Si un hématome apparaît à l'endroit de la ponction veineuse, appliquez des compresses chaudes afin de diminuer l'inconfort.

Anticorps anti-ADN

Ce test mesure les concentrations d'anticorps anti-acide désoxyribonucléique natif dans un échantillon de sérum, généralement à l'aide d'un dosage radio-immunologique. Il existe d'autres techniques de mesure qui sont cependant moins sensibles : ce sont l'agglutination, la fixation du complément ou l'immuno-électrophorèse. Pour le dosage radio-immunologique, l'échantillon est mélangé avec de l'ADN natif radio-marqué. S'il y a des anticorps anti-ADN natif dans l'échantillon de sérum, ils se combinent à l'ADN natif, formant des complexes qui sont trop gros pour traverser un filtre membranaire. Ces complexes d'ADN peuvent alors être comptés. S'il n'y a pas d'anticorps anti-ADN natif, l'ADN radio-marqué passe à travers le filtre.

Dans les maladies auto-immunes, telles que le lupus érythémateux aigu disséminé, on croit que l'ADN natif devient l'antigène qui se lie à l'anticorps et au complément. Ces complexes endommagent localement le tissu où ils se déposent. Contrairement aux anticorps antinucléaires, l'anticorps anti-ADN est particulier au lupus érythémateux aigu disséminé; les concentrations d'anticorps anti-ADN sont en corrélation avec l'activité de la maladie.

Les personnes ayant cette maladie peuvent posséder deux types différents d'anticorps anti-ADN : un anti-ADN à simple brin (dénaturé) et un anti-ADN à double brin (natif). Ces derniers sont plus spécifiques de la maladie. La détermination de ces anticorps avec le complément sérique aide aussi à contrôler une thérapie immunosuppressive.

Objectifs
- Confirmer le lupus érythémateux aigu disséminé après un test d'anticorps antinucléaires positif.
- Contrôler la réponse à une thérapie.

Protocole infirmier
Procédez à une ponction veineuse et recueillez l'échantillon dans un tube de 7 mL à bouchon rouge. (Certains laboratoires peuvent spécifier un tube à bouchon lavande ou gris.)

Valeurs de référence
Les valeurs normales sont inférieures à 1 mg d'ADN natif lié par millilitre de sérum.

Signification de résultats anormaux
Une *augmentation* des concentrations d'anticorps anti-ADN natif peut signifier un lupus érythémateux aigu disséminé. Une valeur de 1 à 2,5 mg/L suggère une phase de rémission de la maladie ou la présence d'autres dérèglements auto-immuns. Une valeur de 10 à 15 mg/L indique que la maladie est active.

Des concentrations élevées peuvent être aussi associées à une pneumonie atypique, des carcinomes, une hépatite chronique, une dermatomyosite, une connectivite mixte, une périartérite noueuse, un syndrome de Raynaud, une polyarthrite rhumatoïde, une sclérodermie, un syndrome de Sjögren et une tuberculose. Cependant, un résultat positif n'indique pas nécessairement une maladie en cours; certaines personnes apparemment en bonne santé ont des anticorps antinucléaires dans leur sérum.

Une *diminution* des concentrations d'anticorps anti-ADN montre l'efficacité du traitement du lupus érythémateux aigu disséminé à la suite d'une thérapie immunosuppressive.

Interventions infirmières
Avant le test
- Expliquez à la personne que ce test détecte certains anticorps et que les résultats du test permettent d'établir un diagnostic et une thérapie appropriée. Lorsque cela est indiqué, dites à la personne que le test évalue l'efficacité du traitement en cours. Avisez-la qu'elle n'a pas à s'abstenir de nourriture solide ou liquide. Signalez que le test nécessite un échantillon de sang.
- Si la personne doit subir une scintigraphie, assurez-vous que l'échantillon est prélevé avant la scintigraphie. Une scintigraphie au cours de la semaine précédant le prélèvement de l'échantillon peut modifier les résultats du test.

Après le prélèvement
- Manipulez l'échantillon avec soin pour éviter l'hémolyse parce que celle-ci peut influer sur la détermination précise des résultats du test.
- Si un hématome apparaît à l'endroit de la ponction veineuse, appliquez des compresses chaudes afin de diminuer l'inconfort.

Anticorps anti-antigène nucléaire soluble

L'antigène nucléaire soluble (ANS) est un complexe d'au moins 2 et peut-être 3 antigènes. Un de ces antigènes – la ribonucléoprotéine (RNP) – peut être décomposé par la ribonucléase. Le second – l'antigène Smith (Sm) – est une protéine nucléaire acide résistante à l'action de la ribonucléase. Le troisième antigène qu'on inclut parfois dans ce groupe – l'antigène du syndrome B de Sjögren (SS-B) – forme un précipité lorsque l'anticorps est présent. Les anticorps contre les antigènes sont associés à certaines maladies auto-immunes.

Les tests qui détectent les anticorps anti-ANS aident à différencier des maladies auto-immunes qui ont des signes ou des symptômes semblables. Le test des anticorps anti-RNP détecte les autoanticorps anti-RNP qui sont associés au lupus érythémateux aigu disséminé (LED), à la sclérodermie généralisée et à d'autres dérèglements rhumatismaux. Ce test aide au diagnostic différentiel d'une maladie rhumatismale généralisée et il constitue un test utile de suivi pour une maladie vasculaire auto-immune du collagène.

Le test des anticorps anti-Sm détecte les autoanticorps anti-Sm, qui sont des marqueurs spécifiques du LED; des résultats positifs permettent donc un diagnostic très fiable. Ce test aide aussi à contrôler une maladie vasculaire auto-immune du collagène.

Le test des anticorps de Sjögren détecte les autoanticorps anti-SS-B produits dans le syndrome de Sjögren, une anomalie immunologique parfois associée à la polyarthrite rhumatoïde et au LED.

Objectifs

• Aider au diagnostic différentiel d'une maladie auto-immune.
• Établir la différence entre les anticorps anti-RNP (fréquents dans une collagénose mixte).
• Dépister les anticorps anti-RNP.
• Dépister les anticorps anti-Sm (fréquents dans le LED).
• Appuyer le diagnostic des maladies vasculaires auto-immunes du collagène.
• Contrôler la réponse à une thérapie.

Protocole infirmier

Procédez à une ponction veineuse et recueillez l'échantillon dans un tube de 7 mL à bouchon rouge. Envoyez immédiatement l'échantillon au laboratoire pour assurer des résultats précis.

Résultats normaux

Normalement, le sérum est négatif pour les anticorps anti-RNP, anti-Sm et anti-SS-B.

Signification de résultats anormaux

La présence d'anticorps anti-Sm permet un diagnostic très fiable du LED. Un niveau élevé d'anticorps anti-RNP, associé à un titre bas d'anticorps anti-SM, suggère une pathologie mixte du tissu conjonctif. Même si les anticorps anti-SS-B sont associés à un syndrome primaire de Sjögren, leur présence ne constitue pas un diagnostic de cette maladie. Un test positif pour les anticorps anti-SS-B indique qu'il faut recourir à d'autres tests.

Interventions infirmières

Avant le test

• Expliquez au patient que ce test détecte certains anticorps et que les résultats du test aident à établir un diagnostic et un traitement. Lorsque cela est indiqué, expliquez que le test permet de contrôler l'efficacité d'un traitement.
• Dites au patient qu'il n'a pas à s'abstenir de nourriture solide ou liquide avant le test, et que celui-ci nécessite un échantillon de sang.

Après le prélèvement

• Surveillez l'infection à l'endroit de la ponction veineuse et rapportez rapidement tout changement. Faites garder un pansement propre et sec à cet endroit durant au moins 24 heures.
• Si un hématome apparaît à l'endroit de la ponction veineuse, appliquez des compresses chaudes afin de diminuer l'inconfort.

Anticorps anti-*Candida*

Candida albicans est un mycophyte saprophyte ordinairement présent dans l'organisme. Cependant, quand les conditions environnementales favorisent sa prolifération ou que les défenses immunitaires s'affaiblissent de façon significative, *Candida* peut proliférer et devenir pathogène – une condition appelée candidose.

La candidose n'affecte habituellement que la peau, les muqueuses et les ongles, mais elle peut provoquer une infection générale qui peut devenir éventuellement mortelle. La susceptibilité à la candidose est généralement associée à une thérapie antibactérienne, antimétabolique ou à une corticothérapie et à des anomalies immunologiques, à la grossesse, à l'obésité, au diabète et à des maladies débilitantes. La candidose orale est fréquente et bénigne chez les enfants; chez les adultes, elle peut être le premier signe du syndrome d'immunodéficience acquise (SIDA).

Le diagnostic de la candidose est habituellement fait par une culture ou une étude histologique. Lorsqu'on ne peut parvenir à un tel diagnostic, la détection de l'anticorps anti-*Candida* peut s'avérer utile pour diagnostiquer une candidose générale. Cependant, le dépistage sérologique des anticorps dans les cas de candidose n'est pas fiable et les chercheurs sont en désaccord quant à sa valeur. Généralement, la personne doit présenter des symptômes cliniques pour que le test soit utile.

Objectif
• Aider au diagnostic de la candidose.

Protocole infirmier
Procédez à une ponction veineuse et recueillez l'échantillon dans un tube de 7 mL à bouchon rouge. Envoyez immédiatement l'échantillon au laboratoire.

Résultats normaux
Normalement, les résultats du test sont négatifs pour l'anticorps anti-*Candida albicans*. Un test positif est fréquent chez les personnes ayant une candidose disséminée; cependant, ce test peut aussi donner des résultats positifs chez 20 % à 25 % des personnes non atteintes.

Signification de résultats anormaux
Parce que ce test donne fréquemment des résultats faussement positifs, l'interprétation des résultats doit être mise en corrélation avec les symptômes de la personne. Même alors, le diagnostic par cette méthode ne peut être, au mieux, que provisoire.

Interventions infirmières
Avant le test
• Si cela est opportun, expliquez à la personne que ce test aide à détecter la prolifération d'un champignon qui vit normalement dans l'organisme.

• Informez-la que ce test nécessite un échantillon de sang. Expliquez-lui qu'elle n'a pas à s'abstenir de nourriture solide ou liquide avant le test.

• Dites-lui qui va procéder à la ponction veineuse et quand, et mentionnez qu'elle ne va ressentir qu'un inconfort passager à cause de l'aiguille au cours de la ponction et de la pression du garrot. Assurez-la que le prélèvement de l'échantillon se fait en moins de 3 minutes.

Après le prélèvement
• Manipulez l'échantillon avec soin pour éviter l'hémolyse, qui peut influer sur les résultats du test.

• Si un hématome apparaît à l'endroit de la ponction veineuse, appliquez des compresses chaudes afin de diminuer l'inconfort.

Anticorps anti-cardiolipine

Ce test mesure les concentrations sériques des anticorps de la classe IgG ou IgM contre le cardiolipine, qui est un phospholipide. Ces anticorps se trouvent dans le sérum de certaines personnes atteintes de lupus érythémateux et dont le sérum contient aussi un inhibiteur de coagulation (anticoagulant du lupus). Ces anticorps se trouvent aussi chez certaines personnes qui ne remplissent pas tous les critères diagnostiques du lupus érythémateux, mais qui passent par des phases récurrentes de thrombose spontanée, de perte fœtale ou de thrombocytopénie.

Les concentrations sériques des anticorps anticardiolipine sont mesurées à l'aide d'une technique d'immunocaptation liée à une enzyme. Dans cette technique, les cardiolipines sont absorbés aux puits d'une plaque de microtitrage par évaporation d'une solution cardiolipineéthanol. Les anticorps anti-cardiolipine contenus dans le sérum d'un patient se lient au cardiolipine de cette phase solide; ils sont détectés par l'addition de phosphatase alcaline conjuguée à un anticorps IgG ou IgM anti-humain. L'enzyme liée hydrolyse le p-nitrophényle phosphate incolore pour donner du p-nitrophénol jaune vert. L'absorption est directement proportionnelle à la quantité d'IgG ou d'IgM liée au cardiolipine.

Objectif
• Aider au diagnostic du syndrome des anticorps anti-cardiolipine chez les personnes, atteintes ou non, de lupus érythémateux, mais qui présentent des phases récurrentes de thrombose spontanée, de thrombocytopénie ou de perte fœtale.

Protocole infirmier
Procédez à une ponction veineuse et recueillez l'échantillon dans un tube de 5 mL à bouchon rouge. Envoyez immédiatement l'échantillon au laboratoire.

Valeurs de référence
Les valeurs d'anticorps anti-cardiolipine sont présentées sous forme de titres de dilution obtenus en procédant à des dilutions successives 1 : 2 du sérum. On note la dilution la plus forte. Un titre de 1 : 4 se situe à la limite. Un titre plus bas (1 : 2) est négatif; un titre plus haut (1 : 8, 1 : 16) est positif.

Signification de résultats anormaux
Un résultat positif du test associé à une situation récurrente de thrombose spontanée, de throm-bocytopénie ou de perte fœtale indique un syndrome d'anticorps anti-cardiolipine. Le traitement peut comporter une thérapie à l'aide d'anticoagulants ou d'inhibiteurs plaquettaires.

Interventions infirmières
Avant le test
• Expliquez au patient que ce test aide à évaluer la cause de ses symptômes. Informez-le qu'il n'a pas à s'abstenir de nourriture solide ou liquide avant le test. Dites-lui que le test nécessite un échantillon de sang; dites-lui qui va procéder à la ponction veineuse et quand, et assurez-le qu'il ne va éprouver qu'un léger inconfort à cause de l'aiguille au cours de la ponction et de la pression du garrot. Dites-lui que le prélèvement prend moins de 3 minutes.

Au moment du prélèvement
• Manipulez l'échantillon avec soin pour éviter l'hémolyse, qui peut modifier les résultats du test.

Après le prélèvement
• Si un hématome apparaît à l'endroit de la ponction veineuse, appliquez des compresses chaudes afin de diminuer l'inconfort.

Anticorps anti-cellules pariétales

À l'aide d'une technique d'immunofluorescence indirecte, ce test détecte et mesure les anticorps sériques anti-cellules pariétales de l'estomac. Un échantillon de sérum de la personne est placé sur une lame contenant des coupes de rein et d'estomac de souris. Les anticorps anti-cellules pariétales du sérum se lient à la muqueuse gastrique de la préparation de tissu stomacal mais non aux tubules du tissu rénal. Ceci permet de distinguer les anticorps anti-cellules pariétales des anticorps antimitochondriaux, qui eux se lient aux deux préparations tissulaires.

Les anticorps anti-cellules pariétales se trouvent dans le sérum de personnes souffrant d'anémie pernicieuse, de gastrite atrophique, de maladies de la thyroïde, de diabète sucré et d'anémie ferriprive.

Objectif
• Contribuer au diagnostic de l'anémie pernicieuse.

Protocole infirmier
Procédez à une ponction veineuse et recueillez l'échantillon dans un tube de 7 mL à bouchon rouge.

Résultats normaux
Moins de 2 % des personnes normales présentent un test positif pour les anticorps anti-cellules pariétales. Cependant, ce pourcentage augmente avec l'âge; chez les personnes de plus de 60 ans, jusqu'à 16 % présentent un test positif.

Signification de résultats anormaux
Des anticorps anti-cellules pariétales peuvent être mis en évidence chez 90 % des personnes souffrant d'anémie pernicieuse; un résultat positif permet de distinguer une anémie pernicieuse auto-immune d'autres mégalo-anémies. Les personnes ayant d'autres types d'anémie n'auront pas d'anticorps anti-cellules pariétales en quantités décelables.

On observe des tests positifs pour les anticorps anti-cellules pariétales chez 60 % des personnes ayant une gastrite atrophique, chez 33 % de celles souffrant d'ulcères gastriques, chez 33 % de celles ayant une maladie de la thyroïde, chez 24 % de celles ayant une anémie ferriprive et chez 12 % des personnes diabétiques.

Les anticorps anti-cellules pariétales se trouvent rarement dans un cancer de l'estomac ou associés aux anticorps antinucléaires.

Interventions infirmières

Avant le test
• Expliquez à la personne que ce test permet d'évaluer son état de santé. Mentionnez-lui que le test nécessite un échantillon de sang. Dites-lui qui va procéder à la ponction veineuse et quand, et mentionnez qu'elle ne va subir qu'un inconfort passager à cause de l'aiguille au cours de la ponction et de la pression du garrot. Assurez-la que le prélèvement de l'échantillon se fait en moins de 3 minutes.

• Dites à la personne qu'elle n'a pas à s'abstenir de nourriture solide ou liquide avant le test.

Après le prélèvement
• Manipulez l'échantillon avec soin pour éviter l'hémolyse, qui peut modifier les résultats du test.

• Un sérum fortement hémolysé ou lipémique peut produire une augmentation de la coloration de fond qui va influer sur la détermination précise des résultats.

• Si un hématome apparaît à l'endroit de la ponction veineuse, appliquez des compresses chaudes afin de diminuer l'inconfort.

Anticorps anti-*Chlamydia*

Chlamydia est une bactérie miniature, parasite intracellulaire obligatoire, qui se reproduit dans le cytoplasme des cellules hôtes. Ce microorganisme se divise par scissiparité, contient des acides désoxyribonucléiques et ribonucléiques, possède des activités enzymatiques, contient des molécules normalement présentes dans la paroi bactérienne et est sensible à plusieurs antibiotiques. Même si elle est semblable aux virus par son parasitisme des cellules eucaryotes, *Chlamydia* se sert de ses propres ribosomes et de ses propres enzymes pour synthétiser les protéines et les acides nucléiques.

Le genre *Chlamydia* comprend trois espèces : *C. trachomatis, C. psittaci* et *C. pneumoniæ. C. trachomatis*, qui regroupe 15 sérotypes, est la cause microbienne la plus fréquente de l'urétrite et de la cervicite (sérotypes D à K), et peut conduire, chez les adultes, à d'autres complications comme la salpingite aiguë et le lymphogranulome vénérien transmis sexuellement (sérotypes L1, L2, L3). Chez les nouveau-nés, le microorganisme cause la conjonctivite et la pneumonie (sérotypes A, B, Ba, C). *C. psittaci*, transmis par les oiseaux à l'homme, cause des infections des voies respiratoires inférieures (psittacose). Un microorganisme identifié plus récemment, *C. pneumoniæ*, a été associé à des infections aiguës des voies respiratoires chez les enfants et les adultes.

Ce test de micro-immunofluorescence décèle et différencie les anticorps anti-*Chlamydia* dirigés contre chacun des 15 sérotypes de *C. trachomatis*. Il n'est réalisé que dans des laboratoires de recherche.

Objectif

• Déceler une infection à *Chlamydia* chez des personnes ayant une maladie des voies génitales ou respiratoires.

Protocole infirmier

Procédez à une ponction veineuse et recueillez 5 mL de sang stérile dans un tube à bouchon rouge. Laissez le sang coaguler durant 1 heure à la température de la pièce. Transvidez le sérum dans un tube ou un flacon stériles et envoyez-le rapidement au laboratoire. Si la livraison de l'échantillon doit être retardée, placez-le à 4 °C durant 1 ou 2 jours ou à -20 °C pour des périodes plus longues afin d'éviter la contamination microbienne.

Valeurs de référence

Les échantillons de sérum provenant de personnes qui n'ont jamais été infectées par *Chlamydia* n'auront pas d'anticorps discernables contre ce microorganisme (titre de < 1 : 5). Les échantillons provenant de personnes ayant des infections oculo-génitales non compliquées montrent généralement des titres faibles (1 : 5 à 1 : 160). Les échantillons provenant de personnes ayant des symptômes d'infection générale par *Chlamydia* (comme une salpingite aiguë, une pneumonie infantile ou un lymphogranulome vénérien) montrent généralement des titres de > 1 : 640.

Signification de résultats anormaux

Des titres élevés (≥ 1 : 640) suggèrent, sans le prouver, une infection récente par *Chlamydia*. Pour confirmer une telle infection, on pourrait procéder à une culture ou à une étude de détection des antigènes de façon à isoler *C. trachomatis, C. psittaci* ou *C. pneumoniæ*.

Interventions infirmières

Avant le test

• Si cela est nécessaire, expliquez que ce test permet de confirmer une infection. Mentionnez qu'il nécessite un échantillon de sang. Dites à la personne qu'elle n'a pas à s'abstenir de nourriture solide ou liquide ou de médicaments avant le test.

Après le prélèvement

• Si un hématome apparaît à l'endroit de la ponction veineuse, appliquez des compresses chaudes afin de diminuer l'inconfort.

Anticorps anti-cytomégalovirus

Après avoir causé une infection primaire, le cytomégalovirus (CMV), un herpèsvirus, devient latent dans les leucocytes sanguins. Cependant, chez une personne ayant un déficit immunitaire, le CMV peut être réactivé et produire une infection active.

La présence d'un anticorps contre le CMV dans le sang d'un individu (séropositif) indique que celui-ci a déjà été infecté par le virus dans le passé.

Les nouveau-nés (particulièrement ceux qui sont nés avant terme) et les individus qui ont subi une transplantation d'organe et qui n'ont jamais été infectés par le virus présentent un niveau de risque élevé d'infection active par le CMV si on leur donne du sang ou du tissu provenant d'un donneur séropositif.

Ces individus risquent d'avoir des maladies graves, comme une maladie du foie, une pneumonie ou d'autres infections secondaires. La maladie provoque des signes et des symptômes bénins et non spécifiques chez la plupart des autres individus.

Le dépistage de l'anticorps sérique du CMV est un test qualitatif pour déceler les anticorps à une seule dilution faible (comme 1 : 5), ce qui permet de déceler une infection passée par le CMV.

On utilise très souvent des méthodes quantitatives lorsqu'on procède au diagnostic d'une infection aiguë par le CMV; ces méthodes nécessitent plusieurs dilutions de l'échantillon de sérum pour effectuer le test.

Objectifs

• Déceler une infection antérieure par le CMV chez les donneurs et les receveurs d'une transplantation d'organe.

• Obtenir un diagnostic de laboratoire d'une infection antérieure par le CMV chez des individus présentant un déficit immunitaire.

• Déceler une infection par le CMV chez les enfants prématurés qui ont reçu des transfusions de produits sanguins.

Protocole infirmier

Procédez à une ponction veineuse et recueillez un échantillon de 5 mL de sang dans un tube à bouchon rouge et envoyez-le au laboratoire. Si le transport de l'échantillon doit être retardé, entreposez le sérum à 4 °C jusqu'à deux jours ou à -20 °C pour des périodes plus longues de façon à éviter la contamination microbienne.

Résultats normaux

Les individus qui n'ont jamais été infectés par le CMV n'ont pas d'anticorps décelables contre le virus (à une dilution < 1 : 5). Un échantillon séropositif à cette seule dilution indique que l'individu a été infecté par le CMV et que ses leucocytes sanguins contiennent le virus sous sa forme latente.

Signification de résultats anormaux

Les individus immunodéficients qui ont une valeur de test de dépistage inférieure à 1 : 5, ce qui signifie qu'ils n'ont pas d'anticorps contre le CMV, doivent recevoir tout produit sanguin nécessaire ou toute transplantation d'organe de donneurs qui sont eux aussi séronégatifs pour éviter d'être infectés activement par le CMV. De plus, les individus qui ont des anticorps contre le CMV, tel que cela est reflété par une valeur de test de dépistage supérieure à 1 : 5, peuvent recevoir des produits sanguins séropositifs.

Interventions infirmières

Avant le test

• Selon le cas, expliquez à la personne ou à ses parents (s'il s'agit d'un nouveau-né) que ce test détermine si elle a déjà été exposée à un virus particulier. Dites à la personne ou à ses parents que le test nécessite un échantillon de sang.

Après le prélèvement

• Manipulez l'échantillon avec soin pour éviter l'hémolyse qui peut modifier les résultats du test.

• Si un hématome apparaît à l'endroit de la ponction veineuse, appliquez des compresses chaudes afin de diminuer l'inconfort.

Anticorps anti-HIV (SIDA) : méthode par immunoélectrophorèse

Réalisé chez les individus qui ont eu un résultat positif au cours d'un essai immuno-enzymologique de l'anticorps contre le virus de l'immunodéficience humaine (HIV), ce test peut confirmer une infection par le HIV. Dans cette immunoélectrophorèse, les anticorps contre le HIV peuvent être détectés par une technique de transfert qui sépare les antigènes du HIV selon leur masse moléculaire.

Objectif
• Confirmer la présence des anticorps contre le HIV chez les individus qui ont eu des résultats positifs au cours d'un essai immuno-enzymologique.

Protocole infirmier
Procédez à une ponction veineuse et recueillez l'échantillon dans un tube de 7 mL à bouchon rouge. Envoyez immédiatement l'échantillon au laboratoire.

Résultats normaux
Normalement, le résultat est négatif pour les anticorps contre le HIV.

Signification de résultats anormaux
Résultat positif. Cela confirme la présence des anticorps contre le HIV.

Résultat indéterminé. Cela survient quelquefois lorsque des anticorps contre différents antigènes forment des bandes qui ne correspondent pas exactement à celles requises pour une détermination nette des anticorps contre le HIV. On ne connaît pas présentement les causes de plusieurs de ces résultats indéterminés.

Interventions infirmières
Avant le test
♦ *Mise en garde.* Avant de procéder à la ponction veineuse, expliquez à la personne qu'elle est soumise à un test permettant de détecter l'anticorps contre le HIV. Dites-lui qu'une infection par le HIV cause le syndrome d'immunodéficience acquise (SIDA). Expliquez-lui aussi que les réglementations officielles peuvent exiger que des résultats positifs soient signalés au service de la santé publique de façon à ce que des études épidémiologiques puissent être réalisées et que les contacts probables puissent être alertés et conseillés.

• Informez la personne qu'elle n'a pas à s'abstenir de nourriture solide ou liquide, ou qu'elle n'a pas à restreindre ses activités avant le test.

• Signalez-lui que le test nécessite un échantillon de sang. Dites-lui qui va procéder à la ponction veineuse et quand, et mentionnez qu'elle ne va ressentir qu'un léger inconfort à cause de l'aiguille au cours de la ponction et de la pression du garrot. Rassurez-la en lui disant que le prélèvement de l'échantillon devrait se faire en moins de 3 minutes.

Après le prélèvement
• Si un hématome apparaît à l'endroit de la ponction veineuse, appliquez des compresses chaudes afin de diminuer l'inconfort.

Après le test
• Si l'essai de transfert de Western s'avère positif, dites à la personne qu'un tel résultat n'indique pas nécessairement qu'elle a le sida. Signalez-lui cependant qu'elle présente un niveau élevé de risque de souffrir du sida au cours des 10 années qui suivent l'infection par le HIV. Expliquez-lui que la période d'incubation entre l'infection par le HIV et l'apparition du SIDA varie considérablement d'une personne à l'autre.

• Si les résultats du test sont positifs, souvenez-vous que tout partenaire sexuel ou tout autre individu exposé au sang de la personne (comme le fait de partager une aiguille contaminée) devraient subir un test et être conseillés. Montrez à la personne comment éviter la transmission du HIV.

Anticorps anti-HIV (virus du SIDA) : méthode par ELISA

Ce test, aussi appelé dosage par immunocaptation à enzyme liée ou ELISA, détecte la présence de l'anticorps contre le virus de l'immunodéficience humaine (HIV). Ce test hautement sensible et précis est utilisé pour l'analyse courante du sang destiné à la transfusion. Il est aussi utilisé pour aider à diagnostiquer une infection par le HIV.

Habituellement, l'anticorps contre le HIV apparaît de 6 à 8 semaines après l'exposition au virus. Cependant, il peut arriver à l'occasion qu'une période plus longue s'écoule entre l'infection par le HIV et le développement de l'anticorps.

Objectifs
• Procéder au screening du sang destiné à la transfusion.
• Aider au diagnostic d'une infection par le HIV.

Protocole infirmier
Procédez à une ponction veineuse et recueillez l'échantillon de sang dans un tube de 7 mL à bouchon rouge. Envoyez immédiatement l'échantillon au laboratoire.

Résultats normaux
Normalement, le sérum sera négatif pour l'anticorps contre le HIV.

Signification de résultats anormaux
Des résultats positifs peuvent indiquer une infection par le HIV. Cependant, comme le test n'est pas tout à fait spécifique pour l'anticorps contre le HIV, des résultats positifs peuvent être causés par d'autres états. Parmi ceux-ci, on retrouve des dérèglements auto-immuns, comme un lupus érythémateux aigu disséminé ou des anticorps contre les antigènes leucocytaires humains. Des méthodes améliorées de dosage peuvent réduire la possibilité de tels résultats faussement positifs.

Interventions infirmières
Avant le test
◆ *Mise en garde.* Avant de procéder à la ponction veineuse, dites à la personne ou au donneur de sang qu'il est soumis à un test permettant de détecter l'anticorps contre le HIV. Expliquez-lui qu'une infection par le HIV cause le syndrome d'immunodéficience acquise (SIDA). Expliquez-lui aussi que les réglementations officielles peuvent exiger que des résultats positifs soient signalés au service de la santé publique de façon à ce

que des études épidémiologiques puissent être réalisées et que les contacts probables puissent être alertés et conseillés.
• Informez la personne qu'elle n'a pas à s'abstenir de nourriture solide ou liquide, ou qu'elle n'a pas à restreindre ses activités avant le test.
• Signalez-lui que le test nécessite un échantillon de sang. Dites-lui qui va procéder à la ponction veineuse et quand, et mentionnez qu'elle ne va ressentir qu'un léger inconfort à cause de l'aiguille au cours de la ponction et de la pression du garrot. Rassurez-la en lui disant que le prélèvement de l'échantillon devrait se faire en moins de 3 minutes.

Après le prélèvement
• Si un hématome apparaît à l'endroit de la ponction veineuse, appliquez des compresses chaudes afin de diminuer l'inconfort.

Après le test
• Comme il peut y avoir des résultats faussement positifs, cet essai immunologique doit toujours être confirmé par un autre test, comme celui du transfert de Western. Si ce second test s'avère aussi positif, dites à la personne qu'un tel résultat n'indique pas nécessairement qu'elle a le sida. Signalez-lui cependant qu'elle présente un niveau élevé de risque de souffrir du sida au cours des 10 années qui suivent l'infection par le HIV.
• Si les résultats du test sont positifs, souvenez-vous que tout partenaire sexuel ou tout autre individu exposé au sang de la personne (comme le fait de partager une aiguille contaminée) devraient subir un test et être conseillés.
• Si cela est pertinent, montrez à la personne comment éviter la transmission du HIV.

Anticorps anti-HSV (virus de l'herpès simplex)

Le virus de l'herpès simplex (HSV) peut provoquer plusieurs dérèglements cliniquement graves. Cela inclut des lésions génitales, une kératite ou une conjonctivite, des lésions dermiques généralisées, une pneumonie et une encéphalite. Le virus peut aussi contaminer les fœtus et les nouveau-nés. Toutes ces infections sont très graves chez les individus immunodéficients. Il existe deux types antigéniques étroitement reliés de l'HSV : l'HSV de type 1 (HSV-1), qui peut avoir tendance à causer des infections au-dessus de la taille, et l'HSV de type 2 (HSV-2), qui peut avoir tendance à causer des infections au-dessous de la taille et particulièrement des infections touchant les organes génitaux externes.

La plupart des gens ont un premier contact avec ce virus au cours de leur petite enfance et, comme conséquence, ils souffrent d'une stomatite aiguë ou, possiblement, d'une simple infection asymptomatique. 50 % à 90 % des adultes ont des anticorps contre l'HSV, ce qui indique une infection antérieure.

Des techniques de dosage sensibles comme l'immunofluorescence indirecte et l'immuno-enzymologie (mais non la fixation du complément) sont utilisées pour mettre en évidence les anticorps de la classe des immunoglobulines M (IgM) et de la classe des immunoglobulines G (IgG) contre l'HSV. Ces tests peuvent aussi détecter une infection réactivée. Dans un tel cas, les résultats vont montrer une augmentation de 4 fois ou plus des anticorps de la classe des IgG entre la phase d'infection aiguë et la phase de convalescence. Cependant, les tests ne font pas la différence entre l'HSV-1 et l'HSV-2.

Objectifs

• Confirmer une infection généralisée causée par l'HSV.
• Différencier une infection réactivée d'une infection récemment acquise.

Protocole infirmier

Procédez à une ponction veineuse et recueillez un échantillon dans un tube de 7 mL à bouchon rouge. Envoyez immédiatement l'échantillon au laboratoire.

Résultats normaux

Le sérum provenant d'individus qui n'ont jamais été infectés par l'HSV ne contiendra aucun anticorps IgM ou IgG décelable (dilution < à 1 : 5).

Signification de résultats anormaux

Les individus qui ont subi des infections primaires par l'HSV vont avoir des anticorps des classes IgM et IgG. Les infections réactivées provoquées par l'HSV peuvent être reconnues lorsque le sérum montre une augmentation des anticorps de la classe IgG entre la phase aiguë d'infection et la phase de convalescence.

Interventions infirmières

Avant le test

• Expliquez au patient que ce test aide à vérifier la présence de l'HSV. Signalez-lui que le test nécessite un échantillon de sang.

Au cours du prélèvement

• Au cours de toutes les étapes du prélèvement, manipulez l'échantillon avec soin pour éviter l'hémolyse, qui peut influer sur les résultats du test.

Après le prélèvement

• Si un hématome apparaît à l'endroit de la ponction veineuse, appliquez des compresses chaudes afin de diminuer l'inconfort.

Anticorps anti-insuline

Ce dosage radio-immunologique détecte les anticorps anti-insuline dans le sang des personnes diabétiques qui reçoivent de l'insuline. La plupart des préparations d'insuline sont obtenues à partir de pancréas de bœuf et de porc, et contiennent des peptides reliés à l'insuline (des impuretés qui constituent les composantes immunogéniques majeures dans l'insuline). Pour cette raison, les personnes diabétiques peuvent fabriquer des anticorps contre l'insuline qui leur est prescrite.

Les anticorps IgG se forment initialement en réponse aux peptides reliés à l'insuline. Au moment des injections subséquentes, ils se combinent à l'insuline et la neutralisent, l'empêchant ainsi de régler le métabolisme du glucose.

Les immunoglobulines IgE peuvent jouer un rôle dans l'allergie à l'insuline. De plus, les immunoglobulines IgM peuvent participer à la résistance à l'insuline (là où les besoins quotidiens en insuline augmentent au-dessus de 200 unités pour plus de 2 jours, accompagnés, possiblement, par une augmentation des titres d'anticorps anti-insuline et de la capacité de liaison de l'insuline).

La détection des anticorps anti-insuline confirme la cause de la résistance à l'insuline. La présence d'anticorps anti-insuline suggère le recours à une autre thérapie pour contrôler l'hyperglycémie. La détection de ces anticorps peut aussi confirmer une hypoglycémie factice, une condition inhabituelle qui résulte de l'injection d'insuline plutôt que d'un dérèglement, comme un insulinome.

Objectifs

- Confirmer la résistance à l'insuline.
- Déterminer la cause de l'allergie à l'insuline.
- Permettre de déterminer l'agent thérapeutique le plus approprié pour les personnes diabétiques.

Protocole infirmier

Procédez à une ponction veineuse et recueillez un échantillon qui contient au moins 2 mL de sang. Envoyez immédiatement l'échantillon au laboratoire.

Résultats normaux

Normalement, il n'y a pas d'anticorps anti-insuline présents ou le pourcentage de liaison entre l'insuline de bœuf et l'insuline de porc et le sérum de la personne est inférieur à 0,3 %.

Signification de résultats anormaux

Des niveaux élevés d'anticorps anti-insuline peuvent signifier une résistance à l'insuline ou une réaction allergique à l'insuline.

Interventions infirmières

Avant le test

- Expliquez à la personne que ce test permet d'établir si elle est allergique à l'insuline et quelle est le médicament qui sera le plus efficace dans le traitement de son diabète.
- Signalez que le test nécessite un échantillon de sang. Si cela est possible, dites à la personne qui va procéder à la ponction veineuse et quand, et mentionnez qu'elle ne va subir qu'un léger inconfort dû à l'aiguille au cours de la ponction et à la pression du garrot.

Après le prélèvement

- Si un hématome apparaît à l'endroit de la ponction veineuse, appliquez des compresses chaudes afin de diminuer l'inconfort.

Anticorps anti-membrane basale glomérulaire

Les anticorps propres à la membrane basale des capillaires du glomérule rénal (MBG) et à d'autres composantes rénales se lient à leur antigène spécifique et activent ainsi le complément et les réponses inflammatoires. Cela conduit à différentes maladies rénales auto-immunes comme la néphrite glomérulaire et le syndrome de Goodpasture.

Dans le syndrome de Goodpasture, une forme de néphrite glomérulaire à évolution rapide, un dépôt anormal d'anticorps sur la MBG active le complément et les réponses inflammatoires; cela cause des dommages aux tissus glomérulaires et alvéolaires (néphrite glomérulaire et hémorragie pulmonaire). La mise en évidence d'anticorps anti-MBG dans la circulation distingue le syndrome de Goodpast des autres syndromes broncho-rénaux.

Les anticorps anti-MBG sont responsables d'environ 5 % des cas de néphrite glomérulaire; dans la majorité de ces cas, les individus seront éventuellement affectés par un syndrome de Goodpasture.

Objectifs
• Aider au diagnostic d'une néphrite glomérulaire induite par les anticorps anti-MBG.
• Aider à distinguer un syndrome de Goodpasture des autres syndromes broncho-rénaux, comme la granulomatose de Wegener, la polyartérite et le lupus érythémateux aigu disséminé.

Protocole infirmier
Procédez à une ponction veineuse et recueillez dans un tube à bouchon rouge suffisamment de sang pour obtenir un échantillon de 4 mL de sérum.

Résultats normaux
Le sérum d'un individu devrait être négatif pour les anticorps anti-MBG.

Signification de résultats anormaux
Ce test décèle les anticorps anti-MBG chez 87 % des individus ayant un syndrome de Goodpasture associé aux anti-MBG et chez 60 % des individus ayant une néphrite glomérulaire associée aux anti-MBG.

Interventions infirmières
Avant le test
• Expliquez au patient que ce test vise à déceler un anticorps spécifique qui peut affecter le fonctionnement des reins. Mentionnez que le test nécessite un échantillon de sang. Dites-lui qui va réaliser le test et quand, et mentionnez qu'il ne devrait ressentir qu'un léger inconfort à cause de l'aiguille au cours de la ponction et de la pression du garrot.

Après le prélèvement
• Si un hématome apparaît à l'endroit de la ponction veineuse, appliquez des compresses chaudes afin de diminuer l'inconfort.

Anticorps anti-muscle lisse

À l'aide de l'immunofluorescence indirecte, ce test mesure la concentration sérique relative des anticorps anti-muscle lisse et il est habituellement associé au test des anticorps antimitochondriaux. Un échantillon du sérum de la personne est placé sur une coupe mince de muscle lisse et incubé; on ajoute alors une antiglobuline marquée à l'aide d'une substance fluorescente. Cette antiglobuline se lie seulement aux anticorps qui se sont liés au muscle lisse et elle émet de la fluorescence.

On trouve les anticorps anti-muscle lisse dans plusieurs maladies hépatiques, particulièrement dans l'hépatite chronique active et, moins souvent, dans la cirrhose biliaire primaire. (Une maladie évolutive ayant certains éléments caractéristiques à la fois de l'hépatite aiguë et de l'hépatite chronique, l'hépatite chronique active s'observe surtout chez les jeunes femmes. Si la maladie est associée à un test positif d'anticorps anti-muscle lisse, elle est communément appelée hépatite lupoïde.)

Même si les anticorps anti-muscle lisse sont le plus souvent associés aux maladies hépatiques, leur rôle étiologique demeure inconnu et il n'y a pas d'évidence qu'ils provoquent un dommage hépatique.

Objectif
• Contribuer au diagnostic de l'hépatite chronique active et de la cirrhose biliaire primaire.

Protocole infirmier
Procédez à une ponction veineuse et recueillez l'échantillon dans un tube de 7 mL à bouchon rouge.

Valeurs de référence
Le titre normal pour les anticorps anti-muscle lisse est inférieur à 1 : 20.

Signification de résultats anormaux
Le test pour les anticorps anti-muscle lisse n'est pas particulièrement spécifique; ces anticorps se trouvent chez environ 66 % à 80 % des personnes ayant une hépatite chronique active. Ces anticorps se trouvent aussi chez 30 % à 40 % des personnes ayant une cirrhose biliaire primaire. Ces anticorps peuvent être aussi présents chez des personnes souffrant de mononucléose infectieuse, d'hépatite virale aiguë, d'une tumeur maligne du foie et chez plus de 20 % des personnes souffrant d'asthme intrinsèque.

Les anticorps anti-muscle lisse sont rarement présents dans les cas d'obstruction biliaire extra-hépatique, de maladie médicamenteuse du foie, d'hépatome ou d'hépatite virale.

Interventions infirmières
Avant le test
• Expliquez à la personne que ce test permet d'évaluer le fonctionnement du foie. Informez-la que le test nécessite un échantillon de sang. Dites-lui qui va procéder à la ponction veineuse et quand, et mentionnez qu'elle ne va éprouver qu'un inconfort passager à cause de l'aiguille au cours de la ponction et de la pression du garrot. Assurez-la que le prélèvement de l'échantillon se fait en moins de 3 minutes.

• Dites à la personne qu'elle n'a pas à s'abstenir de nourriture solide ou liquide avant le test.

Après le prélèvement
• Comme les personnes souffrant d'une maladie hépatique peuvent saigner considérablement, exercez une pression à l'endroit de la ponction veineuse jusqu'à ce que le saignement s'arrête.

• Si un hématome apparaît à l'endroit de la ponction veineuse, appliquez des compresses chaudes afin de diminuer l'inconfort.

Anticorps anti-plaquettes

Les tests de détection des anticorps anti-plaquettes sont réalisés pour aider au diagnostic de différents dérèglements auto-immuns (thrombocytopénies). Ces tests sont aussi utilisés pour le typage des plaquettes, qui permet la transfusion de plaquettes compatibles à des personnes ayant des dérèglements tels qu'une anémie aplasique et un cancer, et qui réduit le risque d'allo-immunisation résultant de transfusions répétées provenant de donneurs pris au hasard. Le typage plaquettaire peut aussi aider au diagnostic de purpura post-transfusionnel.

Objectifs
- Aider à diagnostiquer un purpura thrombocytopénique néonatal allo-immun, un purpura thrombocytopénique essentiel, une hémoglobinurie paroxystique, une thrombocytopénie immunitaire médicamenteuse et un purpura post-transfusionnel.
- Réaliser un typage plaquettaire.

Protocole infirmier
Procédez à une ponction veineuse et recueillez un échantillon de sang dans un tube de 7 mL à bouchon rouge. (La quantité de sang prélevée dépend du dosage spécifique à réaliser et de la numération des plaquettes; pour plus de détails, communiquez avec le laboratoire.) Envoyez immédiatement l'échantillon au laboratoire.

Résultats normaux
- *Anticorps anti-plaquettes* : négatif.
- *Immunoglobuline G associée aux plaquettes* : négatif.
- *Anticorps anti-plaquettes dépendant de médicaments* : négatif.
- *Analyse d'hyperlysibilité* : négatif.

Signification de résultats anormaux
On observe des anticorps anti-plaquettes dans un purpura post-transfusionnel. Un titre d'anticorps qui persiste ou qui s'élève au cours de la grossesse accompagne une thrombocytopénie néonatale. Une incompatibilité des anticorps plaquettaires entre la mère et le fœtus peut être responsable de plus de 60 % des cas de purpura thrombocytopénique néonatal allo-immun.

Les immunoglobulines G associées aux plaquettes apparaissent dans 95 % des cas de purpura thrombocytopénique (auto-immun) essentiel (aigu et chronique). Chez les personnes qui répondent à une thérapie aux stéroïdes ou qui connaissent une rémission spontanée, une augmentation des temps circulatoires est en corrélation avec une diminution des concentrations d'immunoglobulines associées aux plaquettes.

L'analyse de l'hyperlysibilité plaquettaire mesure la sensibilité des plaquettes à la lyse. Ce test est positif dans une hémoglobinurie paroxystique et il est spécifique de cette maladie.

Dans une thrombocytopénie immunitaire médicamenteuse, on peut détecter les anticorps qui ne réagissent qu'en présence du médicament en cause. La quinidine et la quinine sont les substances qui causent le plus fréquemment ce type de thrombocytopénie; les autres médicaments en cause incluent le chlordiazépoxide, les sulfamidés et la diphénylhydantoïne.

Interventions infirmières

Avant le test
- Expliquez à la personne que ce test détermine l'état de ses plaquettes sanguines. Dites-lui que le test nécessite un échantillon de sang.

Avant le prélèvement
- Des alloanticorps provenant de transfusions antérieures peuvent causer un résultat positif pour ce test. De tels anticorps sont spécifiques d'antigènes leucocytaires qu'on retrouve, entre autres, au niveau des plaquettes. Par conséquent, si cela est possible, obtenez des échantillons de sang avant que des transfusions soient réalisées.

Au moment du prélèvement
- Manipulez l'échantillon avec soin pour éviter l'hémolyse, qui peut modifier les résultats du test.

Après le prélèvement
- Si un hématome apparaît à l'endroit de la ponction veineuse, appliquez des compresses chaudes afin de diminuer l'inconfort.

Anticorps anti-spermatozoïdes

Cette analyse directe, aussi connue comme test des immunobilles, est réalisée pour déceler une stérilité immunologique en déterminant si un homme ou sa partenaire ont des anticorps contre ses spermatozoïdes.

Dans ce test, un sperme viable avec des anticorps anti-spermatozoïdes (provenant d'un liquide du test) sont incubés avec des billes de polyacrylamides recouvertes d'anticorps anti-immunoglobuline. Une réaction positive montre des spermatozoïdes mobiles avec des billes qui y sont attachées.

Plusieurs autres tests peuvent être utilisés pour réaliser cette analyse. Par exemple, des dosages indirects (comme celui du dosage par immuno-captation à enzyme liée) détectent la formation des complexes antigènes-anticorps en causant des changements de couleur dans un échantillon de sérum.

Le consensus actuel veut qu'une méthode d'analyse directe fournisse des résultats plus significatifs qu'une autre méthode.

Objectifs
• Détecter une stérilité immunologique.
• Détecter les anticorps anti-spermatozoïdes dans les liquides du test.
• Déterminer l'isotype des anticorps anti-spermatozoïdes.
• Déterminer le cycle de liaison des anticorps anti-spermatozoïdes.

Protocole infirmier
Pour analyser le sérum, procédez à une ponction veineuse et recueillez un échantillon de sang de 7 mL dans un tube à bouchon rouge. Envoyez immédiatement l'échantillon au laboratoire. Pour analyser le plasma séminal, obtenez un échantillon de sperme et manipulez-le de la même façon que pour un spermogramme.

Pour une analyse des mucosités cervicales, recueillez l'échantillon aussi près que possible du moment de l'ovulation. Traitez tous les échantillons de liquide du test comme potentiellement infectieux.

Résultats normaux
Dans des conditions normales, il n'y a pas de liaison entre les spermatozoïdes et les immunobilles. Cependant, certains échantillons peuvent montrer une liaison (jusqu'à 10 %) sans signification clinique. De la même façon, la liaison

à l'extrémité de la queue du spermatozoïde peut n'avoir aucune signification clinique.

Signification de résultats anormaux
Les anticorps antisperme peuvent agir sur le déplacement des spermatozoïdes à travers le col de l'utérus et nuire ainsi à leur capacité d'atteindre l'œuf. Cela peut très bien se produire lorsque les anticorps attaquent des composantes de la queue du spermatozoïde; les anticorps qui se lient à des éléments de la tête du spermatozoïde nuisent à son attachement à l'œuf, inhibant ainsi la fécondation.

Il n'existe pas de traitement courant pour contrecarrer la présence des anticorps antisperme. Une approche, qui n'a pas été largement acceptée, est le traitement aux stéroïdes. Alors qu'un tel traitement peut diminuer les titres d'anticorps, les effets défavorables possibles militent contre ce protocole. Dans une autre méthode, le sperme est recueilli et placé directement dans un milieu de culture riche en protéines. Un échantillon est alors traité et inséminé artificiellement. Ce traitement pourrait s'avérer utile pour les hommes qui ont des anticorps contre leurs propres spermatozoïdes, mais cela reste à prouver.

Finalement, l'isotype des anticorps peut suggérer si la réponse immunitaire déclenchée par le sperme est locale ou générale.

Interventions infirmières
Avant le test
• Si cela est pertinent, expliquez à la personne les objectifs et le protocole du test. Dites-lui quelle méthode de prélèvement de l'échantillon sera utilisée.
• Si un homme préfère recueillir l'échantillon de sperme au cours d'un coït interrompu, dites-lui d'éviter de perdre une partie du sperme durant l'éjaculation.
• Envoyez rapidement tous les échantillons au laboratoire, indépendamment de leur source ou de la méthode de prélèvement. Protégez les échantillons de sperme devant servir aux études de fécondité des températures extrêmes et de la lumière directe du soleil au cours de leur transport au laboratoire.

Après le test
• Informez une personne qui subit des analyses de stérilité que les résultats devraient être disponibles dans les 24 heures.

Anticorps anti-virus d'Epstein-Barr

Un membre du groupe des herpèsvirus, le virus d'Epstein-Barr, est la cause d'une mononucléose infectieuse hétérophile-positive, d'un lymphome de Burkitt et d'un carcinome du naso-pharynx. Même si le virus ne se reproduit pas dans les cultures cellulaires standard, la plupart des infections par le virus d'Epstein-Barr peuvent être détectées grâce au dosage des anticorps hétérophiles du sérum d'une personne (test Monospot). Ces anticorps apparaissent habituellement au cours des 3 premières semaines de la maladie pour décliner ensuite rapidement.

Chez environ 10 % des adultes et chez un fort pourcentage des enfants, les résultats du test Monospot sont négatifs malgré une infection primaire par le virus d'Epstein-Barr. Les dérèglements causés par des infections réactivées plutôt que par des infections primaires dues au virus d'Epstein-Barr peuvent, eux aussi, être Monospot négatifs, comme dans les processus lymphoprolifératifs chez les personnes immunodéficientes. Cependant, les anticorps spécifiques du virus d'Epstein-Barr, qui répondent à plusieurs antigènes du virus au cours d'une infection active, peuvent être mesurés avec précision grâce à des tests d'immunofluorescence indirecte.

Le test des anticorps contre le virus d'Epstein-Barr donne le profil suivant : des anticorps de la classe des immunoglobulines G (IgG), des immunoglobulines M (IgM) et des immunoglobulines A (IgA) dirigés contre les antigènes du virus d'Epstein-Barr, contre l'antigène de la capside virale (ACV) et contre l'antigène nucléaire du virus d'Epstein-Barr (ANEB). Les résultats du test aident à déterminer si la personne a eu une infection récente ou antérieure par le virus d'Epstein-Barr.

Objectifs

• Diagnostiquer les cas de mononucléose infectieuse hétérophile (Monospot) négative.

• Déterminer l'état des anticorps contre le virus d'Epstein-Barr chez les personnes immunodéficientes ayant des processus lymphoprolifératifs.

Protocole infirmier

Procédez à une ponction veineuse et recueillez 5 mL de sang stérile dans un tube à bouchon rouge et envoyez-le au laboratoire. Si le transfert doit être retardé, entreposez le sérum à 4 °C durant 1 ou 2 jours ou à -20 °C pour des périodes plus longues afin de prévenir la contamination bactérienne.

Résultats normaux

Les échantillons de sérum provenant de personnes qui n'ont jamais été infectées par le virus d'Epstein-Barr n'auront pas d'anticorps décelables contre le virus, qu'ils soient mesurés par le test Monospot ou par les tests d'immunofluorescence indirecte. Le test Monospot n'est positif que durant la phase aiguë de l'infection par le virus d'Epstein-Barr, mais les tests d'immunofluorescence indirecte vont déceler une infection et faire la différence entre une infection aiguë et une infection antérieure par le virus.

Signification de résultats anormaux

L'infection par le virus d'Epstein-Barr peut être éliminée s'il n'y a pas d'anticorps contre les antigènes du virus qui apparaissent dans le test d'immunofluorescence indirecte.

Un test Monospot positif ou un test d'immunofluorescence indirecte qui est soit IgM positif ou ANEB négatif indiquent une infection aiguë par le virus d'Epstein-Barr. Cependant, un résultat négatif du test Monospot n'écarte pas nécessairement la possibilité d'une infection aiguë ou passée par le virus d'Epstein-Barr. Inversement, la présence d'anticorps de la classe des IgG contre les antigènes ACV et ANEB (IgM négatif) indique une infection éloignée (> 2 mois) par le virus d'Einstein-Barr. Rappelez-vous que beaucoup de cas de mononucléose infectieuse Monospot négatif sont le résultat d'infections par le cytomégalovirus.

Interventions infirmières

Avant le test

• Expliquez à la personne que ce test va établir la possibilité d'une exposition au virus d'Epstein-Barr. Dites-lui que le test nécessite un échantillon de sang.

Après le prélèvement

• Manipulez l'échantillon avec soin pour éviter l'hémolyse, qui peut modifier les résultats du test.

• Si un hématome apparaît à l'endroit de la ponction veineuse, appliquez des compresses chaudes afin de diminuer l'inconfort.

Anticorps anti-VRS (Virus Respiratoire Syncytial)

Ce test diagnostique la présence du virus respiratoire syncytial (VRS). Le VRS, ou paramyxovirus, constitue la cause virale principale d'une maladie potentiellement mortelle du tractus respiratoire bas chez les nouveau-nés; cependant, il peut infecter des personnes de tout âge.

Ce virus provoque des épidémies annuelles qui se produisent à la fin de l'hiver et au début du printemps dans les climats tempérés et au cours de la saison des pluies dans les tropiques. Le VRS est transmis d'une personne à l'autre par les sécrétions respiratoires et a une période d'incubation de 4 à 5 jours.

Les infections par le VRS sont très fréquentes et elles produisent la maladie la plus grave au cours des 6 premiers mois de vie, lorsque l'anticorps maternel spécifique est généralement présent.

Le début d'une infection comporte la réplication du virus dans les cellules épithéliales des voies respiratoires supérieures, mais – particulièrement chez les jeunes enfants – l'affection s'étend aux bronches, aux bronchioles et même au parenchyme des poumons.

Ce test mesure les anticorps associés au VRS, les immunoglobulines G (IgG) et les immunoglobulines M (IgM) dans le sérum. La prévalence des anticorps IgG contre le VRS est extrêmement élevée (supérieure à 95 %), particulièrement chez les adultes.

Les cultures des sécrétions nasales et pharyngiennes peuvent mettre en évidence le VRS; cependant, le virus est hautement labile, si bien que les cultures ne sont pas toujours fiables.

Objectif
• Diagnostiquer les infections causées par le VRS.

Protocole infirmier
Procédez à une ponction veineuse et recueillez 7 mL de sang dans un tube à bouchon rouge. Envoyez immédiatement l'échantillon au laboratoire.

Résultats normaux
Les échantillons de sérum provenant de personnes qui n'ont jamais été infectées par le VRS n'auront aucun anticorps décelable contre le virus (dilution inférieure à 1 : 5). Chez les jeunes enfants de moins de 6 mois, on note souvent la présence d'anticorps IgG maternels.

Signification de résultats anormaux
Le diagnostic sérologique des infections par le VRS est difficile à établir chez les jeunes enfants à cause de la présence d'anticorps IgG maternels; aussi, la présence d'anticorps IgM chez ces jeunes enfants est très significative. Chez les personnes de tout âge, la présence qualitative d'anticorps IgM ou une augmentation de quatre fois ou plus des anticorps IgG indiquent une infection active par le VRS.

Interventions infirmières
Avant le test
• Expliquez que le test aide à diagnostiquer une infection par le VRS. Dites à la personne (ou à ses parents s'il s'agit d'un enfant) qu'un échantillon de sang sera prélevé et qu'elle n'a pas à s'abstenir de nourriture solide ou liquide avant le test.

Au moment du prélèvement
• Manipulez l'échantillon avec soin pour éviter l'hémolyse, qui peut modifier les résultats du test.

Après le prélèvement
• Si un hématome apparaît à l'endroit de la ponction veineuse, appliquez des compresses chaudes afin de diminuer l'inconfort.

Anticorps antimitochondries

Ce test pour les anticorps antimitochondries, qui est généralement réalisé en même temps que le test pour les anticorps anti-muscle lisse, détecte les anticorps dans le sérum par immunofluorescence indirecte.

Les anticorps antimitochondries réagissent avec les mitochondries dans les tubules rénaux, la muqueuse gastrique et d'autres organes dans lesquels les cellules utilisent de grandes quantités d'énergie. Ces autoanticorps sont présents dans plusieurs maladies hépatiques; cependant, leur rôle étiologique est inconnu et il n'y a pas d'évidence qu'ils causent des dommages au foie. Ils sont associés, le plus souvent, à une cirrhose biliaire primaire et, parfois, à une hépatite chronique active et à une jaunisse médicamenteuse. Les anticorps antimitochondries sont aussi associés à des maladies auto-immunes comme le lupus érythémateux aigu disséminé, la polyarthrite rhumatoïde, l'anémie pernicieuse et la maladie idiopathique d'Addison.

Objectifs
• Aider au diagnostic d'une cirrhose biliaire primaire.
• Distinguer entre une jaunisse extrahépatique et une cirrhose biliaire.

Protocole infirmier
Procédez à un ponction veineuse et recueillez l'échantillon dans un tube de 7 mL à bouchon rouge.

Résultats normaux
Normalement, le sérum est négatif pour les anticorps antimitochondries. Les titres seront établis pour les échantillons positifs.

Signification de résultats anormaux
Même si les anticorps antimitochondries sont présents chez 79 % à 94 % des personnes souffrant d'une cirrhose biliaire primaire, ce test ne confirme pas, à lui seul, le diagnostic. D'autres tests, comme la phosphatase alcaline sérique, la bilirubine sérique, l'alanine aminotransférase, l'aspartate aminotransférase, une biopsie ou une cholangiographie du foie peuvent aussi être nécessaires. Les auto-anticorps apparaissent également chez certaines personnes ayant une hépatite chronique active, une jaunisse médicamenteuse et une cirrhose cryptogénique. Cependant, les anticorps antimitochondries apparaissent rarement chez les personnes souffrant d'obs-truction biliaire extrahépatique et un test positif permet d'éliminer cette condition.

Interventions infirmières
Avant le test
• Expliquez à la personne que ce test permet d'évaluer le fonctionnement du foie. Dites-lui qu'il n'est pas nécessaire de s'abstenir de nourriture solide ou liquide. Dites-lui aussi que le test nécessite un échantillon de sang; si possible, expliquez qui va procéder à la ponction veineuse et quand, et mentionnez qu'elle ne va subir qu'un léger inconfort dû à l'aiguille au cours de la ponction et à la pression du garrot. Rassurez-la en disant que le prélèvement de l'échantillon se fait en moins de 3 minutes.

Après le prélèvement
Remarque
• Le fait de confondre, au cours du test en laboratoire, les anticorps antimitochondries avec les anticorps hétérophiles, les anticorps cardiolipidiques contre la syphilis, les anticorps ribosomiques ou les autoanticorps microsomiques hépatiques ou rénaux peut causer une détermination imprécise des résultats du test.

Après le test
• Comme les personnes ayant une maladie hépatique peuvent saigner de façon excessive, exercez une pression à l'endroit de la ponction veineuse jusqu'à ce que le saignement s'arrête.
• Si un hématome apparaît à l'endroit de la ponction veineuse, appliquez des compresses chaudes afin de diminuer l'inconfort.

Anticorps antinucléaires

Ce test utilise l'immunofluorescence indirecte pour mesurer la concentration relative d'anticorps antinucléaires dans un échantillon de sérum.

Dans des affections comme le lupus érythémateux aigu disséminé, la sclérodermie et certaines infections, le corps fabrique des anticorps antinucléaires parce que le système immunitaire perçoit les fragments de ses propres noyaux cellulaires comme étrangers. Même si ces anticorps sont inoffensifs en eux-mêmes, ils forment parfois des complexes antigènes-anticorps qui causent des dommages tissulaires.

À cause du rôle actif de plusieurs organes, les résultats du test ne constituent pas un diagnostic et ne peuvent que partiellement confirmer l'évidence clinique. Même si ce test n'est pas spécifique pour le lupus érythémateux aigu disséminé, il constitue un outil utile de dépistage puisque environ 99 % des personnes souffrant de cette maladie ont des anticorps antinucléaires. Le fait de ne pas déceler d'anticorps élimine essentiellement la forme active de la maladie.

Objectifs
• Dépister le lupus érythémateux aigu disséminé.
• Contrôler l'efficacité d'une thérapie immunosuppressive administrée pour le lupus érythémateux aigu disséminé.

Protocole infirmier
Procédez à une ponction veineuse et recueillez l'échantillon dans un tube de 7 mL à bouchon rouge.

Valeurs de référence
Le test pour les anticorps est négatif à un titre égal ou inférieur à 1 : 32.

Signification de résultats anormaux
Des titres faibles peuvent être observés chez les personnes ayant une maladie virale, une maladie hépatique chronique, une maladie du collagène vasculaire, une maladie auto-immune et chez certains adultes en santé; l'incidence s'accroît avec l'âge. Plus le titre est élevé, plus le test est spécifique pour le lupus érythémateux aigu disséminé (le titre peut dépasser 1 : 256).

La distribution de la fluorescence nucléaire aide à nommer le type de maladie immune en cause. Une distribution périphérique est presque exclusivement associée au lupus érythémateux aigu disséminé; une distribution homogène ou diffuse est aussi associée au lupus érythémateux aigu disséminé aussi bien qu'à des dérèglements apparentés du tissu conjonctif; une distribution nucléolaire est associée à une sclérodermie; une distribution tachetée et irrégulière est associée à une mononucléose infectieuse et à des dérèglements mixtes du tissu conjonctif (par exemple, lupus érythémateux aigu disséminé et sclérodermie).

Interventions infirmières
Avant le test
• Expliquez à la personne que ce test évalue le système immunitaire et que d'autres tests sont généralement requis pour établir un diagnostic précis. Avertissez-la qu'elle n'a pas à s'abstenir de nourriture solide ou liquide avant le test. Signalez que le test nécessite un échantillon de sang.

• Vérifiez dans le dossier de la personne l'usage de médicaments qui peuvent influer sur le résultat du test et notez-les sur le relevé de laboratoire. Certains médicaments peuvent produire un syndrome semblable au lupus érythémateux aigu disséminé : ce sont le plus souvent l'hydralazine, l'isoniazide et la procaïnamide. D'autres médicaments peuvent avoir le même effet : ce sont le clofibrate, le chlorpromazine, l'éthosuximide, les sels d'or, la griséofulvine, la méphénytoïne, la méthyldopa, le méthysergide, les contraceptifs oraux, l'acide para-aminosalicylique, la pénicilline, la phénylbutazone, la phénytoïne, la primidone, le propylthiouracil, la quinidine, la réserpine, la streptomycine, les sulfamidés, les tétracyclines et la triméthadione.

Après le prélèvement
• Surveillez attentivement les signes d'infection à l'endroit de la ponction veineuse. Faites garder un bandage propre et sec à cet endroit durant au moins 24 heures.

• Si un hématome apparaît à l'endroit de la ponction veineuse, appliquez des compresses chaudes afin de diminuer l'inconfort.

Anticorps antirubéoleux

Même si la rubéole est généralement une infection virale bénigne chez les enfants et les jeunes adultes, elle peut produire une infection grave chez un fœtus et provoquer un avortement spontané, une mort du fœtus ou une rubéole congénitale évolutive. Comme une infection rubéoleuse induit normalement la production d'anticorps immunoglobuline G et immunoglobuline M, la mesure des anticorps antirubéoleux peut déterminer une infection actuelle et une immunité résultant d'une infection antérieure.

On utilise le test d'inhibition de l'hémagglutination pour diagnostiquer la rubéole chez les femmes enceintes et chez les autres personnes qui peuvent être exposées à l'infection, et pour déterminer la sensibilité à l'infection chez les enfants et chez les femmes en âge d'avoir des enfants.

Le test pour la rubéole nécessite deux échantillons de sérum : le premier, 3 jours après l'apparition de l'érythème (titre aigu), le second, 2 à 3 semaines plus tard (titre convalescent). Le test pour l'immunité nécessite un échantillon de sérum.

Objectifs

• Diagnostiquer une infection rubéoleuse, particulièrement une infection congénitale.

• Déterminer la sensibilité à la rubéole chez les enfants et chez les femmes en âge d'avoir des enfants.

Protocole infirmier

Procédez à une ponction veineuse et recueillez l'échantillon dans un tube de 7 mL à bouchon rouge.

Valeurs de référence

Un titre inférieur à 1:8 ou à 1:10 (selon le test) indique une sensibilité à la rubéole; un titre supérieur à 1:10 indique une protection adéquate contre la rubéole.

Signification de résultats anormaux

Les anticorps responsables de l'inhibition de l'hémagglutination apparaissent normalement 2 à 4 jours après l'apparition d'un érythème, ils atteignent un sommet en 2 à 3 semaines et ils diminuent alors lentement, mais demeurent décelables à vie. Dans une infection rubéoleuse, des titres sériques aigus varient de 1:8 à 1:16, alors que des titres sériques convalescents varient de 1:64 à 1:1024 ou plus. Une augmentation de 4 fois ou plus entre le titre aigu et le titre convalescent indique une infection rubéoleuse récente. Comme les anticorps maternels traversent le placenta et persistent dans le sérum du nouveau-né jusqu'à 6 mois, une rubéole congénitale ne peut être détectée qu'après cette période. Un titre d'anticorps supérieur à 1:8 chez un nouveau-né qui n'a pas été exposé à la rubéole après sa naissance confirme une rubéole congénitale.

Interventions infirmières

Avant le test

• Expliquez à la personne que ce test diagnostique la rubéole ou mesure la sensibilité à la rubéole. Informez-la qu'un échantillon de sang sera prélevé (si l'on appréhende une infection en cours, un second échantillon de sang sera nécessaire dans 2 à 3 semaines) et qu'elle n'a pas à s'abstenir de nourriture solide ou liquide avant le test. Assurez un soutien psychologique aux parents lorsqu'on appréhende une rubéole congénitale.

Au moment du prélèvement

• Manipulez l'échantillon avec soin pour éviter l'hémolyse, qui peut modifier les résultats du test.

Après le prélèvement

• Si un hématome apparaît à l'endroit de la ponction veineuse, appliquez des compresses chaudes afin de diminuer l'inconfort.

• Si une femme en âge d'avoir des enfants (ou un jeune enfant) s'avère sensible à la rubéole (un titre de 1:8 ou moins), expliquez qu'une vaccination peut prévenir la rubéole et qu'elle doit attendre au moins 3 mois après la vaccination avant de devenir enceinte afin d'éviter un dommage permanent au fœtus ou la mort de celui-ci.

• Si une femme enceinte s'avère sensible à la rubéole, dites-lui de revenir pour des tests de suivi des anticorps anti-rubéoleux de façon à détecter une infection ultérieure possible.

• Si le test confirme la rubéole chez une femme enceinte, assurez un soutien psychologique. Si cela est nécessaire, dirigez-la vers un spécialiste.

Anticorps antithyroïde

Dans des dérèglements auto-immuns comme la thyroïdite chronique d'Hashimoto et la maladie de Graves (hyperthyroïdie), la thyroglobuline – le principal composé colloïdal de réserve – est relâchée dans le sang. Comme la thyroxine se sépare habituellement de la thyroglobuline avant son relâchement dans le sang, la thyroglobuline n'entre pas habituellement dans la circulation. Lorsqu'elle le fait, les anticorps antithyroglobuline s'attaquent à cette substance étrangère; la réponse auto-immune qui suit endommage la glande thyroïde.

Le sérum d'une personne dont le système auto-immun produit des anticorps antithyroglobuline contient aussi, habituellement, des anticorps antimicrosomaux qui réagissent avec les microsomes des cellules épithéliales de la thyroïde.

Le test d'hémagglutination des érythrocytes traités à l'acide tannique détecte les anticorps antithyroglobuline et antimicrosomaux. Dans ce test, des érythrocytes de mouton qui ont d'abord été traités à l'acide tannique et recouverts de thyroglobuline ou de fragments microsomaux sont mélangés à un échantillon de sérum. Le mélange s'agglutine en présence de ces anticorps spécifiques; une série de dilutions permet d'établir la concentration des anticorps. Une autre technique de laboratoire, l'immunofluorescence indirecte, peut détecter les anticorps antimicrosomaux.

Objectif

• Mettre en évidence les anticorps antithyroglobuline circulants lorsque les observations cliniques indiquent une thyroïdite chronique d'Hashimoto, une maladie de Graves ou d'autres maladies thyroïdiennes.

Protocole infirmier

Procédez à une ponction veineuse et recueillez l'échantillon dans un tube de 7 mL à bouchon rouge.

Valeurs de référence

Le titre normal est inférieur à 1 : 100 pour les anticorps antithyroglobuline et antimicrosomaux. (Des niveaux faibles de ces anticorps sont normaux chez 10 % de la population en général et chez 20 % ou plus des personnes âgées de 70 ans ou plus.)

Signification de résultats anormaux

Les pourcentages qui suivent montrent l'incidence approximative des autoanticorps thyroïdiens dans certaines maladies :

• *goitre œdémateux :* antithyroglobuline, 20 % à 30 %; anticorps antimicrosomaux, 20 %;

• *maladie de Graves :* antithyroglobuline, 30 % à 40 %; anticorps antimicrosomaux, 50 % à 85 %;

• *thyroïdite chronique d'Hashimoto :* antithyroglobuline, 60 % à 95 %; anticorps antimicrosomaux, 70 % à 90 %;

• *myxœdème idiopathique :* antithyroglobuline, 75 %; anticorps antimicrosomaux, 65 %;

• *anémie pernicieuse :* antithyroglobuline, 25 %; anticorps antimicrosomaux, 10 %;

• *carcinome thyroïdien :* antithyroglobuline, 40 %; anticorps antimicrosomaux, 15 %.

On peut retrouver de tels anticorps chez certaines personnes ayant d'autres dérèglements auto-immuns comme le lupus érythémateux aigu disséminé, la polyarthrite rhumatoïde et l'anémie hémolytique auto-immune.

Interventions infirmières

Avant le test

• Expliquez à la personne que ce test évalue le fonctionnement de la thyroïde. Signalez qu'il nécessite un échantillon de sang. Dites-lui qu'elle n'a pas besoin de s'abstenir de nourriture solide ou liquide avant le test.

Après le prélèvement

• Si un hématome apparaît à l'endroit de la ponction veineuse, appliquez des compresses chaudes afin de diminuer l'inconfort.

Anticorps antitoxoplasmose intradermiques et sériques (dosage)

Provoquée par le parasite sporozoaire *Toxoplasma gondii*, la toxoplasmose peut être une maladie grave généralisée ou une granulomatose du système nerveux central. Une personne peut l'avoir de façon congénitale ou l'acquérir après sa naissance. On retrouve aussi la maladie chez les animaux domestiques, en particulier chez les chats et chez les animaux sauvages. Ainsi, la personne peut aussi attraper l'infection à partir du contact avec un chat infecté ou en mangeant certains types de viande cuite de façon inadéquate.

Les experts croient qu'entre 25 % et 50 % de tous les adultes sont infectés par la toxoplasmose, mais qu'ils sont asymptomatiques. Les centres américains pour le contrôle de la maladie recommandent qu'on procède au dépistage de cette maladie chez toutes les femmes enceintes. Les complications de la toxoplasmose congénitale, qui peut conduire jusqu'à la mort du fœtus, incluent une hydrocéphalie, une microcéphalie, des crises d'épilepsie et une rétinite chronique. Les symptômes d'une infection subaiguë peuvent apparaître peu après la naissance ou ils peuvent ne pas apparaître durant des mois ou des années.

Objectifs
- Diagnostiquer une toxoplasmose congénitale ou postnatale.
- Procéder au dépistage de *T. Gondii* chez les femmes enceintes.
- Différencier une toxoplasmose d'une mononucléose infectieuse.

Protocole infirmier
L'analyse peut être faite grâce à un test intradermique ou grâce à un test de fluorescence indirecte des anticorps réalisé sur le sérum. Pour le test de fluorescence indirecte des anticorps, prélevez un échantillon de 5 mL de sang et envoyez-le au laboratoire.

Pour réaliser le test intradermique, utilisez une seringue à tuberculine avec une aiguille 25G pour prélever jusqu'à 0,1 mL de l'antigène de la toxoplasmose, qui provient de souris infectées. Essuyez l'avant-bras de la personne avec un tampon d'ouate imbibé d'alcool et procédez à l'injection intradermique de l'antigène. Injectez ensuite une substance de contrôle provenant du sérum de souris non infectées. Après 24 heures et à nouveau après 48 heures, vérifiez s'il y a une réaction sur le bras de la personne.

Résultats normaux
Pour le test de fluorescence indirecte des anticorps, un titre inférieur à 1:16 confirme que la personne n'a jamais eu d'infection, à l'exception d'une infection oculaire possible.

Pour le test intradermique, une réaction négative à l'antigène constitue un résultat normal.

Signification de résultats anormaux
Pour le *test de fluorescence indirecte des anticorps*, un titre qui se situe entre 1:16 et 1:256 est courant dans la population générale et il indique une infection antérieure possible ou probable. Un titre supérieur à 1:256 suggère une infection récente. Un titre supérieur à 1:1 024 indique une infection active. Un titre qui va en augmentant est celui qui a la plus grande signification clinique.

Pour le *test intradermique*, une réaction positive est une papule érythémateuse et indurée de plus de 10 mm de diamètre. L'enflure ou la rougeur à l'endroit de l'injection indiquent la présence d'anticorps.

Interventions infirmières
Avant le test
- Expliquez à la personne que le test détermine si elle a été infectée par un certain microorganisme. Dites-lui que le test de fluorescence indirecte des anticorps nécessite un échantillon de sang et que le test intradermique nécessite deux injections d'une petite quantité de réactif sous la peau de son avant-bras. Dites-lui qu'elle ne devrait éprouver qu'un bref et léger inconfort à cause des injections.
- Dites à la personne qui subit un test intradermique que l'on va vérifier la présence d'une réaction sur son bras après 24 heures et, à nouveau, 48 heures après l'injection. Dites-lui que son médecin va disposer des résultats de son test après 72 heures.

Après le test
- À la suite d'un test intradermique, dites à la personne de s'abstenir de toucher l'endroit de l'injection.
- Si un hématome apparaît à l'endroit de la ponction veineuse, appliquez des compresses chaudes afin de diminuer l'inconfort.

Anticorps bloquant du facteur intrinsèque

Ce test aide à diagnostiquer l'anémie pernicieuse en détectant la présence du facteur intrinsèque dans le sérum. Le facteur intrinsèque se forme dans les cellules pariétales de l'estomac et il est sécrété dans la lumière gastrique, où il se lie à la vitamine B_{12} exogène.

Le complexe facteur intrinsèque-B_{12} facilite l'absorption de la vitamine B_{12}.

Chez les individus ayant déjà été affectés par une anémie, l'incapacité de la muqueuse gastrique à produire le facteur intrinsèque est associée à une atrophie de la muqueuse gastrique.

Comme le sérum de beaucoup d'individus ayant une anémie pernicieuse manque fréquemment d'anticorps contre le facteur intrinsèque, la détection des anticorps du facteur intrinsèque aide à confirmer le diagnostic.

Il existe deux types d'anticorps sériques contre le facteur intrinsèque : le type I, l'anticorps bloquant, et le type II, l'anticorps liant. L'anticorps bloquant inhibe la fixation de la vitamine B_{12} à son lieu de liaison sur le facteur intrinsèque.

Le test par dosage radio-immunologique de l'anticorps bloquant du facteur intrinsèque est positif chez environ la moitié de tous les individus ayant une anémie pernicieuse ; le test est rarement positif chez les individus présentant d'autres affections.

Objectif
• Aider au diagnostic de l'anémie pernicieuse.

Protocole infirmier
Procédez à une ponction veineuse et recueillez l'échantillon dans un tube de 7 mL à bouchon rouge. Envoyez immédiatement l'échantillon au laboratoire.

Résultats normaux
Aucun anticorps bloquant du facteur intrinsèque n'apparaît dans le sérum.

Signification de résultats anormaux
Un résultat positif appuie fortement un diagnostic d'anémie pernicieuse et il aide à la désignation des individus qui ont des concentrations sériques faibles de vitamine B_{12}. Cependant, un résultat négatif n'écarte pas à lui seul la possibilité d'une anémie pernicieuse puisque environ la moitié des individus ayant une anémie pernicieuse ont des résultats négatifs pour cet anticorps.

Interventions infirmières

Avant le test
• Expliquez au patient que ce test aide à diagnostiquer une anémie pernicieuse.

• Dites-lui qu'un échantillon de sang sera prélevé et qu'il n'a pas à s'abstenir de nourriture solide ou liquide avant le test. Dites-lui qui va procéder à la ponction veineuse et quand, et mentionnez qu'il ne va ressentir qu'un léger inconfort à cause de l'aiguille au cours de la ponction et de la pression du garrot.

• Vérifiez, dans son dossier, s'il y a eu une exposition récente à un radio-isotope ou un traitement au méthotrexate ou à un autre antagoniste de l'acide folique puisque ceux-ci peuvent influer sur la détermination précise des résultats du test.

Après le prélèvement
• Manipulez l'échantillon avec soin pour éviter l'hémolyse, qui peut influer sur les résultats du test.

• Si un hématome apparaît à l'endroit de la ponction veineuse, appliquez des compresses chaudes afin de diminuer l'inconfort.

Anticorps dans le diabète sucré

Ces tests décèlent différents anticorps chez les personnes ayant un diabète sucré connu ou appréhendé. La formation des anticorps dans ce type de diabète peut prendre trois formes. La forme la plus fréquente est celle de l'anticorps anti-insuline formé à partir de sources exogènes d'insuline telles les préparations d'insuline de bœuf, de porc ou humaine. La détection des anticorps anti-insuline confirme que ce phénomène est la cause de la résistance à l'insuline et suggère l'utilisation d'une autre thérapie de contrôle de l'hyperglycémie.

Un second type, l'anticorps anti-cellules bêta, est dirigé contre les cellules productrices d'insuline du pancréas. La recherche se poursuit sur le lien possible entre ces anticorps, sur le diabète sucré présentant un type particulier d'antigènes leucocytaires humains et sur l'utilisation des tests pour ces anticorps comme signe du diabète. Le test pour les anticorps anti-cellules bêta n'est pas disponible sur le marché.

Un troisième type d'anticorps identifié dans le diabète, l'anticorps anti-récepteur à insuline, joue un rôle dans le développement de la résistance à l'insuline; la mesure de ces anticorps peut aider à établir la cause de la résistance à l'insuline. Ce test n'est pas encore disponible pour une utilisation clinique répandue.

Objectifs

• Permettre de diagnostiquer la résistance à l'insuline.

• Aider au traitement à l'insuline de l'hyperglycémie.

• Contribuer au progrès de la recherche sur le diabète.

Protocole infirmier

Procédez à une ponction veineuse et recueillez un échantillon dans un tube de 7 mL à bouchon rouge ou selon les indications du laboratoire responsable des tests.

Résultats normaux

Normalement, il n'y a pas d'anticorps anti-insuline, anti-cellules bêta ou anti-récepteurs à insuline présents dans le sang.

Signification de résultats anormaux

La présence d'*anticorps anti-insuline* peut indiquer le besoin d'un autre type d'insuline ou d'une dose d'insuline accrue pour parvenir à une glycémie normale. L'insuline de porc et l'insuline de bœuf provoquent une réponse antigène-anticorps dans le corps humain. L'insuline porcine pure produit moins d'anticorps anti-insuline que l'insuline bovine pure ou qu'un produit contenant à la fois de l'insuline de bœuf et de l'insuline porc. On a fabriqué de l'insuline humaine pour éliminer la formation d'anticorps; cependant il y a encore formation d'anticorps mais à des niveaux moindres qu'avec l'insuline porcine pure.

La présence d'*anticorps anti-cellules bêta* peut signifier un risque accru de diabète sucré chez la personne qui ne l'a pas déjà. Elle peut aussi indiquer un plus grand risque d'acidocétose, de réactions hypoglycémiques et, peut-être, de complications à long terme du diabète.

La présence d'*anticorps anti-récepteurs à insuline* signifie une capacité réduite de l'insuline endogène ou exogène à exercer un effet métabolique approprié. Dans les travaux de recherche, un résultat positif du test confirme habituellement un diagnostic de résistance à l'insuline d'étiologie inconnue (par opposition au diagnostic plus commun de résistance à l'insuline provoquée par la régulation négative des récepteurs à insuline, qui survient chez les personnes obèses souffrant de diabète tardif).

Interventions infirmières

Avant le test

• Expliquez à la personne que le test des anticorps anti-insuline évalue son diabète et aide à contrôler une thérapie à l'insuline. Si elle doit passer un test d'anticorps anti-cellules bêta ou anti-récepteurs à insuline, expliquez-lui que ces tests aident les chercheurs cliniciens à en apprendre davantage au sujet du diabète sucré et de son traitement. Dites-lui que le test nécessite un échantillon de sang.

Après le prélèvement

• Si un hématome apparaît à l'endroit de la ponction veineuse, appliquez des compresses chaudes afin de diminuer l'inconfort.

Anticorps sériques contre les récepteurs à acétylcholine

La détection de ces anticorps dans le sérum constitue la confirmation immunologique la plus fiable de la myasthénie grave (MG) acquise, un dérèglement de la transmission neuromusculaire. Dans les cas de MG, les anticorps bloquent et détruisent les sites AChR responsables de la contraction normale du muscle. Le résultat : une faiblesse généralisée ou localisée du muscle. Deux types de test – un test de liaison et un test de blocage – peuvent déterminer la concentration sérique relative de ces anticorps destructeurs.

La détection des anticorps AChR par l'une ou l'autre des méthodes peut aider à contrôler une thérapie immunosuppressive pour MG, mais les concentrations d'anticorps ne vont pas de pair avec la gravité de la maladie.

Objectifs
• Confirmer un diagnostic de MG.
• Surveiller l'efficacité d'une thérapie immunosuppressive pour MG.

Protocole infirmier
Procédez à une ponction veineuse et recueillez l'échantillon dans un tube de 7 mL à bouchon rouge. Conservez-le à la température de la pièce et envoyez-le immédiatement au laboratoire.

Résultats normaux
Les résultats sont exprimés en pourcentage d'AChR perdus. Les sérums humains normaux réduisent, de façon typique, les AChR de moins de 20 %; les sérums de patients atteints de MG réduisent les AChR de plus de 30 %. Les résultats répétés démontrant une perte de 20 à 30 % sont équivoques.

Signification de résultats anormaux
La présence d'anticorps AChR chez des adultes présentant les symptômes confirme un diagnostic de MG. Ces anticorps se retrouvent chez environ 90 % des patients qui présentent une MG généralisée et chez environ 50 % de ceux ayant une MG localisée. Les patients qui n'ont que des symptômes oculaires ont tendance à démontrer des titres d'anticorps plus faibles que ceux ayant des symptômes généralisés.

Interventions infirmières
Avant le test
• Expliquez au patient que ce test aide à confirmer la MG ou à suivre l'efficacité du traitement. Informez-le du fait que le test nécessite un échantillon de sang. Il n'a pas à s'abstenir de nourriture solide ou liquide.
• Vérifiez le dossier de la personne quant à l'usage de médicaments immunosuppresseurs et notez-les sur le relevé de laboratoire.
• Une thymectomie, un drainage du canal thoracique, une thérapie immunosuppressive ou une plasmaphérèse peuvent réduire les concentrations d'anticorps AChR.
• Les personnes ayant une sclérose latérale amyotrophique peuvent démontrer des résultats au test faussement positifs après un traitement au venin de serpent.
• Les médicaments utilisés durant l'anesthésie pour induire la relaxation musculaire peuvent causer des résultats faussement positifs dans les échantillons de sérum obtenus au cours de la période périopératoire.

Après le prélèvement
• Le défaut de maintenir l'échantillon à la température de la pièce et de l'envoyer immédiatement au laboratoire peut altérer les résultats du test.
• Vérifiez s'il y a infection à l'endroit de la ponction veineuse. Faites un bandage propre et sec à cet endroit et demandez à la personne de le garder durant au moins 24 heures.
• Si un hématome apparaît à l'endroit de la ponction veineuse, appliquez des compresses chaudes afin de diminuer l'inconfort.

Anticorps tréponémaux fluorescents (test d'absorption)

À l'aide de l'immunofluorescence indirecte, le test d'absorption des anticorps tréponémaux fluorescents (test ABS-ATF) décèle les anticorps contre *Treponema pallidum*, le spirochète qui cause la syphilis. Le test ABS-ATF est spécifique pour la détection de *T. pallidum* dans la plupart des cas.

Le test ABS-ATF est généralement réalisé sur un échantillon de sérum pour déceler une syphilis primaire ou secondaire. Cependant, on peut l'utiliser pour déceler une syphilis tertiaire lorsqu'il est réalisé avec un échantillon de liquide céphalo-rachidien. Comme les niveaux d'anticorps demeurent constants durant de longues périodes, ce test n'est pas recommandé pour contrôler la réponse à une thérapie.

Objectifs
• Confirmer une syphilis primaire ou secondaire.
• Vérifier si la syphilis peut être la cause de résultats faussement positifs au cours d'un test réalisé dans un laboratoire de recherche sur les maladies vénériennes.

Protocole infirmier
Procédez à une ponction veineuse et recueillez l'échantillon dans un tube de 7 mL à bouchon rouge.

Résultats normaux
Normalement, le test ABS-ATF ne produit pas de fluorescence (une réaction négative), ce qui indique l'absence d'anticorps tréponémaux.

Signification de résultats anormaux
Même si la présence d'anticorps tréponémaux dans le sérum (fluorescence) suggère la syphilis, elle n'indique ni le stade ni la gravité de l'infection. (Cependant, dans un échantillon de liquide céphalo-rachidien, la présence de ces anticorps constitue une forte évidence d'une neurosyphilis tertiaire.) On observe des niveaux élevés d'anticorps chez 80 % à 90 % des personnes ayant une syphilis primaire et chez toutes les personnes ayant une syphilis secondaire. Des niveaux plus élevés d'anticorps persistent durant plusieurs années avec ou sans traitement.

Inversement, un test négatif n'écarte pas nécessairement la possibilité d'une syphilis. *T. pallidum* ne provoque aucun changement immunologique décelable dans le sang durant les 14 à 21 jours suivant le début de l'infection. De faibles niveaux d'anticorps ou d'autres facteurs non spécifiques conduisent à des résultats qui se situent à la limite. Dans de tels cas, la reprise du test et une révision complète des antécédents de la personne peuvent conduire à des résultats. Les microorganismes peuvent être décelés avant l'apparition des anticorps en examinant les lésions suspectes à l'aide d'un microscope à fond noir.

On peut, à l'occasion, observer des résultats faussement positifs chez les personnes qui ont de l'herpès génital, des globulines augmentées ou anormales, du lupus érythémateux aigu disséminé et aussi chez les personnes âgées ou enceintes. De plus, le test ABS-ATF ne distingue pas toujours entre *T. pallidum* et certains autres tréponèmes, comme ceux qui sont responsables de la pinta, d'une lésion de pian et du béjel.

Interventions infirmières

Avant le test
• Selon le cas, expliquez à la personne l'objectif du test. Dites-lui qu'elle n'a pas à s'abstenir de nourriture solide ou liquide avant le test, et que ce dernier nécessite un échantillon de sang.

Après le prélèvement
• Manipulez l'échantillon avec soin pour éviter l'hémolyse, qui peut modifier les résultats du test.

Après le test
• Si le test est positif, expliquez la nature de la syphilis et insistez sur l'importance d'un traitement approprié et sur le besoin de retracer et de traiter tous les partenaires sexuels. Si cela est pertinent, donnez de l'information additionnelle sur la syphilis et sur la façon dont elle se transmet.
• Si le test est négatif ou si les résultats se situent à la limite, mais que la possibilité d'une syphilis n'a pas été écartée, dites à la personne de revenir pour subir un test de suivi; expliquez-lui qu'un résultat qui n'est pas concluant ne signifie pas nécessairement l'absence de la maladie.

Antidépresseurs plasmatiques ou sériques

Ce test quantitatif de toxicité, qui mesure les concentrations plasmatiques de médicaments antidépresseurs, permet de confirmer une dose excessive et de contrôler une thérapie.

Les médicaments généralement utilisés dans le traitement de la dépression sont :
• les sels de lithium;
• les antidépresseurs tricycliques, incluant l'amitriptyline, la désipramine, la doxépine, l'imipramine, la nortriptyline et la protriptyline;
• les inhibiteurs de la monoamine-oxydase, incluant l'isocarboxazide, la phénelzine et la tranylcypromine.

La plupart des médecins préfèrent traiter la dépression avec les antidépresseurs tricycliques parce qu'ils sont moins toxiques que les inhibiteurs de la monoamine oxydase ou que les sels de lithium. Ces derniers sont utilisés de façon très répandue pour traiter la psychose maniaco-dépressive même si la marge de sécurité de ce médicament entre les concentrations thérapeutiques et toxiques est très étroite. Après l'administration par voie orale, tous les antidépresseurs sont distribués à travers l'organisme, métabolisés dans le foie et excrétés dans l'urine; les antidépresseurs tricycliques sont aussi éliminés dans les selles.

Objectifs
• Vérifier la toxicité des antidépresseurs.
• Contrôler les concentrations thérapeutiques d'antidépresseurs.
• Déceler la présence d'antidépresseurs dans le plasma ou le sérum à des fins médico-légales.

Protocole infirmier
Recueillez l'échantillon de sang dans une seringue héparinée. Pour un test de surveillance, recueillez l'échantillon 2 heures avant l'administration de la prochaine dose de médicament; pour la surveillance du lithium, recueillez l'échantillon 12 heures après l'administration de la dernière dose. Envoyez immédiatement l'échantillon au laboratoire ou placez-le au réfrigérateur. Pour un test médico-légal, observez les protocoles établis.

Valeurs de référence
• *Amitriptyline (et son métabolite, la nortriptyline)* : zone thérapeutique, 270 à 720 nmol/L (75 à 200 ng/mL); seuil toxique, > 3 600 nmol/L (> 1 000 ng/mL).
• *Désipramine* : zone thérapeutique, 75 à 600 nmol/L (20 à 160 ng/mL;) seuil toxique, > 3 700 nmol/L (> 1 000 ng/mL).

• *Doxépine (et son métabolite, la desméthyldoxépine)* : zone thérapeutique, 320 à 900 nmol/L (90 à 250 ng/mL); seuil toxique, > 3 600 nmol/L (> 1 000 ng/mL).
• *Imipramine (et son métabolite, la désipramine)* : zone thérapeutique, 715 nmol/L (200 ng/mL); seuil toxique, > 3 600 nmol/L (> 1 000 ng/mL).
• *Lithium* : zone thérapeutique, 0,9 à 1,4 nmol/L; seuil toxique, > 1,5 nmol/L.
• *Nortriptyline* : zone thérapeutique, 285 à 570 nmol/L (75 à 150 ng/mL); seuil toxique, > 1140 nmol/L (> 300 ng/mL).
◆ **Mise en garde.** Présentement, aucune donnée n'est disponible sur les niveaux létaux de protriptyline, d'isocarboxazide, de phénelzine et de tranylcypromine.

Signification de résultats anormaux
Des concentrations sériques excessives d'antidépresseurs peuvent justifier une diminution de la dose; des concentrations sériques insuffisants signalent le besoin d'augmenter les doses afin de maintenir l'effet thérapeutique.

Interventions infirmières
Avant le test
• Si cela est opportun, expliquez à la personne que ce test révèle les concentrations d'antidépresseurs dans le sang. Signalez-lui qu'il nécessite un échantillon de sang.
• Si le test est réalisé à des fins médico-légales, assurez-vous que la personne ou un membre de sa famille a signé une formule de consentement. Notez l'histoire récente de médications en y incluant le schéma posologique et la voie d'administration.
• Rappelez-vous que les barbituriques diminuent les concentrations d'antidépresseurs tricycliques sanguins et que le méthylphénidate les augmentent.
• Les diurétiques augmentent les concentrations sanguines de lithium. L'aminophylline, le bicarbonate de sodium et le chlorure de sodium abaissent les concentrations de lithium.

Après le prélèvement
• Si un hématome apparaît à l'endroit de la ponction veineuse, appliquez des compresses chaudes afin de diminuer l'inconfort.

Antigène carcino-embryonnaire sérique

L'antigène carcino-embryonnaire (CEA), une glucoprotéine sécrétée sur le glycocalix des cellules recouvrant le tractus gastro-intestinal, apparaît normalement chez le fœtus au cours du premier ou du second trimestre de grossesse. La production du CEA s'arrête généralement avant la naissance, mais plusieurs facteurs, en particulier le développement d'un néoplasme, peuvent provoquer la reprise de sa production. Comme les concentrations de cet antigène peuvent être augmentées par une obstruction biliaire, une hépatite alcoolique, un tabagisme chronique important et d'autres conditions en plus de néoplasmes, ce test ne peut être utilisé comme un indicateur général de cancer. Cependant, il aide à déterminer le stade, à évaluer l'efficacité d'une résection chirurgicale et à surveiller la thérapie d'un cancer colo-rectal. Les concentrations sériques de CEA, établies par immuno-enzymologie, reviennent habituellement à la normale dans un délai de 6 semaines d'un traitement réussi du cancer.

Objectifs

• Surveiller l'efficacité d'une thérapie anticancéreuse.

• Aider à déterminer avant une chirurgie le stade des cancers colo-rectaux et en vérifier la récurrence.

Protocole infirmier

Procédez à une ponction veineuse et recueillez l'échantillon dans un tube de 7 mL à bouchon rouge. Envoyez immédiatement l'échantillon au laboratoire pour assurer la fiabilité des résultats du test.

Valeurs de référence

Les valeurs sériques de l'antigène carcino-embryonnaire sont inférieures à 5 µg/L chez des non-fumeurs en bonne santé.

Signification de résultats anormaux

Une augmentation des concentrations du CEA survient dans différentes conditions malignes, particulièrement dans les néoplasmes d'origine endodermique des organes gastro-intestinaux et des poumons, et dans certaines affections non malignes, comme dans une pancréatite alcoolique, une maladie hépatique bénigne, une cirrhose hépatique et des affections intestinales inflammatoires. Une augmentation des concentrations du CEA peut être aussi associée à un carcinome non endodermique, comme un cancer du sein ou un cancer des ovaires.

Si les concentrations sériques du CEA dépassent la normale avant une résection chirurgicale, une chimiothérapie ou une radiothérapie, le retour subséquent à la normale dans un délai de 6 semaines indique un traitement réussi. Des concentrations qui demeurent élevées indiquent une activité tumorale résiduelle ou récurrente.

Interventions infirmières

Avant le test

• Expliquez à la personne que ce test détecte et mesure une protéine spéciale qui n'est habituellement pas présente chez les adultes.

• Si cela est nécessaire, informez-la que ce test sera répété pour surveiller l'efficacité de la thérapie.

• Avisez-la qu'elle n'a pas à s'abstenir de nourriture solide et liquide ou de médication avant le test. Dites-lui que le test nécessite un échantillon de sang et qu'elle ne va ressentir qu'un léger inconfort à cause de l'aiguille au cours de la ponction et de la pression du garrot. Assurez-la que le prélèvement de l'échantillon se fait en moins de 3 minutes.

Après le prélèvement

• Manipulez l'échantillon avec soin pour éviter l'hémolyse, qui peut provoquer une augmentation des concentrations sériques de l'antigène carcino-embryonnaire.

• Si un hématome apparaît à l'endroit de la ponction veineuse, appliquez des compresses chaudes afin de diminuer l'inconfort.

Antigène de la méningite bactérienne

Ce test – réalisé par contre-immunoélectrophorèse du liquide céphalo-rachidien ou de l'urine – peut déceler les anticorps spécifiques d'*Hæmophilus influenzæ*, de *Neisseria meningitidis* et de *Streptococcus pneumoniæ*, les principaux agents étiologiques de la méningite. Même si ce test peut être aussi réalisé sur des échantillons de sérum, de liquide pleural ou de liquide articulaire, le spécimen de choix demeure le liquide céphalorachidien ou l'urine.

Une infection de la pie-mère, de la membrane arachnoïdienne et de l'espace sous-arachnoïdien rempli de liquide céphalo-rachidien, la méningite peut se développer à partir de bactéries transportées dans la circulation sanguine ou à partir des bactéries qui entrent à travers une structure crânienne (comme le nez, les oreilles ou les sinus). Toute rupture de la barrière hématoencéphalique, y compris une fracture du crâne, peut fournir une voie d'entrée. Les conditions sous-jacentes qui peuvent amener une méningite sont une infection des voies respiratoires supérieures et la rupture d'un abcès dans l'espace sous-arachnoïdien ou un ventricule. La méningite peut être une complication d'une ponction lombaire, même si cela est rare.

Lorsque les bactéries entrent dans l'espace sous-arachnoïdien, elles peuvent se multiplier et se répandre jusqu'au ventricule, provoquant une réponse inflammatoire dans la région du cerveau. Des vaisseaux sanguins engorgés peuvent en arriver à une rupture ou à une thrombose. De plus, les effets irritatifs des bactéries augmentent l'exsudat sous-arachnoïdien et favorisent la congestion vasculaire, et une perméabilité accrue des capi!!aires. L'exsudat peut se répandre dans les nerfs crâniens et rachidiens, ou obstruer la circulation normale du liquide céphalo-rachidien, provoquant une hydrocéphalie. Si la surface du cerveau adjacente aux méninges est atteinte, une encéphalite secondaire et une dégénérescence des neurones peuvent se produire.

Objectifs

• Détecter l'agent étiologique chez les personnes ayant une méningite.

• Aider au diagnostic d'une méningite bactérienne.

• Aider au diagnostic d'une méningite lorsque la coloration de Gram des frottis et la culture sont négatives.

Protocole infirmier

Tel qu'il est demandé par le laboratoire, recueillez un échantillon de 10 mL d'urine ou aidez au prélèvement d'un échantillon de 1,0 mL de liquide céphalo-rachidien. Après avoir mis l'échantillon dans un contenant stérile, envoyez-le immédiatement au laboratoire sur un milieu réfrigérant.

Résultats normaux

Normalement, les résultats sont négatifs pour les antigènes bactériens.

Signification de résultats anormaux

Des résultats positifs permettent de désigner l'antigène bactérien spécifique : *H. influenzæ, N. meningitidis, S. peumoniæ* ou *Streptococcus du groupe B* chez les enfants de moins de 3 ans.

Interventions infirmières

Avant le test

• Expliquez à la personne que ce test aide à établir le diagnostic de la méningite. Si cela est opportun, informez-la du fait que le test nécessite un échantillon de liquide céphalo-rachidien ou d'urine.

• Une thérapie antibactérienne antérieure peut avoir une influence sur les résultats de ce test mais moins, cependant, que sur les résultats de la culture.

Au cours du prélèvement

• Le fait de ne pas assurer la stérilité pendant le prélèvement de l'échantillon peut influer sur la précision des résultats du test.

Antigène de surface de l'hépatite B

L'antigène de surface de l'hépatite B (HBsAg), aussi appelé antigène associé à l'hépatite et antigène australien, est le marqueur le plus hâtif et le plus fiable d'une hépatite virale. Il apparaît dans le sérum des individus ayant une hépatite virale B (autrefois appelée hépatite sérique ou hépatite à incubation longue) dès le 14e jour après l'exposition et il persiste au cours de la phase aiguë de la maladie. On peut le déceler au cours de la période d'incubation prolongée et habituellement au cours des 3 premières semaines d'une infection aiguë ou si l'individu est un porteur sain.

Comme la transmission d'une hépatite est l'une des complications les plus graves associées à une transfusion sanguine, tous les donneurs doivent subir un dépistage de l'hépatite B avant que leur sang soit entreposé. Ce dépistage, exigé par les administrations sanitaires des différents pays, a aidé à réduire l'incidence de l'hépatite. Cependant, ce test ne fait pas le dépistage de l'hépatite virale A (hépatite infectieuse) ou de l'hépatite virale C.

Objectifs
• Procéder au dépistage de l'hépatite B dans le sang des donneurs.
• Procéder au dépistage chez les individus à haut risque de contact avec l'hépatite B (comme les infirmières responsables de l'hémodialyse).
• Aider au diagnostic différentiel de l'hépatite virale.

Protocole infirmier
Procédez à une ponction veineuse et recueillez l'échantillon dans un tube de 7 mL à bouchon rouge.

Résultats normaux
Le sérum normal est négatif pour l'HBsAg.

Signification de résultats anormaux
La présence de HBsAg chez un individu ayant une hépatite confirme l'hépatite B. L'antigène de surface apparaît dans le sérum au cours de la longue période d'incubation (jusqu'à 26 semaines) ou au début de la phase aiguë de l'infection (2 à 3 semaines), et il atteint un sommet après le début des symptômes. Chez les porteurs chroniques et chez les individus ayant une hépatite chronique active, l'HBsAg peut être présent dans le sérum plusieurs mois avant le début de l'infection aiguë.

L'HBsAg peut aussi se trouver chez plus de 5 % des individus ayant des maladies autres qu'une hépatite, comme une hémophilie, une maladie de Hodgkin et une leucémie. Si l'on trouve l'antigène dans le sang d'un donneur, son sang doit être rejeté puisqu'il comporte une probabilité de 40 % à 70 % de transmission de l'hépatite. Cependant, les échantillons de sang qui se sont avérés positifs devraient à nouveau être soumis aux tests puisque des résultats inexacts peuvent se produire.

Interventions infirmières
Avant le test
• Expliquez à la personne que ce test aide à identifier un type d'hépatite virale. Informez-la qu'elle n'a pas à s'abstenir de nourriture solide ou liquide avant le test.
• Signalez à la personne que le test nécessite un échantillon de sang. Dites-lui qui va procéder à la ponction veineuse et quand, et mentionnez qu'elle ne va ressentir qu'un léger inconfort à cause de l'aiguille au cours de la ponction et de la pression du garrot. Rassurez-la en lui disant que le prélèvement de l'échantillon devrait se faire en moins de 3 minutes.
• Si la personne est un donneur de sang, expliquez-lui le protocole du don.

Au moment du prélèvement
• Portez des gants lorsque vous prélevez le sang. Lavez vos mains avec soin et disposez de l'aiguille selon les normes établies.

Après le prélèvement
• Si un hématome apparaît à l'endroit de la ponction veineuse, appliquez des compresses chaudes afin de diminuer l'inconfort.

Après le test
• Avertissez le donneur de sang si les résultats du test sont positifs pour l'antigène.
• Signalez une hépatite virale confirmée au responsable de la santé publique. Il s'agit en effet d'une maladie qui doit être rapportée dans la plupart des pays.

Antigène du rotavirus dans les selles

Ce test détecte la présence de l'antigène du rotavirus, un membre du groupe des rotavirus, qui cause des symptômes graves chez les jeunes enfants (particulièrement de 3 mois à 2 ans) et des symptômes plus bénins chez les adultes. Les rotavirus sont la cause la plus fréquente de la diarrhée infectieuse des nouveau-nés et des jeunes enfants, et ils sont responsables d'environ la moitié de toutes les infections chez les enfants hospitalisés pour une gastro-entérite. Les manifestations cliniques sont la diarrhée, les vomissements, la fièvre et la douleur abdominale. L'infection est plus courante chez les jeunes enfants au cours des mois d'hiver.

La détection des particules virales typiques dans les échantillons de selles par la microscopie électronique a été remplacée par des dosages immunoenzymatiques spécifiques et sensibles, qui peuvent fournir des résultats en quelques minutes ou en quelques heures (selon les dosages) après la réception de l'échantillon au laboratoire.

Objectif

• Diagnostiquer une gastro-entérite à rotavirus.

Protocole infirmier

Au cours des phases prodromique ou aiguë de l'infection, recueillez un échantillon de 1 gramme de selles dans un tube ou dans un flacon à bouchon hermétique plutôt que de recourir à un écouvillonnage rectal. Si l'on procède par écouvillonnage rectal, l'écouvillon doit être fortement imprégné par les selles pour être utile au diagnostic; il doit être placé dans un tube de culture avec un milieu de transport et envoyé immédiatement au laboratoire. Évitez d'utiliser des contenants de prélèvement qui renferment des agents de conservation, des ions métalliques, des détergents et du sérum, qui peuvent influer sur le dosage. Entreposez les échantillons de selles pour une période allant jusqu'à 24 heures entre 2 °C et 8 °C.

Résultats normaux

Dans un échantillon normal de selles, il n'y a aucune indication de la présence des rotavirus.

Signification de résultats anormaux

La détection de rotavirus par un dosage immunoenzymatique est associée à une infection en cours par ce microorganisme. Même si le rotavirus infecte tous les groupes d'âge, les jeunes enfants ont besoin d'un traitement immédiat, y compris d'être hospitalisés, si cela est nécessaire. Les infections par le rotavirus se transmettent facilement dans les milieux où il y a des groupes, comme dans les garderies pour les jeunes enfants, les centres de soins de jour et les cliniques. On présume que la transmission du virus se fait de personne à personne par la voie féco-orale. Une dissémination nosocomiale de cette infection virale peut avoir une incidence médicale et économique importante dans un hôpital.

Interventions infirmières

Avant le test

• Expliquez à la personne (ou aux parents s'il s'agit d'un jeune enfant) que ce test aide à diagnostiquer une infection par le rotavirus, agent responsable d'une gastro-entérite. Informez-la qu'un échantillon de selles sera prélevé.

Au moment du prélèvement

• Prélevez l'échantillon au cours des phases prodromique ou aiguë de l'infection clinique pour assurer la détection des antigènes viraux par le dosage immunoenzymatique.

Après le prélèvement

• Donnez des liquides à la personne pour éviter la déshydratation causée par les vomissements et par la diarrhée.

Antigène spécifique de la prostate

Jusqu'à récemment, l'examen rectal digital et la mesure de la phosphatase acide prostatique étaient les principales méthodes de contrôle de l'évolution du cancer de la prostate. Maintenant, le test de l'antigène spécifique de la prostate (PSA) aide à suivre l'évolution du cancer de la prostate et à déterminer la réponse au traitement.

Biochimiquement et immunologiquement différent de la phosphatase acide prostatique, le PSA est présent en différentes concentrations dans le tissu prostatique normal, hyperplasique bénin et malin, aussi bien que dans un cancer métastatique de la prostate. Pour cette raison, la mesure des concentrations sériques du PSA n'est pas recommandée comme méthode de dépistage du cancer de la prostate. Ce test est plutôt utile dans la détermination de la réponse au traitement chez les personnes qui ont un cancer de la prostate au stade B3 à D1 et pour détecter la propagation d'une tumeur ou sa récurrence.

Objectif

• Contrôler l'évolution du cancer de la prostate et aider à la détermination du traitement du cancer.

Protocole infirmier

Procédez à une ponction veineuse et recueillez l'échantillon dans un tube de 7 mL à bouchon rouge. Assurez-vous de prélever l'échantillon soit avant l'examen digital de la prostate ou au moins 48 heures après un tel examen pour éviter des concentrations faussement élevées du PSA. Envoyez immédiatement l'échantillon au laboratoire.

Valeurs de référence

Les valeurs sériques pour le PSA sont inférieures ou égales à 2,7 µg/L chez les hommes de moins de 40 ans, inférieures ou égales à 4 µg/L chez les hommes de 40 ans ou plus.

Signification de résultats anormaux

Environ 80 % des personnes ayant un cancer de la prostate ont, avant le traitement, des valeurs du PSA supérieures à 4 µg/L. Ce pourcentage varie (plus élevé dans les stades avancés, plus faible dans les stades précoces).

Indépendamment de la valeur détectée, les résultats du test du PSA ne devraient pas être considérés comme une mesure permettant un diagnostic de cancer de la prostate – environ 20 % des personnes qui ont une hypertrophie bénigne de la prostate ont aussi des niveaux supérieurs à 4 µg/L. Un examen et une analyse plus poussés, y compris une biopsie tissulaire, sont nécessaires pour confirmer un diagnostic de cancer.

Interventions infirmières

Avant le test

• Expliquez à la personne que ce test aide à contrôler l'évolution du cancer de la prostate et son traitement. Expliquez le protocole et dites-lui que le test nécessite un échantillon de sang. Informez la personne qu'elle n'a pas à s'abstenir de nourriture solide ou liquide avant le test.

• Dites-lui qui va procéder à la ponction veineuse et quand elle sera effectuée, et mentionnez qu'elle peut ressentir un inconfort passager à cause de l'aiguille au cours de la ponction et de la pression du garrot. Rassurez-la en lui disant que le prélèvement de l'échantillon se fait en moins de 3 minutes.

• Vérifiez, dans son dossier, s'il y a une chimiothérapie en cours ou récente. Des doses excessives de substances chimiothérapeutiques, comme la cyclophosphamide, le diéthylstilbestrol et le méthotrexate, peuvent altérer les résultats du test.

Au moment du prélèvement

• L'hémolyse causée par une manipulation trop vive de l'échantillon peut influer sur la détermination précise des résultats du test.

Après le prélèvement

• Si un hématome apparaît à l'endroit de la ponction veineuse, appliquez des compresses chaudes afin de diminuer l'inconfort.

Antigènes leucocytaires humains

Les antigènes leucocytaires humains (HLA) comportent 2 classes principales. La première, la classe I, se trouve à la surface de toutes les cellules nucléées. La seconde, la classe II, se trouve sur les lymphocytes B, les macrophages, les monocytes, les cellules endothéliales et certains lymphocytes T activés. Les gènes situés aux locus A, B et C sur le bras court du chromosome 6 humain renferment les codes des antigènes de la classe I tandis que les gènes situés aux locus DR, DQ et DP sur ce même chromosome renferment les codes des antigènes de la classe II.

Le système immunitaire utilise ces antigènes pour faciliter l'interaction entre différentes cellules. Le typage de ces antigènes détermine l'histocompatibilité dans la transplantation d'organe et il désigne les donneurs les plus appropriés de plaquettes pour les individus réfractaires à des plaquettes non sélectionnées.

Plusieurs maladies sont associées avec certains types de HLA. Par exemple, le HLA-B27 est associé à une spondylite ankylosante et le HLA-DR2 est associé à une narcolepsie. Un médecin peut, à l'occasion, prescrire un test pour détecter un seul de ces antigènes HLA spécifiques.

Objectifs
- Déterminer la meilleure compatibilité entre un donneur et un receveur avant une transplantation d'organe.
- Identifier un marqueur pour une maladie particulière.
- Aider à déterminer la paternité.

Protocole infirmier
Procédez à une ponction veineuse et recueillez 10 mL de sang dans un tube à bouchon vert. Mélangez bien le contenu des tubes. Marquez-les de façon adéquate et envoyez-les immédiatement au laboratoire.

Résultats normaux
La présentation des résultats se fera en utilisant la désignation numérique des antigènes trouvés. On peut détecter pour chaque individu deux antigènes pour chacun des locus indiqués plus haut.

Signification de résultats anormaux
Le typage du HLA peut révéler différents degrés de compatibilité entre un donneur potentiel et un receveur. Cette compatibilité permet de mieux prévoir le succès d'une transplantation de la moelle osseuse et il a aussi permis d'améliorer le pronostic à long terme pour les personnes ayant subi une transplantation de reins. De plus, il peut améliorer le taux de survie des individus qui subissent une transplantation du foie, du cœur ou du pancréas.

La comparaison des résultats du typage du HLA réalisé chez une mère, chez un enfant et chez un père possible peut aider à déterminer la paternité. Ce test peut éliminer un individu comme père d'un enfant ou il peut suggérer la paternité avec un degré élevé de probabilité.

Intervention infirmières
Avant le test
- Expliquez à la personne que ce test détecte des antigènes sur les globules blancs. Dites-lui qu'elle n'a pas à s'abstenir de nourriture solide ou liquide avant le test.
- Signalez à la personne que ce test requiert un échantillon de sang. Dites-lui qui va procéder à la ponction veineuse et quand, et mentionnez qu'elle ne va ressentir qu'un léger inconfort à cause de l'aiguille au cours de la ponction et de la pression du garrot. Rassurez-la en lui disant que le prélèvement de l'échantillon se fait habituellement en moins de 3 minutes.
- Vérifiez, dans son dossier, s'il y a eu des transfusions sanguines récentes. Signalez ces transfusions au médecin, qui peut vouloir reporter le dosage des HLA.

Après le prélèvement
- Si un hématome apparaît à l'endroit de la ponction veineuse, appliquez des compresses chaudes afin de diminuer l'inconfort.

Antistreptolysine-O (ASO)

Ce test sérologique est précieux pour les personnes atteintes d'une glomérulonéphrite et de rhumatisme articulaire aigu. Il permet, en effet, de confirmer une infection antérieure en démontrant la réponse sérologique à l'antigène des streptocoques. Le test de l'antistreptolysine-O (ASO) mesure les concentrations sériques relatives de l'anticorps contre la streptolysine-O, une enzyme labile à l'oxygène, produite par les streptocoques bêta-hémolytiques du groupe A.

Dans ce test, un échantillon de sérum est dilué avec une préparation commerciale de streptolysine-O et incubé. Après addition de globules rouges de lapin ou humains, le tube est incubé à nouveau et examiné visuellement. S'il n'y a pas d'hémolyse, l'ASO a formé un complexe avec l'antigène, l'a inactivé et a empêché la destruction des globules rouges, ce qui indique une infection récente par les streptocoques bêta-hémolytiques. Le point final est lu en unités Todd, l'inverse de la concentration la plus faible capable d'inhiber.

Objectifs
• Confirmer une infection récente ou actuelle par des streptocoques bêta-hémolytiques.
• Permettre le diagnostic du rhumatisme articulaire aigu et de la glomérulonéphrite poststreptococcique en présence des symptômes cliniques.
• Faire la distinction entre le rhumatisme articulaire aigu et la polyarthrite rhumatoïde chez une personne souffrant de douleurs articulaires.

Protocole infirmier
Procédez à une ponction veineuse et recueillez l'échantillon dans un tube de 7 mL à bouchon rouge.

Valeurs de référence
Même les personnes en santé ont un niveau décelable d'ASO à cause d'infections antérieures mineures par les streptocoques. Chez les adultes, le titre normal d'ASO est inférieur à 85 unités Todd par millilitre; pour les enfants d'âge scolaire, il est inférieur à 170 unités Todd par millilitre; et pour les enfants qui ne sont pas d'âge scolaire, il est inférieur à 85 unités Todd par millilitre.

Signification de résultats anormaux
On observe habituellement des titres élevés d'ASO seulement après des infections prolongées ou récurrentes. Environ 15 % à 20 % des personnes ayant une maladie poststreptococcique n'ont pas de titres élevés d'ASO. Des titres allant jusqu'à 250 unités Todd peuvent indiquer un rhumatisme articulaire aigu inactif. Des titres plus élevés allant de 500 à 5 000 unités Todd indiquent un rhumatisme articulaire aigu ou une glomérulonéphrite poststreptococcique aiguë.

Des titres sériés établis à des intervalles de 10 à 14 jours fournissent une information plus fiable que des titres isolés. Un titre qui augmente 2 à 5 semaines après l'infection aiguë et atteint un sommet 4 à 6 semaines après l'augmentation initiale confirme une maladie poststreptococcique.

Interventions infirmières
Avant le test
• Expliquez à la personne que ce test décèle une réponse immunologique à certaines bactéries (streptocoques). Signalez que le test nécessite un échantillon de sang. Dites à la personne qu'elle n'a pas à s'abstenir de nourriture solide ou liquide avant le test.
• Si le test doit être répété à intervalles réguliers pour détecter les formes active et inactive de rhumatisme articulaire aigu, ou pour confirmer une glomérulonéphrite aiguë, dites à la personne que la mesure des changements des concentrations d'anticorps permet de déterminer l'efficacité de la thérapie.
• Vérifiez, dans le dossier de la personne, l'utilisation de médicaments qui peuvent diminuer la réponse immunitaire, comme une thérapie aux antibiotiques ou aux corticostéroïdes. Si l'utilisation de tels médicaments doit être maintenu, notez-le sur le relevé de laboratoire.
• Souvenez-vous que les infections streptococciques de la peau sont susceptibles de produire des résultats faussement positifs.

Après le prélèvement
• L'hémolyse résultant d'une manipulation inadéquate de l'échantillon peut modifier les résultats du test.
• Si un hématome apparaît à l'endroit de la ponction veineuse, appliquez des compresses chaudes afin de diminuer l'inconfort.

Antithrombine III

En inactivant la thrombine, la protéine naturelle connue sous le nom d'antithrombine III (AT III) diminue ou empêche la coagulation. Normalement, l'AT III et la thrombine réalisent un équilibre qui maintient l'hémostase. Une diminution des niveaux d'AT III peut provoquer de l'hypercoagulation.

À l'aide d'un échantillon frais de sang citraté, ce test mesure la capacité de l'AT III d'inhiber le clivage enzymatique par la thrombine de la p-nitroaniline (p-NA) à partir d'une petite chaîne polypeptidique. Le clivage de la p-NA colorée est mesuré par spectrophotométrie et comparé à des échantillons de contrôle.

L'AT III peut être dosée par plusieurs techniques, qui se regroupent toutes sous deux catégories :

• les dosages fonctionnels qui mesurent l'activité de l'AT III;

• les dosages immunologiques qui mesurent les molécules d'AT III à l'aide des anticorps antithrombine III.

Objectifs

• Découvrir la cause d'une coagulation défectueuse, particulièrement de l'hypercoagulation.
• Aider au traitement du syndrome de coagulation intravasculaire disséminé ou d'une maladie thrombotique.

Protocole infirmier

Procédez à une ponction veineuse et recueillez l'échantillon dans un tube à bouchon bleu. Certains laboratoires demandent un spécimen congelé de plasma citraté pauvre en plaquettes sanguines. Identifiez l'échantillon; ajoutez les renseignements relatifs à l'état de la coagulation de la personne et notez sur le relevé de laboratoire tout traitement récent à l'héparine ou aux contraceptifs oraux.

Valeurs de référence

Les valeurs fonctionnelles normales dépassent de 50 % le contrôle et vont de 77 % à 122 %. Les valeurs immunologiques varient de 65 % à 110 % du contrôle.

Signification de résultats anormaux

Une *diminution* des niveaux d'AT III peut signifier un syndrome de coagulation intravasculaire disséminé, une thrombo-embolie ou des problèmes d'hypercoagulation, des maladies hépatiques (comme une cirrhose), un cancer important, un syndrome néphrotique, une thrombose veineuse profonde, de la malnutrition et une septicémie.

Une diminution des niveaux d'AT III réduit aussi l'efficacité de l'héparine telle qu'elle est mesurée par des tests de coagulation et provoque ainsi une résistance apparente à l'héparine. Les personnes répondent à l'héparine lorsque les niveaux d'AT III dépassent de 60 % la normale; elles ne répondent pas lorsque les niveaux d'AT III sont inférieurs de 40 % par rapport à la normale.

Une *augmentation* des niveaux d'AT III peut être le résultat d'une transplantation rénale et de l'utilisation d'anticoagulants oraux ou de stéroïdes anabolisants.

Interventions infirmières

Avant le test

• Expliquez à la personne que ce test permet d'évaluer le système de coagulation du sang et qu'il nécessite un échantillon de sang. Dites-lui qui va procéder à la ponction veineuse et quand, et mentionnez qu'elle ne va subir qu'un inconfort passager à cause de l'aiguille au cours de la ponction et de la pression du garrot. Assurez-la du fait que le prélèvement de l'échantillon se fait généralement en moins de 3 minutes.
• La warfarine augmente les niveaux d'AT III. L'héparine, les contraceptifs oraux contenant des œstrogènes et la grossesse diminuent les niveaux d'AT III.

Après le prélèvement

• Si un hématome apparaît à l'endroit de la ponction veineuse, appliquez des compresses chaudes afin de diminuer l'inconfort.

Apolipoprotéines sériques

Les lipoprotéines sont des macromolécules formées, en particulier, de lipides hydrophobes et de protéines spécifiques, les apolipoprotéines. Les apolipoprotéines sériques peuvent être dosées par néphélémétrie.

Les apolipoprotéines A (apo-A) représentent les protéines majeures des lipoprotéines à haute densité (HDL). Leur rôle principal se situe dans le transport du cholestérol des tissus vers le foie, seul organe capable de le cataboliser et de l'excréter; de ce fait, les apo-A ou HDL permettent de diminuer son accumulation dans les artères. La principale des apo-A est l'apo-A$_1$. Plusieurs études ont démontré que le lien entre l'apo-A$_1$ et le risque de maladies cardio-vasculaires était plus évident que celui des apo-A totales et même que celui du cholestérol HDL (C-HDL).

L'apolipoprotéine B (apo-B) joue un rôle essentiel dans le transport des lipides, donc celui du cholestérol. De nombreuses études épidémiologiques ont montré que l'augmentation de la concentration sérique des lipoprotéines de basse densité, comme la LDL, favorisait les dépôts artériels de cholestérol.

Objectifs

• Désigner les candidats présentant un risque élevé de souffrir d'athérosclérose, donc de maladies cardio-vasculaires, à un âge précoce.

• Compléter un profil lipidique dont le test de base est le dosage du cholestérol total.

Protocole infirmier

Procédez à une ponction veineuse et recueillez l'échantillon dans un tube de 7 mL à bouchon rouge.

Valeurs de référence

Les valeurs d'apo-A$_1$ sont plus élevées chez les femmes.

• *Apo-A$_1$ chez les femmes :* 1,10 à 2,00 g/L.
• *Apo-A$_1$ chez les hommes :* 0,90 à 1,80 g/L.
• *Apo-B :* 0,90 à 1,60 g/L.

Signification de résultats anormaux

Dans le cas des apolipoprotéines, il est difficile de parler de résultats anormaux. Il est préférable de diviser la population en quintiles, et en fonction du sexe pour l'apo-A$_1$. Les concentrations en apo-A$_1$ ne varient pas en raison de l'âge chez les adultes, et elles sont plus élevées chez les femmes. Les femmes et les hommes dans les 20 % les plus à risque ont respectivement des concentrations d'apo-A$_1$, inférieures à 1,2 g/L et à 1,1 g/L.

Les concentrations d'apo-B, tout comme celles du cholestérol total et du C-LDL, augmentent avec l'âge dans une population mais pas chez tous les individus. Tout individu dont les concentrations d'apo-B sont supérieures à 1,40 g/L fait partie des 20 % des gens les plus à risque.

Comme l'athérosclérose se développe lentement avec les années, il faut tenir compte de l'âge de l'individu dans l'interprétation des résultats.

Interventions infirmières

Avant le test

• Expliquez au patient que ce test aide à déterminer son risque de souffir de maladies cardio-vasculaires.

• Dites-lui qu'un échantillon de sang sera prélevé et qu'il doit s'abstenir de nourriture solide ou liquide, sauf d'eau, durant les 8 heures précédant le test. Ceci a pour but d'éviter que le sérum soit lactescent (trouble) à cause d'un excès de triglycérides.

• Dites-lui qui va réaliser la ponction veineuse et où elle le sera, et mentionnez-lui qu'il peut ressentir un inconfort passager à cause de l'aiguille au cours de la ponction ou de la pression du garrot. Rappelez-lui que le prélèvement de l'échantillon prend habituellement 3 minutes.

Au moment du prélèvement

• Manipulez l'échantillon avec soin pour éviter l'hémolyse, qui peut influer sur les résultats du test.

Après le prélèvement

• Si un hématome apparaît à l'endroit de la ponction veineuse, appliquez des compresses chaudes afin de diminuer l'inconfort.

Artériographie cœliaque et mésentérique

Ce test comporte un examen radiographique du système vasculaire abdominal après injection intra-artérielle d'un opacifiant radiologique.

Une artériographie cœliaque et mésentérique est recommandée lorsque l'endoscopie ne peut localiser la source d'un saignement gastro-intestinal ou lorsque les études au baryum, l'échographie ultrasonique, la médecine nucléaire ou l'examen tomodensitométrique demeurent peu concluants dans l'évaluation des néoplasmes. Il existe aussi d'autres indications pour ce test.

Parmi les complications reliées à ce test, on trouve l'hémorragie, la thrombose veineuse et intracardiaque, les arythmies cardiaques et les embolies provoquées par le détachement d'athéromes artériels. Le test doit être réalisé avec précaution chez les personnes ayant une coagulopathie.

Objectifs
• Localiser la source d'un saignement gastro-intestinal.
• Aider à faire la distinction entre les néoplasmes bénins et malins.
• Évaluer la cirrhose et l'hypertension portale.
• Évaluer les dommages vasculaires après un traumatisme abdominal.
• Déceler des anomalies vasculaires.

Protocole
Alors que la personne est en position couchée, l'examinateur introduit un cathéter dans l'artère fémorale et l'avance jusqu'à l'aorte. Guidé par la fluoroscopie ou les radiographies, il peut alors avancer le cathéter jusqu'à une ramification artérielle particulière, injecter l'opacifiant radiologique et prendre une série de radiographies.

Résultats normaux
Les radiographies permettent de visualiser trois phases de perfusion – artérielle, capillaire et veineuse. Normalement, les artères deviennent peu à peu plus petites à chacune des divisions ultérieures. L'opacifiant radiologique se répand alors également dans les sinusoïdes. La veine porte apparaît 10 à 20 secondes après l'injection.

Signification de résultats anormaux
Une artériographie cœliaque et mésentérique peut mettre en évidence une hémorragie de la partie supérieure du tractus gastro-intestinal (habituellement à l'exclusion d'une hémorragie œsophagienne), une hémorragie de la partie inférieure du tractus gastro-intestinal, des néoplasmes abdominaux (bénins et malins), une cirrhose en évolution ou avancée, une rupture de la rate et des hématomes intrahépatiques et sous-capsulaires provenant d'un traumatisme.

Interventions infirmières

Avant le test
• Expliquez au patient que, dans ce test, on utilise un opacifiant radiologique pour permettre l'examen des vaisseaux sanguins abdominaux. Dites-lui de demeurer à jeun durant les 8 heures précédant le test. Recommandez-lui de demeurer couché et immobile pendant le test; décrivez toute douleur ou tout inconfort passagers qu'il pourrait ressentir. Administrez un purgatif le jour avant le test tel qu'il est prescrit.
• Assurez-vous que la personne ou un membre responsable de la famille a signé une formule de consentement. Vérifiez son hypersensibilité à l'iode, aux fruits de mer ou à l'opacifiant radiologique. Assurez-vous aussi que des études du sang ont été complétées. Dites à la personne d'uriner et enregistrez alors ses signes vitaux. Administrez un sédatif si cela est prescrit.

Au cours du test
• Surveillez les réactions à l'opacifiant radiologique : un choc ou un arrêt cardio-vasculaire, des éruptions, des bouffées congestives, un stridor laryngé et de l'urticaire.

Après le test
• Exercez une pression à l'endroit de la ponction et vérifiez s'il y a saignement et hématome. (On peut placer un sac de sable à cet endroit durant une période de 2 à 4 heures.) S'il y a saignement, exercez une pression; si le saignement se poursuit ou devient excessif, avertissez le médecin. S'il y a apparition d'un hématome, appliquez des compresses chaudes.
• Avertissez le patient de demeurer étendu et imposez-lui le repos au lit durant au moins 12 heures après le test.
• Surveiller les signes vitaux jusqu'à ce qu'ils soient stables et vérifiez les pouls périphériques. Notez la couleur et la température de la jambe qui a servi au test.
• Encouragez la personne à boire pour accélérer l'excrétion de l'opacifiant radiologique.

Arthrographie

Une arthrographie est l'examen radiographique d'une articulation – habituellement le genou ou l'épaule – à la suite d'une injection d'air (pneumo-arthrographie), d'un opacifiant radiologique ou des deux dans l'espace articulaire. Cette intervention réalisée chez une personne non hospitalisée et placée sous anesthésie locale est recommandée pour un patient souffrant d'un malaise persistant et non expliqué à un genou ou à une épaule. Les complications, quoique rares, peuvent être une infection à l'endroit de la ponction ou dans l'articulation, ou une réaction allergique à l'opacifiant radiologique. Ce protocole est contre-indiqué au cours de la grossesse ou pour les personnes souffrant d'arthrite active, d'une infection articulaire ou ayant déjà une sensibilité aux opacifiants radiologiques.

Objectifs

• Déceler les affections des ménisques, du cartilage et des ligaments du genou.
• Déceler les affections de l'épaule, tels une déchirure de la coiffe des rotateurs et un trouble de la capsule antérieure.

Protocole

Lorsque la peau autour de l'articulation a été nettoyée, la personne reçoit un anesthésique local. Le médecin aspire le liquide articulaire et, guidé par la fluoroscopie, il injecte l'opacifiant radiologique dans l'interligne articulaire. Il peut obturer l'endroit de la ponction pour éviter la fuite de l'opacifiant et demander alors à la personne de faire bouger son articulation ou de faire quelques pas pour assurer la distribution de l'opacifiant. Une série de clichés est alors prise.

Signification de résultats anormaux

Une arthrographie permet de détecter avec précision les déchirures et les lacérations du ménisque interne chez 90 % à 95 % des personnes affectées. Comme toute la surface de l'articulation est devenue opaque, une arthrographie peut mettre en évidence des lésions autres que celles qui affectent les ménisques, comme une ostéochondrite disséquante, une chondromalacie rotulienne, des fractures ostéo-cartilagineuses, des anomalies du cartilage, des anomalies synoviales, des déchirures des ligaments cruciformes et la rupture de la capsule articulaire et des ligaments latéraux.

Une arthrographie peut aussi montrer des anomalies de l'épaule, telles une capsulite rétrac-

tive, une ténosynovite ou une rupture bicipitale et des déchirures de la coiffe des rotateurs. Elle peut aussi évaluer le dommage résultant de luxations récidivantes.

Interventions infirmières

Avant le test

• Expliquez à la personne que ce test permet d'examiner l'intérieur de l'articulation. Dites-lui qu'il n'est pas nécessaire de s'abstenir de nourriture solide ou liquide. Expliquez que le fluoroscope permet au médecin de suivre l'opacifiant radiologique au fur et à mesure qu'il remplit l'interligne articulaire et que des radiographies seront prises.

• Dites à la personne que, au moment où l'on procédera à l'anesthésie de la région articulaire, elle pourra ressentir une sensation de picotement ou une pression dans la région de l'articulation au cours de l'injection de l'opacifiant radiologique. Dites-lui de demeurer aussi immobile que possible durant l'intervention à moins d'avis contraire.

• Vérifiez l'hypersensibilité aux anesthésiques locaux, à l'iode, aux fruits de mer ou à d'autres colorants diagnostiques.

Au cours du test

• Une aspiration incomplète du liquide articulaire dilue l'opacifiant radiologique, diminuant ainsi la qualité des radiographies. Une mauvaise technique d'injection peut entraîner une mauvaise localisation de l'opacifiant radiologique.

Après le test

• Dites au patient de garder l'articulation au repos durant au moins 12 heures. Dans une arthroscopie du genou, enveloppez celui-ci dans un bandage élastique; avisez le patient de garder le bandage durant plusieurs jours et montrez-lui comment le refaire.

• Signalez à la personne qu'elle peut ressentir de l'enflure ou un inconfort, ou qu'elle peut entendre, après le test, des bruits de crépitation dans son articulation, mais que ces symptômes disparaissent habituellement après 1 ou 2 jours; dites-lui de communiquer avec son médecin si les symptômes persistent. Avisez-la d'appliquer de la glace sur son articulation s'il y a de l'enflure et de prendre un analgésique doux s'il y a douleur.

Arthroscopie

À l'aide d'un arthroscope – un fibroscope spécialement conçu à cette fin –, les médecins peuvent procéder à l'examen visuel de l'intérieur d'une articulation. On utilise le plus souvent l'arthroscopie pour l'examen du genou.

Dans l'évaluation d'une personne ayant une maladie articulaire appréhendée ou confirmée, on ne procède à une arthroscopie qu'après une élaboration initiale du diagnostic qui comporte une histoire complète de la maladie et un examen physique, des radiographies simples et une arthrographie. Cependant, la précision du diagnostic d'une arthroscopie dépasse (dans environ 98 % des cas) celle d'une arthrographie et des radiographies. Contrairement aux études radiographiques, l'arthroscopie permet de réaliser simultanément une chirurgie ou une biopsie à l'aide d'une technique dite de triangulation dans laquelle les instruments sont passés à travers une canule séparée.

Même si l'arthroscopie est généralement réalisée sous anesthésie locale, elle peut aussi être pratiquée sous anesthésie rachidienne ou générale, particulièrement lorsqu'une chirurgie peut être nécessaire. Les cas de complications sont rares : infection, hémarthrose, œdème, déchirure synoviale, thrombophlébite, anesthésie infrarotulienne et lésion articulaire. Les cas de contre-indications sont une ankylose fibreuse avec une flexion de moins de 50 degrés et des infections localisées de la peau ou autour d'une plaie.

Objectifs

• Établir le diagnostic des maladies rotuliennes, condyliennes, extrasynoviales et synoviales, et des ménisques.

• Contrôler le développement d'une maladie.

• Pratiquer une chirurgie articulaire.

• Contrôler l'efficacité d'une thérapie.

Protocole

Après avoir subi les traitements visant à drainer le plus de sang possible de la jambe, la personne reçoit un anesthésique local et le médecin pratique une petite incision à travers laquelle il insère une canule et un trocart tranchant dans la capsule articulaire. Le médecin remplit l'articulation d'une solution saline physiologique et d'épinéphrine pour pouvoir visualiser, et il manipule soit l'arthroscope, soit le genou pour examiner les différents interlignes articulaires.

Résultats normaux

Le genou est une diarthrose typique entourée de muscles, de ligaments, de cartilages et de tendons, et tapissée par une membrane synoviale. Le cartilage articulaire semble lisse et blanc; les ligaments et les tendons ont l'apparence de câbles de couleur argentée. La membrane synoviale est lisse et recouverte d'un fin réseau vasculaire.

Signification de résultats anormaux

L'examen arthroscopique peut mettre en évidence des problèmes de ménisques, comme un ménisque interne ou un ménisque externe déchirés, une maladie rotulienne, comme une chondromalacie, une maladie condylienne, comme un cartilage articulaire dégénératif, des dérèglements extrasynoviaux, comme des déchirures des ligaments cruciformes antérieurs ou collatéraux du tibia, et une maladie synoviale, comme une polyarthrite rhumatoïde ou une arthrose.

Interventions infirmières

Avant le test

• Dites à la personne que ce test permet d'examiner l'intérieur de l'articulation et de procéder à l'évaluation d'une maladie articulaire. Informez-la qu'elle doit être à jeun depuis minuit la veille du test.

• Si on doit utiliser une anesthésie locale, avertissez-la qu'elle peut ressentir un inconfort à cause de l'injection et de la pression du garrot.

• Assurez-vous que le patient ou un membre responsable de la famille a signé une formule de consentement. Vérifiez l'hypersensibilité à l'anesthésique. Rasez la région sur une surface de 12,5 cm au-dessus et au-dessous de l'articulation, et administrez alors un sédatif tel qu'il est prescrit.

Au cours du test

• Une mauvaise utilisation de l'arthroscope peut entraîner un examen incomplet.

Après le test

• Surveillez l'apparition de fièvre, d'une enflure, une augmentation de la douleur et une inflammation localisée à l'endroit de l'incision. Administrez un analgésique tel qu'il est prescrit.

• Dites à la personne qu'elle pourra marcher aussitôt qu'elle sera réveillée, mais qu'elle devra éviter l'utilisation excessive de l'articulation durant quelques jours.

Arylsulfatase A urinaire

Ce test mesure l'activité urinaire d'arylsulfatase A (ARS A) par des techniques colorimétriques ou cinétiques. L'ARS A est une enzyme lysosomiale que l'on trouve dans toutes les cellules, à l'exception des érythrocytes matures, et elle est principalement active dans le foie, le pancréas et les reins, où elle transforme les substances exogènes en esters de sulfate. Lorsque les quantités d'ARS A sont élevées, l'enzyme inverse le processus en catalysant le relâchement de phénylsulfates libres, comme la benzidine et la naphtyline, à partir des esters de sulfate. Des concentrations élevées d'ARS A sont associées aux cancers de la vessie de transition, du côlon et du rectum, à une leucémie myéloïde, à des dyslipoïdoses, à une leucémie et aux mucolipidoses II et III. Une diminution de ces valeurs est associée à une leucodystrophie métachromatique (une dyslypoïdose héréditaire).

Objectifs
• Aider à établir le diagnostic d'un cancer de la vessie, du côlon ou du rectum.
• Aider à établir le diagnostic d'une leucémie myéloïde.
• Aider à établir le diagnostic d'une leucodystrophie métachromatique.

Protocole infirmier
Recueillez un échantillon d'urine de 24 heures. Conservez le récipient de prélèvement au réfrigérateur ou sur de la glace au cours de la période de collecte, et envoyez immédiatement l'échantillon au laboratoire après la fin de cette période. Si la personne a une sonde urinaire à demeure, gardez le sac de prélèvement sur de la glace durant toute la durée du test; changez l'appareil de drainage urinaire continu avant de commencer le prélèvement de l'échantillon.

Valeurs de référence
• *Hommes :* 1,4 à 19,3 U/L.
• *Femmes :* 1,4 à 11 U/L.
• *Enfants :* > 1 U/L.

Signification de résultats anormaux
Une **augmentation** des activités d'ARS A peut être le résultat d'une leucémie myéloïde ou d'un cancer de la vessie, du colon ou du rectum.

Une **diminution** des activités d'ARS A peut être le résultat d'une leucodystrophie métachromatique. Chez les personnes atteintes de cette maladie, les études de l'urine montrent des granules métachromatiques dans le sédiment urinaire.

Interventions infirmières
Avant la période de collecte
• Dites à la personne que ce test mesure une enzyme présente à travers tout l'organisme.
• Avisez-la qu'elle n'a pas à s'abstenir de nourriture solide ou liquide avant le test.
• Dites-lui que le test nécessite un prélèvement d'urine de 24 heures. Si cela est nécessaire, montrez-lui comment recueillir un échantillon de 24 heures.
• Avertissez-la d'éviter la contamination de l'échantillon d'urine par du papier hygiénique ou des selles.
• Si la personne est une femme en période de menstruation, le test peut devoir être reporté, car un nombre accru de cellules épithéliales dans l'urine augmente les activités d'ARS A.
• Une intervention chirurgicale réalisée au cours de la semaine précédant le test peut augmenter les activités d'ARS A.

Pendant la période de collecte
• Le fait de ne pas recueillir toute l'urine au cours de la période du test peut influer sur la précision des résultats.
• La contamination du spécimen d'urine par des selles, du mucus ou du sang ou un entreposage inadéquat de l'échantillon peuvent modifier les résultats du test.

Aspartate aminotransférase sérique

Antérieurement connue comme étant la transaminase glutamique oxaloacétique sérique, l'aspartate aminotransférase (AST) est l'une des deux enzymes qui permettent le transfert de la portion azotée d'un acide aminé à un cétoacide. L'AST se retrouve dans le cytoplasme et les mitochondries de plusieurs types de cellules, principalement dans le foie, le cœur, les muscles squelettiques, les reins et les globules rouges. Elle est relâchée dans le sérum en fonction du dommage cellulaire.

Même s'il existe une étroite corrélation entre l'infarctus du myocarde et un niveau élevé d'AST, la mesure des activités d'AST est parfois considérée comme superflue dans le diagnostic d'un infarctus du myocarde puisqu'elle ne permet pas de faire la différence entre un infarctus du myocarde en phase aiguë et les effets d'une congestion hépatique due à une insuffisance cardiaque.

Objectifs
• Déceler un infarctus du myocarde récent (avec la créatine-kinase et la lactate déshydrogénase).
• Aider à la détection et au diagnostic différentiel d'une maladie hépatique aiguë.
• Contrôler le progrès et le pronostic chez une personne atteinte d'une maladie cardiaque et hépatique.

Protocole infirmier
Procédez à une ponction veineuse et recueillez l'échantillon dans un tube de 7 mL à bouchon rouge. Envoyez-le immédiatement au laboratoire.

Valeurs de référence
Les activités d'AST tels qu'ils sont mesurés par une méthode couramment utilisée varient de 8 à 35 U/L. Les valeurs normales pour les nouveau-nés peuvent atteindre jusqu'à 4 fois celles des adultes.

Signification de résultats anormaux
Selon le moment où l'échantillon initial a été prélevé, l'activité d'AST peut augmenter (indiquant une augmentation de la gravité de la maladie et du dommage tissulaire) ou baisser (indiquant la résolution de la maladie et la réparation tissulaire).

Des *activités très élevées* (plus de 20 fois la normale) peuvent indiquer une hépatite virale aiguë, un traumatisme grave des muscles squelettiques, une chirurgie importante, une lésion hépatique médicamenteuse ou une importante congestion passive du foie.

Des *activités élevées* (10 à 20 fois la normale) peuvent indiquer un infarctus aigu du myocarde, une mononucléose infectieuse grave ou une cirrhose alcoolique. Ces niveaux peuvent aussi survenir au cours de stades prodromiques ou de résolution de conditions qui causent des augmentations très fortes.

Des *activités modérées à élevées* (5 à 10 fois la normale) peuvent indiquer une dystrophie musculaire progressive de type Duchenne, une dermatomyosite ou une hépatite chronique. Ils surviennent aussi au cours des stades prodromiques et de résolution de maladies qui causent des augmentations élevées.

Des *activités faibles à modérées* (2 à 5 fois la normale) peuvent indiquer des tumeurs hépatiques métastatiques, une pancréatite aiguë, une embolie pulmonaire, un syndrome de sevrage alcoolique ou une stéatose hépatique.

Interventions infirmières
Avant le test
• Expliquez au patient que ce test permet de vérifier le fonctionnement du cœur et du foie, qu'il nécessite habituellement trois ponctions veineuses et qu'il n'a pas à s'abstenir de nourriture solide ou liquide avant le test.
• Arrêtez l'usage des médicaments antituberculeux, le chlorpropamide, la codéine, la mépéridine, la méthyldopa, la morphine et la phénazopyridine. Si leur usage doit être maintenu, notez-le sur le relevé de laboratoire. Plusieurs médicaments, connus pour leur action sur le foie, causent des activités élevées d'AST; ceux-ci incluent l'acétaminophène à fortes doses, les agents antituberculeux, le chlorpropamide, le dicumarol, l'érythromycine, la méthyldopa, les opiacés, la pyridoxine, les salicylates, les sulfamidés et la vitamine A.
• Un exercice exigeant et des traumatismes musculaires causés par des injections intramusculaires peuvent augmenter les activités d'AST.
Après chaque prélèvement
• Manipulez l'échantillon avec soin pour éviter l'hémolyse, qui peut modifier les résultats du test.
• Si un hématome apparaît à l'endroit de la ponction veineuse, appliquez des compresses chaudes afin de diminuer l'inconfort.

Audiométrie tonale

Ce test, réalisé à l'aide d'un audiomètre, fournit un relevé des seuils – les niveaux d'intensité les plus faibles – auxquels une personne peut entendre un ensemble de sons transmis par des écouteurs ou un vibreur. Ces sons, appelés sons purs, ont leur énergie concentrée à des fréquences distinctes. On utilise les fréquences de 125 à 8 000 hertz (Hz) pour obtenir les seuils en conduction aérienne et les fréquences de 250 à 4 000 Hz permettent d'obtenir les seuils en conduction osseuse. La comparaison des seuils en conduction aérienne et en conduction osseuse peut révéler une perte auditive de conduction neuro-sensorielle ou mixte, mais n'en indique pas la cause; d'autres tests, audiologiques et vestibulaires, et des radiographies peuvent en fournir l'étiologie. Ce test s'adresse aux enfants et aux adultes qui ont besoin d'une évaluation quantitative de l'audition.

Objectifs

• Déterminer la présence, le type et le degré de perte d'audition, évaluer les capacités de communication et les besoins de réadaptation.

Protocole

Sous écouteurs, la personne entend des sons présentés à différentes intensités. Elle signale chacun des sons perçus, quelle qu'en soit l'intensité. Chacune des oreilles est vérifiée séparément.

Résultats normaux

L'étendue de l'acuité auditive normale est de 0 à 25 dB HL chez les adultes et de 0 à 15 dB HL chez les enfants. Cependant, des résultats normaux n'éliminent pas la possibilité d'une maladie; une infection de l'oreille moyenne ou d'autres maladies peuvent exister sans diminuer la capacité auditive.

Signification de résultats anormaux

La moyenne des sons purs – la moyenne des seuils en conduction aérienne des sons purs obtenue à 500 Hz, 1 000 Hz et 2 000 Hz – détermine le degré de la perte auditive. Lorsque ces trois seuils présentent un écart considérable, la moyenne des deux meilleurs – moyenne de Fletcher – indique le degré de la perte auditive. La relation entre les seuils obtenus par conduction aérienne et par conduction osseuse détermine le type de la perte auditive. Dans le cas de perte neuro-sensorielle, les deux seuils sont diminués; dans le cas de perte de conduction, les seuils aériens sont diminués, mais les seuils osseux sont normaux; dans une perte auditive mixte, les deux seuils sont anormaux, la conduction aérienne étant cependant plus diminuée que la conduction osseuse.

Les différentes moyennes des sons purs réflètent les difficultés auditives suivantes :

• *26 à 40 dB* : difficulté avec la parole faible ou éloigné;

• *41 à 55 dB* : difficulté avec la parole au niveau conversasionnel;

• *56 à 70 dB* : la parole doit être forte;

• *71 à 90 dB:* n'entend que la parole amplifiée;

• *> 90 dB* : n'entend pas la parole amplifiée.

Interventions infirmières

Avant le test

• Expliquez au patient que ce test établit la présence et le degré de perte auditive. Dites-lui qui va réaliser le test et où, et que la durée en est d'environ 20 minutes.

• Reportez le test si la personne a été exposée à des bruits forts (assez forts pour causer de l'acouphène ou pour rendre difficile la communication face à face) au cours des 16 dernières heures.

Au cours du test

• Encouragez la personne à donner son entière collaboration; un manque de collaboration fausse les résultats du test.

• Un bouchon de cérumen ou un canal auditif bloqué peuvent entraîner une perte artificielle de conduction de 30 à 40 dB.

• Une personne qui confond la sensation auditive du signal avec la sensation vibrotactile ou l'acouphène donnera des réponses non valides.

• Des écouteurs brisés ou mal ajustés créent une baisse d'énergie des basses fréquences entraînant des seuils auditifs faussement élevés.

• Un audiomètre non calibré, un bruit de fond ou des indices données par l'examinateur peuvent invalider les résultats du test.

Après le test

• Si les résultats du test ne sont pas fiables ou sont invalidés en raison du phénomène de la controlatéralisation, dirigez la personne vers un(e) audiologiste.

Barbituriques sériques

Cette analyse quantitative mesure les concentrations sériques de barbituriques. Les barbituriques, qui sont la cause la plus fréquente de comas médicamenteux, sont classifiés selon la durée de leur action : à action prolongée (méthylphénobarbital, phénobarbital); à action courte à moyenne (amobarbital, pentobarbital et sécobarbital); et à action très courte (thiamylal, hexobarbital et thiopental).

La méthode de laboratoire appropriée pour mesurer les concentrations sériques de barbituriques peut varier avec la nature de la drogue. Par exemple, les barbituriques à action prolongée nécessitent la chromatographie en phase gazeuse; les barbituriques à action courte à moyenne nécessitent une technique immuno-sérologique.

Même si, habituellement, les concentrations sériques sont en corrélation avec la condition clinique d'une personne, plusieurs facteurs peuvent influer sur eux (y compris la voie d'administration, le degré d'excitabilité du système nerveux central et le seuil individuel de tolérance aux barbituriques). Les enfants, les personnes âgées et les personnes souffrant d'une douleur aiguë peuvent répondre aux barbituriques par de l'excitation, de l'agitation, de l'hyperactivité ou du délire.

Objectifs
• Vérifier la tolérance aux barbituriques appréhendée d'après le dossier ou d'après l'apparition de symptômes de toxicité.
• Vérifier les concentrations thérapeutiques des barbituriques.
• Confirmer la présence de barbituriques à des fins médico-légales.

Protocole infirmier
Procédez à une ponction veineuse et recueillez l'échantillon dans un tube de 7 mL à bouchon rouge. Envoyez immédiatement l'échantillon au laboratoire ou réfrigérez-le.

Résultats normaux
Habituellement, les barbituriques à action courte produisent des effets thérapeutiques et toxiques à des concentrations moindres que les barbituriques à action prolongée. Un niveau de toxicité grave résulte habituellement de l'ingestion d'environ 10 fois la dose hypnotique habituelle.

Signification de résultats anormaux
Alors que le seuil de tolérance aux effets sédatifs et intoxicants peut varier considérablement, la dose létale n'est pas beaucoup plus grande chez les toxicomanes que chez les autres personnes. La dépendance physique peut se produire avec l'utilisation à long terme et représente une inquiétude au moment du retrait de la drogue.

Après usage intraveineux, la toxicité varie selon la susceptibilité à la dépression respiratoire et à l'apnée. L'usage intraveineux requiert des précautions visant à assurer la ventilation pulmonaire.

Interventions infirmières
Avant le test
• Expliquez à la personne que ce test détermine la concentration de barbituriques dans l'organisme et qu'il nécessite un échantillon de sang. Dites-lui qui va procéder à la ponction veineuse et quand. Dites-lui qu'elle ne va ressentir qu'un léger inconfort à cause de l'aiguille lors de la ponction et de la pression du garrot.
• Si le test est réalisé à des fins médico-légales, assurez-vous que la personne ou un membre responsable de la famille a signé une formule de consentement. Obtenez un dossier détaillé récent de l'utilisation des drogues.
• Vérifiez l'utilisation de drogues qui pourraient modifier les résultats du test. Les salicylates et les sulfamidés peuvent interférer. L'ingestion d'alcool, le disulfirame et les inhibiteurs de la monoamine-oxydase peuvent augmenter les concentrations sanguines de barbituriques; la rifampicine peut les diminuer. La primidone peut augmenter les concentrations sanguines de phénobarbital.
◆ *Mise en garde.* L'utilisation simultanée de barbituriques et d'autres dépresseurs du système nerveux central cause des effets calmants additifs.

Après le prélèvement
• Manipulez l'échantillon avec soin pour éviter l'hémolyse, qui peut modifier les résultats du test.
• Si un hématome apparaît à l'endroit de la ponction veineuse, appliquez des compresses chaudes afin de diminuer l'inconfort.

Bilan ionique

Le bilan ionique reflète l'équilibre sérique anion-cation et permet principalement de distinguer les types d'acidose métabolique sans mesurer tous les électrolytes sériques.

Dans ce test, on utilise les concentrations sériques des électrolytes les plus abondantes – sodium (Na^+), chlorure (Cl^-) et bicarbonate (HCO_3^-) – pour un calcul rapide basé sur un principe physique simple : les concentrations totales de cations et d'anions sont normalement égales, dans le sang comme dans tout soluté, maintenant ainsi la neutralité électrique du sérum.

Le sodium compte pour plus de 90 % des cations en circulation; le chlorure et le bicarbonate ensemble comptent pour 85 % des anions d'équilibration; le bilan entre les concentrations de cations et d'anions mesurées représente donc les anions non mesurés (le sulfate, les phosphates, les acides organiques comme les corps cétoniques et l'acide lactique, et les protéines). Des quantités accrues de ces anions indiquent une acidose.

Objectifs
• Distinguer les types d'acidose métabolique.
• Contrôler le fonctionnement du rein et l'alimentation parentérale totale intraveineuse.

Protocole infirmier
Procédez à une ponction veineuse et recueillez l'échantillon dans un tube de 7 mL à bouchon rouge.

Valeurs de référence
Le bilan ionique varie de 8 à 14 mmol/L.

Signification de résultats anormaux
Un bilan ionique normal n'écarte pas les acidoses métaboliques. Lorsque l'acidose est le résultat d'une perte de bicarbonate dans l'urine ou dans les autres liquides corporels, la réabsorption rénale de sodium provoque la rétention de chlorure et le bilan ionique demeure inchangé. Ainsi l'acidose métabolique résultant d'un niveau excessif de chlorure est connue comme une acidose à bilan ionique normal.

Quand l'acidose résulte d'une accumulation d'acide d'origine métabolique, le bilan ionique s'accroît avec l'augmentation des anions non mesurés. Cela est connu comme étant une acidose à bilan ionique élevé.

Un bilan ionique diminué peut survenir lors d'une hypermagnésémie et d'une paraprotéinémie.

Interventions infirmières

Avant le test
• Expliquez à la personne que ce test permet de déterminer la cause d'une acidose. Dites-lui qu'il nécessite un échantillon de sang et qu'elle n'a pas à s'abstenir de nourriture solide ou liquide.
• Suspendez l'usage des médicaments qui peuvent influer sur les concentrations sériques de sodium, de bicarbonate ou de chlorure. Si l'usage de tels médicaments doit être maintenu, notez-le sur le relevé de laboratoire.

Les médicaments qui abaissent le sodium sérique (en diminuant possiblement le bilan ionique) incluent le chlorpropamide, les diurétiques, le lithium et la vasopressine. Les médicaments qui augmentent le sodium sérique (en augmentant possiblement le bilan ionique) comprennent les antihypertensifs et les corticostéroïdes.

Les substances qui abaissent le bicarbonate sérique (en augmentant possiblement le bilan ionique) incluent l'acétazolamide, le chlorure d'ammonium, le dimercaprol, l'éthylène glycol, la méthicilline, l'alcool méthylique, la paraldéhyde et les salicylates. Les médicaments qui augmentent le bicarbonate sérique (en abaissant possiblement le bilan ionique) incluent l'hormone adrénocorticotrope, la cortisone, les diurétiques mercuriels ou chlorthiazidiques, et une ingestion excessive d'alcalis ou de réglisse.

Les médicaments qui augmentent le chlorure sérique (en abaissant possiblement le bilan ionique) incluent le chlorure d'ammonium, l'acide borique, la cholestyramine, l'oxyphenbutazone, la phénylbutazone et une administration intraveineuse excessive de chlorure de sodium. Les médicaments qui abaissent le chlorure sérique (en augmentant possiblement le bilan ionique) incluent les bicarbonates, l'acide étacrynique, le furosémide, les thiazides ou une perfusion intraveineuse prolongée de dextrose 5 % dans l'eau.
• L'absorption d'iode à partir de pansements à la polyvidone-iodée ou une utilisation excessive d'antiacides contenant du magnésium peuvent causer un bilan ionique bas.

Après le prélèvement
• Manipulez l'échantillon avec soin pour éviter l'hémolyse, qui peut modifier les résultats du test.
• Si un hématome apparaît à l'endroit de la ponction veineuse, appliquez des compresses chaudes afin de diminuer l'inconfort.

Bilirubine sérique

Ce test mesure les concentrations sériques de bilirubine, le pigment principal de la bile et le produit majeur du catabolisme de l'hémoglobine. Après avoir été formée dans les cellules réticulo-endothéliales, la bilirubine est liée à l'albumine et transportée dans le foie, où elle est conjuguée à l'acide glucuronique pour former le monoglucuronide et le diglucuronide de bilirubine, des composés qui sont alors excrétés dans la bile. La mesure de la bilirubine non conjuguée (indirecte ou préhépatique) et de la bilirubine conjuguée (directe ou posthépatique) peut aider à l'évaluation des fonctions hépato-biliaires et érythropoïétiques. Chez les nouveau-nés, une forte quantité de bilirubine non conjuguée peut s'accumuler dans le cerveau et provoquer un dommage tissulaire irréparable.

Objectifs
- Évaluer le fonctionnement du foie.
- Aider au diagnostic différentiel de la jaunisse et en contrôler la progression.
- Aider au diagnostic d'une obstruction biliaire et d'une anémie hémolytique.
- Établir si un nouveau-né a besoin d'une exsanguino-transfusion ou d'une photothérapie à cause des concentrations dangereusement élevées de bilirubine non conjuguée.

Protocole infirmier
Pour un adulte, procédez à une ponction veineuse et recueillez l'échantillon dans un tube de 7 mL à bouchon rouge. Pour un nouveau-né, procédez à une prise de sang au talon et remplissez le tube capillaire de sang jusqu'au niveau exigé. Protégez l'échantillon de la lumière forte du soleil et de la lumière ultraviolette; la bilirubine se dégrade lorsqu'elle est exposée à la lumière. Envoyez immédiatement l'échantillon au laboratoire.

Valeurs de référence
Normalement, chez un adulte, la mesure de la bilirubine sérique non conjuguée est de 18 μmol/L ou moins, alors que la mesure de la bilirubine sérique conjuguée est inférieure à 8 μmol/L. La bilirubine sérique totale, chez les nouveau-nés, varie de 17 à 205 μmol/L.

Signification de résultats anormaux
Des concentrations sériques élevées de bilirubine non conjuguée indiquent une hémolyse, une anémie hémolytique ou pernicieuse ou une hémorragie, un dérèglement hépato-cellulaire

ou une immaturité hépatique néonatale. Des concentrations élevées de bilirubine conjuguée indiquent habituellement une obstruction biliaire qui peut être intra-hépatique ou extra-hépatique, ou encore le résultat d'une maladie des canaux biliaires. Si l'obstruction biliaire se poursuit, la bilirubine conjuguée et la bilirubine non conjuguée peuvent augmenter à cause d'un dommage hépatique.

Dans les cas graves de dommage hépatique chronique, les concentrations de bilirubine conjuguée peuvent revenir à des niveaux normaux ou presque normaux, mais les concentrations élevées de bilirubine non conjuguée se maintiennent. Chez les nouveau-nés, des concentrations totales de bilirubine équivalant ou supérieures à 340 μmol/L indiquent le besoin d'une exsanguino-transfusion.

Interventions infirmières
Avant le test
- Expliquez que ce test évalue le fonctionnement du foie et l'état des globules rouges. Mentionnez qu'il nécessite un échantillon de sang. Dites aux parents d'un nouveau-né qu'une petite quantité de sang sera prélevée du talon de l'enfant. Dites à un adulte qu'il n'a pas besoin de s'abstenir de nourriture liquide, mais qu'il devrait s'abstenir de nourriture solide durant les 4 heures précédant le test. (Cela n'est pas nécessaire pour un nouveau-né.)
- Vérifiez l'utilisation des médicaments connus pour leur action sur les concentrations de bilirubine et, si possible, arrêtez-en l'usage durant les 24 heures précédant le test. L'allopurinol, les antibiotiques, les agents anticancéreux, les barbituriques, la caféine, les stéroïdes, les sulfamidés, les sulfonylurées, le propylthiouracil, la théophylline, l'indométacine et toutes les drogues hépato-toxiques peuvent augmenter les concentrations de bilirubine. Une exposition à la lumière du soleil ou à la lumière ultraviolette peut en diminuer les concentrations.

Après le prélèvement
- Manipulez l'échantillon avec soin pour éviter l'hémolyse, qui peut modifier les résultats du test.
- Si un hématome apparaît à l'endroit de la ponction veineuse, appliquez des compresses chaudes afin de diminuer l'inconfort.

Bilirubine urinaire

Ce test de dépistage, basé sur une réaction de couleur avec un réactif spécifique, permet de détecter les concentrations urinaires anormalement élevées de bilirubine conjuguée (directe). La présence de bilirubine dans l'urine peut indiquer une maladie hépatique causée par des infections, une maladie biliaire ou une hépatotoxicité.

Lorsqu'il est associé aux mesures d'urobilinogène, ce test permet d'identifier des dérèglements qui peuvent causer une jaunisse. Cette analyse peut être réalisée au chevet du patient, en utilisant une bande de papier réactif pour la bilirubine, ou au laboratoire. Des tests spectrophotométriques hautement sensibles peuvent être nécessaires pour mettre en évidence des quantités minimes de bilirubine urinaire que le test de dépistage ne détecte pas.

Objectif
• Aider à définir la cause d'une jaunisse.

Protocole infirmier
Prélevez un échantillon d'urine au hasard dans un contenant fourni à cette fin. Pour l'analyse au chevet, utilisez l'un des protocoles suivants :

A) Plongez le papier réactif dans l'échantillon et retirez-le immédiatement. Après 20 secondes, comparez la couleur du papier avec les standards de couleur sous un éclairage adéquat. Notez les résultats du test au dossier de la personne.

B) Le second protocole est plus facile à lire et plus sensible que le premier protocole du papier réactif. Placez cinq gouttes d'urine sur la natte d'Absetos-cellulose. S'il y a de la bilirubine, elle sera absorbée dans la natte. Placez ensuite une pastille de réactif sur la région humide de la natte et ajoutez 2 gouttes d'eau sur la pastille. S'il y a de la bilirubine, une coloration bleue à pourpre apparaîtra sur la natte. La présence de couleur rose ou rouge indique l'absence de bilirubine, donc un test négatif.

Pour les deux techniques, n'utilisez que de l'urine fraîchement éliminée. La bilirubine se désintègre après une exposition de 30 minutes à la température de la pièce ou à la lumière. Si le spécimen doit être analysé au laboratoire, envoyez-le immédiatement et notez le moment du prélèvement.

Résultats normaux
Normalement, on ne trouve pas de bilirubine dans l'urine au cours d'un test routinier de dépistage.

Signification de résultats anormaux
Des concentrations élevées de bilirubine conjuguée (directe) dans l'urine peuvent être évidentes d'après l'apparence de l'échantillon (foncé, avec une mousse jaune). Cependant, pour établir le diagnostic d'une jaunisse, la présence ou l'absence de bilirubine conjuguée dans l'urine doivent être en corrélation avec les résultats du test sérique et avec les concentrations d'urobilinogène urinaires et fécaux.

Interventions infirmières
Avant le test
• Expliquez à la personne que ce test permet de déterminer la cause d'une jaunisse. Informez-la qu'elle n'a pas à s'abstenir de nourriture solide ou liquide. Dites-lui que le test nécessite un échantillon d'urine pris au hasard et signalez-lui si l'échantillon doit être analysé au chevet ou au laboratoire. L'analyse au chevet peut être réalisée immédiatement; l'analyse de laboratoire est exécutée en une journée.

• Vérifiez au dossier de la personne s'il y a utilisation de dérivés de phénazopyridine et de phénothiazine qui peuvent causer des résultats faussement positifs.

Au cours du test
• Les tests au papier réactif, tels Chemstrip ou Multistix, sont soumis à l'action de quantités d'acide ascorbique et de nitrite qui peuvent diminuer les concentrations de bilirubine et causer des résultats faussement négatifs.

• L'exposition de l'échantillon à la température de la pièce ou à la lumière peut provoquer la dégradation de la bilirubine et en diminuer les concentrations urinaires.

Bilirubine, test de densité optique

En mesurant la concentration de bilirubine dans le liquide amniotique, ce test vérifie la possibilité d'une érythroblastose fœtale (aussi connue sous le nom de maladie hémolytique du nouveau-né). Habituellement consécutive à une incompatibilité entre les groupes sanguins maternel et fœtal, l'érythroblastose fœtale est caractérisée par la destruction accélérée des érythrocytes du fœtus, destruction qui libère la bilirubine et conduit à d'autres anomalies graves comme des dommages au cerveau chez le fœtus.

Normalement, le foie conjugue et excrète la bilirubine. Cependant, si le foie du fœtus est immature ou déréglé, la bilirubine peut continuer à circuler librement dans le liquide amniotique. Au cours de la maturation du foie, les concentrations de bilirubine vont baisser (cela donne une indication de maturité fœtale). Si le foie est déréglé, les concentrations de bilirubine peuvent augmenter, ce qui suggère ainsi le développement d'une érythroblastose fœtale.

Même s'il est possible, dès la douzième semaine de gestation, de déceler la bilirubine dans le liquide amniotique, ce dosage n'est habituellement réalisé qu'après la vingtième semaine de gestation. Généralement, les concentrations de bilirubine atteignent leur sommet entre la seizième et la trentième semaine.

Objectif

• Déceler l'augmentation des concentrations de bilirubine lorsque le fœtus risque une érythroblastose fœtale.

Protocole

Lorsque l'amniocentèse est réalisée, de 5 à 10 mL de liquide amniotique sont placés dans un contenant opaque et envoyés immédiatement au laboratoire; notez le nombre de semaines de la grossesse. Afin de suivre l'évolution des concentrations de bilirubine, on doit obtenir des échantillons sériés, habituellement à des intervalles d'une semaine. Les échantillons peuvent être envoyés par courrier postal à un laboratoire s'ils sont stériles, centrifugés ou filtrés, et placés dans des contenants opaques.

Signification de résultats anormaux

Des concentrations de bilirubine dans la zone 1 (zone faible) indiquent que le fœtus est affecté par l'érythroblastose fœtale, mais qu'il n'est pas en danger. Des concentrations situées dans la zone 2 (zone moyenne) indiquent que le fœtus est modérément affecté et qu'il peut être en danger; des échantillons sériés seront nécessaires pour suivre son évolution. Des concentrations dans la zone 3 (zone élevée) indiquent une mort fœtale imminente.

Interventions infirmières

Avant le test

• Expliquez à la patiente que ce test permet de détecter une érythroblastose fœtale. Décrivez-lui la marche à suivre et dites-lui qu'elle n'a pas besoin de s'abstenir de nourriture solide ou liquide. Expliquez-lui que l'injection d'un anesthésique local peut causer une brève sensation de piqûre.

• Assurez-vous que la patiente ou un membre responsable de la famille a signé une formule de consentement.

• Demandez à la patiente d'uriner immédiatement avant le test afin de minimiser le risque de ponctionner la vessie et d'aspirer de l'urine.

Au cours du test

• Dites à la personne de garder ses mains derrière sa tête pour éviter un contact accidentel avec la région stérilisée.

• Souvenez-vous que le fait de ne pas placer l'échantillon dans le contenant approprié peut donner des concentrations anormalement basses de bilirubine. Souvenez-vous aussi que la présence de sang dans l'échantillon peut modifier les résultats du test.

Après le test

• Prenez le rythme cardiaque du fœtus et surveillez les signes vitaux de la mère toutes les 15 minutes durant au moins 30 minutes.

• Si la personne se sent faible, qu'elle ressent une envie de vomir ou qu'elle transpire abondamment, placez-la sur son côté gauche pour contrebalancer la pression utérine sur la veine cave.

◆ **Mise en garde.** Avant de laisser partir la patiente, recommandez-lui d'avertir immédiatement son médecin si elle a des crampes ou une douleur abdominale, des frissons, de la fièvre, des saignements vaginaux, une perte vaginale de liquide séreux, si elle ressent de l'hyperactivité fœtale ou une léthargie inhabituelle du fœtus.

• Si cela est nécessaire, le traitement pour des concentrations élevées de bilirubine fœtale peut commencer in utero.

Biopsie de la glande thyroïde

Ce test est recommandé pour les personnes qui ont une hypertrophie de la thyroïde ou des nodules, des difficultés de respiration et de déglutition, une paralysie des cordes vocales, une perte de poids, de l'hémoptysie et une sensation de réplétion dans le cou. La biopsie de la thyroïde est le plus souvent réalisée lorsque les tests non envahissants, comme l'ultrasonographie et la scintigraphie, sont anormaux ou non concluants. Les concentrations sériques de triiodothyronine et de thyroxine peuvent se situer à l'intérieur des limites normales.

Le tissu de la thyroïde peut être prélevé à l'aide d'une aiguille creuse sous anesthésie locale ou par une biopsie ouverte (chirurgicale) sous anesthésie générale.

Objectifs
• Différencier une maladie thyroïdienne bénigne d'une maladie thyroïdienne maligne.
• Diagnostiquer des maladies thyroïdiennes, comme une thyroïdite chronique de Hashimoto, une hyperthyroïdie, un goitre nodulaire simple et une thyroïdite granulomateuse subaiguë.

Protocole
Placez la personne sur le dos avec un oreiller sous les omoplates. Préparez la peau à l'endroit de la biopsie. Demandez à la personne de ne pas avaler au moment où l'examinateur injecte l'anesthésique local. Lorsque l'échantillon est prélevé, placez-le dans le formaldéhyde parce que la dégradation cellulaire commence immédiatement après l'excision. Exercez une pression à l'endroit de la biopsie pour arrêter le saignement. Si le saignement continue pendant plus de quelques minutes, maintenez la pression à cet endroit durant 15 minutes additionnelles. Appliquez un bandage adhésif.

Résultats normaux
Le tissu normal montre des réseaux fibreux qui divisent la glande en pseudo-lobules qui comportent des vésicules et des capillaires. Un épithélium cubique tapisse les parois des vésicules.

Signification de résultats anormaux
Les tumeurs malignes sont des nodules bien encapsulés et solitaires à structure uniforme mais anormale. Comme les cancers de la thyroïde sont généralement multicentriques et petits, un rapport histologique négatif n'écarte pas la présence d'un cancer. Le carcinome des vésicules, une forme rare de cancer, ressemble étroitement aux cellules normales. Les tumeurs bénignes (comme le goitre nodulaire simple) présentent de l'hypertrophie, de l'hyperplasie et de l'hypervascularisation. Des modèles différents caractérisent la thyroïdite chronique de Hashimoto, l'hyperthyroïdie et la thyroïdite granulomateuse subaiguë.

Interventions infirmières
Avant le test
• Expliquez au patient que ce test permet l'examen microscopique d'un échantillon de tissu thyroïdien. Dites-lui qu'il va recevoir un anesthésique local pour minimiser la douleur, mais expliquez-lui qu'il peut ressentir de la pression au moment où le spécimen sera prélevé. Avisez-le qu'il peut avoir un mal de gorge le lendemain du test.
• Assurez-vous que le patient ou un membre représentatif de la famille a signé une formule de consentement.
• Vérifiez l'hypersensibilité aux anesthésiques ou aux analgésiques.
• Les études de coagulation devraient toujours précéder une biopsie de la glande thyroïde.
• Tel qu'il est prescrit, administrez un sédatif 15 minutes avant la biopsie.

Au cours du test
• Le fait de ne pas placer immédiatement l'échantillon dans le formaldéhyde peut empêcher la détermination précise des résultats du test.

Après le test
• Pour son propre confort, placez la personne en position semi-Fowler. Suggérez-lui de placer ses deux mains derrière son cou comme support au moment de se lever; cela va éviter un effort indu à l'endroit de la biopsie.
• Gardez l'endroit de la biopsie propre et sec.
◆ **Mise en garde.** Vérifiez les signes de saignement, de sensibilité ou de rougeur à l'endroit de la biopsie. Surveillez les difficultés respiratoires causées par un œdème ou un hématome avec l'affaissement de la trachée qui peut en résulter. Vérifiez aussi à l'arrière du cou de la personne et sur son oreiller le saignement toutes les heures durant 8 heures. Signalez immédiatement tout saignement.

Biopsie de la membrane synoviale

Ce test comporte une excision par aspiration à l'aiguille et l'examen histologique d'un échantillon de tissu de l'épithélium mince tapissant la capsule d'une diarthrose. Dans le cas d'une grosse articulation, comme le genou, une arthroscopie préliminaire peut aider à choisir l'endroit de la biopsie. Une biopsie de la membrane synoviale est réalisée lorsque l'analyse du liquide synovial – un liquide lubrifiant visqueux contenu à l'intérieur de la membrane synoviale – ne permet pas le diagnostic ou lorsque le liquide est lui-même absent.

Objectifs
• Diagnostiquer la goutte, la pseudo-goutte, les infections, les lésions bactériennes et les infections granulomateuses.
• Aider au diagnostic de l'arthrite rhumatoïde, du lupus érythémateux aigu disséminé ou du syndrome de Fiessinger-Leroy-Reiter, et contrôler une maladie articulaire.

Protocole
Placez la personne en position adéquate, nettoyez l'endroit de la biopsie et recouvrez la région de champs stériles. Après que l'échantillon a été prélevé, placez-le dans un contenant stérile correctement étiqueté ou dans un flacon à échantillons contenant de l'alcool éthylique absolu tel qu'il est indiqué. Envoyez immédiatement le contenant renfermant de l'alcool éthylique absolu au laboratoire d'histologie. Envoyez le contenant stérile au laboratoire de microbiologie.

Résultats normaux
La membrane synoviale contient des cellules qui sont identiques à celles qu'on trouve dans un autre tissu conjonctif. La surface de la membrane est relativement lisse, à l'exception de villosités, de replis et de coussinets graisseux qui font saillie dans la cavité articulaire. Le tissu membranaire produit le liquide synovial et comporte un réseau capillaire, des vaisseaux lymphatiques et quelques fibres nerveuses. Une maladie de la membrane synoviale modifie aussi la composition cellulaire du liquide synovial.

Signification de résultats anormaux
L'examen histologique du tissu synovial peut permettre le diagnostic d'une amyloïdose, d'une coccidioïdomycose, de la goutte, d'une hémochromatose, d'une synovite villo-nodulaire pigmentaire, de la pseudo-goutte, d'une sarcoïdose, d'un cancer de la synovie (rare), de tumeurs de la synovie ou de la tuberculose. Un tel examen peut aussi contribuer au diagnostic du syndrome de Fiessinger-Leroy-Reiter, de la polyarthrite rhumatoïde et du lupus érythémateux aigu disséminé.

Interventions infirmières

Avant le test
• Expliquez à la personne que ce test fournit un échantillon de tissu de la membrane qui tapisse l'articulation atteinte. Dites-lui qu'elle n'a pas à s'abstenir de nourriture solide ou liquide. Dites-lui aussi qu'elle peut ressentir une douleur passagère lorsque l'aiguille pénétrera dans l'articulation. Informez-la du fait que les complications sont rares, mais qu'il peut y avoir de l'infection et du saignement dans l'articulation.
• Assurez-vous que la personne ou un membre responsable de la famille a signé une formule de consentement. Vérifiez l'hypersensibilité à l'anesthésique local.
• Indiquez à la personne quelle articulation a été choisie pour cette biopsie. Administrez un sédatif, si cela est prescrit, pour l'aider à se détendre.

Au cours du test
• Le défaut d'obtenir plusieurs échantillons, d'obtenir ces échantillons d'un endroit éloigné du point d'infiltration de l'anesthésique, de conserver les spécimens dans la solution appropriée et d'envoyer immédiatement l'échantillon au laboratoire peut influencer la détermination précise des résultats du test.

Après le test
• Vérifiez les signes d'hémorragie dans l'articulation (enflure et sensibilité) toutes les heures durant 4 heures et toutes les 4 heures durant 12 heures.
• Administrez une médication, tel qu'il est prescrit, si la personne ressent de la douleur à l'endroit de la biopsie.
• Recommandez à la personne de laisser au repos l'articulation durant une journée avant de reprendre ses activités normales.

Biopsie de la moelle osseuse

La moelle osseuse, tissu mou contenu dans les canaux médullaires de l'os long et dans les interstices de l'os spongieux, peut être retirée grâce à une biopsie par aspiration ou à une ponction-biopsie à l'aiguille sous anesthésie locale. Dans la biopsie par aspiration, un échantillon de liquide dans lequel de petits fragments de moelle sont en suspension est retiré de la moelle osseuse. Dans la biopsie à l'aiguille, un échantillon du cœur de la moelle – des cellules et non du liquide – est retiré. Comme la moelle osseuse est le site par excellence de l'hématopoïèse, l'examen histologique et hématologique de son contenu fournit une information diagnostique fiable sur les maladies sanguines.

Objectifs
• Diagnostiquer une thrombocytopénie, des leucémies, des granulomes et des anémies aplasique, hypoplasique et pernicieuse.
• Diagnostiquer des tumeurs primaires et métastatiques.
• Déterminer la cause d'une infection.
• Aider au classement du stade clinique d'une maladie, comme la maladie de Hodgkin.
• Évaluer l'efficacité d'une chimiothérapie et aider à contrôler une myélodépression.

Protocole
La biopsie se fait entièrement sous le contrôle de l'hématologiste; elle implique une ponction de la moelle sternale à l'aide d'une aiguille.

Résultats normaux
Normalement, la moelle jaune contient des cellules adipeuses et du tissu conjonctif; la moelle rouge contient des cellules hématopoïétiques, des cellules adipeuses et du tissu conjonctif. De plus, des colorants spéciaux qui détectent les dérèglements hématologiques donnent les résultats normaux suivants :
• *Coloration du fer :* mesure l'hémosidérine (forme de réserve du fer) et a un niveau de +2.
• *Coloration au noir de Soudan B :* montre les granulocytes et est négative.
• *Coloration à l'acide periodique-Schiff :* détecte les réactions glycogéniques et est négative.

Signification de résultats anormaux
L'examen histologique de l'échantillon permet de détecter une myélofibrose, des granulomes, un lymphome ou un cancer. L'analyse hématologique, incluant la formule leucocytaire et le rapport entre les éléments de la série myéloïde et ceux de la série érythrocytaire, peut détecter une large gamme de dérèglements.

Dans la *coloration du fer*, une diminution des niveaux d'hémosidérine peut indiquer une déficience réelle en fer. Une augmentation des niveaux peut accompagner d'autres types d'anémies ou de dérèglements sanguins. Une *coloration positive au noir de Soudan B* peut établir la différence entre une leucémie aiguë granuleuse et une leucémie aiguë lymphoblastique (coloration négative), ou peut indiquer la présence d'une granulation dans les myéloblastes. Une *coloration positive à l'acide periodique-Schiff* peut indiquer une leucémie lymphoblastique aiguë ou chronique, une amyloïdose, une mononucléose infectieuse, une anémie par carence en fer, des lymphomes, une anémie sidéroblastique ou une thalassémie.

Interventions infirmières
Avant le test
• Décrivez à la personne le protocole. Expliquez que ce test permet l'examen microscopique d'un échantillon de la moelle osseuse. Dites-lui qu'il est possible que l'on ait besoin de plus d'un spécimen et qu'un échantillon de sang sera prélevé. Elle n'a pas besoin de s'abstenir de nourriture solide ou liquide.
• Assurez-vous que la personne ou un membre responsable de la famille a signé une formule de consentement.
• Vérifiez l'hypersensibilité à l'anesthésique local. Informez-la que, malgré l'utilisation de l'anesthésique, elle va quand même sentir de la pression au moment de l'introduction de l'aiguille et une douleur passagère au moment de l'aspiration de la moelle. Comme il se doit, administrez un sédatif 1 heure avant le test.

Au cours du test
• Placez la personne en position et dites-lui de demeurer aussi immobile que possible. Réconfortez-la pendant la biopsie : décrivez-lui ce que l'on fait, si cela semble l'aider, et répondez à toutes ses questions. Envoyez immédiatement le spécimen ou les lames au laboratoire.

Après le test
• Vérifiez le saignement et l'inflammation. Observez les signes d'hémorragie et d'infection, comme une fréquence rapide du pouls, une pression sanguine basse et de la fièvre.

Biopsie de la peau

Une biopsie de la peau est le prélèvement d'un petit morceau de tissu, sous anesthésie locale, à partir d'une lésion soupçonnée d'être cancéreuse ou d'autres dermatoses. Le prélèvement d'un échantillon pour examen histologique peut être assuré par l'une de ces trois techniques : la biopsie par rasage, la biopsie à l'emporte-pièce et la biopsie par excision.

Une biopsie par rasage coupe la lésion au-dessus de la ligne de peau et, parce qu'elle laisse les couches inférieures du derme intactes, elle permet une biopsie ultérieure à cet endroit. Une biopsie à l'emporte-pièce prélève un noyau ovale du centre de la lésion. Une biopsie par excision, le protocole de choix, prélève la lésion en entier et elle est recommandée pour les lésions à expansion rapide, pour les lésions sclérotiques, bulleuses ou atrophiques et pour l'examen de la périphérie d'une lésion et de la peau normale qui l'entoure.

Les lésions soupçonnées d'être malignes ont habituellement subi un changement de couleur, de dimension ou d'apparence, ou n'ont pas guéri correctement après une blessure. Comme les lésions pleinement développées fournissent une meilleure information pour un diagnostic que celles qui sont au début de leur développement ou en période de résolution, on devrait choisir les lésions pleinement développées pour une biopsie lorsque cela est possible. Si la peau montre des lésions de différentes dimensions, la biopsie devrait viser les plus matures.

Objectifs

• Fournir un diagnostic différentiel entre un carcinome basocellulaire, un épithélioma malpighien spinocellulaire de la peau, un mélanome malin et des excroissances bénignes.

• Diagnostiquer une infection bactérienne ou fongique chronique.

Protocole infirmier

Installez la personne confortablement et nettoyez l'endroit de la biopsie. Après que l'échantillon de tissu a été prélevé, placez-le immédiatement dans un flacon correctement étiqueté et contenant une solution de formaldéhyde à 10 % ou dans un contenant stérile, si cela est indiqué. Envoyez immédiatement le spécimen au laboratoire.

Résultats normaux

La peau normale est constituée d'épithélium pavimenteux (épiderme) et de tissu conjonctif fibreux (derme).

Signification de résultats anormaux

L'examen histologique de l'échantillon de tissu peut mettre en évidence une lésion bénigne ou maligne. Les tumeurs malignes comprennent le carcinome basocellulaire, l'épithélioma malpighien spinocellulaire de la peau et le mélanome malin. Les excroissances bénignes comportent les kystes, les kératoses séborrhéiques, les verrues, les nævi pigmentaires (grains de beauté), les chéloïdes, les dermatofibromes et les neurofibromes multiples. Les cultures permettent de déceler les infections bactériennes et fongiques chroniques, dans lesquelles la flore est relativement clairsemée.

Interventions infirmières

Avant le test

• Décrivez le protocole à la personne. Dites-lui qu'elle n'a pas à s'abstenir de nourriture solide ou liquide.

• Assurez-vous que la personne ou un membre responsable de la famille a signé une formule de consentement. Vérifiez l'hypersensibilité à l'anesthésique local.

Au cours du test

• Un choix incorrect du site de la biopsie peut influer sur la fiabilité des résultats du test.

• Le fait de ne pas utiliser le fixateur approprié ou de ne pas utiliser un contenant stérile quand cela est indiqué peut modifier les résultats du test.

Après le test

• Vérifiez le saignement à l'endroit de la biopsie. Si la personne ressent de la douleur, administrez un analgésique tel qu'il est prescrit.

• Si la personne a des sutures, avisez-la d'en garder l'endroit aussi propre et sec que possible. Dites-lui que les points de suture au visage seront enlevés dans 3 à 5 jours et les points de suture au tronc dans 7 à 14 jours. Si la personne a des rubans adhésifs, dites-lui de les laisser en place durant 14 à 21 jours.

Biopsie de la plèvre

Dans ce test, un échantillon de tissu pleural (qui entoure les poumons et tapisse la cavité thoracique) est prélevé grâce à une biopsie par aspiration ou à une biopsie ouverte pour examen histologique. Même si la biopsie par aspiration peut avoir un intérêt en soi, cette intervention suit généralement une thoracocentèse dans laquelle du liquide pleural en excès est aspiré et analysé. La biopsie ouverte (chirurgicale) permet une visualisation directe de la plèvre et du poumon sous-jacent; généralement, elle est choisie pour les cas où il n'y a pas d'épanchement pleural.

Objectifs
- Différencier une maladie bénigne d'une maladie maligne.
- Établir le diagnostic d'une maladie virale, fongique, parasitaire ou du collagène vasculaire de la plèvre.

Protocole
Pour une biopsie par aspiration, faites asseoir le patient sur le côté du lit, les pieds posés sur un tabouret, les bras et la partie supérieure du corps inclinés vers l'avant et appuyés sur une table. Demandez-lui de garder cette position et de demeurer immobile. Après avoir préparé la peau, le médecin va administrer un anesthésique local et insérer une aiguille de Vim-Silverman ou une aiguille de Cope à travers l'espace intercostal approprié et jusque dans la plèvre pour procéder à la biopsie. Les deux types d'aiguille font appel à une enveloppe extérieure à travers laquelle un appareil tranchant peut être dirigé pour recueillir l'échantillon.

Après le prélèvement de l'échantillon, placez-le immédiatement dans une bouteille étiquetée contenant une préparation tamponnée et neutre de formaldéhyde à 10 % et envoyez-le au laboratoire. Nettoyez la peau autour de l'endroit de la biopsie et appliquez un bandage adhésif.

Résultats normaux
La plèvre est constituée principalement d'une couche uniforme de cellules mésothéliales aplaties et de plusieurs couches sous-jacentes de tissu conjonctif lâche qui contiennent des vaisseaux sanguins, des nerfs et des vaisseaux lymphatiques.

Signification de résultats anormaux
L'examen histologique de l'échantillon de tissu peut mettre en évidence un cancer, la tuberculose ou une maladie virale, fongique, parasitaire ou du collagène vasculaire. Les néoplasmes primaires de la plèvre sont généralement fibreux et épithéliaux.

Interventions infirmières

Avant le test
- Expliquez au patient que ce test permet l'examen microscopique du tissu pleural, examen qui aide au diagnostic de maladies pulmonaires possibles. Décrivez-lui le protocole et répondez à ses questions.
- Informez-le que des études sanguines doivent précéder la biopsie, que des radiographies pulmonaires seront prises avant et après la biopsie, et qu'un anesthésique local sera administré afin de minimiser la douleur.
- Assurez-vous que le patient ou un membre responsable de la famille a signé une formule de consentement.
- Vérifiez au dossier du patient s'il y a hypersensibilité à l'anesthésique local. Notez les signes vitaux avant le début de l'intervention.
- ◆ *Mise en garde.* Une biopsie de la plèvre est contre-indiquée chez les personnes qui ont des problèmes hémorragiques graves.

Au cours du test
- Le fait de ne pas utiliser le fixatif approprié ou de ne pas prélever un échantillon représentatif peut modifier les résultats du test.

Après le test
- Vérifiez les signes vitaux de la personne toutes les 15 minutes durant une heure et, ensuite, toutes les heures durant 4 heures ou jusqu'à ce qu'ils soient stables.
- Assurez-vous que la radiographie thoracique soit faite immédiatement après la biopsie.
- Vérifiez les signes de détresse respiratoire, la douleur aux épaules et les complications comme un pneumothorax (dans l'immédiat) et une pneumonie (plus tard).

Biopsie de la prostate

Ce test comprend une excision à l'aiguille d'un échantillon de tissu de la prostate pour examen histologique. On peut employer une approche périnéale, transrectale ou transurétrale. Les indications pour ce test incluent une hypertrophie de la prostate, qui peut être maligne, et des nodules prostatiques.

Objectifs

- Confirmer un cancer de la prostate.
- Déterminer la cause d'une hypertrophie de la prostate.

Protocole infirmier

Approche périnéale. Placez la personne en position de Sims, en position génu-pectorale ou en position gynécologique et nettoyez la peau du périnée. Après avoir injecté un anesthésique local et avoir pratiqué une petite incision du périnée, l'examinateur va placer un doigt dans le rectum pour immobiliser la prostate et il va alors insérer l'aiguille de la biopsie à travers le périnée jusque dans la glande et ce, dans différents angles. Lorsque les échantillons ont été retirés, exercez une pression à l'endroit de la ponction et recouvrez-le avec un bandage.

Approche transrectale. Cette approche peut être pratiquée sur des patients non hospitalisés sans utilisation d'un anesthésique. Placez la personne dans la position de Sims. L'examinateur fixe un guide à aiguille recourbée au doigt qui palpe le rectum et il pousse alors l'aiguille à ponction-biopsie en suivant le guide jusque dans la prostate. Le spécimen est prélevé par rotation de l'aiguille.

Approche transurétrale. Un endoscope passé par l'urètre permet d'avoir une vue directe de la prostate et d'y faire passer une boucle à couper.

Placez immédiatement un spécimen prélevé selon l'une des trois méthodes dans une bouteille étiquetée et contenant du formaldéhyde à 10 %.

Résultats normaux

La prostate est constituée d'une fine capsule fibreuse entourant le stroma, qui est fait de tissu élastique et conjonctif et de fibres de muscle lisse. Les glandes épithéliales que l'on trouve dans ces tissus et dans les fibres musculaires se déversent dans les canaux excréteurs principaux.

Signification de résultats anormaux

L'examen histologique peut confirmer un cancer, mais d'autres tests sont nécessaires pour vérifier la propagation possible de la tumeur. Une scintigraphie osseuse, une biopsie de la moelle osseuse et la mesure de l'activité sérique de la phosphatase acide prostatique ou de l'antigène prostatique spécifique peuvent aider à déterminer le stade d'un carcinome de la prostate.

L'examen histologique peut aussi déceler un adénome prostatique, un cancer de la vessie, un lymphome, une prostatite, un cancer du rectum et une tuberculose.

Interventions infirmières

Avant le test

- Expliquez au patient que ce test fournit un échantillon de tissu pour un examen microscopique. Décrivez-lui le protocole et répondez à ses questions.
- Assurez-vous que le patient ou un membre responsable de la famille a signé une formule de consentement.
- Vérifiez au dossier la présence possible d'hypersensibilité à l'anesthésique ou à d'autres médicaments.
- Pour l'approche transrectale, préparez l'intestin en donnant des lavements jusqu'à ce que les retours liquides soient clairs. Un agent antibactérien peut être prescrit pour diminuer le risque d'infection. Dites au patient qu'il peut ressentir de la douleur lorsque l'aiguille pénétrera dans la prostate, mais que cela sera de courte durée.
- Tout juste avant la biopsie, vérifiez les signes vitaux et administrez un sédatif tel qu'il est prescrit.

Au cours du test

- Le fait de ne pas prélever un échantillon représentatif du tissu ou de ne pas placer l'échantillon dans le fixateur approprié peut influer sur les résultats du test.
- Dites au patient de demeurer immobile au cours de l'intervention.

Après le test

- Vérifiez les signes vitaux immédiatement après l'intervention, toutes les 2 heures durant 4 heures et ensuite toutes les 4 heures.
- Vérifiez, à l'endroit de la biopsie, s'il y a un hématome et des signes d'infection comme de la rougeur, de l'enflure et de la douleur.
- Surveillez la rétention ou la fréquence urinaire et l'hématurie.

Biopsie des ganglions lymphatiques

La biopsie des ganglions lymphatiques comporte l'excision chirurgicale d'un ganglion lymphatique actif ou l'aspiration à l'aiguille d'un échantillon de tissu d'un tel ganglion. Les deux se font sous anesthésie locale, sur des ganglions superficiels des régions cervicale, sus-claviculaire, axillaire ou inguinale. L'excision fournit un spécimen plus gros.

Les ganglions lymphatiques s'hypertrophient au cours d'une infection et retournent à la normale lorsque l'infection disparaît. Une biopsie est recommandée lorsque l'hypertrophie est accompagnée d'un mal de reins, d'œdème aux jambes, de problèmes de respiration et de déglutition et – plus tard – de perte de poids, de faiblesse, de démangeaisons graves, de fièvre, de sueurs nocturnes, de toux, d'hémoptysie ou d'enrouement. On observe une hypertrophie généralisée des ganglions lymphatiques dans une leucémie lymphatique chronique, une maladie de Hodgkin, une mononucléose infectieuse et une arthrite rhumatoïde.

Une formule sanguine complète, des études sur le fonctionnement du foie, des scintigraphies du foie et de la rate et des radiographies devraient être réalisées avant ce test.

Objectifs
• Trouver la cause du gonflement des ganglions lymphatiques.
• Établir la distinction entre des tumeurs bénignes et malignes des ganglions lymphatiques.
• Déterminer le stade des carcinomes métastatiques.

Protocole
Biopsie d'excision. Après avoir préparé la peau à l'endroit de la biopsie, recouvert la région de champs stériles et injecté un anesthésique local, le médecin fait une incision, retire un ganglion entier et le place dans une bouteille étiquetée contenant une solution saline physiologique. L'incision est suturée et un pansement stérile est appliqué.

Biopsie par aspiration. Après avoir préparé la peau et injecté un anesthésique local, l'examinateur prend le ganglion entre ses doigts, insère l'aiguille dans le ganglion et prélève un petit échantillon du cœur du ganglion. Le spécimen est placé dans une bouteille étiquetée contenant une solution saline physiologique. Exercez une pression sur l'endroit de la biopsie pour arrêter le saignement et appliquez-y un bandage adhésif.

Résultats normaux
Le ganglion lymphatique normal est encapsulé par du tissu conjonctif collagénique et il est divisé en lobes plus petits par des trabécules. Il comporte un cortex extérieur fait de cellules lymphoïdes, de nodules et de follicules contenant des lymphocytes et d'une masse médullaire intérieure constituée de cellules réticulaires phagocytaires qui recueillent le liquide et le drainent.

Signification de résultats anormaux
L'examen histologique du spécimen permet d'établir la distinction entre les causes malignes et non malignes de l'hypertrophie des ganglions lymphatiques. Le cancer lymphatique compte pour plus de 5 % de tous les cancers et il est légèrement plus fréquent chez les hommes que chez les femmes. La maladie de Hodgkin, un lymphome qui affecte le système lymphatique en entier, est le principal cancer affectant les adolescents et les jeunes adultes. Le cancer des ganglions lymphatiques peut aussi être le résultat d'un carcinome métastatique.

Interventions infirmières
Avant le test
• Expliquez à la personne que ce test permet l'étude du tissu des ganglions lymphatiques.
• Pour la biopsie d'excision, dites-lui d'être à jeun depuis minuit et de ne boire que des liquides clairs le matin du test (si une anesthésie générale est requise pour des ganglions plus profonds, elle doit aussi s'abstenir de liquides).
• Pour une biopsie par aspiration, informez-la qu'elle n'a pas à s'abstenir de nourriture solide ou liquide.
• Assurez-vous que la personne ou un membre responsable de la famille a signé une formule de consentement.
• Vérifiez, au dossier du patient s'il y a hypersensibilité à l'anesthésique. Expliquez à la personne qu'elle peut ressentir un inconfort passager au moment de l'injection de l'anesthésique.
• Avant la biopsie, notez les signes vitaux.

Au cours du test
• Un mauvais entreposage du spécimen ou le fait de ne pas obtenir un échantillon de tissu représentatif peut influer sur les résultats du test.

Après le test
• Vérifiez les signes vitaux et surveillez le saignement, la sensibilité et la rougeur.

Biopsie du col de l'utérus

La biopsie du col de l'utérus est l'excision, à l'aide de pinces tranchantes, d'un échantillon de tissu de la région cervicale de l'utérus pour examen histologique. Dans la plupart des cas, l'examinateur prélève plusieurs spécimens de tissu afin d'obtenir des échantillons provenant de toutes les régions qui présentent un tissu anormal ou provenant de la jonction entre l'épithélium pavimenteux et cylindrique et d'autres régions autour du périmètre cervical. Cette intervention est recommandée chez les femmes qui ont des lésions cervicales suspectes et elle devrait être réalisée au moment où la région cervicale est la moins vascularisée possible (habituellement une semaine après les menstruations). Les endroits des biopsies sont choisis par visualisation directe du col de l'utérus à l'aide d'un colposcope – la méthode la plus précise – ou par le test de Schiller, qui colore en acajou foncé l'épithélium pavimenteux normal, mais ne colore pas le tissu anormal.

Objectifs
• Évaluer les lésions cervicales suspectes.
• Établir le diagnostic d'un cancer cervical.

Protocole
Alors que la personne est en position gynécologique, l'examinateur colore et prélève des spécimens de lésions cervicales. Marquez chacun des spécimens et placez-les dans le formol à 10 %.

Résultats normaux
Le tissu cervical normal est fait de cellules épithéliales cylindriques et pavimenteuses, de tissu conjonctif lâche et de fibres musculaires lisses, sans dysplasie ni croissance cellulaire anormale.

Signification de résultats anormaux
L'examen histologique d'un spécimen de tissu cervical permet de désigner les cellules anormales et de différencier ce qui, dans le tissu, est une néoplasie intra-épithéliale ou un cancer invasif. Si la cause d'un test de Papanicolaou (Pap test) anormal n'est pas découverte par une biopsie du col utérin ou si le spécimen montre une dysplasie avancée ou un épithélioma préinvasif, on procède à une biopsie en cône dans la salle d'opération sous anesthésie générale. La biopsie en cône recueille un échantillon de tissu plus important et permet une évaluation plus précise de la dysplasie.

Interventions infirmières

Avant le test
• Décrivez l'intervention à la patiente et expliquez-lui qu'elle fournit un échantillon de tissu cervical pour étude au microscope. Dites-lui qui va procéder à la biopsie et à quel moment, et signalez que l'intervention dure environ 15 minutes.
• Dites à la patiente qu'elle peut ressentir un léger inconfort pendant et après la biopsie. Avisez la patiente qui n'est pas hospitalisée d'avoir quelqu'un pour la raccompagner chez elle après la biopsie.
• Assurez-vous que la patiente ou un membre responsable de la famille a signé une formule de consentement. Juste avant la biopsie, demandez à la patiente d'uriner.

Au cours du test
• Placez la patiente en position gynécologique. Encouragez-la à se détendre au moment où le spéculum non lubrifié est inséré.
• Notez les noms de la patiente et du médecin et les sites des biopsies sur le relevé de laboratoire.
• Le fait de ne pas avoir obtenu des spécimens représentatifs ou de ne pas les avoir placés immédiatement dans un fixateur peut modifier les résultats.
• Envoyez immédiatement les spécimens au laboratoire.

Après le test
• Dites à la patiente d'éviter tout exercice ardu durant les 8 à 24 heures suivant la biopsie. Encouragez la patiente non hospitalisée à se reposer brièvement avant de quitter le cabinet.
• Si on a placé un tampon après la biopsie, dites à la patiente de le laisser en place pendant 8 à 24 heures tel qu'il est prescrit. Informez-la qu'il peut y avoir un saignement, mais dites-lui de signaler un saignement important (plus important que le saignement menstruel) au médecin. Avertissez-la d'éviter l'utilisation continue de tampons, qui peuvent irriter le col utérin et provoquer du saignement, selon les directives de son médecin.
• Dites à la patiente d'éviter de prendre une douche et d'avoir des relations sexuelles durant 2 semaines ou tel qu'il est prescrit.
• Informez la patiente qu'un écoulement vaginal gris vert à senteur désagréable est normal durant plusieurs jours après la biopsie et qu'il peut persister durant 3 semaines.

Biopsie du petit intestin

Ce test aide à évaluer des maladies de la muqueuse intestinale qui peuvent provoquer de la malabsorption et de la diarrhée. Parce qu'elle emploie une capsule dans laquelle la muqueuse est aspirée, cette biopsie procure des échantillons plus gros que ne le fait la biopsie endoscopique. Elle permet aussi de prélever du tissu de régions qui sont hors de la portée d'un endoscope. L'échantillon peut confirmer certaines maladies, comme la maladie de Whipple, ou aider à en confirmer d'autres, comme la sprue tropicale. Cette technique cause peu de douleur et comporte peu de complications.

Objectif
• Diagnostiquer des maladies de la muqueuse intestinale.

Protocole infirmier
L'appareil de biopsie comporte une capsule, un sac alourdi au mercure et un tube de polyéthylène de 150 cm. Vérifiez s'il y a des fuites dans le tube et le sac avant le début du protocole.

Lubrifiez le tube et la capsule avec un lubrifiant hydrosoluble. Vaporisez le fond de la gorge de la personne avec un anesthésique local tel qu'il est prescrit. Demandez à la personne de s'asseoir bien droit, de plier le cou et d'avaler pendant que l'examinateur avance environ 50 cm de tube à travers l'œsophage.

Placez la personne sur son côté droit; l'examinateur avance alors à nouveau le tube de 50 cm et vérifie sa mise en place à l'aide de la fluoroscopie ou en instillant de l'air, et en écoutant si l'air passe dans l'estomac.

Alors, l'examinateur avance le tube de 5 à 10 cm à la fois pour guider la capsule à travers le pylore. Lorsque la fluoroscopie confirme le passage, l'examinateur avance le tube dans le second et le troisième intestin, et il lui fait dépasser le ligament du suspenseur de l'angle duodéno-jéjunal.

Retournez la personne sur le dos. À l'aide d'une seringue de verre attachée à l'extrémité libre du tube, l'examinateur applique une succion régulière pour retirer le tissu de la muqueuse dans la capsule et il la ferme. Quand le tube et la capsule sont retirés, le relâchement de la succion ouvre la capsule et expose l'échantillon. À l'aide de pinces, placez le tissu sur une pièce de treillis avec le côté de la muqueuse vers le bas; placez-le dans un flacon à biopsie avec le fixateur requis et envoyez-le au laboratoire.

Signification de résultats anormaux
Des changements histologiques peuvent indiquer une abêtalipoprotéinémie, une entérite éosinophile, un lymphome, une lymphangiectasie, des infections parasitaires (comme une giardiase et une coccidiose) et une maladie de Whipple. Des échantillons anormaux peuvent indiquer une sprue ou une sprue tropicale, une carence en folate et en vitamine B_{12}, une gastroentérite infectieuse, une prolifération bactérienne intraluminale, de la malnutrition ou une entérite radique.

Interventions infirmières

Avant le test
• Expliquez au client que ce test aide à détecter les maladies intestinales. Répondez à ses questions et assurez-le que le protocole ne cause que peu d'inconfort. Dites-lui de s'abstenir de nourriture solide et liquide durant au moins les 8 heures précédant le test.
• Assurez-vous que le client ou un membre responsable de la famille a signé une formule de consentement.
• Assurez-vous que les résultats du test de coagulation sont notés au dossier de la personne. Arrêtez l'utilisation d'aspirine et d'anticoagulants. Si cette utilisation doit être maintenue, notez-le sur le relevé de laboratoire.

Au cours du test
• Si la personne reçoit un anesthésique local, ne lui donnez pas de liquide pour l'aider à avaler le tube. Gardez l'équipement de succion à proximité. Avertissez la personne de ne pas mordre le tube.
• Lorsque la capsule est en place, permettez à la personne de tenir le tube lâchement sur un côté de sa bouche si cela peut la rendre plus à l'aise.
• Une mauvaise manipulation de l'échantillon, le fait de ne pas le placer dans un fixateur approprié ou de retarder son transport au laboratoire peuvent modifier les résultats du test.

Après le test
• Surveillez les signes d'hémorragie, de bactériémie accompagnée de fièvre et de douleur et ceux de perforation de l'intestin. Dites à la personne de signaler toute douleur ou tout saignement abdominal. L'alimentation normale peut être reprise lorsque le réflexe pharyngé est rétabli.

Biopsie du poumon

La biopsie du poumon est l'examen histologique d'un échantillon de tissu pulmonaire prélevé par une technique fermée ou ouverte. La technique fermée, réalisée sous anesthésie locale, comporte à la fois la biopsie par aspiration et la biopsie transbronchique. Une biopsie par aspiration est appropriée lorsque la lésion est facilement accessible, qu'elle provient du parenchyme pulmonaire ou qu'elle y est limitée, ou lorsqu'elle est attachée à la paroi thoracique.

Habituellement, une personne subit une biopsie pulmonaire lorsque la radiographie pulmonaire, l'observation tomodensitométrique et la bronchoscopie ont été incapables d'établir la cause d'une maladie diffuse du parenchyme pulmonaire ou d'une lésion pulmonaire. Les complications peuvent être un saignement, de l'infection ou un pneumothorax.

Objectif
• Confirmer le diagnostic d'une maladie diffuse du parenchyme pulmonaire et de lésions pulmonaires.

Protocole
Pour la biopsie par aspiration, le site est choisi, des marqueurs sont placés sur la peau de la personne et des radiographies sont prises pour vérifier leur localisation. Alors que le patient est en place, un anesthésique local est injecté juste au-dessus de la côte inférieure. L'examinateur insère l'aiguille à travers une petite incision, la paroi thoracique, la plèvre et jusqu'à la tumeur ou jusqu'au tissu pulmonaire. Le spécimen est prélevé et partagé dans deux contenants séparés, un pour l'histologie et l'autre pour la microbiologie.

Résultats normaux
Le tissu pulmonaire montre normalement des canaux alvéolaires à texture uniforme, des parois alvéolaires, des bronchioles et de petits vaisseaux.

Signification de résultats anormaux
L'examen histologique du tissu pulmonaire peut révéler des carcinomes et des adénocarcinomes des cellules épithéliales et des cellules en « grains d'avoine ». Cet examen complète les résultats des cultures microbiologiques, les échantillons d'expectorations de toux profonde, les radiographies pulmonaires, la bronchoscopie et les antécédents physiques pour confirmer un cancer ou une maladie du parenchyme pulmonaire.

Interventions infirmières
Avant le test
• Expliquez à la personne que ce test permet de vérifier l'état des poumons. Décrivez le protocole et répondez à ses questions.
• Dites-lui d'être à jeun depuis minuit la veille de l'intervention. Si cela est permis par le médecin, elle peut boire des liquides clairs le matin du test.
• Vérifiez si une radiographie thoracique et les analyses sanguines requises ont été effectuées avant que la biopsie ait lieu.
• Assurez-vous que la personne ou un membre responsable de la famille a signé une formule de consentement.
• Vérifiez au dossier les réactions antérieures d'hypersensibilité à l'anesthésique local.
• Un sédatif doux peut être administré 30 minutes avant la biopsie.

Au cours du test
• Avant qu'elle reçoive l'anesthésique local, placez la personne en position assise avec ses bras pliés sur une table en face d'elle. Indiquez-lui de garder cette position, de demeurer aussi immobile que possible et de s'abstenir de tousser. Préparez la peau à l'endroit de la biopsie et recouvrez la région de champs stériles.
• Comme la toux ou un mouvement peuvent amener l'aiguille de la biopsie à déchirer le poumon, gardez la personne calme et immobile durant l'intervention.
• La personne peut ressentir une douleur aiguë passagère lorsque l'aiguille atteint le poumon.
• Au cours de la biopsie, surveillez attentivement les signes de détresse respiratoire – difficulté respiratoire, pouls élevé et cyanose (un signe tardif).

Après le test
• Après l'intervention, exercez une pression à l'endroit de la biopsie pour arrêter le saignement et couvrez-le avec un petit bandage.
• Vérifiez les signes vitaux toutes les 15 minutes durant une heure, toutes les heures durant quatre heures et ensuite toutes les quatre heures.
• Surveillez le saignement, les difficultés respiratoires, le pouls accéléré, le murmure vésiculaire réduit du côté de la biopsie et, éventuellement, la cyanose.
• Assurez-vous que la personne subisse une autre radiographie thoracique immédiatement après la biopsie.

Biopsie du sein

Même si la mammographie, la thermographie et les radiographies aident au diagnostic des masses mammaires, seul l'examen histologique du tissu mammaire obtenu par biopsie peut confirmer ou écarter un diagnostic de cancer. Même si une ponction-biopsie à l'aiguille ou un forage-biopsie peuvent fournir un noyau de tissu ou un échantillon de liquide prélevé par aspiration, la ponction-biopsie à l'aiguille est généralement réservée aux kystes remplis de liquide et aux lésions malignes avancées. Les deux méthodes ont une valeur diagnostique limitée à cause de la petitesse des échantillons qu'elles fournissent et du fait que ceux-ci sont possiblement non représentatifs. Une biopsie ouverte permet le prélèvement du tissu entier, qui peut être sectionné pour permettre une évaluation plus précise. L'analyse du tissu mammaire comporte souvent une analyse endocrinienne qui consiste à déterminer la présence de récepteur d'œstrogènes et de progestérone, qui va déterminer le choix d'une thérapie anticancéreuse, le cas échéant.

Objectif
• Établir la différence entre des tumeurs mammaires bénignes et malignes.

Protocole
La biopsie se fait entièrement sous le contrôle d'un chirurgien.

Résultats normaux
Normalement, le tissu mammaire est fait de tissu conjonctif cellulaire et non cellulaire, de lobules adipeux et de différents canaux galactophores. Il est normalement rose, plus graisseux que fibreux et ne montre aucun développement anormal de cellules ou d'éléments tissulaires.

Signification de résultats anormaux
Un tissu mammaire anormal peut montrer une large gamme de pathologies malignes ou bénignes. Les tumeurs bénignes comprennent l'adénofibrome, la mastose sclérotique, le papillome intraductal, l'adiponécrose mammaire et la mastite des cellules plasmatiques (l'ectasie des canaux mammaires). Les tumeurs malignes comprennent l'adénocarcinome, l'épithélioma colloïde, le cystosarcome, le carcinome infiltrant, le cancer inflammatoire du sein, le carcinome intraductal, le carcinome lobulaire, le carcinome médullaire ou localisé, la maladie de Paget et le sarcome.

Quant aux analyses endocriniennes, elles vont orienter le traitement vers l'utilisation ou non d'œstrogènes ou de progestérone pour la résolution des tumeurs.

Interventions infirmières
Avant le test
• Obtenez un dossier médical complet incluant le moment où la personne a remarqué pour la première fois la lésion, la présence ou l'absence de douleur, les changements dans la dimension de la lésion, son association avec le cycle menstruel, l'écoulement mamelonnaire et les changements du mamelon ou de la peau.

• Décrivez le protocole de la biopsie. Dites à la personne que ce test permet un examen microscopique d'un échantillon de tissu mammaire. Assurez-la que les masses mammaires n'indiquent pas toujours un cancer. Si la personne doit recevoir une anesthésie locale, dites-lui qu'elle n'a pas à s'abstenir de nourriture solide, de liquides ou de médicaments. Si elle doit recevoir une anesthésie générale, dites-lui d'être à jeun depuis minuit la veille et que des études sanguines, une analyse d'urine et des radiographies mammaires peuvent être nécessaires avant que la biopsie ait lieu.

• Assurez-vous que la personne ou un membre responsable de la famille a signé une formule de consentement. Vérifiez l'hypersensibilité aux anesthésiques.

Au cours du test
• Pour une ponction-biopsie à l'aiguille, dites à la personne de se dévêtir jusqu'à la taille. Aidez-la à prendre une position assise ou couchée avec ses mains sur les côtés; dites-lui de demeurer immobile. Après l'intervention, envoyez immédiatement l'échantillon au laboratoire.

Après le test
• Si la personne a reçu un anesthésique local, vérifiez ses signes vitaux et donnez-lui la médication appropriée pour la douleur. Si elle a reçu un anesthésique général, vérifiez ses signes vitaux toutes les 30 minutes durant les 4 premières heures, toutes les heures durant les 4 heures suivantes et, ensuite, toutes les 4 heures. Administrez un analgésique. Vérifiez le saignement, la sensibilité ou la rougeur à l'endroit de la biopsie. Apportez votre aide et votre encouragement à la personne qui attend les résultats du test.

Biopsie du tractus gastro-intestinal

L'endoscopie permet une visualisation directe du tractus gastro-intestinal et le prélèvement d'échantillons de tissu pour analyse histologique. Cette opération presque sans douleur peut aider à établir le diagnostic d'une amyloïdose, d'un cancer, d'une candidose, d'ulcères gastriques et d'un lymphome. Elle peut appuyer le diagnostic d'une colite ulcéreuse chronique, d'une maladie de Crohn, d'une œsophagite, d'une gastrite et d'une mélanose du côlon dans un cas d'abus de laxatifs. Elle permet de contrôler un syndrome de Barrett, une colite ulcéreuse chronique, des polypes et un cancer du côlon et des polypes gastriques multiples.

Les complications résultant d'une telle biopsie – en particulier une hémorragie, une perforation et une aspiration – sont rares.

Objectif

• Inspecter le tractus gastro-intestinal et permettre le prélèvement de tissus pour analyse.

Protocole

Juste avant la biopsie de la partie supérieure du tractus gastro-intestinal, vaporisez la partie arrière de la gorge de la personne avec un anesthésique local pour bloquer le réflexe pharyngé. Avant la biopsie de la partie inférieure du tractus gastro-intestinal, préparez l'intestin de la personne tel qu'il est prescrit. Après que le médecin a inséré l'endoscope dans la partie supérieure ou inférieure du tractus gastro-intestinal, on insuffle de l'air à travers l'appareil pour dilater la région et maximiser le champ de vision. S'il aperçoit une lésion, un nodule ou une autre région anormale, l'examinateur pousse les pinces à biopsie à travers un canal dans l'endoscope jusqu'à ce qu'il les voit. Il ouvre alors les pinces, les place à l'endroit de la biopsie et les referme sur le tissu. Les pinces refermées et l'échantillon de tissu sont enlevés de l'endoscope, et le tissu est retiré des pinces. Le spécimen est placé, avec la muqueuse à la partie supérieure, sur de la gaze à mailles fines ou sur un papier-filtre, et mis, alors, dans une bouteille à biopsie étiquetée et contenant du fixateur. Lorsque tous les échantillons ont été prélevés, l'endoscope est retiré.

Résultats normaux

Si l'examinateur ne trouve aucune anomalie dans le tractus gastro-intestinal, le prélèvement d'échantillons peut ne pas être nécessaire.

Signification de résultats anormaux

Les anomalies visibles dans le tractus gastro-intestinal et détectées sur les échantillons de tissu prélevés peuvent être le résultat des maladies énumérées antérieurement.

Interventions infirmières

Avant le test

• Une préparation soignée de la personne est très importante. Décrivez la façon de procéder et assurez la personne qu'elle sera capable de respirer avec l'endoscope en place. Dites-lui d'être à jeun depuis au moins les 8 heures précédant le début du test. Pour une biopsie de la partie inférieure du tractus, nettoyez l'intestin tel qu'il est prescrit. Encouragez la personne à uriner avant le début du test. Assurez-vous que la personne ou un membre responsable de la famille a signé une formule de consentement.

• Tout juste avant le début de l'intervention, la personne devrait recevoir un sédatif comme il se doit. Elle devrait être détendue mais non endormie puisque sa coopération favorise le passage en douceur de l'endoscope.

• Ayez à votre disposition un appareil à succion et des électrodes bipolaires à cautérisation pour prévenir l'aspiration et le saignement excessif.

Après le test

• Mettez le spécimen dans le fixateur et envoyez-le immédiatement au laboratoire.

Biopsie du trophoblaste

Ce test, qu'on appelle aussi biopsie des villosités choriales, est un test prénatal qui peut avoir l'avantage sur l'analyse du liquide amniotique (amniocentèse) de permettre une détection rapide et sécuritaire des dérèglements chromosomiques et biochimiques chez le fœtus. Ce test est réalisé au cours du premier trimestre de la grossesse. Les résultats préliminaires peuvent être disponibles en quelques heures, les résultats complets, en quelques jours. Par contre, l'amniocentèse ne peut être pratiquée avant la 16e semaine de grossesse et les résultats ne sont pas disponibles avant au moins 2 semaines. Ainsi, une biopsie du trophoblaste a l'avantage de permettre une détection plus rapide des anomalies fœtales.

Les villosités choriales sont des projections digitiformes qui entourent la membrane embryonnaire et donnent naissance au placenta. Les cellules obtenues d'un échantillon approprié sont d'origine fœtale plutôt que maternelle et peuvent, en conséquence, servir à l'analyse des anomalies fœtales. La meilleure période pour prélever des échantillons se situe entre la 8e et la 10e semaine de grossesse. Avant 7 semaines, les villosités recouvrent l'embryon et rendent le prélèvement difficile. Après 10 semaines, les cellules maternelles commencent à se développer sur les villosités et le sac amniotique commence à remplir la cavité utérine, rendant ainsi le prélèvement difficile et possiblement dangereux.

Contrairement à l'amniocentèse, la biopsie du trophoblaste ne peut déceler ni les complications dans les cas de sensibilisation Rh ni les anomalies du tube neural, ni établir la maturité pulmonaire.

Objectifs

• Déceler les dérèglements chromosomiques et biochimiques chez le fœtus.

• Faciliter le diagnostic précoce d'anomalies fœtales, dont certaines peuvent être traitées avec succès in utero.

Protocole

Installez la patiente en position gynécologique. L'examinateur procède à une vérification bimanuelle de la position de l'utérus de la personne; il introduit alors un spéculum de Graves et il nettoie le col de l'utérus à l'aide d'une solution antiseptique. Si cela est nécessaire, il peut se servir d'un ténaculum pour redresser un utérus fortement replié de façon à permettre l'insertion d'une canule. Guidé par les ultrasons et, possiblement, par l'endoscopie, il dirige le cathéter vers les villosités et il exerce une succion par le cathéter pour prélever environ 30 milligrammes de tissu des villosités. L'échantillon est retiré, placé dans une boîte de Pétri et examiné à l'aide d'un microscope à dissection. Une partie du spécimen est alors mise en culture pour d'autres tests.

Résultats normaux

Normalement, les villosités choriales ne montrent aucun dérèglement biochimique ou génétique.

Signification de résultats anormaux

Les résultats d'une biopsie du trophoblaste peuvent être utilisés pour établir le diagnostic prénatal d'environ 200 maladies. L'analyse directe des cellules fœtales en divisions rapides permet de détecter les anomalies chromosomiques; l'analyse de l'ADN peut déceler les hémoglobinopathies; les dosages des enzymes lysosomiales peuvent permettre de dépister des dérèglements lysosomiaux d'entreposage, comme la maladie de Tay-Sachs.

Interventions infirmières

Avant le test

• Expliquez à la patiente que ce test peut détecter des anomalies fœtales à un stade plus précoce que cela n'est possible par une amniocentèse. Dites-lui qu'elle peut ressentir un léger inconfort passager.

• Dites à la patiente qu'il y a une faible possibilité d'avortement spontané, de crampes, d'infection et d'hémorragie.

Après le test

• Dites à la patiente de signaler immédiatement au médecin tous les symptômes qui pourraient indiquer des complications.

Biopsie osseuse

Une biopsie osseuse est l'ablation d'un fragment osseux pour examen histologique. Elle est faite en utilisant une aiguille ou perceuse spéciale sous anesthésie locale, ou par ablation chirurgicale sous anesthésie générale. Cette dernière méthode fournit un fragment plus gros que la biopsie par forage et permet un traitement chirurgical immédiat si une analyse histologique rapide du spécimen révèle un cancer. En présence de tumeurs, l'os se recourbe légèrement, s'épaissit et, parfois, se brise. Les complications possibles d'une biopsie osseuse sont : une fracture de l'os, un dommage aux tissus environnants et une infection (ostéomyélite).

Objectif
• Établir la distinction entre des tumeurs osseuses bénignes et malignes.

Protocole
Une biopsie osseuse peut se faire selon deux méthodes : une biopsie par forage et une biopsie ouverte.

Biopsie par forage. Lorsque le chirurgien a prélevé le spécimen, placez-le dans une bouteille correctement étiquetée contenant une solution de formaldéhyde à 10 %; envoyez-le immédiatement au laboratoire. Exercez une pression à l'endroit du prélèvement avec une compresse de gaze stérile. Lorsque le saignement s'est arrêté, retirez la gaze et appliquez un antiseptique local (un onguent de polyvidone-iodée) et un bandage adhésif ou un autre pansement stérile.

Biopsie ouverte. Lorsque le chirurgien a prélevé le spécimen, envoyez-le immédiatement au laboratoire.

Résultats normaux
Le tissu osseux normal est fait de fibres de collagène, d'ostéocytes et d'ostéoblastes. Il comporte deux types histologiques : l'os compact et l'os spongieux. L'os compact est fait de couches denses, concentriques de dépôts minéraux ou lamelles. L'os spongieux est fait de lamelles largement espacées entre lesquelles on trouve des ostéocytes et de la moelle rouge et jaune.

Signification de résultats anormaux
L'examen histologique d'un spécimen d'os peut révéler des tumeurs bénignes ou malignes. Les tumeurs bénignes, généralement bien localisées et sans métastases, comprennent l'ostéome ostéoïde, l'ostéoblastome, l'ostéochondrome, le kyste osseux uniloculaire, l'ostéoclastome et le fibrome.

Les tumeurs malignes, qui se répandent rapidement et de façon irrégulière, comprennent habituellement à la fois le myélome multiple et l'ostéosarcome, même si le plus mortel est le sarcome de Ewing. La plupart de ces tumeurs se répandent jusqu'à l'os par les systèmes sanguin et lymphatique à partir du sein, des poumons, de la prostate, de la thyroïde ou des reins.

Interventions infirmières

Avant le test
• Expliquez à la personne que ce test permet de procéder à un examen microscopique d'un fragment d'os. Si elle doit subir une biopsie par forage, dites-lui qu'elle n'a pas à s'abstenir de nourriture solide ou liquide; si elle doit subir une biopsie ouverte, dites-lui d'être à jeun depuis la veille.

• Dans le cas d'une biopsie par forage, dites à la personne que, même si elle doit recevoir un anesthésique local, elle pourra quand même ressentir un certain inconfort et une pression lorsque l'aiguille utilisée pour la biopsie pénétrera dans l'os. Insistez sur l'importance de sa coopération.

• Assurez-vous que la personne ou un membre responsable de la famille a signé une formule de consentement. Vérifiez l'hypersensibilité à l'anesthésique local.

Au cours du test
• Le fait de ne pas obtenir un échantillon représentatif d'os, de ne pas utiliser le fixateur approprié ou de ne pas envoyer immédiatement l'échantillon au laboratoire peut nuire à la détermination précise des résultats du test.

Après le test
• Surveillez les signes vitaux et le pansement à l'endroit de la biopsie pour vérifier tout épanchement excessif. Si la personne ressent de la douleur, administrez un analgésique comme il se doit.

◆ *Mise en garde.* Durant plusieurs jours après la biopsie, surveillez les signes d'infection osseuse, comme de la fièvre, un mal de tête, une douleur accompagnant le mouvement et une rougeur ou un abcès du tissu situé à l'endroit ou près de l'endroit de la biopsie.

Biopsie par brossage des voies urinaires

La biopsie par brossage rétrograde des voies urinaires permet d'obtenir un échantillon de tissu rénal lorsque les radiographies montrent une lésion dans le bassinet ou le calice. On peut aussi l'utiliser pour obtenir des spécimens d'autres régions des voies urinaires. Cependant, la biopsie par brossage rétrograde est contre-indiquée chez les personnes qui ont une infection aiguë des voies urinaires ou une obstruction à l'endroit ou au-dessous de l'endroit de la biopsie.

Objectif

• Obtenir un échantillon de tissu du bassinet du rein, du calice ou d'autres régions des voies urinaires.

Protocole

Après que la personne a reçu un sédatif et un anesthésique (local, spinal ou général), placez-la en position gynécologique. À l'aide du cystoscope, le médecin passe un fil de guidage le long de l'urètre et il fait alors passer un cathéter urétral par-dessus le fil de guidage. Il introduit alors un opacifiant radiologique à travers le cathéter lorsque la fluoroscopie montre que ce dernier est placé près de la lésion. Après avoir enlevé l'excès d'opacifiant radiologique à l'aide d'une solution saline physiologique, le médecin fait passer une brosse à biopsie en nylon ou en acier le long du cathéter, et il brosse la lésion. Il retire alors la brosse du cathéter et l'utilise pour préparer un frottis sur une lame pour la coloration de Papanicolaou. Le bout de la brosse devrait être coupé et fixé durant une heure dans du formaldéhyde; le matériel de la biopsie peut alors être retiré du bout de la brosse pour examen histologique ultérieur.

Attendez-vous à ce que le médecin refasse ce brossage au moins six fois, chaque fois à l'aide d'une nouvelle brosse. Après avoir retiré la dernière brosse, il va irriguer le cathéter à l'aide d'une solution saline physiologique pour retirer les cellules supplémentaires; ces cellules devraient aussi être envoyées pour examen histologique.

Résultats normaux

Il n'y a pas de cellules anormales dans l'échantillon.

Signification de résultats anormaux

Les résultats du test font la différence entre des lésions malignes et bénignes qui apparaissent identiques sur les radiographies.

Interventions infirmières

Avant le test

• Expliquez à la personne que ce test fournit plus d'information sur le tissu rénal que les radiographies ne peuvent en fournir. Décrivez le protocole et répondez aux questions de la personne.

• Avisez la personne que le test peut causer un certain inconfort même si elle doit recevoir un sédatif et un anesthésique. Insistez sur le fait que tous les efforts seront faits pour assurer son bien-être.

• Assurez-vous que la personne ou un membre responsable de la famille a signé une formule de consentement.

• Vérifiez au dossier la possibilité d'hypersensibilité aux anesthésiques, aux opacifiants radiologiques ou aux aliments iodés (comme les fruits de mer).

• Tel qu'il est prescrit, administrez un sédatif tout juste avant le test.

Après le test

• Comme une biopsie par brossage peut causer des complications telles une perforation, une hémorragie, une septicémie ou un épanchement de l'opacifiant radiologique, observez attentivement la personne après le test.

• Notez les temps d'élimination, la couleur et la quantité de l'urine produite.

• Vérifiez les signes d'hématurie et avisez la personne de signaler toute douleur abdominale ou lombaire.

• Tel qu'il est prescrit, donnez des analgésiques et des antibiotiques.

Biopsie percutanée du foie

Dans ce test, le médecin utilise une aiguille pour aspirer un fragment de tissu du foie. L'analyse histologique du fragment aspiré peut aider à désigner les dérèglements hépatiques lorsque l'échographie ultrasonique, la tomodensitométrie et les études isotopiques n'y sont pas parvenues. Parce que plusieurs personnes ayant des dérèglements hépatiques ont des problèmes de coagulation, les tests d'hémostase devraient précéder la biopsie du foie.

Objectif

• Établir le diagnostic d'une maladie du parenchyme hépatique, du cancer et d'infections granulomateuses.

Protocole

Pour la biopsie par aspiration utilisant une aiguille de Menghini, placez la personne en position couchée avec sa main droite sous sa tête. Dites-lui de garder cette position et de demeurer tout à fait immobile. Le médecin injecte un anesthésique local.

Demandez à la personne de prendre une respiration profonde, d'exhaler et de retenir sa respiration à la fin de l'expiration pour minimiser le mouvement de la paroi thoracique. Pendant que la personne retient son souffle, le médecin insère rapidement l'aiguille dans le foie, rétracte le piston pour recueillir un spécimen et retire l'aiguille. Dites à la personne de reprendre sa respiration et exercez une pression à l'endroit de la biopsie pour arrêter le saignement.

Le spécimen devrait être placé dans un contenant étiqueté et renfermant une solution de formaldéhyde à 10 %. Le reste de la solution saline est expulsé pour nettoyer le spécimen. Envoyez immédiatement le spécimen au laboratoire.

Signification de résultats anormaux

L'examen peut mettre en évidence une maladie diffuse, comme une cirrhose ou une hépatite, ou des infections granulomateuses, comme la tuberculose. Même si les tumeurs malignes peuvent prendre naissance dans le foie (comme un hépatome, un cholangiome et un angiosarcome), les métastases hépatiques sont plus fréquentes que les tumeurs primaires.

Les lésions localisées non malignes peuvent nécessiter d'autres tests, comme une laparotomie ou une laparoscopie.

Interventions infirmières

Avant le test

• Expliquez au patient que ce test aide à établir le diagnostic des dérèglements du foie.

• Dites-lui de s'abstenir de nourriture solide et liquide durant les 4 à 8 heures précédant le test.

• Assurez-vous que le patient ou un membre responsable de la famille a signé une formule de consentement.

• Vérifiez au dossier s'il y a hypersensibilité à l'anesthésique local.

• Assurez-vous que les résultats des tests du temps de prothrombine et de numération des plaquettes apparaissent au dossier de la personne.

• Tout juste avant la biopsie, dites à la personne d'uriner.

• Informez-la du fait qu'elle va recevoir un anesthésique, mais qu'elle peut ressentir de la douleur.

Au cours du test

• Le fait de ne pas prélever un échantillon représentatif, de ne pas le placer dans le fixateur approprié ou de ne pas l'envoyer immédiatement au laboratoire peut fausser les résultats du test.

Après le test

• Placez la personne sur son côté droit durant 2 heures avec un petit oreiller ou un sac de sable sous son rebord costal pour exercer une pression supplémentaire.

• Vérifiez les signes vitaux toutes les 15 minutes durant 1 heure, toutes les 30 minutes durant 4 heures et ensuite toutes les 4 heures durant 24 heures. Pendant ce temps, vérifiez avec attention les signes de choc. Recommandez-lui de demeurer au lit durant 24 heures.

◆ *Mise en garde.* Surveillez le saignement et les signes de cholépéritoine (sensibilité et rigidité autour de l'endroit de la biopsie) et de pneumothorax (murmures vésiculaires réduits, dyspnée, douleur persistante aux épaules, douleur thoracique pleurétique et rythme respiratoire augmenté). Administrez un analgésique tel qu'il est prescrit pour la douleur (qui peut persister durant plusieurs heures après le test).

Biopsie percutanée du rein

Dans ce test, le médecin utilise une aiguille pour prélever un échantillon représentatif de tissu provenant du rein. Les techniques d'examen histologique peuvent inclure la microscopie optique, électronique et l'immunomicroscopie à fluorescence. Même si ce test mène à moins de complications qu'une biopsie ouverte, il a été largement remplacé par des techniques non invasives telles l'échographie rénale et la tomodensitométrie.

Objectifs

- Aider au diagnostic d'une maladie du parenchyme rénal.
- Contrôler le développement d'une maladie rénale.
- Vérifier l'efficacité du traitement d'une maladie rénale.

Protocole

Placez la personne, face en bas, sur une surface rigide avec un sac de sable sous l'abdomen. Demandez-lui de prendre une profonde respiration pendant que le médecin palpe son rein, de retenir alors sa respiration et de demeurer immobile pendant que l'aiguille utilisée pour injecter l'anesthésique local est insérée à travers les muscles de son dos jusque dans la capsule rénale. Demandez-lui de prendre plusieurs respirations profondes pour aider le médecin à vérifier la mise en place correcte de l'aiguille. Demandez-lui alors de demeurer tout à fait immobile pendant que le médecin injecte l'anesthésique local tout en retirant lentement l'aiguille.

Après avoir pratiqué une petite incision dans la peau, le médecin insère une aiguille à biopsie (Vim-Silverman) à la même place et à la même profondeur que l'aiguille de l'anesthésique. Demandez à la personne de respirer profondément pour permettre de vérifier la mise en place correcte de l'aiguille. Demandez-lui alors d'arrêter de respirer et de demeurer immobile pendant que le médecin prélève un échantillon de tissu. Après avoir examiné l'échantillon avec une loupe pour vous assurer qu'il comporte du tissu provenant du cortex et de la medulla, placez le tissu sur un coussin de gaze trempé de solution saline et dans un contenant étiqueté. (Répétez l'opération immédiatement si l'échantillon s'avère insatisfaisant). Envoyez immédiatement l'échantillon au laboratoire. Exercez une pression à l'endroit de la biopsie durant 3 à 5 minutes et appliquez alors un pansement compressif.

Signification de résultats anormaux

Parmi les changements histologiques typiques, on peut trouver la glomérulonéphrite aiguë et chronique, l'amylose, des cancers (comme la tumeur de Wilms et le carcinome des cellules rénales), le lupus érythémateux disséminé, la pyélonéphrite et la thrombose des veines rénales.

Interventions infirmières

Avant le test

- Expliquez à la personne que ce test permet de diagnostiquer les maladies du rein. Décrivez-lui le protocole et répondez à ses questions. Dites-lui de s'abstenir de nourriture solide et liquide durant les 8 heures précédant le test.
- Dites-lui que des échantillons de sang et d'urine seront recueillis avant la biopsie et que d'autres tests peuvent être effectués.
- Assurez-vous que la personne ou un membre responsable de la famille a signé une formule de consentement.
- Vérifiez au dossier s'il y a tendance à l'hémorragie et hypersensibilité à l'anesthésique.
- Environ 30 à 60 minutes avant la biopsie, administrez un sédatif doux tel qu'il est prescrit. Dites à la personne qu'elle va recevoir un anesthésique local, mais qu'elle peut ressentir une brève douleur de pincement quand l'aiguille de la biopsie pénétrera dans le rein.

Après le test

- Pour éviter le saignement, demandez à la personne de rester étendue sur le dos sans bouger durant au moins 12 heures. Vérifiez les signes vitaux toutes les 15 minutes durant 4 heures, toutes les 30 minutes durant 4 heures, toutes les heures durant 4 heures et ensuite à toutes les 4 heures.
- Vérifiez la présence de sang dans l'urine; de petites quantités peuvent être présentes, mais elles devraient disparaître en moins de 8 heures. Surveillez l'hématocrite pour dépister tout saignement interne.
- Encouragez la personne à prendre des liquides pour minimiser le risque de colique et d'obstruction causées par la coagulation sanguine.

Bromure sérique

L'ion bromure décelé dans le sérum provient de médicaments dans lesquels il est présent sous forme organique ou inorganique. Il s'agit surtout de sédatifs qui peuvent être pris en excès. Le fait que ces médicaments puissent être obtenus sans prescription les rend facilement accessibles aux personnes prédisposées aux abus de médicaments ou de drogues. La venue de nouvelles thérapies a sensiblement diminué l'utilisation des bromures. Ceux-ci demeurent toutefois utilisés occasionnellement dans une thérapie combinée à la prise d'un autre médicament. La demi-vie du bromure dans le sang est d'environ 12 jours. Conséquemment, le bromure s'accumule s'il est pris quotidiennement, et après quelques semaines le seuil toxique peut être atteint.

Objectifs
- Corriger la posologie au cours d'une thérapie.
- Détecter les cas d'intoxication.

Protocole infirmier
Procédez à une ponction veineuse et recueillez l'échantillon dans un tube de 7 mL à bouchon rouge.

Valeurs de référence
- *Zone thérapeutique :* 12,5 à 19,0 mmol/L.
- *Seuil toxique :* > 19,0 mmol/L.

Signification de résultats anormaux
Les résultats supérieurs à 19,0 mmol/L peuvent être accompagnés de signes d'intoxication. Un excès de bromure peut produire un délire, des hallucinations, de la démence, une léthargie ou même un coma. Des changements dans l'électroencéphalogramme accompagnent l'intoxication. Les dérèglements neurologiques se manifestent par des tremblements, un manque de coordination motrice et des réflexes superficiels diminués.

Interventions infirmières

Avant le test
- Expliquez à la personne que ce test aide à vérifier la possibilité d'une intoxication médicamenteuse.
- Dites-lui qu'un échantillon de sang sera prélevé et qu'elle n'a pas à s'abstenir de nourriture solide ou liquide avant le test.
- Dites-lui qui va réaliser la ponction veineuse et où elle le sera, et mentionnez qu'elle peut ressentir un inconfort passager à cause de l'aiguille au cours de la ponction ou de la pression du garrot. Rappelez-lui que le prélèvement de l'échantillon prend habituellement 3 minutes.

Au moment du prélèvement
- Manipulez l'échantillon avec soin pour éviter l'hémolyse, qui peut influer sur les résultats du test.

Après le prélèvement
- Si un hématome apparaît à l'endroit de la ponction veineuse, appliquez des compresses chaudes afin de diminuer l'inconfort.

Bronchodilatateurs sériques

Grâce à la chromatographie à haute performance et à un dosage par une méthode immunoenzymatique, ce test mesure les concentrations sériques des bronchodilatateurs tel la théophylline et en détecte la toxicité. Les bronchodilatateurs relâchent les muscles lisses, particulièrement dans les bronches; en conséquence, ces médicaments sont utiles pour le traitement de l'asthme et du bronchospasme. La théophylline peut aussi traiter avec efficacité l'apnée respiratoire néonatale et celle de Cheyne-Stokes probablement parce qu'elle stimule directement le centre médullaire de la respiration. Comme la marge de sécurité entre les concentrations thérapeutiques et toxiques est étroite, l'analyse des bronchodilatateurs sériques est habituellement pratiquée chez les patients en début de thérapie.

Objectifs
• Évaluer les concentrations thérapeutiques des bronchodilatateurs.
• Aider à évaluer le potentiel de toxicité ou d'intolérance pour ce malade en particulier.

Protocole infirmier
Procédez à une ponction veineuse et obtenez un échantillon de niveau minimal en prélevant du sang juste avant le moment prévu pour l'administration d'un médicament; obtenez un échantillon de niveau maximal en prélevant du sang 2 heures après l'administration de la dernière dose. Recueillez l'échantillon dans un tube de 7 mL à bouchon rouge. Notez, sur le relevé de laboratoire, le bronchodilatateur spécifique utilisé, le moment et la quantité de la dernière dose reçue et le moment de prélèvement de l'échantillon. Observez le même intervalle entre l'administration d'un médicament et le prélèvement de l'échantillon au cours d'un test sérié. Envoyez immédiatement chaque échantillon au laboratoire.

Valeurs de référence
Les concentrations sériques de théophylline dépendent de l'âge et du métabolisme de la personne. Les valeurs normales sont :
• *Durée de valeur maximale :* 2 à 3 heures, si administrée oralement; 15 minutes si administrée par voie intraveineuse.
• *État d'équilibre :* 14 à 40 heures chez les adultes; 5 à 40 heures chez les enfants.
• *Zone thérapeutique :* 55 à 110 µmol/L (1 à 2 µg/mL).

• *Zone toxique :* habituellement supérieur à 110 µmol/L (2 µg/mL).
◆ *Mise en garde.* Des concentrations sériques plus faibles ont été associées à la toxicité et des concentrations sériques plus grandes ne sont pas toxiques pour toutes les personnes. Chez certaines personnes, des doses de 110 µmol/L (2 µg/mL) sont nécessaires pour soulager un bronchospasme. Une toxicité sinusale peut survenir à des concentrations sériques faibles chez les personnes âgées ou après une exposition chronique.

Signification de résultats anormaux
Les concentrations sériques maximales et minimales aident à rectifier la posologie thérapeutique, particulièrement chez les enfants et les personnes souffrant de problèmes cardiaques, hépatiques, pulmonaires ou rénaux.

Interventions infirmières
Avant le test
• Expliquez que ce test aide à établir la posologie la plus efficace des bronchodilatateurs. Dites à la personne qu'elle n'a pas à s'abstenir de nourriture solide ou liquide avant le test. Mentionnez-lui que le test nécessite un échantillon de sang.
• Vérifiez au dossier du patient s'il y a eu ingestion récente de médicaments ou d'autres substances qui peuvent influer sur les résultats du test. Par exemple, l'ingestion alimentaire simultanée de dérivés de la xanthine (café, thé ou chocolat) peut compter pour 2 µg/mL (11 µmol/L) de la concentration sérique. La cimétidine, l'érythromycine, la lincomycine et la troléandomycine augmentent les concentrations; les barbituriques les abaissent.
• L'administration simultanée de plus d'un bronchodilatateur par plus d'une voie ou avec de l'éphédrine ou d'autres sympathomimétiques augmente le danger d'intolérance.
• Les symptômes gastriques sont le résultat de l'irritation, non de la toxicité directe.

Après le prélèvement
• Si un hématome apparaît à l'endroit de la ponction veineuse, appliquez des compresses chaudes afin de diminuer l'inconfort.

Bronchographie

Ce test comporte un examen radiographique de l'arbre trachéo-bronchique après instillation, à travers un cathéter, d'un opacifiant radiologique iodé jusque dans la lumière de la trachée et des bronches. L'opacifiant radiologique recouvre l'arbre bronchique, permettant ainsi la visualisation de déviations anatomiques. Habituellement, la bronchographie est employée principalement comme moyen d'orientation au cours d'une bronchoscopie ou pour fournir des clichés permanents des anomalies observées. Le test peut être réalisé en utilisant un anesthésique local instillé par le cathéter ou le bronchoscope, même si une anesthésie générale peut s'avérer nécessaire pour les enfants ou pendant une bronchoscopie simultanée.

Les cas de contre-indications pour une bronchographie sont la grossesse, l'hypersensibilité à l'iode ou aux opacifiants radiologiques et l'insuffisance respiratoire.

Objectifs
• Aider à détecter une bronchectasie, un encombrement bronchique, des tumeurs, des kystes et des cavités pulmonaires et, indirectement, à préciser la cause d'une hémoptysie.
• Fournir des clichés permanents des observations réalisées.
• Fournir un moyen d'orientation au cours d'une bronchoscopie.

Protocole
Après avoir pulvérisé de l'anesthésique local dans la bouche et la gorge de la personne, l'examinateur fait passer un bronchoscope ou un cathéter dans la trachée, et instille l'opacifiant radiologique et de l'anesthésique supplémentaire si cela est nécessaire. La personne peut devoir prendre diverses positions pendant la prise des radiographies bronchiques.

Résultats normaux
La bronche souche droite est plus courte, plus large et plus verticale que la gauche. Les branches successives des bronches deviennent plus petites en diamètre et elles sont exemptes d'obstructions ou de lésions.

Signification de résultats anormaux
La bronchographie peut mettre en évidence une bronchectasie ou une obstruction bronchique provoquée par des tumeurs, des kystes, des cavités ou des corps étrangers.

Interventions infirmières
Avant le test
• Expliquez au patient que ce test aide à évaluer les anomalies des structures bronchiques. Dites-lui d'être à jeun depuis 12 heures et de procéder à une toilette buccale complète le soir précédent et le matin du test.
• Assurez-vous que le patient ou un membre responsable de la famille a signé une formule de consentement. Vérifiez l'hypersensibilité à l'iode ou aux opacifiants radiologiques. Si le patient a une toux productive, administrez un expectorant et procédez à un drainage postural si prescrit.
• Dites à la personne qu'elle va recevoir un sédatif pour l'aider à se détendre et pour bloquer le réflexe pharyngé. Préparez-la en lui disant de s'attendre au goût désagréable de l'anesthésique vaporisé. Avertissez-la qu'elle peut éprouver de la difficulté à respirer; assurez-la que ses voies respiratoires ne seront pas bloquées et qu'elle va recevoir suffisamment d'oxygène. Encouragez-la à se détendre.

Au cours du test
• La présence de sécrétions ou le défaut d'installer la personne correctement peuvent empêcher l'opacifiant radiologique de remplir adéquatement l'arbre bronchique.
◆ **Mise en garde.** Vérifiez, chez un patient souffrant d'asthme, le spasme laryngé après l'instillation de l'opacifiant radiologique. Vérifiez, chez une personne souffrant de maladie pulmonaire obstructive chronique, l'occlusion des voies respiratoires après l'instillation de l'opacifiant radiologique.

Après le test
• Surveillez les signes d'œdème ou de spasme laryngé et les signes de pneumonie chimique ou bactérienne secondaire – résultat d'une expectoration incomplète de l'opacifiant radiologique.
• Rapportez immédiatement tout signe de réaction allergique.
• Suspendez l'ingestion de nourriture, de liquides et l'administration orale de médicaments jusqu'à ce que le réflexe pharyngé soit rétabli.
• Assurez la personne du fait que son mal de gorge est temporaire et donnez-lui des pastilles pour la gorge ou un gargarisme lorsque le réflexe pharyngé est rétabli.

Bronchoscopie

À l'aide d'un bronchoscope métallique traditionnel ou d'un fibroscope bronchique (un mince tube flexible avec des miroirs et une lumière à son extrémité), les médecins peuvent visualiser directement la trachée et l'arbre trachéo-bronchique. On utilise le plus souvent le fibroscope optique parce qu'il est plus petit, assure un champ de vision plus grand et présente moins de risques de traumatisme que le bronchoscope rigide. Si cela est nécessaire, on peut faire passer, par le bronchoscope, une brosse, des pinces à biopsie ou un cathéter afin d'obtenir des échantillons pour examen histologique.

Les complications qui peuvent résulter d'une bronchoscopie comprennent l'hémorragie, l'infection ou le pneumothorax.

Objectifs

• Examiner une anomalie observée sur une radiographie, telle qu'une tumeur possible, une obstruction, des sécrétions ou un corps étranger.

• Aider à diagnostiquer un cancer broncho-pulmonaire, une tuberculose, une maladie pulmonaire interstitielle ou une infection fongique ou parasitaire en prélevant un échantillon pour examen bactériologique et cytologique.

• Localiser une hémorragie dans l'arbre trachéo-bronchique.

• Retirer des corps étrangers, des tumeurs malignes ou bénignes, des bouchons de mucus ou des sécrétions excessives de l'arbre trachéo-bronchique.

Protocole

Alors que la personne est en position couchée ou qu'elle est assise bien droite, et après avoir administré un anesthésique local, l'examinateur fait passer un bronchoscope par le nez ou la bouche pour observer la trachée et les bronches. En instillant, si cela est nécessaire, de l'anesthésique supplémentaire, l'examinateur utilise des pinces à biopsie ou une brosse pour prélever des échantillons de tissu. Placez les spécimens dans les contenants appropriés, tel qu'il est prescrit, et envoyez-les immédiatement au laboratoire.

Signification de résultats anormaux

La bronchoscopie peut déceler une inflammation, des tumeurs, de l'agrandissement des orifices des glandes muqueuses, des ganglions lymphatiques sous-muqueux, une sténose, une compression, de l'ectasie, une ramification bronchique irrégulière ou une bifurcation anormale causée par un diverticule. Du sang, des sécrétions, des calculs et des corps étrangers sont des substances anormales qu'on peut retrouver dans la lumière bronchique. Les résultats de l'examen du tissu et des cellules peuvent indiquer une maladie pulmonaire interstitielle, un cancer broncho-pulmonaire, une tuberculose ou d'autres infections pulmonaires.

Interventions infirmières

Avant le test

• Expliquez à la personne que ce test détermine la nature du dérèglement pulmonaire. Dites-lui d'être à jeun depuis les 6 à 12 heures précédant le test.

• Assurez-vous que la personne ou un membre responsable de la famille a signé une formule de consentement. Vérifiez l'hypersensibilité à l'anesthésique.

◆ *Mise en garde.* Une personne qui ne peut pas respirer adéquatement devrait être branchée sur un respirateur.

Au cours du test

◆ *Mise en garde.* Signalez immédiatement toute crépitation sous-cutanée dans la région de la figure et du cou. Cela peut indiquer une perforation trachéale ou bronchique. Signalez aussi immédiatement une difficulté respiratoire, tel le stridor laryngé ou la dyspnée, résultant d'un œdème laryngé ou d'un laryngospasme. Vérifiez les signes d'hypoxémie, de pneumothorax, de bronchospasme ou de saignement. Gardez disponibles, durant 24 heures, l'équipement de réanimation et le plateau à trachéotomie.

Après le test

• Avisez le médecin de toute réaction anormale à l'anesthésique ou au sédatif.

• Dites à la personne de cracher sa salive plutôt que de l'avaler. Recueillez toutes les expectorations durant 24 heures pour examen cytologique. Avisez le médecin si elles contiennent du sang en excès.

• Après la biopsie, le raclement de la gorge ou la toux peuvent provoquer une hémorragie.

Calcitonine plasmatique

Ce dosage radio-immunologique mesure le niveau plasmatique de calcitonine, une hormone polypeptidique sécrétée par les cellules interstitielles ou parafolliculaires de la glande thyroïde en réponse à une augmentation des concentrations sériques de calcium. La calcitonine inhibe la résorption osseuse par les ostéoclastes et les ostéocytes, et augmente l'excrétion du calcium par les reins; ainsi, elle agit comme un antagoniste de l'hormone parathyroïdienne et diminue les concentrations sériques de calcium.

L'indication clinique habituelle pour ce test est un cancer médullaire appréhendé de la thyroïde, qui provoque une hypersécrétion de calcitonine (sans hypocalcémie associée). Des résultats équivoques nécessitent un test de provocation à l'aide de calcium intraveineux, de pentagastrine ou des deux pour éliminer la maladie.

Objectif
• Aider au diagnostic d'un cancer médullaire de la thyroïde ou de tumeurs ectopiques produisant de la calcitonine (rare).

Protocole infirmier
Procédez à une ponction veineuse et recueillez l'échantillon dans un tube de 10 mL à bouchon vert (hépariné). Envoyez immédiatement l'échantillon au laboratoire.

Valeurs de référence
Le test est incapable de déceler des concentrations de calcitonine inférieurs à 30 ng/L. Normalement, les concentrations sériques (de base) sont :
Hommes : ≤ 19 ng/L.
Femmes : ≤ 14 ng/L.
Après un test de provocation à l'aide d'une perfusion de calcium de 4 heures, les valeurs sont :
Hommes : ≤ 190 ng/L.
Femmes : ≤ 130 ng/L.
Après un test de provocation à l'aide d'une perfusion de pentagastrine, les valeurs sont :
Hommes : ≤ 110 ng/L.
Femmes : ≤ 30 ng/L.

Signification de résultats anormaux
Des concentrations sériques élevés de calcitonine en l'absence d'hypocalcémie indiquent généralement un cancer médullaire de la thyroïde. Transmis comme un caractère autosomique dominant, le cancer médullaire de la thyroïde peut survenir comme faisant partie d'une adénomatose polyendocrinienne. À l'occasion, les concentrations accrues de calcitonine peuvent être dues à la production ectopique de calcitonine par le cancer anaplasique à petites cellules du poumon ou par le cancer du sein.

Interventions infirmières
Avant le test
• Expliquez au patient que ce test aide à évaluer le fonctionnement de la thyroïde. Signalez-lui qu'il nécessite un échantillon de sang. Expliquez-lui qui va procéder à la ponction veineuse et quand. Assurez-le qu'il ne va ressentir qu'un inconfort léger à cause de l'aiguille au cours de la ponction et de la pression du garrot.
• Signalez au patient qu'il doit être à jeun depuis la veille puisque le fait de manger peut influer sur l'homéostasie du calcium et, subséquemment, les concentrations de calcitonine.

Après le prélèvement
• Manipulez l'échantillon avec soin pour éviter l'hémolyse, qui peut influer sur les résultats du test.
• Si un hématome apparaît à l'endroit de la ponction veineuse, appliquez des compresses chaudes afin de diminuer l'inconfort.

Après le test
• Si les concentrations de base de la calcitonine ne s'élèvent pas suffisamment pour confirmer le diagnostic, comme cela peut se produire chez des personnes ayant un cancer médullaire de la thyroïde, il peut être nécessaire de recourir à un test de provocation de la calcitonine. Généralement, une injection de 16 mg/kg de calcium provoque une augmentation abrupte des concentrations de calcitonine chez ces personnes. Des échantillons veineux devraient être prélevés juste avant l'injection ainsi que 3 et 4 heures après l'injection.

Calcium et phosphates urinaires

Ce test mesure les concentrations urinaires de calcium et des phosphates inorganiques qui sont des éléments essentiels pour la formation et la résorption de l'os. Généralement, les concentrations urinaires vont de pair avec les concentrations sériques.

Normalement absorbés dans la partie supérieure de l'intestin et excrétés dans les selles et l'urine, le calcium et les phosphates aident à maintenir le pH des tissus et des liquides, l'équilibre électrolytique dans les cellules et les liquides extracellulaires et la perméabilité des membranes cellulaires. Le calcium favorise certaines réactions enzymatiques, aide à la coagulation du sang et diminue l'excitabilité neuro-musculaire; les phosphates sont partie intégrante du métabolisme des glucides.

Objectifs
• Évaluer le métabolisme et l'excrétion du calcium et des phosphates.
• Surveiller le traitement d'une déficience en calcium ou en phosphates.

Protocole
Recueillez un échantillon d'urine de 24 heures. Réfrigérez le spécimen ou gardez-le sur la glace au cours de la période de collecte. À la fin de cette période, envoyez-le immédiatement au laboratoire.

Valeurs de référence
Les valeurs normales dépendent de l'apport alimentaire. Les hommes excrètent < 7 mmol/d de calcium et les femmes < 6 mmol/d. L'excrétion normale des phosphates est de < 32 mmol/d durant 24 heures.

Signification de résultats anormaux
Les concentrations de calcium et de phosphates varient selon le dérèglement en cause. Voici une liste de dérèglements et des concentrations de calcium et de phosphates urinaires qui leur sont associés :
• *Néphrite aiguë :* les deux réduits.
• *Néphrose aiguë :* calcium réduit; phosphates réduits ou normaux.
• *Néphrose chronique :* les deux réduits.
• *Hyperparathyroïdie :* les deux augmentés.
• *Hypoparathyroïdie :* les deux réduits.
• *Carcinome métastatique :* calcium augmenté; phosphates normaux.

• *Syndrome du lait et des alcalis :* les deux réduits ou normaux.
• *Myélome multiple :* les deux augmentés ou normaux.
• *Ostéomalacie :* les deux réduits.
• *Maladie de Paget :* les deux normaux.
• *Sarcoïdose :* calcium augmenté, phosphates réduits.
• *Insuffisance rénale :* les deux réduits.
• *Acidose tubulaire rénale :* les deux augmentés.
• *Stéatorrhée :* les deux réduits.
• *Intoxication à la vitamine D :* calcium augmenté, phosphates réduits.

Interventions infirmières
Avant le test
• Expliquez au patient que ce test mesure la quantité de calcium et de phosphates dans l'urine. Dites-lui que le test nécessite le prélèvement d'un échantillon d'urine de 24 heures. Si cela est opportun, montrez-lui la façon appropriée de prélever l'urine.
• Dans le cas d'un dérèglement métabolique appréhendé, le patient devrait s'abstenir d'aliments et de médicaments pouvant influer sur les concentrations de calcium durant les 1 à 3 jours précédant le test.
• Encouragez-le à demeurer aussi actif que possible avant le test. Une inactivité prolongée augmente l'excrétion.
• Soyez attentif aux substances qui influent sur les concentrations de calcium ou de phosphates. Les diurétiques thiazidiques diminuent l'excrétion du calcium. Les corticostéroïdes, le phosphate de sodium et la calcitonine augmentent l'excrétion. La vitamine D augmente l'absorption et l'excrétion des phosphates. L'hormone parathyroïdienne augmente l'excrétion urinaire des phosphates et diminue l'excrétion urinaire du calcium. Joignez une note au relevé de laboratoire si le patient rapporte l'utilisation récente de diurétiques thiazidiques, de phosphate de sodium ou de glucocorticoïdes.

Pendant la période de collecte
• Le fait de ne pas recueillir toute l'urine des 24 heures peut modifier les résultats du test.

Après le test
• Surveillez les signes de tétanie chez une personne ayant des concentrations urinaires de calcium faibles.

Calcium sérique

Ce test mesure les concentrations sériques de calcium, un cation à prédominance extracellulaire qui aide à régler et à promouvoir l'activité neuromusculaire et enzymatique, le développement du squelette et la coagulation du sang. Le corps absorbe le calcium à partir du tractus gastrointestinal (à condition qu'il y ait suffisamment de vitamine D présente) et l'excrète dans l'urine et les selles.

Au-delà de 98 % du calcium corporel se trouve dans les os et les dents. Cependant, le calcium peut entrer et sortir de ces structures. Par exemple, lorsque les concentrations sériques tombent sous la normale, les ions calcium peuvent sortir des os et des dents pour aider à la restauration des concentrations sériques.

Le calcium et le phosphore inorganique sont étroitement reliés, réagissant habituellement ensemble pour former du phosphate de calcium insoluble. Pour éviter la formation d'un précipité dans le sang, les concentrations de calcium varient en sens inverse de celles du phosphore inorganique ; à mesure que les concentrations de calcium augmentent, les concentrations de phosphore inorganique baissent par excrétion rénale. Comme le corps excrète du calcium quotidiennement, l'ingestion régulière de calcium dans la nourriture est nécessaire pour l'équilibre normal du calcium.

Objectifs
- Aider à diagnostiquer des dérèglements neuromusculaires, squelettiques et endocriniens.
- Aider au diagnostic d'arythmies, de coagulopathies et d'un déséquilibre acido-basique.

Protocole infirmier
Recueillez un échantillon de sang dans un tube de 7 mL à bouchon rouge.

Valeurs de référence
Chez les adultes, les concentrations sériques de calcium varient de 2,25 à 2,75 mmol/L. Chez les enfants, les concentrations sériques de calcium dépassent ceux des adultes et s'élèvent jusqu'à 3,0 mmol/L au cours des périodes de croissance osseuse rapide.

Signification de résultats anormaux
L'*hypercalcémie* peut être le résultat d'une hyperparathyroïdie et de tumeurs de la parathyroïde (causées par une surproduction de l'hormone parathyroïdienne), d'un carcinome métastatique, d'un myélome multiple, de fractures multiples,

d'une maladie osseuse de Paget ou d'une immobilisation prolongée. L'hypercalcémie peut aussi résulter de l'ingestion excessive de calcium, de l'excrétion inadéquate du calcium (comme dans le cas d'une insuffisance rénale et d'une maladie rénale) ou d'une utilisation excessive d'antiacides contenant du calcium.

L'*hypocalcémie* peut être le résultat d'une hypoparathyroïdie, de malabsorption ou d'une parathyroïdectomie totale. Une diminution des concentrations de calcium peut résulter d'une perte de calcium dans une pancréatite aiguë, un syndrome de Cushing, une péritonite et une insuffisance rénale.

Interventions infirmières
Avant le test
- Expliquez à la personne que ce test détermine les concentrations sériques de calcium. Mentionnez-lui qu'il nécessite un échantillon de sang.
- Informez-la qu'elle n'a pas à s'abstenir de nourriture solide ou liquide avant le test.
- Gardez à l'esprit que l'ingestion excessive de vitamine D ou de ses dérivés et l'utilisation d'androgènes, de sels de calcium activés au calciférol, d'œstro-progestatifs et de thiazides peuvent augmenter les concentrations sériques de calcium. L'utilisation régulière de laxatifs, les transfusions excessives de sang citraté et l'administration d'acétazolamide, de corticostéroïdes et de plicamycine peuvent abaisser les concentrations de calcium.

Après le prélèvement
- Si un hématome apparaît à l'endroit de la ponction veineuse, appliquez des compresses chaudes afin de diminuer l'inconfort.
- ◆ **Mise en garde.** Chez une personne en état d'hypercalcémie, observez les signes de douleur osseuse profonde, de douleur lombaire due aux calculs rénaux et d'hypotonie musculaire. Une crise d'hypercalcémie commence par des nausées, des vomissements et de la déshydratation pouvant aller jusqu'à la stupeur et le coma, et peut se terminer par un arrêt cardiaque. Chez une personne en état d'hypocalcémie, soyez attentif aux engourdissements et aux picotements péribuccaux et périphériques, à la fibrillation musculaire, aux signes de Chvostek (spasme musculaire facial), à la tétanie, aux crampes musculaires, aux signes de Trousseau (spasme carpopédal), aux convulsions et aux arythmies.

Calcuis urinaires

Pour analyser les calculs urinaires (pierres), on doit filtrer avec soin l'urine de la personne et on doit recueillir les calculs et les envoyer au laboratoire, où l'on peut procéder à leur analyse et déterminer la cause de leur formation.

Les calculs urinaires sont des substances insolubles, le plus souvent formées des sels minéraux suivants : l'oxalate de calcium, le phosphate de calcium, le phosphate ammoniaco-magnésien, l'urate ou la cystine. Alors que leur dimension varie de microscopique à plusieurs centimètres, les calculs possèdent habituellement des noyaux bien définis composés de bactéries, de fibrine, de cellules épithéliales ou de caillots sanguins inclus dans une matrice protéique. Les sels minéraux s'accumulent autour du noyau en provoquant la croissance des calculs. Une diminution du débit urinaire, une augmentation de l'excrétion des sels minéraux, une stase urinaire, des changements de pH et une diminution des substances protectrices peuvent tous contribuer à la formation de calculs.

Les calculs se forment généralement dans le rein, passent dans l'uretère et sont excrétés dans l'urine (en causant souvent de l'hématurie). Même si le passage des calculs n'entraîne pas toujours de symptômes, un uretère obstrué cause généralement une douleur lombaire sévère, une dysurie et une rétention d'urine associées à une pollakiurie et à un besoin impérieux d'uriner. Certains calculs peuvent nécessiter une excision chirurgicale.

Objectif
• Déceler des calculs dans l'urine.

Protocole infirmier
Dites à la personne d'uriner dans une compresse de gaze déroulée ou dans un tamis à mailles fines (l'urine peut être recueillie ou non). Examinez le tamis avec soin pour voir s'il y a des calculs; ils peuvent être très petits et ressembler à du gravier ou à des grains de sable. Notez l'apparence et le nombre des calculs, et placez-les dans un contenant correctement étiqueté. Envoyez immédiatement le contenant au laboratoire.

Résultats normaux
Normalement, il n'y a pas de calculs dans l'urine.

Signification de résultats anormaux
Plus de la moitié de tous les calculs dans l'urine sont de composition mixte et contiennent deux sels minéraux ou plus; l'oxalate de calcium est le composant le plus fréquent. La composition exacte des calculs peut aider à désigner différents dérèglements métaboliques.

Interventions infirmières
Avant le test
• Expliquez à la personne que ce test décèle les pierres urinaires et que, si l'on trouve de telles pierres, l'analyse de laboratoire peut révéler leur composition et, possiblement, la cause de leur formation.

• Informez-la qu'un échantillon d'urine sera prélevé et qu'elle n'a pas à s'abstenir de nourriture solide ou liquide avant le test.

• Avisez la personne que le passage des pierres cause généralement une douleur lombaire qui peut ou non persister après l'excrétion. Administrez un médicament contre la douleur tel qu'il est prescrit.

Au cours du test
• Placez le tamis et l'urinal ou le bassin de lit à la portée d'une personne qui a reçu des analgésiques. Elle peut être somnolente et incapable de se lever pour uriner. La personne peut devoir continuer l'observation urinaire jusqu'à ce que les calculs soient excrétés.

Après le test
• Observez, chez la personne, la douleur lombaire sévère, la dysurie et la rétention d'urine associées à des mictions fréquentes et à un besoin impérieux d'uriner. L'hématurie devrait disparaître après le passage des pierres.

• Signalez au médecin les symptômes consécutifs au test et administrez un médicament contre la douleur tel qu'il est prescrit.

• Renseignez la personne au sujet des changements dans le régime alimentaire qui peuvent aider à prévenir la formation des calculs.

Catécholamines plasmatiques

Cette analyse quantitative peut être prescrite pour des patients souffrant d'hypertension et présentant des signes de tumeur de la médullo-surrénale de même que pour des patients ayant des tumeurs neurales affectant la fonction endocrinienne. Les catécholamines comprennent l'adrénaline, la noradrénaline et la dopamine. Comme plusieurs facteurs influent sur leur sécrétion, les variations diurnes sont fréquentes.

Objectifs

• Éliminer le phéochromocytome (médullosurrénalien ou extrasurrénalien) chez les personnes hypertendues.
• Aider à déceler un neuroblastome, un ganglioneuroblastome et un ganglioneurome.
• Distinguer entre des tumeurs de la médullosurrénale et d'autres tumeurs qui produisent des catécholamines à l'aide d'une analyse fractionnée.
• Aider au diagnostic d'un dérèglement du système nerveux autonome.

Protocole infirmier

Procédez à une ponction veineuse entre 6 heures et 8 heures. Recueillez l'échantillon dans un tube refroidi de 7 mL contenant le sel potassique de l'éthylène-diamine-tétra-acétate (EDTA). Dites à la personne de demeurer debout durant 10 minutes, recueillez alors un second échantillon dans un tube identique. (Si on utilise un tube hépariné, il peut être nécessaire de jeter les 1 ou 2 premiers millilitres de sang. Vérifiez avec le laboratoire.) Après le prélèvement de chacun des échantillons, faites rouler lentement le tube entre vos paumes pour distribuer l'EDTA sans agiter le sang. Placez-le dans de la glace concassée; envoyez-le immédiatement au laboratoire. Indiquez si la personne était couchée ou debout, et le moment où l'échantillon a été prélevé.

Valeurs de référence

Lorsque la personne est couchée, les concentrations de catécholamines sont :
• *Adrénaline :* 0 à 600 pmol/L.
• *Noradrénaline :* 0,4 à 4,4 nmol/L.
• *Dopamine :* 0 à 150 pmol/L.
  Lorsque la personne est debout, les concentrations de catécholamines sont :
• *Adrénaline :* 0 à 900 pmol/L.
• *Noradrénaline :* 1,2 à 10 nmol/L.
• *Dopamine :* 0 à 150 pmol/L.

Signification de résultats anormaux

Une augmentation des concentrations peut indiquer un ganglioneuroblastome, un ganglioneurome, un neuroblastome ou un phéochromocytome. De telles augmentations sont possibles, sans toutefois les confirmer, lors de dérèglements thyroïdiens, d'une hypoglycémie et d'une maladie cardiaque. Une thérapie aux électrochocs et un choc résultant d'une hémorragie, d'endotoxines ou d'une anaphylaxie peuvent aussi causer une augmentation des concentrations de catécholamines. Chez une personne où les concentrations de départ sont normales ou basses, le fait de ne pas observer d'augmentations des concentrations après le prélèvement en position debout suggère un dérèglement du système nerveux autonome.

Interventions infirmières

Avant le test

• Expliquez à la personne que ce test aide à déterminer si l'hypertension ou d'autres symptômes sont reliés à une sécrétion hormonale déficiente. Dites-lui d'éviter tout médicament non prescrit durant les 2 semaines précédant le test, de s'abstenir d'aliments et de boissons riches en amines durant 48 heures, de s'abstenir de fumer durant 24 heures et d'être à jeun depuis 10 à 12 heures. Dans le cas d'une personne hospitalisée, arrêtez l'utilisation des substances qui peuvent influer sur le niveau des catécholamines.
• Dites à la personne que ce test nécessite 2 échantillons de sang et qu'il dure environ 20 minutes. Gardez la personne au chaud, détendue et couchée durant les 45 à 60 minutes précédant le test.
• Gardez à l'esprit que les amphétamines, les décongestionnants, l'adrénaline, la lévodopa, les phénothiazines (chlorpromazine), les sympathomimétiques et les antidépresseurs tricycliques augmentent les concentrations plasmatiques des catécholamines; la réserpine en diminue les concentrations.
• Une scintigraphie réalisée durant la semaine précédant le test peut en modifier les résultats.

Après chaque prélèvement

• Si un hématome apparaît à l'endroit de la ponction veineuse, appliquez des compresses chaudes afin de diminuer l'inconfort.

122

Catécholamines urinaires

À l'aide de la spectrophotofluorométrie, ce test mesure les concentrations urinaires des principales catécholamines : l'adrénaline, la noradrénaline et la dopamine. Le spécimen de prédilection est un échantillon d'urine de 24 heures parce que la sécrétion des catécholamines fluctue au cours de la journée et en réponse à la douleur, à la chaleur, au froid, au stress émotionnel, à l'exercice physique, à l'hypoglycémie, à une blessure, à une hémorragie, à une asphyxie et aux médicaments. Cependant, un échantillon prélevé au hasard peut être utile pour évaluer les concentrations de catécholamines après un épisode d'hypertension. Pour une élaboration complète du diagnostic de la sécrétion des catécholamines, les concentrations urinaires de leurs métabolites sont mesurés simultanément. Ces métabolites – la métanéphrine, la normétanéphrine, l'acide homovanillique et l'acide vanillylmandélique – apparaissent normalement dans l'urine en plus grande quantité que les catécholamines elles-mêmes.

Objectifs
• Aider au diagnostic d'un phéochromocytome chez une personne présentant une hypertension inexpliquée.
• Aider au diagnostic d'un neuroblastome, d'un ganglioneurome et d'une dysautonomie (trouble héréditaire du système nerveux autonome).

Protocole infirmier
Recueillez un échantillon d'urine de 24 heures dans une bouteille contenant un agent de conservation qui va garder le spécimen à un pH acide de 3,0 ou moins. Réfrigérez le spécimen ou placez-le sur de la glace au cours de la période de collecte. À la fin de la période de collecte, envoyez-le immédiatement au laboratoire.

Valeurs de référence
Normalement, les valeurs des catécholamines urinaires varient de 0 à 730 nmol/L.

Signification de résultats anormaux
Une *augmentation* des concentrations de catécholamines à la suite d'un épisode d'hypertension chez une personne souffrant d'hypertension non diagnostiquée indique habituellement un phéochromocytome. À l'exception de l'acide homovanillique – un métabolite de la dopamine –, les concentrations des métabolites des catécholamines peuvent aussi être élevées. Des concentrations anormalement hautes d'acide homovanillique éliminent la possibilité d'un phéochromocytome puisque cette tumeur sécrète principalement de l'adrénaline dont le métabolite principal est l'acide vanillylmandélique. Si les tests indiquent un phéochromocytome, on peut aussi vérifier, chez la personne, la présence d'une adénomatose polyendocrinienne. Des concentrations élevées, sans hypertension importante, peuvent être dues à un neuroblastome ou à un ganglioneurome, même si les concentrations d'acide homovanillique reflètent plus précisément ces affections. Les neuroblastomes et les ganglioneuromes, constitués principalement de cellules immatures, sécrètent de grandes quantités de dopamine et d'acide homovanillique.

Une *diminution* des concentrations de catécholamines peut indiquer une dysautonomie, caractérisée par de l'hypotension orthostatique.

Interventions infirmières
Avant le test
• Expliquez au patient que ce test, qui nécessite un échantillon d'urine, évalue le fonctionnement surrénalien. Dites-lui qu'il n'a pas à s'abstenir de nourriture solide ou liquide, mais qu'il devrait éviter les situations de stress et l'activité physique excessive au cours de la période de prélèvement.
• Restreignez l'utilisation de substances qui peuvent influer sur les concentrations de catécholamines. L'aminophylline, les complexes vitaminiques B, la caféine, l'hydrate de chloral, l'éthanol, l'insuline, l'isoprotérénol, la lévodopa, la méthyldopa, les inhibiteurs de la monoamine-oxydase, la nitroglycérine, la quinidine, la quinine, les sympathomimétiques, la tétracycline et les antidépresseurs tricycliques peuvent augmenter les concentrations urinaires de catécholamines. La clonidine, la guanéthidine, les opacifiants radiologiques contenant de l'iode et la réserpine peuvent en abaisser les concentrations. L'érythromycine, les composés de méthénamine et les phénothiazines peuvent augmenter ou abaisser les concentrations de catécholamines.

Après le prélèvement
• La personne peut reprendre sa médication et ses activités habituelles.

Cathétérisme cardiaque

Un cathétérisme cardiaque est le passage d'un cathéter dans le côté droit ou gauche du cœur. Un cathétérisme permet de déterminer la pression et le débit sanguins dans les cavités du cœur. Il permet aussi de prélever des échantillons de sang ou de photographier des ventricules ou des artères du cœur.

Un cathétérisme du côté droit ou gauche du cœur est contre-indiqué dans les cas de coagulopathie, de dysfonctionnement des reins ou d'asthénie. Un cathétérisme du côté droit du cœur est contre-indiqué dans le cas d'un bloc de branche gauche, à moins qu'un stimulateur cardiaque temporaire ne soit implanté pour contrebalancer l'asystolie ventriculaire provoquée. Même si, par le passé, un cathétérisme du côté gauche du cœur était contre-indiqué dans un cas d'infarctus du myocarde en phase aiguë, plusieurs médecins procèdent maintenant à un cathétérisme et court-circuitent, par une intervention chirurgicale, les vaisseaux obstrués au cours d'un épisode d'ischémie afin de prévenir une nécrose du myocarde. Si la personne a une valvulopathie cardiaque, une thérapie prophylactique aux antibiotiques peut être recommandée.

Objectif
• Évaluer une insuffisance ou une sténose valvulaires, des anomalies septales, des malformations congénitales, le fonctionnement du myocarde et l'apport sanguin de même que le mouvement des parois cardiaques.

Protocole
Après avoir reçu un sédatif léger, le patient sera attaché à une table d'examen et un soluté sera installé pour permettre l'administration du médicament. Un médecin introduit le cathéter par une petite incision dans l'artère ou dans la veine. La fluoroscopie aide à guider le cathéter jusqu'aux cavités cardiaques ou aux artères coronaires. Lorsque le cathéter est en place, on injecte un opacifiant radiologique pour visualiser les vaisseaux et les autres structures cardiaques.

Résultats normaux
Le cathétérisme cardiaque révèle une situation normale en ce qui a trait à la dimension et à la configuration des cavités cardiaques, aux mouvements et à l'épaisseur des parois et à la direction de la circulation sanguine de même qu'aux mouvements des valvules; les artères coronaires devraient avoir un contour lisse et régulier.

Signification de résultats anormaux
Le cathétérisme cardiaque peut déceler, évaluer et préciser presque tous les types d'états ou d'anomalies anatomiques intracardiaques congénitales ou acquises.

Interventions infirmières
Avant le test
• Expliquez au patient que ce test évalue le fonctionnement du cœur et de ses vaisseaux. Dites-lui de s'abstenir de nourriture solide et liquide durant au moins les 6 heures précédant le test, et que le test lui-même peut durer de 2 à 3 heures. Dites-lui qu'il peut recevoir un sédatif léger, mais qu'il va demeurer conscient.

• Dites au patient que le cathéter est introduit dans une artère ou dans une veine de son bras ou de sa jambe; expliquez-lui qu'il peut ressentir un inconfort passager à différents moments de l'intervention. Dites-lui qu'il va recevoir un médicament en cas de douleur thoracique et qu'il peut aussi recevoir périodiquement de la nitroglycérine.

• Assurez-vous que le patient ou un membre responsable de la famille a signé une formule de consentement. Avertissez le médecin d'une hypersensibilité aux fruits de mer, à l'iode ou aux opacifiants radiologiques.

• Si le patient doit subir un cathétérisme pour le côté droit du cœur, arrêtez la thérapie aux anticoagulants tel qu'il est prescrit. Pour un cathétérisme du côté gauche du cœur, commencez ou continuez la thérapie aux anticoagulants tel qu'il est prescrit.

Après le test
• Surveillez les signes vitaux toutes les 15 minutes durant la première heure, ensuite toutes les heures jusqu'à ce qu'ils se stabilisent. S'ils demeurent instables, vérifiez-les toutes les 5 minutes et avertissez le médecin.

• Observez, à l'endroit d'insertion, s'il y a un hématome ou une perte de sang; remplacez le pansement compressif si cela est nécessaire. Surveillez le teint de la personne, la température de sa peau et son pouls périphérique au-dessous de l'endroit de l'incision. Assurez-vous que la personne se repose au lit durant 8 heures.

• Assurez-vous qu'un électrocardiogramme est prévu après le test pour vérifier tout dommage possible au myocarde.

Cathétérisme de l'artère pulmonaire

Ce test, aussi appelé cathétérisme de Swan-Ganz, utilise un cathéter flexible pour mesurer la pression artérielle pulmonaire, la pression capillaire pulmonaire et d'autres pressions cardiaques. Même si le cathéter ne pénètre jamais dans le côté gauche du cœur, la pression capillaire pulmonaire reflète la pression auriculaire gauche et la pression télédiastolique ventriculaire gauche.

Objectifs
- Aider à évaluer une insuffisance ventriculaire droite et une insuffisance ventriculaire gauche.
- Contrôler une thérapie d'un infarctus du myocarde en phase aiguë.
- Surveiller l'état des liquides dans les cas de brûlures graves, d'une maladie rénale ou après une chirurgie à cœur ouvert.
- Contrôler les effets des médicaments cardiovasculaires, comme la nitroglycérine et le nitroprussiate.

Protocole
Habituellement, le cathéter est inséré par la veine céphalique dans la fosse antécubitale et il est introduit jusqu'à l'oreillette droite. Là, selon le cathéter employé, on peut mesurer différentes pressions à l'intérieur du cœur ainsi que le débit cardiaque.

Valeurs de référence
- *Pression dans l'oreillette droite :* 1 à 6 mm Hg.
- *Pression artérielle systolique dans le ventricule droit :* 20 à 30 mm Hg.
- *Pression télédiastolique dans le ventricule droit :* < 5 mm Hg.
- *Pression artérielle pulmonaire systolique :* 20 à 30 mm Hg.
- *Pression artérielle pulmonaire diastolique :* approximativement 10 mm Hg.
- *Pression artérielle pulmonaire moyenne :* < 20 mm Hg.
- *Pression capillaire pulmonaire :* 6 à 12 mm Hg.
- *Pression dans l'oreillette gauche :* approximativement 10 mm Hg.

Signification de résultats anormaux
Une *augmentation de la pression dans l'oreillette droite* peut indiquer une tamponnade cardiaque, une surcharge liquidienne, une maladie pulmonaire, de l'hypertension pulmonaire, une insuffisance ventriculaire droite ou une sténose et une régurgitation de la tricuspide.

Une *augmentation de la pression dans le ventricule droit* peut être le résultat d'une insuffisance cardiaque congestive chronique, d'une péricardite constrictive, d'un épanchement péricardique, d'hypertension pulmonaire, de sténose des vaisseaux pulmonaires, d'insuffisance ventriculaire droite ou d'anomalies des cloisons ventriculaires.

Une *augmentation de la pression artérielle pulmonaire* est caractéristique d'une bronchopneumopathie obstructive chronique, d'une résistance accrue des artérioles pulmonaires, d'une augmentation du débit sanguin pulmonaire, d'une insuffisance du ventricule gauche et d'un œdème ou d'un embole pulmonaires.

Une *augmentation de la pression capillaire pulmonaire* peut être le résultat d'une insuffisance cardiaque, d'une tamponnade cardiaque, d'une insuffisance du ventricule gauche ou d'une sténose et d'une régurgitation de la valvule mitrale.

Une *diminution de la pression capillaire pulmonaire* est le résultat d'une hypovolémie.

Interventions infirmières
Avant le test
- Dites au patient que ce test évalue le fonctionnement du cœur et qu'il aide à contrôler l'état des liquides. Il n'a pas besoin de s'abstenir de nourriture solide ou liquide avant le test. Dites-lui que l'insertion prend environ 30 minutes et que le cathéter va demeurer en place durant 48 à 72 heures. Assurez-vous que le patient ou un membre responsable de la famille a signé une formule de consentement.

Au cours du test
- Surveillez les tracés de pression d'amplitude diminuée, l'occlusion possiblement constante de l'artère pulmonaire et d'autres signes qui pourraient indiquer une mauvaise localisation du cathéter.
- ◆ *Mise en garde.* Assurez-vous que les robinets d'arrêt sont bien placés et que les raccordements sont bien fixés.

Après le test
- Surveillez s'il y a infection à l'endroit de l'insertion.
- ◆ *Mise en garde.* Durant 24 heures, surveillez les signes d'embolie pulmonaire, de perforation de l'artère pulmonaire, de souffles cardiaques, de thrombose et d'arythmie.

Cellules de lupus érythémateux

Ce test est un protocole in vitro pour aider à diagnostiquer le lupus érythémateux aigu disséminé (LED). Il est moins sensible et moins fiable que le test des anticorps antinucléaires (AAN) qui l'a largement remplacé ou que le test des anticorps anti-acide désoxyribonucléique (ADN). Cependant, certains utilisent encore le test de préparation de cellules du lupus érythémateux (LE) parce qu'il ne nécessite qu'un minimum d'équipement et de réactifs.

Objectifs
• Aider au diagnostic du LED.

• Contrôler le traitement du LED (environ 60 % des individus traités avec succès ne montrent pas de cellules LE après 4 à 6 semaines de thérapie).

Protocole infirmier
Procédez à une ponction veineuse et recueillez l'échantillon dans un tube de 7 mL à bouchon rouge.

Résultats normaux
Il n'y a pas de cellules LE présentes.

Signification de résultats anormaux
La présence de deux cellules LE ou plus peut indiquer un LED. Même si ces cellules se forment principalement dans le LED, elles peuvent aussi apparaître dans une hépatite chronique active, une polyarthrite rhumatoïde, une sclérodermie et des réactions médicamenteuses. De plus, jusqu'à 25 % des personnes atteintes de LED ne montrent pas de cellules LE.

Mis à part les signes cliniques qui appuient le diagnostic, il peut être nécessaire de recourir au test des AAN ou des anti-ADN pour en arriver à un diagnostic définitif. Le test des AAN peut déceler des autoanticorps dans le sérum de plusieurs personnes atteintes de LED qui présentent des tests négatifs pour les cellules LE. Les anticorps anti-ADN apparaissent chez les deux tiers des personnes ayant un LED et ils sont rarement présents dans d'autres états. La présence de ces anticorps suggère fortement un LED.

Certains médicaments – le plus souvent l'hydralazine, l'isoniazide et la procaïnamide – peuvent produire un syndrome qui ressemble au LED. D'autres médicaments qui peuvent avoir un effet semblable sont la chlorpromazine, le clofibrate, la griséofulvine, l'éthosuximide, les sels d'or, la méphénytoïne, la méthyldopa, le méthysergide, les contraceptifs oraux, l'acide para-aminosalicylique, la pénicilline, la phénylbutazone, la phénytoïne, la primidone, le propylthiouracile, la quinidine, la réserpine, la streptomycine, les sulfamidés, les tétracyclines et la triméthadione.

Interventions infirmières
Avant le test
• Dites au patient que ce test aide à déceler des anticorps contre ses propres tissus. Si cela est pertinent, signalez-lui que le test va être repris pour contrôler la réponse à une thérapie.

• Avisez-le qu'il n'a pas à s'abstenir de nourriture solide ou liquide avant le test, et que ce dernier nécessite un échantillon de sang.

• Vérifiez, dans son dossier, l'utilisation de médicaments comme l'hydralazine, l'isoniazide et la procaïnamide, qui peuvent influer sur les résultats du test. Si leur utilisation doit être maintenue, notez-le sur le relevé de laboratoire.

Au cours du prélèvement
• Manipulez l'échantillon avec soin pour éviter l'hémolyse, qui peut influer sur les résultats du test.

Après le prélèvement
• Si un hématome apparaît à l'endroit de la ponction veineuse, appliquez des compresses chaudes afin de diminuer l'inconfort.

• Comme beaucoup de personnes atteintes de LED présentent un déficit immunitaire, gardez un pansement propre et sec sur l'endroit de la ponction veineuse durant au moins 24 heures et surveillez les signes d'infection.

• Si les résultats du test indiquent un LED, dites à la personne que d'autres tests diagnostiques peuvent être nécessaires.

Céruloplasmine sérique

Ce test mesure les concentrations sériques de céruloplasmine, une alpha$_2$ globuline qui lie environ 95 % du cuivre sérique (il n'existe que peu de cuivre à l'état libre), habituellement dans le foie. Comme la céruloplasmine catalyse l'oxydation d'un composé ferreux en ions ferriques, on pense qu'elle règle le captage du fer par la transferrine, rendant ainsi le fer disponible pour les réticulocytes afin de procéder à la synthèse du groupement hème.

Les indications cliniques habituelles pour ce test sont un syndrome de Menkes (une maladie mortelle, récessive et liée au chromosome X, caractérisée par la dégénérescence cérébrale, des changements artériels et des cheveux cassants), une déficience en cuivre appréhendée résultant d'une alimentation parentérale totale et une maladie appréhendée de Wilson (une maladie rare, récessive et autosomique caractérisée par l'accumulation du cuivre dans le foie, le cerveau, les reins, la cornée et d'autres tissus).

Objectif

• Aider au diagnostic d'un syndrome de Menkes, d'une déficience en cuivre et d'une maladie de Wilson.

Protocole infirmier

Procédez à une ponction veineuse et recueillez l'échantillon dans un tube de 7 mL à bouchon rouge. Envoyez immédiatement l'échantillon au laboratoire.

Valeurs de référence

Les concentrations de céruloplasmine sérique varient normalement de 230 à 430 mg/L. Les concentrations augmentent au cours du premier trimestre de la grossesse et elles sont plus faibles chez les nouveau-nés.

Signification de résultats anormaux

Une *diminution* des concentrations de céruloplasmine indique habituellement une maladie de Wilson; cela est confirmé par les anneaux de Kayser-Fleischer (des dépôts de cuivre dans la cornée qui forment des anneaux de couleur vert or) ou par les résultats d'une biopsie du foie où l'on retrouve 4,0 µmol de cuivre par gramme de poids sec. On peut aussi observer des concentrations diminuées de céruloplasmine dans un syndrome de Menkes, un syndrome néphrotique et une hypocuprémie causée par une alimentation parentérale totale. Des déficiences passagères peuvent aussi survenir dans un kwashiorkor (un syndrome résultant d'une déficience grave en protéines), une néphrose et une sprue.

Une *augmentation* des concentrations de céruloplasmine est associée à la polyarthrite rhumatoïde, ce qui va donner une coloration verdâtre au sang, et à la cirrhose biliaire, au cancer, à certaines maladies infectieuses et à la thyrotoxicose.

Interventions infirmières

Avant le test

• Expliquez au patient que ce test aide à établir le contenu en cuivre du sang et qu'il nécessite un prélèvement de sang. Dites-lui qui va procéder à la ponction veineuse et quand, et mentionnez qu'il ne va ressentir qu'un léger inconfort à cause de l'aiguille au cours de la ponction et de la pression du garrot. Assurez-le du fait que le prélèvement de l'échantillon se fait en moins de 3 minutes.

• Vérifiez, dans le dossier de la personne, l'utilisation de substances pouvant influer sur les concentrations de céruloplasmine. Les œstrogènes, la méthadone et la phénytoïne peuvent augmenter les concentrations sériques de céruloplasmine.

Après le prélèvement

• Si un hématome apparaît à l'endroit de la ponction veineuse, appliquez des compresses chaudes afin de diminuer l'inconfort.

17-Cétostéroïdes urinaires

Ce test mesure les concentrations urinaires des 17-cétostéroïdes (17-KS), qui comprennent les stéroïdes et les métabolites des stéroïdes provenant principalement des glandes surrénales. Chez les hommes, les testicules produisent environ un tiers des 17-KS. Chez les femmes, les ovaires n'en produisent qu'une quantité minime. Même si les 17-KS ne sont pas tous des androgènes, ils ont des effets androgéniques. Une sécrétion excessive peut se traduire par un hirsutisme et une augmentation de la dimension clitoridienne et phallique, et elle peut entraîner le développement de voies urogénitales mâles chez un fœtus femelle.

Ce test ne fournit qu'un aperçu de l'activité androgénique. Pour avoir plus d'information au sujet de la sécrétion des androgènes, on devrait mesurer concurremment les concentrations plasmatiques de testostérone; le fractionnement des 17-KS peut aussi s'avérer approprié.

Objectifs

• Aider au diagnostic d'un dysfonctionnement surrénalien et gonadique.
• Aider au diagnostic d'un syndrome génito-surrénalien (hyperplasie surrénalienne congénitale).
• Contrôler une thérapie au cortisol dans le traitement d'un syndrome génito-surrénalien.

Protocole infirmier

Recueillez un échantillon d'urine de 24 heures dans un bocal contenant un agent de conservation permettant de le maintenir à un pH de 4,0 à 4,5. Conservez l'échantillon au frais au cours de la période de prélèvement et envoyez-le immédiatement au laboratoire à la fin du prélèvement.

Valeurs de référence

Les valeurs des 17-KS urinaires varient selon l'âge et le sexe :
• *Nouveau-nés et enfants de moins de 11 ans :* 0 à 10 μmol/d.
• *Enfants de 11 à 14 ans :* 5 à 25 μmol/d.
• *Hommes :* 20 à 75 μmol/d.
• *Femmes :* 15 à 60 μmol/d.

Signification de résultats anormaux

Une *augmentation* des concentrations des 17-KS urinaires peut provenir d'une hyperplasie surrénalienne, d'un syndrome génito-surrénalien, d'un carcinome ou d'un adénome. Chez les femmes, des concentrations élevées peuvent indiquer un dysfonctionnement ovarien, comme une polykystose ovarienne (syndrome de Stein-Leventhal), une tumeur ovarienne des cellules lutéiques, ou un arrhénoblastome endrogénique. Chez les hommes, des concentrations élevées des 17-KS peuvent indiquer une tumeur des cellules interstitielles des testicules. Généralement, les concentrations des 17-KS augmentent aussi au cours d'une grossesse, d'un stress important, d'une maladie chronique ou d'une maladie débilitante.

Une *diminution* des concentrations des 17-KS urinaires peut provenir d'une maladie d'Addison, d'une castration, d'un eunuchoïdisme ou d'un panhypopituitarisme, aussi bien que d'un crétinisme, d'un myxœdème et d'une néphrose.

Interventions infirmières

Avant le test

• Expliquez à la personne que ce test permet d'étudier l'équilibre hormonal.
• Informez-la qu'elle n'a pas à s'abstenir de nourriture solide ou liquide avant le test, mais qu'elle devrait éviter l'effort physique excessif et les situations de stress au cours de la période de prélèvement.
• Dites-lui que le test nécessite le prélèvement d'un échantillon d'urine de 24 heures et montrez-lui la technique adéquate de prélèvement.
• Si la personne est une femme qui est menstruée, remettez à plus tard le prélèvement d'urine puisque la présence de sang dans l'urine influe sur les résultats du test.
• Vérifiez, dans le dossier de la personne, la prise de médicaments qui peuvent influer sur les résultats du test. Revoyez vos observations avec le laboratoire et restreignez l'utilisation des médicaments si nécessaire. Les médicaments qui peuvent augmenter les concentrations des 17-KS sont le méprobamate, l'oléandomycine, les phénothiazines et la spironolactone. Les médicaments qui peuvent abaisser les concentrations des 17-KS sont les œstrogènes, l'acide étacrynique, la pénicilline et la phénytoïne. L'acide nalidixique et la quinine peuvent augmenter ou abaisser les concentrations des 17-KS.

Pendant la période de prélèvement

• Le défaut de respecter les restrictions alimentaires, de prélever toute l'urine ou de l'entreposer correctement peut fausser les résultats.

Chlorure sérique

Ce test, qui est une analyse quantitative, mesure les concentrations sériques de l'ion chlorure, l'anion principal du liquide extracellulaire. Avec l'ion sodium, le chlorure aide au maintien de la pression osmotique du sang et il aide, en conséquence, à régulariser le volume sanguin et la pression artérielle. Les concentrations de chlorure influent aussi sur l'équilibre acido-basique. Les concentrations sériques de cet électrolyte sont régularisées par l'aldostérone par suite de son action de régulation du sodium. Le chlorure est absorbé par la muqueuse intestinale et excrété principalement par les reins.

Objectif

• Déceler un déséquilibre acido-basique (acidose ou alcalose) et aider à l'évaluation de l'état des liquides et de l'équilibre cations-anions extra-cellulaires.

Protocole infirmier

Procédez à une ponction veineuse et recueillez l'échantillon dans un tube de 7 mL à bouchon rouge.

Valeurs de référence

Normalement, les concentrations sériques de chlorure varient de 100 à 108 mmol/L.

Signification de résultats anormaux

Les concentrations de chlorure sont inversement reliés à ceux du bicarbonate et, par conséquent, reflètent l'équilibre acido-basique. Une perte excessive de suc gastrique ou d'autres sécrétions contenant l'ion chlorure peut causer une alcalose métabolique hypochlorémique; une rétention ou une ingestion excessive de chlorure peut conduire à une acidose métabolique hyperchlorémique.

Une *augmentation* des concentrations sériques de l'ion chlorure (hyperchlorémie) peut être le résultat d'une oligo-anurie complète, d'un traumatisme crânien (causant une hyperventilation neurogène), d'un hyperaldostéronisme primaire et d'une déshydratation grave.

Une *diminution* des concentrations sériques de l'ion chlorure (hypochlorémie) est habituellement associée à des concentrations basses de sodium et de potassium. Les causes sous-jacentes possibles sont une maladie d'Addison, une insuffisance rénale chronique, une aspiration gastrique, une fistule intestinale et des vomissements prolongés. Une insuffisance cardiaque congestive ou un œdème, qui conduisent à un excès de liquide extracellulaire, peuvent provoquer une hypochlorémie de dilution.

Interventions infirmières

Avant le test

• Expliquez à la personne que ce test évalue le contenu en chlorure du sang et qu'il nécessite un prélèvement de sang.

• Vérifiez, dans le dossier de médications de la personne, s'il y a eu récemment une thérapie avec des médicaments pouvant influer sur les concentrations de chlorure. Des concentrations sériques élevées de chlorure peuvent être le résultat d'une administration de chlorure d'ammonium, d'acide borique, de cholestyramine, d'oxyphenbutazone, de phénylbutazone ou de chlorure de sodium en quantité excessive. Les concentrations sériques de chlorure sont diminués par les thiazides, le furosémide, l'acide étacrynique, les bicarbonates ou une perfusion intraveineuse prolongée de dextrose à 5 % dans l'eau.

Au moment du prélèvement

• Manipulez l'échantillon avec soin pour éviter l'hémolyse, qui peut modifier les résultats du test.

Après le prélèvement

• Si un hématome apparaît à l'endroit de la ponction veineuse, appliquez des compresses chaudes afin de diminuer l'inconfort.

◆ *Mise en garde.* Surveillez, chez une personne ayant une hypochlorémie, les signes d'hypertonicité musculaire, de tétanie et d'hypopnée. Chez une personne ayant une hyperchlorémie, surveillez attentivement les signes de développement d'une stupeur, une respiration profonde et rapide et une faiblesse conduisant au coma.

Cholangiographie percutanée transhépatique

Après injection d'un opacifiant radiologique iodé dans une ramification biliaire, on peut utiliser la fluoroscopie et les rayons X pour évaluer les canaux biliaires ainsi rendus opaques. Ce protocole peut être recommandé chez les personnes ayant une douleur abdominale haute persistante après une cholécystectomie et chez les personnes atteintes d'une jaunisse grave (un dysfonctionnement hépatique empêche souvent le captage et l'excrétion de l'opacifiant radiologique au cours d'une cholécystographie orale ou d'une cholangiographie intraveineuse).

Même si la cholangiographie percutanée transhépatique peut fournir une vue plus détaillée de l'obstruction que les autres tests, cette méthode invasive comporte un risque possible de complications qui sont des saignements, une septicémie, une péritonite biliaire, un épanchement de l'opacifiant radiologique dans la cavité péritonéale et une injection sous-capsulaire. En conséquence, on procède habituellement, en premier lieu, à un examen tomodensitométrique ou à une échographie ultrasonique dans un cas appréhendé de jaunisse obstructive.

Une cholangite, des ascites massives, une coagulopathie qui ne peut se corriger et une hypersensibilité à l'iode constituent autant de contre-indications pour ce test.

Objectifs
- Déterminer la cause d'une douleur abdominale haute à la suite d'une cholécystectomie.
- Distinguer entre une jaunisse obstructive et une jaunisse non obstructive.
- Déterminer la localisation, l'étendue et, si possible, la cause d'une obstruction mécanique.

Protocole
Alors que la personne est couchée et solidement attachée à une table basculante de radiographie, le médecin injecte un anesthésique local et ensuite l'opacifiant radiologique dans une ramification biliaire. Il utilise alors la fluoroscopie et un moniteur de télévision pour évaluer l'opacification des canaux biliaires. On peut prendre alors des radiophotographies avec la personne placée dans différentes positions.

Signification de résultats anormaux
Une cholangiographie percutanée transhépatique peut mettre en évidence des canaux biliaires dilatés indiquant une jaunisse obstructive. Elle peut aussi révéler la cause d'une obstruction biliaire par des calculs biliaires, un cancer des voies biliaires, un cancer du pancréas ou un cancer de la papille de Vater.

Interventions infirmières

Avant le test
- Expliquez à la personne que ce test permet un examen radiographique des canaux biliaires après injection d'un opacifiant radiologique dans le foie. Dites-lui qu'elle doit être à jeun depuis les 8 heures précédant le test. Avertissez-la qu'elle va ressentir une douleur passagère au cours du protocole.
- Assurez-vous que la personne ou un membre responsable de la famille a signé une formule de consentement. Vérifiez l'hypersensibilité à l'iode, aux fruits de mer, aux opacifiants radiologiques et à l'anesthésique. Décrivez les effets désagréables possibles résultant de l'administration de l'opacifiant radiologique, comme des nausées, des vomissements, une salivation excessive, des bouffées congestives, de l'urticaire, de la transpiration et, rarement, un choc anaphylactique ; la tachycardie et la fièvre peuvent aussi accompagner l'injection de l'opacifiant dans le canal biliaire.
- Vérifiez, dans le dossier, si la personne présente des problèmes en ce qui a trait au saignement, à la coagulation, au temps de prothrombine et à la numération plaquettaire. Si cela est prescrit, administrez 1 gramme d'ampicilline par voie intraveineuse toutes les 4 à 6 heures durant les 24 heures précédant le test. Juste avant le début du protocole, administrez un sédatif si cela est prescrit.

Au cours du test
- Une obésité importante ou la présence de gaz sus-jacents aux canaux biliaires peuvent influer sur la clarté des radiographies.

Après le test
- Surveillez les signes vitaux de la personne jusqu'à ce qu'ils soient stables. Assurez-vous que la personne se repose au lit durant au moins 6 heures.
- ◆ *Mise en garde.* Surveillez, à l'endroit de l'injection, s'il y a saignement, enflure ou sensibilité. Surveillez s'il y a signe de péritonite : frissons, température de 38,9 °C à 39,4 °C, douleur, sensibilité et distension abdominales. Avisez le médecin immédiatement si de telles complications apparaissent.

Cholangiographie postopératoire

Souvent, immédiatement après une cholécystectomie ou après une exploration du canal cholédoque, on insère un tube de caoutchouc en forme de T dans le canal cholédoque pour faciliter le drainage. Une cholangiographie postopératoire, réalisée 7 à 10 jours après cette chirurgie, est l'examen radiographique et fluoroscopique des canaux biliaires après l'injection d'opacifiant radiologique par le tube en T. L'opacifiant radiologique circule à travers les canaux biliaires et en expose les dimensions et la perméabilité, mettant ainsi en évidence toute obstruction qui n'aurait pas été remarquée durant la chirurgie.

Objectif

• Déceler les calculs, les rétrécissements, les néoplasmes et les fistules dans les canaux biliaires.

Résultats normaux

Le remplissage des canaux biliaires par l'opacifiant radiologique se fait de façon homogène et le diamètre des canaux est normal. Lorsque le sphincter d'Oddi fonctionne correctement et que les canaux ne sont pas obstrués, l'opacifiant radiologique s'écoule librement dans le duodénum.

Signification de résultats anormaux

Des ombres négatives ou des anomalies de remplissage dans les canaux biliaires associées à de la dilatation peuvent indiquer des calculs ou des néoplasmes non remarqués au cours de la chirurgie. Des tracés anormaux d'opacifiant radiologique partant des canaux biliaires indiquent des fistules.

Interventions infirmières

Avant le test

• Expliquez au patient que ce protocole permet l'examen des canaux biliaires à l'aide de radiographies prises après injection d'un opacifiant radiologique par le tube en T. Dites-lui qui va réaliser l'intervention et où, et mentionnez que cela dure approximativement 15 minutes.

• Même si cette intervention n'est pas douloureuse, avertissez le patient qu'il peut ressentir une sensation de gonflement dans le quadrant supérieur droit au moment où l'opacifiant radiologique sera injecté.

• Clampez le tube en T, le jour précédant l'intervention, si cela est prescrit. Comme la bile remplit le tube après que vous l'avez clampé, cela aide à prévenir l'entrée de bulles d'air dans les canaux.

Éliminez le repas juste avant le test et administrez un lavement évacuateur environ une heure avant l'intervention si cela est prescrit.

• Assurez-vous que le patient ou un membre responsable de la famille a signé une formule de consentement. Vérifiez dans le dossier s'il y a hypersensibilité à l'iode, aux fruits de mer ou aux opacifiants radiologiques. Les réactions de sensibilité à l'opacifiant radiologique sont plus aiguës et plus fréquentes après une injection intraveineuse. Néanmoins, dites au patient que les effets désagréables de l'administration de l'opacifiant radiologique dans les canaux peuvent comprendre des nausées, des vomissements, une salivation excessive, des bouffées congestives, de l'urticaire, de la transpiration et, rarement, l'anaphylaxie.

• Le fait de ne pas enlever les objets radioopaques du champ des rayons X nuit à l'interprétation radiologique.

Au cours du test

• Une obésité importante ou des gaz sus-jacents aux canaux biliaires peuvent nuire à la clarté des radiographies.

Après le test

• Si un pansement stérile est appliqué après le retrait du tube en T, observez et notez tout épanchement. Changez le pansement si cela est nécessaire.

• Si le tube en T est laissé en place, fixez-le au système de drainage comme cela est prescrit.

Cholangiopancréatographie rétrograde endoscopique

Ce test comporte un examen radiographique des canaux pancréatiques et de l'arbre hépato-biliaire après injection d'un opacifiant radiologique dans la papille duodénale. Il est recommandé pour les personnes ayant une maladie confirmée ou appréhendée du pancréas ou une jaunisse obstructive d'étiologie inconnue. On procède habituellement à une cholangiopancréatographie rétrograde endoscopique lorsque l'échographie ultrasonique abdominale, la tomodensitométrie, la scintigraphie du foie, la duodénographie hypotonique et les radiographies du tractus gastro-intestinal ont été incapables de confirmer un diagnostic. Une maladie infectieuse, des pseudokystes pancréatiques, un rétrécissement ou une obstruction de l'œsophage ou du duodénum et une pancréatite aiguë, une cholangite ou une maladie cardio-respiratoire sont des cas de contre-indication pour ce test.

Objectifs

• Déceler une jaunisse obstructive.
• Diagnostiquer un cancer de la papille duodénale, du pancréas et des canaux biliaires.
• Localiser des calculs et une sténose dans les canaux pancréatiques et dans l'arbre hépato-biliaire.

Protocole

Après avoir reçu un sédatif et un anesthésique local pour la bouche et la gorge, la personne est placée en position de Sims pour permettre l'insertion de l'endoscope par l'œsophage jusqu'au bulbe duodénal. La personne est alors placée en décubitus ventral pour permettre à l'endoscope de se trouver près de la papille duodénale. L'examinateur injecte un opacifiant radiologique et prend des radiographies du pancréas et de l'arbre hépato-biliaire.

Résultats normaux

La papille duodénale ressemble à une petite érosion plus ou moins rouge faisant saillie dans la lumière. Son orifice est généralement bordé par une frange de muqueuse blanche; un repli longitudinal perpendiculaire aux plis circulaires profonds du duodénum aide à le localiser. Les canaux pancréatiques et hépato-biliaires se réunissent habituellement dans l'ampoule de Vater et se vident par la papille duodénale. L'opacifiant radiologique remplit le canal pancréatique, l'arbre hépato-biliaire et la vésicule biliaire.

Signification de résultats anormaux

L'examen peut mettre en évidence des calculs ou des rétrécissements, ou il peut suggérer une cirrhose biliaire, une cholangite sclérosante primaire, un carcinome des canaux biliaires, des kystes et des pseudokystes pancréatiques, une tumeur pancréatique, un cancer de la tête du pancréas, une pancréatite chronique, une fibrose pancréatique, un carcinome de la papille duodénale et une sténose papillaire.

Interventions infirmières

Avant le test

• Expliquez à la personne que ce test permet l'examen du foie, de la vésicule biliaire et du pancréas. Dites-lui de s'abstenir de nourriture solide et liquide durant les 12 heures précédant le test.
• Assurez la personne qu'elle va recevoir un sédatif avant l'insertion de l'endoscope, mais qu'elle va demeurer consciente. Dites-lui qu'elle va ressentir un peu d'inconfort au cours de l'intervention. Vérifiez s'il y a hypersensibilité à l'iode, aux fruits de mer ou aux opacifiants radiologiques. Prenez les signes vitaux avant le début du test.

Au cours du test

• Surveillez les signes vitaux et gardez les voies respiratoires libres. Soyez attentif aux signes d'apnée, de bradycardie, de diaphorèse excessive, d'hypotension, de laryngospasme et de diminution de la respiration. Gardez à proximité l'équipement de réanimation ainsi qu'un antagoniste des opiacés, comme la naloxone.

Après le test

• Continuez à surveiller les signes d'apnée, de bradycardie, de diaphorèse excessive, d'hypotension, de laryngospasme et de diminution de la respiration. Vérifiez les signes vitaux à toutes les 15 minutes durant 4 heures, puis à toutes les heures durant encore 4 heures et alors à toutes les 4 heures durant 48 heures.
◆ **Mise en garde.** Surveillez attentivement les signes de cholangite, c'est-à-dire les frissons, la fièvre et l'hyperbilirubinémie. L'hypotension associée à une septicémie à Gram négatif peut se manifester ultérieurement. Surveillez aussi les signes de pancréatite, comme la douleur et la sensibilité du quadrant supérieur droit, des activités sériques élevées d'amylase et une hyperbilirubinémie passagère.

Cholécystographie orale

Généralement réalisée pour confirmer une maladie de la vésicule biliaire, la cholécystographie orale consiste en un examen radiographique de la vésicule biliaire après administration d'un opacifiant radiologique. Ce test est recommandé chez les personnes présentant des symptômes d'une maladie des voies biliaires, comme une douleur épigastrique au quadrant supérieur droit, une intolérance aux matières grasses et une jaunisse.

Une fois l'opacifiant radiologique ingéré, il est absorbé par le petit intestin, filtré par le foie, excrété dans la bile et alors concentré et emmagasiné dans la vésicule biliaire. L'opacification complète de la vésicule biliaire survient habituellement 12 à 14 heures après l'ingestion; les rayons X permettent d'enregistrer l'aspect de la vésicule biliaire avant et après l'ingestion d'un stimulant fait de matières grasses qui incite la vésicule biliaire à éjecter la bile chargée d'opacifiant dans le canal cholédoque et le petit intestin.

La cholécystographie orale devrait précéder les études au baryum puisque le baryum retenu peut voiler les radiographies. Une lésion rénale ou hépatique graves et l'hypersensibilité à l'iode, aux fruits de mer ou aux opacifiants radiologiques sont des cas de contre-indication pour ce test.

Objectifs

• Déceler les calculs biliaires.
• Aider au diagnostic d'une maladie inflammatoire et de tumeurs de la vésicule biliaire.

Protocole

Après un examen et la prise de radiographies dans plusieurs positions, on fait ingérer au patient un produit riche en matières grasses, ce qui stimule l'évacuation de la bile de la vésicule biliaire. Des radiographies sont alors prises pour observer le canal cholédoque pendant l'évacuation.

Résultats normaux

Normalement, la vésicule biliaire est opacifiée et se présente sous forme de poire avec des parois lisses et minces. Même si sa dimension est variable, sa structure de base est clairement délimitée sur une radiographie.

Signification de résultats anormaux

La cholécystographie peut révéler des calculs biliaires (cholélithiase), une cholécystite, des polypes ou une tumeur bénigne, comme un adénomyome.

Interventions infirmières

Avant le test

• Expliquez à la personne que ce test permet l'examen aux rayons X de la vésicule biliaire après ingestion d'un opacifiant radiologique. Comme il est prescrit, informez-la qu'elle doit prendre un repas contenant des matières grasses à midi le jour précédant le test et un repas sans gras le soir précédant le test. Après le repas du soir, demandez-lui de s'abstenir de nourriture solide et liquide, à l'exception de l'eau. Donnez-lui six comprimés (3 g) d'acide iopanoïque (ou un autre opacifiant radiologique) 2 ou 3 heures après le repas du soir tel qu'il est prescrit. Demandez-lui d'avaler les comprimés un à la fois à des intervalles de 5 minutes avec une ou deux gorgées d'eau pour un total de 240 mL d'eau. Par la suite, interdisez l'ingestion d'eau.

• Dites à la personne qu'elle sera placée sur une table à rayons X et qu'on prendra des radiographies de sa vésicule biliaire. Vérifiez s'il y a hypersensibilité à l'iode, aux fruits de mer ou aux opacifiants radiologiques. Expliquez-lui les effets désagréables possibles de l'ingestion de l'opacifiant; dites-lui de signaler immédiatement de tels symptômes.

◆ *Mise en garde.* Surveillez, s'il y a vomissements, diarrhée ou présence de comprimés non digérés. Si c'est le cas, avertissez le médecin et le service de radiologie.

Au cours du test

• Les résultats du test peuvent être faussés : a) si tout l'opacifiant n'a pas été ingéré; b) s'il s'en est perdu par vomissements ou diarrhée; c) s'il y a eu mauvaise absorption de l'opacifiant par le petit intestin; et d) s'il restait du baryum de tests précédents.

• Un fonctionnement hépatique défectueux et une jaunisse modérée entraînent une diminution de l'excrétion de l'opacifiant radiologique dans la bile, inhibant ainsi la visualisation adéquate des canaux biliaires.

Après le test

• Si l'on ne peut parvenir à une opacification malgré des cholécystographies répétées, on doit continuer un régime faible en matières grasses jusqu'à ce qu'un diagnostic puisse être posé. Si l'on découvre des calculs biliaires, le médecin prescrira un régime approprié.

Cholestérol total

Cette analyse quantitative du cholestérol sérique mesure les concentrations de cholestérol libre et de cholestérol estérifié dans la circulation, c'est-à-dire les deux formes sous lesquelles ce composé biochimique se présente dans l'organisme. Le cholestérol total est celui que l'on mesure d'habitude.

Le cholestérol est un composant de la structure des membranes cellulaires et des lipoprotéines plasmatiques; il est absorbé à partir de la nourriture et synthétisé dans le foie et d'autres tissus du corps. Il contribue à la formation des corticostéroïdes, des sels biliaires, des androgènes et des œstrogènes. Un régime riche en graisses saturées élève les concentrations de cholestérol en stimulant l'absorption des lipides, y compris le cholestérol à partir de l'intestin; un régime faible en graisses saturées diminue les concentrations de cholestérol.

Objectifs
• Évaluer le risque d'insuffisance coronarienne.
• Évaluer le métabolisme des graisses.
• Aider au diagnostic d'une maladie hépatique, d'une hyperthyroïdie, d'une hypothyroïdie, d'un syndrome néphrotique et d'une pancréatite.

Protocole infirmier
Procédez à une ponction veineuse et recueillez l'échantillon dans un tube de 7 mL à bouchon rouge. Envoyez-le immédiatement au laboratoire.

Valeurs de référence
Les concentrations de cholestérol total varient avec l'âge et le sexe, et elles devraient idéalement être inférieures à 5,2 mmol/L.

Signification de résultats anormaux
Des valeurs de 5,2 à 6,2 mmol/L sont considérés comme des concentrations limites et sont signes de risque d'insuffisance coronarienne selon l'incidence d'autres facteurs de risque concomitants. Des concentrations supérieures à 6,5 mmol/L indiquent un risque encore plus élevé de maladie cardio-vasculaire et nécessitent un traitement.

Une *augmentation* du cholestérol sérique (hypercholestérolémie) peut indiquer un blocage du canal biliaire, une hypothyroïdie, un début d'hépatite, des dérèglements lipidiques, un syndrome néphrotique, une jaunisse obstructive et une pancréatite. L'hypercholestérolémie nécessite une modification du régime alimentaire

et, peut-être, une médication pour ralentir l'absorption du cholestérol.

Une *diminution* du cholestérol sérique (hypocholestérolémie) est habituellement associée à une nécrose cellulaire du foie, à une hyperthyroïdie et à la malnutrition. Des concentrations anormales nécessitent souvent des vérifications supplémentaires pour préciser le dérèglement.

Notons enfin que le moment du prélèvement sanguin peut influer sur les résultats; ainsi, chez un patient alité depuis quelques heures, l'hémodilution due à la position alitée peut abaisser de 10 % les valeurs du cholestérol.

Interventions infirmières
Avant le test
• Expliquez au patient que ce test permet d'établir le métabolisme des réserves lipidiques de l'organisme et qu'il nécessite un prélèvement de sang. Si le patient est hospitalisé, assurez-vous qu'il est à jeun depuis la veille et qu'il s'est abstenu d'alcool durant les 24 heures précédant le test.

• Si cela est nécessaire, suspendez l'utilisation de médicaments qui peuvent influer sur les concentrations de cholestérol. Ces concentrations sont diminuées par la chlortétracycline, la cholestyramine, le clofibrate, la colchicine, le colestipol, la dextrothyroxine, les œstrogènes, la phénytoïne, le glucagon, l'halopéridol, l'héparine, la kanamycine, la néomycine, la niacine et les nitrates. Les concentrations sont augmentées par l'hormone adrénocorticotrope, les androgènes, les sels biliaires, la chlorpromazine, les corticostéroïdes, l'épinéphrine, les contraceptifs oraux, les salicylates, les thiouraciles, la trifluopérazine et la triméthadione. Les androgènes peuvent avoir un effet variable.

• Le fait de ne pas suivre les restrictions alimentaires peut influer sur les résultats du test.

Après le prélèvement
• Si un hématome apparaît à l'endroit de la ponction veineuse, appliquez des compresses chaudes afin de diminuer l'inconfort.

Cholinestérase sérique

Le test de cholinestérase mesure les activités de deux enzymes semblables qui hydrolysent l'acétylcholine : la pseudocholinestérase (cholinestérase sérique) et l'acétylcholinestérase (vraie cholinestérase). L'acétylcholinestérase, présente dans le tissu nerveux et les globules rouges, inactive l'acétylcholine aux jonctions nerveuses et elle est essentielle pour la transmission normale des influx nerveux à travers les terminaisons nerveuses jusqu'aux fibres musculaires. La pseudocholinestérase, qui est produite principalement dans le foie, agit contre l'acétylcholine et d'autres esters de choline. Les deux cholinestérases sont inhibées par les organophosphorés.

Objectifs

• Évaluer, avant une chirurgie ou une thérapie aux électrochocs, la réponse potentielle d'une personne à la succinylcholine, qui est hydrolysée par la cholinestérase.
• Découvrir les formes atypiques de pseudocholinestérase et en conséquence désigner les personnes qui peuvent éprouver une dépression respiratoire prolongée (apnée prolongée) après avoir reçu de la succinylcholine.
• Diagnostiquer une exposition appréhendée aux insecticides organophosphorés.
• Examiner le fonctionnement du foie et aider au diagnostic d'une maladie hépatique (un objectif rare).

Protocole infirmier

Procédez à une ponction veineuse et recueillez l'échantillon dans un tube de 7 mL à bouchon rouge. Si l'échantillon ne peut être envoyé au laboratoire en moins de 6 heures, réfrigérez-le.

Valeurs de référence

Les activités sériques totales de pseudocholinestérase varient de 8 à 18 kU/L (déterminés à l'aide d'une technique de cinétique colorimétrique).

Signification de résultats anormaux

Des activités de pseudocholinestérase diminuées de façon importante suggèrent une déficience congénitale ou un empoisonnement par des insecticides organophosphorés. Dans un empoisonnement aigu, l'activité de la cholinestérase est réduite à moins de 50 % de la normale. Des activités près de zéro nécessitent un traitement d'urgence. Les activités de pseudocholinestérase sont habituellement normales dans un début

d'obstruction extrahépatique et elles sont diminuées de façon variable dans une lésion hépatocellulaire, comme une hépatite ou une cirrhose (particulièrement une cirrhose accompagnée d'ascite et de jaunisse). Les activités diminuent aussi dans des infections aiguës, de l'anémie, de la malnutrition chronique, une métastase, un infarctus du myocarde et une jaunisse obstructive.

Interventions infirmières

Avant le test

• Expliquez à la personne que ce test évalue le fonctionnement musculaire ou l'importance de l'exposition à un empoisonnement. Mentionnez que le test nécessite un échantillon de sang. Dites-lui qu'elle n'a pas à être à jeun avant le test.
• Suspendez l'utilisation des substances qui modifient les activités de cholinestérase sérique si cela est opportun. Les activités de cholinestérase sérique peuvent être faussement diminuées par l'atropine, les barbituriques, la caféine, la codéine, la chloroquine, la cyclophosphamide, l'iodure d'échothiophate, l'épinéphrine, l'éther, l'acide folique, les inhibiteurs de la monoamine oxydase, la morphine, la néostigmine, les phénothiazines, la quinidine, la quinine, la succinylcholine, la théophylline et la vitamine K. Si l'utilisation de ces produits doit être maintenue, notez-le sur le relevé de laboratoire.
• La grossesse ou une intervention chirurgicale récente peuvent nuire à la précision des résultats du test.

Au moment du prélèvement

• Manipulez l'échantillon avec soin pour éviter l'hémolyse, qui peut influer sur les résultats du test.

Après le prélèvement

• Si un hématome apparaît à l'endroit de la ponction veineuse, appliquez des compresses chaudes afin de diminuer l'inconfort.
• La personne peut reprendre la médication interrompue.

Chromatine sexuelle

Ces tests peuvent être indiqués dans les cas de développement sexuel anormal, d'ambiguïté des organes génitaux, d'aménorrhée ou d'anomalies chromosomiques appréhendées.

Même si les tests de la chromatine sexuelle peuvent dépister les anomalies dans le nombre des chromosomes sexuels, ils ont été largement remplacés par le test du karyotype complet (analyse chromosomique), qui est plus rapide, plus simple et plus précis.

Objectifs

• Dépister rapidement un développement sexuel anormal (les deux tests de la chromatine X et Y).

• Aider à l'examen d'un nouveau-né qui présente une ambiguïté des organes génitaux (tests de la chromatine X seulement).

• Déterminer le nombre des chromosomes Y chez un individu (tests de la chromatine Y seulement).

Protocole infirmier

Raclez fermement la muqueuse buccale de la personne avec une spatule de bois ou de métal à au moins 2 reprises pour obtenir un échantillon de cellules en bonne santé (on utilise parfois la muqueuse vaginale chez les jeunes femmes). Frottez la spatule sur une lame de verre en vous assurant que les cellules sont distribuées uniformément. Vaporisez, sur la lame, un fixateur pour les cellules et envoyez la lame au laboratoire accompagnée des antécédents pertinents concernant la personne et des motifs du test.

Résultats normaux

Une femme en bonne santé (XX) n'a qu'un seul corpuscule de Barr (le nombre de corpuscules de Barr visibles est de un inférieur au nombre des chromosomes X dans les cellules examinées). On ne peut ordinairement voir un corpuscule de Barr que dans 20 % à 50 % des cellules de la muqueuse buccale d'une femme en bonne santé.

Un homme en bonne santé (XY) n'a qu'une masse chromatinienne Y (le nombre de masses chromatiniennes Y est égal au nombre des chromosomes Y dans les cellules examinées).

Signification de résultats anormaux

Dans la plupart des laboratoires, si l'on observe que moins de 20 % des cellules d'un frottis buccal contiennent un corpuscule de Barr, on présume que certaines cellules ne contiennent qu'un seul chromosome X, ce qui nécessite la réalisation

d'un karyotype complet. Les personnes qui présentent des phénotypes femelles et qui ont des masses de chromatine Y positives, risquent fort de souffrir d'un cancer de leurs gonades intra-abdominales. Chez ces personnes, l'ablation de ces gonades est indiquée et elle devrait être généralement réalisée avant l'âge de 5 ans.

Interventions infirmières

Avant le test

• Expliquez à la personne ou à ses parents, s'il s'agit d'un enfant, que ce test aide à la recherche des anomalies chromosomiques. Dites-lui que le test nécessite qu'on procède à un raclage de l'intérieur de sa joue pour obtenir un échantillon. Dites-lui qui va réaliser le test et quand il le sera.

• Dites à la personne que le test ne prend que quelques minutes, mais que, selon les résultats, il peut exiger une analyse chromosomique comme contrôle ultérieur. Informez-la que le laboratoire peut prendre jusqu'à 4 semaines pour compléter l'analyse.

Au moment du prélèvement

• Assurez-vous de racler fermement la muqueuse buccale pour assurer un nombre suffisant de cellules. Assurez-vous aussi que l'échantillon n'est pas fait de salive ne contenant aucune cellule.

Après le test

• Lorsque la cause chromosomique d'un développement sexuel anormal a été découverte, la personne ou ses parents auront besoin d'une consultation en génétique. Si un enfant a le phénotype d'un sexe et le génotype de l'autre sexe, une équipe médicale doit décider du sexe de l'enfant. Cette décision devrait être prise de bonne heure pour éviter les problèmes de développement reliés à une identification sexuelle inadéquate.

Chrome sérique

Cette analyse mesure les concentrations sériques de chrome, un oligo-élément que l'on trouve dans la plupart des tissus. Le chrome aide au transport des acides aminés vers les cellules du foie et du cœur, et il semble accroître les effets de l'insuline dans l'utilisation du glucose. De fait, lorsqu'il forme un complexe avec l'acide nicotinique, le chrome trivalent (la forme biologiquement active) est désigné comme le facteur de tolérance au glucose à cause de son rôle spécial dans le métabolisme du glucose.

Les principales sources naturelles de chrome sont les produits laitiers, les viandes et le poisson. Une concentration toxique de chrome peut être le résultat d'une surexposition industrielle. Une telle surexposition peut être le fait d'une inhalation ou d'un contact cutané dans certaines industries ou occupations, qui comprennent la fabrication des abrasifs, la fabrication du ciment, la réparation des locomotives diesels, l'industrie du placage, la fabrication des explosifs, le polissage des meubles, le traitement de la fourrure, la fabrication du verre, la fabrication des bijoux, le nettoyage du métal, le forage pétrolier, la photographie, la teinture des textiles et la fabrication des préservateurs du bois.

Objectif
• Déceler un empoisonnement au chrome.

Protocole infirmier
Procédez à une ponction veineuse et recueillez l'échantillon dans un tube collecteur exempt de métal. Généralement, les laboratoires fournissent, sur demande, des trousses spéciales pour ce test. Envoyez immédiatement l'échantillon au laboratoire.

Valeurs de référence
Normalement, la valeur sérique de chrome varie de 6 à 17 nmol/L. Des concentrations élevées de chrome sont normales à la naissance, mais devraient diminuer régulièrement avec l'âge.

Signification de résultats anormaux
Des *concentrations* de chrome qui demeurent significativement *élevées* après la petite enfance indiquent un empoisonnement au chrome qui entraîne habituellement une dermatite et une détérioration du foie et des reins.

Des *concentrations réduites* de chrome peuvent entraîner une diminution de la synthèse protéique à cause de l'utilisation réduite des acides aminés, mais il existe peu de preuves pour vérifier une déficience clinique en chrome.

Interventions infirmières
Avant le test
• Expliquez à la personne que ce test aide à détecter les concentrations excessives de chrome. Mentionnez-lui qu'il nécessite un échantillon de sang. Dites-lui qui va réaliser la ponction veineuse et quand, et mentionnez qu'elle ne va ressentir qu'un léger inconfort à cause de l'aiguille au cours de la ponction et de la pression du garrot. Assurez-la que le prélèvement de l'échantillon devrait prendre moins de 3 minutes. Informez la personne qu'elle n'a pas à s'abstenir de nourriture solide ou liquide avant le test.

• Vérifiez, dans le dossier de la personne, les tests diagnostiques réalisés au cours des 3 derniers mois et dans lesquels du chrome radioactif hexavalent a été utilisé (comme dans les études de survie des globules rouges). De tels tests peuvent influer sur la détermination précise des résultats.

Au moment du prélèvement
• Le fait de ne pas utiliser un tube collecteur exempt de métal peut influer sur la détermination précise des résultats du test.

• Manipulez l'échantillon avec soin pour éviter l'hémolyse, qui peut modifier les résultats du test.

Après le prélèvement
• Si un hématome apparaît à l'endroit de la ponction veineuse, appliquez des compresses chaudes afin de diminuer l'inconfort.

Chromosome X (syndrome de fragilité)

Le syndrome de fragilité du chromosome X est un dérèglement lié au chromosome X qui affecte principalement les sujets masculins et qui est associé à l'arriération mentale et à diverses déformations. L'observation, par des techniques spéciales de culture de cellules, d'une région de constriction (par conséquent fragile) près de l'extrémité du bras long du chromosome X est considérée comme une preuve du syndrome.

Objectifs

• Aider au diagnostic du syndrome de fragilité du chromosome X chez la plupart des personnes qui en sont atteintes.
• Désigner les femmes qui sont porteuses du chromosome X fragile.

Protocole

Retirez 7 mL de sang périphérique dans un tube stérile sous vide et contenant de l'héparine sodique. Inclinez le tube à plusieurs reprises pour mélanger le sang et l'anticoagulant. Évitez l'hémolyse ou la coagulation du sang. Identifiez le tube avec soin. Conservez l'échantillon à la température ambiante et envoyez-le immédiatement à un laboratoire de cytogénétique.

Résultats normaux

Le syndrome de fragilité du chromosome X est héréditaire; chacune des cellules, chez les personnes affectées par ce syndrome, contient un chromosome X fragile. Cependant, ce test ne détecte pas de chromosomes X fragiles dans toutes les cellules examinées.

Chez une personne qui a les chromosomes X fragiles, l'incidence est généralement de 20 % à 40 %. Chez les femmes qui en sont porteuses, l'incidence est habituellement beaucoup plus basse et souvent non discernable.

Signification de résultats anormaux

Les personnes qui ont des chromosomes X fragiles dans plus de 4 % de leurs cellules sont considérées comme ayant le syndrome de fragilité du chromosome X. Chez les hommes, la proportion des cellules positives pour le chromosome X fragile n'est probablement pas associée à la gravité de la maladie. Même s'il est peu probable que les personnes chez qui le test est négatif pour le chromosome X fragile aient le syndrome, certaines exceptions peuvent survenir.

Interventions infirmières

Avant le test

• Si cela est pertinent, expliquez à la personne que ce test aide à diagnostiquer le syndrome de fragilité du chromosome X. Signalez-lui que le test nécessite un échantillon de sang. La personne devrait éviter de prendre de l'acide folique ou des préparations vitaminiques qui contiennent de l'acide folique durant le mois précédant le test. Comme l'interprétation des résultats peut être difficile, les personnes et leurs familles devraient bénéficier d'une consultation avec un généticien.

Au cours du test

• Les femmes qui sont porteuses du syndrome ne montrent habituellement pas de chromosomes X fragiles. Lorsqu'elles en montrent, les cellules positives peuvent être difficiles à détecter.
• L'acide folique peut influer sur l'expression du chromosome X fragile en culture.
• La proportion de cellules positives pour le chromosome X fragile est plus faible chez les personnes âgées que chez les personnes plus jeunes.

Après le prélèvement

• Le fait de ne pas transporter rapidement l'échantillon au laboratoire de cytogénétique peut influer sur les résultats.
• Comme certaines techniques spéciales de culture sont nécessaires pour mettre en évidence les chromosomes X fragiles, assurez-vous d'informer le laboratoire de cytogénétique du fait que la personne peut avoir le syndrome de fragilité du chromosome X.
• Manipulez l'échantillon avec soin pour éviter l'hémolyse, qui peut modifier les résultats du test.

Après le test

• Indépendamment des résultats, une consultation génétique est nécessaire pour expliquer la signification clinique des résultats.

Chromosomes (analyse des)

Les chromosomes contiennent chacun des milliers de gènes qui sont constitués d'acide désoxyribonucléique, le matériel génétique de base. L'analyse des chromosomes, qui constitue une partie intégrante de la cytogénétique, étudie la relation entre l'aspect microscopique des chromosomes et le phénotype de l'individu ainsi que l'expression des gènes quant aux caractères physiques, biochimiques ou physiologiques.

Objectif

• Détecter les anomalies chromosomiques comme causes possibles de malformation, de troubles du développement ou de maladies.

Protocole infirmier

Recueillez un échantillon de sang dans un tube de 10 mL (hépariné) à bouchon vert ou aidez au prélèvement d'un échantillon de tissu, 1 mL de moelle osseuse ou au moins 20 mL de liquide amniotique. Afin de faciliter l'interprétation des résultats du test, envoyez immédiatement l'échantillon au laboratoire accompagné d'un résumé du dossier de la personne et de la raison justifiant ce test. Si le transport doit être retardé, réfrigérez l'échantillon, mais ne le congelez jamais.

Résultats normaux

La cellule normale contient 46 chromosomes : 22 paires de chromosomes non sexuels (autosomes) et 1 paire de chromosomes sexuels (Y pour le chromosome qui détermine le sexe mâle, X pour le chromosome qui détermine le sexe femelle).

Signification de résultats anormaux

Les anomalies chromosomiques peuvent être de nombre ou de structure. Une déviation numérique par rapport à la norme de 46 chromosomes est appelée aneuploïdie; le plus souvent, celle-ci résulte de la non-séparation d'une paire de chromosomes (non-disjonction) au cours de l'anaphase, le stade mitotique qui suit la métaphase.

Les anomalies de structure des chromosomes résultent du bris des chromosomes. Un réarrangement intrachromosomique peut survenir à l'intérieur d'un même chromosome sous diverses formes. Des réarrangements interchromosomiques (de plus d'un chromosome, habituellement de deux) surviennent aussi. Le réarrangement le plus fréquent est la translocation ou échange de matériel génétique entre deux chromosomes.

Interventions infirmières

Avant le test

• Expliquez à la personne ou à ses parents, si cela est pertinent, que ce test désigne la cause sous-jacente d'une malformation, d'un mauvais développement ou d'une maladie. Expliquez qui va réaliser le test, quelle sorte d'échantillon sera requis et quand les résultats seront disponibles selon l'échantillon requis. Par exemple, les résultats d'un test sur un échantillon de sang sont généralement disponibles en 72 à 96 heures; l'analyse de spécimens provenant d'une biopsie de la peau ou des cellules du liquide amniotique peut exiger plusieurs semaines.

• Gardez à l'esprit qu'une chimiothérapie peut provoquer des résultats anormaux, comme des bris chromosomiques. La contamination du tissu par des bactéries, un champignon ou un virus peut empêcher la croissance de la culture. De plus, la présence de cellules maternelles dans un échantillon obtenu par amniocentèse et mis subséquemment en culture peut donner de faux résultats.

Au cours du test

• Assurez-vous que la solution de polyvidone iodée est complètement enlevée à l'aide d'alcool. La solution peut empêcher la croissance cellulaire dans la culture de tissu.

• Conservez tous les échantillons stériles, particulièrement ceux qui nécessitent une culture de tissu.

Après le test

• Donnez les soins requis selon le protocole utilisé pour le prélèvement de l'échantillon.

• Expliquez les résultats du test et leurs conséquences à la personne ou aux parents d'un enfant qui présente une anomalie chromosomique.

• Recommandez selon le cas une consultation, génétique ou autre, et un suivi thérapeutique comme un programme infantile de stimulation pour le syndrome de Down.

Cinétique du fer-59

Les études de la cinétique du fer fournissent une information précieuse sur le système érythro-poïétique relativement au volume globulaire, et à la captation du fer par les globules rouges. De plus, comme ce test implique que la personne reçoive une injection intraveineuse de substance radioactive, le test mesure la vitesse de clairance de cette substance à partir du sang. La réalisation de ce test est longue et elle comporte le prélèvement de plusieurs échantillons de sang au cours d'une période de 2 semaines.

Ce test est habituellement réalisé dans le cadre d'une étude sur l'anémie et chez les personnes que l'on croit affectées par une anomalie du métabolisme du fer ou par d'autres dérèglements hématologiques.

Objectif

• Étudier certaines anémies, des anomalies du métabolisme du fer et d'autres dérèglements hématologiques.

Protocole infirmier

Installez un cathéter intraveineux. Assurez-vous que le cathéter demeure perméable au cours de la période où les échantillons sont prélevés, c'est-à-dire durant environ 3 heures. Procédez à l'injection intraveineuse du radio-isotope (^{59}Fe et ^{51}Cr) tel qu'il est prescrit. Alors, au cours des 2 heures à 2 heures et demie qui suivent, prélevez des échantillons de sang aux moments spécifiés. Envoyez les échantillons au laboratoire pour les mesures de la radioactivité.

Au cours du test, on marquera le corps de la personne à l'aide d'un marqueur permanent de façon à désigner les régions où se feront les relevés scintigraphiques au cours des 2 semaines suivantes.

Résultats normaux

Les personnes qui ont des réserves de fer adéquates vont montrer une vitesse de clairance plasmatique du fer radioactif à l'intérieur de 1 à 2 heures. De plus, 85 % de la dose radioactive devrait être captée par les globules rouges circulants en moins de 10 jours. Le ratio normal foie-rate pour la séquestration des globules rouges est de 1 : 1. Le volume normal des globules rouges dépend de la taille et du poids de la personne.

Signification de résultats anormaux

Une diminution marquée de la captation du fer radioactif par les globules rouges suggère une anémie hypoplastique, une anémie pernicieuse ou une métaplasie myéloïde. Une augmentation de la captation du fer se produit dans une anémie ferriprive, une anémie hémolytique, une polyglobulie essentielle et une perte de sang. La clairance plasmatique du fer radioactif est considérablement réduite dans une anémie hémolytique, une anémie ferriprive et une polyglobulie essentielle; cette même valeur est augmentée dans une anémie aplastique, une hémochromatose et une myélofibrose.

Interventions infirmières

Avant le test

• Expliquez à la personne que ce test mesure la vitesse à laquelle ses globules rouges sont produits. Dites-lui que le test nécessite un certain nombre d'échantillons de sang. Avisez-la que le test va durer un minimum de 2 semaines et qu'elle devra revenir à plusieurs reprises pour le prélèvement des échantillons de sang et pour permettre les comptages du contenu en fer radioactif de son foie, de sa rate et de son cœur.

Après le test

• Dites à la personne de ne pas enlever les marques faites sur son corps jusqu'à ce que le protocole soit terminé.

• Si des hématomes apparaissent aux endroits des ponctions veineuses, appliquez des compresses chaudes afin de diminuer l'inconfort.

Clairance de l'urée

Ce test aide à étudier la fonction rénale globale en analysant les concentrations d'urée dans l'urine et dans le sang. L'urée, la principale composante azotée de l'urine, est le produit final du métabolisme des protéines. À la suite de la filtration par les glomérules, environ 40 % de l'urée est réabsorbée par les tubules rénaux. À cause de cette réabsorption, la clairance de l'urée était autrefois considérée comme une fraction précise (60 %) de la filtration glomérulaire. Cependant, comme la filtration glomérulaire de l'urée varie avec la quantité d'eau réabsorbée, ce test permet actuellement d'étudier la fonction rénale globale (la clairance de la créatinine fournit une étude plus précise de la filtration glomérulaire).

Dans la clairance de l'urée, le contenu sanguin en urée et la quantité totale d'urée excrétée dans l'urine ne sont proportionnels que lorsque la vitesse du débit urinaire est de 2 mL par minute ou plus (clairance maximale). À des vitesses plus faibles, la précision du test diminue.

Objectif
• Étudier la fonction rénale globale.

Protocole infirmier
Demandez au patient d'uriner et de jeter l'urine. Fournissez-lui alors de l'eau à boire pour assurer un rendement urinaire adéquat. Recueillez deux échantillons à 1 heure d'intervalle. Chacun des échantillons devrait comporter la totalité de l'urine éliminée. Indiquez le moment de prélèvement sur le relevé de laboratoire et envoyez chacun des échantillons au laboratoire aussitôt qu'il est prélevé.

Au cours de la période de prélèvement de l'urine, procédez à une ponction veineuse et recueillez un échantillon de sang dans un tube de 7 mL à bouchon rouge. Envoyez immédiatement l'échantillon au laboratoire.

Valeurs de référence
Le taux de clairance de l'urée varie avec la vitesse du débit :
• *Plus que 2 mL/min :* 1,1 à 1,7 mL/s.
• *1 à 2 mL/min :* 0,7 à 1,3 mL/s.
• *Moins que 1 mL/min :* le test est contre-indiqué.

Signification de résultats anormaux
Une *diminution* des valeurs de clairance de l'urée indique une glomérulonéphrite aiguë ou chronique, une nécrose tubulaire aiguë, une pyéloné-

phrite bilatérale chronique avancée, une néphrosclérose ou une réduction du débit sanguin rénal (causée par un choc ou par une obstruction de l'artère rénale). Une diminution des taux de clairance peut aussi provenir d'une lésion rénale bilatérale avancée (comme dans un polykystome rénal, une tuberculose rénale ou un cancer), d'une obstruction urétérale bilatérale, d'une insuffisance cardiaque congestive ou d'une déshydratation.

Une *augmentation* de la clairance de l'urée n'a habituellement pas de signification diagnostique.

Interventions infirmières
Avant le test
• Expliquez au patient que ce test aide à étudier le fonctionnement des reins. Informez-le que deux échantillons minutés d'urine et un échantillon de sang seront prélevés.
• Dites-lui d'être à jeun depuis minuit la veille du test et de s'abstenir d'exercice avant et au cours du test.
• Vérifiez, dans son dossier, la prise de médicaments pouvant influer sur les résultats du test, comme l'amphotéricine B, l'hormone antidiurétique, les corticostéroïdes, l'adrénaline, la streptomycine et les diurétiques thiazidiques. Revoyez vos observations avec le laboratoire et suspendez la prise de médicaments avant le test tel qu'il est recommandé.
• Voyez à ce que le patient urine avant le test.

Au cours du test
• Assurez-vous de recueillir la totalité de l'urine éliminée à chaque heure. Si le patient a une sonde à demeure, videz le sac avant de commencer le prélèvement de l'échantillon.

Au moment des prélèvements
• Manipulez l'échantillon de sang avec soin pour éviter l'hémolyse, qui peut modifier les résultats du test.

Après les prélèvements
• Si un hématome apparaît à l'endroit de la ponction veineuse, appliquez des compresses chaudes afin de diminuer l'inconfort.
• Après les prélèvements des échantillons de sang et d'urine, dites au patient de reprendre sa médication et son régime alimentaire ainsi que les activités limitées avant le test.

Clairance de la créatinine

La créatinine est formée et excrétée en quantité constante et sa seule fonction est d'être le principal produit final de la dégradation de la créatine. La production de créatinine est proportionnelle à la masse musculaire totale et elle est relativement peu ou pas modifiée par l'activité physique normale, le régime alimentaire ou le volume urinaire.

L'épreuve de clairance de la créatinine, qui est un excellent indicateur diagnostique de la fonction rénale, détermine l'efficacité des reins à éliminer la créatinine du sang. La vitesse de clairance équivaut au volume de sang (en millilitres) pouvant être épuré de la créatinine en 1 minute. Les concentrations sériques de créatinine sont exprimées en μmol/L et les concentrations urinaires en mmol/L.

Les concentrations de créatinine sériques deviennent anormales lorsque plus de 40 % des néphrons ont été endommagés.

Objectifs
- Étudier la fonction rénale (principalement la filtration glomérulaire).
- Contrôler la progression d'une insuffisance rénale.

Protocole infirmier
Recueillez des échantillons d'urine à des moments précis, soit 8, 12 ou 24 heures (généralement 24 heures), et conserver le bocal au frais durant la collecte. Après la période de collecte, envoyez immédiatement les échantillons au laboratoire.

Procédez à une ponction veineuse à la fin de la période de collecte et recueillez les échantillons dans un tube de 7 mL à bouchon rouge.

Valeurs de référence
- *Hommes (20 ans)* : 1,8 à 2,5 mL/s/1,73 m^2 de surface corporelle.
- *Femmes (20 ans)* : 1,7 à 2,2 mL/s/1,73 m^2 de surface corporelle.
- *Personnes âgées* : les concentrations diminuent normalement de 0,1 mL/s/décennie.

Signification de résultats anormaux
Une *diminution* de la vitesse de clairance de la créatinine peut résulter d'une réduction du débit sanguin (associée à un choc ou à une obstruction de l'artère rénale), d'une néphrite interstitielle aiguë, d'une glomérulonéphrite aiguë ou chronique, d'une pyélonéphrite chronique bilatérale avancée, de lésions rénales bilatérales avancées (comme un polykystome rénal, une tuberculose rénale et un cancer) ou d'une néphrosclérose. Une insuffisance cardiaque congestive et une déshydratation grave peuvent aussi provoquer une diminution de la vitesse de clairance de la créatinine.

Une *augmentation* de la vitesse de clairance de la créatinine n'a généralement que peu de signification diagnostique.

Interventions infirmières
Avant le test
- Expliquez au patient que ce test permet d'étudier le fonctionnement des reins. Informez-le qu'il n'a pas à s'abstenir de liquide, mais qu'il devrait éviter de manger de la viande en quantité excessive avant le test ou d'entreprendre un exercice physique fatigant au cours de la période du test. Dites-lui que le test nécessite des échantillons d'urine recueillis à des moments précis et au moins un échantillon de sang. Dites-lui comment se fera la collecte des échantillons d'urine et que plus d'une ponction veineuse pourra s'avérer nécessaire.
- Vérifiez, dans son dossier, l'usage de médicaments pouvant influer sur la clairance de la créatinine, comme les aminoclycosidés, l'amphotéricine B, le furosémide et les diurétiques thiazidiques. Si cela est pertinent, restreignez l'usage de ces médicaments avant le test.

Pendant la période de collecte
- Réfrigérez les échantillons d'urine ou placez-les sur de la glace.

Clichés en série du tractus gastro-intestinal haut et de l'intestin grêle

Les clichés en série du tractus gastro-intestinal haut et de l'intestin grêle comprennent l'examen radioscopique de l'œsophage, de l'estomac et de l'intestin grêle à la suite de l'ingestion par la personne d'un opacifiant radiologique, le sulfate de baryum. Au moment où le baryum passe dans le tractus digestif, la fluoroscopie montre le péristaltisme et les contours de la muqueuse de chacun des organes et des radiophotographies enregistrent les observations importantes. Ce test est indiqué chez les personnes présentant des symptômes gastro-intestinaux hauts (difficulté de déglutition, régurgitation, brûlure ou douleur de tiraillement épigastrique), des signes de maladie de l'intestin grêle (diarrhée, perte de poids) et des signes de saignement gastro-intestinal (hématémèse, méléna).

Objectifs
• Déceler une hernie hiatale, des diverticules et des varices.
• Aider au diagnostic de rétrécissements, d'ulcères, de tumeurs, d'une entérite régionale et d'un syndrome de malabsorption.
• Aider à déceler des problèmes de motilité.

Protocole
Lorsque la personne est solidement attachée en décubitus dorsal sur la table de radiographie, on procède à l'examen radioscopique du cœur, des poumons et de l'abdomen. On demande alors à la personne de prendre plusieurs gorgées de la suspension de baryum et on observe le passage du baryum dans le tractus gastro-intestinal. Au cours de l'examen radioscopique, on prend des radiophotographies si cela est nécessaire.

Résultats normaux
L'œsophage, l'estomac et l'intestin grêle montrent une dimension et des contours normaux de même qu'un péristaltisme normal.

Signification de résultats anormaux
Les études radioscopiques de l'œsophage peuvent révéler des rétrécissements, des tumeurs, une hernie hiatale, des diverticules, des varices, des ulcères ou une achalasie. Les études radioscopiques de l'estomac peuvent révéler des tumeurs, des polypes, des ulcères, une gastrite ou une sténose pylorique. Les études radioscopiques de l'intestin grêle peuvent révéler une entérite régionale, un syndrome de malabsorption ou des tumeurs. Les études radioscopiques suggèrent parfois une pancréatite ou un cancer du pancréas.

Interventions infirmières

Avant le test
• Décrivez le test et expliquez à la personne qu'il permet l'examen de son tube digestif. Dites-lui de maintenir un régime alimentaire faible en résidus durant 2 ou 3 jours et, alors, de jeûner et d'éviter de fumer depuis minuit la veille du test de même que pendant le test.
• Décrivez le goût et la consistance du mélange de baryum. Dites à la personne qu'elle doit en boire de 473 à 591 mL pour un examen complet.
• Si cela est prescrit, suspendez l'usage de la plupart des médicaments absorbés par voix orale après minuit, des anticholinergiques et des narcotiques durant 24 heures. Les antiacides sont parfois suspendus durant plusieurs heures si l'on soupçonne un reflux gastrique. Administrez, le soir précédant le test, un purgatif et un lavement à l'eau salée ou à l'eau tiède du robinet tel qu'il est prescrit.

Au cours du test
• Le défaut d'observer les restrictions concernant le régime alimentaire, le tabagisme et la prise des médicaments peut influer sur les résultats du test.
• Le défaut de retirer les objets radio-opaques du champ des rayons X et un excès d'air dans l'intestin grêle peuvent masquer les détails sur les radiophotographies.

Après le test
• Assurez-vous que des radiographies additionnelles n'ont pas été prescrites avant de permettre à la personne de prendre de la nourriture, des liquides ou des médicaments par voie orale.
• Administrez un purgatif ou un lavement à la personne tel qu'il est prescrit. Dites-lui que ses selles vont être faiblement colorées durant 24 à 72 heures. Notez et décrivez toutes les selles éliminées par la personne hospitalisée. Comme la rétention de baryum dans l'intestin peut causer une obstruction ou un fécalome, avisez le médecin si la personne n'a pas éliminé le baryum en 2 ou 3 jours.
• Encouragez le repos au lit, puisque ce test épuise la plupart des personnes.

Coagulation (système extrinsèque)

Quand le temps de prothrombine et le temps de céphaline activé sont anormaux (prolongés), ce dosage en une seule étape aide à détecter une déficience des facteurs II, V ou X. Si le temps de prothrombine est anormal alors que le temps de céphaline activé est normal, le facteur VII peut être déficient. Dans ce test, des échantillons du plasma de la personne sont ajoutés à des plasmas normaux servant de contrôles, chacun d'eux ayant une déficience d'un seul facteur. L'activité de chacun des facteurs du plasma de la personne est comparée avec l'activité normale reportée sur une courbe standard pour chacun des facteurs. En observant quel facteur corrige le problème de coagulation, on peut déceler le dérèglement des facteurs II, V, VII et X.

Objectifs

• Détecter la déficience d'un facteur particulier chez les personnes ayant un temps de prothrombine prolongé, un temps de céphaline activé prolongé ou les deux.
• Évaluer les personnes ayant des problèmes de coagulation congénitaux ou acquis.
• Contrôler les effets d'une thérapie aux anticoagulants.

Protocole infirmier

Procédez à une ponction veineuse et recueillez l'échantillon dans un tube de 5 mL à bouchon bleu. Remplissez complètement le tube de prélèvement et inclinez-le doucement à plusieurs reprises pour mélanger l'échantillon et l'anticoagulant. Envoyez immédiatement l'échantillon au laboratoire ou placez-le sur de la glace.

Valeurs de référence

Les valeurs normales, pour le dosage du facteur II, varient de 225 à 290 kU/L. (Une unité du facteur II – prothrombine – équivaut à une unité de thrombine qui assure la coagulation de 1 mL de fibrinogène standard en 15 secondes.)

Les variations d'activité pour les autres facteurs sont les suivantes :
• *Facteur V* : 50 % à 150 % du contrôle.
• *Facteur VII* : 65 % à 135 % du contrôle.
• *Facteur X* : 45 % à 155 % du contrôle.

Signification de résultats anormaux

Une déficience du facteur II, du facteur VII ou du facteur X peut indiquer une maladie hépatique, une déficience en vitamine K ou, pour le facteur X, un syndrome de coagulation intravasculaire disséminée. Une déficience du facteur V suggère une maladie hépatique grave, un syndrome de coagulation intravasculaire disséminée ou une fibrinolyse. Les déficiences des quatre facteurs peuvent être congénitales, mais une déficience congénitale du facteur II est rare. L'absence du facteur II est mortelle; une hypoprothrombinémie est rare.

Interventions infirmières

Avant le test

• Expliquez à la personne que ce test évalue le fonctionnement du mécanisme de coagulation du sang. Dites-lui qu'elle n'a pas à s'abstenir de nourriture solide ou liquide avant le test. Signalez-lui que le test nécessite un échantillon de sang et qu'elle ne va ressentir qu'un léger inconfort à cause de l'aiguille au cours de la ponction et de la pression du garrot. Si cela est approprié, dites à la personne qu'une série de tests va être réalisée pour contrôler les effets d'une thérapie aux anticoagulants.

• Suspendez, si possible, une thérapie aux anticoagulants oraux, car elle peut augmenter le temps de saignement en inhibant la synthèse et l'activation dépendantes de la vitamine K des facteurs de coagulation II, VII et X, qui sont formés dans le foie.

Au moment du prélèvement

◆ *Mise en garde.* Si la personne a un problème de coagulation appréhendé, évitez l'exploration excessive au moment de la ponction veineuse et ne laissez pas le garrot en place trop longtemps (cela va provoquer une ecchymose).

• Manipulez l'échantillon avec soin pour éviter l'hémolyse qui peut modifier les résultats du test.
• Le défaut de mélanger adéquatement l'échantillon et l'anticoagulant, d'envoyer immédiatement l'échantillon au laboratoire ou de le placer sur de la glace peut modifier les résultats du test.

Après le prélèvement

• Exercez une pression à l'endroit de la ponction durant 5 minutes ou jusqu'à ce que le saignement s'arrête.
• Si un hématome apparaît à l'endroit de la ponction veineuse, appliquez des compresses chaudes afin de diminuer l'inconfort.

Coagulation (système intrinsèque)

Lorsque le temps de prothrombine est normal, mais que le temps de céphaline activée est anormal, un dosage en une étape aide à déceler une déficience dans le système intrinsèque de coagulation – facteur VIII, facteur IX, facteur XI ou facteur XII.

Dans ce test, des échantillons de plasma de la personne sont ajoutés à des plasmas normaux servant de contrôles, chacun d'eux ayant une déficience d'un seul facteur. L'activité de chacun des facteurs du plasma de la personne est comparée avec l'activité normale reportée sur une courbe standard pour chacun des facteurs. En observant quel facteur corrige le problème de coagulation, on peut désigner les dérèglements des facteurs VIII, IX, XI et XII.

Objectifs
- Déceler la déficience d'un facteur particulier.
- Évaluer les personnes ayant des problèmes de coagulation congénitaux ou acquis.

Protocole infirmier
Procédez à une ponction veineuse et recueillez l'échantillon dans un tube de 5 mL à bouchon bleu. Remplissez complètement le tube de prélèvement et inclinez-le doucement à plusieurs reprises pour mélanger l'échantillon et l'anticoagulant. Envoyez immédiatement l'échantillon au laboratoire ou placez-le sur de la glace.

Valeurs de référence
Les variations de l'activité sont les suivantes :
- *Facteur VIII :* 55 % à 145 % du contrôle.
- *Facteur IX :* 60 % à 140 % du contrôle.
- *Facteur XI :* 65 % à 135 % du contrôle.
- *Facteur XII :* 50 % à 150 % du contrôle.

Signification de résultats anormaux
Une déficience du facteur VIII peut indiquer une hémophilie A, une maladie de von Willebrand ou un inhibiteur du facteur VIII. Une déficience acquise peut être le résultat d'un syndrome de coagulation intravasculaire disséminée ou de fibrinolyse. Les tests portant sur l'antigène du facteur VIII et sur le cofacteur de la ristocétine permettent de distinguer l'hémophilie A de la maladie de von Willebrand.

Une déficience du facteur IX peut suggérer une hémophilie B ou elle peut être acquise par suite d'une maladie hépatique, de la présence d'un inhibiteur du facteur IX, d'une déficience en vitamine K ou d'une thérapie à la dicoumarine.

(Les inhibiteurs des facteurs VIII et IX apparaissent après des transfusions chez les personnes ayant une déficience de l'un ou l'autre des facteurs, et sont des anticorps propres à chacun des facteurs.)

Une déficience du facteur XI peut apparaître de façon passagère chez les nouveau-nés. Une déficience du facteur XII peut être héréditaire ou acquise (comme dans une néphrose) et peut aussi apparaître de façon passagère chez les nouveau-nés.

Interventions infirmières

Avant le test
- Expliquez au patient que ce test, qui nécessite un échantillon de sang, évalue le fonctionnement du système de coagulation du sang. Dites-lui qu'il n'a pas à s'abstenir de nourriture solide ou liquide.
- Suspendez l'utilisation des anticoagulants oraux; si elle doit être maintenue, notez-le sur le relevé de laboratoire. Les anticoagulants oraux abaissent les niveaux du facteur IX; la grossesse augmente les niveaux du facteur VIII.

Au moment du prélèvement
- ◆ *Mise en garde.* Si la personne a un problème de coagulation appréhendé, évitez l'exploration excessive au moment de la ponction veineuse et ne laissez pas le garrot en place trop longtemps (cela va provoquer une ecchymose).
- Le défaut de mélanger l'échantillon et l'anticoagulant de façon convenable, d'envoyer immédiatement l'échantillon au laboratoire ou de le placer sur de la glace peut modifier les résultats du test.
- Manipulez l'échantillon avec soin pour éviter l'hémolyse, qui peut modifier les résultats du test.

Après le prélèvement
- Exercez une pression à l'endroit de la ponction durant 5 minutes ou jusqu'à ce que le saignement s'arrête. Dans le cas d'une personne ayant un problème de saignement, il peut être nécessaire d'appliquer un pansement compressif pour arrêter le saignement à l'endroit de la ponction veineuse.
- Si un hématome apparaît à l'endroit de la ponction veineuse, appliquez des compresses chaudes afin de diminuer l'inconfort.

Cocaïne urinaire

Comme la cocaïne et son métabolite principal, le benzoylecgonine, sont excrétés dans l'urine, les tests de dépistage permettant de détecter la cocaïne utilisent habituellement un dosage par méthode immunoenzymatique ou radio-immunologique pour déceler le benzoylecgonine dans l'urine. Utilisées correctement, ces techniques offrent un haut degré de fiabilité; cependant, un résultat positif au cours d'un test de dépistage ne devrait être considéré que sous toutes réserves. Pour avoir une confirmation définitive de la présence de cocaïne, de benzoylecgonine ou des deux, un échantillon d'urine qui s'est avéré positif au cours du test de dépistage devrait être à nouveau analysé par une autre méthode.

L'utilisation combinée de la chromatographie en phase gazeuse et de la spectrométrie de masse est devenue la méthode standard pour confirmer le premier diagnostic. Cette méthode est spéciale et très sensible. Elle fournit une confirmation qualitative de la présence de cocaïne ou de benzoylecgonine dans l'urine; elle fournit aussi une mesure quantitative de leur concentration urinaire qui est cruciale dans l'interprétation des résultats du test. Certains laboratoires ne confirment, par cette méthode, que la présence de benzoylecgonine étant donné qu'il est peu probable qu'un échantillon positif pour la cocaïne soit négatif pour le benzoylecgonine.

Objectif

• Prouver l'utilisation récente de cocaïne en fournissant une preuve définitive de la présence de cocaïne ou de son métabolite principal, le benzoylecgonine, dans l'urine.

Protocole infirmier

Recueillez un échantillon d'urine au hasard; le test nécessite un volume minimal de 25 mL.

◆ *Mise en garde.* À des fins médico-légales, l'échantillon devrait être prélevé et acheminé avec toutes les précautions judiciaires qui s'imposent dans ces circonstances. On devrait obtenir, du laboratoire responsable du test, des contenants spéciaux, des sceaux de sécurité, des formulaires en règle et les instructions nécessaires à leur utilisation. Le prélèvement de l'urine devrait être contrôlé avec soin pour prévenir toute altération par le sujet. Si l'observation visuelle ne fait pas partie du protocole de prélèvement, le dispositif de prélèvement doit minimiser la possibilité de dilution avec de l'eau ou d'addition d'autres substances, comme l'eau de javel, le vinaigre ou le sel de table. Un laboratoire familiarisé avec le dispositif de prélèvement peut être en mesure de détecter un échantillon dilué ou altéré en utilisant une combinaison de facteurs comme la température de l'urine, le pH, la densité et la concentration de créatinine.

Valeurs de référence

La plupart des laboratoires considèrent les valeurs suivantes comme des résultats positifs :

• *Benzoylecgonine :* 150 ng/mL (500 nmol/L).
• *Cocaïne :* 150 ng/mL (500 nmol/L).

Des valeurs inférieures à 500 nmol/L pour l'une ou l'autre de ces substances constituent un résultat négatif pour la plupart des laboratoires.

Signification de résultats anormaux

Un résultat positif confirmé prouve l'utilisation récente de cocaïne. Il n'y a pas de relation établie entre la quantité de cocaïne ou de benzoylecgonine dans l'urine et l'importance de l'intoxication, si intoxication il y a, au moment du prélèvement. L'urine est habituellement positive durant les 2 ou 3 jours suivant une utilisation modérée; après une utilisation importante, le temps de détection peut être prolongé et produire des résultats positifs jusqu'à une semaine après l'utilisation.

Interventions infirmières

Avant le test

• Si cela est opportun, expliquez que ce test détecte les sous-produits de la cocaïne dans l'urine. Dites à la personne que ce test nécessite un échantillon d'urine pris au hasard et expliquez-lui le protocole de prélèvement.

Coloration des sidérocytes

Les sidérocytes sont des globules rouges qui contiennent des particules de fer non hémoglobiniques appelées granules sidérotiques. Chez les nouveau-nés, les granules sidérotiques sont normalement présents dans les normoblastes et dans les réticulocytes au cours de la synthèse de l'hémoglobine. Cependant, la rate enlève la plupart de ces granules des globules rouges normaux et ils disparaissent rapidement dès que l'enfant vieillit. Chez les adultes, un niveau élevé de sidérocytes indique habituellement une érythropoïèse anormale, comme dans des anémies hémolytiques chroniques (telles les thalassémies), une anémie congénitale à sphérocytes, une hémochromatose, une infection, une anémie pernicieuse, des brûlures graves et des intoxications (comme un empoisonnement au plomb). Des niveaux élevés peuvent aussi faire suite à une splénectomie puisque c'est la rate qui enlève normalement les granules sidérotiques.

Objectifs
• Aider au diagnostic différentiel des anémies et de l'hémochromatose.
• Aider à détecter une intoxication.

Protocole
Procédez à une ponction veineuse et recueillez le sang dans un tube à bouchon lavande ou, pour les nouveau-nés et pour les jeunes enfants, recueillez l'échantillon dans un tube de microprélèvement ou dans une pipette. La suite du protocole s'effectue au laboratoire par un tehcnicien. On étalera l'échantillon directement sur une lame de verre de 7,5 cm x 2,5 cm. Après la coloration du frottis sanguin, les granules sidérotiques apparaîtront comme des grains bleu pourpre disposés par groupe dans la région périphérique des érythrocytes adultes. On comptera les cellules qui contiennent ces granules et on en établira le pourcentage par rapport aux globules rouges totaux.

Valeurs de référence
Normalement, les nouveau-nés ont un niveau légèrement élevé de sidérocytes qui revient à la valeur adulte normale de 0,5 % des globules rouges totaux en 7 à 10 jours.

Signification de résultats anormaux
Les niveaux de sidérocytes peuvent varier selon le dérèglement détecté. La liste qui suit présente certains niveaux représentatifs de sidérocytes :

• *Anémie hémolytique chronique :* 20 % à 100 %.
• *Hémochromatose :* 3 % à 7 %.
• *Empoisonnement au plomb :* 10 % à 30 %.
• *Anémie pernicieuse :* 8 % à 14 %.

Un niveau élevé de sidérocytes nécessite une analyse plus poussée, y compris un examen de la moelle osseuse, pour déterminer la cause de l'érythropoïèse anormale.

Interventions infirmières
Avant le test
• Si cela est pertinent, expliquez à la personne que ce test aide à diagnostiquer certains dérèglements sanguins. Dites-lui que le test nécessite un échantillon de sang; expliquez-lui qui va réaliser la ponction veineuse et quand elle le sera, et mentionnez qu'elle ne va ressentir qu'un léger inconfort à cause de l'aiguille au cours de la ponction et de la pression du garrot.
• Dites à la personne qu'elle n'a pas à s'abstenir de nourriture solide ou liquide avant le test.
• Expliquez que, selon les résultats du test et selon les symptômes, des tests supplémentaires peuvent s'avérer nécessaires à l'établissement du diagnostic.

Après le prélèvement
• Si un hématome apparaît à l'endroit de la ponction veineuse, appliquez des compresses chaudes afin de diminuer l'inconfort.

Coloscopie

Grâce à l'utilisation d'un fibroscope flexible, ce test permet l'examen de la muqueuse du gros intestin. Ce test est recommandé pour les personnes ayant une histoire de constipation, de diarrhée, de saignement rectal persistant ou de douleur abdominale basse lorsque les résultats d'une rectosigmoïdoscopie et d'un lavement baryté se sont avérés négatifs ou non concluants. La coloscopie est habituellement sans risque, mais elle peut provoquer une perforation du gros intestin, un saignement excessif et de l'emphysème rétropéritonéal. Les cas de contre-indication pour ce test sont : une maladie ischémique de l'intestin, une diverticulite aiguë, une péritonite, une colite granulomateuse fulminante et une rectocolite hémorragique fulminante.

Objectifs

- Déceler ou contrôler une maladie inflammatoire et ulcérative de l'intestin.
- Localiser l'origine d'un saignement du tractus gastro-intestinal inférieur.
- Aider au diagnostic de rétrécissement du côlon et de lésions bénignes ou malignes.
- Contrôler, après une chirurgie, la récurrence de polypes ou de lésions malignes.

Protocole infirmier

Placez la personne sur le côté gauche avec les genoux repliés et couvrez-la de champs stériles. Dites-lui de respirer profondément et lentement par la bouche au moment où le médecin insère son index ganté et lubrifié dans l'anus et le rectum, et palpe la muqueuse. Après avoir appliqué un lubrifiant hydrosoluble sur l'anus de la personne et sur l'extrémité du coloscope, l'examinateur insère l'appareil par l'anus et le fait progresser dans le gros intestin, aidé par une insufflation d'air. La fluoroscopie et la palpation abdominale peuvent guider la progression du coloscope. On peut prélever des échantillons à l'aide de pinces à biopsie ou d'une brosse à cytologie.

Mettez les spécimens histologiques dans une solution de formaline à 10 % et les spécimens pour la cytologie dans une cuve à rainures contenant de l'alcool éthylique à 95 %. Envoyez immédiatement les spécimens au laboratoire.

Résultats normaux

La muqueuse du gros intestin, au-delà de l'anse sigmoïde, a une couleur légèrement rose orangée et elle est marquée de replis semi-lunaires et de profondes dépressions tubulaires. On peut voir des vaisseaux sanguins sous la muqueuse intestinale, qui brille à cause de la présence de sécrétions muqueuses.

Signification de résultats anormaux

Une coloscopie peut repérer l'endroit d'un saignement de la partie inférieure du tractus gastro-intestinal, des diverticules, des polypes, un rétrécissement, une tumeur ou l'endroit d'une rectocolite hémorragique appréhendée ou d'une maladie de Crohn.

Interventions infirmières

Avant le test

- Expliquez à la personne que ce test permet l'examen de la muqueuse du gros intestin. Décrivez-lui les inconforts qu'elle pourra ressentir au cours du test, mais insistez sur le fait qu'on la gardera dans une position aussi confortable que possible. Dites-lui de s'en tenir à une diète faite de liquides clairs durant les 48 heures précédant le test et donnez-lui un laxatif, tel qu'il est prescrit, le soir précédant le test. Vérifiez les signes vitaux 30 minutes avant la coloscopie; s'ils sont stables, administrez un sédatif tel qu'il est prescrit.
- Assurez-vous que la personne ou un membre responsable de la famille a signé une formule de consentement.

Au cours du test

- Si un polype est enlevé mais non récupéré au cours de l'examen, donnez des lavements et tamisez les selles, tel qu'il est prescrit, pour le retrouver.
- ◆ **Mise en garde.** Surveillez les réactions au sédatif, comme une diminution de la respiration, de l'hypotension, une diaphorèse excessive, de la bradycardie et de la confusion. Gardez à proximité l'équipement d'urgence de réanimation et un antagoniste des opiacés (comme la naloxone).

Après le test

- Vérifiez les signes vitaux jusqu'à ce qu'ils soient stables. Dites à la personne qu'elle peut éliminer de grandes quantités de gaz résultant de l'insufflation d'air utilisée pour distendre le côlon. Si un polype a été enlevé, dites-lui que ses selles peuvent être teintées de sang.
- ◆ **Mise en garde.** Surveillez attentivement les signes de perforation de l'intestin : un malaise, un saignement rectal, une douleur ou une distension abdominales, de la fièvre et un écoulement muco-purulent. Avertissez immédiatement le médecin.

Colposcopie

Même si elle était, au départ, utilisée comme test de dépistage du cancer, la colposcopie est maintenant utilisée principalement pour contrôler une cytologie anormale ou des lésions nettement suspectes, et pour procéder à un examen de la région du col et du vagin après un test positif de Papanicolaou. Ce test utilise un instrument qui contient une lentille grossissante et une lumière (un colposcope). Au cours de l'examen, le colposcope et ses accessoires peuvent être utilisés pour réaliser une biopsie ou prendre des photographies des lésions suspectes. Une telle biopsie comporte des risques de saignement (particulièrement au cours de la grossesse) et d'infection.

Objectifs

• Aider à confirmer une néoplasie cervicale intra-épithéliale ou un cancer invasif après un test de Papanicolaou positif.

• Évaluer des lésions vaginales ou cervicales.

• Contrôler de façon prudente le traitement d'une néoplasie cervicale intra-épithéliale.

• Procéder à un examen de routine chez des patientes dont les mères ont reçu du diéthyl-stilboestrol au cours de la grossesse.

Protocole

Alors que la patiente est en position gynécologique, l'examinateur insère le spéculum et, si cela est indiqué, il exécute un test de Papanicolaou. Le col est nettoyé à l'aide d'une solution d'acide acétique pour enlever le mucus. Après examen du col et du vagin, en utilisant le colposcope, on procède à une biopsie des régions qui paraissent anormales. Finalement, le saignement est arrêté en exerçant une pression, en appliquant des solutions hémostatiques ou en faisant une cautérisation.

Placez les spécimens dans des contenants correctement marqués et envoyez-les immédiatement au laboratoire.

Résultats normaux

Normalement, les vaisseaux du col montrent un réseau et une distribution de capillaires en forme d'épingle à cheveux espacés d'environ 100 microns. Le contour de la surface est lisse et rose; l'épithélium cylindrique a l'apparence de raisins. Les différentes sortes de tissus sont nettement démarquées.

Signification de résultats anormaux

Parmi les observations anormales de la colposcopie, on trouve des signes qui peuvent indiquer une néoplasie intra-épithéliale du col ou un cancer invasif. Parmi les autres anomalies visibles au cours d'un examen colposcopique, on note des modifications inflammatoires (habituellement dues à une infection), des modifications atrophiques (habituellement dues au vieillissement ou, moins fréquemment, à l'utilisation de contraceptifs oraux), de l'érosion (probablement due à la pathogénicité accrue de la flore vaginale résultant de changements dans le pH vaginal) et des papillomes de même que des condylomes (possiblement causés par des virus).

Interventions infirmières

Avant le test

• Expliquez à la patiente que ce test permet une visualisation agrandie du vagin et du col, et qu'il fournit ainsi plus d'information qu'un examen vaginal de routine. Informez-la qu'elle n'a pas à s'abstenir de nourriture solide ou liquide. Dites-lui qui va procéder à l'examen et où, qu'il est sans danger et sans douleur, et ne prend que 10 à 15 minutes.

• Dites à la patiente qu'une biopsie peut être réalisée au moment de l'examen et que celle-ci peut causer un léger saignement facilement arrêté.

Au cours du test

• Aidez la personne à se détendre pendant l'insertion du spéculum en lui disant de respirer par la bouche et de se concentrer sur la relaxation de ses muscles abdominaux.

• Le défaut de nettoyer le col du mucus ou de substances étrangères, comme des crèmes ou d'autres substances médicamenteuses, peut nuire à la visualisation.

Après le test

• Après la biopsie, dites à la patiente de s'abstenir de relations sexuelles et dites-lui de ne rien insérer dans son vagin (à l'exception d'un tampon) jusqu'à ce que la guérison de l'endroit de la biopsie soit confirmée.

Compatibilité sanguine croisée (épreuve de)

Ce test établit la compatibilité ou l'incompatibilité du sang d'un donneur avec celui d'un receveur. L'épreuve de compatibilité sanguine croisée constitue le meilleur test disponible pour la détection des anticorps dans le but d'éviter les réactions post-transfusionnelles. Lorsque le groupe sanguin ABO et le facteur Rh du donneur et du receveur ont été établis, l'*épreuve majeure de compatibilité sanguine croisée* permet de déterminer la compatibilité entre les globules rouges du donneur et le sérum du receveur. (Ils sont compatibles s'il n'y a pas, dans le sérum du receveur, d'anticorps qui pourraient détruire les cellules transfusées et causer une réaction d'hémolyse.) L'*épreuve mineure de compatibilité sanguine croisée* permet d'établir la compatibilité entre le sérum du donneur et les globules rouges du receveur. Cette épreuve est moins importante, et ne se fait pratiquement plus.

Comme une épreuve complète de compatibilité sanguine croisée peut prendre entre 45 minutes et 2 heures, une épreuve incomplète (10 minutes) peut être acceptable dans un cas d'extrême urgence.

Objectif
• Permettre la vérification finale de la compatibilité du sang d'un donneur avec celui d'un receveur.

Protocole infirmier
Procédez à une ponction veineuse et recueillez l'échantillon dans un tube de 7 mL à bouchon rouge (un tube par trois unités de sang). Si la détermination du groupe ABO et du facteur Rh ainsi que l'épreuve de compatibilité sanguine croisée doivent être faites ensemble, recueillez l'échantillon dans un seul tube à bouchon rouge.

Envoyez immédiatement l'échantillon au laboratoire. L'épreuve de compatibilité sanguine croisée doit être réalisée sur l'échantillon en moins de 72 heures.

Résultats normaux
Une absence d'agglutination (une épreuve de compatibilité sanguine croisée *négative*) indique la compatibilité entre le sang du donneur et celui du receveur. La transfusion du sang du donneur peut alors se faire.

Signification de résultats anormaux
Une agglutination (une épreuve de compatibilité sanguine croisée *positive*) indique l'incompatibilité entre le sang du donneur et celui du rece-

veur. Le sang du donneur ne peut pas alors être transfusé au receveur. S'il y a agglutination, on doit conserver le sang du donneur et poursuivre l'épreuve de compatibilité sanguine croisée pour déterminer la cause de l'incompatibilité et désigner l'anticorps.

Interventions infirmières
Avant le test
• Expliquez au client que ce test permet d'assurer que le sang qu'il recevrait au cours d'une intervention serait compatible avec le sien de façon à prévenir toute réaction à une transfusion.

• Vérifiez, dans son dossier, l'administration récente de dextran ou d'opacifiant radiologique intraveineux, qui provoquent une agrégation ressemblant à une agglutination. Vérifiez aussi l'administration antérieure de sang, qui peut produire des anticorps contre le sang du donneur, anticorps pouvant influer sur l'essai de compatibilité.

• Si plus de 48 heures se sont écoulées depuis une précédente transfusion, le sang du donneur qui a déjà été soumis à l'épreuve de compatibilité sanguine croisée doit à nouveau y être soumis, avant une transfusion, avec un nouvel échantillon du sérum du receveur de façon à déceler les incompatibilités récemment acquises.

• Si le patient doit subir une intervention chirurgicale et s'il a reçu du sang au cours des 3 mois précédents, son sang devra à nouveau être soumis à une épreuve de compatibilité sanguine croisée si une chirurgie est à nouveau prévue, afin de déceler les incompatibilités récemment acquises.

Après le prélèvement
• Manipulez l'échantillon avec soin pour éviter l'hémolyse, qui peut masquer celle des globules rouges du donneur.

• La désignation de l'échantillon devrait comporter l'information relative à des transfusions antérieures, aux grossesses et aux thérapies médicamenteuses ainsi que la quantité et le type de sang désirés.

Complément (dosage)

Le mot « complément » est un terme générique pour un système fait d'au moins 20 protéines sériques conçues pour détruire des cellules étrangères et aider à l'élimination de matières étrangères. Les composantes du complément sont désignées par des nombres, soit C1 jusqu'à C9, C1 ayant à son tour trois sous-composantes : C1q, C1r et C1s. Il constitue de 3 % à 4 % des globulines sériques totales et joue un rôle clé dans les réactions immunitaires liées aux anticorps. Une déficience du complément peut diminuer la résistance à l'infection et prédisposer la personne à d'autres maladies.

Les dosages du complément sont recommandés chez les personnes ayant une maladie à médiation immunitaire connue ou appréhendée, ou présentant, à répétition, une réponse anormale à l'infection. Différentes méthodes de laboratoire sont utilisées pour évaluer et mesurer le complément en entier et ses composantes, mais le dosage hémolytique, la néphélémétrie au laser et l'immunodiffusion sont les plus courantes.

Objectifs
• Aider à déceler une maladie à médiation immunitaire et une déficience du complément.
• Contrôler l'efficacité d'une thérapie.

Protocole infirmier
Procédez à une ponction veineuse et recueillez l'échantillon dans un tube de 7 mL à bouchon rouge. Envoyez immédiatement l'échantillon au laboratoire parce que le complément est thermolabile et se détériore rapidement.

Valeurs de référence
Les valeurs normales du complément varient comme suit :
• *Complément total :* 41 à 90 kU/L.
• *inhibiteur de la C1 estérase :* 160 à 330 mg/L.
• *C3 :* chez les hommes, 880 à 2 520 mg/L; chez les femmes, 800 à 2 060 mg/L.
• *C3c :* 350 à 650 mg/L.
• *C4 :* chez les hommes, 120 à 720 mg/L; chez les femmes, 130 à 750 mg/L.

Signification de résultats anormaux
Les anomalies du complément peuvent être héréditaires ou acquises. Les anomalies acquises sont les plus fréquentes.

Une *diminution des concentrations du complément total* peut provenir de la formation excessive de complexes antigène-anticorps, d'une synthèse insuffisante du complément, de la formation d'inhibiteurs ou d'une augmentation du catabolisme du complément. Une diminution des concentrations est caractéristique d'états comme un lupus érythémateux aigu disséminé, une glomérulonéphrite aiguë consécutive à une infection par des streptocoques et une maladie aiguë du sérum. On peut aussi observer des concentrations diminuées chez les personnes ayant une cirrhose avancée du foie, un myélome multiple, une hypogammaglobulinémie et des allogreffes en rejet rapide.

Une *augmentation des concentrations du complément total* peut se produire lors d'une jaunisse obstructive, une thyroïdite, un rhumatisme articulaire aigu, une polyarthrite rhumatoïde, un infarctus aigu du myocarde, une rectocolite hémorragique et un diabète.

Une *déficience en inhibiteur de la C1 estérase* est caractéristique d'un œdème angioneurotique héréditaire. C'est l'anomalie génétique la plus courante associée au complément.

Une *déficience en C3* est caractéristique d'une infection pyogène récurrente.

Une *déficience en C4* est caractéristique d'un lupus érythémateux aigu disséminé.

Interventions infirmières
Avant le test
• Expliquez à la personne que ce test mesure un groupe de protéines qui combattent l'infection. Avisez-la qu'elle n'a pas à s'abstenir de nourriture solide ou liquide avant le test, et que le test nécessite un échantillon de sang.
• Si un dosage de C1q est prévu, vérifiez dans le dossier s'il y a eu une thérapie récente à l'héparine. Signalez cette thérapie au laboratoire puisqu'elle peut modifier les résultats du test.

Après le prélèvement
• Manipulez l'échantillon avec soin pour éviter l'hémolyse qui peut modifier les résultats du test.
• Le défaut d'envoyer immédiatement l'échantillon au laboratoire peut nuire à la détermination précise des résultats du test.
• Comme beaucoup de personnes ayant des anomalies du complément ont un système immunitaire altéré, gardez l'endroit de la ponction veineuse propre et sec.
• Si un hématome apparaît à l'endroit de la ponction veineuse, appliquez des compresses chaudes afin de diminuer l'inconfort.

Complexes immuns circulants sériques

Lorsque l'organisme produit des complexes immuns plus rapidement que le système lymphoréticulaire peut les éliminer, une maladie des complexes immuns peut survenir. On en trouve des exemples dans les syndromes consécutifs à des infections, aux maladies sériques, à la sensibilité médicamenteuse, à la polyarthrite rhumatoïde et au lupus érythémateux disséminé.

Des complexes immuns peuvent se former lorsqu'un certain rapport de l'antigène réagit avec l'anticorps d'isotype IgG 1, 2, 3 ou avec des IgM dans les tissus. Ces complexes antigènes-anticorps peuvent activer la cascade du complément, qui conduit à une inflammation et à une nécrose tissulaire locales. Dans le sang, les complexes immuns solubles circulants (CIC) peuvent éventuellement causer des dommages aux glomérules rénaux, à l'aorte et à d'autres vaisseaux sanguins importants.

L'examen histologique du tissu et la coloration par fluorescence ou à la peroxydase à l'aide d'anticorps immunologiques spécifiques peuvent permettre de doser les CIC. Cependant, les complexes immuns sont variés et on peut devoir faire appel à plusieurs tests sériques utilisant des réactifs comme le C1, le facteur rhumatoïde, ou des substrats cellulaires (comme les cellules de Raji). La plupart des dosages des CIC ne sont pas standardisés et il peut être nécessaire d'utiliser plus d'un test.

Objectifs
• Détecter, dans le sérum, les CIC.
• Contrôler la réponse du patient à une thérapie.
• Déterminer la gravité d'une maladie.

Protocole infirmier
Procédez à une ponction veineuse et recueillez l'échantillon dans un tube de 7 mL à bouchon rouge. Envoyez immédiatement l'échantillon au laboratoire, avant que les complexes immuns se détériorent.

Résultats normaux
Normalement, les CIC ne sont pas décelables dans le sérum.

Signification de résultats anormaux
La détection des CIC sériques est étiologiquement importante dans plusieurs maladies auto-immunes. Pour permettre un diagnostic définitif, les résultats de ces dosages doivent être confrontés à ceux d'autres analyses. Par exemple, dans le lupus érythémateux aigu disséminé, les CIC sont associés à des titres élevés d'anticorps antinucléaires et d'anticorps circulants antiacide désoxyribonucléique natif.

La présence de cryoglobulines dans le sérum du patient peut fausser les résultats du test. L'incapacité de standardiser les tests d'inhibition par le facteur rhumatoïde et les études d'agrégation plaquettaire peut aussi fausser les résultats du test.

Interventions infirmières
Avant le test
• Expliquez au patient que ces tests aident à étudier le système immunitaire. Si cela est pertinent, dites-lui que le test sera repris pour contrôler la réponse à une thérapie.
• Avisez le patient qu'il n'a pas à s'abstenir de nourriture solide ou liquide avant le test, et que ce dernier nécessite un échantillon de sang.
• Si le patient doit être soumis à des dosages de C1q, vérifiez, dans son dossier, s'il y a eu une thérapie récente à l'héparine puisqu'elle peut influer sur les résultats du test. Signalez une telle thérapie au laboratoire.

Après le prélèvement
• Le fait de ne pas envoyer immédiatement l'échantillon de sérum au laboratoire peut causer la détérioration des CIC et la falsification des résultats du test.
• Comme beaucoup d'individus ayant des complexes immuns ont des systèmes immunitaires altérés, assurez-vous de garder l'endroit de la ponction veineuse propre et sec. Si un hématome apparaît à cet endroit, appliquez des compresses chaudes afin de diminuer l'inconfort.

Concentration et dilution de l'urine (test de)

Ce test permet d'étudier la capacité des reins de concentrer l'urine en réponse à une carence en liquides ou de la diluer en réponse à une surcharge en liquides.

Le test mesure la densité (le rapport de la masse urinaire par rapport à un volume égal d'eau) ou l'osmolalité (un indicateur plus sensible du fonctionnement rénal qui mesure le nombre d'ions actifs du point de vue osmotique ou de particules présentes par kilogramme d'eau).

La densité et l'osmolalité sont habituellement élevées dans l'urine concentrée et faibles dans l'urine diluée.

Objectifs
* Étudier le fonctionnement des tubules rénaux.
* Déceler une lésion rénale.

Protocole infirmier
Test de concentration. Recueillez des échantillons d'urine à 6 heures, 8 heures et 10 heures.

Test de dilution. Demandez au patient d'uriner et de jeter l'urine. Donnez alors au patient 1 500 mL d'eau et dites-lui de la boire en moins de 30 minutes. Recueillez l'urine toutes les 30 minutes ou toutes les heures, tel qu'il est prescrit, durant 4 heures.

Envoyez, immédiatement après le prélèvement, chacun des échantillons au laboratoire. Si le patient a une sonde à demeure, videz le sac de collecte avant le test. Recueillez les échantillons à partir de la sonde et clampez-la entre les prélèvements.

Valeurs de référence
Test de concentration. Normalement, la densité varie de 1 025 à 1 032 et l'osmolalité augmente au-dessus de 800 mOsm/kg d'eau.

Test de dilution. Normalement, la densité s'abaisse au-dessous de 1 003 et l'osmolalité tombe au-dessous de 100 mOsm/kg pour au moins un échantillon; 80 % ou plus de l'eau ingérée est éliminée en 4 heures.

Chez les personnes âgées, des valeurs réduites peuvent être normales.

Signification de résultats anormaux
Une diminution de la capacité rénale de concentrer ou de diluer l'urine peut indiquer un dommage à l'épithélium des tubules, une diminution du débit sanguin rénal, une perte de néphrons fonctionnels ou un dysfonctionnement hypophysaire ou cardiaque.

Interventions infirmières
Avant le test
* Expliquez au patient que ce test permet d'étudier le fonctionnement des reins. Mentionnez que le test nécessite plusieurs échantillons d'urine. Décrivez combien d'échantillons vont être prélevés et quand ils le seront. Dites au patient de jeter toute l'urine produite durant la nuit précédant le test.

* Vérifiez, dans le dossier du patient, la prise de médicaments diurétiques ou néphrotoxiques qui peuvent modifier les résultats du test. Suspendez l'usage des diurétiques tel qu'il est prescrit.

* Pour le test de concentration, dites au patient de prendre un repas riche en protéines et de ne pas boire plus de 200 mL de liquide le soir précédant le test. Dites-lui alors de s'abstenir de nourriture solide et liquide durant au moins 14 heures. (Certains tests de concentration exigent que l'ingestion d'eau soit suspendue durant 24 heures, mais ils permettent une ingestion relativement normale de nourriture solide.) Avisez-le de limiter son apport de sel au repas du soir pour éviter une soif excessive.

* Pour le test de dilution, expliquez que ce test suit immédiatement le test de concentration et qu'il ne nécessite pas de préparation additionnelle. Cependant, si le test est réalisé seul, dites au patient d'omettre le petit déjeuner.

* Insistez sur le fait que le respect des restrictions concernant la nourriture et les liquides est nécessaire pour obtenir des résultats précis.

Au cours du test
* Si le patient ne peut pas uriner dans les contenants à échantillon, fournissez-lui un bassin de lit, un urinal ou un bassin propre à échantillon. Rincez le dispositif de prélèvement après chacune des utilisations.

* ◆ ***Mise en garde.*** Surveillez attentivement les patients qui présentent une maladie rénale avancée ou un dysfonctionnement cardiaque. Une surcharge en liquides peut provoquer une intoxication par l'eau, une natriurèse ou une insuffisance cardiaque congestive.

Après le test
* Après le prélèvement du dernier échantillon, faites prendre au patient un repas équilibré ou une collation. Pour un patient qui a une sonde, assurez-vous qu'il urine dans les 8 à 10 heures suivant le retrait de la sonde.

Constantes érythrocytaires

Établies à l'aide des résultats de la numération érythrocytaire, de l'hématocrite et du dosage de l'hémoglobine totale, les constantes érythrocytaires fournissent une information importante sur la taille, la concentration d'hémoglobine et le poids d'hémoglobine d'un globule rouge moyen. Les constantes sont le volume globulaire moyen (VGM), la teneur globulaire moyenne en hémoglobine (TGMH) et la concentration globulaire moyenne d'hémoglobine (CGMH).

Le VGM, le rapport de l'hématocrite (le volume des cellules concentrées) sur la numération érythrocytaire, exprime la taille moyenne des globules rouges et il indique s'ils sont trop petits (microcytaires), trop gros (macrocytaires) ou normaux (normocytaires).

La TGMH, le rapport de l'hémoglobine sur le nombre de globules rouges, donne le poids d'hémoglobine dans un globule rouge moyen.

La CGMH, le rapport du poids de l'hémoglobine sur l'hématocrite, détermine la concentration d'hémoglobine dans un litre de globules rouges concentrés. La CGMH et le TGMH aident à distinguer les globules rouges colorés normalement (normochromes) des globules rouges plus pâles (hypochromes).

Objectif
• Aider à diagnostiquer et à classer les anémies.

Protocole infirmier
Procédez à une ponction veineuse et recueillez l'échantillon dans un tube de 5 mL à bouchon lavande. Remplissez complètement le tube de prélèvement et retournez-le à plusieurs reprises pour mélanger adéquatement l'échantillon et l'anticoagulant.

Valeurs de référence
Les constantes érythrocytaires présentent les variations normales suivantes :
• *VGM :* 80 à 100 μm^3 par globule rouge.
• *TGMH :* 26 à 34 pg par globule rouge.
• *CGMH :* 320 à 365 g/L.

Signification de résultats anormaux
Une diminution de la TGMH, de la CGMH et du VGM indique des anémies microcytaires, hypochromes, causées par une anémie ferriprive, une anémie pyridoxino-sensible et une thalassémie. Un VGM élevé suggère des anémies macrocytaires causées par des anémies mégaloblastiques dues à une déficience en acide folique et

en vitamine B_{12}, à des dérèglements héréditaires de la synthèse de l'acide désoxyribonucléique et à une réticulocytose. Comme le VGM reflète le volume moyen de beaucoup de cellules, une valeur située dans la zone normale peut comprendre des globules rouges de taille variable, allant de microcytaire à macrocytaire.

Interventions infirmières
Avant le test
• Expliquez à la personne que ce test aide à déterminer si elle a une anémie. Dites-lui qu'un échantillon de sang sera prélevé et qu'elle n'a pas à s'abstenir de nourriture solide ou liquide avant le test.

• Vérifiez, dans son dossier, s'il y a des états qui peuvent augmenter le nombre des globules blancs, ce qui provoque une fausse augmentation de la numération des globules rouges et invalide les résultats du VGM et de la TGMH.

• Vérifiez également s'il y a des états qui provoquent une fausse augmentation des valeurs d'hémoglobine, ce qui invalide les résultats de la TGMH et de la CGMH.

• Vérifiez aussi s'il y a des maladies qui entraînent une agglutination des globules rouges ou la formation de rouleaux, ce qui diminue faussement la numération des globules rouges et invalide les résultats du test.

Au moment du prélèvement
• Assurez-vous d'utiliser l'anticoagulant approprié dans le tube de prélèvement et de mélanger adéquatement l'échantillon et l'anticoagulant.

• Manipulez l'échantillon avec soin pour éviter l'hémolyse, qui peut modifier les résultats du test.

• Évitez la pression prolongée du garrot puisqu'elle peut causer une hémoconcentration.

Après le prélèvement
• Si un hématome apparaît à l'endroit de la ponction veineuse, appliquez des compresses chaudes afin de diminuer l'inconfort.

Coombs, test direct

Le test à l'antiglobuline de Coombs détecte les immunoglobulines (anticorps) à la surface des globules rouges. Ces immunoglobulines se fixent à la surface des globules rouges quand la personne fabrique des anticorps contre un antigène des globules rouges, comme le facteur Rh.

Dans ce test à une seule étape, le réactif contenant des antiglobulines de Coombs (antianticorps ou anti-complément) est ajouté aux globules rouges lavés à l'aide de soluté isotonique de chlorure de sodium. Si les immunoglobulines ou le complément sont présents sur les globules rouges, il y a agglutination.

Objectifs

- Diagnostiquer une érythroblastose fœtale.
- Étudier les réactions hémolytiques de transfusion.
- Aider au diagnostic différentiel des anémies hémolytiques qui peuvent être le résultat d'une réaction auto-immune ou de la prise de certains médicaments.

Protocole infirmier

Chez un adulte, procédez à une ponction veineuse et recueillez l'échantillon dans deux tubes de 7 mL à bouchon lavande. Chez un nouveau-né, prélevez 5 millilitres de sang du cordon ombilical dans un tube à bouchon lavande après que le cordon a été clampé et coupé. Marquez l'échantillon, en notant s'il y a eu des transfusions, s'il y a grossesse et une thérapie médicamenteuse. Envoyez immédiatement l'échantillon au laboratoire. Le test doit être fait dans un délai de 24 heures après le prélèvement de l'échantillon.

Résultats normaux

Un test négatif, dans lequel il n'y a ni anticorps ni complément à la surface des globules rouges, est normal.

Signification de résultats anormaux

Un test positif sur le sang du cordon ombilical indique que les anticorps de la mère ont traversé le placenta et ont recouvert la surface des globules rouges du fœtus, provoquant une érythroblastose fœtale. Une transfusion de sang compatible Rh- peut être nécessaire pour prévenir l'anémie. Chez les autres personnes, un résultat positif peut indiquer une anémie hémolytique et aider à différencier une anémie hémolytique auto-immune d'une anémie hémolytique secondaire qui peut être médicamenteuse ou associée à une maladie sous-jacente telle un lymphome. Un test positif peut aussi indiquer une maladie infectieuse. Un test faiblement positif peut suggérer une réaction à une transfusion.

Interventions infirmières

Avant le test

- Si le patient est un nouveau-né, expliquez à ses parents que ce test aide à diagnostiquer une érythroblastose fœtale. Si l'on croit que le patient a une anémie hémolytique, expliquez-lui que le test détermine si cet état est le résultat d'une anomalie du système immunitaire, de l'utilisation de certains médicaments ou d'une autre cause. Dites à une personne adulte qu'elle n'a pas à s'abstenir de nourriture solide ou liquide avant le test.
- Si cela est pertinent, suspendez les médications qui peuvent provoquer une anémie hémolytique auto-immune. Un résultat positif peut être la conséquence de l'utilisation de céphalosporine, de chlorpromazine, de phénytoïne, de dipyrone, d'éthosuximide, d'hydralazine, d'isoniazide, de lévodopa, d'acide méfénamique, de melphalan, de méthyldopa, de pénicilline, de procaïnamide, de quinidine, de rifampicine, de streptomycine, de sulfamidés et de tétracyclines parce que ces médicaments peuvent provoquer une anémie hémolytique immunitaire.

Après le prélèvement

- Manipulez l'échantillon avec soin pour éviter l'hémolyse, qui peut modifier les résultats du test.
- Si un hématome apparaît à l'endroit de la ponction veineuse, appliquez des compresses chaudes afin de diminuer l'inconfort.
- La personne peut reprendre sa médication.

Après le test

- Dites à la personne ou aux parents d'un nouveau-né ayant une érythroblastose fœtale que d'autres tests seront nécessaires pour contrôler l'anémie.

Coombs, test indirect

Ce test détecte les anticorps qui circulent dans le sérum de la personne. Après incubation du sérum avec des globules rouges de groupe O qui ne sont pas touchés par les anticorps anti-A ou anti-B, on ajoute du sérum à antiglobulines (Coombs). L'agglutination se produit si le sérum de la personne contient un anticorps contre un ou plusieurs antigènes des globules rouges.

Le test de dépistage des anticorps détecte de 95 % à 99 % des anticorps en circulation. Une fois détectés, les anticorps présents peuvent être désignés de façon spécifique grâce au test de désignation des anticorps.

Objectifs

• Déceler les anticorps circulants contre les antigènes des globules rouges dans le sérum d'un receveur ou d'un donneur avant une transfusion.
• Déterminer la présence de l'anticorps (Rh+) anti-Rho (D) dans le sang maternel.
• Déterminer le besoin d'administration de globulines immunes Rho (D).
• Aider au diagnostic d'une anémie hémolytique acquise.

Protocole infirmier

Procédez à une ponction veineuse et recueillez les échantillons dans deux tubes de 7 mL à bouchon rouge. Marquez les échantillons en signalant le diagnostic du patient et tout cas de transfusion, de grossesse et de thérapie médicamenteuse. Envoyez-les immédiatement au laboratoire. Le dépistage des anticorps doit être fait dans un délai de 72 heures après le prélèvement des échantillons.

Résultats normaux

Normalement, il n'y a pas d'agglutination, ce qui indique que le sérum de la personne ne contient pas d'anticorps en circulation (autres que les anti-A et les anti-B).

Signification de résultats anormaux

Un résultat positif indique qu'il y a, dans la circulation, des anticorps contre les antigènes des globules rouges. Une telle réaction démontre une incompatibilité entre le donneur et le receveur.

Un résultat positif chez une femme enceinte dont le sang est Rh- peut indiquer la présence d'anticorps contre le facteur Rh provenant d'une transfusion antérieure de sang incompatible ou d'une grossesse antérieure où le fœtus était Rh+.

Un titre supérieur à 1 : 8 indique que le fœtus peut avoir une érythroblastose fœtale. En conséquence, des vérifications répétées au cours de la grossesse de la patiente sont nécessaires afin de suivre le développement progressif des niveaux d'anticorps en circulation.

Interventions infirmières

Avant le test

• Expliquez au receveur éventuel d'une transfusion sanguine que ce test, qui nécessite un échantillon de sang, aide à déterminer la possibilité d'une réaction à une transfusion. Si le test est réalisé parce que la personne souffre d'anémie, expliquez-lui que le test aide à désigner le type particulier d'anémie. Dites à la personne qu'elle n'a pas à s'abstenir de nourriture solide ou liquide.
• Vérifiez l'administration récente de sang, de dextran ou d'un opacifiant radiologique intraveineux puisque chacun d'eux peut provoquer de l'agrégation, qui ressemble à de l'agglutination.

Après le prélèvement

• Manipulez l'échantillon avec soin pour éviter l'hémolyse, qui peut modifier les résultats du test.
• Si la personne a reçu des transfusions de sang au cours des 3 derniers mois, des anticorps peuvent se développer contre le sang du donneur et interférer avec les essais de compatibilité.
• Si un hématome apparaît à l'endroit de la ponction veineuse, appliquez des compresses chaudes afin de diminuer l'inconfort.

Corps cétoniques urinaires

Les corps cétoniques, qui incluent l'acide bêta-hydroxybutyrique, l'acide acétoacétique et l'acétone, sont des sous-produits du métabolisme des graisses. Des quantités excessives de corps cétoniques apparaissent à la suite d'une carence en sucres, comme dans un cas d'inanition ou d'acidocétose diabétique.

Dans ce test courant, semi-quantitatif de dépistage, l'action de l'urine sur un produit de préparation commerciale (pastille Acetest, Ketostix ou Keto-Diastix) mesure le niveau des corps cétoniques dans l'urine. Chacun des produits mesure un corps cétonique particulier. Par exemple, Acetest mesure l'acétone pendant que Ketostix mesure l'acide acétoacétique. Les concentrations urinaires reflètent les concentrations sériques.

Objectifs

• Dépister la cétonurie.

• Détecter une acidocétose diabétique et une carence en sucres.

• Distinguer entre un coma diabétique et un coma non diabétique.

• Surveiller le diabète sucré, la réduction du poids cétogène et le traitement de l'acidocétose diabétique.

Protocole infirmier

Recueillez un échantillon d'urine d'une deuxième miction par la méthode du mi-jet et utiliser un des protocoles suivants :

Acetest. Déposer la pastille sur un papier blanc et mettez une goutte d'urine sur la pastille. Après 30 secondes, comparez la couleur de la pastille (blanc, lavande ou pourpre) à l'échelle colorimétrique.

Ketostix. Trempez le bâtonnet réactif dans l'échantillon et retirez-le immédiatement. Après 15 secondes, comparez la couleur du bâtonnet (chamois ou pourpre) avec l'échelle colorimétrique. Notez les résultats comme négatifs, faibles, moyens ou grands en vous référant aux quantités de corps cétoniques.

Keto-Diastix. Trempez la bande réactive dans l'échantillon et retirez-la immédiatement. Frappez le côté de la bande contre le contenant ou contre une surface propre et sèche pour enlever l'excès d'urine. Tenez la bande à l'horizontale pour éviter le mélange des produits chimiques provenant des deux parties. Après exactement 15 secondes, comparez la couleur de la portion cétonique (chamois ou pourpre) à l'échelle colo-rimétrique appropriée; après 30 secondes, comparez la couleur de la portion glucose. Ignorez les changements de couleur qui surviennent après les périodes d'attente spécifiées. Enregistrez les résultats comme négatifs ou positifs pour des quantités faibles, moyennes ou grandes de corps cétoniques.

Résultats normaux

Il n'y a pas de corps cétoniques dans l'urine.

Signification de résultats anormaux

On observe la présence d'une cétonurie dans les cas de diabète sucré non contrôlés et d'inanition, et elle constitue une complication de l'alimentation parentérale totale.

Interventions infirmières

Avant le test

• Expliquez que l'objectif de ce test est d'étudier le métabolisme des graisses.

• Si le patient a un diabète récemment diagnostiqué, montrez-lui comment réaliser le test.

• Dites-lui d'uriner et faites-lui alors boire de l'eau. Environ 30 minutes plus tard, demandez-lui de fournir un échantillon d'urine de deuxième miction.

• Si le patient prend de la lévodopa ou de la phénazopyridine, ou s'il a récemment reçu de la sulfobromophtaléine, utilisez les pastilles Acetest puisque les bandes réactives vont donner des résultats faussement positifs.

Au cours du test

• L'échantillon doit être analysé moins de 60 minutes après le prélèvement ou il doit être réfrigéré. Laissez les échantillons réfrigérés reprendre la température de la pièce avant de procéder aux tests.

• N'utilisez pas des pastilles ou des bandes qui sont décolorées ou foncées.

Après le test

• Si le patient réalise le test à domicile, donnez-lui des directives écrites et une feuille de surveillance pour qu'il puisse enregistrer les résultats.

• Le fait de ne pas garder solidement fermé le contenant des réactifs entraîne des résultats faussement négatifs.

Corps de Heinz

Les corps de Heinz sont des particules d'hémoglobine dénaturée qui ont précipité en dehors du cytoplasme des globules rouges, qui sont réunies en petits amas et que l'on retrouve attachées aux membranes cellulaires. Leur formation résulte d'une lésion médicamenteuse des globules rouges, de la présence de molécules instables d'hémoglobine, de la synthèse de chaîne déséquilibrée de globine due à une thalassémie ou d'une déficience enzymatique des globules rouges, comme une déficience en glucose-6-phosphate déshydrogénase (G6PD). La G6PD est une enzyme qui aide les érythrocytes à métaboliser le glucose. Lorsque les globules rouges sont exposés à une substance oxydante, ils doivent métaboliser encore plus de glucose. Si la personne a une déficience en G6PD, elle sera incapable de métaboliser le glucose supplémentaire. Cela va provoquer une hémolyse et la formation de corps de Heinz. Même si les corps de Heinz sont rapidement retirés des globules rouges dans la rate, ils sont un facteur important dans l'apparition des anémies hémolytiques.

Les corps de Heinz peuvent être décelés à partir d'un échantillon de sang entier.

Objectif

• Aider à déceler les causes de l'anémie hémolytique.

Protocole infirmier

Procédez à une ponction veineuse et recueillez l'échantillon dans un tube de 7 mL à bouchon lavande. Remplissez complètement le tube de prélèvement et retournez-le délicatement à plusieurs reprises pour bien mélanger l'échantillon et l'anticoagulant. Envoyez immédiatement l'échantillon au laboratoire.

Résultats normaux

Le résultat normal du test est l'absence de corps de Heinz (négatif).

Signification de résultats anormaux

La présence de corps de Heinz – un résultat positif du test – peut indiquer une déficience enzymatique héréditaire des globules rouges, la présence de molécules d'hémoglobines instables, une thalassémie ou une lésion médicamenteuse des globules rouges. Si plus de 40 % des cellules ont 5 corps de Heinz ou plus, cela indique une déficience en G6PD. On peut aussi observer des corps de Heinz à la suite d'une splénectomie.

Interventions infirmières

Avant le test

• Expliquez à la personne que ce test aide à déterminer la cause de l'anémie. Dites-lui qu'elle n'a pas à s'abstenir de nourriture solide ou liquide avant le test.

• Signalez-lui que ce test nécessite un échantillon de sang. Dites-lui qui va procéder à la ponction veineuse et quand, et mentionnez qu'elle ne va ressentir qu'un léger inconfort à cause de l'aiguille au cours de la ponction et de la pression du garrot. Rassurez la personne en lui disant que le prélèvement de l'échantillon devrait se faire en moins de 3 minutes.

• Revoyez le dossier de la personne pour y déceler la prise de médicaments qui peuvent influer sur la détermination précise des résultats du test. Si cela est approprié, suspendez l'usage des antipaludiques, de la furazolidone, de la procarbazine et des sulfamidés. Si l'usage de ces médicaments doit être maintenu, notez-le sur le relevé de laboratoire.

Au moment du prélèvement

• Le défaut d'utiliser l'anticoagulant approprié dans le tube de prélèvement, de remplir complètement le tube, de mélanger adéquatement l'échantillon et l'anticoagulant ou d'envoyer immédiatement l'échantillon au laboratoire peut influer sur la précision des résultats du test.

Après le prélèvement

• Si un hématome apparaît à l'endroit de la ponction veineuse, appliquez des compresses chaudes afin de diminuer l'inconfort.

• La personne peut reprendre la médication interrompue avant le test.

Cortisol libre urinaire

Utilisé comme moyen de dépistage de l'hypercorticisme, ce test mesure les concentrations urinaires de la fraction du cortisol qui n'est pas liée à la transcortine, une globuline qui se lie aux corticostéroïdes. Il s'agit de l'un des meilleurs instruments de diagnostic pour détecter un syndrome de Cushing. Le cortisol est le principal glucocorticoïde sécrété par la corticosurrénale en réponse à une stimulation par l'hormone adrénocorticotrope. Il aide à régulariser le métabolisme des graisses, des sucres et des protéines; il aide aussi à activer la glyconéogenèse, la réponse anti-inflammatoire et la perméabilité cellulaire. Seulement environ 10 % de cette hormone se trouve sous forme non liée et physiologiquement active; cette petite fraction est connue comme étant le cortisol libre. Les concentrations de cortisol urinaire augmentent de façon significative quand la quantité sécrétée dépasse la capacité de liaison de la transcortine, qui normalement est presque totalement saturée.

La détermination des concentrations de cortisol libre par dosage radio-immunologique dans un échantillon d'urine de 24 heures – contrairement à une mesure unique du cortisol plasmatique – reflète les concentrations totales de sécrétion au lieu des variations diurnes. Les mesures simultanées du cortisol plasmatique et de l'hormone adrénocorticotrope peuvent être utilisées, avec les 17-hydroxycorticostéroïdes urinaires et le test de freinage à la dexaméthasone, pour confirmer un diagnostic.

Objectif
• Aider au diagnostic d'un syndrome de Cushing.

Protocole infirmier
Recueillez un échantillon d'urine de 24 heures dans une bouteille contenant un agent de conservation qui gardera l'échantillon à un pH de 4,0 à 4,5.

Valeurs de référence
Normalement, les valeurs de cortisol libre varient de 30 à 300 nmol/d.

Signification de résultats anormaux
Une *augmentation* des concentrations de cortisol libre peut indiquer un syndrome de Cushing résultant d'une hyperplasie surrénalienne, d'une tumeur surrénalienne ou hypophysaire ou d'une production ectopique d'hormone adrénocorticotrope. Même si elles peuvent augmenter les concentrations de cortisol plasmatique, une

maladie hépatique et l'obésité ne provoquent généralement pas d'augmentations appréciables des niveaux urinaires de cortisol libre.

Une *diminution* des concentrations de cortisol libre n'a que peu de signification diagnostique et n'indique pas nécessairement une insuffisance corticosurrénalienne.

Interventions infirmières
Avant le test
• Expliquez au patient que ce test aide à étudier le fonctionnement de la glande surrénale. Avisez-le de continuer à prendre de la nourriture solide et liquide avant le test, mais d'éviter les situations de stress et l'activité physique excessive au cours de la période de prélèvement. Dites-lui que le test nécessite le prélèvement d'un échantillon d'urine de 24 heures; montrez-lui la technique adéquate de prélèvement.
• Vérifiez, dans le dossier de la personne, l'utilisation de médicaments (comme les amphétamines, la morphine, les phénothiazines, la réserpine et les stéroïdes) qui peuvent influer sur les résultats du test. Si cela est possible, limitez l'usage de tels médicaments avant le test.

Pendant la période de prélèvement
• Réfrigérez l'échantillon ou placez-le sur de la glace.
• Insistez auprès de la personne sur le fait que le défaut de prélever toute l'urine au cours de la période prévue ou de conserver le spécimen dans des conditions appropriées peut influer sur la détermination précise des résultats du test.

Après la période de prélèvement
• La personne peut reprendre ses activités normales, dont certaines ont été limitées au cours du test, et sa médication interrompue avant le test.

Cortisol plasmatique

Le cortisol est le principal glucocorticoïde sécrété par les zones fasciculées de la corticosurrénale, principalement en réponse à une stimulation par l'hormone adrénocorticotrope. La sécrétion du cortisol suit normalement un schéma journalier : les niveaux augmentent durant les premières heures du matin et atteignent un sommet vers 8 heures pour baisser à leur plus bas niveau au cours de la soirée et durant la première phase du sommeil. Un stress physique ou émotionnel – comme l'exposition à une chaleur ou à un froid intenses, une infection, un traumatisme, un effort, de l'obésité et une maladie débilitante – influent sur la sécrétion du cortisol.

Ce dosage radio-immunologique, qui est une analyse quantitative des concentrations de cortisol plasmatique, est habituellement prescrit chez des personnes qui présentent des signes de dysfonctionnement surrénalien.

Cependant, des tests dynamiques, des tests de freinage dans les cas d'hypersécrétion surrénalienne et des tests de stimulation dans les cas d'insuffisance surrénalienne, sont généralement requis pour confirmer un diagnostic.

Objectif

• Aider à diagnostiquer une maladie de Cushing, un syndrome de Cushing, une maladie d'Addison et une insuffisance rénale secondaire.

Protocole infirmier

Entre 6 heures et 8 heures, procédez à une ponction veineuse et recueillez l'échantillon dans un tube à bouchon vert de 10 mL. Identifiez le tube correctement et envoyez-le immédiatement au laboratoire. Afin de vérifier la variation diurne, prélevez un autre échantillon entre 16 heures et 18 heures. Recueillez-le dans un tube à bouchon vert de 10 mL, identifiez-le correctement et envoyez-le immédiatement au laboratoire. Notez le moment du prélèvement sur le relevé de laboratoire.

Valeurs de référence

Le niveau de cortisol en après-midi se situe généralement à environ la moitié de celui du matin. Normalement, les concentrations de cortisol plasmatique varient de 190 à 760 nmol/L le matin et 50 à 490 nmol/L en après-midi.

Signification de résultats anormaux

Une *augmentation* des concentrations peut indiquer une hyperfonction de la corticosurrénale dans la maladie de Cushing (une maladie rare causée par un adénome basophile de l'hypophyse) ou dans le syndrome de Cushing (excès de glucocorticoïdes de quelque source que ce soit). Chez la plupart des personnes atteintes du syndrome de Cushing, la corticosurrénale a tendance à sécréter de façon indépendante de tout rythme naturel. Aussi, ces personnes montrent peu de différences entre les concentrations du matin et celles de l'après-midi. Les variations diurnes peuvent être aussi absentes chez des personnes par ailleurs en bonne santé, mais qui sont en état de stress émotionnel ou physique.

Une *diminution* des concentrations peut indiquer une insuffisance primaire de la corticosurrénale (maladie d'Addison) le plus souvent causée par une atrophie glandulaire idiopathique (qu'on présume être un processus auto-immun). Une tuberculose, une invasion fongique et une hémorragie peuvent causer la destruction de la corticosurrénale. Des concentrations basses de cortisol résultant d'une insuffisance surrénalienne secondaire peuvent survenir dans des conditions de sécrétion insuffisante d'hormone adrénocorticotrope, comme au cours d'une hypophysectomie, d'une nécrose hypophysaire du post-partum, d'un craniopharyngiome ou d'un adénome chromophobe.

Interventions infirmières

Avant le test

• Expliquez à la personne l'objectif du test. Dites-lui de maintenir un régime normal en sel (2 à 3 grammes par jour) durant les 3 jours précédant le test, d'être à jeun et de limiter son activité physique depuis les 10 à 12 heures précédant le test.
• Suspendez toutes les médications qui peuvent influer sur les concentrations de cortisol plasmatique, comme celles à base d'androgènes, d'œstrogènes et de phénytoïne, durant les 48 heures précédant le test. Si la personne reçoit une thérapie de remplacement et qu'elle dépend de stéroïdes exogènes pour survivre, notez-le sur le relevé de laboratoire ainsi que toute autre médication qui doit être maintenue.
• Notez si la personne a subi une scintigraphie au cours de la semaine du test puisque cela peut influer sur les résultats.
• La personne devrait être détendue et couchée durant au moins les 30 minutes précédant le test.

Au moment du prélèvement

• Manipulez l'échantillon avec soin pour éviter l'hémolyse, qui peut altérer les résultats.

Créatine kinase

L'activité de la créatine-kinase (CK) reflète le catabolisme normal du tissu; son augmentation indique un traumatisme des cellules dont le contenu en CK est élevé.

La CK peut être séparée en trois isoenzymes avec des structures moléculaires différentes :

• *CK-BB (CK₁)*, principalement localisée dans le tissu cérébral;

• *CK-MB (CK₂)*, principalement localisée dans le muscle cardiaque avec une petite quantité dans le muscle squelettique;

• *CK-MM (CK₃)*, localisée dans le muscle squelettique.

Des activités sériques élevées de CK provoquées par une lésion du muscle squelettique nuisent à la détection d'un infarctus du myocarde par le dosage de la CK totale. Le fractionnement et la mesure des iso-enzymes de la CK remplacent rapidement le recours à la CK totale pour localiser de façon précise l'endroit où il y a augmentation de la destruction tissulaire.

Objectifs

• Déceler et diagnostiquer un infarctus du myocarde en phase aiguë et une récidive d'infarctus (principalement grâce à la CK-MB).

• Déterminer les causes possibles d'une douleur thoracique et contrôler la gravité d'une ischémie du myocarde après une chirurgie cardiaque, un cathétérisme cardiaque ou une cardioversion (principalement grâce à la CK-MB).

• Déceler les dérèglements du muscle squelettique qui ne sont pas d'origine neurogène, comme une dystrophie musculaire progressive de type Duchenne (principalement grâce à la CK totale) et une dermatomyosite précoce.

Protocole infirmier

Recueillez l'échantillon de sang dans un tube de 7 mL à bouchon rouge. Envoyez immédiatement l'échantillon au laboratoire parce que l'activité de la CK baisse de façon significative après 2 heures à la température de la pièce.

Valeurs de référence

Les valeurs de la CK totale, établies par les méthodes les plus couramment utilisées, varient de 30 à 175 U/L pour les hommes et de 25 à 140 U/L pour les femmes. Les variations typiques de l'activité des isoenzymes sont les suivantes :

• *CK-BB :* non décelable;

• *CK-MB :* 0 à 7 U/L;

• *CK-MM :* 5 à 70 U/L.

Signification de résultats anormaux

Une activité décelable de l'isoenzyme CK-BB peut indiquer une lésion du tissu cérébral, certaines tumeurs malignes répandues, un choc grave ou une insuffisance rénale. Une activité de CK-MB supérieure à 5 % de la CK totale (ou supérieure à 10 U/L) indique un infarctus du myocarde. Au cours d'un infarctus du myocarde et à la suite d'une chirurgie cardiaque, l'activité de CK-MB commence à s'élever en 2 à 4 heures, atteint un sommet en 12 à 24 heures et retourne habituellement à la normale en 24 à 48 heures; des élévations qui persistent ou des activités qui augmentent indiquent une atteinte du myocarde qui se poursuit. L'augmentation des valeurs de CK-MM accompagne une lésion d'un muscle squelettique, une hypothyroïdie ou une activité musculaire causée par de l'agitation (exemple : sport de contact).

La CK totale suit approximativement le même modèle que la CK-MB, mais elle s'élève légèrement plus tard. Les activités de CK totale peuvent s'élever dans une myocardiopathie éthylique, un empoisonnement au monoxyde de carbone, une hyperthermie maligne, des convulsions et une hypokaliémie grave.

Interventions infirmières

Avant le test

• Expliquez à la personne l'objet de ce test et qu'il va nécessiter le prélèvement de plusieurs échantillons de sang. Si la personne subit un examen pour des dérèglements des muscles squelettiques, elle devrait éviter tout effort durant les 24 heures précédant le test.

• Suspendez l'usage d'alcool, d'acide aminocaproïque et de lithium avant le test. Si l'utilisation de ces substances doit être maintenue, notez-le sur le relevé de laboratoire.

Au moment du prélèvement

• Prélevez l'échantillon dans un délai d'une heure après des injections intramusculaires parce qu'un traumatisme musculaire augmente l'activité de la CK totale.

• Respectez l'horaire du prélèvement.

Après le prélèvement

• Notez, sur le relevé de laboratoire, le moment du prélèvement et les heures écoulées depuis le début de la douleur thoracique.

• Manipulez avec soin le tube de prélèvement pour éviter l'hémolyse, qui peut modifier les résultats du test.

Créatinine sérique

Ce test est une analyse quantitative des concentrations sériques de créatinine et il fournit une mesure fidèle des lésions rénales puisqu'une atteinte rénale est la seule cause d'une augmentation des concentrations de la créatinine. La créatinine est un produit final non protéique de la créatine phosphate qui provient du métabolisme énergétique. Comme la créatine, la créatinine apparaît dans le sérum en quantité proportionnelle à la masse musculaire de l'organisme; contrairement à la créatine, elle est facilement excrétée par les reins avec très peu de réabsorption tubulaire, si ce n'est aucune. Les concentrations de la créatinine sont, par conséquent, directement reliées au taux de filtration glomérulaire. Comme les concentrations de la créatinine demeurent habituellement constantes, des concentrations élevées indiquent habituellement un fonctionnement rénal diminué. Cependant, un test normal de la créatinine sérique n'écarte pas la possibilité d'une lésion rénale.

La créatinine est un indicateur plus spécifique et plus sensible d'une maladie rénale que l'urée. Cependant, les concentrations de l'urée du sang sont plus susceptibles de varier en relation avec la gravité des symptômes que ne le sont celles de la créatinine sérique. La détermination de la concentration de la créatinine sérique est habituellement basée sur la réaction de Jaffé, dans laquelle la créatinine en présence d'une solution alcaline de picrate passe au rouge orangé clair.

Objectifs

• Examiner la filtration glomérulaire rénale.
• Dépister les lésions rénales.

Protocole infirmier

Procédez à une ponction veineuse et recueillez l'échantillon dans un tube de 7 mL à bouchon rouge. Envoyez immédiatement l'échantillon au laboratoire.

Valeurs de référence

• *Hommes :* 60 à 90 µmol/L.
• *Femmes :* 45 à 70 µmol/L.
Les personnes qui ont des masses musculaires exceptionnellement importantes, comme les athlètes, peuvent avoir des niveaux de créatinine supérieurs à la moyenne même avec un fonctionnement rénal normal.

Signification de résultats anormaux

Une *augmentation* des concentrations de la créatinine sérique indique généralement une maladie rénale qui a sérieusement endommagé 50 % ou plus des néphrons. Des concentrations élevées de créatinine peuvent être aussi associés au gigantisme et à l'acromégalie.

Une *diminution* des concentrations de la créatinine sérique se produit dans les cas de dystrophie musculaire.

Interventions infirmières

Avant le test
• Expliquez au patient que ce test permet d'évaluer le fonctionnement des reins. Dites-lui de s'abstenir de nourriture solide et liquide durant les 8 heures précédant le test. Dites-lui que le test nécessite un échantillon de sang.

• Vérifiez, dans le dossier du patient, l'utilisation de médicaments qui peuvent modifier les résultats du test. Par exemple, l'acide ascorbique, les barbituriques et les diurétiques peuvent augmenter les concentrations de la créatinine sérique.

• Vérifiez, dans le dossier alimentaire récent de la personne, l'ingestion d'aliments qui peuvent modifier les résultats du test. Par exemple, un régime riche en viande rôtie va augmenter les concentrations de la créatinine.

Après le prélèvement
• Si un hématome apparaît à l'endroit de la ponction veineuse, appliquez des compresses chaudes afin de diminuer l'inconfort.

♦ *Mise en garde.* Si une personne qui n'est pas sous dialyse a une valeur de créatinine > 900 µmol/L, avertissez immédiatement le médecin.

Créatinine urinaire

Ce test mesure les concentrations urinaires de la créatinine, le principal métabolite de la créatine. Produite en quantité constante et proportionnelle à la masse musculaire totale de l'organisme, la créatinine est retirée du plasma principalement par la filtration glomérulaire et elle est excrétée dans l'urine. Parce que l'organisme ne la recycle pas, la créatinine a un taux de clairance constant et relativement élevé, ce qui en fait un indicateur efficace du fonctionnement rénal. Cependant, l'épreuve de clairance de la créatinine, qui mesure à la fois la concentration de la créatinine urinaire et celle de la créatinine sérique, est un indicateur plus précis que ce dernier. Une méthode standard permettant de déterminer les concentrations urinaires de la créatinine est basée sur la réaction de Jaffé, dans laquelle la créatinine traitée à l'aide d'une solution alcaline de picrate donne un complexe rouge orangé clair.

Objectifs
• Aider à examiner la filtration glomérulaire.
• Vérifier la fiabilité d'un prélèvement d'urine de 24 heures en se basant sur les concentrations relativement constantes de créatinine excrétée.

Protocole
Recueillez un spécimen d'urine de 24 heures dans un bocal à échantillon. Quand le prélèvement est terminé, envoyez immédiatement l'échantillon au laboratoire.

Valeurs de référence
• *Hommes :* 7 à 14 mmol/d.
• *Femmes :* 6 à 13 mmol/d.

Signification de résultats anormaux
Une *diminution* des concentrations de la créatinine urinaire peut être le résultat d'une perfusion rénale altérée (associée, par exemple, à un choc) ou d'une maladie rénale résultant d'une obstruction des voies urinaires. Une pyélonéphrite bilatérale chronique, une glomérulonéphrite aiguë ou chronique et une maladie polykystique des reins peuvent aussi abaisser les niveaux de créatinine.

Une *augmentation* des concentrations de la créatinine urinaire a généralement peu de signification diagnostique.

Interventions infirmières

Avant le test
• Expliquez à la personne que ce test aide à examiner le fonctionnement des reins. Infor-mez-la qu'elle n'a pas à s'abstenir de liquide, mais qu'elle devrait éviter de manger des quantités excessives de viande avant le test. Dites-lui que le test nécessite habituellement un échantillon d'urine de 24 heures et montrez-lui la technique adéquate pour le prélèvement.

• Vérifiez, dans le dossier de la personne, l'utilisation de médicaments qui peuvent influer sur les concentrations de la créatinine, comme l'amphotéricine B, les corticostéroïdes, les diurétiques, la gentamicine et les tétracyclines. Si cela est approprié, suspendez l'administration de ces médicaments avant le test.

• Insistez auprès de la personne sur le fait que le défaut d'observer les restrictions imposées avant le test, de recueillir toute l'urine produite au cours de la période prévue de prélèvement ou de conserver l'échantillon adéquatement peut modifier les résultats du test.

Pendant la période de prélèvement
• Conservez le spécimen au frais.
• Avertissez la personne d'éviter tout exercice physique ardu.

Après la période de prélèvement
• La personne peut reprendre la médication interrompue avant le test.

Cryoglobulines sériques

Les cryoglobulines sont des protéines sériques anormales qui précipitent à des températures inférieures à celle du corps humain, et se dissolvent à nouveau après réchauffement. Leur présence dans le sang (cryoglobulinémie) est habituellement associée à une maladie immunologique, mais elle peut aussi survenir en l'absence de pathologie connue du système immunitaire. La cryoglobulinémie se présente sous trois formes : le type I, qui implique la réaction d'une seule immunoglobuline monoclonale, le type II, dans lequel une immunoglobuline monoclonale agit comme anticorps contre une immunoglobuline polyclonale, et le type III, dans lequel les deux composantes sont des immunoglobulines polyclonales.

Un individu présentant une cryoglobulinémie peut éprouver, s'il est soumis au froid, des symptômes semblables à ceux de la maladie de Raynaud (douleur, cyanose et froideur des doigts et des mains), qui sont généralement le résultat de la précipitation des cryoglobulines dans les parties plus froides de l'organisme. Chez certains individus, les cryoglobulines peuvent précipiter à des températures aussi élevées que 30 °C; de telles températures sont possibles dans certains vaisseaux sanguins périphériques.

Le test des cryoglobulines sériques exige que l'on refroidisse un échantillon de sérum à 4 °C durant au moins 72 heures et que l'on observe s'il y a formation d'un précipité réversible à la chaleur. Un tel précipité nécessite d'autres études par immuno-électrophorèse ou par double diffusion pour désigner les composantes des cryoglobulines.

Objectif
• Déceler une cryoglobulinémie chez les individus présentant des symptômes semblables à ceux de la maladie de Raynaud.

Protocole infirmier
Procédez à une ponction veineuse et recueillez l'échantillon dans un tube de 7 mL à bouchon rouge. Réchauffer la seringue et le tube de prélèvement à 37 °C avant la ponction veineuse et maintenez le tube à cette température pour éviter la perte de cryoglobulines. Envoyez immédiatement l'échantillon au laboratoire.

Résultats normaux
Normalement, le sérum est négatif en ce qui a trait aux cryoglobulines.

Signification de résultats anormaux
Cryoglobulines monoclonales de type I. Une concentration sérique supérieure à 5 g/L est associé à une leucémie lymphoblastique chronique, à un myélome et à une macroglobulinémie de Waldenström.

Cryoglobulines mixtes de type II. Une concentration sérique supérieure à 1 g/L est associé à une cryoglobulinémie mixte essentielle, à une polyarthrite rhumatoïde et à un syndrome de Sjögren.

Cryoglobulines polyclonales mixtes de type III. Une concentration sérique inférieure à 1 g/L (50 % sont inférieures à 80 mg/L) est associé à des maladies tels une infection à cytomégalovirus, une hépatite, une endocardite infectieuse, la lèpre, un lupus érythémateux, une mononucléose, une glomérulonéphrite consécutive à une infection streptococcique, une cirrhose biliaire primaire et une polyarthrite rhumatoïde.

Même si la présence de cryoglobulines dans le sang confirme une cryoglobulinémie, elle n'implique pas toujours une maladie clinique.

Interventions infirmières
Avant le test
• Expliquez au client que ce test décèle, dans le sang, des anticorps pouvant provoquer de la sensibilité à des températures froides.
• Dites-lui d'être à jeun à partir de 6 heures avant le test. Insistez sur le fait que le défaut d'être à jeun peut influer sur la précision des résultats et que le test nécessite un échantillon de sang.

Après le prélèvement
• Le client peut reprendre son alimentation habituelle.
• Si un hématome apparaît à l'endroit de la ponction veineuse, appliquez des compresses chaudes afin de diminuer l'inconfort.
• Surveillez les signes de coagulation intravasculaire (diminution de la couleur et de la température des extrémités distales et augmentation de la douleur).

Après le test
• Si le test des cryoglobulines est positif, dites au client d'éviter les températures froides ou le contact avec des objets froids.

Cuivre urinaire

Ce test mesure la concentration urinaire du cuivre, un oligo-élément essentiel et un composant de plusieurs métallo-enzymes et de plusieurs protéines nécessaires à la synthèse et à l'oxydoréduction de l'hémoglobine. L'urine ne contient normalement qu'une faible quantité de cuivre libre; on ne le trouve qu'à l'état de traces dans le plasma. La plus grande partie du cuivre du plasma est liée à une alpha$_2$ globuline (protéine plasmatique) appelée céruloplasmine et transportée par celle-ci. Quand le cuivre n'est pas lié, les ions peuvent inhiber plusieurs des réactions enzymatiques, ce qui provoque un empoisonnement au cuivre.

La détermination des concentrations urinaires du cuivre est fréquemment utilisée pour détecter une maladie de Wilson, une erreur métabolique rare et innée, très fréquente chez les personnes de descendance juive de l'Europe de l'Est, du sud de l'Italie ou de la Sicile. La maladie de Wilson est caractérisée par une diminution de la céruloplasmine, une augmentation de l'excrétion urinaire du cuivre et l'accumulation de cuivre dans les tissus interstitiels du foie et du cerveau. Habituellement les premiers symptômes de cette maladie héréditaire sont neurologiques – ataxie, incoordination, rigidité et tremblements. Plus tard, une insuffisance hépatique accompagnée d'ascite, de cirrhose et de jaunisse peut apparaître. L'anneau de Kayser-Fleischer, un anneau de couleur verte ou rouille autour de la cornée, causé par des dépôts de cuivre, confirme la maladie de Wilson.

La cause de la maladie de Wilson n'est pas claire. Une détection et un traitement précoces (incluant un régime faible en cuivre et un traitement à la D-pénicillamine) sont vitaux pour prévenir des changements irréversibles, comme une dégénérescence du tissu nerveux et une cirrhose du foie.

Objectifs
- Aider à déceler une maladie de Wilson.
- Désigner les nouveau-nés dont la famille a des antécédents de maladie de Wilson.

Protocole
Recueillez un échantillon d'urine de 24 heures.

Valeurs de référence
L'excrétion urinaire normale de cuivre est de 0,2 à 1,0 μmol/d.

Signification de résultats anormaux
Une *augmentation des concentrations de cuivre urinaire* indique, de façon générale, une maladie de Wilson (une biopsie du foie aide à confirmer ce diagnostic). Des concentrations élevées de cuivre peuvent aussi survenir au cours d'une cirrhose biliaire, d'une hépatite chronique active, d'un syndrome néphrotique et d'une polyarthrite rhumatoïde.

Interventions infirmières
Avant le test
- Expliquez à la personne que ce test détermine la quantité de cuivre dans l'urine. Informez-la qu'elle n'a pas à s'abstenir de nourriture solide ou liquide avant le test.
- Dites à la personne que le test nécessite un échantillon d'urine de 24 heures et, s'il doit être prélevé à la maison, décrivez-lui la méthode adéquate de prélèvement. Signalez-lui de ne pas contaminer l'échantillon d'urine avec du papier hygiénique ou des selles.
- Rappelez-lui que le fait de ne pas recueillir toute l'urine durant la période prévue peut modifier les résultats du test.

Culture d'urine

Ce test est utilisé pour déceler les infections des voies urinaires, le plus souvent des infections de la vessie. Même si l'urine est normalement stérile dans les reins et la vessie, des bactéries sont habituellement présentes dans l'urètre et apparaissent dans l'urine éliminée. Cependant, une bactériurie est généralement le résultat de la prévalence d'un seul type de bactéries (la présence de plus de deux espèces de bactéries suggère fortement une contamination au cours du prélèvement). Une technique de culture, dite de dénombrement des colonies, aide à faire la distinction entre une contamination et une vraie bactériurie. Cependant, une seule culture négative n'écarte pas toujours la possibilité d'une infection, comme dans une pyélonéphrite chronique de faible intensité.

Objectifs
• Diagnostiquer une infection des voies urinaires.
• Contrôler l'envahissement par les microorganismes après l'insertion d'une sonde urinaire.

Protocole infirmier
Ayez à votre disposition un contenant stérile à échantillons, des essuie-mains, une solution de nettoyage et des tampons d'ouate ou des compresses de gaze stériles. Des nécessaires de prélèvement d'urine par la méthode du mi-jet sont disponibles. Prélevez au moins 3 mL d'urine mi-jet, mais ne remplissez pas le contenant à échantillons à plus de la moitié. Fermez le contenant à l'aide d'un couvercle stérile et envoyez immédiatement l'échantillon au laboratoire. Si le transport est retardé de plus de 30 minutes, entreposez l'échantillon à 4 °C ou placez-le sur de la glace. Notez, sur le relevé de laboratoire, le diagnostic appréhendé, le moment et la méthode de prélèvement, s'il y a une thérapie aux antibiotiques en cours et s'il y a une diurèse induite par une augmentation des liquides ou par des médicaments.

Résultats normaux
Les résultats d'une culture d'urine stérile ne démontrent aucune croissance. Dans la plupart des cas, cette observation indique l'absence d'infection des voies urinaires.

Signification de résultats anormaux
La présence de 100 000 microorganismes ou plus d'une même espèce par mL d'urine indique une infection probable des voies urinaires. Des nombres inférieurs à cette proportion peuvent être significatifs selon l'âge de la personne, son sexe, ses antécédents et selon d'autres facteurs individuels. Cependant des nombres inférieurs à ce rapport suggèrent habituellement que les microorganismes sont des contaminants, excepté chez les personnes symptomatiques, chez celles qui ont des dérèglements urologiques ou chez celles dont les échantillons d'urine ont été prélevés par aspiration sus-pubienne. Un test spécial pour les bactéries acidorésistantes isole *Mycobacterium tuberculosis,* qui indique la tuberculose des voies urinaires. L'isolement de plus de deux espèces de microorganismes ou de microorganismes vaginaux ou cutanés indique habituellement une contamination, et nécessite une reprise de la culture. Cependant, on peut observer une infection polymicrobienne après un cathétérisme prolongé ou une dérivation urinaire, comme un conduit iléal.

Interventions infirmières
Avant le test
• Expliquez à la personne que ce test aide à déceler une infection des voies urinaires. Décrivez-lui le protocole, y compris la façon de prélever un échantillon mi-jet propre; insistez sur le fait que les organes génitaux externes doivent être très bien nettoyés avant le prélèvement.
• Si cela est pertinent, décrivez à la personne le cathétérisme ou l'aspiration sus-pubienne, et signalez-lui que vous allez faire tout ce qui est possible pour minimiser son inconfort.
• Vérifiez, dans son dossier, s'il y a mention d'une thérapie actuelle ou récente aux antibiotiques.
• Dites à la personne qui a une tuberculose appréhendée qu'il peut être nécessaire de procéder au prélèvement d'un échantillon pendant trois matins consécutifs.

Au moment du prélèvement
• Une mauvaise technique de prélèvement peut contaminer l'échantillon.

Après le prélèvement
• Le défaut d'envoyer immédiatement l'échantillon au laboratoire ou de le réfrigérer correctement peut donner lieu à des dénombrements imprécis.

Culture de *Chlamydia trachomatis*

Chlamydia trachomatis est la cause bactérienne la plus fréquente des maladies transmissibles sexuellement en Amérique du Nord. Elle est associée à quatre principaux syndromes infectieux : le trachome endémique, les maladies à Chlamydia transmises sexuellement, la conjonctivite à inclusion et le lymphogranulome vénérien (LGV).

Parasite intracellulaire obligatoire, ce microorganisme peut être décelé en le cultivant dans des cellules sensibles. Même si cette méthode est la plus fréquemment utilisée, il existe des méthodes immunologiques plus rapides.

Objectif

• Confirmer les infections causées par *Chlamydia trachomatis*.

Protocole infirmier

Prélevez un échantillon de cellules épithéliales de l'endroit infecté, qui peut être l'œil, l'urètre, la cavité du col de l'utérus ou le rectum. Si vous prélevez des cellules épithéliales de l'urètre, insérez un coton-tige de 2 à 5 cm dans l'urètre; ne prélevez pas seulement de l'exsudat purulent.

Si vous prélevez un spécimen de la cavité du col de l'utérus, utilisez un écouvillon spécial de culture ou une brosse cytologique. Placez l'échantillon dans un milieu de transport fait de sucrose phosphate. Placez aussi les échantillons prélevés de la gorge, des yeux, du rhino-pharynx, des expectorations et les échantillons prélevés par aspiration chez les nouveau-nés dans ce même milieu. Après avoir recueilli l'échantillon, gardez-le à 4 °C au cours de son transport au laboratoire. Si le transport doit être retardé durant plus de 24 heures, congelez l'échantillon et envoyez-le au laboratoire emballé dans de la glace sèche.

◆ *Mise en garde.* Si la personne est susceptible d'avoir été victime d'outrages sexuels, notez, sur le relevé de laboratoire, que la mise en évidence de *C. trachomatis* devrait être faite par culture plutôt que par détection des antigènes.

Résultats normaux

Normalement, la présence de *C. trachomatis* ne devrait pas être décelée.

Signification de résultats anormaux

La détection de *C. trachomatis* dans la culture cellulaire indique une infection active par le microorganisme. Généralement, *C. trachomatis* répond au traitement à la tétracycline ou à l'érythromycine.

Interventions infirmières

Avant le test

• Expliquez au patient que ce test va déterminer s'il est infecté par un parasite spécifique.

• Selon le cas, expliquez la façon de procéder pour prélever un spécimen de culture. Si le spécimen doit être prélevé par les voies génitales, dites-lui de ne pas uriner durant les 3 à 4 heures précédant le prélèvement.

• Vérifiez, dans son dossier, s'il y a eu une thérapie récente aux antibiotiques. Si le patient a pris des antibiotiques au cours des quelques jours précédant le prélèvement de l'échantillon, on peut ne pas retrouver *C. trachomatis*.

Après le test

• Insistez auprès des personnes infectées pour qu'elles incitent leurs partenaires sexuels à se soumettre à un examen et à un traitement.

Culture de gorge

Ce test comporte les étapes suivantes : le prélèvement dans la gorge à l'aide d'un tampon d'ouate, l'ensemencement sur un plat de culture de façon à permettre aux microorganismes de se développer, l'isolement et l'identification des microorganismes pathogènes. Un frottis de l'échantillon est soumis à une coloration de Gram de façon à fournir une détermination préliminaire qui peut s'avérer utile pour le traitement clinique et pour décider s'il y a lieu de recourir à d'autres examens. Les résultats de la culture doivent être interprétés en corrélation avec d'autres paramètres, comme la condition clinique de la personne, la possibilité d'une thérapie récente aux antibiotiques et le niveau de la flore normale.

La culture de gorge est beaucoup utilisée pour permettre l'isolement et la désignation des streptocoques bêta-hémolytiques du groupe A (de façon à permettre le traitement précoce d'une phraryngite) et pour prévenir des séquelles comme un rhumatisme cardiaque ou une glomérulonéphrite. Le test est aussi utilisé pour dépister les porteurs de *Neisseria meningitidis*.

Objectifs

• Isoler et nommer des agents pathogènes, en particulier les streptocoques bêta-hémolytiques du groupe A.

• Désigner les porteurs sains de microorganismes pathogènes, en particulier de *N. meningitidis*.

Protocole infirmier

Ayez à votre disposition un tampon d'ouate stérile et un tube de culture contenant du milieu de transport ou un nécessaire de prélèvement et de transport. Demandez à la personne d'incliner la tête en arrière et de fermer les yeux. En éclairant bien la gorge, vérifiez s'il y a de l'inflammation dans certaines régions (utilisez un abaisse-langue). Passez le tampon d'un côté à l'autre de la région amygdalienne et sur les endroits où il y a de l'inflammation ou de la purulence. Ne touchez pas à la langue, aux joues ou aux dents avec le tampon. Placez immédiatement le tampon dans le tube de culture. Si vous utilisez un nécessaire stérile de prélèvement et de transport, brisez l'ampoule et introduisez le tampon dans le milieu pour le garder humide.

Identifiez l'échantillon en y indiquant la date et le moment du prélèvement, et l'endroit d'où il provient. Notez, sur le relevé de laboratoire, s'il y a eu une thérapie récente aux antibiotiques.

Notez aussi le microorganisme soupçonné, particulièrement *Corynebacterium diphtheriæ* qui nécessitent des techniques spéciales au laboratoire. Envoyez immédiatement l'échantillon au laboratoire pour éviter la prolifération ou la détérioration des microbes. Gardez le contenant à la verticale au cours du transport si vous n'utilisez pas un nécessaire stérile de prélèvement et de transport.

Résultats normaux

La flore normale de la gorge comporte des streptocoques non hémolytiques et alpha-hémolytiques, l'espèce *Neisseria*, des staphylocoques, des diphtéroïdes, *Hæmophilus*, des pneumocoques, des levures et des bâtonnets entériques Gram négatifs.

Signification de résultats anormaux

Les microorganismes pathogènes possibles sont des streptocoques bêta-hémolytiques du groupe A qui peuvent être la cause de la scarlatine ou de la pharyngite, *Candida albicans,* qui peut causer le muguet, *C. diphtheriæ,* qui peut causer la diphtérie, et *B. pertussis,* qui peut être la cause de la coqueluche. Le rapport du laboratoire devrait indiquer les microorganismes principaux et la quantité des microorganismes pathogènes cultivés.

Interventions infirmières

Avant le test

• Expliquez à la personne l'objectif du test. Décrivez-lui le protocole et avertissez-la qu'elle peut avoir un haut-le-cœur au moment du passage du tampon d'ouate, mais que le prélèvement de l'échantillon ne devrait prendre que 2 ou 3 secondes.

• Vérifiez, dans son dossier, s'il y a eu une thérapie récente aux antibiotiques. Recueillez ses antécédents d'immunisation, si cela est pertinent, pour le diagnostic préliminaire.

• Assurez-vous d'obtenir un échantillon de la gorge avant que la personne commence une thérapie aux antibiotiques.

Au cours du test

• Pour protéger l'échantillon et éviter son exposition à des microorganismes pathogènes, employez une technique d'asepsie et observez les précautions appropriées au cours de l'envoi de l'échantillon au laboratoire.

Culture de *Legionella pneumophila*

Legionella pneumophila, une bactérie aérobie, Gram négatif, ne peut être décelée qu'en utilisant un milieu de culture spécial. Ce microorganisme provoque généralement une infection des voies respiratoires – habituellement une maladie semblable à la grippe ou à une pneumonie atypique – qui frappe très souvent les personnes qui sont immunodéficientes (particulièrement celles qui reçoivent des corticostéroïdes, comme c'est le cas après une transplantation) ou celles qui ont un lymphome ou d'autres dérèglements associés à une hypersensibilité différée.

L. pneumophila peut aussi toucher les personnes qui ont une maladie chronique sous-jacente, comme un diabète, une insuffisance rénale chronique ou une maladie pulmonaire obstructive chronique. Les alcooliques et les fumeurs présentent aussi un risque plus élevé.

Même si *L. pneumophila* peut être cultivée à partir d'un échantillon d'expectoration, le rendement est en général supérieur à partir d'une aspiration transtrachéale, d'un lavage bronchique ou d'échantillons de liquide pleural. Parmi les autres tests utilisés pour diagnostiquer cette maladie, il y a l'immunofluorescence directe des sécrétions et du tissu des voies respiratoires et l'analyse indirecte du sérum à l'aide d'anticorps fluorescents. Pour ce dernier test, un échantillon de sérum prélevé au cours de la phase aiguë de l'infection est comparé avec un échantillon de sérum prélevé au moins 3 semaines plus tard, c'est-à-dire durant la phase de convalescence.

Objectif

• Déceler une infection par *L. pneumophila* chez les personnes atteintes d'une maladie respiratoire non diagnostiquée.

Protocole infirmier

Prélevez un échantillon de l'appareil respiratoire (ou aidez à ce prélèvement), comme du liquide pleural, des expectorations, des lavages bronchiques, le produit de l'aspiration transtrachéale ou du tissu pulmonaire. Placez l'échantillon dans un contenant stérile et transportez-le suivant les directives particulières reçues du laboratoire responsable du test. Le défaut de suivre ces directives pour le prélèvement et le transport de l'échantillon peut affecter les résultats.

Résultats normaux

Négatif. *L. pneumophila* devrait être absente de l'échantillon.

Signification de résultats anormaux

Des résultats positifs confirment une infection par *L. pneumophila*.

Interventions infirmières

Avant le test

• Expliquez au patient que ce test doit révéler s'il est infecté par un microorganisme spécifique reconnu comme étant la cause de symptômes semblables aux siens.

• Après avoir déterminé l'endroit et la méthode de prélèvement de l'échantillon, informez-en le patient et expliquez-lui le protocole nécessaire au prélèvement. Répondez à ses questions.

• Vérifiez, dans le dossier du patient, l'utilisation de médicaments antibactériens qui peuvent influer sur les résultats du test.

Après le test

• Selon le protocole utilisé pour le prélèvement, surveillez les signes de problèmes respiratoires.

Culture de plaie

Une culture de plaie comporte l'analyse microscopique d'un échantillon provenant d'une lésion pour confirmer une infection. Les cultures de plaie peuvent être aérobies (pour déceler des microorganismes qui ont besoin d'oxygène pour croître et qui apparaissent habituellement dans une plaie superficielle) ou anaérobies (pour déceler des microorganismes qui exigent peu ou pas d'oxygène et qui apparaissent dans les régions mal irriguées des tissus, comme les plaies postopératoires, les ulcères ou les fractures ouvertes). La culture de plaie est indiquée s'il y a de la fièvre et de l'inflammation ainsi qu'un écoulement dans la région du tissu endommagé.

Objectif
• Détecter un microorganisme pathogène infectieux dans une plaie.

Protocole infirmier
Nettoyez la région autour de la plaie avec une solution antiseptique. Pour une culture aérobie, pressez la plaie et prélevez, à l'aide d'un écouvillon, le plus d'exsudat possible ou insérez profondément l'écouvillon dans la plaie et faites-le tourner délicatement. Placez immédiatement l'échantillon dans un tube pour culture aérobie.

Pour une culture anaérobie, insérez profondément l'écouvillon dans la plaie, faites-le tourner délicatement et placez-le immédiatement dans un tube pour culture anaérobie. On peut aussi obtenir l'échantillon en aspirant de 1 à 5 mL d'exsudat de la plaie à l'aide d'une aiguille et d'une seringue. Injectez immédiatement l'exsudat dans un tube pour culture anaérobie ou couvrez l'aiguille avec un bouchon de caoutchouc et envoyez l'échantillon au laboratoire dans la seringue.

Notez, sur le relevé de laboratoire, s'il y a eu une thérapie récente aux antibiotiques, la provenance de l'échantillon, le microorganisme appréhendé et le moment du prélèvement.

Résultats normaux
Il n'y a pas de microorganismes pathogènes dans une plaie propre.

Signification de résultats anormaux
Les microorganismes pathogènes aérobies que l'on retrouve le plus fréquemment dans une plaie infectée sont *Staphylococcus aureus*, des streptocoques bêta-hémolytiques du groupe A, *Escherichia coli* et d'autres *Enterobacteriaceæ*, des streptocoques du groupe D (y compris des entérocoques et *Streptococcus bovis*) et certaines espèces de *Pseudomonas*.

Les microorganismes pathogènes anaérobies les plus fréquents incluent certaines espèces de *Clostridium*, *Proteus* et des espèces de bactéroïdes.

Interventions infirmières

Avant le test
• Expliquez au patient que ce test va établir s'il a une infection et découvrir le microorganisme responsable. Dites-lui qu'un échantillon d'exsudat provenant de la plaie va être prélevé sur des tampons d'ouate ou retiré à l'aide d'une seringue.

• Vérifiez, dans son dossier, toute mention de thérapie récente ou actuelle aux antibiotiques. Le défaut de signaler une thérapie présente ou récente aux antibiotiques peut causer une détermination erronée de la croissance bactérienne.

Au moment du prélèvement
• Prélevez de l'exsudat provenant de toute la plaie en utilisant plus d'un écouvillon.

• Comme certains microorganismes anaérobies meurent lorsqu'ils sont exposés à la moindre trace d'oxygène, placez rapidement l'échantillon dans un tube pour culture en vous assurant que l'air n'entre pas dans le tube et que les bouchons doubles sont solidement en place.

• Gardez le contenant de l'échantillon à la verticale et envoyez-le au laboratoire dans un délai de 15 minutes pour prévenir la croissance ou la détérioration des microbes.

• Utilisez une technique d'asepsie tout au long du protocole et observez les précautions d'isolement lorsque le spécimen est envoyé au laboratoire.

Après le test
• Refaites le pansement de la plaie si cela est nécessaire.

Culture de sang

On effectue une culture de sang en inoculant un milieu de culture avec un échantillon de sang et en l'incubant pour arriver à isoler et identifier les agents pathogènes responsables d'une bactériémie (invasion bactérienne dans la circulation sanguine) et d'une septicémie (propagation généralisée d'une telle infection). Une culture de sang permet de désigner environ 67 % des agents pathogènes dans un délai de 24 heures et jusqu'à 90 % dans un délai de 72 heures.

Objectifs

• Confirmer une bactériémie.
• Identifier le microorganisme responsable d'une bactériémie et d'une septicémie.

Protocole infirmier

Après avoir nettoyé l'endroit de la ponction veineuse à l'aide d'un tampon d'ouate alcoolisé, nettoyez-le avec un tampon d'ouate iodé. Commencez à l'endroit de la ponction et poursuivez vers l'extérieur en employant un mouvement circulaire. Attendez au moins 1 minute pour permettre à la peau de sécher et enlevez le surplus d'iode à l'aide d'un autre tampon d'ouate alcoolisé. (Vous pouvez aussi enlever l'iode après la ponction veineuse.)

Procédez à une ponction veineuse et recueillez de 10 à 20 mL de sang chez un adulte et de 2 à 6 mL chez un enfant. Nettoyez les couvercles des flacons de culture avec de l'alcool ou de l'iode, et changez l'aiguille de la seringue. Si vous utilisez un bouillon de culture, ajoutez du sang à chacun des flacons jusqu'à ce que vous obteniez une dilution de 1 : 5 ou de 1 : 10. Par exemple, ajoutez 10 mL de sang à un flacon de 100 mL. (La dimension du flacon peut varier selon le protocole utilisé par l'hôpital.) Si vous utilisez une résine spéciale, ajoutez le sang à la résine dans les flacons et retournez-les délicatement pour assurer le mélange. Si vous utilisez la technique de lyse-centrifugation (Isolator), prélevez le sang directement dans un tube conçu spécialement pour le prélèvement et l'analyse. Indiquez le diagnostic provisoire sur le relevé de laboratoire en notant toute thérapie actuelle ou récente aux antibiotiques. Envoyez immédiatement chacun des échantillons au laboratoire.

Résultats normaux

Normalement, les cultures de sang devraient être stériles.

Signification de résultats anormaux

Si les résultats de culture de sang sont positifs, cela ne confirme pas nécessairement une septicémie pathologique puisque plusieurs microorganismes peuvent envahir de façon temporaire la circulation sanguine au cours des premiers stades d'une infection. Une bactériémie bénigne et passagère peut survenir au cours de plusieurs maladies infectieuses ou compliquer d'autres dérèglements. Une bactériémie persistante, continuelle ou récurrente confirme de façon sûre la présence d'une infection grave.

Les agents pathogènes habituels du sang sont les *Bacteroïdaceæ*, *Brucella*, les *Enterobacteriaceæ*, *Hæmophilus influenzæ*, *Neisseria meningitidis*, *Pseudomonas æruginosa*, *Staphylococcus aureus*, *Streptococcus pneumoniæ* et d'autres espèces de *Streptococcus*. Même si seulement 2 % à 3 % des cultures d'échantillon de sang sont contaminées par des bactéries de la peau, comme *S. epidermidis*, des diphtéroïdes et *Propionibacterium*, ces microorganismes peuvent avoir une signification clinique quand ils sont isolés dans plusieurs cultures.

Interventions infirmières

Avant le test

• Expliquez à la personne que ce protocole peut identifier le microorganisme qui cause ses symptômes. Dites-lui combien d'échantillons de sang seront nécessaires et mentionnez qu'elle n'a pas à s'abstenir de nourriture solide ou liquide.
• Une thérapie antimicrobienne antérieure ou actuelle peut donner des cultures négatives ou à croissance différée.

Au moment du prélèvement

• Appliquez des mesures strictes d'asepsie; une mauvaise technique de prélèvement peut contaminer l'échantillon.
• Le fait de retirer le couvercle des flacons au chevet du patient peut empêcher la croissance anaérobie; l'utilisation d'un flacon ou d'un milieu de culture inappropriés peut empêcher la croissance aérobie.

Après le prélèvement

• Si un hématome apparaît à l'endroit de la ponction veineuse, appliquez des compresses chaudes afin de diminuer l'inconfort.

Culture de virus

Plusieurs virus se reproduisent dans des cultures cellulaires et peuvent être désignés d'après leurs effets cytopathiques caractéristiques.

Après inoculation dans une préparation cellulaire, les cultures sont examinées au microscope optique, habituellement tous les jours, afin de déceler les effets cytopathiques caractéristiques.

Objectif

• Aider au diagnostic des infections virales.

Protocole infirmier

Prélevez les échantillons au cours des phases prodromique et aiguë des infections cliniques de façon à assurer les meilleures chances possible de déceler un virus dans les cultures cellulaires.

Le type de réceptacle requis pour l'échantillon dépend de la provenance du spécimen à mettre en culture. S'ils proviennent de la gorge, de la peau, du rectum, des yeux ou des voies génitales, les échantillons de culture peuvent être prélevés à l'aide d'un nécessaire stérile de prélèvement et de transport. Recueillez les échantillons de selles, d'urine ou de liquide céphalo-rachidien dans un flacon stérile à couvercle qui se visse. Mettez les expectorations, le tissu provenant d'un lavage broncho-alvéolaire ou les lavages bronchiques dans un récipient stérile à couvercle qui se visse. Si l'on doit faire l'analyse du sang de la personne, prélevez l'échantillon dans un tube à bouchon vert stérile de 10 mL.

Acheminez les échantillons au laboratoire aussitôt que possible après le prélèvement. Si le délai qui doit s'écouler entre le moment de prélèvement et le moment de l'inoculation dans les cultures cellulaires est supérieur à 2 heures, entreposez et transportez l'échantillon à 4 °C. Ne le faites pas congeler et ne permettez pas qu'il sèche.

Résultats normaux

On ne décèle habituellement pas les virus par les cultures cellulaires courantes utilisées pour la virologie diagnostique. La mise en évidence d'un virus par une culture laisse supposer une infection, spécialement si le virus a été mis en évidence dans un échantillon de sang ou de liquide céphalo-rachidien.

Signification de résultats anormaux

Comme les virus peuvent infecter plusieurs organes cibles, le médecin doit considérer le résultat des cultures à la lumière des symptômes de la personne aussi bien que des résultats d'autres tests de laboratoire avant de déterminer les causes de l'infection.

Interventions infirmières

Avant le test

• Expliquez à la personne l'objectif du test et décrivez-lui le protocole de prélèvement de l'échantillon. Dites-lui que cela peut prendre de 1 à 9 jours avant que les résultats des cultures soient disponibles.

• Vérifiez, dans le dossier de la personne, s'il y a eu utilisation de substances antivirales. L'administration de telles substances avant le prélèvement de l'échantillon peut diminuer la possibilité de déceler le virus.

Culture des expectorations

L'examen bactériologique des expectorations aide à déterminer la cause d'une infection pulmonaire et à orienter le traitement d'une maladie pulmonaire. Les microorganismes pathogènes que l'on retrouve le plus fréquemment dans les expectorations sont *Hæmophilus influenzæ, Klebsiella pneumoniæ, Mycobacterium tuberculosis, Pseudomonas æruginosa, Staphylococcus aureus* et *Streptococcus pneumoniæ*. L'expectoration est la méthode habituelle de prélèvement de l'échantillon; les autres méthodes sont l'aspiration trachéale et la bronchoscopie.

Objectif

• Déterminer la cause d'une infection pulmonaire et aider ainsi au diagnostic d'une maladie respiratoire.

Protocole

Expectoration. Demandez au patient de tousser et d'expectorer dans le contenant de prélèvement. Si la toux est non productive, utilisez la physiothérapie thoracique, une nébulisation chaude ou la respiration au moyen d'un respirateur à pression positive intermittente avec un aérosol prescrit pour provoquer l'expectoration. En utilisant une technique d'asepsie, fermez le contenant et scellez-le dans un sac à l'épreuve des fuites.

Aspiration trachéale. Fixez un piège à expectoration au cathéter servant à l'aspiration. En utilisant des gants stériles, lubrifiez le cathéter avec du soluté isotonique de chlorure de sodium et introduisez-le dans la trachée. (Le patient va tousser lorsque le cathéter traversera le larynx.) Exercez une succion durant 15 secondes au maximum et retirez alors le cathéter. Retirez le piège à expectoration qui y est fixé et fermez-en l'ouverture. Si cela est nécessaire, administrez de l'oxygène avant et après le protocole.

Bronchoscopie. Pulvérisez un anesthésique local dans la gorge du patient ou demandez-lui de se gargariser avec un anesthésique local. Après avoir inséré le bronchoscope, l'examinateur va prélever des sécrétions à l'aide d'une brosse bronchique ou les aspirer à travers le bronchoscope.

Résultats normaux

La flore que l'on retrouve habituellement dans les voies respiratoires est faite de streptocoques alpha-hémolytiques, de *Neisseria* et de diphtéroïdes. La présence d'une flore normale n'écarte pas la possibilité d'infection.

Signification de résultats anormaux

Comme les expectorations sont invariablement contaminées par la flore oropharyngée normale, l'interprétation d'une culture doit être mise en relation avec les symptômes particuliers du patient et avec sa condition générale.

Interventions infirmières

Avant le test

• Expliquez au patient que ce test aide à mettre en évidence les microorganismes responsables des infections des voies respiratoires.

• Si l'échantillon doit être prélevé par expectoration, encouragez le patient à augmenter sa consommation de liquide le soir précédant le prélèvement. Dites-lui de ne pas se brosser les dents et de ne pas utiliser de rince-bouche avant le test.

• Dans le cas d'une aspiration trachéale, dites au patient qu'il ne va ressentir qu'un inconfort passager au moment où le cathéter va pénétrer dans la trachée.

• Dans le cas d'une bronchoscopie, dites au patient d'être à jeun depuis les 6 heures précédant le protocole. Assurez-vous que le patient ou un membre responsable de la famille a signé une formule de consentement.

• Notez, sur le relevé de laboratoire, s'il y a eu une thérapie récente aux antibiotiques.

Au moment du prélèvement

• Pour une expectoration, demandez au patient de prendre trois grandes respirations et de faire un effort pour produire une toux profonde.

◆ *Mise en garde.* N'aspirez jamais durant plus de 15 secondes. Si le patient devient hypoxique ou cyanosé, retirez immédiatement le cathéter et administrez de l'oxygène. Si le patient souffre d'asthme ou de bronchite chronique, surveillez l'aggravation des bronchospasmes au cours de l'utilisation d'une solution ayant une concentration supérieure à 10 % de chlorure de sodium ou de N-acétylcystéine en aérosol.

Après le prélèvement

• Après une aspiration, offrez de l'eau à la personne.

• Après une bronchoscopie, observez avec soin les signes d'hypoxémie, d'insuffisance respiratoire, de difficulté à avaler ou de saignement. Ne donnez pas de liquide jusqu'à ce que le réflexe pharyngé soit rétabli.

• Prodiguez des soins buccaux.

Culture des selles

L'examen bactériologique des selles aide à désigner les agents pathogènes responsables d'une maladie gastro-intestinale manifeste et les porteurs de germes. La désignation de ces microorganismes est vitale pour la formulation d'un traitement ou la prévention de complications mortelles possibles (particulièrement chez les individus fortement affaiblis), et pour minimiser la dissémination des maladies infectieuses.

Objectifs

- Découvrir les microorganismes responsables d'une maladie gastro-intestinale.
- Désigner les porteurs de germes.

Protocole infirmier

Prélevez un échantillon des selles dans un contenant de 250 mL à l'épreuve de l'eau et ayant un couvercle hermétique ou, si l'individu ne peut marcher, dans un bassin de lit sec et propre. À l'aide d'un abaisse-langue, transférez l'échantillon dans le contenant. Assurez-vous d'y inclure les portions mucoïdes et ensanglantées. L'échantillon devrait contenir une portion du début, du milieu et de la fin des selles produites.

Pour prélever un échantillon par écouvillonnage rectal, insérez l'écouvillon plus loin que le sphincter anal, faites-le tourner délicatement et retirez-le. Placez l'écouvillon dans un contenant approprié. (Pour un test viral, vérifiez, auprès du laboratoire, la méthode adéquate de prélèvement.)

Employez toujours une technique d'asepsie lorsque vous manipulez l'échantillon. Identifiez le contenant en y indiquant la date et le moment du prélèvement, la cause appréhendée de l'entérite et toute thérapie actuelle ou récente aux antibiotiques. Placez le contenant dans un sac à l'épreuve des fuites et envoyez-le immédiatement au laboratoire.

Résultats normaux

96 % à 99 % de la flore fécale normale est constituée de microorganismes anaérobies, y compris des bacilles non sporulés, de *Clostridia* et de streptocoques anaérobies. Les autres 1 % à 4 % sont des microorganismes aérobies, y compris des bacilles Gram négatifs (principalement *E. coli* et d'autres *Enterobacteriaceæ*, en plus de petites quantités de *Pseudomonas*), des coques Gram positifs (surtout des entérocoques) et quelques levures.

Signification de résultats anormaux

L'isolement de certains microorganismes pathogènes (comme *Campylobacter, Salmonella, Shigella, Vibrio* et *Yersinia*) indique une infection bactérienne chez les individus affectés d'une diarrhée aiguë et peut nécessiter des études de sensibilité aux antibiotiques. Comme on peut retrouver, dans la flore fécale normale, *C. difficile, E. coli* et d'autres microorganismes, l'isolement de ces derniers peut nécessiter des analyses plus poussées. L'isolement de microorganismes pathogènes comme *C. botulinum* indique un empoisonnement alimentaire; des microorganismes pathogènes doivent être aussi isolés à partir de la nourriture contaminée.

L'isolement de grandes quantités de *S. aureus* ou de levures chez une personne soumise à une thérapie de longue durée aux antibiotiques indique une infection. La présence de ces microorganismes pathogènes entériques permet de désigner aussi les porteurs de germes asymptomatiques. L'isolement d'entérovirus peut indiquer une méningite amicrobienne. Si la culture des selles ne démontre aucune croissance inhabituelle, la détection de virus par un essai immunologique ou par la microscopie électronique permet de diagnostiquer une gastro-entérite non microbienne. Une forte augmentation des leucocytes polynucléaires dans les selles peut indiquer la présence d'un microorganisme pathogène invasif.

Interventions infirmières

Avant le test

- Expliquez au client que ce test aide à déterminer la cause du malaise gastro-intestinal et qu'il peut confirmer l'état de porteur sain. Informez-le du fait que le test peut nécessiter le prélèvement des selles durant 3 jours consécutifs.
- Vérifiez, dans le dossier du client, ses habitudes alimentaires, s'il y a eu une thérapie récente aux antibiotiques et un voyage récent dans des régions affectées par des infections ou des infestations endémiques.

Au cours du test

- Si le client utilise un bassin de lit ou une couche, évitez la contamination de l'échantillon des selles par de l'urine.

Culture du contenu duodénal

Ce test comporte le tubage du duodénum, l'aspiration du contenu duodénal et la mise en culture des microbes présents de façon à pouvoir isoler et identifier l'agent pathogène duodénal ou biliaire. Occasionnellement, on peut prélever un échantillon au cours d'une intervention chirurgicale, comme une cholécystectomie. Le contenu duodénal (les enzymes pancréatiques et duodénales et la bile) est normalement presque stérile, mais il demeure sujet à l'infection par plusieurs agents pathogènes, comme *Escherichia coli*, *Staphylococcus aureus* et *Salmonella*. Une telle infection peut occasionner une duodénite, une cholécystite ou une cholangite.

Les cas de contre-indication pour ce test sont une cholécystite aiguë, une pancréatite aiguë, un anévrisme de l'aorte, une insuffisance cardiaque congestive, des diverticules, des varices œsophagiennes, des néoplasmes malins, un infarctus du myocarde, une grossesse, une hémorragie gastrique grave récente et une sténose.

Objectifs
- Déceler une infection bactérienne des voies biliaires et du duodénum, et faire la différence entre une telle infection et des calculs biliaires.
- Éliminer la possibilité d'une infection bactérienne comme cause de symptômes gastro-intestinaux persistants (douleur épigastrique, nausées, vomissements et diarrhée).

Protocole infirmier
Recueillez l'échantillon avant le début d'une thérapie aux antibiotiques. Lorsque le tube naso-entérique est introduit, placez la personne en décubitus latéral gauche avec les pieds élevés de façon à permettre au péristaltisme de faire progresser le tube jusque dans le duodénum. Le pH d'une petite quantité de liquide aspiré détermine la position du tube; si le tube est dans l'estomac, le pH est inférieur à 7,0, si le tube est dans le duodénum, le pH est supérieur à 7,0. La position exacte du tube peut être confirmée par la fluoroscopie. Après que l'examinateur a aspiré le contenu duodénal, placez l'échantillon dans un contenant stérile. Identifiez-le correctement en y indiquant le moment de prélèvement et envoyez-le immédiatement au laboratoire. Retirez lentement le tube de 15 à 20 cm toutes les 10 minutes jusqu'à ce qu'il atteigne l'œsophage; clampez-le alors et retirez-le rapidement. Avisez le médecin si le tube ne peut être retiré facilement; ne *forcez* jamais le retrait.

Résultats normaux
Normalement, une culture du contenu duodénal contient de petites quantités de leucocytes polynucléaires et de cellules épithéliales sans aucun agent pathogène. Le nombre de bactéries est habituellement inférieur à 100 000.

Signification de résultats anormaux
Généralement, la présence de 100 000 bactéries ou plus ou la présence d'agents pathogènes (comme *Salmonella*) en quelque nombre que ce soit indiquent une infection. La présence de nombreux leucocytes polynucléaires, d'abondants débris muqueux et de cellules épithéliales teintées de bile dans le liquide biliaire indique une inflammation des voies biliaires; la présence de nombreux granulocytes neutrophiles et de cellules épithéliales exfoliées indique une inflammation du pancréas, du duodénum et des voies biliaires. La présence de sable biliaire indique une lithiase biliaire.

Interventions infirmières
Avant le test
- Expliquez au patient que ce test aide à déterminer la cause de ses symptômes. Dites-lui de s'abstenir de nourriture solide et liquide durant les 12 heures précédant le test. Expliquez-lui que le fait de bien suivre les directives de l'examinateur va permettre d'atténuer l'inconfort du tubage.

Au cours du test
- Le défaut d'avoir observé un jeûne de 12 heures peut diluer l'échantillon et, par conséquent, abaisser le nombre de bactéries. Une mauvaise technique de prélèvement peut contaminer l'échantillon.

Après le test
- Observez attentivement les signes de perforation ayant pu être causée par le passage du tube, tels la dysphagie, la douleur épigastrique ou à l'épaule, la dyspnée ou la fièvre.

Culture du virus de l'herpès simplex

L'herpès simplex virus (HSV) produit une vaste gamme de manifestations cliniques, y compris la kératite, la gingivo-stomatite, l'encéphalite et des maladies disséminées chez les sujets présentant un déficit immunitaire. La famille des HSV virus comprend cinq membres reliés entre eux :

- le virus d'Epstein-Barr;
- le cytomégalovirus (CMV);
- le virus varicelle-zona (VZV).
- deux sérotypes étroitement reliés de HSV (types 1 et 2).

Seuls les CMV, VZV et HSV se reproduisent dans les cultures cellulaires standard. Un d'entre eux, l'HSV, se reproduit très rapidement dans les cultures cellulaires; environ 50 % des souches peuvent être décelées dans un délai de 24 heures après que le laboratoire a reçu l'échantillon. La détection des autres souches de HSV – qui sont présentes en titres faibles dans les échantillons – prend de 5 à 7 jours. On peut aussi recourir à une méthode dans laquelle les antigènes précoces de l'HSV peuvent être décelés dans un délai de 16 heures après la réception de l'échantillon. Cette méthode a la même sensibilité et la même spécificité que les cultures cellulaires standard en tube.

Objectif
- Confirmer le diagnostic d'infection par l'HSV grâce à la culture du virus provenant d'un échantillon.

Protocole infirmier
Pour prélever un échantillon de culture de la gorge, de la peau, des yeux ou des voies génitales, utilisez un nécessaire stérile de prélèvement et de transport. Pour mettre à l'abri les liquides organiques ou d'autres échantillons respiratoires, comme des lavages, utilisez un contenant stérile à couvercle qui se visse.

Transportez l'échantillon au laboratoire aussitôt que possible après le prélèvement. Si le temps qui doit s'écouler entre le prélèvement et l'inoculation dans les cultures cellulaires est supérieur à 2 heures, entreposez le spécimen et transportez-le à 4 °C. Ne le congelez pas et ne permettez pas qu'il sèche.

Résultats normaux
On trouve rarement l'HSV chez les personnes dont le système immunitaire est fonctionnel et qui ne montrent aucun signe manifeste de maladie. Cependant, comme pour les autres herpès virus, l'HSV peut provenir, de façon intermittente, de personnes dont le système immunitaire est déficient, mais qui sont asymptomatiques. À des fins épidémiologiques, l'HSV mis en évidence dans les cultures cellulaires standard doit être confirmé et désigné en transférant les cellules infectées sur des lames pour déterminer le sérotype immunologique et établir ainsi s'il s'agit du type 1 ou du type 2. Dans l'essai de culture reposant sur la détection des antigènes précoces de l'HSV, cette étape fait partie de la détection initiale du virus.

Signification de résultats anormaux
Les HSV décelés à partir d'échantillons provenant de lésions dermiques, des yeux, du liquide céphalo-rachidien ou d'un tissu sont hautement significatifs. Les échantillons provenant des voies respiratoires supérieures peuvent être mis en corrélation avec le relâchement intermittent du virus, particulièrement chez une personne immunodéficiente.

Interventions infirmières
Avant le test
- Expliquez au patient que ce test va être réalisé pour déceler une infection par l'herpès simplex virus.
- Vérifiez, dans le dossier du patient, l'utilisation récente de substances antivirales. L'administration d'une substance antivirale avant le prélèvement de l'échantillon peut réduire ou éliminer les chances de mettre le virus en évidence.

Au cours du test
- Prélevez des échantillons des lésions suspectes au cours des phases prodromique et aiguë de l'infection clinique afin d'avoir la meilleure chance possible de déceler le virus dans les cultures cellulaires.

Culture gastrique

Ce test nécessite l'aspiration du contenu gastrique et la mise en culture des microbes s'y trouvant pour déceler une infection mycobactérienne. Il est réalisé en même temps qu'une radiographie thoracique et un test cutané à la tuberculine purifiée, et il est surtout utile lorsqu'un échantillon des expectorations ne peut pas être obtenu par expectoration ou par nébulisation. L'aspiration gastrique aide aussi à détecter rapidement les bactéries (par la coloration de Gram) au cours d'une septicémie néonatale.

Objectifs
- Aider au diagnostic des infections mycobactériennes.
- Déceler les bactéries responsables de l'infection dans un cas de septicémie néonatale.

Protocole
Le matin, au réveil du patient, procédez à une intubation naso-gastrique et aspirez le contenu de l'estomac par des lavages gastriques. Clampez la sonde et retirez-la rapidement. Manipulez la sonde à mains gantées et débarrassez-vous avec soin de tout le matériel utilisé de façon à prévenir la contamination. Assurez-vous de fermer solidement le couvercle du contenant de l'échantillon. Essuyez l'extérieur du contenant à l'aide d'un désinfectant. Notez toute thérapie récente aux antibiotiques sur le relevé de laboratoire ainsi que le numéro de chambre du patient et le moment du prélèvement. Envoyez immédiatement l'échantillon au laboratoire en le plaçant à la verticale dans un sac en plastique.

Résultats normaux
Normalement l'estomac ne contient pas de mycobactéries pathogènes.

Signification de résultats anormaux
L'isolement et la détection de *Mycobacterium tuberculosis* indiquent la présence d'une tuberculose active; d'autres mycobactéries, comme *M. bovis, M. kansasii* et le complexe *M. avium-intracellulare*, peuvent causer une maladie pulmonaire, laquelle, cliniquement, ne peut être distinguée de la tuberculose. De plus, la présence de mycobactéries saprophytes dans le contenu gastrique peut donner des frottis d'acidorésistants faussement positifs parce que ces bactéries ne peuvent être distinguées des mycobactéries pathogènes. Le traitement peut s'avérer difficile et exiger des études de sensibilité pour déterminer une thérapie efficace aux antibiotiques. Les bactéries qui sont la cause d'une septicémie néonatale peuvent aussi être décelées à l'aide d'une culture.

Interventions infirmières

Avant le test
- Expliquez au patient (ou aux parents, s'il s'agit d'un enfant) que la culture du contenu gastrique aide à diagnostiquer la tuberculose. Décrivez le protocole et expliquez qu'il peut être répété trois matins consécutifs. Dites à un patient sur pied de demeurer au lit chaque matin jusqu'à ce que le prélèvement de l'échantillon soit terminé de façon à éviter l'évacuation prématurée du contenu de l'estomac.
- Si cela est pertinent, demandez au patient d'être à jeun depuis les 8 heures précédant le test. Insistez sur le fait que le défaut de jeûner peut diminuer la quantité de bactéries.
- Avisez le patient (ou ses parents) que l'obtention des résultats du test peut prendre 2 mois, car les bactéries acidorésistantes croissent généralement lentement.
- Si cela est possible, prélevez les échantillons avant le début d'une thérapie aux antibiotiques puisque les médicaments comme la tétracycline et les aminoglycosidés peuvent donner des résultats de culture faussement négatifs.
- Juste avant le début du protocole, prenez la fréquence et le rythme cardiaques du patient et placez-le en position de Fowler.

Au cours du test
- Surveillez les signes indiquant la pénétration de la sonde dans la trachée – la toux, la cyanose ou la suffocation.
- ◆ *Mise en garde.* N'injectez jamais d'eau dans la sonde gastrique, à moins que vous ne soyez certain que la sonde est placée correctement dans l'estomac du patient.
- Au cours du lavage, utilisez de l'eau distillée stérile pour diminuer le risque de contamination par des mycobactéries saprophytes.
- Comme il peut survenir des arythmies chez certains patients, vérifiez le rythme et la fréquence du pouls.

Après le test
- Le patient peut reprendre son régime alimentaire habituel et sa médication.
- Dites au patient d'éviter de se moucher durant au moins 4 à 6 heures pour éviter le saignement.

Culture naso-pharyngienne

Ce test aide à découvrir les agents pathogènes dans les sécrétions naso-pharyngiennes. Il permet ainsi d'orienter le traitement clinique ou de signaler la nécessité de recourir à d'autres analyses. Après leur croissance dans le milieu de culture, les microorganismes peuvent être colorés et observés au microscope; lorsqu'ils sont désignés, on peut vérifier leur sensibilité à différents antibiotiques.

Les cultures naso-pharyngiennes aident à détecter *Bordetella pertussis* et *Neisseria meningitidis* particulièrement chez les très jeunes enfants mais aussi chez les personnes âgées ou sérieusement affaiblies. Même si la culture naso-pharyngienne peut aider à isoler des virus, particulièrement les virus A et B de l'influenza, le protocole est complexe, exige beaucoup de temps et est coûteux de sorte qu'il est rarement utilisé.

Objectifs
• Identifier les agents pathogènes responsables de maladies des voies respiratoires supérieures.
• Déceler la prolifération de la flore naso-pharyngienne normale qui peut devenir pathogène chez les personnes immunologiquement vulnérables.
• Déceler les porteurs sains de microorganismes infectieux.

Protocole
Demandez à la personne de tousser et d'incliner alors la tête en arrière. À l'aide d'une petite lampe et d'un abaisse-langue, examinez la région naso-pharyngienne. Faites passer délicatement un écouvillon métallique flexible par une narine jusqu'au naso-pharynx en le gardant près de la cloison et du plancher du nez. Pour éviter la contamination, assurez-vous de ne pas toucher les côtés de la narine ou la langue. Durant plusieurs secondes, faites tourner l'écouvillon rapidement, mais doucement, et retirez-le. Une autre méthode consiste à faire passer l'écouvillon à travers une sonde à bout ouvert ou un spéculum nasal stérile insérés dans la narine.

Placez l'écouvillon dans un tube de culture contenant un milieu de transport. Marquez l'échantillon et indiquez la date et le moment du prélèvement ainsi que la provenance du spécimen. Notez s'il y a eu une thérapie récente aux antibiotiques ou une chimiothérapie, et indiquez le microorganisme soupçonné. Certains organismes nécessitent des milieux de croissance spéciaux.

Si l'échantillon doit être utilisé pour isoler un virus, vérifiez, auprès du laboratoire, la technique de prélèvement recommandée. Réfrigérez ou congelez un échantillon viral selon le protocole établi par votre laboratoire. Gardez le contenant à la verticale.

Résultats normaux
La flore que l'on retrouve généralement dans le naso-pharynx est faite de streptocoques non hémolytiques, de streptocoques alpha-hémolytiques, de *Neisseria* (à l'exception de *N. meningitidis* et de *N. gonorrhœæ*), de staphylocoques coagulase négative, comme *Staphylococcus epidermidis,* et, à l'occasion, du staphylocoque coagulase positif *S. aureus.*

Signification de résultats anormaux
Les agents pathogènes sont les suivants : des streptocoques bêta-hémolytiques du groupe A, occasionnellement des streptocoques bêta-hémolytiques des groupes B, C et G, *B. pertussis, Corynebacterium diphtheriæ, S. aureus* et, en grande quantité, *Hœmophilus influenzæ,* des pneumocoques ou *Candida albicans.*

Interventions infirmières
Avant le test
• Expliquez à la personne que ce test permet de détecter des microorganismes infectieux.
• Dites-lui que des sécrétions seront prélevées de la partie arrière du nez et de la gorge. Dites-lui qu'elle peut ressentir un léger inconfort et qu'elle peut avoir un haut-le-cœur, mais rassurez-la en lui disant que le prélèvement se fait en quelques secondes seulement.
• Vérifiez, dans son dossier, s'il y a eu une thérapie récente aux antibiotiques, car elle peut entraîner une diminution de la croissance bactérienne.

Au moment du prélèvement
• Une mauvaise technique de prélèvement peut contaminer l'échantillon.
• Le défaut de mettre l'échantillon dans un milieu de transport entraîne la détérioration bactérienne.

Après le prélèvement
• Le défaut d'envoyer immédiatement l'échantillon au laboratoire permet aux microorganismes de proliférer.
• Le défaut de conserver un échantillon viral au froid permet aux virus de se détériorer.

Culture pour la gonorrhée

La gonorrhée, qui constitue une des maladies vénériennes les plus répandues, est pratiquement toujours le résultat de la transmission sexuelle de *Neisseria gonorrhœæ*. Son effet le plus fréquent, chez les femmes, est un écoulement cervical jaune verdâtre; cependant, nombreuses sont les femmes qui ne présentent pas de symptômes. Chez les hommes, la gonorrhée cause généralement des symptômes d'urétrite antérieure aiguë : miction douloureuse et écoulement urétral muco-purulent.

Particulièrement chez les femmes asymptomatiques, une culture peut être le seul moyen de confirmer une gonorrhée. (Un frottis coloré de l'exsudat génital peut confirmer une gonorrhée chez environ 90 % des hommes présentant les symptômes caractéristiques). Les endroits possibles de prélèvement pour la culture sont l'urètre (l'endroit habituel chez les hommes), la cavité du col utérin (l'endroit habituel chez les femmes), le canal anal et l'arrière-gorge.

Objectif
• Confirmer une gonorrhée.

Protocole infirmier
Pour les cultures endocervicales et urétrales, aidez l'examinateur. Pour une culture rectale, insérez une tige montée stérile à environ 2,5 cm dans le canal anal, déplacez-la d'un côté à l'autre et laissez-la en place durant plusieurs secondes avant de la retirer. Si la tige montée est contaminée par les selles, jetez-la et répétez le protocole avec une tige montée propre.

Pour une culture de gorge, assurez-vous que la personne a la tête inclinée en arrière et les yeux fermés. À l'aide d'un abaisse-langue, vérifiez s'il y a de l'inflammation dans la gorge. À l'aide d'un écouvillon stérile, frottez d'un côté à l'autre les régions amygdaliennes et toutes les régions où il y a inflammation ou purulence. Faites attention de ne pas toucher aux dents, aux joues ou à la langue avec l'écouvillon. Après le prélèvement de l'échantillon, faites rouler l'écouvillon en traçant un Z dans une boîte de Petri contenant du milieu de Thayer-Martin modifié. Rayez alors en croisée le milieu à l'aide d'un anneau métallique stérile ou de l'extrémité de l'écouvillon, et couvrez la boîte de Petri.

Il est aussi possible d'utiliser la méthode suivante : ouvrez un flacon d'échantillonnage contenant du milieu Transgrow juste avant d'y insérer l'écouvillon porteur du spécimen à cultiver.

Gardez le flacon à la verticale pour minimiser la perte de gaz carbonique. À l'aide de l'écouvillon, absorbez le surplus d'humidité dans le flacon; faites alors rouler l'écouvillon à travers le milieu Transgrow. Jetez l'écouvillon et placez le couvercle sur le flacon.

Envoyez immédiatement l'échantillon au laboratoire ou prenez les dispositions pour le transport immédiat du flacon de Transgrow. L'échantillon doit être repiqué dans un délai de 48 heures pour obtenir des croissances réussies.

Résultats normaux
Normalement, il n'y a pas de *N. gonorrhœæ* dans la culture.

Signification de résultats anormaux
Une culture positive confirme une gonorrhée.

Interventions infirmières

Avant le test
• Décrivez le protocole au client et expliquez-lui que ce test aide à confirmer une gonorrhée. Dites à une femme d'éviter de prendre une douche vaginale durant les 24 heures précédant le test. Dites à un homme de ne pas uriner au cours de l'heure précédant le test. Avertissez-le que les hommes ont parfois des nausées, des accès de transpiration, des faiblesses et des pertes de connaissance lorsque l'écouvillon est introduit dans l'urètre.

Au cours du test
• S'il s'agit d'un homme, placez-le en décubitus dorsal pour éviter une chute s'il devait perdre connaissance au moment où l'écouvillon ou l'anneau métallique est introduit dans l'urètre. Surveillez l'hypotension, la bradycardie, la pâleur et la transpiration.

Après le test
• Avisez le client de s'abstenir de tout contact sexuel jusqu'à ce que les résultats du test soient disponibles. Expliquez-lui que le traitement débute après la confirmation d'une culture positive, excepté dans le cas de clients symptomatiques ou qui ont eu des rapports sexuels avec quelqu'un ayant une gonorrhée reconnue.
• Avisez le client qu'une reprise de la culture est nécessaire une semaine après la fin du traitement.
• Dites-lui qu'un résultat positif de culture doit être signalé à la direction locale des services de santé.

Cyclosporine sanguine

La cyclosporine est un peptide cyclique composé de 11 acides aminés, isolé d'un champignon, *Trichoderma polysporum*. Cette substance possède une activité immunosuppressive qui protège le greffon d'un rejet au cours d'une greffe d'organe. Elle est utilisée dans les greffes rénale, cardiaque, hépatique et pancréatique. Elle agit en inhibant la prolifération de lymphocytes.

La relation entre la concentration de cyclosporine dans le sang entier (immunosuppression) et la toxicité est significative. La zone thérapeutique peut varier selon l'organe greffé. Des concentrations toxiques peuvent entraîner des complications hépatiques, rénales, neurologiques ou infectieuses.

Objectifs
- Ajuster la posologie dans les cas de greffe.
- Détecter les cas d'intoxication.

Protocole infirmier
Procédez à une ponction veineuse et recueillez l'échantillon dans un tube de 5 mL à bouchon lavande.

Valeurs de référence
- *Zone thérapeutique :* 180 à 360 ng/mL (150 à 300 nmol/L).
- *Seuil toxique :* 500 ng/mL (400 nmol/L).

Signification de résultats anormaux
Des concentrations supérieures à 500 ng/mL (400 nmol/L) peuvent entraîner des complications rénales ou hépatiques, voire un rejet du greffon. Elles peuvent aussi entraîner des problèmes d'ordre neurologique ou une diminution de la résistance aux infections. Des concentrations inférieures à 150 ng/mL (125 nmol/L) peuvent entraîner un rejet du greffon à cause d'une trop faible activité immunosuppressive.

Interventions infirmières

Avant le test
- Expliquez au patient que ce test aide à établir et à vérifier la posologie appropriée de la cyclosporine.
- Dites-lui qu'un échantillon de sang sera prélevé et qu'il n'a pas à s'abstenir de nourriture solide ou liquide avant le test.
- Vérifiez s'il y a une autre thérapie médicamenteuse en cours. Plusieurs médicaments modifient la vitesse d'élimination de la cyclosporine. Le setoconazole, le melphalan, l'amphotéricine B et les antibiotiques aminoglycosidés ralentissent suffisamment le métabolisme de la cyclosporine pour que le risque de néphrotoxicité soit augmenté.

Après le prélèvement
- Si un hématome apparaît à l'endroit de la ponction veineuse, appliquez des compresses chaudes afin de diminuer l'inconfort.

Cysto-urétrographie mictionnelle

Dans la cysto-urétrographie mictionnelle, un opacifiant radiologique est instillé dans la vessie par un cathéter urétral. Des clichés radioscopiques illustrent le remplissage de la vessie, et montrent ensuite l'excrétion de l'opacifiant radiologique au moment où la personne urine.

Objectifs
• Étudier les infections chroniques des voies urinaires.

• Déceler des anomalies de la vessie et de l'urètre, comme un reflux vésico-urétéral, des anomalies congénitales, une vessie neurogène, une hyperplasie de la prostate, des rétrécissements de l'urètre et des diverticules.

Protocole infirmier
Alors que le patient est en décubitus dorsal, insérez une sonde urinaire. L'opacifiant radiologique sera instillé dans la vessie jusqu'à ce qu'elle soit remplie. La sonde est alors clampée et des clichés radiographiques sont pris en position couchée, oblique et latérale. La sonde est alors retirée et le client prend une position oblique droite (la jambe droite pliée à 90 degrés, la jambe gauche étendue, le pénis parallèle à la jambe droite) et il urine. On prend alors des clichés radiographiques à haute vitesse de la vessie et de l'urètre au cours de la miction.

Résultats normaux
La délimitation de la vessie et de l'urètre montre une structure et un fonctionnement normaux sans reflux de l'opacifiant radiologique dans les uretères.

Signification de résultats anormaux
La cysto-urétrographie mictionnelle peut mettre en évidence un rétrécissement de l'urètre ou des valvules, des diverticules de la vessie ou de l'urètre, des urétérocèles, une hypertrophie de la prostate, un reflux vésico-urétéral ou une vessie neurogène. Les anomalies sont alors étudiées afin de déterminer s'il y a nécessité d'une chirurgie.

Interventions infirmières

Avant le test
• Expliquez au patient que ce test permet d'examiner la vessie et l'urètre à l'aide de rayons X. Informez-le qu'il n'a pas à s'abstenir de nourriture solide ou liquide avant le test. Dites-lui qui va réaliser le test et où, et mentionnez qu'il prend environ 30 à 45 minutes.

• Informez le patient du fait qu'une sonde sera insérée dans sa vessie et qu'un opacifiant radiologique va être instillé par la sonde. Dites-lui qu'il peut avoir une sensation de pesanteur et ressentir le besoin d'uriner lorsque l'opacifiant radiologique sera instillé. S'il s'agit d'un homme, rassurez-le en lui disant que ses testicules seront protégés des radiations.

• Vérifiez, dans son dossier, la mention de tests radiographiques récents qui ont fait appel à des opacifiants radiologiques. La présence de baryum, de selles ou de gaz dans l'intestin peut nuire à la visualisation des voies urinaires.

• Assurez-vous que le patient ou un membre responsable de la famille a signé une formule de consentement. Vérifiez, dans le dossier, l'hypersensibilité aux opacifiants radiologiques à base d'iode ou aux aliments contenant de l'iode, comme les fruits de mer. Avertissez le médecin de telles sensibilités.

• Ce test est contre-indiqué chez les personnes qui ont une infection aiguë ou une exacerbation d'une infection de l'urètre ou de la vessie ou une lésion aiguë de l'urètre.

• Juste avant le début du protocole, administrez un sédatif tel qu'il est prescrit.

Au cours du test
• Essayez d'atténuer la gêne du client, car elle peut nuire à sa capacité d'uriner sur demande.

Après le test
• Encouragez le client à boire de grandes quantités de liquide pour diminuer la sensation de brûlure au moment de la miction et pour éliminer tout opacifiant radiologique résiduel.

• Observez et notez le moment, la couleur et le volume des mictions de la personne. S'il y a de l'hématurie après la troisième miction, avertissez le médecin.

• Surveillez les frissons et la fièvre, qui sont reliés à un épanchement de l'opacifiant radiologique ou à une septicémie urinaire.

Cysto-urétroscopie

Ce test combine deux techniques endoscopiques pour permettre l'examen de la vessie et de l'urètre. Le premier instrument utilisé dans ce test est un cystoscope équipé d'une source lumineuse fibroscopique, d'un système de grossissement, d'une lentille télescopique à angle droit et d'un bec à angle pour faciliter le passage dans la vessie. L'autre instrument, l'urétroscope, est semblable au premier, mais il a une lentille frontale et il est utilisé pour examiner le col de la vessie et l'urètre. Habituellement, on insère dans l'urètre une gaine commune par laquelle on peut faire passer l'un ou l'autre des instruments pour obtenir la visualisation désirée. Ce test est généralement précédé d'une radiographie rein-uretère-vessie et d'une urographie excrétrice.

Objectif

• Diagnostiquer et étudier les dérèglements des voies urinaires.

Protocole

La personne subit une anesthésie locale ou générale, et elle est placée en position gynécologique. La région du périnée est préparée pour la réalisation du protocole et elle est recouverte de champs stériles. Le médecin examine le conduit urétral à l'aide d'un urétroscope qu'il fait progresser, à l'intérieur d'une gaine, jusqu'à la vessie. Ensuite, il retire l'urétroscope et insère un cystoscope par la gaine jusqu'à la vessie. Lorsque la vessie est remplie par la solution d'irrigation, le médecin utilise le cystoscope pour procéder à une inspection complète de la surface de la paroi de la vessie. Finalement, il retire le cystoscope et insère à nouveau l'urétroscope, et alors l'appareil et la gaine sont retirés lentement pendant que le médecin procède à l'inspection du col de la vessie et de l'urètre.

Résultats normaux

L'urètre, la vessie et les orifices urétraux semblent avoir une dimension, une forme et une position normales. La muqueuse qui tapisse les voies urinaires inférieures semble lisse et luisante, sans signes d'érythème, de kystes ou d'autres anomalies. La vessie devrait être libre d'obstructions, de tumeurs et de calculs.

Signification de résultats anormaux

Chez les hommes plus âgés, on observe souvent une hypertrophie de la prostate. Chez les hommes et les femmes, on note aussi, souvent, la présence d'un rétrécissement urétral, de calculs, de tumeurs, de diverticules, d'ulcères et de polypes. Ce test peut aussi déceler la formation de trabécules sur la paroi de la vessie et diverses anomalies congénitales.

Interventions infirmières

Avant le test

• Expliquez à la personne que ce test permet l'examen de la vessie et de l'urètre. À moins qu'on ait prescrit une anesthésie générale, informez la personne qu'elle n'a pas à s'abstenir de nourriture solide ou liquide avant le test. Autrement, dites-lui qu'elle doit être à jeun depuis les 8 heures précédant le test.

• Assurez-vous que la personne ou un membre responsable de la famille a signé une formule de consentement. Juste avant le début du protocole, administrez un sédatif, tel qu'il est prescrit, et demandez à la personne d'uriner.

• Ce test est contre-indiqué chez les personnes ayant une forme aiguë d'urétrite, de prostatite ou de cystite puisque les instruments utilisés peuvent provoquer une septicémie.

Après le test

• Surveillez les signes vitaux toutes les 15 minutes durant la première heure suivant le test et toutes les heures jusqu'à ce qu'ils se stabilisent.

• Dites à la personne de boire souvent des liquides et de prendre l'analgésique prescrit. Assurez-la que la sensation de brûlure à la miction et les mictions fréquentes vont disparaître rapidement.

• Administrez des antibiotiques, tel qu'il est prescrit, pour prévenir une septicémie bactérienne résultant du traumatisme du tissu urétral.

• Signalez immédiatement au médecin la douleur lombaire ou abdominale, les frissons, la fièvre ou un faible débit urinaire.

• Notez les *ingesta* et les *excreta* durant 24 heures et observez, chez la personne, la présence d'un globe vésical. Si elle n'urine pas dans les 8 heures suivant le test ou s'il y a encore présence de sang rouge vif après trois mictions, avertissez le médecin.

• Dites à la personne d'éviter l'alcool durant 48 heures.

Cystographie rétrograde

La cystographie rétrograde comporte l'instillation d'un opacifiant radiologique dans la vessie suivie d'un examen radiographique. Ce protocole est utilisé pour diagnostiquer une rupture de la vessie sans atteinte urétrale, car elle peut établir la localisation et l'étendue de la rupture. Ce test est aussi réalisé lorsqu'un examen cystoscopique ne peut être pratiqué, comme chez les nouveau-nés mâles, ou lorsqu'une urographie excrétrice n'a pu permettre la visualisation adéquate de la vessie.

Objectifs
• Examiner la structure et l'intégrité de la vessie.

• Étudier une vessie neurogène, des infections récurrentes des voies urinaires (particulièrement chez les enfants), un reflux vésico-urétéral possible, des fistules, des diverticules et des tumeurs de la vessie.

Protocole infirmier
Installez la personne en décubitus dorsal et insérez une sonde urinaire dans la vessie. Une solution d'opacifiant radiologique (de 20 % à 30 %) sera instillée par la sonde jusqu'à ce que la vessie soit pleine et des clichés radiographiques seront pris dans des perspectives antéro-postérieurs et postérieurs obliques. Si l'on observe une masse dans la vessie, on peut y introduire de l'air, après le retrait de l'opacifiant radiologique, pour aider à repérer une tumeur de la vessie.

Résultats normaux
La cystographie rétrograde fait voir une vessie dont les contours, la capacité, l'intégrité et l'angle urétro-vésical sont normaux, et qui ne montre pas de signes de tumeur, de diverticules ou de rupture. Il ne devrait pas y avoir de reflux vésico-urétéral. La vessie ne devrait pas être déplacée ou comprimée de l'extérieur. La paroi devrait être lisse.

Signification de résultats anormaux
Ce test peut détecter des trabécules ou des diverticules vésicaux, des masses vésicales, des calculs ou de la lithiase, des caillots de sang, un reflux vésico-urétéral à haute ou à basse pression et une vessie hypotonique ou hypertonique.

Interventions infirmières
Avant le test
• Expliquez à la personne que ce test permet l'examen radiographique de la vessie. Dites-lui qu'elle n'a pas à s'abstenir de nourriture solide ou liquide avant le test. Dites-lui qui va procéder au test et où, et mentionnez que le protocole se réalise en 30 à 60 minutes.

• Signalez à la personne qu'elle pourra ressentir un léger inconfort au moment où la sonde sera insérée et lorsque l'opacifiant radiologique sera instillé par le cathéter. Dites-lui qu'elle pourra aussi entendre des bruits forts au moment où les clichés radiographiques seront pris. Dans le cas d'un homme, assurez-le que ses testicules seront protégés des radiations.

• Assurez-vous que la personne ou un membre responsable de la famille a signé une formule de consentement. Vérifiez, dans le dossier, l'hypersensibilité aux opacifiants radiologiques. Informez le médecin si une telle sensibilité existe.

• Vérifiez s'il y a eu des tests diagnostiques récents à l'aide de baryum. Le baryum résiduel ou la présence de selles ou de gaz dans l'intestin peuvent produire des images floues et influer sur les résultats du test.

• La cystographie rétrograde est contre-indiquée en présence d'une exacerbation des symptômes d'une infection aiguë des voies urinaires ou en présence d'une obstruction empêchant le passage d'une sonde urinaire.

Après le test
• Contrôlez les signes vitaux toutes les 15 minutes durant la première heure, toutes les 30 minutes durant la deuxième heure et toutes les 2 heures durant 24 heures.

• Enregistrez les moments de miction de la personne de même que la couleur et le volume de l'urine. Surveillez l'hématurie. Si elle persiste après la troisième miction, avertissez le médecin.

• Surveillez les signes de septicémie urinaire provenant de l'infection des voies urinaires (les frissons, la fièvre, l'augmentation de la fréquence du pouls et de la respiration de même que l'hypotension) ou des signes semblables reliés à l'épanchement de l'opacifiant radiologique dans la circulation générale.

Cystométrie

La cystométrie permet d'étudier le fonctionnement neuro-musculaire de la vessie en mesurant l'efficacité du réflexe du muscle vésical, la capacité et la pression intravésicales de même que la réaction de la vessie à une stimulation thermique. Elle est particulièrement utile pour déceler la cause de contractions involontaires dans une vessie instable. Comme la cystométrie seule peut donner des résultats ambigus, ce test devrait être appuyé par d'autres tests urologiques, comme la cysto-urétrographie, l'urographie excrétrice et la cysto-urétrographie permictionnelle.

Objectifs
• Examiner le fonctionnement et la tonicité du muscle vésical.
• Aider à établir la cause d'un dérèglement de la vessie.

Protocole
Alors que la personne est couchée, on introduit une sonde jusque dans la vessie. Pour vérifier la réponse de la personne à une sensation thermique, on instille dans la vessie 30 mL d'eau à la température de la pièce. Ensuite, on instille un volume égal de liquide chaud (de 43,3 °C à 46,1 °C). On demande à la personne de signaler ce qu'elle ressent, comme une envie impérieuse d'uriner, des nausées, des bouffées congestives, un inconfort et une sensation de chaleur.

Après le drainage du liquide de la vessie, la sonde est branchée sur un cystomètre et on introduit lentement, dans la vessie, du soluté isotonique de chlorure de sodium, de l'eau stérile ou du gaz (habituellement du gaz carbonique). On demande alors à la personne de signaler le premier moment où elle ressent un besoin urgent d'uriner et ensuite le moment où elle sent qu'elle doit le faire. La pression et le volume reliés aux observations précédentes sont automatiquement reproduits sur un graphique. Lorsque la vessie est remplie à pleine capacité, on demande à la personne d'uriner pendant que le débit urinaire et la pression mictionnelle sont enregistrés.

Résultats normaux
Une personne devrait ressentir, pour la première fois, le besoin d'uriner lorsque 150 à 200 mL de liquide ou de gaz ont été instillés, et la capacité de la vessie devrait être de 400 à 500 mL. La personne devrait être en mesure d'amorcer et d'arrêter une miction, ne devrait pas avoir d'urine résiduelle après une miction, devrait avoir une sensibilité vésicale et ne devrait pas ressentir de contractions de la vessie.

Signification de résultats anormaux
Des mictions fréquentes, souvent incontrôlables même lorsqu'il n'y a que de petites quantités d'urine, indiquent une vessie neurogène non inhibée résultant d'une lésion des neurones moteurs supérieurs. La perte totale de sensibilité consciente et de contrôle de la vessie indique une vessie neurogène réflexe qui est le résultat d'une lésion complète des neurones supérieurs. Dans une vessie neurogène autonome, une lésion des neurones moteurs inférieurs produit une vessie flasque qui se remplit sans se contracter; la personne ne peut pas s'apercevoir que sa vessie est remplie ni amorcer ou maintenir une miction sans exercer une pression externe. Des lésions des neurones moteurs inférieurs peuvent provoquer une paralysie sensorielle ou motrice de la vessie.

Interventions infirmières

Avant le test
• Expliquez à la personne que ce test permet d'étudier le fonctionnement de la vessie. Informez-la qu'elle n'a pas à s'abstenir de nourriture solide ou liquide avant le test. Décrivez le protocole et dites-lui qu'il prend environ 40 minutes, à moins que des tests supplémentaires ne soient requis.

• Assurez-vous que la personne ou un membre responsable de la famille a signé une formule de consentement. Vérifiez aussi, dans son dossier, l'utilisation de médicaments (comme les antihistaminiques) qui peuvent influer sur les résultats du test.

• Dites à la personne de ne pas faire d'efforts au moment de la miction; cela peut entraîner des lectures cystométriques ambiguës.

• Juste avant le début du protocole, demandez à la personne d'uriner.

Après le test
• Faites prendre un bain de siège ou un bain chaud si la personne ressent de l'inconfort après le test.

• Mesurez l'apport et la sortie de liquide durant 24 heures. Avertissez le médecin si l'hématurie persiste après la troisième miction ou si la personne commence à montrer des signes de septicémie (comme de la fièvre ou des frissons).

Cytologie de l'écoulement des mamelons

Sauf au cours de la lactation, l'écoulement des mamelons n'est pratiquement jamais normal et nécessite, dans tous les cas, une investigation. Il est plutôt rare que des femmes aient un écoulement des mamelons résultant d'une grossesse, de la période périménopausique ou de l'utilisation de contraceptifs oraux. Dans tous les autres cas, l'écoulement des mamelons est anormal et peut être causé par des dérèglements comme une infection, des désordres thyroïdiens ou surrénaliens, une mastite, une galactorrhée (écoulement excessif, persistant ou spontané, de lait), un papillome ductal ou un cancer intraductal.

Environ 3 % des cancers du sein et 10 % des lésions bénignes du sein sont associés à un écoulement anormal des mamelons.

Objectif
• Découvrir la cause d'un écoulement anormal des mamelons.

Protocole infirmier
Lavez le mamelon de la cliente à l'aide d'une petite compresse et séchez-le en le tapotant. Pressez délicatement le mamelon pour obtenir une goutte d'écoulement de la grosseur d'un pois. (Si un échantillon plus important est nécessaire, vous devrez le recueillir à l'aide d'un tire-lait.)

Étalez rapidement l'échantillon sur une lame de verre et plongez la lame dans une bouteille de fixateur contenant de l'alcool à 95 %. Étiquetez la bouteille avec soin en y indiquant le nom de la cliente, le nom du médecin, la date du prélèvement et le sein d'où provient l'échantillon. Envoyez immédiatement l'échantillon au laboratoire pour la coloration.

Résultats normaux
Comme l'écoulement des mamelons est anormal, ce test ne comporte pas de résultats normaux.

Signification de résultats anormaux
Les résultats de la cytologie peuvent indiquer une affection bénigne du sein, comme une mastite, une mastose sclérokystique ou un papillome intraductal, ou ils peuvent indiquer un cancer. Les cancers caractérisés par un écoulement des mamelons sont un carcinome papillaire intraductal (qui présente généralement un écoulement séreux, sérosanguin ou sanguin) et un carcinome intrakystique infiltrant. D'autres cancers du sein peuvent provoquer le saignement du mamelon.

La galactorrhée peut être causée par un adénome hypophysaire sécrétant de la prolactine.

Interventions infirmières
Avant le test
• Expliquez à la cliente que ce test aide à déterminer la cause de son écoulement des mamelons. Dites-lui comment vous allez obtenir un échantillon d'écoulement et assurez-la que vous allez protéger son intimité au cours du protocole.

• Vérifiez, dans son dossier, la prise de médicaments qui modifient l'équilibre hormonal, modification qui peut se traduire par un écoulement clair des mamelons. Ces médicaments sont les phénothiazines, la digitoxine, les diurétiques et les stéroïdes. Cependant, tout écoulement, indépendamment de sa couleur, devrait faire l'objet d'un examen. Un écoulement sanguin ou teinté de sang est particulièrement significatif.

Cytologie de l'urine

Même si ce n'est pas un test courant, la cytologie de l'urine peut aider à déceler un cancer et des maladies inflammatoires des bassinets, des uretères, de la vessie et de l'urètre.

Les cellules épithéliales tapissent les voies urinaires et elles s'exfolient dans l'urine; un simple examen cytologique de ces cellules peut aider à diagnostiquer une maladie des voies urinaires. De fait, ce test est particulièrement utile pour déceler un cancer de la vessie chez les individus à risques élevés, comme les fumeurs, les gens qui travaillent avec des colorants à base d'aniline et les personnes qui ont reçu un traitement pour le cancer de la vessie.

La cytologie de l'urine peut aussi déterminer si les lésions de la vessie qui apparaissent sur des radiographies sont bénignes ou malignes. Ce test peut de plus déceler une infection par le cytomégalovirus et d'autres maladies virales.

Objectif

• Déceler un cancer et des maladies inflammatoires des bassinets, des uretères, de la vessie et de l'urètre.

Protocole infirmier

Demandez à la personne de recueillir un échantillon de 100 à 300 mL d'urine sans souillure, 3 heures après sa dernière miction (elle ne devrait pas utiliser l'échantillon de première miction matinale). Envoyez immédiatement l'échantillon au laboratoire de cytologie.

L'échantillon va être préparé à l'aide d'une centrifugeuse, d'un filtre ou d'une cytocentrifugeuse.

Centrifugeuse. Après la centrifugation de l'urine, le sédiment est étalé sur une lame de verre et coloré pour examen.

Filtre. L'urine est versée à travers un filtre qui retient les cellules de façon à ce qu'elles puissent être colorées et examinées directement.

Cytocentrifugeuse. Après la centrifugation de l'urine, le sédiment est mis à nouveau en suspension et placé sur des lames qui sont centrifugées dans une cytocentrifugeuse et colorées pour examen.

Résultats normaux

L'urine est relativement libre de débris cellulaires, mais elle devrait contenir des cellules épithéliales et des cellules de l'épithélium malpighien d'apparence normale.

Signification de résultats anormaux

L'apparition de cellules malignes ou d'autres signes connexes peuvent indiquer un cancer du rein, du bassinet du rein, des uretères, de la vessie ou de l'urètre. Cela pourrait aussi indiquer une tumeur métastatique. Une croissance exagérée de cellules épithéliales, un excès de globules rouges ou la présence de leucocytes et de cellules atypiques peuvent indiquer une inflammation des voies urinaires basses, pouvant provenir de diverticules de la vessie, de malformations, d'une hyperplasie prostatique, de rétrécissements ou de calculs urinaires. Des inclusions intranucléaires importantes peuvent indiquer une infection par le cytomégalovirus, qui affecte habituellement l'épithélium des tubules rénaux. On observe cette infection virale chez les personnes cancéreuses qui subissent une chimiothérapie et chez celles qui ont subi une greffe et qui reçoivent des médicaments immunosuppresseurs. Des corps d'inclusion cytoplasmiques peuvent indiquer une rougeole et ils peuvent précéder les taches caractéristiques de Koplik.

Interventions infirmières

Avant le test

• Expliquez à la personne que ce test décèle certaines maladies de la vessie et des voies urinaires. Répondez à toutes ses questions.

• Informez-la qu'un échantillon d'urine sera prélevé et qu'elle n'a pas à s'abstenir de nourriture solide ou liquide avant le test.

• Décrivez le protocole de prélèvement, en expliquant la technique adéquate de prélèvement d'un échantillon mi-jet sans souillure.

• Rappelez à la personne qu'elle doit recueillir l'échantillon 3 heures après sa dernière miction et qu'elle ne devrait pas utiliser son urine de première miction matinale.

Au cours du test

• Assurez-vous qu'on transporte immédiatement l'échantillon au laboratoire pour éviter la détérioration des éléments cellulaires dans l'urine.

Cytomégalovirus (test monoclonal rapide)

Le cytomégalovirus (CMV), un membre du groupe des herpèsvirus, peut provoquer une infection systémique chez les nouveau-nés atteints d'une infection congénitale ou chez les personnes immunodéficientes, comme celles qui ont reçu une transplantation, celles qui subissent une chimiothérapie pour une maladie noéplasique, et chez celles qui sont infectées par le virus de l'immunodéficience humaine (VIH).

Ce test monoclonal rapide ne prend que 16 heures.

Objectif

• Obtenir un diagnostic rapide du CMV, particulièrement chez les personnes qui présentent un déficit immunitaire.

Protocole

Recueillez et transportez un échantillon de lavage broncho-alvéolaire, de tissu ou de sang selon les exigences particulières du laboratoire. Pour prélever un échantillon de la gorge de la personne, utilisez un nécessaire stérile de prélèvement et de transport. Pour prélever l'urine ou le liquide céphalo-rachidien, utilisez un tube ou un flacon stérile à couvercle qui se visse. Pour prélever le tissu d'un lavage broncho-alvéolaire, utilisez un bocal stérile à couvercle qui se visse. Pour prélever un échantillon de sang, utilisez un tube stérile hépariné.

Envoyez les échantillons au laboratoire aussitôt que possible après le prélèvement. Si vous prévoyez un délai de plus de 3 heures entre le moment du prélèvement et celui de l'inoculation dans les cultures cellulaires, transportez les échantillons à 4 °C. Ne les congelez pas et ne permettez pas qu'ils sèchent.

Résultats normaux

Le CMV est absent des échantillons normaux.

Signification de résultats anormaux

Le CMV peut apparaître dans les échantillons d'urine et dans ceux de la gorge de personnes asymptomatiques. Cela indique une infection active qui peut devenir, plus tard, symptomatique. Cela est particulièrement vrai pour les personnes immunodéficientes. La détection du CMV dans le sang, le tissu ou le lavage broncho-alvéolaire indique une infection systémique.

Le CMV est une cause importante de morbidité et de mortalité chez les personnes immunodéficientes, comme celles qui ont reçu une trans-plantation d'organe ou celles qui sont infectées par le VIH. Pour les personnes atteintes d'une rétinite à CMV, le traitement de choix est l'utilisation de ganciclovire, une substance antivirale.

Interventions infirmières

Avant le test

• Expliquez à la personne que ce test va déceler si elle est infectée par un virus particulier. Selon le cas, dites à la personne comment le prélèvement de l'échantillon sera effectué.

• Si cela est possible, prélevez l'échantillon au cours des stades prodromique et aigu de l'infection clinique de façon à maximiser la possibilité de déceler le CMV.

• Vérifiez, dans le dossier de la personne, l'administration récente de substances antivirales qui peuvent nuire à la détection du CMV.

Déglutition barytée

Aussi connue sous le nom d'œsophagographie, la déglutition barytée est un examen cinéradiographique du pharynx et une radioscopie de l'œsophage après ingestion de mélanges denses et clairs de sulfate de baryum. Ce test, le plus souvent réalisé à l'intérieur d'une série de tests de la partie supérieure du tractus gastro-intestinal, est recommandé pour les personnes ayant des histoires de dysphagie et de régurgitation. D'autres tests sont habituellement nécessaires pour en arriver à un diagnostic définitif. Cependant, une cholangiographie et un lavement baryté, s'ils sont prescrits, devraient précéder la déglutition barytée puisque le baryum ingéré peut masquer le détail anatomique sur les radiographies au cours des tests subséquents.

La déglutition barytée est généralement contre-indiquée chez une personne ayant une obstruction intestinale.

Objectifs
• Établir le diagnostic d'une hernie hiatale, de diverticules et de varices.
• Déceler des rétrécissements, des ulcères, des tumeurs, des polypes et des dérèglements de la motilité.

Protocole
Solidement attachée à une table basculante de radiographie, la personne boit les mélanges de sulfate de baryum pendant que la table se déplace dans différentes positions pour permettre la prise de radiographies aux angles prescrits.

Résultats normaux
Le bolus de sulfate de baryum remplit uniformément et ouvre la lumière du pharynx et de l'œsophage, et la muqueuse a une apparence lisse et régulière. La dimension, le contour et le péristaltisme de l'œsophage sont normaux.

Signification de résultats anormaux
La déglutition barytée peut mettre en évidence une hernie hiatale, des diverticules et des varices. Même si on peut détecter des rétrécissements, des tumeurs, des polypes, des ulcères et des dérèglements de la motilité (dérèglements des muscles pharyngiens, des spasmes de l'œsophage et de l'achalasie), le diagnostic définitif nécessite habituellement une biopsie endoscopique ou, pour les problèmes de motilité, des études manométriques.

Interventions infirmières

Avant le test
• Expliquez à la personne que ce test évalue le fonctionnement du pharynx et de l'œsophage. Dites-lui qui va réaliser le test et où, et mentionnez que la réalisation du test prend environ 30 minutes. Recommandez-lui d'être à jeun depuis minuit la veille du test. (Si la personne est un nouveau-né ou un nourrisson, retardez l'alimentation pour assurer la digestion complète du baryum.)
• Décrivez au patient la consistance laiteuse et le goût de craie de la préparation de baryum qu'il devra ingérer. Même si cette dernière est aromatisée, il peut la trouver désagréable. Il aura à boire un mélange dense et ensuite un mélange clair; dites-lui qu'il devra en boire de 350 à 414 mL au cours de l'examen. Dites-lui qu'il sera placé dans différentes positions sur une table basculante pendant qu'on prendra des radiographies. Assurez-le qu'il sera solidement attaché de façon sécuritaire à la table et qu'on l'aidera à prendre les positions en décubitus ventral et en décubitus dorsal.
• Arrêtez l'utilisation d'antiacides, tel qu'il est prescrit, si on craint un reflux gastrique. Juste avant le début du test, demandez à la personne de revêtir une chemise de nuit d'hôpital sans boutons et d'enlever les bijoux, les prothèses dentaires, les pinces à cheveux et les autres objets radio-opaques.

Après le test
• Avant de permettre à la personne de reprendre son alimentation normale, vérifiez si des radiographies supplémentaires et une reprise de l'évaluation fluoroscopique n'ont pas été prescrites.
• Administrez un purgatif, si cela est prescrit, pour prévenir la constipation. Le baryum retenu dans l'intestin peut durcir, provoquant une obstruction ou un enclavement fécal.
• Signalez à la personne que les selles seront crayeuses et peu colorées durant 24 à 72 heures. Vérifiez et décrivez toutes les selles du patient hospitalisé. Avertissez le médecin si le patient n'a pas éliminé le baryum en 2 ou 3 jours.

Dépistage de l'hypothyroïdie

Ce test mesure la thyroxine (T_4) sérique chez le nouveau-né de façon à déceler une hypothyroïdie congénitale. Caractérisée par des concentrations faibles ou par une absence de T_4, cette maladie affecte approximativement 1 nouveau-né sur 5 000 et elle survient trois fois plus fréquemment chez les filles que chez les garçons. Si elle n'est pas traitée, elle peut conduire à un dommage cérébral irréversible vers l'âge de 3 mois. Les signes cliniques sont peu nombreux, mais les dosages radio-immunologiques de T_4 et de la thyréotrophine (TSH) permettent de faire le dépistage chez les nouveau-nés. Ce test est obligatoire dans certains pays.

Objectif
• Dépister l'hypothyroïdie congénitale.

Protocole infirmier
Lavez bien vos mains et essuyez le talon du nouveau-né à l'aide d'un tampon d'ouate imbibé d'alcool ou de polyvidone iodée. Séchez complètement le talon avec une compresse de gaze. Pratiquez une piqûre au talon. En serrant délicatement le talon, remplissez de sang les cercles sur un papier-filtre spécialement marqué. Assurez-vous que le sang sature le papier. Exercez une pression délicate à l'aide d'une compresse de gaze pour assurer l'hémostase à l'endroit de la ponction. Lorsque le papier-filtre est sec, marquez-le et envoyez-le au laboratoire.

Valeurs de référence
Immédiatement après la naissance, les concentrations de T_4 des nouveau-nés sont beaucoup plus élevées que les concentrations normales des adultes. Cependant, vers la fin de la première semaine, les valeurs de T_4 baissent de façon importante, comme cela apparaît ci-après :
• *Jours 1 à 6 :* 130 à 280 nmol/L.
• *Jours 7 à 14 :* 125 à 215 nmol/L.
• *Jours 15 à 29 :* 110 à 215 nmol/L.
• *Jours 30 à 120 :* 100 à 195 nmol/L.

Signification de résultats anormaux
Des *concentrations réduites de T_4 sérique* nécessitent un dosage de thyrotrophine pour clarifier le diagnostic.

Des *concentrations réduites de T_4 associés à des concentrations élevées de TSH* (supérieures à 25 mIU/L) indiquent une hypothyroïdie congénitale primaire (un dysfonctionnement de la glande thyroïde).

Des *concentrations réduites de T_4 associées à des concentrations réduites de TSH* suggèrent une hypothyroïdie congénitale secondaire résultant d'un dysfonctionnement de l'hypophyse ou de l'hypothalamus.

Des *concentrations réduites de T_4 associées à des concentrations normales de TSH* indiquent un besoin d'analyse des concentrations de globulines sériques liant la thyroxine (TBG). La TBG sérique permet de désigner les nouveau-nés dont les concentrations totales faibles de T_4 sont provoquées par des anomalies congénitales de la TBG. Des concentrations faibles de T_4 associées à des concentrations normales de TSH peuvent aussi survenir dans une forme passagère d'hypothyroïdie congénitale pouvant accompagner une hypoxie de prématurité ou prénatale.

Un examen complet de la thyroïde – triiodothyronine sérique, TBG et T_4 libre – est nécessaire pour parvenir à un diagnostic non équivoque d'une hypothyroïdie congénitale.

Interventions infirmières
Avant le test
• Expliquez aux parents que ce test décèle une hypothyroïdie congénitale suffisamment tôt pour commencer une thérapie avant qu'un dommage cérébral irréversible survienne. Assurez-les que cette maladie n'est pas fréquente.

• Insistez sur l'importance du dépistage et sur la nécessité de suivre le protocole.

• Comme des résultats faussement positifs sont possibles, dites aux parents qu'un second test peut s'avérer nécessaire.

Au moment du prélèvement
• Le fait de ne pas suivre les directives spécifiques pour l'obtention de l'échantillon ou de ne pas laisser sécher complètement le papier-filtre peut fausser les résultats.

Après le test
• Si les résultats indiquent une hypothyroïdie congénitale, dites aux parents qu'un test additionnel est nécessaire pour en déterminer la cause.

• Assurez-vous que les parents seront avisés rapidement des résultats du test.

• Si le diagnostic est confirmé, informez les parents du fait qu'une thérapie peut permettre à la glande thyroïde de retrouver son fonctionnement normal. Insistez sur le fait que la thérapie va se poursuivre durant toute la vie et que le dosage va augmenter jusqu'à ce que le besoin adulte soit atteint.

Dérivés anormaux de l'hémoglobine

Ce test quantitatif mesure le pourcentage de l'hémoglobine totale comportant des dérivés anormaux après l'apparition de signes de toxicité, comme la cyanose et l'anoxie. Il est possible de déterminer la forme particulière d'hémoglobine et de confirmer le diagnostic.

Lorsqu'elles sont combinées à certains produits chimiques ou à certaines substances, les molécules d'hémoglobine sont transformées en composés qui ne peuvent plus transporter l'oxygène. Un de ces composés est la carboxyhémoglobine, qui est le résultat de l'association de l'hémoglobine et du monoxyde de carbone. L'effet principal de la toxicité du monoxyde de carbone est l'hypoxie des tissus; en plus de ne pas transporter d'oxygène, la carboxyhémoglobine empêche aussi la libération d'oxygène de l'hémoglobine non affectée. Un traitement avec de l'oxygène à 100 % ou avec un mélange d'oxygène à 95 % et de gaz carbonique à 5 % peut aider à inverser la toxicité du monoxyde de carbone. Les principales sources de monoxyde de carbone sont la fumée du tabac et l'échappement provenant des moteurs à essence et au diesel, les radiateurs au gaz naturel sans évent et les cuisinières au gaz défectueuses.

Un autre composé, la sulfhémoglobine, est un pigment vert qui provient de la combinaison de l'hémoglobine à de l'acide sulphydrique qui provient de certains médicaments comme les sulfamidés. La sulfhémoglobine ne disparaît qu'avec la destruction des globules rouges affectés. La méthémoglobine vient de l'oxydation du fer ferreux à sa forme ferrique résultant d'une méthémoglobinémie chimique, médicamenteuse ou congénitale.

Objectifs

• Éliminer les dérivés anormaux de l'hémoglobine comme cause d'une cyanose ou d'une anoxie.

• Contrôler une surexposition appréhendée à une substance causant la cyanose ou l'anoxie, comme le monoxyde de carbone.

Protocole infirmier

Procédez à une ponction veineuse et recueillez l'échantillon dans un tube de 5 mL à bouchon bleu pour la carboxyhémoglobine ou dans un tube de 7 mL à bouchon vert (hépariné) pour la sulfhémoglobine ou la méthémoglobine. Envoyez immédiatement l'échantillon au laboratoire.

Valeurs de référence

• *Concentration de carboxyhémoglobine :* 2 % de l'hémoglobine totale (jusqu'à 8 % chez les fumeurs de tabac).

• *Concentration de méthémoglobine :* inférieure à 2 %.

• *Concentration de sulfhémoglobine :* non décelable.

Signification de résultats anormaux

Les niveaux dépendent de la durée de l'exposition aussi bien que de la concentration. Le traitement est basé sur la détermination des différents types d'hémoglobine, et sur les niveaux enregistrés.

Dans un empoisonnement aigu au monoxyde de carbone, les symptômes apparaissent lorsque les niveaux de carboxyhémoglobine atteignent 20 %; à 30 % il y a empoisonnement grave et entre 50 % et 80 % l'empoisonnement est mortel. Des valeurs de méthémoglobine de 10 % à 25 % produisent une cyanose (mais sont tolérées); des valeurs de 35 % à 40 % produisent une dyspnée d'effort ou des maux de tête; des valeurs supérieures à 60 % entraînent la léthargie et la stupeur, et des valeurs supérieures à 70 % provoquent la mort. Des valeurs de sulfhémoglobine de 100 g/L produisent une cyanose, mais ne causent que peu ou pas de symptômes toxiques.

Interventions infirmières

Avant le test
• Expliquez au patient ou à sa famille, si cela est approprié, que ce test aide à déterminer si l'hémoglobine dans le sang a une capacité normale de se combiner à l'oxygène. Dites-lui que le test nécessite un échantillon de sang.

• Si le test est réalisé à des fins médico-légales, assurez-vous que le patient ou un membre responsable de la famille a signé une formule de consentement.

• Vérifiez, dans son dossier, s'il y a eu une exposition récente à des médicaments ou à d'autres substances qui peuvent être toxiques.

Au moment du prélèvement
• Pour un test médico-légal, prenez les précautions appropriées.

Après le prélèvement
• Si un hématome apparaît à l'endroit de la ponction veineuse, appliquez des compresses chaudes afin de diminuer l'inconfort.

11-désoxycortisol plasmatique

Le 11-désoxycortisol (composé S), une hormone de structure stéroïdienne sécrétée par le cortex surrénalien, fait partie du groupe des 11-désoxystéroïdes tout comme le cortisol. Il est le précurseur immédiat du cortisol. Il est principalement dosé pour mesurer les réserves de l'hypophyse en ACTH après l'administration de métyrapone. Ce produit inhibe l'enzyme 11-ß-hydroxylase, qui transforme le 11-désoxycortisol en cortisol. Cela a pour effet de libérer de l'ACTH, laquelle en retour stimule le cortex surrénalien, qui sécrète alors un surplus de 11-désoxycortisol.

Objectif
• Distinguer entre une baisse de sécrétion d'ACTH et une insuffisance du cortex surrénalien.

Protocole infirmier
Si seulement un dosage de 11-désoxycortisol est prescrit, procédez à une ponction veineuse et recueillez l'échantillon dans un tube de 10 mL à bouchon vert.

Si un test à la métyrapone est prescrit, administrez à la personne 3 g de cette substance par voie orale à 23h00, avec du lait pour retarder l'absorption. Procédez à une ponction veineuse à 7h00 le lendemain matin et recueillez l'échantillon dans un tube de 10 mL à bouchon vert. Envoyez immédiatement l'échantillon au laboratoire, accompagné d'une requête pour les dosages du 11-désoxycortisol et du cortisol.

Valeurs de référence
• *Sans administration de métyrapone :* < 0,03 μmol/L.
• *Après administration de métyrapone :* > 0,20 μmol/L.

Signification des résultats anormaux
Si la personne ne répond pas à l'administration de métyrapone on peut être en présence d'une maladie de l'hypophyse ou des centres hypothalamiques, ou d'une inhibition enzymatique inadéquate si la concentration de cortisol plasmatique est supérieure à 83 nmol/L.

Interventions infirmières
Avant le test
• Expliquez à la personne que ce test permet d'étudier la fonction hormonale.
• Dites-lui qu'elle devra ingérer une substance avec du lait et que cette dernière ne présente aucun danger.

• Dites-lui que le test nécessite un échantillon de sang à une heure précise, tôt le lendemain matin.
• Dites-lui qui va réaliser la ponction veineuse, et mentionnez-lui qu'elle peut ressentir un inconfort passager à cause de l'aiguille au cours de la ponction ou de la pression du garrot. Rappelez-lui que le prélèvement de l'échantillon prend habituellement 3 minutes.

Après le prélèvement
• Si un hématome apparaît à l'endroit de la ponction veineuse, appliquez des compresses chaudes afin de diminuer l'inconfort.

Désoxynucléotidyl transférase terminale

Grâce à l'immunofluorescence indirecte, ce test mesure l'activité de la désoxynucléotidyl transférase terminale (DTt), une enzyme intra-nucléaire qu'on trouve dans certains lymphocytes primitifs du thymus normal et de la moelle osseuse. Comme la DTt agit à titre de marqueur biochimique de ces lymphocytes, elle peut aider à déterminer l'origine d'un tissu particulier. Aussi, le dosage de la DTt est utile pour différencier certains types de leucémies et de lymphomes caractérisés par des cellules primitives qu'on ne peut classer par la seule histologie. La mesure de la DTt peut aussi aider à établir le pronostic pour ces maladies et elle peut fournir un diagnostic précoce de récidive.

Objectifs
• Aider à distinguer une leucémie aiguë lymphoblastique d'une leucémie aiguë non lymphoblastique.
• Aider à différencier des lymphomes lymphoblastiques des lymphomes non hodgkiniens.
• Contrôler la réponse à une thérapie.

Protocole infirmier
Avant de prélever l'échantillon de sang, consultez le laboratoire pour établir la quantité de sang à prélever et pour vous assurer que le laboratoire peut traiter l'échantillon. Procédez à une ponction veineuse et recueillez l'échantillon dans un tube de 10 mL à bouchon vert. Déposez le tube dans un récipient contenant de la glace humide, et envoyez-le immédiatement au laboratoire.

À la suite d'une aspiration de la moelle osseuse, injectez 1 mL de moelle osseuse dans un tube de 10 mL à bouchon vert et diluez-la avec 5 mL de soluté isotonique de chlorure de sodium stérile. Déposez le tube dans un récipient contenant de la glace humide, et envoyez-le immédiatement au laboratoire.

Valeurs de référence
Les activités sériques normales de la DTt varient de 0 à 10 μI/10^{13} cellules. Les activités normales de la DTt dans la moelle osseuse n'ont pas été établies, mais elles sont semblables aux activités sériques de la DTt.

Signification de résultats anormaux
Les activités de la DTt sont élevées dans une leucémie aiguë lymphoblastique, une leucémie lymphocytaire aiguë, des leucémies aiguës non lymphocytaires (un faible pourcentage), une leu-cémie myéloïde chronique (la phase blastique) et un lymphome lymphoblastique. Les cellules positives pour la DTt sont absentes chez les personnes qui ont une leucémie lymphocytaire aiguë, mais qui sont en voie de rémission.

Interventions infirmières
Avant le test
• Expliquez à la personne que ce test décèle une enzyme qui peut aider à déterminer la provenance des tissus. Si un dosage sanguin est prévu pour la personne, dites-lui d'être à jeun 12 à 14 heures avant le test.

• Pour une aspiration de la moelle osseuse, décrivez le protocole et répondez aux questions. Signalez qu'un anesthésique local va être administré, mais que l'insertion de l'aiguille à ponction-biopsie va causer une sensation de pression et une brève douleur au moment de l'aspiration. Assurez-vous que la personne ou un membre responsable de la famille a signé une formule de consentement. Vérifiez, dans le dossier de la personne, l'hypersensibilité à l'anesthésique local. Tel qu'il est prescrit, administrez un sédatif une heure avant le test.

• Vérifiez aussi s'il y a des états qui peuvent produire des résultats faussement positifs (une régénération de la moelle osseuse, un purpura thrombocytopénique essentiel et un neuroblastome). On observe parfois des résultats fausse-ment positifs chez les enfants.

Au cours du test
• Comme les personnes ayant une leucémie sont particulièrement vulnérables à l'infection, net-toyez la peau à fond avant de procéder à la ponction veineuse.

Après le test
• Comme les personnes ayant une leucémie peuvent saigner de façon excessive, exercez une pression à l'endroit de la ponction veineuse jus-qu'à ce que le saignement s'arrête. Si un héma-tome apparaît, appliquez des compresses chau-des afin de diminuer l'inconfort.

◆ *Mise en garde.* Surveillez, à l'endroit de l'as-piration de la moelle osseuse, le saignement et l'inflammation de même que les signes d'hé-morragie et d'infection en général.

Diabète insipide (test de déshydratation)

Le test de déshydratation mesure l'osmolalité urinaire, qui reflète la capacité des reins à concentrer l'urine après une période de déshydratation et après une injection sous-cutanée de l'hormone antidiurétique hypophysaire, la vasopressine. Chez les personnes atteintes de diabète insipide, la provocation de la vasopressine fait monter l'osmolalité urinaire au-delà des limites normales et permet ainsi de poser un diagnostic fiable de diabète insipide.

Le diabète insipide est un dérèglement métabolique caractérisé par une déficience en vasopressine. La simple mesure de l'osmolalité urinaire d'une personne après qu'elle a été privée d'eau durant une certaine période ne permet pas de confirmer une déficience en vasopressine ou un diabète insipide.

Objectif

• Diagnostiquer le diabète insipide.

Protocole infirmier

Pour provoquer une déshydratation chez la personne, suspendez l'ingestion des liquides le soir précédant le test et le matin du test. Recueillez un échantillon d'urine à des intervalles d'une heure au cours de la matinée pour permettre la mesure de l'osmolalité. À midi ou après des augmentations de l'osmolalité inférieures à 30 mOsm/kg à chaque heure durant 3 heures consécutives, prélevez un échantillon de sang pour la mesure de l'osmolalité. Si l'osmolalité sérique dépasse 288 mOsm/kg, le niveau adéquat de déshydratation, faites une injection sous-cutanée de 5 unités de vasopressine. Au cours de la première heure, prélevez un échantillon d'urine pour la mesure de l'osmolalité.

Valeurs de référence

Chez une personne dont le fonctionnement neurohypophysaire est normal, l'augmentation de l'osmolalité urinaire, après l'injection de la vasopressine, ne dépassera pas par plus de 9 % la concentration la plus élevée d'osmolalité observé chez la personne au moment de la déshydratation.

Signification de résultats anormaux

Une augmentation de l'osmolalité urinaire supérieure à 9 % indique un diabète insipide. Chez une personne ayant une polyurie causée par une maladie rénale, une déplétion potassique ou un diabète insipide néphrogénique, l'osmolalité urinaire augmente légèrement au cours de la déshydratation mais plus du tout après l'injection de vasopressine.

Interventions infirmières

Avant le test

• Expliquez à la personne l'objectif du test et dites-lui qu'elle va devoir s'abstenir de liquide le soir précédant le test et le matin du test. De plus, expliquez-lui qu'on va lui demander de prélever plusieurs échantillons d'urine et qu'elle va aussi subir une ponction veineuse.

Au cours du test

◆ Mise en garde. Au cours de la déshydratation, pesez la personne et surveillez ses signes vitaux toutes les 2 heures; une perte de poids de 1 kilogramme se produit normalement au cours d'une déshydratation adéquate. Chez une personne qui a une polyurie qui excède 10 litres par jour, arrêtez l'utilisation des liquides le matin du test seulement; si la perte de poids dépasse 2 kilogrammes, arrêtez le test.

Après le test

• Après avoir prélevé le dernier échantillon, donnez à la personne un repas équilibré ou une collation.

Diapason (tests du)

Cette série de tests comprend le Weber, le Rinne et le Schwabach. Même s'ils présentent certaines limites, ces tests sont rapidement réalisables et ils constituent des outils valables de dépistage pour déceler les pertes auditives et pour rassembler l'information préliminaire concernant le type de surdité. Des résultats anormaux du test exigent une confirmation par l'audiométrie tonale.

Objectifs

- Dépister ou confirmer une surdité.
- Aider à distinguer une surdité de conduction d'une surdité neuro-sensorielle.

Protocole

À l'aide d'un diapason de basse fréquence (256 ou 512 Hz), essayez d'obtenir un son continu. Réalisez alors les tests suivants.

Test de Weber. Faites vibrer le diapason et placez-en la base sur le front de la personne en suivant la ligne médiane du crâne. Demandez à la personne si elle entend le son dans son oreille gauche, dans son oreille droite ou également dans les deux. Notez les résultats de la façon suivante : Weber gauche, Weber droit ou Weber médian.

Test de Rinne. Pour déterminer la conduction osseuse, tenez le diapason entre votre pouce et votre index; placez la base du diapason en vibration contre l'apophyse mastoïdienne de la personne. Pour déterminer la conduction aérienne, approchez les branches du diapason encore en vibration près de l'oreille externe sans toutefois y toucher. Demandez à quel endroit le son est le plus fort ou le plus long. Reprenez le protocole pour l'autre oreille. Enregistrez les résultats sous l'expression Rinne positif si le son transmis par l'air est perçu comme plus fort ou plus long, et sous l'expression Rinne négatif si le son transmis par l'os est perçu comme plus fort ou plus long.

Test de Schwabach. Tenez le diapason entre votre pouce et votre index, placez la base du diapason en vibration contre l'apophyse mastoïdienne gauche de la personne et demandez-lui si elle entend le son. Si elle l'entend, placez immédiatement le diapason sur votre propre apophyse mastoïdienne gauche et écoutez le son. Alternez entre l'apophyse mastoïdienne gauche de la personne et votre propre apophyse jusqu'à ce que l'un de vous cesse d'entendre le son; notez la durée du temps pendant lequel l'autre continue à l'entendre. Répétez le protocole sur l'apophyse mastoïdienne droite.

Résultats normaux

Test de Weber. Une personne ayant une audition normale entend le même son avec une force égale dans les deux oreilles – un résultat Weber médian.

Test de Rinne. Une personne entend le son transmis par l'air plus fort ou plus longtemps que le son transmis par l'os – un résultat Rinne positif.

Test de Schwabach. La personne et l'examinateur entendent tous les deux aussi longtemps le ton.

Signification de résultats anormaux

Test de Weber. Une latéralisation du son à une oreille suggère une perte conductive sur ce côté ou une perte neuro-sensorielle sur l'autre côté. Si la surdité est unilatérale, le test peut suggérer le type de surdité; si elle est bilatérale, il peut aider à désigner l'oreille qui présente la meilleure conduction osseuse.

Test de Rinne. Le fait d'entendre le son transmis par l'os plus fort ou plus longtemps que le son transmis par l'air indique une perte de conduction. Une perte de perception est révélée lorsque les conductions aérienne et osseuse sont toutes les deux réduites.

Test de Schwabach. Une prolongation de la durée du son, comparativement à celle de l'examinateur, suggère une perte de conduction; une diminution de la durée indique une perte de perception.

Interventions infirmières

Avant le test

- Décrivez à la personne les objectifs et le protocole du test. Dites-lui qu'une analyse plus poussée peut s'avérer nécessaire.

Au cours du test

- Le défaut de frapper le diapason avec une force toujours égale ou de le tenir correctement interfère avec la précision des résultats du test.
- Une perte auditive non décelée chez l'examinateur invalide les résultats du test de Schwabach.

Après le test

- Si cela s'avère nécessaire, dirigez la personne pour d'autres tests.

Diaphanographie

Ce test non invasif, aussi appelé test de transillumination du sein, ne nécessite pas de radiographies. On fait passer de la lumière infrarouge à travers le sein grâce à un appareil fibroscopique et la lumière transmise est photographiée à l'aide d'un film à infrarouge. Plus les tissus sont denses, plus ils paraissent foncés sur le film.

Présentement, la diaphanographie n'est utilisée que par quelques spécialistes aux États-Unis. Même si la méthode peut déceler 98 % des anomalies du sein à l'aide d'un équipement modifié, elle est moins fiable que la mammographie et elle ne peut distinguer précisément un cancer d'une mastite bénigne, qui cause des tuméfactions et de l'inflammation, ou d'une hémorragie, qui ressemble à du tissu malin lorsque la lumière infrarouge est transmise.

Ce test est très utile chez les femmes jeunes, celles qui ont des seins denses ou des seins polykystiques – chez lesquelles des tumeurs bénignes se développent dans le tissu conjonctif. Il est aussi utile pour l'évaluation des femmes qui refusent la mammographie parce qu'elles craignent les radiations et pour celles qui ont des seins injectés ou grossis au silicone. Comme il peut être répété aussi souvent que cela est nécessaire sans risque pour la patiente, la diaphanographie peut être bénéfique pour les femmes qui doivent régulièrement se faire examiner. Ce protocole est particulièrement utile pour examiner les femmes qui ont une dysplasie mammaire difficile à contrôler par la mammographie. Cependant, la diaphanographie ne peut habituellement pas se substituer à la mammographie.

Objectifs
- Déceler un cancer ou d'autres maladies du sein.
- Examiner le tissu cicatriciel chez les femmes ayant subi une mastectomie pour surveiller la récurrence d'un cancer.
- Guider l'aiguille au cours d'une biopsie ou du drainage d'un kyste.

Protocole
L'examen, qui prend de 15 à 20 minutes, est réalisé dans une chambre assombrie. L'examinateur déplace un émetteur qu'il tient dans sa main sur chacun des seins de la patiente. Assurez-vous que la patiente est penchée vers l'avant au cours de l'examen de façon à ce que les lésions situées près de la paroi thoracique puissent être décelées.

Résultats normaux
Le tissu du sein est jaune rougeâtre et translucide.

Signification de résultats anormaux
Des points brillants indiquent des kystes remplis de liquide et du tissu adipeux. Les tumeurs bénignes sont rouges; les vaisseaux sanguins vont du rouge foncé au noir; les tumeurs malignes sont d'un brun foncé ou noires. Les régions cancéreuses absorbent plus de lumière que les tissus bénins; elles semblent avoir un degré moindre de transillumination.

Interventions infirmières
Avant le test
- Expliquez à la patiente que ce test est utilisé pour déceler le cancer et d'autres maladies du sein. Dites-lui que l'examinateur va éclairer, à l'aide d'un faisceau lumineux, chacun de ses seins et qu'une caméra de télévision reliée à un ordinateur va transformer la lumière en images. Insistez sur les avantages de ce protocole, y compris sur le fait qu'il n'y a pas de facteurs de risque connus qui y soient associés. Assurez la patiente qu'elle n'éprouvera aucun inconfort au cours du protocole.

Au cours du test
- Des résultats faussement positifs sont associés à un hématome, à une mastite, à une adénomatose sclérosante, à un fibroadénome et à une papillomatose.

Diazépam sérique

Le diazépam (*Valium*), le dérivé le plus souvent prescrit de la benzodiazépine, a pour action d'inhiber la conduction de l'influx nerveux dans le système nerveux central et, par des mécanismes qui ne sont pas encore tout à fait bien compris, il réduit l'anxiété. Le diazépam est aussi un relaxant et un anticonvulsivant musculaire efficace; souvent, il est le médicament de choix pour le contrôle urgent des crises d'épilepsie.

Le diazépam est métabolisé presqu'exclusivement par le foie. Le nordiazépam (N-desméthyldiazépam), l'un de ses métabolites majeurs, a une pleine activité anxiolytique. En conséquence, les concentrations du nordiazépam devraient être contrôlés en même temps que les concentrations du diazépam. L'élimination de ces substances se fait lentement. La demi-vie du diazépam est d'environ de 2 à 4 jours; la demi-vie du nordiazépam est d'environ de 4 à 7 jours.

La plupart des métabolites du diazépam sont excrétés dans l'urine, alors que de petites quantités seulement sont excrétées dans les selles. La durée de l'effet est de trois heures; elle peut être prolongée jusqu'à 90 heures chez les personnes âgées et chez celles qui ont un dysfonctionnement hépatique ou rénal.

Le diazépam a un vaste index thérapeutique. Le niveau d'intolérance n'est habituellement pas atteint avant que les concentrations sériques soient de 5 à 10 fois plus élevés que les concentrations thérapeutiques. Les signes d'intolérance sont la faiblesse, l'ataxie et la somnolence. Les décès causés par des doses excessives de diazépam sont rares.

Objectifs

- Confirmer une posologie thérapeutique.
- Vérifier l'observance du patient.
- Déceler un abus possible du diazépam.
- Aider au traitement d'une dose excessive de diazépam.

Protocole infirmier

Procédez à une ponction veineuse et recueillez un échantillon de 7 mL de sang dans un tube à bouchon rouge. Comme le diazépam et le nordiazépam ont des demi-vies relativement longues, les concentrations sériques ne fluctuent pas beaucoup entre les doses. En conséquence, le besoin d'ajuster le moment de prélèvement de l'échantillon en fonction du moment de l'administration du médicament est moins crucial que pour d'autres substances.

Valeurs de référence

La zone thérapeutique pour le diazépam va de 0,2 à 0,8 µg/mL (0,7 à 2,8 µmol/L) et pour le nordiazépam, de 0,2 à 1,0 µg/mL (0,7 à 3,5 µmol/L). La zone thérapeutique pour le diazépam et le nordiazépam combinés va de 0,4 à 2,8 µg/mL (1,4 à 9,8 µmol/L).

Signification de résultats anormaux

Des concentrations totaux de benzodiazépine > 2,5 µg/mL (> 8,5 µmol/L) produisent la sédation. Des concentrations > 5,0 µg/mL (> 17 µmol/L) sont toxiques.

Interventions infirmières

Avant le test

- Expliquez au patient l'objectif du test et informez-le que ce test nécessite un échantillon de sang. Si cela est possible, dites-lui qui va procéder à la ponction veineuse et quand. Assurez-le qu'il ne va ressentir qu'un léger inconfort à cause de l'aiguille au cours de la ponction et de la pression du garrot. Le prélèvement de l'échantillon devrait se faire en moins de 3 minutes.
- Si le test a des conséquences légales, observez les directives appropriées et les mesures institutionnelles.

Après le prélèvement

- Si un hématome apparaît à l'endroit de la ponction veineuse, appliquez des compresses chaudes afin de diminuer l'inconfort.

Distribution des réserves lipidiques de l'organisme

En plus d'être un problème important de santé, l'obésité nuit aux activités quotidiennes normales d'une personne. L'évaluation de la distribution des réserves lipidiques (tissu adipeux) aide au traitement de l'obésité et peut permettre de prévoir la probabilité de certaines maladies. Par exemple, cette évaluation peut être utilisée pour déterminer si des personnes, particulièrement des femmes, ont besoin de passer un test de dépistage du diabète. Elle peut être aussi utilisée pour désigner les personnes qui risquent de souffrir d'une insuffisance coronarienne.

Plusieurs méthodes peuvent être utilisées pour évaluer la quantité et la distribution des réserves lipidiques. La détermination du rapport taille-hanches indique comment les réserves sont distribuées sur le corps, mais elle ne dit rien sur leur quantité. Inversement, les mesures de l'impédance de la peau et des plis cutanés révèlent la quantité des réserves lipidiques de l'organisme d'une personne, mais elles ne disent rien sur leur distribution. Cependant, un balayage tomodensitométrique révèle à la fois la quantité et la distribution des réserves lipidiques.

Objectifs

- Déterminer la quantité et la distribution des réserves lipidiques de l'organisme.
- Traiter l'obésité et prévoir la maladie.

Protocole infirmier

Pour établir le rapport taille-hanches, faites tenir la personne debout pendant que vous prenez plusieurs mesures de son tour de taille et de son tour de hanches. Divisez alors le tour de taille minimal par le tour de hanches maximal afin d'obtenir le rapport correct.

Résultats normaux

Le rapport taille-hanches ne devrait pas dépasser 1 : 1. Les hommes ont normalement un rapport taille-hanches plus élevé que celui des femmes.

Signification de résultats anormaux

Un rapport taille-hanches augmenté indique une forte proportion des graisses intra-abdominales, proportion qui est souvent associée à des concentrations élevées de triglycérides et de glucose, à de fortes concentrations d'insuline et à de l'insulinorésistance. Elle est aussi associée à une plus grande fréquence du diabète, de la goutte et de l'athérosclérose.

Les femmes qui ont une concentration importante de graisse à la partie supérieure du corps ont de grosses cellules adipeuses abdominales et courent un risque beaucoup plus grand d'avoir un diabète non diagnostiqué que les femmes dont les graisses en excès sont localisées sous la taille. Cependant, les femmes qui ont un excès de graisse au-dessus de la taille peuvent perdre plus facilement cette graisse que les femmes dont les réserves lipidiques sont au-dessous de la taille. Les femmes qui ont une quantité importante de graisse à la partie supérieure du corps peuvent également avoir un rapport hormones mâles – hormones femelles élevé.

Interventions infirmières

Avant le test

- Expliquez au patient que ce test mesure la distribution des réserves lipidiques de l'organisme et que cette mesure peut être utilisée pour prévoir le risque de manifestation des maladies cardio-vasculaires et d'autres maladies.
- Mentionnez-lui que ce test est sans douleur et qu'il comporte simplement la mesure des tours de taille et des hanches.

Au cours du test

- Si la personne est nerveuse ou gênée, encouragez-la et rassurez-la.

Après le test

- Référez la personne à un spécialiste en diététique si cela est nécessaire.

Distribution fœto-maternelle des érythrocytes

Il se produit un certain transfert de globules rouges de la circulation fœtale à la circulation maternelle au cours de la plupart des accouchements normaux, des avortements spontanés et des interruptions volontaires de la grossesse. Normalement, la quantité de sang transférée est minime et n'a pas de signification clinique. Cependant, le transfert de quantités importantes de sang d'un fœtus Rh+ à une mère Rh- peut provoquer l'immunisation maternelle contre l'antigène Rh_o (D) et le développement d'anticorps anti-Rh+ dans le sang de la mère. Au cours d'une grossesse subséquente, cette immunisation maternelle soumet un fœtus Rh+ à une hémolyse et à une érythroblastose qui peuvent s'avérer mortelles.

L'administration de globulines immunes Rh_o (D) à une mère Rh- non sensibilisée, et ce, pas plus tard que 72 heures après la naissance d'un nouveau-né Rh+, après un avortement spontané ou une interruption volontaire de la grossesse préviennent les complications pouvant survenir au cours de grossesses subséquentes. La quantité de globulines immunes Rh_o (D) nécessaire dépend du volume de sang fœtal transféré; ainsi, le test actuel mesure le nombre de globules rouges fœtaux dans la circulation maternelle de façon à permettre le calcul de la dose de globulines immunes Rh_o (D) nécessaire pour assurer la protection du fœtus.

Les clientes suivantes devraient être soumises au dépistage :
• Toutes les mères Rh négatif au cours de leur première visite prénatale et à la 28ième semaine de gestation ainsi qu'à l'accouchement.
• Toutes les mères Rh- qui ont des antécédents de transfusion, de nouveau-nés atteints de jaunisse, d'enfants mort-nés, d'accouchement par césarienne, d'avortement spontané ou d'interruption volontaire de la grossesse.

Objectifs
• Déceler et quantifier le transfert fœto-maternel de sang.
• Déterminer la quantité de globulines immunes Rh_o (D) nécessaire pour prévenir l'immunisation maternelle contre l'antigène Rh_o (D).

Protocole infirmier
Procédez à une ponction veineuse et recueillez au moins 1 mL de sang dans un tube à bouchon lavande.

Résultats normaux
Le sang entier maternel normal ne contient pas de globules rouges fœtaux.

Signification de résultats anormaux
Une augmentation du volume des globules rouges fœtaux dans la circulation maternelle peut nécessiter l'administration de globulines immunes Rh_o (D). Le dosage est basé sur des multiples de 15 mL de globules rouges fœtaux présents dans la circulation maternelle. On administre, par mesure de prévention, des globulines immunes Rh_o (D) aux femmes Rh négatif à leur 28ième semaine de gestation.

Interventions infirmières
Avant le test
• Expliquez à la cliente que ce test détecte le besoin et détermine la quantité nécessaire de globulines immunes Rh_o (D) pour protéger les nouveau-nés à venir des complications résultant d'une incompatibilité due au facteur Rh.
• Dites-lui qu'elle n'a pas à s'abstenir de nourriture solide ou liquide avant le test, et que ce dernier nécessite un échantillon de sang.

Après le prélèvement
• Pour éviter l'hémolyse, manipulez l'échantillon avec soin et gardez-le à la température de la pièce. Ne le congelez pas. Voyez à ce que l'analyse de l'échantillon soit réalisée dans les 72 heures suivant le prélèvement; une analyse faite après ce délai peut donner des résultats imprécis.
• Si un hématome apparaît à l'endroit de la ponction veineuse, appliquez des compresses chaudes afin de diminuer l'inconfort.

Drogues (recherche et dépistage)

Le test de laboratoire qui permet de déceler la présence de drogues illicites, d'alcool ou d'autres toxines peut être réalisé pour des raisons cliniques ou légales. Dans une situation d'urgence, le dépistage aide à l'établissement d'un diagnostic chez une personne inconsciente ou sérieusement atteinte, ou à la détermination de la sorte et de la quantité des produits ingérés en dose excessive. Le dépistage des drogues aide aussi à orienter le traitement de la toxicomanie.

Le dépistage des drogues est fait, le plus souvent, pour des raisons légales – par exemple, pour confirmer un soupçon d'usage de drogue ou pour savoir si les drogues ou l'alcool sont la cause d'un accident. Le fait de confirmer, à l'aide de la chromatographie en phase gazeuse associée à la spectométrie de masse, les résultats des échantillons initialement jugés positifs améliore la précision et réduit la possibilité de résultats faussement positifs. Cette double méthode de confirmation élimine aussi les facteurs pouvant interférer : d'autres drogues, des aliments et des vitamines.

L'urine est l'échantillon de choix pour la plupart des dépistages courants. Cependant, un échantillon de sérum permet une détermination plus précise du degré d'excès de la dose et oriente le traitement d'urgence.

Objectif
• Déceler les drogues nuisibles et illicites à des fins médicales ou légales.

Protocole infirmier
Urine. Généralement, la personne recueille un échantillon au hasard. On peut devoir poser une sonde à une personne inconsciente ou intoxiquée. La plupart des laboratoires demandent au moins 10 mL d'urine. Si vous êtes responsable de la supervision du prélèvement de l'échantillon, demandez à la personne de revêtir une robe de chambre. Ne lui laissez pas l'accès à ses vêtements, à ses effets personnels et à une source d'eau avec laquelle elle pourrait diluer l'échantillon.

Sérum. Procédez à une ponction veineuse et recueillez l'échantillon dans un tube de 7 mL à bouchon rouge. Pour un dépistage de l'alcool sanguin, préparez l'endroit de la ponction veineuse à l'aide d'un tampon d'ouate sans alcool et recueillez l'échantillon dans un tube à bouchon gris contenant du fluorure de sodium et de l'oxa-late de potassium. Envoyez immédiatement l'échantillon au laboratoire ou réfrigérez-le. Assurez-vous que tous les échantillons sont correctement étiquetés.

Résultats normaux
Le dépistage donne normalement un résultat négatif, excepté pour certaines substances comme la nicotine et la caféine. Comme l'alcool est très rapidement métabolisé et excrété, il est difficile à déceler par un dépistage courant.

Signification de résultats anormaux
Des résultats positifs au cours d'un dépistage de l'urine ou du sérum indiquent la présence de drogues nuisibles ou illicites.

Interventions infirmières
Avant le test
• Expliquez le protocole à la personne. Pour le dépistage urinaire, montrez-lui comment prélever un échantillon d'urine au hasard et, si cela est approprié, expliquez-lui qu'elle va être surveillée au cours du prélèvement. Pour le dépistage sérique, dites à la personne que le test nécessite un échantillon de sang.

• Si le dépistage est réalisé à des fins légales, assurez-vous que la personne ou un membre responsable de la famille a signé une formule de consentement. Obtenez les antécédents concernant l'usage des drogues, incluant les doses, les moments et les voies d'administration.

Après les prélèvements
• Scellez immédiatement le contenant ayant servi au prélèvement de l'urine afin de prévenir l'infiltration d'air et la contamination.

• Manipulez l'échantillon de sérum avec soin pour éviter l'hémolyse, qui peut modifier les résultats du test.

Après le test
• Dans le cas d'un dépistage réalisé à des fins légales ou relié à un emploi, assurez-vous que seules les personnes autorisées vont recevoir les résultats du test. Maintenez une chaîne de possession pour prévenir la falsification de l'échantillon. Cela implique une formule qui accompagne l'échantillon et qui établit la liste de chacune des personnes responsables de sa manipulation.

• Assurez-vous que des résultats positifs ont été confirmés par une seconde technique de laboratoire.

Duodénographie hypotonique

Dans ce test, on procède à l'examen du duodénum par radioscopie après instillation de sulfate de baryum et d'air à travers un cathéter intestinal. Ce protocole est indiqué chez les patients présentant des symptômes d'une maladie du duodénum ou du pancréas, comme une douleur abdominale haute persistante. Même s'il démontre facilement les petites lésions du duodénum et les tumeurs de la tête du pancréas qui empiètent sur la paroi du duodénum, le diagnostic différentiel requiert d'autres études.

Objectifs
• Déceler les petites lésions postbulbaires du duodénum, les tumeurs de la tête du pancréas et les tumeurs de l'ampoule de Vater.
• Aider au diagnostic d'une pancréatite chronique.

Protocole
Un cathéter intestinal est introduit par le nez de la personne jusqu'au duodénum. Alors, une perfusion intraveineuse de glucagon ou une injection intramusculaire de bromure de propanthéline (ou d'un autre anticholinergique) induit une atonie du duodénum. L'instillation de baryum et d'air distend le duodénum relâché, en aplatissant ses profonds replis circulaires. Des clichés radiographiques enregistrent alors l'anatomie du duodénum.

Résultats normaux
Lorsque le baryum et l'air distendent le duodénum atonique, la muqueuse semble normalement lisse et égale. Le contour régulier de la tête du pancréas apparaît aussi sur la paroi du duodénum.

Signification de résultats anormaux
Des nodules ou des masses irrégulières sur la paroi du duodénum peuvent indiquer des lésions duodénales, des tumeurs de l'ampoule de Vater, des tumeurs de la tête du pancréas ou une pancréatite chronique.

Interventions infirmières

Avant le test
• Expliquez à la personne que ce test permet d'examiner le duodénum et le pancréas. Dites-lui d'être à jeun depuis minuit la veille du test. Dites-lui qui va réaliser le test et où, et mentionnez que le protocole prend environ 30 minutes.
• Informez-la du fait qu'on fera passer un cathéter par son nez jusqu'à son duodénum pour servir de canal à l'instillation de baryum et d'air. Dites-lui qu'elle peut ressentir une douleur sous forme de crampes au moment où l'air est introduit dans le duodénum. Dites-lui de respirer profondément et lentement par la bouche, si elle ressent une telle douleur, de façon à aider à relâcher ses muscles abdominaux.

• Si l'on doit administrer du glucagon ou un anticholinergique au cours du protocole, décrivez les effets désagréables possibles du glucagon – la nausée, les vomissements, l'urticaire et les bouffées de chaleur – ou des anticholinergiques – la sécheresse de la bouche, la soif, la tachycardie, la rétention urinaire (particulièrement chez les personnes ayant une hypertrophie de la prostate) et la vision floue. Si l'on administre un anticholinergique à une personne non hospitalisée, avisez-la d'avoir quelqu'un pour la raccompagner chez elle.

• Vérifiez, dans le dossier de la personne, si elle a une maladie cardiaque grave ou un glaucome, ce qui serait des cas de contre-indication de l'administration d'anticholinergiques.

• Juste avant le test, dites-lui d'enlever ses prothèses dentaires, ses verres, ses bijoux et les sous-vêtements serrés. Demandez-lui alors d'uriner.

Après le test
• Surveillez les effets désagréables possibles après l'administration du glucagon ou d'un anticholinergique. Si la personne a reçu un anticholinergique, assurez-vous qu'elle urine quelques heures après le test. Dites à une personne non hospitalisée de se reposer dans une salle d'attente jusqu'à ce que sa vision soit claire (environ 2 heures), à moins que quelqu'un puisse la raccompagner chez elle.

• Administrez un cathartique tel qu'il est prescrit.

• Dites à la personne qu'elle peut faire des rots à cause de l'air instillé ou expulser des flatuosités, et que le baryum va donner une couleur blanc craie à ses selles durant 24 à 72 heures. Notez l'apparence de toutes les selles de la personne hospitalisée et avertissez le médecin si elle n'a pas expulsé le baryum après 2 ou 3 jours.

Durée de vie des érythrocytes

Normalement, les globules rouges ne sont détruits que lorsqu'ils atteignent la sénescence. Cependant, dans les maladies hémolytiques, des globules rouges de tous les âges sont détruits au hasard, ce qui se traduit par une anémie. Ce test mesure la durée de vie des globules rouges circulants et il détecte les endroits de séquestration et de destruction anormales des globules rouges, aidant ainsi au diagnostic d'une anémie inexpliquée. Les autres études réalisées au cours de la période du test peuvent comporter celles du sang fécal occulte, de l'hématocrite, des études du volume sanguin et des dosages de la fixation et de la clairance du fer radioactif pour aider au diagnostic différentiel de l'anémie.

Les contre-indications sont une grossesse et une coagulopathie.

Objectifs

• Aider à diagnostiquer une anémie inexpliquée, particulièrement une anémie hémolytique.

• Repérer les endroits de séquestration et de destruction anormales des globules rouges.

Protocole infirmier

Un échantillon de sang de 30 mL est prélevé et mélangé à 100 microcuries de ^{51}Cr pour un adulte, moins pour un enfant. Après une période d'incubation, le mélange est injecté à la personne par voie intraveineuse. Un échantillon de sang est prélevé 30 minutes après l'injection pour déterminer le volume sanguin et le volume des globules rouges.

Un échantillon de 6 mL est recueilli dans un tube à bouchon vert après 24 heures; des échantillons de suivi sont recueillis à des intervalles de 3 jours durant 3 à 4 semaines. Pour éviter la possibilité d'erreur provenant de la dégradation physique du ^{51}Cr, chacun des échantillons est mesuré à l'aide d'un compteur à scintillation à puits le jour où il est prélevé.

Des scintigraphies simultanées, à l'aide d'un appareil à rayons gamma, de la région précordiale et sacrée, du foie et de la rate détectent la radioactivité aux endroits de séquestration excessive des globules rouges. On procède à un dosage de l'hématocrite sur une petite fraction de chacun des échantillons de sang pour vérifier la perte de sang. À la fin de l'étude, un échantillon est prélevé pour comparer le volume du sang et des globules rouges aux valeurs de départ.

Résultats normaux

La demi-vie normale des globules rouges marqués de ^{51}Cr se situe entre 25 et 35 jours. Les scintigraphies normales faites à l'aide d'un appareil à rayons gamma révèlent une légère activité dans la rate, le foie et, parfois, la moelle osseuse.

Signification de résultats anormaux

Une diminution de la durée de vie des globules rouges indique une maladie hémolytique. Particulièrement, elle peut indiquer une leucémie lymphoïde chronique, une anémie hémolytique non sphérocytaire congénitale, une hémoglobinose C, une microsphérocytose héréditaire, une anémie hémolytique idiopathique acquise, une hémoglobinurie paroxystique nocturne, une elliptocytose, une anémie pernicieuse, une anémie à hématies falciformes, une hémoglobinose C à hématies falciformes ou un syndrome hémolytique et urémique.

Interventions infirmières

Avant le test

• Expliquez à la personne les objectifs et le protocole du test. Dites-lui qu'elle n'a pas à s'abstenir de nourriture solide ou liquide avant le test, qu'il comporte le marquage d'un échantillon de sang à l'aide d'un produit radioactif et qu'il nécessite le prélèvement régulier d'échantillons de sang à des intervalles de 3 jours durant 3 à 4 semaines.

• Dites à la personne qu'elle ne devrait pas recevoir de transfusion sanguine au cours de la période du test et qu'elle ne devrait pas non plus subir de prélèvement d'échantillons de sang pour d'autres tests.

Au cours du test

• Une déshydratation, une hyperhydratation ou une perte de sang (résultant d'une hémorragie ou du prélèvement d'échantillons de sang pour d'autres tests) peuvent changer le volume des globules rouges circulants et invalider les résultats du test.

Après le test

• Si la personne souffre d'un mauvais fonctionnement de la coagulation, observez attentivement, à l'endroit des ponctions veineuses, les signes d'hémorragie.

Durée de vie des plaquettes

Le test de la durée de vie des plaquettes mesure la vitesse à laquelle les plaquettes sont détruites et renouvelées dans la circulation périphérique. Des plaquettes marquées au chrome 51 radioactif sont injectées dans la circulation sanguine. Durant 8 à 10 jours, les plaquettes marquées qui demeurent dans la circulation sont comptées dans des échantillons sériés du sang périphérique et les données obtenues servent à tracer une courbe de survie des plaquettes. Ces observations sont facilement reproductibles et elles traduisent d'assez près la demi-vie des plaquettes en circulation. Ce test fournit une information importante pour le diagnostic d'un purpura thrombocytopénique essentiel, un dérèglement caractérisé par une diminution de la durée de vie des plaquettes.

Objectifs

• Contrôler les effets des médicaments connus pour leur capacité d'altérer la survie des plaquettes.
• Désigner des dérèglements connus ou appréhendés associés à la destruction des plaquettes.
• Aider au diagnostic d'un purpura thrombocytopénique essentiel.
• Déterminer la survie et la durée de vie des plaquettes.

Protocole infirmier

Procédez à une ponction veineuse et recueillez l'échantillon dans un tube de 5 mL à bouchon lavande. Ce prélèvement est fait pour obtenir des plaquettes devant servir au marquage au chrome radioactif (on peut aussi utiliser les plaquettes provenant du sac de sang d'un donneur). Injectez les plaquettes marquées dans la circulation. Prélevez alors 2 échantillons, un 30 minutes après l'injection des plaquettes et l'autre 2 heures après l'injection.

Procédez à une ponction veineuse quotidienne durant les 8 à 10 jours suivants et recueillez les échantillons de sang dans des éprouvettes de 5 mL à bouchon lavande.

Résultats normaux

La moitié des plaquettes marquées disparaissent de la circulation en 84 à 116 heures. Le reste de la radioactivité disparaît normalement en 8 à 10 jours, ce que l'on croit être la durée de vie normale des plaquettes.

Signification de résultats anormaux

Une diminution de la durée de vie des plaquettes – qui peut être aussi courte que de 1 à 4 heures – se produit dans un purpura thrombocytopénique (auto-immun) essentiel, un lupus érythémateux aigu disséminé, une coagulopathie de consommation, une leucémie lymphoïde chronique, une thrombocytopénie néonatale alloimmune et dans certains cas maladie de Hodgkin et de lymphosarcome.

Interventions infirmières

Avant le test

• Expliquez à la personne que ce test aide à étudier le mécanisme de coagulation de son sang. Dites-lui qu'elle n'a pas à s'abstenir de nourriture solide ou liquide avant le test, et que celui-ci nécessite une série d'échantillons de sang.
• Vérifiez s'il y a eu des grossesses ou des transfusions répétées, et signalez-les au laboratoire. La longueur de la durée de vie des plaquettes peut être réduite par la présence d'anticorps anti-plaquettes à la suite de transfusions multiples, d'une transfusion de plaquettes ou de grossesses répétées.
• Vérifiez, dans le dossier de la personne, la prise de substances qui diminuent la production des plaquettes ou en provoquent la destruction. Les substances qui réduisent la production des plaquettes sont les anticonvulsivants, les carbamates, le chloramphénicol, les agents anticancéreux, l'isoniazide, les sulfamidés et la streptomycine. Les substances qui favorisent la destruction des plaquettes sont l'aspirine, les benzènes, la digitoxine, les sels d'or, l'héparine, la quinidine et les thiazidiques. (Une thrombocytopénie causée par les sels d'or peut se produire des mois après la fin de la thérapie.)

Au moment du prélèvement

• Si l'on soupçonne, chez la personne, une anomalie de la coagulation, évitez l'exploration excessive au cours de la ponction veineuse et ne laissez pas le garrot en place trop longtemps (cela va provoquer la formation d'ecchymoses). Exercez une pression à l'endroit de la ponction veineuse durant 5 minutes ou jusqu'à ce que le saignement s'arrête.

Après le prélèvement

• Si un hématome apparaît à l'endroit de la ponction veineuse, appliquez des compresses chaudes afin de diminuer l'inconfort.

Échocardiographie

Ce test non invasif permet d'examiner la dimension, la forme et le mouvement des structures cardiaques. Dans l'échocardiographie, un transducteur placé sur une région libre de tissu osseux et pulmonaire du thorax de la personne dirige des ultrasons vers les structures cardiaques, qui les réfléchissent. Le transducteur recueille les échos, les convertit en impulsions électriques et les transmet à un appareil d'échocardiographie pour visualisation et enregistrement.

Deux techniques sont couramment utilisées : le mode M (mode mouvement) enregistre le mouvement et les dimensions des structures intracardiaques et le mode bidimensionnel (transversale) enregistre le mouvement latéral durant un cycle et révèle la relation spatiale entre les structures cardiaques.

Objectifs
- Diagnostiquer et examiner les anomalies valvulaires.
- Examiner les cavités et les valvules dans les anomalies cardiaques congénitales.
- Aider au diagnostic d'une hypertrophie cardiaque et des myocardiophaties apparentées.
- Déceler des tumeurs auriculaires et un épanchement péricardique.
- Examiner le fonctionnement cardiaque ou le mouvement de la paroi après un infarctus du myocarde.

Protocole
Alors que la personne est en décubitus dorsal, on place un transducteur vis-à-vis du troisième ou du quatrième espace intercostal à la gauche du sternum. Le transducteur dirige des ultrasons vers des régions précises du cœur. Pour enregistrer le fonctionnement du cœur dans différentes conditions, on demande à la personne d'inhaler et d'expirer lentement, de retenir sa respiration ou d'inhaler du nitrite d'amyle, un vasodilatateur.

Résultats normaux
Les valves antérieure et postérieure de la valvule mitrale apparaissent normalement, sur l'échocardiographie en mode M, comme deux fines lignes dans la cavité ventriculaire gauche remplie de sang, qui ne rend pas d'échos. Les valves des valvules sigmoïdes ont une configuration en forme de boîte au cours de la systole ventriculaire et montrent un léger mouvement de vibration rapide « flutter » au cours de la systole. Au cours de la diastole, les valves apparaissent comme une ligne simple ou double dans la racine de l'aorte.

Le mouvement de la valvule tricuspide ressemble à celui de la valvule mitrale. La valvule sigmoïde postérieure de l'orifice de l'artère pulmonaire se déplace graduellement vers l'arrière. Au cours de la systole auriculaire, elle est déplacée vers l'arrière et, au cours de la systole ventriculaire, elle se déplace rapidement vers l'arrière. Au cours de l'éjection du ventricule droit, la valvule se déplace vers l'avant et atteint sa position la plus antérieure au cours de la diastole.

Le ventricule gauche apparaît normalement comme un espace sans échos entre le septum interventriculaire et la paroi postérieure du ventricule gauche. On observe, dans cette cavité, des échos provenant des cordages tendineux et de la valvule mitrale. Le ventricule droit apparaît comme un espace sans échos entre la paroi antérieure thoracique et le septum interventriculaire.

Signification de résultats anormaux
Des échocardiogrammes anormaux aident à diagnostiquer une sténose mitrale, un prolapsus de la valvule mitrale, une insuffisance aortique, une myocardiopathie, des dérèglements valvulaires ou une insuffisance cardiaque congestive. Parmi les autres anomalies qu'on peut déceler, on note un rétrécissement aortique, une myocardiopathie obstructive, une tumeur auriculaire gauche, une ischémie ou un infarctus et un épanchement péricardique.

Interventions infirmières
Avant le test
- Expliquez à la personne que ce test permet d'étudier la dimension, la forme et le mouvement des différentes structures cardiaques. Avertissez-la qu'elle peut ressentir un léger inconfort à cause de la pression utilisée pour garder le transducteur en contact avec la peau.
- Signalez à la personne qu'on pourra lui demander d'inspirer et d'expirer lentement, de retenir sa respiration ou d'inhaler un gaz ayant une odeur légèrement sucrée (nitrite d'amyle). Dites-lui de demeurer immobile au cours du test.

Échocardiographie transœsophagienne

L'échocardiographie, qui est une technique non invasive permettant d'étudier la structure cardiaque et le mouvement de la paroi du cœur, aide à étudier et à diagnostiquer plusieurs dérèglements cardiaques, y compris l'infarctus du myocarde. L'échocardiographie transœsophagienne est un protocole bidimensionnel modifié qui, souvent, peut être utilisé lorsque l'échocardiographie traditionnelle ne le peut pas. Ce protocole emploie un petit appareil à ultrasons attaché à l'extrémité d'un gastroscope. Placé près du cœur du patient, il fournit des images du cœur en mouvement.

L'échocardiographie transœsophagienne est utile pour deux groupes de patients. Le premier – chez lequel l'échocardiographie traditionnelle donne des images de mauvaise qualité – inclut les patients qui ont un thorax en tonneau, une maladie pulmonaire obstructive chronique et souffrent d'obésité. Le second inclut les patients soumis à une chirurgie cardiaque au cours de laquelle l'échocardiographie transœsophagienne peut mesurer et contrôler le fonctionnement du cœur.

Objectifs

• Diagnostiquer les dérèglements cardiaques lorsque l'échocardiographie traditionnelle ne le peut pas.

• Déceler rapidement une ischémie du myocarde.

• Surveillez les greffes récentes de pontage coronarien et les modifier immédiatement si cela est nécessaire.

• Déceler la présence de bulles d'air dans le cœur.

• Déterminer la précharge, la postcharge et d'autres mesures de la fonction « de pompage » du cœur.

• Visualiser les valvules auriculo-ventriculaires et les valvules sigmoïdes aortiques.

• Examiner le fonctionnement de valvules prothétiques en suivant le passage d'un opacifiant radiologique dans le ventricule gauche.

• Déceler les anomalies des cloisons auriculaires, les thrombi des oreillettes gauche et droite et les tumeurs cardiaques.

• Guider l'ablation chirurgicale de corps étrangers logés dans le cœur.

• Repérer une régurgitation mitrale et aortique, un shunt interauriculaire et une dissection aortique.

• Mesurer et surveiller les dimensions du ventricule gauche.

Protocole

On procède à l'anesthésie de l'hypopharynx du patient. Alors, à l'aide d'un gastroscope équipé, à son extrémité, d'un appareil à ultrasons, l'examinateur fait passer l'appareil à travers l'œsophage jusqu'à ce qu'il se trouve placé directement derrière la surface postérieure du cœur. L'examinateur peut alors voir des images du cœur au travail.

Résultats normaux

Le protocole ne révèle aucune anomalie cardiaque.

Signification de résultats anormaux

Les résultats de l'échocardiographie transœsophagienne peuvent aider à diagnostiquer des anomalies de la structure du cœur, de son fonctionnement et du mouvement de la paroi cardiaque.

Interventions infirmières

Avant le test

• Expliquez au patient que ce test aide à examiner la fonction cardiaque. Assurez-le qu'il ne va ressentir qu'un léger inconfort à cause du passage du gastroscope.

Après le test

• Interdisez la consommation de nourriture solide et liquide jusqu'à ce que le réflexe pharyngé soit rétabli.

Échoencéphalographie

Dans l'échoencéphalographie, un transducteur émet un faisceau d'ultrasons qui passe à travers le crâne de la personne.

Les structures cérébrales médianes renvoient alors le faisceau vers le transducteur, qui le transforme en une impulsion électrique. Cette impulsion est traitée et transmise à un écran d'oscilloscope qui crée une image des structures médianes du cerveau, y compris du troisième et du quatrième ventricule, des ventricules latéraux gauche et droit et des cornes antérieures et postérieures. Ce protocole a été en grande partie remplacé par la tomodensitométrie.

Objectif

• Déterminer la position et la dimension des structures cérébrales médianes.

Protocole

Alors que la personne est en décubitus dorsal sur une table de radiographie, on applique une gelée hydrosoluble sur le transducteur, qui est alors placé sur la région temporo-pariétale. Le temps requis pour renvoyer le faisceau d'ultrasons au transducteur est transformé en une impulsion électrique et visualisé sur un écran d'oscilloscope.

Les images produites par les ultrasons sont traitées et emmagasinées pour en permettre l'étude ultérieure et en conserver un enregistrement permanent.

Résultats normaux

Un échoencéphalogramme montre le troisième ventricule au centre du crâne, à moins de 2 à 3 mm de la ligne médiane. Les autres structures médianes, comme les ventricules latéraux droit et gauche, apparaissent aussi dans leurs positions anatomiques normales.

Signification de résultats anormaux

Un déplacement des structures médianes supérieur à 3 mm indique une anomalie. Si le troisième ventricule est agrandi de 10 mm ou plus (7 mm ou plus chez les enfants), il faut procéder à d'autres examens pour vérifier la présence possible d'une masse intracrânienne.

Cependant, deux séries d'impulsions identiques sont nécessaires pour confirmer des résultats anormaux. L'échoencéphalographie peut aussi révéler des déplacements structuraux causés par un œdème cérébral ou une hémorragie sous-durale et extradurale.

Interventions infirmières

Avant le test

• Décrivez le protocole à la personne et expliquez-lui que ce test détermine la position et la dimension de plusieurs structures du cerveau. Informez-la qu'elle n'a pas à s'abstenir de nourriture solide ou liquide avant le test. Dites-lui qui va réaliser le test et où. Assurez-la que le protocole est sûr et sans douleur, et qu'il prend environ 1 heure.

• Dites à la personne qu'un petit transducteur sera placé sur le côté de sa tête, juste au-dessus de l'oreille, et que ce transducteur va envoyer un faisceau inoffensif d'ultrasons dans le cerveau. Signalez-lui qu'au moment où les structures cérébrales réfléchissent le faisceau elle peut entendre un écho qui ressemble à un bourdonnement continu ou à une note de musique.

• Demandez-lui d'enlever ses bijoux et les autres objets métalliques de sa tête et de son cou. Le fait de ne pas enlever ces objets va influer sur les résultats du test.

Échographie de l'aorte abdominale

Ce test non invasif aide à confirmer un anévrisme appréhendé de l'aorte et il constitue la méthode par excellence pour déterminer le diamètre d'un anévrisme. Plusieurs échographies peuvent être réalisées pour déceler l'expansion d'un anévrisme qui présente un risque très élevé de rupture lorsque son diamètre est de 7 cm ou plus. Une fois qu'un anévrisme est décelé, l'échographie peut être répétée tous les 6 mois pour surveiller les changements dans l'état du patient.

Objectifs
• Déceler et mesurer un anévrisme appréhendé de l'aorte abdominale.
• Déceler et mesurer l'expansion d'un anévrisme connu de l'aorte abdominale.

Protocole
Un transducteur fait pénétrer des ondes sonores à haute fréquence dans l'abdomen sur une large surface, allant de la pointe du sternum à la région ombilicale. Les ondes sonores, réfléchies vers le transducteur à partir de régions où des tissus de densités différentes se rencontrent, sont transmises sous forme d'impulsions électriques et affichées sur un écran d'oscilloscope ou sur un moniteur de télévision. Elles révèlent les organes internes, la colonne vertébrale et, ce qui est très important pour le test, la dimension et le trajet de l'aorte abdominale ainsi que d'autres vaisseaux majeurs.

Résultats normaux
Chez les adultes, le diamètre normal de l'aorte abdominale passe progressivement de 2,5 à 1,5 cm sur son trajet, à partir du diaphragme jusqu'à sa bifurcation près du bassin. Elle descend à travers l'espace rétropéritonéal, devant la colonne vertébrale et légèrement à gauche de la ligne médiane. On peut habituellement bien visualiser quatre de ses branches majeures : le tronc cœliaque, les artères rénales, l'artère mésentérique supérieure et les artères iliaques communes.

Signification de résultats anormaux
Un diamètre de l'aorte abdominale supérieur à 4 cm est anévrismal; un diamètre supérieur à 7 cm est anévrismal avec un fort risque de rupture.

Interventions infirmières
Avant le test
• Expliquez au patient que ce test permet l'examen de l'aorte abdominale. Recommandez-lui d'être à jeun depuis les 12 heures précédant le test pour minimiser la présence de gaz intestinaux et la motilité intestinale. Dites-lui qui va réaliser le test et où il le sera, mentionnez que la lumière de la pièce peut être tamisée de façon à améliorer la visualisation de l'aorte et que le test dure de 30 à 45 minutes.

• Dites-lui que l'on va appliquer de l'huile minérale ou un gel sur son abdomen pour améliorer la visualisation et que l'huile peut causer une sensation de froid. Expliquez qu'on va faire passer un transducteur sur sa peau à partir des rebords costaux jusqu'à l'ombilic, ou légèrement en dessous, en faisant pénétrer des ondes sonores inaudibles dans les organes et dans les vaisseaux abdominaux. Assurez-le que ce procédé est sûr et sans douleur, mais qu'il va sentir une certaine pression provenant du transducteur. S'il a un anévrisme connu, assurez-le que les ondes sonores ne vont pas en provoquer la rupture. Recommandez-lui de demeurer immobile au cours de l'échographie et de retenir sa respiration lorsqu'on le lui demandera.

• Si cela est prescrit, donnez de la diméthicone pour diminuer les gaz intestinaux. Juste avant le test, demandez au patient de revêtir une blouse d'hôpital.

Après le test
• Enlevez le gel de couplage acoustique de la peau du patient.
• Dites au patient de reprendre son régime alimentaire et sa médication.

◆ *Mise en garde.* Les anévrismes peuvent se dilater et se briser rapidement; aussi, vérifiez fréquemment les signes vitaux du patient. Souvenez-vous que l'apparition soudaine d'une douleur abdominale ou dorsale constante accompagne une dilatation rapide de l'anévrisme; une douleur atroce et soudaine accompagnée de faiblesse, de transpiration, de tachycardie et d'hypotension signale une rupture.

Échographie de la rate

Dans l'échographie de la rate, un faisceau focalisé d'ondes sonores à haute fréquence passe dans le quadrant supérieur gauche de l'abdomen en y produisant des échos qui varient avec les changements dans la densité des tissus. Ces échos sont amplifiés et transformés en images sur un écran d'oscilloscope. Ces images représentent la taille, la forme et la position de la rate et des viscères qui l'entourent.

L'échographie est indiquée chez les personnes qui ont une masse d'origine inconnue dans le quadrant supérieur gauche ou une splénomégalie connue; elle est aussi utilisée pour étudier les changements dans la taille de la rate, une douleur et une sensibilité locales dans le quadrant supérieur gauche et un traumatisme abdominal récent. Même si l'échographie peut montrer une splénomégalie, elle ne peut habituellement pas en découvrir la cause; la tomodensitométrie peut fournir une information plus précise.

Objectifs
• Diagnostiquer une splénomégalie.
• Contrôler l'évolution d'une maladie primaire et secondaire de la rate, et en déterminer la thérapie.
• Examiner la rate à la suite d'un traumatisme abdominal.
• Aider à déceler des kystes spléniques et un abcès sous-diaphragmatique.

Protocole
Le protocole varie selon la taille de la rate ou selon le physique de la personne. Généralement, on place d'abord la personne en décubitus dorsal avec le thorax découvert. On applique un lubrifiant hydrosoluble sur l'extrémité du transducteur et on obtient des images transversales de la rate à des intervalles de 1 à 2 cm, en commençant à la hauteur du diaphragme et en se déplaçant vers la partie postérieure, tandis qu'on donne au transducteur un angle antéro-médian.

Résultats normaux
Le parenchyme de la rate montre normalement un sonogramme homogène et de faible niveau; ses canaux vasculaires individuels ne sont habituellement pas visibles. Les bordures supérieures et latérales de la rate sont clairement découpées et chacune d'elles présente un rebord convexe. Les bordures sous-jacentes et médianes sont dentelées par les organes environnants. La région du hile où le pédicule vasculaire pénètre dans la rate donne généralement une région qui réfléchit fortement les échos. La surface médiane est généralement concave, une caractéristique particulièrement utile pour établir la différence entre des masses du quadrant supérieur gauche et une rate hypertrophiée.

Signification de résultats anormaux
L'échographie de la rate peut révéler une splénomégalie, une rupture, un hématome, un abcès, des kystes ou des tumeurs.

Interventions infirmières
Avant le test
• Expliquez à la personne que ce test permet de contrôler l'état de sa rate. Recommandez-lui de jeûner durant les 8 à 12 heures précédant le test. Dites-lui que la pièce où le test sera réalisé peut être assombrie pour aider à la visualisation.
• Dites à la personne qu'on va faire passer délicatement un transducteur sur le quadrant supérieur gauche de son abdomen, en contact direct avec sa peau, mais assurez-la qu'elle ne va ressentir qu'une légère pression. Recommandez-lui de demeurer aussi immobile que possible durant le protocole et de retenir sa respiration lorsqu'on le lui demandera.

Au cours du test
• Des côtes sus-jacentes, un poumon gauche aéré ou la présence de gaz ou de baryum résiduel dans le colon ou dans l'estomac peuvent empêcher la visualisation de la rate.
• Chez une personne qui est déshydratée, l'échographie peut ne pas être capable de mettre en évidence les limites entre les organes et les structures tissulaires à cause d'une carence en liquides organiques.
• Un physique qui altère la forme de la rate ou des masses adjacentes qui déplacent la rate peuvent être confondus avec une splénomégalie.
• La personne ayant un traumatisme de la rate peut être incapable de tolérer le protocole à cause de la douleur provenant du mouvement du transducteur sur son abdomen.

Après le test
• Assurez-vous d'enlever la gelée lubrifiante de la peau de la personne.

Échographie de la thyroïde

Dans ce protocole non invasif, des impulsions ultrasonores sont émises à partir d'un cristal piézo-électrique placé dans un transducteur. Dirigées vers la glande thyroïde, ces impulsions sont réfléchies vers le transducteur et transformées alors par une composante électronique pour donner des images sur un écran d'oscilloscope.

Lorsqu'une masse est localisée par palpation ou par scintigraphie de la thyroïde, l'échographie thyroïdienne peut établir la différence entre un kyste et une tumeur de plus de 1 cm, avec une précision d'environ 85 %. Elle est particulièrement utile pour détecter les nodules thyroïdiens au cours de la grossesse puisqu'elle n'expose pas le fœtus à l'iode radioactif utilisé dans d'autres protocoles diagnostiques.

Ce test peut être aussi utilisé pour examiner les glandes parathyroïdes. Celles-ci apparaissent comme des masses solides de 5 mL ou moins, dont le dessin échographique a moins d'amplitude que celle du tissu thyroïdien. L'hypertrophie de ces glandes est habituellement caractéristique d'une croissance tumorale ou d'une hyperplasie. Normalement, sur un échogramme, les glandes parathyroïdes peuvent être distinguées de la masse vasculo-nerveuse voisine.

Objectifs
- Examiner la structure de la thyroïde.
- Différencier un kyste d'une tumeur solide.
- Surveiller la taille de la glande thyroïde au cours d'une thérapie de freinage.

Protocole
On place la personne en décubitus dorsal avec un oreiller sous ses omoplates de façon à obtenir une hyperextension de son cou. On enduit alors le cou d'une gelée hydrosoluble pour faciliter la transmission du faisceau d'ultrasons. Le transducteur balaie la thyroïde en projetant une image échographique sur l'écran de l'oscilloscope. On photographie l'image de l'écran pour examen subséquent. Pour une visualisation précise de la partie antérieure de la thyroïde, il faut utiliser un transducteur à focalisation courte.

Résultats normaux
La thyroïde montre normalement un échogramme uniforme sur toute sa surface.

Signification de résultats anormaux
Les kystes apparaissent comme des régions à bordure lisse, sans écho, avec une transmission sonore accrue. Les adénomes et les carcinomes apparaissent soit solides et bien découpés avec des échogrammes identiques, soit, moins fréquemment, solides avec des régions kystiques. Un carcinome qui infiltre la glande peut ne pas être bien découpé. La détection d'une tumeur est généralement suivie d'une ponction-biopsie ou d'une excision-biopsie pour déterminer la présence d'un cancer.

Interventions infirmières
Avant le test
- Décrivez le protocole à la personne et expliquez-lui que le test précise la taille et la forme de la glande thyroïde. Informez-la qu'elle n'a pas à s'abstenir de nourriture solide ou liquide avant le test. Dites-lui qui va réaliser le protocole, où il va être réalisé et qu'il va durer environ 30 minutes. Assurez-la que le protocole est sans douleur et sûr, et que les résultats du test sont habituellement disponibles en moins de 24 heures.

Après le test
- Nettoyez bien le cou de la personne de façon à enlever la gelée lubrifiante.

Échographie de la vésicule biliaire et du système biliaire

Dans l'échographie de la vésicule biliaire et du système biliaire, un faisceau focalisé d'ondes sonores à haute fréquence pénètre dans le quadrant supérieur droit de l'abdomen en y produisant des échos qui varient avec les changements dans la densité du tissu. Ces échos sont détectés et amplifiés par un transducteur, et leur lecture est affichée sur un écran d'oscilloscope. L'image qui en résulte révèle la dimension, la forme et la position de la vésicule biliaire, et elle peut montrer le profil d'une partie du système biliaire.

L'échographie permet aussi d'examiner la vésicule biliaire après l'injection de sincalide, un analogue hormonal qui amène l'organe à se contracter et à expulser la bile. Comme la précision de l'échographie ne dépend pas du fonctionnement du foie et de la vésicule biliaire, elle est particulièrement utile dans l'examen des personnes qui ont des concentrations sériques élevées de bilirubine, lorsque la radiographie, à l'aide d'un opacifiant radiologique, peut s'avérer inefficace. Elle constitue le protocole de choix pour détecter un ictère et pour le diagnostic d'urgence des personnes présentant des signes de cholécystite aiguë.

Objectifs
* Confirmer un diagnostic de calculs biliaires.
* Diagnostiquer une cholécystite aiguë.
* Distinguer entre un ictère obstructif et un ictère non obstructif.

Protocole
Alors que la personne est en décubitus dorsal, on applique un lubrifiant hydrosoluble sur l'extrémité du transducteur et on procède à des balayages transversaux de la vésicule biliaire à des intervalles de 1 cm. On fait ensuite des balayages longitudinaux obliques à des intervalles de 5 mm parallèlement à l'axe long de la vésicule biliaire. Pendant chacun des balayages, on demande à la personne d'exhaler profondément et de retenir sa respiration. On lui demande de prendre différentes positions afin d'étudier d'autres structures biliaires. On peut déterminer la contractilité de la vésicule biliaire en donnant à la personne un repas gras ou une injection intraveineuse de sincalide. On procède à des échographies 5 à 30 minutes après l'injection.

Résultats normaux
Le sonogramme montre que la dimension, le contour et la position de la vésicule biliaire, du canal cystique et du canal cholédoque sont normaux.

Signification de résultats anormaux
L'échographie de la vésicule biliaire et du système biliaire peut révéler des calculs biliaires, une cholécystite, des polypes ou un cancer de la vésicule biliaire.

Interventions infirmières

Avant le test
* Expliquez à la personne les objectifs et le protocole du test. Dites-lui de prendre un repas sans gras dans la soirée et, alors, de rester à jeun durant 8 à 12 heures si cela est possible.
* Dites-lui qu'on va faire passer doucement un transducteur sur le quadrant supérieur droit de son abdomen en contact direct avec sa peau, mais assurez-la qu'elle ne va ressentir qu'une légère pression. S'il y a eu injection de sincalide, dites à la personne qu'elle peut éprouver des crampes abdominales, du ténesme, des nausées, des étourdissements et des bouffées vasomotrices, et qu'elle peut transpirer. Recommandez-lui de demeurer aussi immobile que possible durant le protocole et de retenir sa respiration lorsqu'on le lui demandera.
* Juste avant le protocole, demandez à la personne de revêtir une blouse d'hôpital.

Au cours du test
* On ne devrait pas administrer de sincalide aux enfants, aux femmes enceintes ou aux personnes qui présentent une hypersensibilité à ce médicament.
* Le fait de ne pas respecter les restrictions alimentaires imposées avant le test nuit à la précision des résultats du test.
* La présence de gaz intestinaux sus-jacents ou la rétention de baryum d'un examen précédent gênent la transmission des ultrasons.
* Chez une personne déshydratée, l'échographie peut ne pas être en mesure de démontrer les frontières entre les organes et les structures tissulaires à cause de la carence en liquides organiques.

Après le test
* Assurez-vous que la gelée lubrifiante est enlevée de la peau de la personne. La personne peut reprendre son régime alimentaire tel qu'il est prescrit.

Échographie des ganglions lymphatiques

Ce test non invasif permet l'examen de l'espace rétropéritonéal, une région assez inaccessible à la radiographie traditionnelle. Il permet d'étudier la tuméfaction ganglionnaire sans avoir recours à des opacifiants radiologiques et il est souvent réalisé chez les personnes qui présentent une tuméfaction ganglionnaire aortique ou iliaque, lorsqu'il y a une possibilité de lymphome.

Le fait de recourir aux ultrasons pour localiser les masses ganglionnaires avant une radiothérapie aide le médecin à planifier le traitement. Il peut alors utiliser les ultrasons pour déterminer la régression de la masse à la suite de la thérapie. Les études par ultrasons des ganglions lymphatiques sont souvent réalisées conjointement avec une lymphangiographie, mais elles peuvent aussi être réalisées seules pour contrôler la réponse des tumeurs rétropéritonéales à une thérapie.

Les études par ultrasons sont simples à réaliser, mais elles présentent un risque d'erreur de 28 %. Même si elle est plus dispendieuse, la tomodensitométrie a remplacé ce test dans certains établissements.

Objectifs
• Étudier la tuméfaction ganglionnaire dans les régions aortique et iliaque.
• Contrôler la régression des masses ganglionnaires et des tumeurs rétropéritonéales au cours d'une thérapie.

Protocole
La personne est en décubitus dorsal. Des ondes sonores à haute fréquence sont dirigées, à partir d'un transducteur, à travers la région rétropéritonéale. Les ondes sonores, réfléchies vers le transducteur à partir de régions où des tissus de densités différentes se rencontrent, sont transmises sous forme d'impulsions électriques et affichées sur un écran d'oscilloscope ou sur un moniteur de télévision.

Résultats normaux
Les ganglions lymphatiques, qui ont environ 1,5 cm de diamètre, ne sont pas visibles aux ultrasons.

Signification de résultats anormaux
Une tuméfaction ganglionnaire visible aux ultrasons indique une tumeur ou une infection. Cependant, les échos provenant de ces ganglions n'indiquent pas toujours la raison de la tuméfaction.

Interventions infirmières

Avant le test
• Expliquez au patient que ce test permet la visualisation des ganglions lymphatiques dans la partie inférieure de sa cavité abdominale. Dites-lui de jeûner durant les 12 heures précédant le test afin de minimiser la motilité et les gaz intestinaux. Il peut prendre de l'eau. Dites-lui qui va réaliser le test et que la lumière dans la pièce où le test sera réalisé peut être tamisée pour améliorer la visualisation. Dites-lui que le test dure de 30 à 45 minutes.
• Dites au patient qu'on va appliquer sur son abdomen de la gelée ou de l'huile minérale, et que cela peut causer une sensation de froid. Expliquez qu'on va faire passer un transducteur sur sa peau en dirigeant les ondes sonores imperceptibles sur son abdomen. Assurez-le que ce procédé est sûr et sans douleur, mais qu'il va ressentir une pression. Recommandez-lui de demeurer immobile au cours de l'échographie et de retenir sa respiration lorsqu'on le lui demandera.
• Si cela est prescrit, donnez de la diméthicone pour diminuer les gaz intestinaux.
• Juste avant le test, demandez au patient de revêtir une blouse d'hôpital.

Après le test
• Enlevez le gel de couplage acoustique de la peau du patient.
• Dites au patient de reprendre son régime alimentaire et sa médication.

Échographie des seins

Ce test utilise des ondes ultrasonores pour déceler et différencier des lésions mammaires kystiques, solides et complexes, particulièrement chez les femmes ayant des seins denses ou une mastose sclérokystique. Il est aussi réalisé chez les femmes très jeunes et chez les femmes enceintes présentant des masses palpables (l'augmentation du tissu glandulaire au cours d'une grossesse rend la mammographie moins efficace). De plus, les ultrasons pénètrent facilement les prothèses mammaires de silicone (qui sont opaques aux rayons X), ce qui rend beaucoup plus complet l'examen courant de dépistage des femmes qui ont subi une greffe mammaire. L'échographie est un protocole alternatif pour les femmes qui refusent de subir une mammographie et pour celles qui ne devraient pas être exposées à une méthode de diagnostic faisant appel aux radiations. L'échographie peut être prescrite comme technique d'appoint de la mammographie.

Objectifs
- Déceler et différencier les lésions mammaires.
- Examiner les seins des femmes qui ne peuvent subir de mammographie.

Protocole
La patiente enlève ses vêtements jusqu'à la taille et se place alors en décubitus ventral sur la table d'examen. Ensuite, elle immerge d'abord un sein et ensuite l'autre dans un récipient d'eau chlorée chaude. Pendant ce temps, un transducteur placé au fond du récipient émet des ondes ultrasonores qui voyagent à travers l'eau et sont réfléchies à partir des tissus du sein. Les échos sont traités et affichés sur un écran. L'échographie des deux seins prend au total 15 minutes.

Résultats normaux
Les ondes ultrasonores révèlent un motif symétrique dans les deux seins, incluant les couches sous-cutanée, mammaire et rétromammaire.

Signification de résultats anormaux
Des motifs inhabituels et particuliers révèlent la présence de kystes, de masses bénignes, de tumeurs malignes et d'une métastase tumorale aux muscles et aux ganglions lymphatiques.

Interventions infirmières
Avant le test
- Expliquez que ce test aide à déceler et à différencier les lésions mammaires.

- Décrivez le protocole en informant la patiente qu'elle va entendre des bruits provenant de l'appareil au moment où il fonctionnera et enregistrera les échos.
- Assurez-la que rien ne touchera à son corps, à l'exception de l'eau, et que le test est sans douleur.
- Avisez-la de ne pas mettre de lotion ou de poudre sur la partie supérieure de son corps le jour du test.
- Suggérez-lui de porter un ensemble de deux pièces le jour du test puisqu'on va lui demander d'enlever les vêtements de la partie supérieure de son corps.
- Vérifiez, dans son dossier, s'il y a des problèmes de flexibilité ou de dos. Si elle souffre de tels problèmes, expliquez qu'elle peut éprouver de la difficulté à maintenir la position nécessaire et que des efforts vont être faits pour minimiser son inconfort.
- Vérifiez également s'il y a grossesse. Si la patiente est enceinte, expliquez que ce protocole va fournir une information plus complète et qu'il est plus sûr pour son fœtus qu'une mammographie, qui utilise les rayons X.
- Vérifiez aussi s'il y a une implantation mammaire. Si la patiente a un implant, expliquez-lui que l'examen échographique va fournir une information plus complète que la mammographie.
- Si la patiente a des seins très volumineux, vérifiez si le récipient d'eau peut accommoder ses seins (environ 1 % des seins sont très gros).

Après le test
- Fournissez à la patiente une serviette pour sécher ses seins et conduisez-la à une chambre privée pour s'habiller. Avisez-la que les résultats vont être transmis au médecin qui a demandé le test.

Échographie Doppler

Ce test non invasif permet de déterminer le débit sanguin dans les veines et les artères majeurs des bras et des jambes et dans le système cérébrovasculaire extracrânien. Même si le test est précis à 95 % pour la détection d'une maladie artérioveineuse qui entrave au moins 50 % du débit sanguin, il peut ne pas être capable de détecter une maladie artériosclérotique bénigne et des thrombi plus petits, et il est généralement incapable de détecter une thrombose majeure des veines du mollet.

Dans ce test, un transducteur manuel dirige des ondes sonores à haute fréquence vers l'artère ou la veine à examiner. Les ondes sonores frappent les globules rouges en mouvement et elles sont réfléchies vers le transducteur à des fréquences qui correspondent à la vélocité du débit sanguin à travers le vaisseau. Le transducteur amplifie alors les ondes sonores pour permettre l'écoute directe et l'enregistrement graphique du débit sanguin.

Objectifs

• Aider au diagnostic d'une insuffisance veineuse chronique et des thromboses des veines superficielles et profondes (poplitée, fémorale, iliaque).
• Aider au diagnostic d'une maladie des artères périphériques et d'une occlusion artérielle.
• Surveillez l'état des personnes qui ont subi une reconstruction artérielle et des pontages.
• Détecter les anomalies du débit sanguin de l'artère carotide associées à des affections comme une sténose aortique.
• Détecter un traumatisme artériel possible.

Protocole

Le protocole varie avec le type de test, mais, en général, il est le suivant : on demande à la personne d'enlever ses vêtements au-dessus ou au-dessous de la taille selon la région du corps qui doit être examinée. On la place en décubitus dorsal et on lui demande de respirer normalement. On applique une gelée conductrice hydrosoluble sur l'extrémité du transducteur pour assurer le contact entre la peau et le transducteur. On place alors le transducteur sur les vaisseaux sanguins à examiner (comme une artère ou une veine périphérique ou une artère cérébrovasculaire extracrânienne) et on enregistre les ondes.

Résultats normaux

L'indice de pression cheville-bras – le rapport entre la pression artérielle systolique de la che-

ville et la pression artérielle systolique du bras – est normalement égal ou supérieur à 1. La pression de la partie proximale de la cuisse est normalement de 20 à 30 mm Hg supérieure à la pression du bras, mais les mesures de pression à des endroits adjacents sont semblables. Dans les bras, les lectures de pression devraient demeurer inchangées en dépit des changements posturaux. Les pressions segmentaires dans les membres sont égales. Des signaux audibles indiquent un débit sanguin veineux et artériel non obstrué bilatéralement.

Signification de résultats anormaux

Un indice de pression cheville-bras anormal est directement proportionnel au degré de détérioration de la circulation : une ischémie bénigne, 1 à 0,75; une claudication, 0,75 à 0,50; une douleur au repos, 0,50 à 0,25; et une prégangrène, 0,25 à 0. Des signaux de vélocité réduite du débit sanguin indiquent une sténose ou une occlusion veineuse ou artérielle. Un signal d'absence de vélocité du débit veineux indique une thrombose veineuse.

Interventions infirmières

Avant le test

• Expliquez au patient que ce test aide à déterminer le débit sanguin dans les bras et les jambes ou le cou. Dites-lui qu'on va lui demander de placer ses bras dans différentes positions et de faire des exercices de respiration pendant que des mesures seront prises pour faire varier le débit sanguin au cours de l'examen. Expliquez qu'une petite sonde à ultrasons sera placée à différents endroits le long des veines ou des artères à examiner, et que la pression sanguine sera vérifiée à plusieurs endroits.
• Vérifiez, auprès du laboratoire, le matériel spécial et les directives.

Après le test

• Assurez-vous d'enlever la gelée conductrice de la peau du patient.

Échographie du foie

Cet examen échographique produit des images transversales du foie grâce à la canalisation d'ondes sonores à haute fréquence dans le quadrant supérieur droit de l'abdomen. Les échos qui en résultent sont amplifiés et transformés en images sur un écran d'oscilloscope. Comme l'image varie avec la densité du tissu, elle peut représenter les structures intra-hépatiques aussi bien que la dimension, la forme et la position de l'organe. L'échographie du foie est indiquée chez les personnes présentant un ictère d'origine inconnue, une hépatomégalie inexpliquée et des résultats anormaux de tests biochimiques, des tumeurs métastatiques appréhendées et des activités sériques élevées de phosphatase alcaline ainsi qu'un traumatisme abdominal récent. Lorsqu'elle est utilisée comme complément de la scintigraphie foie-rate, l'échographie peut cerner des points froids – des anomalies focales qui ne fixent pas le produit radioactif – comme des tumeurs, des abcès ou des kystes; elle fournit aussi de meilleures images des espaces périportes et périhépatiques que la scintigraphie foie-rate. Si l'échographie est incapable de fournir un diagnostic définitif, la tomodensitométrie, la scintigraphie au gallium ou la biopsie du foie peuvent fournir une information plus précise.

Objectifs
- Distinguer entre un ictère obstructif et un ictère non obstructif.
- Dépister une maladie hépatocellulaire.
- Détecter un hématome et des métastases hépatiques.
- Cerner les tumeurs, les abcès ou les kystes.

Protocole
On place la personne en décubitus dorsal. On applique un lubrifiant hydrosoluble sur la surface du transducteur et on procède à des échographies transversales à des intervalles de 1 cm pour mettre en évidence les lobes gauche et droit. On réalise, sous d'autres angles, des échographies additionnelles pour mettre en évidence d'autres particularités hépatiques et biliaires. Au cours de chacune des échographies, on demande à la personne d'inhaler profondément et de retenir brièvement sa respiration.

Résultats normaux
Le sonogramme montre que la dimension, la forme et la position du foie sont normales.

Signification de résultats anormaux
L'échographie du foie peut révéler une obstruction des canaux biliaires, une métastase tumorale au foie, des tumeurs hépatiques primaires ou des abcès, des kystes et des hématomes intrahépatiques.

Interventions infirmières
Avant le test
- Expliquez à la personne que ce test permet l'examen du foie. Recommandez-lui d'être à jeun depuis les 8 à 12 heures précédant le test; cela diminue les gaz intestinaux, qui gênent la transmission des ultrasons. Dites-lui qui va réaliser le test et où il le sera, mentionnez que la pièce sera légèrement assombrie pour aider à la visualisation sur l'écran de l'oscilloscope et que le test dure 15 à 30 minutes.
- Dites à la personne qu'on va faire passer délicatement un transducteur sur le quadrant supérieur droit de son abdomen en canalisant les ondes sonores dans le foie. Assurez-la que le test est sans danger et sans douleur, même si elle peut ressentir une légère pression au moment où le transducteur sera appuyé contre sa peau. Recommandez-lui de demeurer aussi immobile que possible durant le protocole et de retenir sa respiration lorsqu'on lui demandera; cette technique aide à la visualisation en dégageant le foie du rebord costal et des côtes.

Au cours du test
- Les côtes sus-jacentes et les gaz ou le baryum résiduel dans l'estomac ou dans le côlon peuvent bloquer le passage des ultrasons.
- Chez une personne déshydratée, l'échographie peut être incapable de démontrer les frontières entre les organes et les structures tissulaires à cause d'une carence en liquides de l'organisme.

Après le test
- Assurez-vous d'enlever la gelée lubrifiante de la peau de la personne. La personne peut reprendre son régime alimentaire tel qu'il est prescrit.

Échographie du pancréas

Dans ce test non invasif, des images transversales du pancréas sont produites en canalisant des ondes sonores à haute fréquence dans la région épigastrique, en transformant les échos qui en résultent en impulsions électriques et en affichant alors ces impulsions sous forme de dessin sur un écran d'oscilloscope. Le dessin varie avec la densité du tissu et il représente ainsi la dimension, la forme et la position du pancréas et des viscères environnants. Ce test est utilisé pour aider à détecter des anomalies anatomiques, comme un carcinome et des pseudo-kystes pancréatiques, et il peut guider l'insertion des aiguilles à biopsie.

Objectif

• Aider au diagnostic d'une pancréatite, de pseudo-kystes et d'un cancer du pancréas.

Protocole

On place le patient en décubitus dorsal et on applique sur son abdomen un lubrifiant hydrosoluble. Ensuite, on lui demande d'inhaler et de retenir sa respiration pendant qu'on applique le transducteur sur la région épigastrique près du sternum. Pour permettre la visualisation du pancréas sous d'autres angles, le patient peut devoir changer de position.

Résultats normaux

Le pancréas montre normalement un modèle d'écho dense et uniforme (reflétant la densité du tissu) et il paraît habituellement plus échogénique que le foie, en position adjacente.

Signification de résultats anormaux

L'échographie peut déceler des anomalies dans la dimension, le contour et la texture parenchymateuse du pancréas – changements qui indiquent une maladie pancréatique. Un pancréas hypertrophié avec une échogénicité réduite et des bordures distinctes suggère une pancréatite; une masse bien définie avec un intérieur essentiellement sans écho indique un pseudo-kyste; une masse mal définie avec des échos internes dispersés ou une masse dans la tête du pancréas (obstruant le canal cholédoque) et une vésicule biliaire volumineuse qui ne se contracte pas suggèrent un cancer du pancréas.

Une tomodensitométrie et une biopsie subséquente du pancréas peuvent s'avérer nécessaires pour confirmer un diagnostic suggéré par l'échographie.

Interventions infirmières

Avant le test

• Expliquez au patient que ce protocole permet l'examen non invasif du pancréas. Dites-lui de jeûner 8 à 12 heures avant l'examen; cela réduit les gaz intestinaux, qui gênent la transmission des ultrasons. Dites-lui qui va réaliser le protocole et où il le sera, mentionnez que la pièce va être légèrement assombrie pour aider la visualisation sur l'écran de l'oscilloscope et que ce test prend 30 à 40 minutes. Si le patient est un fumeur, demandez-lui de s'abstenir de fumer avant le test; cela élimine le risque d'avaler de l'air au moment de l'inhalation, ce qui influe sur les résultats du test.

• Dites au patient qu'on va faire passer délicatement un transducteur sur sa région épigastrique, en canalisant des ondes sonores dans le pancréas. Assurez-le que cela n'est ni dangereux ni douloureux, même s'il peut ressentir une légère pression. Dites-lui qu'on va lui demander d'inhaler profondément pendant l'échographie et recommandez-lui de demeurer aussi immobile que possible au cours du protocole.

• Avant le protocole, demandez-lui de revêtir une blouse d'hôpital.

Au cours du test

• La présence de gaz ou de baryum résiduel dans l'estomac et dans l'intestin gêne la transmission des ultrasons.

• Chez un patient déshydraté, l'échographie peut ne pas être capable de mettre en évidence les frontières entre les organes et les structures tissulaires à cause d'une carence en liquides organiques.

• L'obésité nuit à la transmission des ultrasons et l'infiltration graisseuse de la glande rend difficile la démarcation entre le pancréas et le tissu environnant.

Après le test

• Assurez-vous que la gelée lubrifiante est enlevée de la peau du patient. Le patient peut reprendre son régime alimentaire tel qu'il est prescrit.

Échographie obstétricale

Ce test non invasif est utilisé pour détecter une vaste gamme de problèmes obstétricaux associés à la grossesse et à la naissance. Dans ce test, des ondes à très haute fréquence (ultrasonores) sont focalisées en direction de l'utérus et elles sont réfléchies vers un transducteur qui transforme les échos en images qui sont alors affichées sur un écran d'oscilloscope. Les ondes ultrasonores sont particulièrement efficaces pour examiner un utérus gravide. Rempli de liquide amniotique, l'utérus crée de fortes interfaces de transmission entre le liquide, le placenta et le fœtus. Des échographies statiques et des échographies en temps réel sont réalisées; l'échographie en temps réel fournit une information précieuse sur l'activité cardiaque et sur le mouvement corporel du fœtus. Ce test a largement remplacé les radiographies et les études scintigraphiques fœtales.

Objectifs
- Confirmer une grossesse et une grossesse multiple.
- Faciliter l'amniocentèse.
- Déterminer l'âge fœtal, étudier le développement et la viabilité du fœtus, localiser le placenta et vérifier la position du fœtus avant un accouchement.
- Confirmer les masses associées à une grossesse.

Protocole
La patiente est placée en décubitus dorsal sur la table d'examen. Le médecin applique un lubrifiant sur la peau au-dessus de la région à examiner et il déplace le transducteur sur cette région dans un mouvement de brossage ou de balayage.

Résultats normaux
Les images provenant des échographies statiques et en temps réel montrent une situation normale en ce qui a trait à la dimension placentaire et fœtale, au mouvement et à l'activité cardiaque et respiratoire du fœtus. Le temps de la grossesse est établi, à 2 ou 3 semaines près, en mesurant la longueur couronne-croupe, le diamètre bipariétal ou d'autres éléments. La grossesse à terme et la maturité fœtale sont indiquées par un diamètre bipariétal supérieur à 9,5 cm.

Signification de résultats anormaux
Viabilité fœtale. L'échographie en temps réel permet de déceler l'activité fœtale dès la 6e ou de la 7e semaine. L'absence d'activité cardiaque

fœtale durant 3 minutes indique la mort du fœtus. Ce test aide aussi à faire la différence entre les avortements incomplets, complets et les rétentions fœtales ainsi que les grossesses môlaires.

Temps de la grossesse. Les indications pour l'établissement du temps de la grossesse sont des dates incertaines, une interruption récente des contraceptifs oraux, un saignement au cours du premier trimestre, une aménorrhée d'une durée de 3 mois, une dimension utérine qui n'est pas en concordance avec le temps présumé de la grossesse, une naissance antérieure par césarienne et d'autres états à risque élevé.

Croissance fœtale. Elle est établie par échographie dans les cas d'augmentation faible du poids maternel ou de poids incompatible, d'antécédents de retard de croissance intra-utérine, d'infections chroniques, d'ingestion d'anticonvulsivants ou d'héroïne, de diabète gestationnel, d'hypertension ou de grossesses multiples.

Anatomie fœtale. Les anomalies structurales possibles sont l'hydrocéphalie, l'anencéphalie, la myéloméningocèle, l'agénésie rénale, les anomalies squelettiques, les dérèglements lipidiques, l'épanchement pleural, l'obstruction intestinale, l'hydronéphrose, l'obstruction de la vessie, les lésions et les arythmies cardiaques.

Position placentaire. Le placenta prævia peut être diagnostiqué mais pas avant le 3e trimestre.

Grossesse multiple. Elle peut être diagnostiquée après 6 à 7 semaines, même si seulement 30 % des cas diagnostiqués au cours du premier trimestre indiquent des naissances multiples (un jumeau est perdu ou absorbé au cours de la gestation). L'échographie courante ne peut distinguer entre des jumeaux, des triplets et des quadruplés.

Interventions infirmières
Avant le test
- Expliquez à la patiente que ce test non invasif permet d'examiner l'utérus et de déterminer l'état de santé du fœtus. Décrivez le test et informez-la que l'examen dure, au total, 30 minutes.
- Demandez à la patiente de boire 5 à 6 verres de liquide une heure avant le test. Dites-lui de s'abstenir d'uriner avant le test puisqu'une vessie pleine aide à visualiser les structures sous-jacentes. Dites-lui qu'elle peut éprouver de l'inconfort à cause de la pression sur la vessie.

Échographie oculaire

L'échographie oculaire comporte la transmission d'ondes sonores à haute fréquence à travers l'œil et la mesure des échos qui en résultent à partir des structures oculaires. Deux types d'échographie sont utilisés. Une échographie A transforme les échos engendrés en ondes qui produisent une image à une seule dimension. L'échographie B transforme les échos en points qui forment une image transversale en deux dimensions de la structure oculaire.

Comme l'échographie B est plus facile à interpréter que l'échographie A, elle est utilisée plus souvent pour étudier les structures de l'œil et pour en diagnostiquer les anomalies. Cependant, l'échographie A a une valeur beaucoup plus grande dans la mesure de la longueur axiale de l'œil et dans la caractérisation de la texture du tissu des lésions anormales. Aussi, la combinaison des échographies A et B produit les résultats les plus utiles.

Ce test est particulièrement utile pour examiner un fond d'œil voilé par un milieu opaque, comme une cataracte, et il peut détecter des maladies que l'ophtalmoscopie peut ne pas avoir décelées. Ce test peut être aussi réalisé avant une chirurgie – par exemple, l'opération d'une cataracte – pour assurer l'intégrité de la rétine. Si l'on doit implanter une lentille intra-oculaire, l'échographie peut être utilisée, avant l'opération, pour mesurer la longueur de l'œil et la courbure de la cornée, et pour guider le chirurgien.

Objectifs

• Aider à examiner un fond d'œil voilé par un milieu opaque, comme une cataracte.

• Aider à diagnostiquer les dérèglements vitrés et le décollement rétinien.

• Diagnostiquer et différencier les lésions intra-oculaires des lésions orbitaires, et suivre leur évolution par des examens sériés.

• Aider à localiser des corps étrangers intra-oculaires.

Protocole

On place la personne en décubitus dorsal. Pour l'échographie B, on demande à la personne de fermer les yeux et on applique une gelée hydrosoluble sur sa paupière. On place alors un transducteur sur la paupière. Pour une échographie A, on procède à l'anesthésie de l'œil de la personne et on place une cupule de plastique clair directement sur le globe oculaire. On met alors de la gelée hydrosoluble sur la cupule oculaire et on met le transducteur en place sur le milieu.

Résultats normaux

Le nerf optique et la capsule postérieure du cristallin produisent des échos qui prennent des formes caractéristiques sur les sonogrammes A et B. La paroi postérieure de l'œil a une apparence de courbe concave et lisse; on peut aussi repérer la graisse rétrobulbaire. Le cristallin et l'humeur vitrée, qui ne produisent pas d'échos, peuvent être aussi décelés.

Signification de résultats anormaux

L'échographie oculaire peut révéler une hémorragie du corps vitré, des anomalies du corps vitré, un décollement rétinien ou choroïdien, des tumeurs intra-oculaires, des rétinoblastomes, des lésions orbitaires, des lésions kystiques, des corps étrangers intra-oculaires et de l'inflammation.

Interventions infirmières

Avant le test

• Décrivez le protocole à la personne et expliquez que ce test permet d'étudier les structures de l'œil. Dites-lui qu'elle n'a pas à s'abstenir de nourriture solide ou liquide avant le test.

• Dites à la personne qui va réaliser le test et où il le sera. Assurez-la que le protocole est sûr et sans douleur, et que sa réalisation prend environ 5 minutes.

• Dites-lui qu'un petit transducteur va être placé sur sa paupière fermée et que le transducteur émet des ondes sonores à haute fréquence qui sont réfléchies par les structures de l'œil. Informez-la qu'on peut lui demander de bouger ses yeux ou de changer la direction de son regard au cours du protocole, et que sa collaboration est nécessaire pour la détermination précise des résultats du test.

Après le test

• Assurez-vous que la gelée hydrosoluble a été enlevée de la paupière de la personne.

Échographie pelvienne

Dans l'échographie pelvienne, des ondes sonores à haute fréquence sont focalisées dans la région du bassin et elles sont réfléchies vers un transducteur qui, à son tour, transforme les échos en images des structures intérieures du bassin sur un écran d'oscilloscope. Des images choisies peuvent être photographiées pour examen ultérieur.

Ce test est très souvent utilisé pour étudier les symptômes qui suggèrent une maladie pelvienne, pour confirmer des diagnostics provisoires et pour déterminer la croissance fœtale au cours d'une grossesse. Il est souvent nécessaire au cours de la grossesse chez les femmes qui ont des antécédents ou des signes d'anomalies fœtales ou de grossesses multiples, des antécédents de saignement, d'incompatibilité entre la taille fœtale et la date de la conception ou dans le cadre d'une amniocentèse.

Objectifs

• Déceler les corps étrangers et distinguer entre les masses kystiques et les masses solides (tumeurs).
• Mesurer la dimension des organes.
• Déterminer la viabilité, la position et la vitesse de croissance du fœtus de même que l'âge de l'embryon.
• Déceler une grossesse multiple.
• Confirmer des anomalies fœtales (comme une grossesse môlaire et des anomalies des bras et des jambes, de la colonne vertébrale, du cœur, de la tête, des reins et de l'abdomen) et des anomalies maternelles (comme un placenta postérieur et un placenta prævia).
• Guider l'amniocentèse en déterminant la situation placentaire et la position fœtale.

Protocole

Alors que la patiente est en décubitus dorsal, on enduit la région pelvienne d'huile minérale ou de gelée hydrosoluble pour augmenter la conduction des ondes sonores. On dirige alors le transducteur sur cette région et on obtient des images sur l'écran de l'oscilloscope. Les images utilisables sont photographiées si cela est nécessaire.

Résultats normaux

La taille et la forme de l'utérus sont normales. La taille, la forme et la densité échographique des ovaires sont normales. Aucune autre masse n'est visible. Si la patiente est enceinte, le sac amniotique et le fœtus sont de taille normale pour le temps de la grossesse.

Signification de résultats anormaux

Les masses solides comme des fibromes paraissent plus denses. Une taille fœtale inappropriée peut indiquer un mauvais calcul de la date de la conception ou de l'accouchement ou une mort fœtale. Des dessins échographiques anormaux peuvent indiquer des corps étrangers, une grossesse multiple, un placenta prævia, un décollement placentaire ou des anomalies fœtales. L'échographie peut aussi révéler une présentation vicieuse du fœtus et une disproportion céphalo-pelvienne.

Interventions infirmières

Avant le test

• Décrivez le protocole à la patiente; assurez-la qu'il est sûr (pour elle et pour le fœtus), non invasif et sans douleur. Comme le test nécessite une vessie remplie comme repère pour préciser les organes pelviens, recommandez-lui de boire des liquides et de ne pas uriner avant le test. Dites-lui que le protocole se réalise en quelques minutes ou en plusieurs heures.
• Expliquez à la patiente qu'un lavement à l'eau peut s'avérer nécessaire pour obtenir un meilleur profil du gros intestin. Assurez un soutien psychologique.

Au cours du test

• Le défaut de remplir la vessie, l'obésité ou la localisation profonde de la tête du fœtus dans le bassin peuvent rendre l'interprétation de l'image impossible.

Après le test

• Permettez à la patiente d'uriner immédiatement après le test.

Échographie rénale

Dans ce test, des ondes sonores à haute fréquence sont dirigées, à partir d'un transducteur, vers les reins et les structures périrénales. Les échos qui en résultent sont amplifiés et affichés sur un écran d'oscilloscope sous forme d'images anatomiques.

Habituellement réalisée avec d'autres tests urologiques, l'échographie rénale peut déceler des anomalies ou clarifier celles qui ont été décelées par d'autres tests. Protocole sûr et sans douleur, l'échographie est particulièrement précieuse lorsque l'urographie excrétoire est écartée – par exemple, par une hypersensibilité à l'opacifiant radiologique ou par le besoin d'examens sériés.

Contrairement à l'urographie excrétoire, ce test ne dépend pas du fonctionnement rénal et, par conséquent, il est utile chez les sujets présentant une insuffisance rénale.

Objectifs
- Préciser la taille, la forme et la position des reins, leurs structures internes et les tissus périrénaux.
- Déceler et localiser une obstruction urinaire et une accumulation anormale de liquide.
- Déceler et diagnostiquer des complications consécutives à une transplantation rénale.

Protocole
On place le patient en décubitus ventral, on dégage la région à examiner et on l'enduit d'une gelée lubrifiante hydrosoluble. On déplace le transducteur longitudinalement ou transversalement pour obtenir des images de profil espacées de 1 à 2 cm. Au cours du test, on peut demander au patient de respirer profondément pour étudier le mouvement des reins pendant la respiration.

Résultats normaux
Les reins sont situés entre les crêtes iliaques supérieures et le diaphragme. La capsule rénale devrait être nettement découpée et le cortex devrait produire plus d'échos que la substance médullaire. Au milieu de chacun des reins, les systèmes collecteurs rénaux apparaissent comme des régions irrégulières de densité plus grande que celle du tissu environnant. On peut visualiser les veines rénales et, selon l'appareil utilisé, certaines structures internes. Si l'on procède aussi à un examen de la vessie, on peut en préciser la taille, la forme, la position et le contenu en urine.

Signification de résultats anormaux
Les kystes sont habituellement circulaires et remplis de liquide, et ils ne réfléchissent pas les ondes sonores. Les tumeurs produisent des échos multiples et présentent des formes irrégulières. Les abcès que l'on retrouve à l'intérieur ou autour des reins réfléchissent habituellement mal les ondes sonores et leurs limites sont légèrement plus irrégulières que celles des kystes. Un abcès périrénal peut déplacer les reins vers l'avant.

Généralement, une pyélonéphrite aiguë et une glomérulonéphrite ne sont pas perceptibles, à moins que le parenchyme rénal ne soit cicatrisé et atrophié de façon importante. Chez ces patients, la capsule rénale paraît irrégulière et le rein peut sembler plus petit que la normale; on peut aussi observer une augmentation du nombre des échos provenant du parenchyme à cause de la fibrose.

L'échographie rénale peut aussi révéler une hydronéphrose, une obstruction des uretères, des anomalies congénitales, comme des reins en fer à cheval, ectopiques ou dédoublés, une hypertrophie rénale ou un rejet de greffe du rein. Elle peut aussi déceler les changements dans la forme de la vessie qui proviennent de masses et elle peut mesurer le volume urinaire. Une augmentation du volume urinaire ou la présence d'urine résiduelle postmictionnelle peuvent indiquer un dysfonctionnement de la vessie.

Interventions infirmières
Avant le test
- Expliquez au patient que ce test aide à déceler des anomalies dans les reins. Informez-le qu'il n'a pas à s'abstenir de nourriture solide ou liquide avant le test. Dites-lui qui va réaliser le test et où il le sera, et mentionnez que ce dernier dure environ 30 minutes. Assurez-le que le test est sûr et sans douleur, et qu'il peut ressembler à une friction dorsale.
- Juste avant le protocole, demandez au patient de revêtir une blouse d'hôpital.

Après le test
- Assurez-vous d'enlever, de la peau du patient, la gelée utilisée pour l'échographie.

Échographie transcrânienne par effet Doppler

Ce test non invasif est utilisé pour étudier l'hémodynamique intracrânienne. Il mesure la vitesse à laquelle le sang voyage à travers les vaisseaux cérébraux, en fournissant ainsi une information précieuse sur la perméabilité vasculaire et sur la viscosité du sang de la personne. Antérieurement, seul un angiogramme pouvait fournir cette information, si bien que l'échographie transcrânienne par effet Doppler représente un progrès technologique important pour le diagnostic et le traitement de la maladie neurologique.

Objectifs

• Détecter un vasospasme cérébral ou d'autres changements dans le débit sanguin cérébral.
• Étudier l'autorégulation cérébrale.
• Déceler une augmentation de la pression intracrânienne.
• Confirmer la mort cérébrale.

Protocole

Ce test peut être réalisé au chevet du patient en utilisant une sonde spéciale pour transmettre des ondes sonores à travers une « fenêtre » crânienne. Les fenêtres sont des régions du crâne qui sont minces, comme le zygoma temporal, ou qui comportent de petites ouvertures, comme l'orbite ou le trou occipital. Après leur transmission à travers la fenêtre, les ondes sonores sont réfléchies sur un vaisseau cérébral et elles reviennent à la sonde. L'impulsion voyage alors jusqu'à un moniteur où elle est affichée sous forme d'ondes sur un oscilloscope et enregistrée.

Pour observer le cercle artériel du cerveau, on utilise le plus souvent la fenêtre temporale située au-dessus de l'arcade zygomatique ou l'orbite. On utilise aussi la fenêtre temporale pour visualiser l'artère carotide interne terminale, les artères cérébrales moyennes, antérieures et postérieures. On obtient une meilleure visualisation des artères vertébrales et du tronc basilaire par une observation sous-occipitale ou par la fenêtre du trou occipital.

Résultats normaux

La vitesse circulatoire varie en moyenne de 30 à 50 cm par seconde dans les artères cérébrales postérieures et dans celles du tronc basilaire. Elle varie en moyenne de 40 à 70 cm par seconde dans les artères cérébrales moyennes et antérieures. Normalement, le rapport systole-diastole, qui représente la capacité de pulsation de l'onde, est de 1:80 en moyenne.

Signification de résultats anormaux

Une faible différence entre la systole et la diastole, qui s'affiche comme une onde de faible capacité pulsative, indique soit une impédance à la circulation ou une faible résistance à la circulation. Cela pourrait être dû à une sténose ou à une malformation artério-veineuse. Une capacité pulsative élevée se produit à cause d'une augmentation de la résistance cérébrovasculaire et elle suggère une augmentation de la pression intracrânienne. Pour la surveillance de l'autorégulation cérébrale, une augmentation de la vitesse et une augmentation de la capacité pulsative indiquent une hyperémie. Une hyperémie, qui entraîne une augmentation du débit sanguin cérébral et une congestion vasculaire, peut se produire à la suite d'une lésion crânienne ou dans le tissu entourant une région d'ischémie.

Interventions infirmières

Avant le test

• Expliquez au patient que ce test va permettre de visualiser la circulation du sang à travers le cerveau. Assurez-le que le test est non invasif et qu'il ne devrait éprouver aucun inconfort. Dites-lui qui va réaliser le protocole et quand il le sera, et mentionnez que le test dure entre 30 et 60 minutes.
• Dites au patient qu'il devra demeurer étendu, aussi immobile que possible, au cours du protocole et qu'il devra placer sa tête comme on le lui demandera.
• Informez-le que le test peut devoir être répété.

Au cours du test

• Si le patient est placé de façon à permettre l'accès à la fenêtre du trou occipital, surveillez de près, chez lui, les changements de l'état neurologique.

Échographie transrectale

Lorsqu'il est utilisé conjointement avec un examen rectal digital, ce test non invasif peut aider au diagnostic précoce du cancer de la prostate, le second cancer du point de vue de la fréquence et la troisième cause de mortalité reliée au cancer chez les hommes de plus de 55 ans. Même si l'échographie transrectale est prometteuse, plusieurs de ses utilisations proposées sont encore à l'essai et, dans certains cas, controversées.

Objectifs

• Aider au diagnostic précoce du cancer de la prostate en détectant une masse prostatique.

• Guider la mise en place d'une aiguille à ponction-biopsie dans une région suspecte de la glande.

• Diriger la mise en place des grains radioactifs utilisés au cours de la radiothérapie d'un cancer de la prostate.

• Contrôler la réponse tumorale à la radiothérapie ou à la chimiothérapie.

Protocole

Le médecin introduit dans le rectum de la personne une sonde équipée, à son extrémité, d'un transducteur à ultrasons et il la place le long de la paroi antérieure dans la région de la prostate. Un condom recouvre la sonde et, lorsqu'il est rempli d'eau, il crée un milieu de transmission continu entre la prostate et la sonde. Le transducteur transmet alors une série d'ondes ultrasonores à travers la prostate. Lorsque les ondes sonores rencontrent des différences dans la densité des tissus, certaines sont réfléchies vers le transducteur et transformées en impulsions électriques qui peuvent être amplifiées et affichées sur un écran. L'image des structures est tracée d'après leur différence de densité; comme la densité des tumeurs diffère de la densité de la prostate normale, une masse prostatique apparaîtrait sur l'écran comme distincte de la prostate elle-même.

Lorsqu'elle est utilisée pour guider une biopsie, l'échographie transrectale révèle la région suspecte de la glande qui nécessite une biopsie. Cette détection élimine le recours à de multiples biopsies aveugles.

Résultats normaux

Le test devrait révéler une prostate de taille et de densité normales.

Signification de résultats anormaux

Alors que ce test peut révéler des changements dans la taille et dans la forme de la prostate et la présence de tissu anormal, il n'est pas en mesure de distinguer un cancer des autres problèmes de la prostate, comme une hypertrophie prostatique bénigne. À cause de cela, le protocole a un taux élevé de réponses faussement positives.

Interventions infirmières

Avant le test

• Expliquez au patient que ce test va permettre la visualisation de sa prostate. Dites-lui qu'il peut éprouver un léger inconfort lorsque la sonde sera introduite dans son rectum, mais que le test est par ailleurs sans douleur. Dites-lui qui va réaliser le protocole et quand il le sera, et mentionnez que celui-ci dure entre 15 et 20 minutes.

• Informez-le que sa vessie peut être distendue par du liquide pour aider à exposer la prostate.

Électro-oculographie

Utilisée pour l'examen d'individus présentant une dégénérescence appréhendée de la rétine, héréditaire ou acquise, l'électro-oculographie vérifie avec précision le fonctionnement de la rétine. Des électrodes sont placées sur l'œil pour suivre ses mouvements; les impulsions sont recueillies et enregistrées par un polygraphe. L'électrooculographie détermine aussi le potentiel électrique de l'œil au repos dans l'obscurité et à la lumière. Normalement, le potentiel entre la partie avant et la partie arrière de l'œil devrait augmenter à mesure que la quantité de lumière augmente.

Utilisé souvent conjointement avec l'électrorétinographie, ce test établit l'état fonctionnel de l'épithélium pigmentaire de la rétine, comme dans la rétinite pigmentaire. Dans certains cas, comme lorsque la rétinopathie est causée par des toxines (provenant par exemple de médicaments antipaludiques), l'électro-oculographie peut déceler des anomalies plus précocement que ne le ferait l'électrorétinographie.

Objectifs

• Confirmer une dégénérescence appréhendée de la rétine.

• Étudier le fonctionnement de la rétine chez les individus qui ont une dégénérescence reconnue de la rétine.

Protocole

Aidez la personne à s'asseoir sur une chaise d'examen et placez alors les électrodes sur la peau à la hauteur des commissures palpébrales internes et externes de l'œil. Reliez les électrodes au polygraphe. Mesurez alors, dans l'obscurité totale, les mouvements de l'œil dans un angle connu (habituellement de 30 degrés) durant 15 minutes. Ensuite, exposez l'œil à une source lumineuse et, pendant que le potentiel électrique est enregistré, demandez à la personne de mouvoir son œil dans le même angle.

Valeurs de référence

L'électro-oculographie est habituellement interprétée selon le rapport entre le voltage maximal obtenu durant l'exposition à une source lumineuse et le voltage minimal obtenu durant l'exposition à l'obscurité. Les valeurs varient selon la méthode de laboratoire utilisée. Cependant, les résultats du test sont habituellement présentés comme normaux ou anormaux.

Signification de résultats anormaux

La plupart des cas de dégénérescence de la rétine, telle la rétinite pigmentaire, amènent une diminution du rapport de l'électro-oculographie. Cette réduction va parfois de pair avec une diminution du rapport au cours de l'électrorétinographie. Dans la dégénérescence maculaire congénitale (maladie de Best), l'électro-oculographie est anormale, mais l'électrorétinographie est normale.

Les personnes atteintes d'albinisme et d'aniridie (une condition rare dans lequel l'iris est absent) ont parfois une électro-oculographie au-dessus de la normale. Le facteur commun dans ces deux états est une exposition excessive chronique à la lumière avec le dommage qui en résulte pour la rétine.

Interventions infirmières

Avant le test

• Expliquez à la personne que ce test va aider à déterminer l'état de la rétine de ses yeux. Dites-lui que le test est sans douleur, même si elle peut ressentir un léger inconfort à cause des électrodes. Signalez-lui que le temps requis pour l'examen est de 30 minutes au total.

◆ *Mise en garde.* Si la personne doit passer à la fois une angiographie à la fluorescéine et une électro-oculographie, réalisez l'électro-oculographie en premier lieu, car l'angiographie à la fluorescéine nécessite la dilatation des pupilles. Cependant, s'il y a suffisamment de temps entre une électrorétinographie prévue et une angiographie à la fluorescéine, réalisez d'abord l'angiographie à la fluorescéine pour éviter les effets possibles d'un œdème cornéen causé par l'électrode cornéenne utilisée pour l'électrorétinographie. Attendez au moins 2 heures après avoir réalisé une angiographie à la fluorescéine avant de passer à l'électrorétinographie.

Électrocardiographie

L'électrocardiographie, qui est le test le plus fréquemment utilisé pour examiner la condition cardiaque, enregistre graphiquement (électrocardiogramme, ou ECG) le courant électrique (potentiel électrique) créé par le cœur. Ce courant irradie dans toutes les directions à partir du cœur et, lorsqu'il atteint la peau, il est mesuré par des électrodes branchées sur un amplificateur et sur un enregistreur à bandes. L'ECG standard au repos utilise 5 électrodes pour mesurer le potentiel électrique à partir de 12 dérivations différentes : les dérivations standard des membres (I,II,III), les dérivations ajoutées des membres (aV_R, aV_L et aV_F) et les dérivations précordiales ou thoraciques (V$_1$ à V$_6$).

Les tracés d'un ECG sont normalement constitués de trois sortes d'ondes : l'onde P (dépolarisation auriculaire), le complexe QRS (dépolarisation ventriculaire) et l'onde T (repolarisation ventriculaire).

Objectifs

• Aider à déceler les anomalies primaires de conduction, les arythmies cardiaques, l'hyperthrophie cardiaque, la péricardite, le déséquilibre électrolytique, l'ischémie du myocarde ainsi que le lieu et l'importance d'un infarctus du myocarde.

• Contrôler la guérison d'un infarctus du myocarde.

• Étudier l'efficacité de médicaments cardiaques.

• Observer la performance d'un stimulateur cardiaque.

Protocole

Alors que le client est en décubitus dorsal, nettoyez les emplacements des électrodes à l'aide d'alcool et séchez-les. Rasez les régions précordiales si cela est nécessaire. Appliquez de la gelée conductrice sur des endroits plats, charnus et sans poils des bras et des jambes, et fixez solidement les électrodes des membres à l'aide d'une sangle de caoutchouc. Appariez chacune des électrodes avec son fil de dérivation selon le code de couleur : blanc (bras droit), noir (bras gauche), vert (jambe droite), rouge (jambe gauche) et brun (thorax). Mettez l'appareil en position d'enregistrement et réglez la vitesse du papier à 25 mm/s.

Faites fonctionner chacune des dérivations durant environ 6 secondes en commençant par la dérivation I. Après avoir terminé la lecture d'aV_F,

tournez le sélecteur de dérivations en position neutre avant de passer aux dérivations précordiales. La position V$_1$ est au quatrième espace intercostal à la droite du sternum, V$_2$ est au quatrième espace intercostal à la gauche du sternum, V$_4$ est à la ligne médioclaviculaire gauche dans le cinquième espace intercostal, V$_3$ est à mi-chemin entre V$_2$ et V$_4$, V$_5$ suit V$_4$ en ligne droite avec la ligne axillaire antérieure et V$_6$ suit V$_4$ en ligne droite avec la ligne médio-axillaire gauche.

Résultats normaux

Le tracé d'onde de la dérivation II, défini comme le tracé du rythme, représente très clairement le rythme du cœur. Dans la dérivation II, l'onde P normale ne dépasse pas 2,5 mm (0,25 millivolt) en hauteur ou ne dure pas plus longtemps que 0,11 seconde. L'intervalle PR, qui inclut l'onde P et le segment PR, dure de 0,12 à 0,2 seconde pour les fréquences cardiaques supérieures à 60 battements par minute. L'intervalle QT dure de 0,52 à 0,4 seconde pour les fréquences supérieures à 60; le voltage de l'onde R dans les dérivations V$_1$ à V$_6$ ne dépasse pas 27 mm. L'intervalle QRS total dure de 0,06 à 0,1 seconde.

Signification de résultats anormaux

Un ECG anormal peut indiquer un infarctus du myocarde, une hypertrophie du ventricule droit ou gauche, des arythmies, un bloc de branche gauche ou droit, une ischémie, des défauts de conduction ou une péricardite, des anomalies des électrolytes (comme une hypokaliémie) ou les effets de substances cardio-actives.

Interventions infirmières

Avant le test

• Expliquez au patient que ce test permet d'examiner le fonctionnement du cœur en enregistrant son activité électrique. Demandez-lui de demeurer couché et immobile, et de respirer normalement au cours du protocole. Avisez-le de ne pas parler durant le test puisque le son de sa voix peut déformer les tracés de l'ECG.

• Vérifiez, dans son dossier, la médication cardiaque et notez toute thérapie en cours sur la formule de demande du test.

Après le test

• Débranchez l'équipement et enlevez, de la peau du patient, la gelée conductrice à l'aide d'un linge humide.

Électrocardiographie ambulatoire

Communément appelé contrôle par le système de Holter, l'électrocardiographie ambulatoire est l'enregistrement continu de l'activité cardiaque alors que la personne poursuit ses activités habituelles. Au cours de ce test, qui se poursuit habituellement durant 24 heures, la personne porte un petit enregistreur à bande magnétique relié à des électrodes placées sur son thorax et elle note sur un agenda ses activités et les symptômes qui y sont reliés. À la fin de la période d'enregistrement, un microordinateur analyse la bande magnétique et fournit un rapport imprimé qui permet de faire la corrélation entre les irrégularités cardiaques et les activités de la personne.

Dans le contrôle à activation par la personne, l'enregistreur est porté durant 5 à 7 jours. La personne ne fait commencer manuellement l'enregistrement de l'activité cardiaque que lorsqu'elle ressent des symptômes.

Objectifs
- Déceler les arythmies cardiaques.
- Étudier une douleur thoracique.
- Examiner l'état du cœur après un infarctus du myocarde aigu ou l'implantation d'un stimulateur cardiaque.
- Déterminer l'efficacité d'une thérapie aux médicaments anti-arythmiques.
- Faire la corrélation entre la dyspnée, les symptômes du système nerveux central, les palpitations et les symptômes cardiaques ainsi que les activités concomitantes de la personne, et étudier ces phénomènes.

Protocole infirmier
Rasez les points d'ancrage des électrodes, si cela est nécessaire, et lavez-les avec un tampon d'ouate alcoolisé. Appliquez les électrodes en vous assurant que le centre de l'électrode établit un contact solide entre la gelée et la peau de la personne. Placez le moniteur et l'étui selon la façon dont la personne va les porter et attachez alors les fils des dérivations aux électrodes. Installez une batterie complètement chargée dans l'enregistreur, insérez la bande magnétique et faites démarrer l'enregistreur. Vérifiez le circuit d'ancrage des électrodes en branchant l'enregistreur sur un électrocardiographe standard. Surveillez la présence d'artefacts pendant que la personne se déplace normalement. Montrez-lui comment tenir son journal.

Résultats normaux
Lorsqu'il est comparé avec l'agenda de la personne, le tracé de l'électrocardiogramme normal ne montre pas d'arythmies importantes ou de modifications du segment ST. Il y a normalement des changements dans la fréquence cardiaque au cours de différentes activités.

Signification de résultats anormaux
Les anomalies du cœur décelées par l'électrocardiographie ambulatoire incluent les contractions ventriculaires prématurées, les défauts de conduction, les tachyarythmies, les bradyarythmies et le syndrome bradycardie-tachycardie. Au cours de la guérison d'un infarctus du myocarde, ce test peut déceler les contractions ventriculaires prématurées pour aider à établir l'efficacité d'une thérapie médicamenteuse.

Des modifications de l'onde ST-T associées à de l'ischémie peuvent coïncider avec une douleur thoracique ou une augmentation de l'activité de la personne. Le contrôle d'une personne ayant un stimulateur cardiaque peut révéler une arythmie, comme la bradycardie, que le stimulateur n'arrive pas à éliminer.

Interventions infirmières
Avant le test
- Expliquez à la personne que ce test aide à établir la façon dont son cœur répond à une activité normale ou, si cela est pertinent, à une médication cardiaque. Informez-la qu'il nécessite l'ancrage d'électrodes sur son thorax et le port d'un petit enregistreur à bande magnétique.
- Encouragez la personne à poursuivre ses activités habituelles pendant qu'elle est suivie. Insistez sur l'importance de noter, dans un agenda, ses activités, ses bouleversements émotionnels, ses symptômes et l'ingestion de médicaments.
- Dites-lui de ne pas toucher à l'enregistreur ou aux électrodes. Si elle doit se laver, conseillez-lui une toilette à l'éponge puisque l'équipement ne doit pas être mouillé. Dites-lui d'éviter les aimants, les détecteurs de métal, les endroits où il y a du haut voltage et les couvertures électriques.
- Pour écarter les artefacts musculaires, assurez-vous que le fil de dérivation est solidement branché et que les électrodes ne sont pas placées au-dessus de masses musculaires importantes.

Après le test
- Retirez toutes les électrodes du thorax et nettoyez l'emplacement des électrodes.

Électrocardiographie d'effort

Ce protocole, aussi appelé épreuve d'effort, permet d'étudier l'activité du cœur au cours d'un effort physique visant à déterminer la réaction cardiaque à une augmentation de la demande en oxygène. On fait un électrocardiogramme et des lectures de pression sanguine pendant que la personne marche sur un tapis roulant ou pédale sur une bicyclette stationnaire, et on observe sa réponse à une somme de travail constante ou croissante.

Objectifs

• Aider à diagnostiquer la cause d'une douleur thoracique.

• Déterminer la capacité fonctionnelle du cœur après une chirurgie ou un infarctus du myocarde.

• Dépister une insuffisance coronarienne asymptomatique (particulièrement chez les hommes qui ont plus de 35 ans).

• Aider à établir des limites pour un programme d'exercice.

• Déceler les arythmies cardiaques qui apparaissent au cours de l'exercice.

• Déterminer l'efficacité d'une thérapie aux antiarythmiques ou aux antiangineux.

Protocole infirmier

Rasez les emplacements des électrodes, si cela est nécessaire, et nettoyez complètement la peau à l'aide d'un tampon d'ouate alcoolisé. Appliquez les électrodes thoraciques et ancrez-les bien à l'aide de sparadrap ou d'une sangle de caoutchouc. Placez le câble des fils de dérivation sur l'épaule de la personne et la boîte des fils de dérivation sur son thorax. Arrimez solidement le câble et branchez alors les fils de dérivation sur les électrodes thoraciques.

Obtenez un tracé de départ stable, faites une lecture de la pression sanguine et oscultez la personne pour vérifier la présence de galops ou de crépitations S_3 ou S_4.

Au cours du test, observez constamment, sur le moniteur, les changements dans l'activité électrique du cœur. Vérifiez le tracé du rythme cardiaque à des intervalles préétablis pour y déceler les arythmies, les contractions ventriculaires prématurées ou les changements dans le segment ST. Indiquez le niveau du test et le temps écoulé sur chacun des tracés. Vérifiez, de façon périodique, la pression sanguine et notez les changements.

Résultats normaux

Dans un électrocardiogramme normal d'effort, les ondes P, QRS et T de même que le segment ST changent légèrement. La fréquence cardiaque augmente proportionnellement à l'effort exigé, ainsi que la pression artérielle systolique. La personne en bonne santé réussit à atteindre les niveaux d'endurance prévus pour son âge et le protocole approprié d'exercices.

Signification de résultats anormaux

Deux observations suggèrent qu'il y a une anomalie : une réduction uniforme ou en pente descendante du segment ST de 1 mm ou plus durant au moins 0,08 seconde après la jonction des segments QRS et ST (point J) et un point J nettement réduit accompagné d'un segment ST en pente ascendante, mais réduit de 1,5 mm sous la ligne de base, 0,08 seconde après le point J.

De l'hypotension résultant de l'effort, une réduction de ST de 3 mm ou plus, des segments ST en pente descendante et des segments ST ischémiques apparaissant au cours des 3 premières minutes d'effort et persistant durant 8 minutes au cours de la période la plus tardive de récupération peuvent indiquer une maladie de plusieurs vaisseaux ou de l'artère coronarienne gauche.

Interventions infirmières

Avant le test

• Expliquez à la personne que ce test aide à étudier la capacité du cœur à répondre à un effort accru. Dites-lui d'éviter de manger, de fumer ou de boire des boissons alcoolisées ou contenant de la caféine durant les 3 heures précédant le test, mais de continuer toute médication, à moins d'avis contraire de son médecin.

• Avisez la personne de porter des chaussettes et des souliers confortables et un short ou un pantalon léger et ample au cours du protocole.

• Assurez-vous que la personne ou un membre responsable de la famille a signé une formule de consentement.

Après le test

• Aidez la personne à s'asseoir sur une chaise et continuez la surveillance de la fréquence cardiaque et de la pression sanguine durant 10 à 15 minutes ou jusqu'à ce que l'électrocardiogramme revienne aux valeurs de base. Auscultez-la pour surveiller la présence de galops S_3 ou S_4.

Électroencéphalographie

L'électroencéphalographie est un test par lequel des électrodes, fixées à des endroits standard sur le cuir chevelu du patient, enregistrent une partie de l'activité électrique du cerveau. Les impulsions électriques sont amplifiées et enregistrées graphiquement (électroencéphalogramme, ou EEG) sous forme d'ondes cérébrales sur des bandes de papier mobiles. Ce test est particulièrement valable pour étudier les cas de crises d'épilepsie. L'électroencéphalographie peut aussi être utilisée pour étudier les symptômes de tumeurs cérébrales, d'abcès et de dommage cérébral résultant d'autres causes.

Objectifs

• Déterminer la présence et le type d'épilepsie.

• Aider au diagnostic de lésions intracrâniennes.

• Étudier l'activité électrique du cerveau dans une maladie métabolique, un traumatisme crânien, une méningite, une encéphalite, une arriération mentale et des dérèglements psychologiques.

• Confirmer la mort cérébrale.

Protocole

Le client est installé confortablement sur un lit ou sur une chaise à dossier inclinable. Le technicien ou le médecin place les électrodes et procède à l'enregistrement de l'activité électrique du cerveau. Après un enregistrement initial des tracés de base, le client peut être examiné dans diverses situations d'effort afin de déclencher des tracés anormaux qui ne sont pas évidents dans une situation de repos.

Résultats normaux

L'électroencéphalographie enregistre, sous forme d'ondes, une partie de l'activité électrique du cerveau. Les formes d'ondes basales sont appelées alpha, bêta, thêta et delta. Les ondes alpha se produisent à une fréquence de 8 à 10 cycles par seconde selon un rythme régulier. Elles ne s'observent qu'à l'état de veille, lorsque les yeux du client sont fermés, mais qu'il est mentalement éveillé. Les ondes bêta (13 à 30 cycles par seconde) sont habituellement associées à l'anxiété, à la dépression ou aux substances sédatives, et elles se produisent le plus souvent dans les régions frontale et centrale du cerveau. Les ondes thêta (4 à 7 cycles par seconde) sont très fréquentes chez les enfants et les jeunes adultes, et elles se produisent dans les régions frontale et temporale. Les ondes delta (0,5 à 3,5 cycles par seconde) ne se produisent normalement que chez les jeunes enfants et au cours du sommeil.

Signification de résultats anormaux

En l'absence de crises d'épilepsie, l'EEG montre des pics et des ondes à une fréquence de 3 cycles par seconde. Dans les cas de crises d'épilepsie tonico-cloniques, il montre des ondes à pics multiples et à haut voltage dans les deux hémisphères. Dans les crises du lobe temporal, il montre des ondes à pic dans la région temporale affectée. Chez les clients ayant des crises focales d'épilepsie, il montre des décharges en pointes localisées.

Chez ceux ayant des lésions intracrâniennes, l'EEG peut montrer des ondes lentes. Des lésions vasculaires produisent des anomalies focales dans la région atteinte.

Généralement, tout état qui provoque une diminution graduelle du niveau de conscience modifie les tracés de l'EEG proportionnellement au degré de perte de conscience. L'absence de tracé ou un tracé plat (excepté dans les cas d'artefacts) peut indiquer la mort cérébrale.

Interventions infirmières

Avant le test

• Décrivez le protocole au client et expliquez-lui que ce test permet d'enregistrer l'activité électrique du cerveau. Informez-le qu'il devrait éviter la caféine, mais qu'il n'a pas à s'abstenir de nourriture avant le test. Lavez bien les cheveux du client et séchez-les.

• Vérifiez, dans son dossier, l'utilisation de médicaments pouvant influer sur les résultats du test. Tel qu'il est prescrit, suspendez l'utilisation d'anticonvulsivants, de tranquillisants, de barbituriques et d'autres sédatifs durant les 24 à 48 heures précédant le test.

Après le test

• Revoyez avec le médecin s'il y a lieu de poursuivre la thérapie aux anticonvulsivants ou à d'autres médicaments interrompue avant le test.

• Surveillez attentivement les crises d'épilepsie chez le client.

• Aidez le client à nettoyer sa chevelure.

Électrographie du faisceau de His

Ce test permet de mesurer les temps de conduction de l'influx dans le cœur, des oreillettes au faisceau de Hiss puis aux ventricule, grâce à une sonde-électrode (cathéter).

Objectifs

- Diagnostiquer des arythmies cardiaques et des anomalies de conduction.
- Aider au diagnostic d'une syncope et examiner un candidat à l'implantation d'un stimulateur cardiaque permanent.
- Aider à choisir et à tester des médicaments antiarythmiques.

Protocole

Placez le patient en décubitus dorsal sur une table spéciale de radiographie. Installez les électrodes des membres pour enregistrer un électrocardiogramme. Rasez, nettoyez bien et désinfectez la région de l'aine où le cathéter sera inséré. Après l'injection d'un anesthésique local, une électrode à embout en J est introduite dans la veine fémorale (quelquefois, dans une veine du pli du coude). Guidé par la fluoroscopie, l'examinateur fait avancer le cathéter jusqu'à ce qu'il traverse la valvule tricuspide et pénètre dans le ventricule droit. Alors, il retire lentement le cathéter de la région de la triscuspide et il procède à des enregistrements des intervalles de conduction à partir de chacun des pôles du cathéter, soit simultanément ou de façon séquentielle. Lorsque les enregistrements et les mesures sont terminés et que le cathéter est retiré, il applique un pansement compressif sur l'endroit de l'insertion.

Valeurs de référence

Les intervalles normaux de conduction chez les adultes sont :

- *Intervalle H-V :* 35 à 55 millisecondes.
- *Intervalle A-H :* 45 à 150 millisecondes.
- *Intervalle P-A :* 20 à 40 millisecondes.

Signification de résultats anormaux

Un intervalle H-V prolongé peut indiquer une maladie aiguë ou chronique. Des délais de l'intervalle A-H peuvent provenir de l'entraînement auriculaire, d'une maladie chronique du système de conduction, d'une compression sinucarotidienne, d'un infarctus récent du myocarde et de l'effet de médicaments. Des délais de l'intervalle P-A peuvent résulter d'une maladie auriculaire acquise, provoquée par une chirurgie, ou congénitale et d'un entraînement auriculaire.

Interventions infirmières

Avant le test

- Expliquez à la personne que ce test étudie le système de conduction du cœur.
- Dites-lui où va se passer le test, qui va le réaliser et mentionnez que le protocole prend de 1 à 3 heures.
- Dites-lui de s'abstenir de nourriture solide et liquide durant les 6 heures précédant le test.
- Signalez à la personne que, lorsque la région de l'aine sera préparée, un cathéter sera inséré dans la veine fémorale et qu'une perfusion de soluté peut être amorcée.
- Dites-lui qu'elle va recevoir un anesthésique local, mais qu'elle peut sentir de la pression lorsque le cathéter sera inséré. Signalez-lui qu'elle sera consciente au cours du test. Incitez-la à signaler tout inconfort ou toute douleur.
- Assurez-vous que la personne ou un membre responsable de la famille a signé une formule de consentement.
- Vérifiez, dans le dossier de la personne, toute mention d'une thérapie médicamenteuse en cours et informez-en le médecin.
- Tout juste avant le test, demandez à la personne d'uriner.

Au cours du test

◆ *Mise en garde.* Gardez disponible la médication d'urgence pour le traitement des arythmies.

Après le test

- Exigez le repos au lit durant 4 à 6 heures.
- Surveillez les signes vitaux, tel qu'il est prescrit, toutes les 15 minutes durant 1 heure et toutes les heures durant 4 heures. S'ils sont instables, vérifiez-les toutes les 15 minutes et alertez le médecin. Surveillez l'essoufflement, la douleur thoracique, la pâleur ou les changements dans la fréquence du pouls ou dans la pression sanguine.
- Surveillez le saignement à l'endroit d'insertion du cathéter, tel qu'il est prescrit, habituellement toutes les 30 minutes durant 8 heures. Appliquez un pansement compressif jusqu'à ce que le saignement s'arrête.
- Avertissez la personne qu'elle peut reprendre son régime alimentaire habituel.
- Tel qu'il est prescrit, prévoyez un électrocardiogramme au repos à 12 dérivations afin d'étudier les changements.

Électromyographie

L'électromyographie (EMG) comporte l'enregistrement de l'activité électrique dans des groupes choisis de muscles squelettiques au repos et pendant une contraction volontaire. Pour réaliser ce test, on insère à travers la peau une aiguille-électrode jusque dans un muscle. La décharge électrique du muscle est alors affichée et mesurée sur un écran d'oscilloscope.

Objectifs

• Aider à distinguer les dérèglements musculaires primaires, comme les dystrophies musculaires progressives, des dérèglements secondaires.

• Aider à diagnostiquer les maladies caractérisées par la dégénérescence des neurones centraux, comme la sclérose latérale amyotrophique.

• Aider au diagnostic de dérèglements neuromusculaires, comme la myasthénie grave.

Protocole

Vérifiez quel bras ou quelle jambe doit être testé et placez le membre de façon à ce que le muscle qui doit être étudié soit au repos. On insère alors les aiguilles-électrodes dans le muscle choisi et on place, sous la personne, une électrode métallique de référence. Le signal électrique du muscle, enregistré au repos et pendant la contraction, est amplifié un million de fois, affiché sur un écran d'oscilloscope et enregistré photographiquement. Le signal peut être aussi couplé à un amplificateur sonore si bien que les fluctuations de voltage dans le muscle peuvent être écoutées.

Résultats normaux

Au repos, un muscle normal a une activité électrique minime, mais au cours d'une contraction volontaire, cette activité s'accroît de façon marquée. Une contraction soutenue ou une contraction de force croissante déclenche une série rapide de potentiels d'unités motrices qui peuvent être perçus comme un crescendo sonore semblable à celui d'un moteur hors-bord. Au même moment, l'écran de l'oscilloscope affiche une séquence d'ondes qui varient en amplitude (hauteur) et en fréquence. Les ondes qui sont rapprochées les unes des autres indiquent une fréquence élevée; celles qui sont plus éloignées indiquent une fréquence plus basse.

Signification de résultats anormaux

Dans une maladie musculaire primaire, les potentiels d'unités motrices sont de faible amplitude avec de fréquentes décharges irrégulières. Dans les cas de dégénérescence du système nerveux central (comme dans les dérèglements des nerfs périphériques), les potentiels d'unités motrices sont isolés et irréguliers, mais ils présentent une amplitude et une durée plus grandes. Dans le cas d'une myasthénie grave, les potentiels d'unités motrices peuvent être normaux au départ, mais leur amplitude diminue progressivement avec la continuation des contractions. Les observations recueillies doivent être examinées en corrélation avec les antécédents de la personne, les caractéristiques cliniques et les résultats des autres tests neurodiagnostiques.

Interventions infirmières

Avant le test

• Expliquez à la personne que ce test mesure l'activité électrique de ses muscles. Normalement, il n'est pas nécessaire de s'abstenir de nourriture solide ou liquide avant le test, mais certains médecins peuvent interdire les cigarettes, le café, le thé ou les boissons non alcoolisées qui contiennent de la caféine durant les 2 ou 3 heures précédant le test. Indiquez à la personne qui va réaliser le test, à quel endroit, et mentionnez que ce dernier dure au moins 1 heure.

• Avisez la personne du fait qu'une aiguille sera insérée dans les muscles choisis et qu'elle peut ressentir un certain inconfort. Assurez-la que les effets désagréables ou les complications sont rares.

• Assurez-vous que la personne ou un membre responsable de la famille a signé une formule de consentement. Vérifiez, dans son dossier, l'utilisation de médicaments qui peuvent influer sur les résultats du test et suspendez-la tel qu'il est prescrit.

Après le test

• Si la personne ressent une douleur résiduelle, appliquez des compresses chaudes et administrez des analgésiques tel qu'il est prescrit.

• L'utilisation des produits interdits avant le test peut être reprise tel qu'il est prescrit.

Électromyographie du sphincter externe

Ce protocole permet de mesurer l'activité électrique du sphincter urinaire externe. L'activité électrique peut être mesurée de trois façons : par des électrodes de surface placées sur les régions périnéales ou périurétrales, par des aiguilles-électrodes insérées dans les tissus périnéaux ou périurétraux ou par des électrodes placées dans un bouchon anal.

La principale indication pour une électromyographie du sphincter externe est l'incontinence. Ce test est souvent accompagné d'une cystométrie et d'une urétrographie mictionnelle dans le cadre d'une étude urodynamique complète.

Objectifs

• Étudier le fonctionnement neuro-musculaire du sphincter urinaire externe.
• Étudier l'équilibre fonctionnel entre l'activité musculaire de la vessie et celle du sphincter.

Protocole

Placez le patient en position gynécologique pour la mise en place des électrodes et aidez-le ensuite à se placer en décubitus dorsal. Assurez-vous de noter la position du patient, le type d'électrodes et l'équipement de mesure utilisés ainsi que tous les autres tests effectués au même moment.

Lorsque les électrodes sont placées et reliées aux adaptateurs, ceux-ci sont insérés dans le préamplificateur et l'enregistrement commence. On demande au patient de relâcher et de serrer alternativement le sphincter. Lorsque suffisamment de données ont été enregistrées, demandez-lui de pousser et d'expirer pendant que le bouchon anal ou les aiguilles-électrodes sont retirés. Retirez délicatement les électrodes de surface pour éviter de tirer les poils ou la peau. Nettoyez et séchez la région avant que le patient se rhabille.

Résultats normaux

L'International Continence Society ne spécifie pas ce que sont des résultats normaux pour l'électromyographie d'un sphincter. Cependant, l'électromyogramme devrait montrer une augmentation de l'activité musculaire lorsque le patient serre le sphincter urinaire externe et une diminution de l'activité musculaire lorsqu'il le relâche. Si l'électromyographie et la cystométrographie sont réalisées ensemble, les résultats montrent que l'activité musculaire du sphincter normal augmente à mesure que la vessie se remplit. Au cours de la miction et avec la contraction de la vessie, l'activité musculaire diminue alors que le sphincter se relâche. Cette comparaison aide à l'étude de l'efficacité du sphincter externe et de l'équilibre fonctionnel entre l'activité musculaire de la vessie et celle du sphincter.

Signification de résultats anormaux

L'absence de relâchement du sphincter ou une augmentation de l'activité musculaire au cours de la miction démontrent une dyssynergie du détrusor et du sphincter externe. La confirmation d'une telle activité musculaire par l'électromyographie peut indiquer une vessie neurogène, une blessure de la moelle épinière, une sclérose en plaques, une maladie de Parkinson ou une incontinence d'urine à l'effort.

Interventions infirmières

Avant le test

• Expliquez au patient l'objectif et le protocole du test. Ajoutez l'information requise au sujet du type d'électrodes qui seront utilisées et des inconforts qu'il peut éprouver.
• Si le patient prend des médicaments cholinergiques ou anticholinergiques, avertissez le médecin et arrêtez-en l'usage tel qu'il est prescrit. Ils influent sur l'activité du détrusor et du sphincter.

Au cours du test

• Le mouvement du patient de même que des électrodes mal placées et mal ancrées peuvent déformer les enregistrements.

Après le test

• Surveillez et signalez une hématurie après la première miction chez une femme qui a subi le test à l'aide d'aiguilles-électrodes.
• Surveillez et signalez les symptômes de légère irritation urétrale, comme la dysurie, l'hématurie et la pollakiurie.
• Avisez le patient de prendre un bain de siège; encouragez-le à prendre des liquides, à moins que cela ne soit contre-indiqué.

Électronystagmographie

Cette batterie de tests permet d'étudier les mouvements de l'œil en réponse à des stimuli particuliers et les utilisent pour permettre l'examen des interactions de l'appareil vestibulaire et des muscles qui contrôlent le mouvement de l'œil (réflexe vestibulo-oculaire). Ce test permet d'étudier, en particulier, le nystagmus, qui est un mouvement anormal et involontaire de va-et-vient de l'œil causé par ce réflexe. Le nystagmus est le résultat des tentatives de l'appareil vestibulaire pour maintenir la fixation visuelle lorsque la tête bouge.

Objectifs

• Aider à définir la cause d'étourdissements, de vertiges et d'acouphènes.

• Aider à diagnostiquer une baisse unilatérale de l'acuité auditive d'étiologie inconnue.

• Confirmer la présence d'une lésion et en préciser la localisation (centrale, périphérique ou les deux).

Protocole

La batterie de tests et la séquence décrites ici sont représentatives. Avec les électrodes placées sur la figure de la personne, autour de ses yeux, réalisez les tests suivants :

• *Test de calibration :* demandez à la personne de suivre une barre lumineuse mouvante avec ses yeux tout en maintenant sa tête immobile.

• *Test du regard nystagmique :* demandez à la personne de regarder d'abord droit devant et ensuite à droite et à gauche avec les yeux fixés sur une lumière centrale. Après 30 secondes, dites-lui de fermer ses yeux sans en changer la position.

• *Test de suivi du pendule :* demandez à la personne de suivre les mouvements d'un pendule avec ses yeux.

• *Test de l'optocinétique :* dites à la personne de suivre un stimulus de la gauche à la droite jusqu'à ce qu'il disparaisse et alors de ramener rapidement ses yeux pour rencontrer la prochaine cible.

• *Tests de position :* faites prendre les positions suivantes à la personne : debout avec la tête tournée vers la droite et vers la gauche, de debout à couchée, de couchée à debout en position latérale droite et latérale gauche, puis debout avec la tête pendante, ensuite avec la tête bien droite et debout avec la tête pendante à droite et à gauche.

• *Épreuve calorique à l'eau :* introduisez de l'eau dans le conduit auditif externe de façon à ce qu'elle frappe la membrane du tympan. Après 60 secondes, dites à la personne d'ouvrir ses yeux, de les fixer sur une cible et alors de les fermer.

Résultats normaux

Le test de calibration montre normalement un modèle d'onde carrée, le test du regard nystagmique montre normalement un léger nystagmus avec les yeux fermés, le test de suivi du pendule devrait produire une onde sinusoïdale, le test de l'optocinétique devrait donner un modèle clair d'onde triangulaire et les tests de position ne devraient causer aucun nystagmus avec les yeux ouverts et qu'un faible nystagmus avec les yeux fermés. L'épreuve calorique à l'eau devrait produire un nystagmus réduit par la fixation visuelle.

Signification de résultats anormaux

Les résultats sont rapportés comme normaux, limitrophes ou anormaux. S'ils sont anormaux, ils indiquent une lésion périphérique, centrale ou indéterminée. Une lésion périphérique peut concerner l'organe récepteur nerveux ou la branche vestibulaire du huitième nerf crânien; une lésion centrale peut concerner le tronc cérébral, le cervelet, le cerveau ou une structure de connexion.

Interventions infirmières

Avant le test

• Décrivez les tests au patient. Dites-lui, si cela est prescrit, de s'abstenir de stimulants, d'anxiolytiques, de sédatifs, de médicaments pour les vertiges et d'alcool durant les 24 à 48 heures précédant le test, de s'abstenir de tabac et de boissons contenant de la caféine le jour du test, et d'éviter de prendre un repas lourd immédiatement avant le test.

◆ *Mise en garde.* L'électronystagmographie est contre-indiquée chez les patients qui ont un stimulateur cardiaque puisque l'équipement utilisé pour les tests peut influer sur son fonctionnement. De plus, n'utilisez pas l'épreuve calorique à l'eau si la personne a une perforation du tympan. On peut y substituer, si cela est prescrit, des épreuves caloriques modifiées à l'air ou à l'eau.

Après le test

• Surveillez les signes de faiblesse, d'étourdissements ou de nausées. Encouragez le patient à se reposer jusqu'à ce qu'il ait récupéré.

Électrophorèse de l'hémoglobine

L'électrophorèse de l'hémoglobine est probablement la méthode de laboratoire la plus utile pour séparer et mesurer les hémoglobines normales et certaines de leurs formes anormales. L'appareil d'électrophorèse est constitué d'une anode (+) et d'une cathode (-) séparées par de l'acétate de cellulose, sur lequel les molécules d'hémoglobine migrent lorsqu'on fait passer un courant électrique dans le milieu. Comme les molécules d'hémoglobine ont une charge négative, elles se déplacent vers l'anode à une vitesse égale à la force de leur charge électrique. Les différents types d'hémoglobines ont des charges différentes et, par conséquent, ils migrent vers l'anode à des vitesses différentes; cela donne naissance à une série de bandes pigmentées distinctes dans le milieu. Ces bandes sont alors comparées à celles d'un échantillon normal.

En pratique, le laboratoire peut changer le milieu (et employer un gel d'amidon au lieu de l'acétate de cellulose) ou le pH du milieu (de 6,2 à 8,6) pour permettre une séparation nette des hémoglobines et pour augmenter l'amplitude du test. Les hémoglobines qui sont vérifiées de façon courante sont les hémoglobines A, A_2, S et C.

Objectifs
- Mesurer la quantité d'hémoglobine A et déceler les hémoglobines anormales.
- Aider au diagnostic des thalassémies.

Protocole infirmier
Procédez à une ponction veineuse et recueillez l'échantillon dans un tube de 7 mL à bouchon lavande. Remplissez complètement le tube de prélèvement et retournez-le délicatement à plusieurs reprises pour mélanger l'échantillon et l'anticoagulant. Envoyez immédiatement l'échantillon au laboratoire.

Valeurs de référence
Les valeurs normales pour les adultes sont les suivantes :
- *Hb A :* > 95 % de toutes les hémoglobines;
- *Hb A_2 :* 2 % à 3 %;
- *Hb F :* < 1 %;
- *Hb S :* absente;
- *Hb C :* absente.

(Chez les nouveau-nés, Hb F compte normalement pour la moitié de l'hémoglobine totale.)

Signification de résultats anormaux
L'électrophorèse de l'hémoglobine permet la détermination des différents types d'hémo-globines qui peuvent laisser sous-entendre une maladie hémolytique. Par exemple, si l'Hb A_2 représente de 4 % à 6 % de l'hémoglobine totale, une bêta-thalassémie mineure est alors soupçonnée. Si l'Hb A_2 est inférieure à 2 %, cela suggère une hémoglobinose H. Une concentration de Hb F située entre 2 % et 5 % de l'hémoglobine totale suggère aussi une bêta-thalassémie mineure alors qu'une concentration de 10 % à 90 % suggère une bêta-thalassémie majeure. Si toute l'hémoglobine est faite d'hémoglobine F, cela suggère une persistance héréditaire homozygote de l'hémoglobine fœtale; si elle constitue 15 % de l'hémoglobine totale, cela suggère alors une Hb S homozygote.

Les variations de l'hémoglobine suggèrent d'autres maladies, comme une hémoglobinose S homozygote, une hémoglobinose C homozygote ou une hémoglobinose C hétérozygote.

Interventions infirmières
Avant le test
- Expliquez au patient que ce test aide à déterminer le type et la distribution des hémoglobines du sang. Informez-le qu'il n'a pas à s'abstenir de nourriture solide ou liquide avant le test.
- Signalez-lui que le test nécessite un échantillon de sang. Dites-lui qui va procéder à la ponction veineuse et quand, et mentionnez qu'il ne va ressentir qu'un léger inconfort à cause de l'aiguille au cours de la ponction et de la pression du garrot. Rassurez-le en lui disant que le prélèvement de l'échantillon se fait en moins de 3 minutes.
- Vérifiez, dans son dossier, s'il y a eu une transfusion sanguine récente. Une transfusion reçue au cours des 4 derniers mois peut invalider les résultats du test.

Après le prélèvement
- Manipulez l'échantillon avec soin pour éviter l'hémolyse, qui peut influer sur les résultats du test.
- Si un hématome apparaît à l'endroit de la ponction veineuse, appliquez des compresses chaudes afin de diminuer l'inconfort.

Électrophorèse des protéines sériques

Ce test permet la séparation des principales protéines sériques – l'albumine et les quatre types de globulines – selon leur masse moléculaire, leur forme et leur charge électrique à un pH de 8,6. Lorsqu'elles sont déposées sur un support donné (acétate de cellulose, agarose, etc.) et qu'elles sont soumises à un courant électrique, l'albumine et les globulines du sérum migrent de façon à former cinq bandes homogènes qui indiquent la proportion relative de chacune des fractions protéiques. Les variations dans leurs proportions normales peuvent aider à diagnostiquer certains dérèglements.

L'albumine, qui constitue plus de la moitié des protéines sériques totales, maintient la pression oncotique (en empêchant la fuite du plasma dans la région des capillaires) et transporte des substances insolubles dans l'eau, comme la bilirubine, les acides gras, les hormones et les médicaments. Des quatre types de globulines (alpha$_1$, alpha$_2$, bêta et gamma), trois agissent principalement comme protéines de transport en assurant le transport des lipides, des hormones et des métaux dans le sang. La globuline gamma est une composante importante du système immunitaire organique.

L'électrophorèse est la méthode la plus courante pour mesurer les protéines sériques. Cependant, les concentrations individuelles peuvent être calculées en mesurant les protéines sériques totales et en les multipliant par le pourcentage relatif de chacune des fractions protéiques qui les composent. Cependant, indépendamment de la méthode utilisée, une seule fraction protéique a rarement une signification en elle-même.

Objectif

• Aider au diagnostic de dérèglements gastro-intestinaux, d'une maladie hépatique, d'une maladie néoplasique, d'une déficience en protéines, d'une maladie rénale, d'une hypogammaglobulinémie, d'un myélome multiple et d'une macroglobulinémie de Waldenström.

Protocole infirmier

Procédez à une ponction veineuse et recueillez l'échantillon dans un tube de 7 mL à bouchon rouge.

Valeurs de référence

Normalement, les protéines sériques totales sont constituées de plusieurs éléments dont les pourcentages sont relativement stables : l'albumine (53 %), les globulines alpha$_1$ et alpha$_2$ (14 %), la globuline bêta (12 %) et la globuline gamma (20 %). Les valeurs spécifiques sont les suivantes :

• *Protéines sériques totales :* 63 à 79 g/L.
• *Albumine :* 34 à 53 g/L.
• *Globuline alpha$_1$:* 2 à 4 g/L.
• *Globuline alpha$_2$:* 4 à 9 g/L.
• *Globuline bêta :* 6 à 10 g/L.
• *Globuline gamma :* 7 à 16 g/L.

Signification de résultats anormaux

Une augmentation relative des globulines alpha$_1$ et alpha$_2$ peut indiquer un infarctus du myocarde. Une diminution marquée des globulines gamma caractérise une hypogammaglobulinémie. Un syndrome néphrotique diminue l'albumine et les globulines gamma, et augmente les globulines alpha$_2$ et bêta. Une augmentation abrupte des globulines gamma et une diminution apparente de l'albumine peuvent indiquer un myélome multiple ou une macroglobulinémie de Waldenström.

Interventions infirmières

Avant le test

• Expliquez à la personne que ce test détermine le contenu du sang en protéines. Dites-lui qu'elle n'a pas à s'abstenir de nourriture solide ou liquide avant le test. Signalez-lui que le test nécessite un échantillon de sang.

• Vérifiez, dans son dossier, la prise de substances pouvant influer sur les concentrations sériques des protéines, comme les agents cytotoxiques. Si leur usage doit être maintenu, notez-le sur le relevé de laboratoire.

• Rappelez-vous que la grossesse peut diminuer les concentrations sériques d'albumine.

• Évitez l'administration, avant le test, d'un opacifiant radiologique, qui peut augmenter faussement les résultats du test.

Au moment du prélèvement

• Souvenez-vous que l'utilisation du plasma au lieu du sérum modifie légèrement les résultats du test à cause de la présence du fibrinogène.

Après le prélèvement

• Si un hématome apparaît à l'endroit de la ponction veineuse, appliquez des compresses chaudes afin de diminuer l'inconfort.

Électrorétinographie

Dans l'électrorétinographie, une électrode placée sur la cornée enregistre la réponse électrique des tissus de la rétine à différents stimuli lumineux. Les impulsions électriques émises par les cellules à bâtonnet et les cellules à cône sont transmises par l'électrode placée sur la cornée à un oscilloscope, où elles sont affichées et enregistrées sous forme d'ondes ayant une composante d'ondes A (cornée-négatives) et d'ondes B (cornée-positives). Une stimulation lumineuse par des longueurs d'onde différentes aide à faire la différence entre une dysfonction des cellules à bâtonnet et une dysfonction des cellules à cône.

Ce test est utilisé pour examiner les individus qui ont des dérèglements de la rétine, héréditaires et acquis, y compris une cécité partielle ou totale des couleurs, une cécité nocturne, une dégénérescence de la rétine et un décollement de la rétine lorsque celle-ci est masquée par des états telles une hémorragie du corps vitré, des cataractes et une opacité cornéenne. Lorsque l'un ou l'autre de ces dérèglements affecte de façon significative les cellules à bâtonnet ou les cellules à cône, l'électrorétinographie sera anormale. Ce test permet aussi de déterminer le besoin d'une chirurgie lorsque la viabilité de la rétine est incertaine.

Objectifs

• Examiner les individus qui ont des dérèglements héréditaires et acquis de la rétine.
• Déterminer le besoin d'une chirurgie lorsque la viabilité de la rétine est douteuse.

Protocole infirmier

Aidez le malade à se coucher ou à s'asseoir droit selon ce qui lui semble le plus confortable. Instillez ensuite des gouttes pour les yeux contenant un anesthésique topique tel qu'il est prescrit. Saturez alors la mèche des électrodes bipolaires à l'aide de soluté isotonique de chlorure de sodium et, alors que l'individu a les yeux ouverts, placez les électrodes sur les cornées. Pendant que les lumières de la pièce sont allumées, l'examinateur va étudier la réponse électrique oculaire. Obscurcissez ensuite la pièce. Après une attente de 20 minutes, éclairez les yeux à l'aide d'une lumière blanche pendant que l'examinateur enregistre la réponse de la rétine. Finalement, l'examinateur va enregistrer la réponse de la rétine à un éclair brillant. Gardez à l'esprit qu'on doit utiliser un éclair beaucoup plus intense chez les individus qui ont une hémorragie du corps vitré.

Résultats normaux

Le malade devrait montrer des ondes A et B normales avec une augmentation de la réponse électrique consécutive à l'augmentation de l'intensité lumineuse.

Signification de résultats anormaux

Des changements dans l'électrorétinographie peuvent consister en une réponse diminuée dans une maladie vasculaire ischémique, telle une artériosclérose ou une artérite à cellules géantes. Une électrorétinographie anormale peut être aussi le résultat d'une sidérose (lorsqu'un morceau de fer s'est incrusté dans l'œil), d'un décollement de la rétine, de lieux d'opacification dans les différents milieux oculaires, d'une déficience en vitamine A et d'une mucopolysaccharidose. Les médicaments qui peuvent causer des dommages à la rétine, comme la chloroquine ou la quinine, peuvent aussi diminuer la réponse au cours de l'électrorétinographie.

Interventions infirmières

Avant le test

• Expliquez au patient que ce test aide à étudier la réponse de ses yeux à différentes intensités de lumière. Expliquez-lui les étapes du protocole et assurez-le qu'il ne devrait ressentir que peu d'inconfort, si ce n'est aucun; la sensation causée par l'électrode peut ressembler à la présence d'un cil dans l'œil. Dites-lui que le test dure environ 1 heure.

Après le test

• Dites au patient de ne pas se frotter les yeux durant une heure suivant le test pour éviter une abrasion de la cornée.
• Dites-lui que les effets de l'anesthésique devraient disparaître après environ 20 minutes.

Enzyme sérique de conversion de l'angiotensine

Localisée principalement dans les capillaires pulmonaires et, en concentrations moindres, dans les vaisseaux sanguins et le tissu rénal, l'enzyme de conversion de l'angiotensine (ECA) permet de maintenir la pression artérielle en transformant l'angiotensine I en angiotensine II, un vasoconstricteur puissant. La mesure des activités sériques de cette enzyme permet de diagnostiquer la sarcoïdose à cause de l'étroite corrélation entre les activités sériques élevées d'enzymes et cette maladie. On présume que des activités sériques élevées reflètent l'activité des macrophages. Ce test permet aussi de contrôler la réponse à un traitement de la sarcoïdose et de confirmer le diagnostic de la maladie de Gaucher et de la lèpre.

Objectifs
• Aider à établir le diagnostic de la sarcoïdose, particulièrement la sarcoïdose pulmonaire.
• Contrôler la réponse à un traitement de la sarcoïdose.
• Permettre de confirmer la maladie de Gaucher ou la lèpre.

Protocole infirmier
Procédez à une ponction veineuse et recueillez l'échantillon dans un tube de 7 mL à bouchon rouge (ou un tube à bouchon vert selon la méthode de laboratoire utilisée). Notez l'âge de la personne sur le relevé de laboratoire. Évitez d'utiliser un tube à bouchon lavande ou de contaminer l'échantillon avec de l'acide éthylène diaminetétraacétique (EDTA) parce que cela peut provoquer une augmentation de l'activité de l'enzyme et modifier le résultat du test. Envoyez immédiatement l'échantillon au laboratoire.

Valeurs de référence
Dans l'essai colorimétrique, les valeurs normales d'enzymes sériques varient de 18 à 67 U/L chez les personnes de plus de 20 ans. (Les personnes de moins de 20 ans ne sont généralement pas testées; elles présentent des activités élevées d'enzymes, mais leur écart normal n'a pas été établi.)

Signification de résultats anormaux
Des acticités élevées d'enzymes peuvent indiquer une sarcoïdose, une maladie de Gaucher ou la lèpre, mais on doit établir une corrélation entre les résultats et la condition clinique de la personne. Chez certaines personnes, des activités élevées d'enzymes peuvent être le résultat d'hyperthyroïdisme, de rétinopathie diabétique et de maladies du foie. Les activités sériques de l'enzyme s'abaissent au fur et à mesure que la personne répond à un traitement de la sarcoïdose au moyen de stéroïdes ou de la prednisone.

Interventions infirmières
Avant le test
• Expliquez, comme il convient, à la personne que ce test permet de diagnostiquer la sarcoïdose, la maladie de Gaucher ou la lèpre, ou qu'il permet de vérifier sa réponse à un traitement de la sarcoïdose. Dites-lui qu'elle doit être à jeun depuis 12 heures avant le test et que celui-ci nécessite un échantillon de sang. Le fait de ne pas être à jeun avant le test peut provoquer une lipémie importante qui peut influer sur la mesure précise du test.
• Si le patient a moins de 20 ans, avisez le médecin, qui peut vouloir reporter le test.

Au moment du prélèvement
• L'utilisation d'un mauvais tube peut abaisser l'activité de l'enzyme.
• Manipulez l'échantillon avec soin pour éviter l'hémolyse, qui peut modifier les résultats du test.
• Le défaut d'envoyer immédiatement l'échantillon au laboratoire ou de le congeler et de le placer sur la glace sèche peut provoquer la dégradation de l'enzyme et donner des résultats artificiellement bas.

Après le prélèvement
• Si un hématome apparaît à l'endroit de la ponction veineuse, appliquez des compresses chaudes afin de diminuer l'inconfort.

Épreuve de freinage par la dexaméthasone

Ce test constitue un instrument standard de diagnostic des dérèglements corticosurrénaux, particulièrement du syndrome de Cushing. Chez les individus bien portants, la production d'hormone adrénocorticotrope sera freinée par l'administration de dexaméthasone; un tel freinage ne sera pas observé chez les individus atteints du syndrome de Cushing.

Le test de freinage par la dexaméthasone semble également utile pour établir un diagnostic de dépression majeure et pour en contrôler le traitement. Cette utilisation est basée sur l'observation suivante : certains individus ayant une dépression majeure ont des concentrations élevées de corticostéroïdes en circulation. L'administration d'un stéroïde synthétique oral (comme la dexaméthasone) à de tels sujets ne réussit pas à réduire ces concentrations alors qu'elle les abaisse chez les sujets non déprimés.

Même si elle n'est pas indiquée comme épreuve de dépistage de la dépression, l'épreuve de freinage par la dexaméthasone aide au diagnostic d'une dépression majeure comme l'électroencéphalographie aide au diagnostic de l'épilepsie; un résultat normal de l'épreuve n'écarte pas la possibilité d'un diagnostic de dépression majeure, mais un résultat anormal renforce un diagnostic basé sur des éléments cliniques. Les résultats peuvent aussi indiquer quels sujets sont susceptibles de répondre à une médication antidépressive ou à une thérapie aux électrochocs.

L'épreuve de freinage par la dexaméthasone s'est avérée décevante pour différencier un dérèglement dysthymique (dépression névrotique) d'une maladie affective majeure (dépression psychotique), mais elle peut avoir son utilité pour les sujets chez qui on a diagnostiqué d'autres dérèglements psychologiques (comme une schizophrénie dysthymique) afin d'établir le besoin de traitement d'une dépression coexistante.

Objectifs
• Diagnostiquer les dérèglements corticosurrénaux.
• Aider à diagnostiquer une dépression majeure et à en contrôler le traitement.

Protocole infirmier
À 23 heures, administrez, tel qu'il est prescrit, 1 mg de dexaméthasone au patient. Puis, le jour suivant, à des moments précis, procédez à une ponction veineuse et recueillez un échantillon adéquat.

Valeurs de référence
Une concentration de cortisol de 140 nmol/L le matin du jour suivant l'administration de dexaméthasone est normal; des concentrations plus élevées indiquent un défaut de freinage par la dexaméthasone.

Signification de résultats anormaux
Des résultats positifs peuvent indiquer un syndrome de Cushing ou une dépression. Cependant, des résultats faussement positifs peuvent survenir dans différentes conditions, comme un diabète sucré, une grossesse et des situations de stress organique grave (un traumatisme, une perte de poids importante, une déshydratation et un sevrage alcoolique aigu). Des résultats faussement positifs peuvent aussi faire suite à l'utilisation de certaines substances, particulièrement de barbituriques et d'œstrogènes à fortes doses au cours des trois semaines précédant le test.

Interventions infirmières
Avant le test
• Expliquez au patient que ce test va mesurer la réponse de son organisme à un stéroïde synthétique et dites-lui que le test nécessite deux échantillons de sang prélevés à des moments précis. À cause de l'incidence de résultats faussement positifs, assurez-vous de discuter avec le patient des limites de l'épreuve.
• Vérifiez, dans le dossier du patient, l'utilisation de substances qui peuvent influer sur les résultats du test. Elles comprennent l'aldactone, les barbituriques, le cortisol, le diéthylstilbœstrol, les œstrogènes, les contraceptifs oraux, la phénytoïne et la tétracycline.
• Arrêtez la médication du patient durant les 24 à 48 heures précédant le test tel qu'il est prescrit.

Au moment des prélèvements
• Le respect des temps de prélèvement est crucial puisqu'un échantillonnage plus fréquent peut augmenter la possibilité de mesurer un pic de cortisol non réduit.

Après les prélèvements
• Si un hématome apparaît à l'endroit de la ponction veineuse, appliquez des compresses chaudes afin de diminuer l'inconfort.
• Le patient peut reprendre sa médication interrompue avant le test.

Équilibre et pointage (tests)

Réalisés comme un volet d'un examen neuro-pathologique, ces tests dépistent les dérèglements vestibulaires et cérébelleux chez une personne qui se plaint d'étourdissements ou de pertes d'équilibre, ou qui présente un nystagmus. Ces tests étudient l'équilibre et la coordination alors que la personne exécute différents mouvements avec les yeux ouverts et fermés. Des résultats anormaux indiquent le besoin d'un examen plus poussé.

Objectifs

• Aider à détecter des dérèglements vestibulaires ou cérébelleux qui affectent tout l'organisme (test d'équilibre).

• Aider à dépister des dérèglements vestibulaires ou cérébelleux qui affectent les bras (test de pointage).

Protocole infirmier

Test d'équilibre. Dites au patient d'exécuter, aussi souvent qu'il le peut, les mouvements suivants et observez les oscillations prononcées et les chutes. D'abord, demandez-lui de se tenir debout avec les pieds rapprochés, les bras sur les côtés et les yeux ouverts durant 20 secondes; dites-lui alors de garder cette position durant 20 autres secondes avec les yeux fermés (test de Romberg). Ensuite, demandez-lui de se tenir debout sur un pied durant 5 secondes et alors sur l'autre pied durant 5 secondes; dites-lui de re-prendre le mouvement avec les yeux fermés. Dites-lui alors de se tenir debout un pied devant l'autre durant 20 secondes avec les yeux ouverts et de garder ensuite la même position avec les yeux fermés durant 20 autres secondes. Enfin dites-lui d'avancer et de reculer en marchant en ligne droite, un pied devant l'autre, d'abord avec les yeux ouverts, puis avec les yeux fermés.

Test de pointage. Alors que le patient est assis en face de vous, tenez votre index à la hauteur de votre épaule. Dites-lui de toucher votre doigt avec son index droit. Dites-lui alors de baisser son bras, de fermer les yeux et de toucher à nouveau votre doigt. Demandez-lui de refaire tout le mouvement en utilisant, cette fois, son index gauche. Observez le degré et la direction du pointage.

Résultats normaux

Dans l'épreuve de l'équilibre, un individu en bonne santé garde son équilibre avec les yeux ouverts et fermés. Dans l'épreuve de pointage, un individu en bonne santé touche le doigt de l'examinateur alors qu'il a les yeux ouverts et fermés.

Signification de résultats anormaux

Une lésion vestibulaire périphérique peut causer de l'oscillation ou une chute dans la direction opposée au nystagmus quand le patient a les yeux fermés; une lésion cérébelleuse cause de l'oscillation ou une chute lorsque les yeux sont ouverts ou fermés.

Un dérèglement labyrinthique peut conduire à une déviation de l'index dans la direction op-posée au nystagmus lorsque les yeux du patient sont fermés; une lésion cérébelleuse peut con-duire à une déviation de l'index lorsque les yeux sont ouverts ou fermés; une lésion latéralisée peut conduire à une déviation de l'index du bras situé du côté affecté seulement.

Interventions infirmières

Avant le test

• Décrivez les épreuves au patient et expliquez-lui qu'elles servent à détecter des problèmes neurologiques. Dites-lui que certains tests sont réalisés pour étudier son sens de l'équilibre. Assurez-le que quelqu'un va se tenir près de lui pour l'empêcher de tomber.

• Évaluer la condition physique générale du patient, car elle peut influer sur sa capacité à réaliser les épreuves.

• Vérifiez, dans son dossier, l'utilisation récente de médicaments qui affectent le système nerveux central – comme les stimulants, les anxiolytiques, les sédatifs et les médicaments pour soulager les vertiges. L'ingestion de ces médicaments ou d'al-cool influent sur la précision des épreuves.

Estriol placentaire urinaire

Ce test permet de contrôler la viabilité du fœtus en mesurant la concentration urinaire de l'estriol placentaire, le principal œstrogène excrété dans l'urine au cours de la grossesse. Vers la fin du premier trimestre, l'augmentation régulière d'estriol reflète un placenta qui fonctionne adéquatement et – habituellement – un fœtus en bonne santé qui se développe normalement.

L'indication habituelle pour ce test est une grossesse à haut risque, comme une grossesse compliquée par un diabète sucré, des antécédents d'enfants mort-nés, de l'hypertension, une éclampsie et une toxémie. Des dosages sériés sont nécessaires pour suivre l'augmentation des concentrations d'estriol. Comme les concentrations d'estriol fluctuent au cours d'une journée, l'échantillon de choix est un spécimen d'urine de 24 heures. Généralement, les concentrations sériques d'estriol sont plus fiables que les concentrations urinaires parce que les concentrations sériques ne sont pas modifiés par la filtration glomérulaire maternelle ou par les médicaments.

Objectif
• Examiner l'état du fœtus et du placenta, particulièrement au cours d'une grossesse à haut risque.

Protocole infirmier
Prélevez un échantillon d'urine de 24 heures dans un bocal contenant un agent de conservation qui maintiendra le spécimen à un pH de 3,0 à 5,0.

Valeurs de référence
Les valeurs normales varient de façon considérable. Au cours de la grossesse, les concentrations peuvent augmenter jusqu'à 28 µg/24 h. Les mesures sériées des concentrations urinaires d'estriol devraient, lorsqu'elles sont reportées sur un graphique, présenter une courbe de croissance régulière au cours de la grossesse.

Signification de résultats anormaux
Une baisse de 40 % sous les valeurs de départ durant 2 jours consécutifs suggère fortement une insuffisance placentaire et une souffrance fœtale imminente. Une baisse de 20 % sur une période de 2 semaines ou le fait que les concentrations consécutives d'estriol ne suivent pas une courbe normale d'augmentation indiquent aussi un fonctionnement placentaire inadéquat. De telles situations peuvent nécessiter une césarienne selon l'état de la patiente et d'autres signes de souffrance fœtale.

Une courbe indiquant de façon chronique une faible concentration d'estriol urinaire peut être le résultat d'anomalies congénitales (comme une anencéphalie), d'une insuffisance surrénalienne fœtale, d'un déficit en sulfatase placentaire ou d'une iso-immunisation Rh. Si la filtration glomérulaire maternelle diminue, comme dans l'hypertension ou le diabète sucré, la courbe de l'estriol peut être basse mais normale. Dans un tel cas, la grossesse peut se poursuivre s'il n'y a pas de complications qui apparaissent et si les concentrations d'estriol continuent d'augmenter. Cependant, des concentrations à la baisse ou une chute soudaine sous les valeurs de départ indiquent une souffrance fœtale grave.

Des concentrations urinaires élevées d'estriol sont possibles au cours d'une grossesse multiple.

Interventions infirmières
Avant le test
• Expliquez à la patiente que ce test aide à étudier le fonctionnement placentaire, qui est essentiel à la bonne santé du fœtus. Dites-lui qu'elle n'a pas à s'abstenir de nourriture solide ou liquide avant le test. Dites-lui aussi qu'un échantillon d'urine de 24 heures est nécessaire et montrez-lui comment le prélever. Insistez sur le fait qu'une bonne technique de prélèvement est nécessaire pour obtenir des résultats précis.

• Vérifiez, dans le dossier de la patiente, la prise de médicaments qui peuvent influer sur les concentrations urinaires d'estriol. Ces médicaments sont : l'ampicilline, la cascara sagrada, l'hydrochlorothiazide, le méprobamate, le mandélate de méthénamine, le chlorhydrate de phénazopyridine, la phénolphtaléine, les phénothiazines, le séné, les hormones stéroïdiennes (y compris les œstrogènes, la progestérone et les corticostéroïdes) et les tétracyclines.

• Sachez qu'une anémie, une hémoglobinopathie, une maladie hépatique ou intestinale ou de la malnutrition chez la mère diminuent habituellement les concentrations d'estriol.

Au cours de la période de prélèvement
• Réfrigérez le spécimen ou gardez-le sur de la glace. Notez la semaine de gestation sur le relevé de laboratoire.

Après la période de prélèvement
• Si cela est pertinent, la patiente peut reprendre sa médication interrompue avant le test.

Éthanol sanguin

Ce test quantitatif mesure la concentration d'éthanol sanguin. Ce dosage détermine le degré d'intoxication à l'éthanol pour utilisation au cours d'une procédure médico-légale ou pour écarter la possibilité d'une intoxication chez un individu comateux. Même si le degré d'intoxication peut être mesuré à l'aide d'un échantillon respiratoire ou urinaire, les tests médico-légaux nécessitent généralement un échantillon de sang parce qu'il fournit des résultats plus précis.

Environ 80 % de l'éthanol ingéré est absorbé par la muqueuse du jéjunum alors que les autres 20 % sont absorbés par la muqueuse gastrique. Quand l'estomac est vide, environ 50 % de l'éthanol est absorbé en moins de 15 minutes et les concentrations maximales sont atteintes en 40 à 70 minutes. La présence de nourriture dans l'estomac ralentit l'absorption. Environ 90 % de l'éthanol atteint le foie, qui le transforme en acétaldéhyde qui est alors métabolisé en eau et en gaz carbonique. Les autres 10 % sont excrétés par la respiration, la sueur et l'urine.

Objectifs
- Éliminer la possibilité d'une intoxication à l'alcool chez un individu comateux.
- Déterminer le degré d'intoxication à l'alcool à des fins médico-légales.

Protocole infirmier
Après avoir nettoyé l'endroit de la ponction avec du chlorure de benzalkonium (en solution aqueuse de 1 : 75) ou avec une solution de polyvidone iodée, procédez à une ponction veineuse et recueillez l'échantillon dans un tube de 7 mL à bouchon rouge. Envoyez immédiatement l'échantillon au laboratoire ou réfrigérez-le.

Valeurs de référence
Ces valeurs varient avec le poids de l'individu, son état nutritionnel, la vitesse d'ingestion et le type d'alcool ingéré. Par exemple, si un individu de 72 kg boit 85 mL de whisky à l'heure, la concentration d'alcool dans son sang sera approximativement :
- *après 1 heure (85 mL)* : 11 mmol/L (50 mg/dL);
- *après 2 heures (170 mL)* : 22 mmol/L (100 mg/dL);
- *après 4 heures (340 mL)* : 44 mmol/L (200 mg/dL);
- *après 5 heures (425 mL)* : 55 mmol/L (300 mg/dL);
- *après 8 heures (680 mL)* : 90 mmol/L (400 mg/dL);
- *après 10 heures (850 mL)* : 110 mmol/L (500 mg/dL).

Signification de résultats anormaux
L'effet global de l'éthanol est une dépression du système nerveux central. Une concentration de 22 mmol/L entraîne un manque de coordination et une élocution lente; 44 mmol/L donne une intoxication évidente accompagnée d'une perturbation de l'équilibre et d'une mauvaise perception des couleurs; 55 mmol/L provoque l'inconscience; 90 mmol/L cause un coma profond; 110 mmol/L entraîne généralement la mort.

Les alcooliques chroniques peuvent tolérer des concentrations beaucoup plus élevées (même létales) puisqu'ils métabolisent l'éthanol en acétaldéhyde en la moitié du temps normal. Les concentrations élevées d'acétaldéhyde qui en résultent peuvent causer un dommage hépatique.

Interventions infirmières
Avant le test
- Expliquez à la personne et à sa famille, si cela est pertinent, que ce test permet de déterminer la quantité d'éthanol dans le sang. Dites-leur que le test nécessite un échantillon de sang.
- Si le test est réalisé à des fins médico-légales, assurez-vous que la personne ou un membre responsable de la famille a signé une formule de consentement.
- Vérifiez, dans le dossier de la personne, le moment de l'ingestion et la quantité d'éthanol ingéré ainsi que les doses d'autres drogues utilisées. Sachez que l'hydrate de chloral et le glutéthimide élèvent les concentrations sanguines d'éthanol. Sachez aussi que l'éthanol et les barbituriques sont métabolisés dans le système enzymatique microsomique. Pris ensemble, ils produisent des concentrations sanguines élevées et augmentent considérablement la dépression du système nerveux central.

Au moment du prélèvement
- Ne lavez pas l'endroit de la ponction veineuse avec de l'alcool ou de la teinture d'iode parce que ces produits peuvent augmenter faussement les concentrations d'éthanol de l'échantillon.

Après le prélèvement
- Si un hématome apparaît à l'endroit de la ponction veineuse, appliquez des compresses chaudes pour diminuer l'inconfort.

Examen au biomicroscope oculaire

Le biomicroscope oculaire, un instrument équipé d'un système spécial d'éclairage et d'un microscope binoculaire, permet l'examen détaillé de la partie antérieure de l'œil, qui comprend les paupières, les cils palpébraux, la conjonctive, la sclérotique, la cornée, la pellicule de larmes, la chambre intérieure, l'iris, le cristallin et le vitré. Pour examiner les liquides et les tissus oculaires normalement transparents ou presque transparents, la source de lumière et le mécanisme de grossissement de l'instrument peuvent être modifiés. Des dispositifs spéciaux peuvent être fixés au biomicroscope oculaire pour permettre une étude encore plus détaillée des anomalies.

Objectif

• Détecter et étudier les anomalies et les maladies des tissus et des structures de la partie antérieure de l'œil.

Protocole infirmier

Après avoir fait asseoir la personne sur la chaise d'examen, demandez-lui de placer son visage avec son menton sur l'appui-menton et son front contre la barre. Diminuez l'intensité de la lumière de la pièce. L'examinateur commence avec les paupières et les cils palpébraux, et il passe au vitré en ajustant l'alignement et le mécanisme de grossissement au besoin. Dans certains cas, on peut fixer un appareil spécial au biomicroscope oculaire pour photographier certaines parties de l'œil.

Résultats normaux

L'examen au biomicroscope oculaire ne devrait révéler ni anomalies ni maladies des tissus et des structures de la partie antérieure de l'œil.

Signification de résultats anormaux

L'examen au biomicroscope oculaire peut détecter des affections pathologiques (comme des abrasions et des ulcères cornéens, une opacité du cristallin, une iritis et une conjonctivite) et des formes cornéennes irrégulières, comme un kératocône. Une consistance de parchemin de la peau des paupières accompagnée de rougeurs, d'enflure légère et de démangeaison modérée peuvent indiquer une réaction d'hypersensibilité. Certaines observations anormales peuvent indiquer des dérèglements imminents. Par exemple, un début d'opacité du cristallin peut signaler le développement de cataractes.

Interventions infirmières

Avant le test

• Expliquez à la personne que ce test permet d'examiner la partie antérieure des yeux. Dites-lui que le test dure environ 5 à 10 minutes et exige qu'elle demeure immobile. Assurez-la que l'examen est sans douleur.

• Demandez à la personne d'enlever ses verres de contact, à moins que le test ne soit réalisé pour déterminer une correction des verres de contact. Si l'on a prescrit des gouttes pour dilater la pupille, vérifiez, dans le dossier de la personne, les réactions défavorables aux mydriatiques ou la présence d'un glaucome à angle fermé avant de les administrer. Pour un examen oculaire courant, on n'utilise pas de gouttes pour dilater la pupille. Cependant, certaines maladies exigent la dilatation des pupilles avant l'examen au biomicroscope oculaire. Par exemple, une iritis, une affection douloureuse aggravée par une constriction pupillaire, nécessite une dilatation des pupilles pour soulager la douleur et pour permettre au médecin d'examiner les yeux avec un éclairage adéquat.

Au cours du test

• Une mauvaise coopération de la personne nuit aux résultats du test.

◆ *Mise en garde.* N'instillez pas de gouttes pour dilater les pupilles dans les yeux d'une personne qui a déjà eu une réaction d'hypersensibilité à ces gouttes ou à une personne qui a un glaucome à angle fermé.

Après le test

• Si l'on a instillé des gouttes pour dilater les pupilles, dites à la personne que sa vision rapprochée sera brouillée durant 40 minutes à 2 heures.

Examen de l'écran de Bjerrum

La région à l'intérieur de laquelle les objets peuvent être vus alors que les yeux fixent un point central est appelée champ visuel. Il est fait d'un champ central – une région de 25 degrés entourant le point de fixation – et d'un champ périphérique – le reste de la région à l'intérieur de laquelle les objets peuvent être visualisés. L'examen de l'écran de Bjerrum permet d'étudier le champ visuel central d'un individu grâce au mouvement systématique d'un objet témoin à travers un écran de Bjerrum (une grille de cercles concentriques).

Ce test aide à examiner le champ visuel de façon à déceler des maladies oculaires, comme un glaucome et une névrite optique, et à suivre leur évolution. Il est aussi indiqué pour détecter des dérèglements neurologiques, comme des tumeurs cérébrales et des accidents cérébrovasculaires, et pour contrôler leur évolution.

Objectif

• Détecter une perte du champ visuel central et en déterminer la progression ou la régression.

Protocole infirmier

Faites asseoir la personne confortablement à environ 1 mètre de l'écran de Bjerrum de façon à ce que l'œil qui est examiné soit directement en ligne avec le centre de la cible de fixation. Couvrez l'œil gauche de la personne et dites-lui que, pendant qu'elle fixe la cible centrale, vous allez déplacer un objet témoin dans son champ visuel. Dites-lui de ne pas chercher l'objet, mais d'attendre qu'il apparaisse, et de le signaler lorsqu'elle le voit. Placez-vous du côté de l'œil qui est examiné. Déplacez l'objet témoin vers l'intérieur à partir de la périphérie de l'écran par intervalles de 30 degrés. À l'aide d'aiguilles droites à bout noir, indiquez les points sur l'écran où la personne voit l'objet. Pour assurer l'exactitude de la fixation, les points aveugles devraient être clairement désignés.

Après avoir tracé les limites du champ visuel central de la personne, étudiez la qualité de sa vision à l'intérieur de son champ visuel. Tournez l'objet témoin du côté noir. Retournez-le alors à l'intérieur de chacun des intervalles de 30 degrés et demandez à la personne de le signaler lorsqu'elle le voit. Tracez les régions suspectes – celles dans lesquelles elle n'a pu voir l'objet témoin – quant à sa dimension, à sa forme et à sa densité. Consignez le champ visuel sur le graphique d'enregistrement marqué en degrés; notez

toutes les régions anormales à l'intérieur du champ.

Répétez l'examen avec l'œil gauche.

Résultats normaux

Le champ visuel central forme un cercle qui s'étend à 25 degrés sur chacun des côtés supérieur, nasal, inférieur et temporal. Le point aveugle physiologique se situe entre 12 et 15 degrés du côté temporal du point central de fixation et à environ 1,5 degré au-dessous du méridien horizontal. Il mesure environ 7,5 degrés de hauteur et 5,5 degrés de largeur. L'objet témoin devrait être visible à travers tout le champ visuel central, excepté à l'intérieur du point aveugle physiologique.

Signification de résultats anormaux

L'examen de l'écran de Bjerrum peut révéler une hémianopsie binoculaire causée par des lésions du chiasma optique, des craniopharyngiomes chez les jeunes, des méningiomes ou un anévrisme du cercle artériel de Willis chez les adultes ou un accident cérébrovasculaire. Il peut aussi révéler un glaucome, une rétinite pigmentaire ou des décollements de la rétine.

Interventions infirmières

Avant le test

• Expliquez à la personne l'objectif et le protocole du test. Si elle porte des verres correcteurs, demandez-lui de les porter au cours du test.

Au cours du test

• Rappelez à la personne qu'elle doit fixer constamment la cible centrale sur l'écran de Bjerrum; surveillez attentivement ses yeux pour vous assurer qu'elle suit vos directives.

• Si la personne ne collabore pas ou si elle a une perte de vision qui rend difficile la perception de l'objet témoin le plus gros, les résultats du test ne seront pas valides.

Exophtalmométrie

Ce test détermine le déplacement relatif du globe oculaire vers l'avant ou vers l'arrière de son orbite à l'aide d'un exophtalmomètre servant à mesurer la distance du sommet de la cornée au rebord latéral de l'orbite. L'exophtalmomètre est une barre horizontale calibrée, avec des supports mobiles sur les deux côtés. Ces supports retiennent des miroirs inclinés à des angles de 45 degrés et qui réfléchissent à la fois les indications sur une échelle et le profil du sommet de la cornée.

L'exophtalmométrie fournit une information utile pour détecter et étudier les conditions qui entraînent un déplacement du globe oculaire dans son orbite, y compris une maladie de la thyroïde et des tumeurs de l'orbite.

Objectifs
• Mesurer la distance de déplacement du globe oculaire vers l'avant ou vers l'arrière de son orbite.
• Étudier la progression ou la régression d'une exophtalmie.

Protocole infirmier
Demandez au patient de s'asseoir droit devant vous avec ses yeux à la même hauteur que les vôtres. Tenez la barre horizontale de l'exophtalmomètre en face des yeux du patient et parallèlement au plancher. Amenez les deux petits supports concaves de l'instrument contre les rebords latéraux de l'orbite et notez avec soin la lecture de la barre calibrée. Cette valeur de départ devrait être utilisée au cours des examens de suivi. Si l'on a déjà fait, chez le patient, une telle mesure à l'aide d'un exophtalmomètre, placez la barre calibrée à la valeur de départ. Serrez les vis de sécurité sur les miroirs pour les garder en position correcte.

Mesurez chacun des yeux séparément. D'abord, dites au patient de fixer son œil droit sur votre œil gauche. À l'aide des miroirs inclinés, superposez le sommet de la cornée droite sur l'échelle millimétrique et notez la lecture qui représente le déplacement relatif de l'œil vers l'avant de son orbite. De la même façon, dites au patient de fixer son œil gauche sur votre œil droit et reprenez le même protocole.

Valeurs de référence
Normalement, les lectures se situent entre 12 et 20 mm. Les mesures pour chacun des yeux devraient être semblables. Habituellement elles diffèrent de 1,5 mm ou moins et rarement de plus de 3 mm.

Signification de résultats anormaux
Le client peut avoir une exophtalmie ou une énophtalmie de un ou des deux yeux. Des lectures supérieures à 20 mm peuvent indiquer une exophtalmie, des lectures inférieures à 12 mm peuvent indiquer une énophtalmie.

Un patient qui a une exophtalmie dans un œil devrait subir un examen ophtalmologique complet parce que la cause sous-jacente peut être d'origine locale. Toute masse dans la cavité orbitale, des conditions d'œdème ou d'hémorragie, des maladies inflammatoires comme une périostite ou une cellulite, une hypertrophie de l'os de l'orbite ou d'autres affections qui causent une diminution de la dimension normale de l'orbite vont provoquer une exophtalmie.

Cependant, une exophtalmie peut aussi être le résultat d'un dérèglement systémique, comme une maladie de la thyroïde, une xanthomatose et des dyscrasies sanguines. Dans un tel cas, l'exophtalmie est habituellement bilatérale. Le patient devrait subir un examen médical complet.

Une énophtalmie peut être le résultat d'un traumatisme, comme une fracture du plancher orbitaire. Il arrive, mais moins fréquemment, qu'une énophtalmie soit congénitale ou associée à une inflammation.

Interventions infirmières
Avant le test
• Expliquez au patient que ce test détermine le degré de protrusion de l'œil et que son exécution prend moins de 5 minutes.
• Assurez-vous de placer la barre calibrée de l'exophtalmomètre à la distance de la lecture de départ. Le fait de ne pas la placer à cet endroit va produire des résultats erronés.

Après le test
• Référez, selon le cas, le patient à un spécialiste.

Facteur natriurétique auriculaire plasmatique

Ce test mesure à l'aide d'un dosage radio-immunologique la concentration plasmatique du facteur natriurétique auriculaire (ANF), une hormone vaso-active et natriurétique sécrétée par le cœur lorsqu'un volume sanguin accru étire le tissu auriculaire. L'ANF, un agent natriurétique extrêmement puissant, produit rapidement de la natriurie, de la diurèse, de la vasodilatation et un taux de filtration glomérulaire accru. Il peut renverser la vasoconstriction produite par certaines catécholamines et par l'angiotensine II. Certains chercheurs pensent que l'ANF participe à la contre-régulation du système rénine-angiotensine. Il semble qu'il bloque le relâchement de la rénine par une action directe sur le rein et qu'il agisse sur la glande surrénale pour bloquer la sécrétion et, peut-être, la production d'aldostérone.

L'ANF peut jouer un rôle critique dans la régulation du volume du liquide extracellulaire, de la pression sanguine et du métabolisme du sodium. Il provoque l'excrétion du sodium, inhibe l'effet du système rénine-angiotensine-aldostérone sur la sécrétion d'aldostérone et il diminue la pression auriculaire en diminuant le retour veineux, réduisant ainsi la pression sanguine et le volume sanguin.

Les chercheurs cliniciens ont trouvé que les personnes souffrant d'une insuffisance cardiaque congestive manifeste ont des concentrations plasmatiques élevées d'ANF. Les personnes ayant une maladie cardio-vasculaire et une pression cardiaque de remplissage élevée, mais sans avoir d'insuffisance cardiaque congestive, ont aussi des concentrations d'ANF nettement élevées. Des découvertes récentes désignent l'ANF comme un marqueur possible d'une dysfonction précoce asymptomatique du ventricule gauche et d'une augmentation du volume cardiaque.

Objectifs

• Confirmer l'insuffisance cardiaque congestive.
• Détecter une surcharge asymptomatique du volume cardiaque.

Protocole infirmier

Procédez à une ponction veineuse et recueillez l'échantillon dans un tube préalablement refroidi et contenant, comme anticoagulant, de l'éthylènediaminetétraacétate de potassium (EDTA). Après une centrifugation à froid, le mélange plasma-EDTA devrait être congelé rapidement et envoyé au laboratoire pour analyse.

Valeurs de référence

Les concentrations normales d'ANF varient de 20 à 77 ng/L.

Signification de résultats anormaux

Des augmentations nettes des concentrations d'ANF s'observent chez les personnes ayant une insuffisance cardiaque congestive manifeste et une pression cardiaque de remplissage accrue de façon significative.

Interventions infirmières

Avant le test

• Si cela est approprié, expliquez à la personne que ce test permet de vérifier l'état de son cœur. Dites-lui que le test nécessite un jeûne et le prélèvement d'un échantillon de sang.
• Vérifiez au dossier de la personne s'il y a utilisation de médications qui peuvent influer sur les résultats du test, comme les inhibiteurs bêta-adrénergiques, les antagonistes du calcium, les glucosides cardiotoniques, les diurétiques et les vasodilatateurs. L'utilisation de ces médicaments devrait être arrêtée durant les 24 heures précédant le prélèvement de l'échantillon de sang tel qu'il est prescrit.

Après le prélèvement

• Si un hématome apparaît à l'endroit de la ponction veineuse, appliquez des compresses chaudes afin de diminuer l'inconfort.
• La personne peut reprendre son alimentation normale et les médications interrompues avant le test.

Facteur rhumatoïde sérique

Ce test immunologique, aussi appelé RA-test, constitue le moyen le plus utile pour confirmer une polyarthrite rhumatoïde. Dans cette maladie, des anticorps « renégats » de la classe des immunoglobulines G (IgG) ou des immunoglobulines M (IgM), produits par les lymphocytes dans les diarthroses, réagissent avec les IgG pour produire des complexes immuns, une activation du complément et une destruction tissulaire. On ignore encore comment ces molécules deviennent antigéniques, mais elles peuvent être modifiées par leur agrégation avec des virus ou d'autres antigènes. Les complexes immuns peuvent migrer à partir du liquide synovial vers d'autres régions de l'organisme et y causer une vasculite, des nodules sous-cutanés ou une adénopathie.

On appelle facteur rhumatoïde les molécules d'IgG ou d'IgM qui réagissent avec l'IgG modifiée. Des tests d'agglutination et de floculation permettent de déceler le facteur rhumatoïde. Le test d'agglutination des cellules de mouton constitue le meilleur outil diagnostique pour confirmer la polyarthrite rhumatoïde; le test de réaction au latex est la meilleure méthode de dépistage. Le facteur rhumatoïde peut être quantifié par néphélémétrie.

Objectif

• Confirmer la polyarthrite rhumatoïde, particulièrement si le diagnostic n'est pas clair.

Protocole infirmier

Procédez à une ponction veineuse et recueillez l'échantillon dans un tube de 7 mL à bouchon rouge.

Valeurs de référence

Le titre normal du facteur rhumatoïde est inférieur à 1:20; le test normal de dépistage du facteur rhumatoïde est négatif. Lorsque la méthode quantitative est utilisée, le résultat normal est inférieur à 45 kU/L.

Signification de résultats anormaux

On trouve des titres positifs du facteur rhumatoïde chez environ 80 % des personnes ayant une polyarthrite rhumatoïde. Des titres supérieurs à 1:80 ont tendance à être associés à la polyarthrite rhumatoïde (même si l'on observe des titres élevés dans d'autres dérèglements); des titres situés entre 1:20 et 1:80 sont difficiles à interpréter parce qu'ils peuvent se produire dans plusieurs autres maladies, comme une maladie hépatique chronique, une fibrose pulmonaire interstitielle chronique, une mononucléose infectieuse, une lèpre, une polymyosite, une sarcoïdose, une sclérodermie, une endocardite bactérienne subaiguë, une syphilis, un lupus érythémateux aigu disséminé et une tuberculose. De plus, environ 5 % de la population générale présente des titres positifs pour le facteur rhumatoïde, tout comme le font jusqu'à 25 % des personnes âgées. Inversement, un titre négatif n'écarte pas la possibilité d'une polyarthrite rhumatoïde; 20 % à 25 % des personnes ayant la maladie n'ont pas de titres positifs pour le facteur rhumatoïde et ce dernier ne réagit pas avant 6 mois après l'apparition de la maladie active. Le fait de répéter le test est parfois utile. Cependant, la corrélation entre le facteur rhumatoïde et la polyarthrite rhumatoïde est peu concluante. Un diagnostic positif dépend toujours de la corrélation avec l'état clinique.

Interventions infirmières

Avant le test

• Expliquez à la personne que ce test aide à confirmer une polyarthrite rhumatoïde. Avisez-la qu'un échantillon de sang sera prélevé et qu'elle n'a pas à s'abstenir de nourriture solide ou liquide avant le test.

Après le prélèvement

• Comme une personne ayant une polyarthrite rhumatoïde peut présenter un déficit immunitaire à cause de la maladie ou à cause d'une thérapie aux corticostéroïdes, gardez l'endroit de la ponction veineuse recouvert d'un pansement propre et sec durant 24 heures. Surveillez régulièrement les signes d'infection.

• Si un hématome apparaît à l'endroit de la ponction veineuse, appliquez des compresses chaudes afin de diminuer l'inconfort.

Fer sérique et capacité totale de fixation du fer

Sans fer, l'hémoglobine et d'autres composés avec ou sans groupement hème ne pourraient ni se former ni fonctionner. Le dosage du fer sérique mesure dans le sérum la quantité de fer liée à la transferrine. Un test proche – celui de la capacité totale de fixation du fer (TIBC) – calcule la quantité de fer qui apparaîtrait dans le sérum si toute la transferrine était saturée. Normalement, la transferrine est saturée à environ 30 %.

Le fer sérique et la TIBC sont plus utiles lorsqu'ils sont interprétés avec les résultats des dosages de ferritine sérique; cependant, une biopsie de la moelle osseuse ou du foie et des études d'absorption ou d'excrétion du fer peuvent représenter de façon plus précise l'état des autres compartiments du fer, comme celui du fer de la myoglobine et du pool labile de fer.

Objectifs

- Estimer les réserves totales de fer.
- Aider au diagnostic d'une hémochromatose.
- Aider à distinguer entre une anémie ferriprive et une anémie d'affection chronique.
- Aider à la détermination de l'état nutritionnel.

Protocole infirmier

Procédez à une ponction veineuse et recueillez l'échantillon dans un tube de 7 mL à bouchon rouge. Envoyez immédiatement l'échantillon au laboratoire.

Valeurs de référence

Hommes :
- *Fer sérique :* 13 à 30 µmol/L.
- *TIBC :* 54 à 72 µmol/L.
- *Saturation :* 20 % à 50 %.

Femmes :
- *Fer sérique :* 9 à 30 µmol/L.
- *TIBC :* 54 à 81 µmol/L.
- *Saturation :* 20 % à 50 %.

Signification de résultats anormaux

Dans une déficience en fer, les concentrations de fer sérique diminuent et la TIBC augmente, entraînant ainsi une diminution du degré de saturation. Des affections qui causent une inflammation chronique, comme une polyarthrite rhumatoïde, peuvent diminuer la quantité de fer sérique en dépit de réserves organiques suffisantes et la TIBC peut demeurer inchangée ou elle peut baisser en préservant ainsi une saturation normale. Même si une altération des concentrations de fer sérique peut se produire tardivement en présence d'une surcharge en fer, en général la quantité de fer sérique augmente et la TIBC demeure inchangée, entraînant ainsi une augmentation du degré de saturation.

Interventions infirmières

Avant le test

- Expliquez à la personne que ce test aide à déterminer la capacité de l'organisme à emmagasiner le fer. Dites-lui qu'elle n'a pas à s'abstenir de nourriture solide ou liquide avant le test, et que ce dernier nécessite un échantillon de sang.
- Revoyez, dans son dossier, la prise de substances qui peuvent modifier les résultats du test et suspendez-en l'usage si cela est pertinent. Le chloramphénicol et les contraceptifs oraux causent des résultats faussement positifs; l'hormone adrénocorticotrope peut produire des résultats faussement négatifs. Les suppléments de fer peuvent donner des valeurs faussements positives de fer sérique et faussement négatives de la TIBC. Si l'usage de telles substances doit être maintenu, notez-le sur le relevé de laboratoire.

Après le prélèvement

- Manipulez l'échantillon avec soin pour éviter l'hémolyse, qui peut influer sur les résultats du test.
- Si un hématome apparaît à l'endroit de la ponction veineuse, appliquez des compresses chaudes afin de diminuer l'inconfort.
- La personne peut reprendre la médication interrompue avant le test.

Ferritine sérique

La ferritine est une importante protéine d'entreposage du fer que l'on retrouve dans les cellules réticulo-endothéliales; elle apparaît normalement en petite quantité dans le sérum. Chez les adultes en bonne santé, les concentrations de ferritine sérique sont directement reliées à la quantité de fer disponible entreposée dans l'organisme et ils peuvent être mesurés avec précision par un dosage radio-immunologique. Comme la ferritine indique les réserves de fer disponible, elle aide à différencier une anémie ferriprive des anémies secondaires associées à des maladies chroniques. Dans de tels cas, les concentrations de ferritine sont habituellement normales ou élevées. Contrairement à beaucoup d'autres études du sang, le test de ferritine sérique n'est pas modifié par une hémolyse modérée de l'échantillon ou par quelque substance connue que ce soit.

Objectifs
- Dépister une déficience en fer et une surcharge en fer.
- Mesurer la réserve en fer.
- Établir la distinction entre une déficience en fer (une situation de réserve basse en fer) et une inflammation chronique (une situation de réserve normale en fer).

Protocole infirmier
Procédez à une ponction veineuse et recueillez l'échantillon dans un tube de 7 mL à bouchon rouge.

Valeurs de référence
Les valeurs normales de ferritine sérique varient avec l'âge. La liste des concentrations de ferritine sérique telle qu'elle a été établie par les laboratoires médicaux Mayo est la suivante :
- *Hommes :* 20 à 300 µg/L.
- *Femmes :* 20 à 120 µg/L.
- *Enfants (6 mois à 15 ans) :* 7 à 140 µg/L.
- *Enfants (2 à 5 mois) :* 50 à 200 µg/L.
- *Enfants (1 mois) :* 200 à 600 µg/L.
- *Nouveau-nés :* 25 à 200 µg/L.

Signification de résultats anormaux
Une *augmentation* des concentrations de ferritine sérique peut indiquer une maladie hépatique aiguë ou chronique, une infection ou une inflammation aiguë ou chronique, un cancer du sein, des anémies hémolytiques chroniques, une surcharge en fer (comme dans une hémochromatose et une hémosidérose), une maladie de Hodgkin ou une leucémie; dans ces dérèglements, les réserves en fer dans la moelle osseuse peuvent être normales ou augmentées de façon significative. Les concentrations de ferritine sérique sont généralement normales ou légèrement élevées chez les individus qui ont une maladie rénale chronique.

Une *diminution* des concentrations de ferritine sérique indique une déficience chronique en fer. Des concentrations réduites de ferritine sont aussi fréquentes chez les enfants et chez les femmes au cours de la menstruation.

Interventions infirmières
Avant le test
- Expliquez au patient que ce test mesure la quantité de fer disponible entreposée dans l'organisme. Informez-le qu'il n'a pas à s'abstenir de nourriture solide ou liquide ou de médicaments avant le test, et que ce dernier nécessite un échantillon de sang, ce qui peut causer un inconfort passager.
- Revoyez le dossier du patient pour vérifier s'il y a eu une transfusion récente qui peut augmenter les concentrations de ferritine sérique.

Après le prélèvement
- Si un hématome apparaît à l'endroit de la ponction veineuse, appliquez des compresses chaudes afin de diminuer l'inconfort.

Fibrinogène plasmatique

Le fibrinogène (facteur I), une protéine plasmatique provenant du foie, n'apparaît pas dans le sérum; il est transformé en fibrine par la thrombine au cours de la coagulation. Comme la fibrine est un élément indispensable pour la formation du caillot sanguin, une déficience en fibrinogène peut produire des problèmes de saignement allant de légers à graves. De plus, lorsque les concentrations de fibrinogène chutent à moins de 1 g/L, l'interprétation précise des tests de coagulation qui se terminent par un caillot de fibrine devient difficile.

Objectif
• Aider au diagnostic de troubles appréhendés de saignement.

Protocole infirmier
Procédez à une ponction veineuse et recueillez l'échantillon dans un tube de 5 mL à bouchon bleu. Si la personne est sous thérapie à l'héparine, avertissez le laboratoire; une telle thérapie nécessite l'utilisation d'un réactif différent. Remplissez adéquatement le tube de prélèvement, retournez-le délicatement à plusieurs reprises et envoyez-le immédiatement au laboratoire, ou placez-le sur de la glace.

Valeurs de référence
Les concentrations normales de fibrinogène varient de 200 à 370 g/L.

Signification de résultats anormaux
Une *diminution* des concentrations de fibrinogène peut indiquer des lésions de la moelle osseuse, un cancer de la prostate, du pancréas ou des poumons, une afibrinogénémie congénitale, une coagulation intravasculaire disséminée, une fibrinolyse, une hypofibrinogénémie ou une dysfibrinogénémie ainsi qu'une maladie hépatique grave. On peut aussi observer des concentrations basses à la suite de complications obstétricales ou d'un traumatisme.

Une déficience en fibrinogène peut aussi entraîner une prolongation du temps de céphaline activée, du temps de coagulation, du temps de prothrombine ou du temps de thrombine.

Une *augmentation* des concentrations de fibrinogène peut indiquer un cancer de l'estomac, du sein ou du rein, une coagulation intravasculaire disséminée compensée, une hépatite, des dérèglements inflammatoires, comme une glomérulonéphrite membrano-proliférative ou une pneumonie, un myélome multiple et une urémie.

Interventions infirmières
Avant le test
• Expliquez au patient que ce test aide à déterminer si son sang coagule normalement. Informez-le qu'il n'a pas à s'abstenir de nourriture solide ou liquide avant le test, et que ce dernier nécessite un échantillon de sang.

• Vérifiez, dans son dossier, l'utilisation d'héparine et de contraceptifs oraux. Notez-les sur le relevé de laboratoire.

◆ *Mise en garde.* Ce test est contre-indiqué chez les patients qui présentent un saignement et une maladie ou une infection aiguë, et chez ceux qui ont reçu des transfusions de sang au cours des 4 dernières semaines.

• Sachez qu'il peut y avoir augmentation des concentrations de fibrinogène au cours de la grossesse (3e trimestre), au cours de la menstruation et après une chirurgie.

Au moment du prélèvement
• Pour prévenir l'hémolyse et assurer la précision des résultats du test, évitez l'exploration excessive au moment de la ponction veineuse et la manipulation trop énergique de l'échantillon.

Après le prélèvement
• Si un hématome apparaît à l'endroit de la ponction veineuse, appliquez des compresses chaudes afin de diminuer l'inconfort.

Fibrinopeptide A

La mesure du fibrinopeptide A, qui est relâché lorsque la thrombine transforme le fibrinogène en fibrine, offre l'indication la plus précise de l'action de la thrombine. Ce test mesure le niveau de la coagulation sanguine intravasculaire, comme celle qui survient dans la coagulation intravasculaire disséminée infraclinique (CID). Comme la CID survient fréquemment chez des personnes qui ont certains types de leucémie et qu'elle peut être associée à la progression des tumeurs, les mesures sériées de fibrinopeptide A sont parfois utilisées pour détecter une récidive de leucémie aiguë.

La CID peut être une complication de différents dérèglements, comme des infections, des dérèglements obstétricaux, tel un décollement placentaire, des dérèglements qui produisent une nécrose, tel un rejet de greffon, ou d'une cirrhose, d'un choc ou d'un arrêt cardiaque. Une coagulation accélérée cause une activation généralisée de la prothrombine et, en conséquence, un excès de thrombine. Cet excès de thrombine entraîne la transformation du fibrinogène en fibrine qui, à son tour, provoque la formation de caillots de fibrine dans la microcirculation. Cette série de transformations utilise de grandes quantités de facteurs de coagulation et cause de l'hypofibrinogénémie, de l'hypoprothrombinémie, de la thrombocytopénie et des déficiences en facteur V et en facteur VIII. La thrombine en circulation active le système fibrinolytique, qui lyse les caillots de fibrine en produits de dégradation de la fibrine. L'hémorragie qui survient peut être largement due à l'activité anticoagulante des produits de dégradation de la fibrine aussi bien qu'au manque de facteurs plasmatiques de coagulation.

Objectifs
• Diagnostiquer une CID infraclinique.
• Contrôler la réussite d'une thérapie chez les patients ayant une leucémie aiguë.

Protocole infirmier
Procédez à une ponction veineuse et recueillez un échantillon dans un tube de 7 mL à bouchon rouge. Pour assurer la précision des résultats du test, n'utilisez un échantillon que s'il provient d'une ponction veineuse propre.

Souvenez-vous que, comme la CID survient fréquemment dans une leucémie promyélocytaire aiguë, le patient peut recevoir de l'héparine au début de la chimiothérapie. Cependant, la CID se produit rarement au cours du traitement d'une leucémie myélomonocytaire aiguë et d'une leucémie lymphocytaire aiguë.

Valeurs de référence
Les valeurs de référence varient de 0,6 à 1,9 g/L.

Signification de résultats anormaux
Une *augmentation* des concentrations du fibrinopeptide A peut indiquer une CID. On peut aussi observer une augmentation des concentrations du fibrinopeptide A chez les patients ayant une leucémie au moment du diagnostic initial, au cours du début du traitement et au moment d'une récidive après une période de rémission. Les concentrations sont aussi élevées dans une cellulite, dans diverses infections et dans le lupus érythémateux.

Une *diminution* des concentrations du fibrinopeptide A se produit chez les patients qui ont une leucémie et qui sont en phase de rémission après une chimiothérapie.

Interventions infirmières
Avant le test
• Expliquez au patient que ce test permet d'étudier les mécanismes de coagulation du sang. Informez-le que le test nécessite un échantillon de sang.

Après le prélèvement
• Si un hématome apparaît à l'endroit de la ponction veineuse, appliquez des compresses chaudes afin de diminuer l'inconfort.

Fibrose kystique néo-natale (dépistage)

Ce test, qui appartient encore largement au domaine de la recherche, dépiste la fibrose kystique chez les nouveau-nés en mesurant le trypsinogène sérique immunoréactif. La fibrose kystique, qui est la maladie génétique mortelle la plus répandue, touche 1 nouveau-né sur 2 000 en Amérique du Nord. Elle provoque un dérèglement généralisé des glandes endocrines et elle affecte les glandes sudoripares de même que les fonctions respiratoires et gastro-intestinales. L'espérance moyenne de vie est d'environ 21 ans. Même s'il n'existe pas de moyen de guérison pour la fibrose kystique, le fait de désigner les nouveau-nés affectés avant que le système respiratoire soit atteint de façon importante peut prolonger leur survie.

Contrairement à la plupart des tests de dépistage néo-natals qui décèlent les erreurs innées du métabolisme, ce test est focalisé sur les manifestations pancréatiques de la maladie. Mais comme environ 15 % des personnes atteintes de fibrose kystique ne montrent aucune atteinte pancréatique, ce test de dépistage peut ne pas désigner tous les nouveau-nés affectés. Cependant, les résultats expérimentaux sont encourageants. Au cours des études sur l'efficacité du test du trypsinogène sérique immunoréactif, on a répété le test sur les enfants qui étaient positifs lors du dépistage initial. Ceux qui étaient positifs au moment du second dépistage ont été soumis au test diagnostique de la sueur pour la fibrose kystique. En se basant sur ces résultats, la valeur de prédiction d'un test positif du trypsinogène sérique immunoréactif (spécificité) à l'aide de deux tests de dépistage consécutifs est estimée à 75 % ; la spécificité basée seulement sur le test initial se situe entre 15 % et 22 %. La valeur de prédiction d'un résultat négatif du test (sensibilité) n'a pas été établie.

Objectif

• Dépister la fibrose kystique chez les nouveau-nés.

Protocole infirmier

Essuyez le talon du nouveau-né avec un tampon imbibé d'alcool ou de polyvidone iodée et asséchez-le avec une compresse de gaze. Piquez le talon. En pressant délicatement le talon du nouveau-né, emplissez de sang les cercles sur le papier-filtre. Assurez-vous que le sang sature bien le papier. Exercez alors une légère pression avec une compresse de gaze pour assurer l'hémostase à l'endroit de la ponction. Laissez le papier-filtre sécher complètement, identifiez-le alors et envoyez-le rapidement au laboratoire.

Valeurs de référence

Les concentrations normales et suspectes de trypsinogène sérique immunoréactif sont basées sur les percentiles tirés des populations témoins de nouveau-nés. Jusqu'à présent, le 99,8e percentile – une concentration de trypsinogène sérique immunoréactif de 1,4 µg/L – est considéré comme positif pour le premier dépistage. Le 99,5e percentile – une concentration de trypsinogène sérique immunoréactif de 1,2 µg/L – est considéré comme positif pour le second dépistage.

Signification de résultats anormaux

Des résultats positifs, même après les deux tests consécutifs de dépistage, ne sont pas suffisants pour établir un diagnostic définitif de fibrose kystique, mais ils indiquent la nécessité d'une évaluation diagnostique plus poussée. Le test de la sueur, qui décèle la présence de concentrations élevées de sodium et de chlorure dans la sueur, est nécessaire pour confirmer le diagnostic.

Interventions infirmières

Avant le test

• Expliquez aux parents du nouveau-né que ce test aide à déceler la fibrose kystique. Dites-leur que le test nécessite un échantillon de sang obtenu par un prélèvement au talon. Étant donné le taux relativement élevé de résultats faussement positifs au moment du test de dépistage initial, prenez le temps de discuter de la nature et des limites de ce test avec les parents. Aussi, assurez-vous qu'ils ont signé une formule de consentement avant le début du test.

• Rassemblez le matériel nécessaire : des tampons d'ouate imbibés d'alcool ou de polyvidone iodée, une lancette stérile, du papier-filtre spécialement marqué, des compresses de gaze stériles de 5 cm x 5 cm, une petite bande de sparadrap et des étiquettes pour indiquer le nom du nouveau-né et celui de la mère, le numéro de la chambre et la date du prélèvement de l'échantillon.

Après le test

• Si les résultats sont positifs, dites aux parents qu'un test additionnel sera nécessaire pour confirmer le diagnostic.

Fixation de l'iode radioactif

Ce test permet l'analyse de la fonction thyroïdienne en mesurant la quantité d'iode radioactif ingéré par voie orale qui s'accumule dans la glande thyroïde après 6 et 24 heures. Un simple appareil externe de comptage mesure la radioactivité dans la thyroïde sous forme de pourcentage de la dose originale, en indiquant ainsi la capacité de la glande de capter et de retenir l'iode. Ce test diagnostique avec précision l'hyperthyroïdie (dans 90 % des cas environ), mais il est moins précis pour l'hypothyroïdie. Lorsqu'il est réalisé en même temps qu'une scintigraphie de la thyroïde et qu'un test de fixation de la T_3, le test de fixation de l'iode radioactif aide à différencier une maladie de Graves d'un adénome hypersécrétant toxique. Ce test est indiqué dans les cas de résultats anormaux des tests chimiques utilisés pour analyser la fonction thyroïdienne.

Objectifs
- Étudier la fonction thyroïdienne.
- Aider à diagnostiquer l'hyperthyroïdie ou l'hypothyroïdie.
- En association avec d'autres tests, aider à distinguer entre les dérèglements thyroïdiens primaires et les dérèglements thyroïdiens secondaires.

Protocole
Après avoir reçu une dose d'iode radioactif par voie orale, la personne subit une scintigraphie de la thyroïde 6 et 24 heures plus tard. Alors que la partie antérieure du cou de la personne est placée en face d'un simple appareil externe de comptage, l'instrument compare la radioactivité dans la thyroïde à celle dans la dose originale de façon à établir le pourcentage d'iode radioactif retenu par la thyroïde.

Valeurs de référence
Après 6 heures, 3 % à 16 % de l'iode radioactif devrait s'être accumulé dans la thyroïde et, après 24 heures, 8 % à 29 %. Le reste de l'iode radioactif est excrété dans l'urine. Des variations dans l'écart normal de fixation de l'iode peuvent survenir à cause de différences régionales dans l'apport alimentaire d'iode et à cause de différences dans le protocole selon les laboratoires.

Signification de résultats anormaux
Une *diminution* des pourcentages peut indiquer une hypothyroïdie, une thyroïdite subaiguë ou une surcharge en iode.

Une *augmentation* des pourcentages peut indiquer une hyperthyroïdie, un début de thyroïdite chronique de Hashimoto, une hypoalbuminémie, une ingestion de lithium ou un goitre.

Dans une hyperthyroïdie, la vitesse de renouvellement peut être si rapide que la mesure de 24 heures paraît faussement normale.

Interventions infirmières
Avant le test
- Expliquez à la personne que ce test permet d'étudier la fonction thyroïdienne. Dites-lui d'être à jeun depuis minuit la veille du test.
- Expliquez que, après avoir reçu un liquide ou une capsule d'iode radioactif, elle va subir une scintigraphie 6 et 24 heures plus tard afin de déterminer la quantité de substance radioactive présente dans la glande thyroïde. Assurez-la que le test est sans douleur et que la faible quantité de substance radioactive utilisée pour le protocole est sans danger.
- Vérifiez, dans le dossier de la personne, la présence d'une exposition antérieure ou en cours à l'iode, à des médicaments thyroïdiens, à des opacifiants radiologiques ou à des protocoles de médecine nucléaire, ce qui peut influer sur les résultats du test. Si tel est le cas, notez-le sur le formulaire de demande du scintigramme.
- Assurez-vous que la personne n'est pas enceinte ou qu'elle n'allaite pas. Le test est contre-indiqué au cours de la grossesse et de la lactation à cause des effets tératogènes possibles.
- Comme la quantité d'iode utilisée dans ce test est semblable à la quantité ingérée par le biais d'un apport alimentaire normal, des antécédents d'hypersensibilité à l'iode ne constituent pas une contre-indication pour ce test.

Après le test
- Dites à la personne qu'elle peut reprendre un régime alimentaire léger 2 heures après avoir ingéré la dose d'iode et qu'elle peut reprendre un régime alimentaire normal lorsque l'étude est terminée.
- Assurez-vous de recueillir et de mettre, comme il se doit, l'urine de la personne dans un contenant spécial selon le protocole institutionnel de manipulation des déchets médicaux radioactifs.

Fixation de la triiodothyronine sur une résine échangeuse d'ions

Ce test de fixation de la triiodothyronine sur une résine échangeuse d'ions constitue un précieux instrument d'appoint pour étudier le dysfonctionnement thyroïdien. Il mesure indirectement les concentrations de thyroxine libre (T_4L) en démontrant la disponibilité des lieux de liaison des protéines sériques pour la thyroxine (T_4).

Dans ce test, on ajoute à un échantillon de sérum une quantité connue de triiodothyronine radioactive (T_3*) qui dépasse la capacité de liaison de la globuline liant la thyroxine (TBG) et une résine. L'hormone radioactive se lie, aux lieux inoccupés, à la TBG; les molécules de l'hormone en excès demeurent libres et disponibles pour la liaison avec les particules de la résine. Lorsque la résine est séparée du sérum, la quantité de radioactivité laissée sur la TBG ou liée à la résine est exprimée sous forme d'un pourcentage de la quantité totale de la T_3* ajoutée au départ.

Les résultats du test de fixation de la T_3 sont généralement combinés à ceux d'un dosage radio-immunologique de la T_4 pour trouver l'indice de thyroxine libre.

Objectifs
• Aider au diagnostic de l'hypothyroïdie et de l'hyperthyroïdie lorsque les concentrations de TBG sont normales.
• Aider au diagnostic des dérèglements caractérisés par une modification des concentrations de la TBG.

Protocole infirmier
Recueillez l'échantillon de sang dans un tube de 7 mL à bouchon rouge. Envoyez immédiatement l'échantillon au laboratoire.

Valeurs de référence
Normalement, entre 25 % et 35 % de la T_3* se lie à la résine. Les rapports de fixation de la T_3 se situent entre 0,8 et 1,3.

Signification de résultats anormaux
Un pourcentage élevé de fixation à la résine en présence de concentrations élevées de T_4 indique une hyperthyroïdie (cela implique peu de lieux de liaison disponibles sur la TBG et des concentrations élevées de T_4L). Un pourcentage faible de fixation à la résine associé à des concentrations basses de T_4 indiquent une hypothyroïdie (cela implique plus de lieux de liaison

disponibles sur la TBG et des concentrations faibles de T_4L).

Ainsi, dans une maladie thyroïdienne primaire, les concentrations de T_4 et ceux de la fixation de la T_3 sur une résine varient dans la même direction; la disponibilité des lieux de liaison varie en sens inverse. Une discordance dans les variations de T_4 et de fixation de la T_3 sur une résine suggère une anomalie de la TBG. Par exemple, un pourcentage élevé de fixation sur la résine et une concentration basse ou normale de T_4L suggèrent une diminution des concentrations de la TBG. Une telle diminution des concentrations peut provenir d'une perte de protéines (comme dans un syndrome néphrotique), d'une réduction de la production (provoquée par un excès d'androgènes ou par des causes génétiques ou idiopathiques) ou d'une compétition pour les lieux de liaison de la T_4 par certains médicaments (comme les salicylates, la phénylbutazone ou la phénytoïne). Inversement, un faible pourcentage de fixation de la T_3 sur la résine et une concentration élevée ou normale de T_4L suggèrent des concentrations accrues de la TBG. De telles augmentations peuvent provenir d'œstrogènes exogènes ou endogènes (grossesse), ou elles peuvent être le résultat de causes idiopathiques.

Interventions infirmières

Avant le test
• Expliquez à la personne que ce test aide à étudier le fonctionnement thyroïdien. Dites-lui qu'un échantillon de sang sera prélevé et qu'elle n'a pas à s'abstenir de nourriture solide ou liquide avant le test.
• Si cela est pertinent, suspendez l'usage des médicaments pouvant influer sur les résultats du test, comme les androgènes, les œstrogènes, la phénytoïne, les salicylates ou les préparations d'hormones thyroïdiennes. Si l'usage de ces médicaments doit être maintenu, notez-le sur le relevé de laboratoire.
• Vérifiez, dans le dossier de la personne, si elle souffre de maladies pouvant influer sur les résultats du test, telles qu'une maladie hépatique grave, un syndrome néphrotique ou une maladie métastatique.

Au moment du prélèvement
• Manipulez l'échantillon avec soin pour éviter l'hémolyse, qui peut modifier les résultats du test.

Flécaïnide sérique

Cette analyse quantitative mesure les concentrations sériques d'acétate de flécaïnide. La flécaïnide est un antiarythmique oral utilisé pour empêcher les contractions ventriculaires prématurées. Ses effets comportent une augmentation de la période réfractaire, un ralentissement de la conduction auriculaire nodale et ventriculaire et une prolongation de l'intervalle PR et du complexe QRS de l'électrocardiogramme. La mesure de la concentration de flécaïnide sérique permet de déceler les doses sous-thérapeutiques, thérapeutiques et celles qui peuvent s'avérer toxiques au moment de l'établissement initial de la dose ou au cours de la poursuite de la thérapie.

Objectifs
• Contrôler les concentrations thérapeutiques de flécaïnide.
• Déceler les concentrations toxiques de flécaïnide.

Protocole infirmier
Procédez à une ponction veineuse et recueillez un échantillon de niveau minimal ou de niveau maximal, tel qu'il est prescrit, dans un tube à bouchon rouge, à bouchon vert ou à bouchon lavande selon les directives du laboratoire.

Valeurs de référence
• *Zone thérapeutique* : 0,2 à 1,0 µg/mL (0,5 à 2,3 µmol/L), rapporté sous forme d'acétate de flécaïnide.
• *Zone toxique* : > 1 µg/mL (> 2,3 µmol/L).

Signification de résultats anormaux
Les niveaux de concentration minimale aident à établir la posologie thérapeutique; les niveaux de concentration maximale permettent de déceler la toxicité et d'en contrôler le traitement. Un traitement thérapeutique à la flécaïnide a plus de chance d'être efficace lorsque la concentration sérique se situe à l'intérieur de la zone thérapeutique; si l'on ne parvient pas à soigner une arythmie par une posologie thérapeutique, on devrait songer à utiliser un autre agent antiarythmique. Une concentration sérique qui se situe à la limite supérieure de la zone thérapeutique est plus susceptible de causer des effets défavorables, comme des perturbations de la conduction cardiaque et un ralentissement du fonctionnement du ventricule gauche; aussi, on devrait prescrire la dose efficace la plus faible pour une thérapie à long terme.

Étant donné qu'il existe une corrélation significative entre la concentration sérique de flécaïnide et la prolongation de l'intervalle de l'électrocardiographie, les valeurs de base et celles provenant d'une électrocardiographie continue de 24 heures aident à orienter la thérapie médicamenteuse.

Un patient dont la concentration sérique de flécaïnide se situe à l'intérieur de la zone toxique devrait subir une série d'examens immédiats. On doit en effet vérifier s'il y a prolongation dangereuse de l'intervalle électrocardiographique et s'il y a un ralentissement de la conduction. On doit étudier le fonctionnement du ventricule gauche (particulièrement lorsqu'il y a insuffisance cardiaque congestive). On doit aussi procéder à un examen neurologique pour vérifier s'il y a des effets désagréables comme des étourdissements, de la paresthésie et des tremblements. Les effets toxiques graves peuvent être minimisés en réduisant immédiatement la dose lorsque la concentration atteint la limite inférieure de la zone toxique.

Interventions infirmières
Avant le test
• Expliquez au patient que ce test aide à déterminer la posologie la plus sûre et la plus efficace de flécaïnide. Dites-lui qu'il n'a pas à s'abstenir de nourriture solide ou liquide avant le test.
• Signalez-lui que le test nécessite un échantillon de sang. Dites-lui qui va procéder à la ponction veineuse et quand, et mentionnez qu'il ne va ressentir qu'un léger inconfort à cause de l'aiguille au cours de la ponction et de la pression du garrot. Rassurez le patient en lui disant que le prélèvement de l'échantillon devrait se faire en moins de 3 minutes.
• Avant le prélèvement de l'échantillon, faites un relevé complet des médicaments du patient.

Après le prélèvement
• Notez, sur le relevé de laboratoire, la date et le moment d'administration de la dernière dose de flécaïnide ainsi que le moment du prélèvement de l'échantillon.
• Manipulez l'échantillon avec soin pour éviter l'hémolyse, qui peut influer sur la précision des résultats du test, et envoyez-le immédiatement au laboratoire.
• Si un hématome apparaît à l'endroit de la ponction veineuse, appliquez des compresses chaudes afin de diminuer l'inconfort.

Fluoroscopie thoracique

Dans la fluoroscopie thoracique, un flux continu de rayons X passe à travers le patient et projette les ombres du cœur, des poumons et du diaphragme sur un écran fluorescent. Comme la fluoroscopie révèle moins de détails que la radiographie thoracique standard, elle n'est indiquée que lorsque le diagnostic nécessite la visualisation du mouvement physiologique ou pathologique des structures thoraciques, comme lorsqu'il est nécessaire d'éliminer la paralysie chez les individus présentant une surélévation du diaphragme.

Objectifs
• Étudier l'expansion et la contraction des poumons au cours de la respiration calme, de la respiration profonde et au moment de la toux.
• Étudier le mouvement et la paralysie du diaphragme.
• Détecter les obstructions bronchiolaires et les maladies pulmonaires.
• Servir de guide pour certains tests diagnostiques.

Protocole infirmier
Si cela est nécessaire, aidez le patient à prendre la bonne position. Éloignez le plus possible du champ des rayons X les fils du monitorage cardiaque, le tubage intraveineux des sondes sous-clavières, les tubes de la sonde de l'artère pulmonaire et les épingles de sécurité. Au cours du test, le mouvement cardio-pulmonaire du patient est observé sur un écran. On peut utiliser un équipement spécial pour intensifier les images ou on peut procéder à un enregistrement sur magnétoscope de la fluoroscopie pour en permettre l'étude ultérieure.

Résultats normaux
Le mouvement normal du diaphragme est synchrone et symétrique. Le déplacement normal du diaphragme varie de 2 cm à 4 cm.

Signification de résultats anormaux
Une diminution du mouvement du diaphragme peut indiquer une maladie pulmonaire. Une augmentation de la translucidité des poumons peut indiquer une perte d'élasticité ou une obstruction bronchiolaire. Chez les personnes âgées, la partie inférieure de la trachée peut être déplacée vers la droite par une élongation de l'aorte. Un mouvement réduit ou paradoxal du diaphragme peut indiquer une paralysie du diaphragme; ce-pendant, la fluoroscopie peut ne pas déceler une telle paralysie chez les personnes qui compensent la diminution du fonctionnement du diaphragme par la contraction puissante de leurs muscles abdominaux pour aider à l'expiration.

Interventions infirmières
Avant le test
• Décrivez le protocole au patient et expliquez-lui que ce test aide à examiner les structures respiratoires et leurs mouvements. Dites-lui qui va réaliser le test et quand, et mentionnez que ce dernier prend habituellement 5 minutes.
• Dites au patient qu'on va lui demander de suivre des directives précises, comme de respirer profondément et de tousser, pendant que des images radiographiques vont permettre de visualiser ses poumons et les organes environnants. Dites-lui de retirer tous ses bijoux du champ des rayons X.
• Dans le cas d'une femme, assurez-vous qu'elle n'est pas enceinte puisque cet état est une contre-indication pour la fluoroscopie.

Au cours du test
• Si le patient est intubé, assurez-vous qu'aucun tube n'a été délogé au moment où il a été mis en position.
• Pour éviter l'exposition aux radiations, quittez la pièce ou la région avoisinante au cours du test; si vous devez y demeurer, portez un tablier recouvert de plomb.

Fonction respiratoire : calcul des capacités

Les études de la fonction respiratoire (volume et capacité) permettent l'analyse de la fonction ventilatoire grâce à des mesures spirométriques et elles sont réalisées sur des personnes chez qui un dysfonctionnement respiratoire est appréhendé. Parmi les tests de capacité respiratoire, la capacité vitale (CV), la capacité inspiratoire (CI), la capacité résiduelle fonctionnelle (CRF), la capacité pulmonaire totale (CPT) et le débit maximal expiratoire médian (DMEM) peuvent être mesurés directement ou calculés à partir des résultats d'autres tests respiratoires. La capacité de diffusion pulmonaire pour le monoxyde de carbone (CO) est calculée à partir de la quantité inhalée de ce gaz. Les cas de contre-indications pour ces tests sont une insuffisance coronarienne aiguë, une angine et un infarctus récent du myocarde.

Objectifs

- Déterminer la cause d'une dyspnée.
- Déterminer l'efficacité d'un régime thérapeutique particulier.
- Déterminer si une anomalie fonctionnelle est obstructive ou restrictive.
- Établir le degré de dysfonctionnement respiratoire.

Protocole infirmier

Capacité vitale. On demande à la personne d'inspirer aussi profondément que possible et d'expirer dans l'embout buccal du spiromètre aussi complètement que possible. Ce protocole est répété à trois reprises et le résultat du test qui montre le volume le plus important est utilisé.

Capacité inspiratoire. On demande à la personne d'inspirer pleinement, d'expirer normalement dans l'embout buccal et, alors, de respirer normalement 10 fois en inspirant aussi profondément que possible après la 10e respiration.

Capacité résiduelle fonctionnelle. On demande à la personne de respirer normalement dans un spiromètre qui contient une concentration connue d'un gaz insoluble dans un volume d'air connu. Après quelques respirations, la concentration du gaz dans le spiromètre et dans les poumons atteint un équilibre. Le point d'équilibre et la concentration du gaz dans le spiromètre sont enregistrés.

Capacité pulmonaire totale. Additionnez la ventilation-minute, le volume de réserve inspiratoire, le volume de réserve expiratoire et le volume résiduel ou la CRF et la CI ou la CV et le volume résiduel.

Débit maximal expiratoire médian. Il est calculé à partir du débit et du temps requis pour l'expiration du 50 % médian de la capacité vitale forcée.

Capacité de diffusion pour le CO. On demande à la personne d'inspirer un mélange de gaz contenant une faible concentration de CO, de retenir alors sa respiration durant 10 secondes avant d'expirer.

Résultats normaux

Les valeurs sont basées sur l'âge, la taille, le poids et le sexe de la personne, et elles sont exprimées en pourcentage. Habituellement, les résultats sont considérés comme anormaux s'ils sont inférieurs à 80 % de ces résultats.

Signification de résultats anormaux

Une diminution de la CPT, de la CI ou de la CV associée à une CRF réduite ou normale indique une maladie restrictive. Une diminution du DMEM et une augmentation de la CRF indiquent une maladie obstructive.

Interventions infirmières

Avant le test

- Expliquez à la personne que ces tests permettent d'étudier la fonction respiratoire. Dites-lui de ne pas prendre un repas lourd et de ne pas fumer durant les 4 à 6 heures précédant les tests.
- Suspendez une thérapie aux bronchodilatateurs ou faisant appel à un respirateur à pression positive intermittente tel qu'il est prescrit.

Au cours du test

- Une mauvaise obturation autour de l'embout buccal du tube peut diminuer les volumes.

◆ *Mise en garde.* Surveillez les signes de détresse respiratoire, les changements dans la fréquence du pouls et dans la pression sanguine, la toux ou le bronchospasme.

Après le test

- Dites à la personne qu'elle peut reprendre la médication, son régime alimentaire et les activités limitées avant le test.

Fonction respiratoire : calcul des volumes

Les études de la fonction respiratoire (volume et capacité) permettent l'analyse de la fonction ventilatoire grâce à des mesures spirométriques et elles sont réalisées sur les personnes chez qui on soupçonne un dysfonctionnement respiratoire. Des sept épreuves utilisées pour établir le volume, la ventilation-minute (V_E), la réponse au CO_2, le volume de réserve inspiratoire (VRI) et le volume résiduel (VR) sont calculés à partir des résultats d'autres analyses de la fonction respiratoire. Le volume gazeux thoracique (VGT) est calculé à partir de la pléthysmographie corporelle.

Les cas de contre-indications sont une insuffisance coronarienne aiguë, une angine et un infarctus récent du myocarde.

Objectifs
• Déterminer la cause de la dyspnée.
• Établir l'efficacité d'une thérapie.
• Déterminer si une anomalie fonctionnelle est obstructive ou restrictive.
• Établir le degré de dysfonctionnement respiratoire.

Protocole infirmier
Ventilation-minute. Multipliez le volume courant par la fréquence respiratoire.

Réponse au CO_2. Tracez la courbe des changements dans la ventilation-minute par rapport aux calculs de l'augmentation du CO_2 inspiré.

Volume de réserve inspiratoire. Soustrayez le volume courant de la capacité inspiratoire.

Volume résiduel. Soustrayez le volume de réserve expiratoire de la capacité résiduelle fonctionnelle.

Volume gazeux thoracique. Il est calculé d'après les résultats de la pléthysmographie corporelle.

Résultats normaux
Les observations sont basées sur l'âge, la taille, le poids et le sexe de la personne, et elles sont exprimées en pourcentage. Habituellement, elles sont considérées comme anormales si elles sont inférieures à 80 % du pourcentage approprié.

Signification de résultats anormaux
Une diminution de la V_E peut indiquer un œdème pulmonaire; une augmentation de la V_E peut se produire avec une acidose, un niveau élevé de CO_2, un niveau réduit de PaO_2, un exercice et des états de faible compliance (la V_E peut être normale dans l'emphysème).

Une diminution de la réponse au CO_2 peut indiquer une maladie obstructive. Un VRI anormal n'indique pas à lui seul un dysfonctionnement respiratoire; le VRI diminue au cours d'un effort normal. Un VR supérieur à 35 % de la capacité pulmonaire totale après un effort expiratoire maximal peut indiquer une maladie obstructive. Une augmentation du VGT indique une rétention d'air qui peut provenir d'une maladie obstructive.

Interventions infirmières
Avant le test
• Expliquez à la personne que ces tests permettent d'étudier la fonction respiratoire. Dites-lui de ne pas prendre un repas lourd et de ne pas fumer durant les 4 à 6 heures précédant le test.
• Suspendez une thérapie aux bronchodilatateurs et faisant appel à un respirateur à pression positive intermittente tel qu'il est prescrit. Les bronchodilatateurs peuvent améliorer temporairement la fonction respiratoire et produire ainsi des résultats trompeurs.
• Abstenez-vous de donner un analgésique narcotique ou un sédatif avant le test pour éviter la diminution de la force inspiratoire et expiratoire.
• Une grossesse ou une distension gastrique peuvent refouler le volume pulmonaire.

Au cours du test
• Une mauvaise obturation autour de l'embout buccal du tube peut diminuer les volumes.
◆ *Mise en garde.* Surveillez les signes de détresse respiratoire, les changements dans la fréquence du pouls et dans la pression sanguine, la toux ou le bronchospasme.

Après le test
• Dites à la personne qu'elle peut reprendre sa médication, son régime alimentaire et les activités limitées avant le test.

Fonction respiratoire : mesure des capacités

Ces études permettent l'analyse de la fonction ventilatoire grâce à des mesures spirométriques et elles sont réalisées sur les personnes chez qui on soupçonne un dysfonctionnement pulmonaire. Parmi les tests de capacité pulmonaire, ceux de la capacité vitale forcée (CVF), de la courbe débit-volume, du volume expiratoire forcé (VEF), du débit expiratoire de pointe (DEP) et de la ventilation maximale (VM) sont des mesures spirographiques directes. Comme pour les autres examens de la fonction respiratoire, les cas de contre-indications sont une insuffisance coronarienne aiguë, une angine et un infarctus récent du myocarde.

Objectifs
- Déterminer la cause d'une dyspnée.
- Déterminer l'efficacité d'un régime thérapeutique particulier.
- Déterminer si une anomalie fonctionnelle est obstructive ou restrictive.
- Établir le degré de dysfonctionnement pulmonaire.

Protocole infirmier
Capacité vitale forcée et *volume expiratoire forcé.* On indique à la personne d'inspirer aussi lentement et profondément que possible, et on lui demande alors d'expirer dans l'embout buccal aussi rapidement et complètement que possible. Ce protocole est répété trois fois et le volume le plus important est noté. On enregistre aussi, au cours de chacune des répétitions, le volume d'air expiré à 1 seconde (VEF_1), à 2 secondes (VEF_2) et à 3 secondes (VEF_3) .

Courbe débit-volume. Une mesure spirographique directe est réalisée à des intervalles de 1 seconde; elle est calculée à partir des débits (exprimés en litres par seconde) et des changements du volume pulmonaire (exprimés en litres) au cours des manœuvres d'inspiration et d'expiration maximales.

Débit expiratoire de pointe. Il est calculé à partir de la courbe débit-volume ou par une mesure spirographique directe.

Ventilation maxima. On demande à la personne de respirer dans l'embout buccal aussi rapidement et profondément que possible durant 15 secondes.

Résultats normaux
Les valeurs sont basées sur l'âge, la taille, le poids et le sexe de la personne, et elles sont exprimées en pourcentage. Habituellement, les résultats sont considérés comme anormaux s'ils sont inférieurs à 80 % de ces résultats.

Signification de résultats anormaux
Une diminution de la capacité débit-volume et des débits, une diminution du VEF_1 et une augmentation du VEF_2 et du VEF_3, et une diminution du DEP et de la VM indiquent une maladie obstructive.

Un DEP normal ou augmenté, un débit réduit associé à des volumes pulmonaires décroissants et à une augmentation marquée de la capacité vitale, un VEF_1 réduit ou normal et une VM normale ou augmentée indiquent une maladie restrictive.

Interventions infirmières
Avant le test
- Expliquez à la personne que ces tests permettent d'étudier la fonction pulmonaire. Dites-lui de ne pas prendre un repas lourd et de ne pas fumer durant les 4 à 6 heures précédant les tests.
- Suspendez une thérapie aux bronchodilatateurs et faisant appel à un respirateur à pression positive intermittente tel qu'il est prescrit. Les bronchodilatateurs peuvent améliorer temporairement la fonction respiratoire et produire ainsi des résultats trompeurs.
- Abstenez-vous de donner un analgésique narcotique ou un sédatif avant le test pour éviter la diminution de la force inspiratoire et expiratoire.
- Souvenez-vous qu'une grossesse ou une distension gastrique peuvent refouler le volume des poumons.

Au cours du test
- Une mauvaise obturation autour de l'embout buccal du tube peut diminuer les volumes et modifier les résultats du test.
- ◆ *Mise en garde.* Surveillez les signes de détresse respiratoire, les changements dans la fréquence du pouls et de la pression sanguine, la toux ou le bronchospasme.

Après le test
- La personne peut reprendre la médication, son régime alimentaire et les activités limitées avant le test.

Fonction respiratoire : mesure des volumes

Les études de la fonction respiratoire (volume et capacité) permettent l'analyse de la fonction ventilatoire grâce à des mesures spirométriques et elles sont réalisées sur les personnes chez qui on soupçonne un dysfonctionnement respiratoire. Des sept épreuves utilisées pour déterminer le volume, les mesures du volume courant et du volume de réserve expiratoire (VRE) sont des mesures spirographiques directes.

Les cas de contre-indications sont une insuffisance coronarienne aiguë, une angine et un infarctus récent du myocarde.

Objectifs

• Déterminer la cause de la dyspnée.

• Établir l'efficacité d'un régime thérapeutique particulier.

• Déterminer si une anomalie fonctionnelle est obstructive ou restrictive.

• Établir le degré de dysfonctionnement respiratoire.

Protocole infirmier

Volume courant. Demandez à la personne de respirer normalement dans l'embout buccal à 10 reprises. Déterminez une mesure spirographique pour 10 respirations et divisez alors par 10.

Volume de réserve expiratoire. Demandez à la personne de respirer dans l'embout buccal à 10 reprises et d'expirer aussi complètement que possible après chacune des respirations.

Résultats normaux

Les valeurs sont basées sur l'âge, la taille, le poids et le sexe de la personne, et elles sont exprimées en pourcentage. Habituellement, les résultats sont considérés comme anormaux s'ils sont inférieurs à 80 % de ces résultats.

Signification de résultats anormaux

Une diminution du volume courant peut indiquer une maladie restrictive et nécessite un examen plus poussé, comme des études complètes de la fonction respiratoire ou une radiographie thoracique. Le VRE varie, même chez les personnes en bonne santé, mais il diminue habituellement chez les personnes obèses.

Interventions infirmières

Avant le test

• Expliquez à la personne que ces épreuves permettent d'analyser la fonction respiratoire. Dites-lui de ne pas prendre de repas lourd et de ne pas fumer durant les 4 à 6 heures précédant les épreuves. Dites-lui qui va réaliser ces épreuves et où elles le seront, et expliquez le fonctionnement du spiromètre. Avisez-la que la précision des résultats dépend de sa coopération.

• Informez le laboratoire si la personne prend des analgésiques narcotiques ou des sédatifs. L'administration de l'une ou l'autre de ces substances avant le test peut réduire la force inspiratoire et expiratoire.

• Suspendez les thérapies aux bronchodilatateurs et faisant appel à un respirateur à pression positive intermittente tel qu'il est prescrit. Les bronchodilatateurs peuvent améliorer temporairement la fonction respiratoire et donner ainsi des résultats trompeurs.

• Une grossesse ou une distension gastrique peuvent refouler le volume pulmonaire.

• Juste avant le test, demandez à la personne d'uriner et de détacher ses vêtements serrés. Si la personne porte des prothèses dentaires, dites-lui de les porter durant l'épreuve pour aider à assurer l'étanchéité autour de l'embout buccal. Demandez-lui de mettre le pince-nez de façon à s'y habituer avant le test.

Au cours du test

• Un manque de coopération de la personne, une hypoxie ou des troubles métaboliques peuvent rendre l'épreuve difficile ou impossible.

• Une mauvaise obturation autour de l'embout buccal du tube peut réduire les volumes et altérer les résultats du test.

◆ *Mise en garde.* Surveillez les signes de détresse respiratoire, les changements dans la fréquence du pouls et dans la pression sanguine, la toux ou le bronchospasme.

Après le test

• Dites à la personne qu'elle peut reprendre la médication, son régime alimentaire et les activités suspendues avant l'épreuve.

Fonction respiratoire : test d'effort

Cette étude de la fonction respiratoire établit l'état de santé en analysant la ventilation, l'échange gazeux et la fonction cardio-vasculaire au cours d'une série de défis physiques croissants. Les personnes exécutent des exercices sur un ergomètre ou sur un tapis roulant afin de déterminer si elles ont besoin d'une quantité d'oxygène supérieure à la normale pour réaliser un travail ou un exercice. Le test doit être réalisé chez les personnes qui ont une maladie fébrile aiguë, un œdème pulmonaire, un asthme non contrôlé, une angine instable ou une hypertension non contrôlée. Il peut être réalisé avec précaution chez les personnes qui ont eu un infarctus récent du myocarde, qui souffrent de tachycardie au repos (> 120 battements par minute), d'épilepsie, d'une insuffisance respiratoire ou d'anomalies de l'électrocardiogramme au repos.

Objectifs

• Distinguer les causes cardio-vasculaires des causes respiratoires de la dyspnée.

• Établir la tolérance ou l'intolérance à l'effort chez les personnes qui ont des maladies obstructives et restrictives.

• Aider au diagnostic de l'asthme et de l'ischémie du myocarde provoquée par l'effort.

• Déterminer la gravité de la détérioration causée par des troubles cardio-pulmonaires.

Protocole infirmier

Phase 1. Durée : 30 minutes, avec 2 observateurs. Elle comporte le contrôle de la pression sanguine, l'analyse électrocardiographique, la spirométrie du débit expiratoire et du volume courant et l'étude de la fréquence respiratoire. Les mesures sont prises à la fin de chaque minute; le test se poursuit jusqu'à un maximum limité par les symptômes. Si cela est possible, on mesure aussi l'apport d'oxygène et la production de CO_2.

Phase 2. Durée : 1 heure, avec 2 observateurs. Les exercices se poursuivent suffisamment longtemps pour en arriver à un état d'équilibre – habituellement 3 à 5 minutes. On établit les mesures de la phase 1 avec, en plus, celles de la pression de CO_2 du sang veineux mêlé à l'aide d'une technique de réinhalation d'air expiré.

Phase 3. Durée : 90 à 120 minutes, avec 3 observateurs. On insère un cathéter dans l'artère brachiale; dans certains cas, on remplace le sang des capillaires. En plus des analyses de la phase 2, on procède à des mesures du débit cardiaque, de la ventilation alvéolaire, du rapport de l'es-pace mort sur le volume courant, de la différence de pression d'oxygène alvéolo-artériel, du rapport du mélange veineux et du lactate. On procède aussi à l'analyse des gaz sanguins.

Résultats normaux

• *Profil de l'écoulement de l'air :* normal au cours de l'inspiration et de l'expiration.

• *Gaz sanguins artériels :* normaux.

• *Pression sanguine artérielle :* normale.

• *Électrocardiogramme :* aucun changement.

• *Pression artérielle pulmonaire :* normale.

• *Hypertension systémique :* aucune.

Signification de résultats anormaux

Des changements dans les résultats peuvent indiquer une arythmie cardiaque, une ischémie cardiaque, le degré de détérioration dans des syndromes respiratoires restrictifs, une hypoventilation ou une diminution de la tolérance à l'effort dans une broncho-pneumopathie obstructive chronique.

Interventions infirmières

Avant le test

• Expliquez à la personne que cette série de tests permet d'étudier la fonction respiratoire. Montrez à la personne comment procéder ou comment utiliser le tapis roulant et la bicyclette ergométrique.

Au cours du test

• Souvenez-vous que les facteurs mécaniques, l'efficacité de la ventilation, les facteurs d'échange gazeux, l'état du cœur, la condition physique et la sensibilité des mécanismes de contrôle respiratoire peuvent influer sur la tolérance de la personne à l'effort.

• Sachez que les personnes obèses vont avoir une consommation d'oxygène supérieure à la normale à n'importe quel stade de travail, même si les valeurs d'efficacité musculaire et de travail sont normales.

Après le test

• Dites à la personne d'attendre au moins 1 heure avant de prendre une douche. Avertissez-la d'utiliser de l'eau tiède; l'eau chaude peut causer de la faiblesse et des étourdissements.

Formule leucocytaire

Ce test fournit plus d'information au sujet de la fonction immunitaire d'un individu que ne le fait la seule détermination du nombre des globules blancs. Il fait partie de la formule sanguine complète. La formule leucocytaire permet d'étudier la distribution et la morphologie des globules blancs. Dans ce test, le laboratoire classifie 100 globules blancs ou plus dans un frottis coloré de sang périphérique selon deux types majeurs : les *granulocytes*, qui comprennent les basophiles, les acidophiles et les neutrophiles, et les *non-granulocytes*, qui comprennent les lymphocytes et les monocytes. Le test détermine aussi le pourcentage de chacun des types. La formule leucocytaire est le nombre relatif de chacun des types de globules blancs. En multipliant la valeur du pourcentage de chacun des types par le nombre total des globules blancs, on obtient le nombre absolu de chacun des types de globules blancs.

Même si l'on connaît peu de choses au sujet de la fonction des éosinophiles dans le sang, les niveaux anormalement élevés de ces granulocytes sont associés à différentes maladies allergiques et à différentes réactions à des parasites. Dans des cas semblables, on demande parfois une numération des éosinophiles comme suivi de la formule leucocytaire.

Objectifs

- Mesurer les capacités de l'organisme à résister à une infection et à la surmonter.
- Déceler différents types de leucémie.
- Déterminer le stade et la gravité d'une infection.
- Déceler des réactions allergiques et déterminer leur gravité (numération des acidophiles).
- Déceler des infections parasitaires.

Protocole infirmier

Procédez à une ponction veineuse et recueillez l'échantillon dans un tube à bouchon lavande. Remplissez complètement le tube de prélèvement et retournez-le délicatement à plusieurs reprises pour mélanger l'échantillon et l'anticoagulant.

Valeurs de référence

Pour un diagnostic précis, on devrait toujours interpréter les valeurs des cinq types de globules blancs en tenant compte des valeurs absolues et des pourcentages du nombre total des globules blancs. Pour les adultes, les valeurs absolues et les pourcentages normaux sont les suivants :

- *Basophiles :* valeur absolue, 12 à 200 x 10^6/L; pourcentage, 0,3 % à 2 %.
- *Éosinophiles :* valeur absolue, 12 à 760 x 10^6/L; pourcentage, 0,3 % à 7 %.
- *Lymphocytes :* valeur absolue, 660 à 4 600 x 10^6/L; pourcentage, 16,2 % à 43 %.
- *Monocytes :* valeur absolue, 24 à 900 x 10^6/L; pourcentage, 0,6 % à 9,6 %.
- *Neutrophiles :* valeur absolue, 1 950 à 8 400 x 10^6/L; pourcentage, 47,6 % à 76,8 %.

Pour les enfants, les pourcentages peuvent différer, comme suit :

- *Basophiles :* garçons, 0,25 % à 1,3 %; filles, 0,3 % à 1,4 %.
- *Acidophiles :* garçons, 1 % à 8,1 %; filles, 0,8 % à 8,3 %.
- *Lymphocytes :* garçons, 19,4 % à 51,4 %; filles, 16,3 % à 46,7 %.
- *Monocytes :* garçons, 1,1 % à 11,6 %; filles, 0,9 % à 9,9 %.
- *Neutrophiles :* garçons, 38,5 % à 71,5 %; filles, 41,9 % à 76,5 %.

Signification de résultats anormaux

Des profils anormaux de la formule leucocytaire révèlent une vaste gamme d'états pathologiques et d'autres affections.

Interventions infirmières

Avant le test

- Expliquez à la personne que ce test aide à mesurer l'immunité et la résistance à l'infection. Mentionnez que le test nécessite un échantillon de sang et qu'elle n'a pas à s'abstenir de nourriture solide ou liquide avant le test. Avisez-la de s'abstenir d'efforts physiques exigeants durant les 24 heures précédant le test.
- Revoyez, dans son dossier, l'utilisation de médicaments pouvant influer sur les résultats du test. Ne pas réfrigérer.

Au moment du prélèvement

- Manipulez l'échantillon avec soin pour éviter l'hémolyse, qui peut modifier les résultats du test.

Après le prélèvement

- Si un hématome apparaît à l'endroit de la ponction veineuse, appliquez des compresses chaudes afin de diminuer l'inconfort.

Fractionnement du cholestérol des lipoprotéines

Les tests de fractionnement du cholestérol isolent et mesurent le cholestérol dans les lipoprotéines de faible densité (C-LDL) et dans les lipoprotéines de haute densité (C-HDL) du sérum. La recherche a démontré la corrélation directe entre le niveau du C-LDL et du C-HDL et l'incidence de maladies cardio-vasculaires. Plus le niveau du C-HDL est élevé, plus l'incidence de l'insuffisance coronarienne est faible; plus le niveau du C-LDL est élevé, plus l'incidence de l'insuffisance coronarienne est grande.

Objectif
• Déterminer le risque d'insuffisance coronarienne.

Protocole infirmier
Procédez à une ponction veineuse et recueillez l'échantillon dans un tube de 7 mL à bouchon rouge. Envoyez immédiatement l'échantillon au laboratoire puisque le cholestérol se redistribue spontanément parmi les lipoprotéines.

Valeurs de référence
Vérifiez avec le laboratoire quelles sont les valeurs de référence puisque celles-ci varient suivant l'âge, le sexe, la région géographique, l'appartenance à une minorité ethnique et les méthodes utilisées.

Les concentrations normales de C-HDL varient de 0,9 à 1,8 mmol/L pour les hommes et de 1,0 à 2,0 mmol/L pour les femmes, et ils ne varient pas avec l'âge chez les adultes. Les concentrations normales de C-LDL varient de 1,6 à 4,7 mmol/L.

Signification de résultats anormaux
Généralement, une augmentation des concentrations du C-HDL reflète un bon état de santé, mais elle peut aussi indiquer une hépatite chronique ou un début de cirrhose biliaire primaire. Plus rarement, une augmentation abrupte (allant jusqu'à 2,6 mmol/L) d'un type secondaire de C-HDL (alpha$_2$-HDL) peut indiquer une insuffisance coronarienne.

Interventions infirmières

Avant le test
• Dites à la personne que ce test aide à déterminer le risque de maladies cardio-vasculaires.
• Dites-lui de maintenir un régime alimentaire normal durant les 2 semaines précédant le test, de s'abstenir d'alcool durant les 24 heures précédant le test, de rester à jeun et d'éviter tout effort durant les 12 à 14 heures précédant le test.
• Dites-lui que ce test requiert un échantillon de sang.
• Tel qu'il est prescrit, suspendez l'utilisation des médicaments qui peuvent modifier les résultats du test. Les médicaments qui diminuent les valeurs comprennent ceux contre la lipémie, comme la cholestyramine, le clofibrate, le colestipol, la dextrothyroxine, le gemfibrozil, la niacine et le probucol. Les substances qui augmentent les valeurs comprennent l'alcool, le disulfirame, le miconazol, les contraceptifs oraux et les phénothiazines à fortes doses. Les œstrogènes augmentent habituellement les concentrations, mais ils peuvent aussi les abaisser.
• Souvenez-vous que d'autres facteurs de risque d'insuffisance coronarienne peuvent être tout aussi importants que le cholestérol, comme le tabagisme, le diabète sucré et l'hypertension.
• La bilirubine, l'hémoglobine, l'iode, les salicylates, les vitamines A et D et d'autres substances peuvent fausser les résultats. Certaines méthodes de dosage (par exemple, Abell-Kendall) sont moins sensibles à l'interférence que d'autres.
• Une maladie concomitante, particulièrement si elle est accompagnée de fièvre, une chirurgie récente ou un infarctus du myocarde peuvent fausser les résultats.

Au moment du prélèvement
• Le fait de prélever l'échantillon dans un tube hépariné peut augmenter les valeurs à cause de l'activation de la lipase, qui entraîne la libération des acides gras des triglycérides.
• Les résultats obtenus pour un prélèvement fait sur un patient alité peuvent être abaissés de 10 % à cause d'une hémodilution plasmatique.

Après le prélèvement
• Si un hématome apparaît à l'endroit de la ponction veineuse, appliquez des compresses chaudes afin de diminuer l'inconfort.
• La personne peut reprendre son régime alimentaire et la médication interrompue avant le test.

Fragilité des capillaires (test de)

Le test de fragilité des capillaires (test de pression positive, épreuve du garrot), une méthode non spécifique pour évaluer la tendance au saignement, mesure la capacité des capillaires à demeurer intacts sous une pression intracapillaire accrue provoquée par l'application d'un brassard à tension à une pression suffisamment grande pour empêcher le retour veineux. Cette augmentation temporaire de la pression peut causer un saignement par rupture des capillaires et la formation de pétéchies sur le bras, le poignet ou la main. Le nombre et la dimension des pétéchies à l'intérieur d'une certaine surface représentent le résultat du test.

Objectifs
- Vérifier la fragilité des parois des capillaires.
- Déceler une déficience plaquettaire (thrombocytopénie).

Protocole infirmier
Pour réaliser ce test, on choisit et marque un espace de 5 cm sur l'avant-bras. On choisit un endroit exempt de pétéchies ou on note le nombre de pétéchies présentes à cet endroit avant le début du test.

On fixe un brassard à pression autour du bras et on augmente la pression jusqu'à un point moyen entre les pressions artérielles systolique et diastolique sans aller plus haut que 100 mm Hg. On maintient cette pression durant 5 minutes puis on enlève le brassard. On compte le nombre et la grandeur des pétéchies qui apparaissent sur la région entourée et on note ces résultats.

Ce test est généralement exécuté par un technicien du laboratoire.

Valeurs de référence
Quelques pétéchies peuvent être présentes avant le test. La présence de moins de 10 pétéchies sur l'avant-bras 5 minutes après le test est considérée comme normale (résultat négatif); la présence de plus de 10 pétéchies est considérée comme anormale (résultat positif). Le système suivant d'évaluation peut être utilisé :
- *0 à 10 pétéchies : 1+.*
- *11 à 20 pétéchies : 2+.*
- *21 à 50 pétéchies : 3+.*
- *> 50 pétéchies : 4+.*

Signification de résultats anormaux
Un résultat positif (plus de 10 pétéchies présentes ou un pointage de 2+ à 4+) indique une faiblesse des parois des capillaires (purpura vasculaire) ou une anomalie plaquettaire, et il survient dans des conditions comme le syndrome de coagulation intravasculaire disséminée, la dysprotéinémie, la polyglobulie essentielle, le purpura sénile de Bateman, le scorbut, la thrombasthénie, la thrombocytopénie, la déficience en vitamine K, la maladie de von Willebrand et les déficiences graves du facteur VII, du fibrinogène ou de la prothrombine.

Des conditions non reliées à des anomalies de saignement – comme une maladie rénale chronique, du diabète accompagné d'une maladie vasculaire, de l'hypertension, une grippe, une rougeole et une scarlatine – peuvent aussi augmenter la fragilité des capillaires. Un nombre anormal de pétéchies apparaît quelquefois avant le début de la menstruation et à certains autres moments chez des personnes en bonne santé, particulièrement chez des femmes ayant plus de 40 ans.

Interventions infirmières

Avant le test
- Expliquez à la personne que ce test aide à déceler les tendances anormales au saignement. Dites-lui qu'elle n'a pas à s'abstenir de nourriture solide ou liquide. Signalez-lui que le test nécessite un échantillon de sang et qu'elle ne devrait ressentir que peu d'inconfort, si ce n'est aucun, à cause du gonflement du brassard à tension.
- Gardez à l'esprit que des concentrations faibles d'œstrogènes, chez des femmes en post-ménopause, peuvent augmenter la fragilité des capillaires. Les glucocorticoïdes peuvent augmenter la résistance des capillaires même chez une personne ayant une thrombocytopénie.
- Un nombre élevé de pétéchies présent avant le test peut être causé par une allergie à certains aliments ou à certains médicaments.

Après le test
- Encouragez la personne à ouvrir et à refermer sa main à quelques reprises pour aider à rétablir la circulation sanguine normale dans son avant-bras.
- ◆ *Mise en garde.* Le fait de répéter ce test sur le même bras dans un intervalle d'une semaine peut conduire à une erreur dans le décompte des pétéchies.

Fragilité osmotique des globules rouges

Ce test a recours à l'osmose pour mesurer la résistance des globules rouges à l'hémolyse lorsqu'ils sont exposés à une série de solutions salines de plus en plus diluées.

Dans certaines maladies (une maladie à hématies falciformes et une thalassémie), les globules rouges sont capables d'une très forte résistance aux dommages causés par des solutions hypotoniques. Dans certains cas, les globules rouges ne subissent pas immédiatement l'hémolyse et leur incubation en solution durant 24 heures augmente la sensibilité du test.

Ce test offre une confirmation quantitative de la morphologie des globules rouges et il devrait compléter l'examen des cellules colorées.

Objectifs
- Aider au diagnostic d'une microsphérocytose héréditaire.
- Confirmer les anomalies morphologiques des globules rouges.

Protocole infirmier
Comme il ne s'agit pas d'un test courant, avisez le laboratoire avant de prélever l'échantillon. Procédez à une ponction veineuse et recueillez l'échantillon dans un tube de 10 mL à bouchon vert (hépariné). Remplissez complètement le tube et retournez-le délicatement à plusieurs reprises.

Valeurs de référence
Les valeurs de la fragilité osmotique sont indiquées par le pourcentage de la solution à laquelle les globules rouges se gonflent et éclatent :
- *Fragilité osmotique réduite :* solution saline < 0,30 %.
- *Fragilité osmotique normale :* solution saline entre 0,30 % et 0,45 %.
- *Fragilité osmotique accrue :* solution saline > 0,50 %.

Signification de résultats anormaux
Une *diminution* de la fragilité osmotique est caractéristique d'une anémie ferriprive, d'une anémie à hématies falciformes, d'une thalassémie et d'autres dérèglements des globules rouges dans lesquels on retrouve des cellules cibles et des leptocytes. On observe aussi une fragilité osmotique réduite chez les personnes ayant une maladie hépatique, une polyglobulie essentielle, un ictère obstructif et chez celles ayant subi une splénectomie.

Une *augmentation* de la fragilité osmotique est caractéristique d'une microsphérocytose héréditaire, d'une sphérocytose associée à une anémie hémolytique auto-immune, à des brûlures graves, à un empoisonnement chimique et à une maladie hémolytique du nouveau-né (érythroblastose fœtale). Une augmentation de la fragilité est aussi associée à des états qui comportent un traumatisme mécanique des globules rouges (comme des valvules cardiaques prosthétiques ou une coagulation intravasculaire disséminée), une transfusion avec du sang incompatible et certaines déficiences enzymatiques.

Interventions infirmières
Avant le test
- Expliquez à la personne que ce test aide à découvrir la cause d'une anémie.
- Informez-la qu'elle n'a pas à s'abstenir de nourriture solide ou liquide avant le test, et que ce dernier nécessite un échantillon de sang.

Au moment du prélèvement
- Certains facteurs peuvent biaiser les résultats du test. Ainsi, le défaut d'utiliser l'anticoagulant approprié dans le tube de prélèvement, de remplir le tube complètement ou de mélanger adéquatement l'échantillon et l'anticoagulant peut influer sur les résultats du test. Ces résultats peuvent être aussi modifiés par la présence d'organismes hémolytiques dans l'échantillon, par une anémie grave ou par d'autres affections dans lesquelles un nombre moindre de globules rouges est disponible pour le test.
- Manipulez l'échantillon avec soin pour éviter l'hémolyse, qui peut modifier les résultats du test.

Après le prélèvement
- Si un hématome apparaît à l'endroit de la ponction veineuse, appliquez des compresses chaudes afin de diminuer l'inconfort.

Freinage à la triiodothyronine (test de)

Le test de freinage à la triiodothyronine (T_3) aide à déterminer si les régions de fixation excessive d'iode dans la thyroïde (points chauds) sont autonomes (comme dans certains cas de maladie de Graves) ou si elles reflètent une surcompensation hypophysaire (comme dans un goitre à carence en iode). Les points chauds autonomes fonctionnent indépendamment du contrôle hypophysaire. Cependant, les points chauds causés par une carence en iode proviennent d'une diminution de la production de thyroxine (T_4), ce qui diminue la production de T_3 et augmente la production de thyrotrophine. L'augmentation de la production de thyrotrophine surstimule, à son tour, la thyroïde et provoque une fixation excessive d'iode.

Objectif
• Déterminer la cause d'une fixation excessive d'iode dans la thyroïde.

Protocole infirmier
Après avoir obtenu une lecture de base du fonctionnement thyroïdien à l'aide d'un test de fixation de l'iode radioactif, administrez 75 à 100 µg de T_3 synthétique (Cytomel) chaque jour durant 5 à 10 jours (généralement 7 jours). Normalement, la T_3 agit par un mécanisme de rétroaction négative de façon à réduire le relâchement hypophysaire de thyrotrophine; la diminution des concentrations de la thyrotrophine entraîne à son tour une réduction du fonctionnement thyroïdien et de la fixation de l'iode.

Une journée avant l'administration de la dernière dose de Cytomel, le patient va subir une scintigraphie pour déceler l'iode radioactif résiduel provenant de l'administration antérieure de la T_3 synthétique. La personne reçoit une nouvelle dose d'iode radioactif; notez la quantité administrée, la date et le moment de l'administration. Le patient aura à revenir après avoir pris la dernière dose de Cytomel et subira un test de fixation de l'iode radioactif (généralement 2 et 6 heures après l'administration de l'iode radioactif).

Résultats normaux
Normalement, la T_3 agit grâce à un mécanisme de rétroaction négative pour réduire le relâchement hypophysaire de thyrotrophine; les personnes ayant un fonctionnement thyroïdien normal vont présenter une diminution d'au moins 50 % dans la seconde fixation à la suite de l'administration du Cytomel.

Signification de résultats anormaux
Une diminution de la fixation d'iode radioactif jusqu'à au moins 50 % de la valeur de base montre que le point chaud est sous le contrôle de l'hypophyse et elle suggère que l'augmentation de la fixation d'iode est causée par une carence en iode. Le fait de ne pas réduire de 50 % la fixation de l'iode radioactif suggère un hyperfonctionnement thyroïdien autonome, possiblement causé par une maladie de Graves ou par un nodule thyroïdien toxique.

Interventions infirmières

Avant le test
• Expliquez au patient que ce test aide à déterminer la cause de la fixation excessive de l'iode par la thyroïde. Décrivez le protocole, y compris le protocole du test de fixation de l'iode radioactif. Informez-le qu'il doit prendre du Cytomel durant une certaine période et que le test de fixation de l'iode radioactif sera réalisé avant qu'il commence à prendre le Cytomel et, à nouveau, au cours des deux derniers jours d'administration du Cytomel.
• Dites-lui d'éviter les médicaments ou les autres substances contenant de l'iode.

Freinage de l'hormone de croissance (test de)

Ce dosage radio-immunologique, aussi appelé test de surcharge en glucose, permet la détermination des concentrations de base excessives de l'hormone de croissance humaine (GH) provenant de l'antéhypophyse en mesurant la réponse sécrétoire à une dose de surcharge en glucose. Normalement, la GH augmente les concentrations de glucose et d'acides gras plasmatiques; en réponse, la sécrétion d'insuline augmente de façon à contrebalancer ces effets. En conséquence, une surcharge en glucose devrait réduire la sécrétion de la GH. Chez une personne ayant des concentrations excessives de GH, l'absence de réduction indique un dérèglement antéhypophysaire et confirme le diagnostic de gigantisme ou d'acromégalie.

Objectifs
• Déterminer les concentrations de base élevées de la GH.
• Confirmer un diagnostic de gigantisme chez les enfants et d'acromégalie chez les adultes.

Protocole infirmier
Entre 6 heures et 8 heures, prélevez 6 mL de sang veineux (échantillon basal) dans un tube de prélèvement de 7 mL à bouchon rouge. Administrez une solution de 100 g de glucose par voie orale. Pour éviter la nausée, dites à la personne de boire le glucose lentement (mais de le boire en moins de 5 minutes). Après 1 ou 2 heures, selon ce qui est prescrit, prélevez 6 autres mL de sang veineux dans un second tube de prélèvement de 7 mL à bouchon rouge. Envoyez immédiatement chacun des échantillons au laboratoire puisque l'hormone à une demi-vie de 20 à 25 minutes seulement.

Valeurs de référence
Normalement, le glucose réduit la GH à des concentrations variant de non décelable à 3 µg/L en 30 minutes à 2 heures. Chez les enfants, un rebondissement de la stimulation peut se produire après 2 à 5 heures.

Signification de résultats anormaux
Chez une personne ayant une acromégalie active, les concentrations de base s'élèvent jusqu'à approximativement 75 µg/L et ils ne sont pas réduites à des valeurs inférieures à 5 µg/L au cours du test. Un maintien ou une augmentation des concentrations de la GH en réponse à une surcharge en glucose indique une hypersécrétion de la GH et peut confirmer une acromégalie ou

un gigantisme appréhendés. Cette réponse peut être vérifiée en reprenant le test après une journée de repos.

Interventions infirmières
Avant le test
• Expliquez à la personne ou à sa famille (si la personne est un enfant) que ce test aide à déterminer la cause de sa croissance anormale. Dites-lui que 2 échantillons de sang vont être prélevés, mais qu'elle ne va ressentir qu'un léger inconfort à cause de l'aiguille au cours des ponctions. Signalez que la solution de glucose peut lui donner un léger mal de cœur durant une brève période.
• Dites-lui de jeûner et de limiter son activité physique durant les 8 heures précédant le test. Rappelez-lui que le défaut d'observer les restrictions concernant le régime alimentaire, la prise de médicaments et l'activité physique peut influer sur la détermination précise des résultats du test.
• Avant le test, suspendez l'usage de tous les corticostéroïdes – y compris des œstrogènes et des progestatifs – et des autres hormones hypophysaires. Le relâchement de la GH peut être altéré par les corticostéroïdes et les phénothiazines (comme la chlorpromazine), et il peut être augmenté par les amphétamines, l'arginine, les œstrogènes, le glucagon, la lévodopa ou la niacine. Si l'usage de ces produits ou d'autres médicaments doit être maintenu, notez-le sur le relevé de laboratoire.
• Vérifiez si la personne a subi une scintigraphie au cours de la semaine précédant le test puisque cela peut en modifier les résultats.
• Comme les concentrations de la GH augmentent après un effort ou une excitation, la personne devrait être détendue et couchée durant les 30 minutes précédant le test.

Au moment des prélèvements
• Manipulez les échantillons avec soin pour éviter l'hémolyse, qui peut influer sur la détermination précise des résultats du test.

Après les prélèvements
• Si un hématome apparaît aux endroits des ponctions, appliquez des compresses chaudes afin de diminuer l'inconfort.
• La personne peut reprendre son régime alimentaire habituel et la médication interrompue avant le test.

Fructosamines sériques

Tout comme pour les hémoglobines glyquées, une concentration plasmatique élevée en glucose favorise la glycation de certaines protéines plasmatiques. Une molécule de glucose se fixe sur une fonction amine libre d'une protéine pour former une cétone-amine, la fructosamine, formant ainsi une protéine glyquée. Ce processus est pratiquement irréversible et il est relié au turnover des protéines. Grâce à ce turnover des protéines, ce test permet de suivre une thérapie du diabète dans les quelques semaines qui précèdent l'analyse. Ce test ne permet pas de poser un diagnostic de diabète comme le glucose plasmatique à jeun ou 2h PC ou une hyperglycémie provoquée. Les fructosamines sont dosées par une réaction colorimétrique.

Ces fructosamines étant des protéines, leur concentration plasmatique est modifiée, tout comme celles des protéines totales, par une hémodilution ou par une hémoconcentration. Si le patient est alité, on peut observer une hémodilution pouvant aller de 10 % à 12 %. Si, au cours d'une ponction veineuse, le garrot est maintenu en place pour un temps prolongé, soit 3 minutes ou plus au lieu de 1 minute, on peut observer une hémoconcentration de 5 % à 8 %. Dans plusieurs pathologies, la concentration des protéines est plus faible que la normale. Pour toutes ces raisons, au cours d'un dosage des fructosamines, on dose les protéines totales et on calcule le rapport fructosamines/protéines (F/P). On corrige ainsi l'erreur produite dans ces situations.

Objectifs
• Mesurer l'équilibre glycémique sur une période de 1 à 3 semaines chez le diabétique.
• Vérifier si le patient « triche » dans les quelques jours qui précèdent un dosage du glucose.

Protocole infirmier
Procédez à une ponction veineuse et recueillez l'échantillon dans un tube de 7 mL à bouchon rouge.

Valeurs de référence
• *Fructosamines :* 200 à 270 μmol/L
• *Rapport F/P :* 2,9 à 4,0 μmol/g de protéines

Signification des résultats anormaux
Plus le rapport F/P est élevé, moins le diabète tend à se stabiliser.

Interventions infirmières
Avant le test
• Expliquez au patient que ce test détermine l'état de son diabète et qu'il nécessite un échantillon de sang.
• Dites-lui qui va réaliser la ponction veineuse et où elle le sera, et mentionnez-lui qu'il peut ressentir un inconfort passager à cause de l'aiguille au cours de la ponction ou de la pression du garrot. Rappelez-lui que le prélèvement de l'échantillon prend habituellement 3 minutes.

Au moment du prélèvement
• Manipulez l'échantillon avec soin pour éviter l'hémolyse, qui peut influer sur les résultats du test.

Après le prélèvement
• Si un hématome apparaît à l'endroit de la ponction veineuse, appliquez des compresses chaudes afin de diminuer l'inconfort.

Galactose-1-phosphate-uridyl-transférase

Cette enzyme catalyse une réaction dans le processus qui transforme le glucose en combustible. Une déficience en galactose-1-phosphate-uridyl-transférase (GALT) cause la forme la plus fréquente de galactosémie, un dérèglement du métabolisme des sucres caractérisé par une augmentation du galactose sérique et une diminution du glucose sérique. Lorsqu'elle se manifeste au cours de la petite enfance, cette forme de galactosémie provoque des cataractes, une cirrhose, de la diarrhée, une hépatomégalie, une jaunisse, une arriération mentale, une faible augmentation de poids et des vomissements.

Comme la galactosémie peut aussi provenir d'une déficience d'autres enzymes, la mesure de la GALT ne permet pas de détecter tous les cas.

Objectif

• Aider à diagnostiquer une galactosémie génétique résultant d'une déficience en GALT.

Protocole infirmier

Prélevez un échantillon de sang dans un contenant hépariné ou dans un contenant renfermant de l'éthylène diamine tétraacétate de potassium (EDTA) ou du citrate-dextrose. Pour le microprélèvement, recueillez l'échantillon dans des tubes héparinés de 0,5 mL à microcentrifugation. Le test nécessite un minimum de 0,5 mL de sang hépariné, mais il est préférable d'utiliser de 1 à 2 mL de sang. Cependant, lorsque le test est réalisé chez un nouveau-né, prélevez la plus petite quantité possible de sang. Envoyez immédiatement l'échantillon au laboratoire en le manipulant délicatement pour éviter l'hémolyse.

Valeurs de référence

Chez des individus normaux, les activités de la GALT des érythrocytes varient de 18,5 à 28,5 U/g d'hémoglobine.

Signification de résultats anormaux

Comme une déficience en GALT nécessite une restriction immédiate de l'apport en galactose chez l'individu, les laboratoires signalent immédiatement au médecin les nouveau-nés ayant une déficience en GALT. Cependant, des activités faibles de la GALT n'indiquent pas toujours une galactosémie. Cela est dû au fait que l'activité résiduelle de certaines variantes d'une enzyme peut permettre de métaboliser le galactose présent dans une alimentation normale. On peut pousser plus loin la détermination de ces variantes par une électrophorèse spéciale.

De plus, l'analyse de l'acide désoxyribonucléique pourra être bientôt disponible pour aider cette détermination.

Interventions infirmières

Avant le test

• Lorsque le test est réalisé chez un nouveau-né, expliquez aux parents que le test dépiste la galactosémie, une déficience enzymatique qui peut être dangereuse. Si l'on n'a pas prélevé d'échantillon sanguin du cordon ombilical à la naissance, dites aux parents qu'on va retirer une petite quantité de sang du talon de leur enfant.

• Lorsque le test est réalisé chez un adulte, expliquez que le test peut désigner un porteur sain de la galactosémie, un dérèglement génétique qui peut être transmis aux enfants, et que le test nécessite un échantillon de sang.

Au moment du prélèvement

• Comme cet essai est réalisé sur des lysats de globules rouges, tout incident qui endommage les globules rouges entiers avant qu'ils soient isolés et lavés rend cette analyse difficile, voire impossible. En particulier, ne congelez pas l'échantillon puisque la congélation fait qu'il est impossible d'obtenir des globules rouges lavés.

• La GALT est stable dans l'héparine à 4 °C jusqu'à 4 semaines. On signale qu'elle est aussi pratiquement inchangée lorsqu'elle est entreposée dans des contenants stériles, héparinés, à la température de la pièce pour des périodes allant jusqu'à 14 jours.

Après le test

• Si les résultats du test indiquent une galactosémie, prévoyez une consultation avec une diététiste pour les parents.

• Si l'un ou les deux partenaires d'un couple sont porteurs, insistez sur l'importance de faire passer un test de dépistage à leur nouveau-né.

Gamma-glutamyl transférase sérique

Cette enzyme participe au transfert des acides aminés à travers les membranes cellulaires et, peut être, au métabolisme du glutathion. Elle apparaît dans l'épithélium des voies biliaires, le cerveau, le foie, les lymphocytes, le pancréas, les tubules rénaux et les testicules. La gamma-glutamyl transférase (GGT) est très sensible à l'induction par les médicaments et, en conséquence, elle est souvent utilisée pour établir si un individu consomme ou a consommé récemment un excès d'alcool. Cela est particulièrement utile dans les contrôles de l'observation d'un individu qui subit un traitement pour l'alcoolisme.

La mesure des activités sériques de GGT peut aider à détecter une choléstase; cependant, les résultats du test sont non spécifiques et fournissent peu d'information sur le type de maladie hépatique concerné; une augmentation des activités survient aussi dans les maladies rénales.

Objectifs
• Aider au diagnostic d'une jaunisse obstructive, d'un cancer du foie et identifier une consommation importante d'alcool.
• Suggérer l'origine d'activités élevées de phosphatase alcaline.

Protocole infirmier
Procédez à une ponction veineuse et recueillez un échantillon de 7 mL de sang dans un tube à bouchon rouge. Envoyez immédiatement l'échantillon au laboratoire.

Valeurs de référence
La zone normale pour la GGT varie considérablement avec l'âge chez les hommes mais non chez les femmes :
• *Hommes :* 6 à 37 U/L.
• *Femmes de moins de 45 ans :* 5 à 27 U/L.
• *Femmes de 45 ans ou plus :* 6 à 35 U/L.

Signification de résultats anormaux
Habituellement, une augmentation des activités de la GGT signale un processus choléstatique hépatique. Cependant, une augmentation des activités de la GGT peut aussi se produire au cours des 24 heures qui suivent une ingestion importante d'alcool.

Interventions infirmières
Avant le test
• Expliquez à la personne que ce test permet d'étudier le fonctionnement du foie. Dites à la personne que le test demande qu'elle soit à jeun avant le prélèvement de l'échantillon.
• Signalez à la personne que le test nécessite un échantillon de sang. Dites-lui qui va procéder à la ponction veineuse et quand, et mentionnez qu'elle ne va ressentir qu'un léger inconfort à cause de l'aiguille au cours de la ponction et de la pression du garrot. Rassurez-la en lui disant que le prélèvement de l'échantillon se fait en moins de 3 minutes.
• Demandez à la personne s'il y a eu ingestion de médicaments, de drogues ou d'alcool, qui peut augmenter les activités de la GGT. Notez l'utilisation antérieure de médicaments, de drogues ou d'alcool sur le relevé de laboratoire.
• Vérifiez, dans son dossier, l'utilisation de substances thérapeutiques qui peuvent modifier les résultats du test. Plusieurs substances peuvent augmenter les activités de la GGT par l'induction des enzymes microsomaux.

Après le prélèvement
• Si l'échantillon ne peut être transporté immédiatement, il peut être réfrigéré jusqu'à 4 jours.
• Si un hématome apparaît à l'endroit de la ponction veineuse, appliquez des compresses chaudes afin de diminuer l'inconfort.

Gastrine sérique

La gastrine est une hormone polypeptidique produite et emmagasinée, principalement par les cellules G spécialisées, dans l'antre pylorique et, à un degré moindre, par les îlots de Langerhans dans le pancréas. La fonction principale de la gastrine est de faciliter la digestion en stimulant la sécrétion d'acide gastrique dans la région pariétale de l'estomac en réponse à la présence de nourriture (particulièrement de protéines), à une stimulation vagale ou à une diminution de l'acidité gastrique. En second lieu, la gastrine stimule la libération des enzymes pancréatiques et de l'enzyme gastrique qu'est la pepsine; elle augmente aussi la motilité gastrique et intestinale, et elle stimule l'écoulement de la bile à partir du foie.

Par un puissant mécanisme de contrôle (rétroaction négative), l'acide dans l'antre du pylore inhibe le relâchement de la gastrine quel que soit le stimulus. Cependant, une sécrétion anormale de gastrine peut provenir de tumeurs (gastrinomes) et de dérèglements pathologiques qui affectent l'estomac, le pancréas et – moins fréquemment – l'œsophage et le petit intestin.

L'analyse quantitative des concentrations de gastrine a une application diagnostique importante chez les personnes soupçonnées d'avoir des gastrinomes (syndrome de Zollinger-Ellison). Dans les situations douteuses, une épreuve de provocation peut s'avérer nécessaire. L'étude de la gastrine n'a qu'une valeur limitée chez les personnes ayant un ulcère duodénal puisque le rôle de la gastrine dans les ulcères gastro-duodénaux n'est pas clair.

Objectifs

• Confirmer le diagnostic du gastrinome, la tumeur à sécrétion de gastrine dans le syndrome de Zollinger-Ellison.
• Aider au diagnostic différentiel d'ulcères gastrique et duodénal et d'anémie pernicieuse.

Protocole infirmier

Procédez à une ponction veineuse et recueillez l'échantillon dans un tube de 7 mL à bouchon rouge. Pour prévenir la dégradation de la gastrine sérique par des enzymes protéolytiques, envoyez immédiatement l'échantillon au laboratoire, où le sérum sera séparé et congelé.

Valeurs de référence

Normalement, les concentrations de gastrine sérique sont < 300 ng/L.

Signification de résultats anormaux

Des concentrations très élevées de gastrine sérique (supérieures à 1 000 ng/L) confirment le syndrome de Zollinger-Ellison. (Des concentrations aussi élevées que 450 000 ng/L ont été rapportées.)

Une augmentation des concentrations de gastrine peut provenir de différentes affections, mais le fait d'observer simultanément un pH très bas du suc gastrique et une concentration très élevée de gastrine sérique indique une sécrétion autonome et incontrôlée de l'hormone. Une augmentation des concentrations de gastrine sérique peut survenir chez quelques personnes ayant des ulcères duodénaux (moins de 1 %) et chez les personnes ayant une nachlorhydrie (avec ou sans anémie pernicieuse) ou un cancer important de l'estomac (à cause d'une hyposécrétion de sucs gastriques et d'acide chlorhydrique).

Interventions infirmières

Avant le test

• Expliquez au patient que ce test aide à déterminer des symptômes observés dans la région du tractus gastro-intestinal. Dites-lui de s'abstenir d'alcool durant au moins les 24 heures précédant le test et d'être à jeun depuis les 12 heures précédant le test (l'eau est permise). Dites-lui que le test nécessite un échantillon de sang.

• Suspendez l'usage des médicaments pouvant influer sur les résultats du test, particulièrement les anticholinergiques (comme l'atropine et la belladone) et l'insuline. Si l'usage de ces médicaments doit être maintenu, notez-le sur le relevé de laboratoire.

• Comme le stress peut augmenter les concentrations de gastrine, le patient devrait être détendu et couché durant au moins les 30 minutes précédant le test.

Au moment du prélèvement

• Manipulez l'échantillon avec soin pour éviter l'hémolyse, qui peut influer sur la détermination précise des résultats du test.

Après le prélèvement

• Si un hématome apparaît à l'endroit de la ponction veineuse, appliquez des compresses chaudes afin de diminuer l'inconfort.

• Le patient peut reprendre le régime alimentaire qu'il avait avant le test et la médication interrompue à ce moment.

Gaz carbonique total

Le gaz carbonique total, ou le contenu total de gaz carbonique (CO_2) reflète la suffisance des échanges gazeux dans les poumons et l'efficacité du système tampon acide carbonique-bicarbonate, qui maintient l'équilibre acido-basique et le pH normal. La mesure du gaz carbonique total est ordinairement recommandée pour les personnes qui souffrent d'insuffisance respiratoire et elle est habituellement incluse dans toute évaluation de l'équilibre électrolytique. Pour en maximiser la signification clinique, les résultats du test doivent être associés aux valeurs de pH et de gaz sanguins artériels.

Le gaz carbonique est présent en petites quantités dans l'air ambiant et dans l'organisme sous forme de produit final du métabolisme. Quand la pression de gaz carbonique dans les globules rouges dépasse 40 mm Hg, il déborde des cellules et se dissout dans le plasma. Là, il peut se combiner à l'eau pour former de l'acide carbonique (H_2CO_3). L'acide carbonique peut, à son tour, se dissocier en ions hydrogène (H^+) et bicarbonate (HCO_3^-).

Ce test mesure la concentration totale de toutes les formes de gaz carbonique dans les échantillons de sérum, de plasma ou de sang entier. Comme environ 95 % du gaz carbonique sérique est sous forme de bicarbonate, ce test permet une évaluation précise des concentrations de bicarbonate.

Objectif
• Aider à évaluer l'équilibre acido-basique.

Protocole infirmier
Procédez à une ponction veineuse et recueillez l'échantillon dans un tube de 7 mL à bouchon rouge. Les électrolytes usuels, sodium, potassium, chlorure peuvent être dosés à partir du même tube.

Valeurs de référence
Normalement, les concentrations totales de gaz carbonique varient de 22 à 34 mmol/L.

Signification de résultats anormaux
Une *augmentation* des concentrations du gaz carbonique peut survenir dans le syndrome de Cushing, dans une perte excessive d'acide, comme lors d'un vomissement important ou d'un drainage gastrique continu, dans une alcalose métabolique due à une ingestion ou à une rétention excessive de bicarbonate, dans un hyperaldos-téronisme primaire ou dans une acidose respiratoire résultant d'une hypoventilation causée par des dérèglements comme de l'emphysème ou une pneumonie.

Une *diminution* des concentrations du gaz carbonique est fréquente dans une acidose métabolique, comme dans une acidose diabétique, une perte de bicarbonate causée par une diarrhée importante ou un drainage intestinal, et une acidose tubulaire rénale résultant d'une insuffisance rénale. Les concentrations peuvent aussi baisser dans une alcalose respiratoire, comme celle résultant d'une hyperventilation faisant suite à un traumatisme.

Interventions infirmières
Avant le test
• Expliquez au patient que ce test mesure la quantité de gaz carbonique dans le sang. Dites-lui qu'il n'a pas à s'abstenir de nourriture solide ou liquide avant le test. Mentionnez-lui que le test nécessite un échantillon de sang.

• Vérifiez l'utilisation de médicaments qui peuvent influer sur les concentrations sanguines de gaz carbonique. Ces niveaux s'élèvent avec l'administration en excès de corticotrophine, de cortisone ou de diurétiques thiazidiques ou avec l'ingestion excessive d'alcalis ou de réglisse. Les concentrations de gaz carbonique s'abaissent avec l'administration d'acétazolamide, de chlorure d'ammonium, de dimercaprol, de méthicilline, de paraldéhyde, de salicylates ou avec l'ingestion accidentelle d'éthylène glycol ou d'alcool méthylique.

Après le prélèvement
• Si un hématome apparaît à l'endroit de la ponction veineuse, appliquez des compresses chaudes afin de diminuer l'inconfort.

Gaz sanguins artériels

Ce test permet d'évaluer l'échange gazeux dans les poumons en mesurant les pressions partielles d'oxygène (PaO_2) et de gaz carbonique ($PaCO_2$), ainsi que le pH d'un échantillon de sang artériel. La valeur de la PaO_2 indique la quantité d'oxygène fournie par les poumons au sang. La valeur de la $PaCO_2$ mesure l'efficacité des poumons à éliminer le gaz carbonique. Le pH indique le niveau d'acidité du sang ou la concentration en ions hydrogène (H^+). Un pH acide indique un excès de H^+; un pH alcalin indique un déficit en H^+. Les valeurs du contenu en oxygène (CaO_2), de la saturation en oxygène ($SatHbO_2$), et des bicarbonates (HCO_3^-) aident aussi à l'analyse.

Objectifs
- Évaluer l'échange gazeux pulmonaire.
- Évaluer le système de contrôle de la ventilation.
- Déterminer le niveau acido-basique du sang.
- Contrôler une thérapie respiratoire.

Protocole infirmier
Prélevez un échantillon de sang artériel par une ponction artérielle percutanée ou à partir d'une sonde artérielle, dans une seringue héparinée. Notez, sur le relevé de laboratoire, si la personne respirait l'air de la pièce ou si elle recevait de l'oxygène et notez-en le débit. Arrêtez le traitement à l'oxygène 15 à 20 minutes avant de prélever l'échantillon devant servir à la mesure des niveaux des gaz du sang artériel à l'air ambiant. Pour une personne en ventilation assistée, notez l'oxygène inspiratoire maximal et les volumes courants. Prenez la température rectale ou buccale et la fréquence respiratoire. Placez l'échantillon dans un sac de glace et envoyez-le immédiatement au laboratoire.

◆ *Mise en garde.* Attendez au moins 20 minutes après un traitement respiratoire à l'aide d'un respirateur à pression positive intermittente avant de prélever le sang artériel.

Valeurs de référence
Les valeurs normales de gaz sanguins artériels présentent les écarts suivants :
- *PaO_2 :* 75 à 100 mm Hg;
- *$PaCO_2$:* 35 à 45 mm Hg;
- *pH :* 7,35 à 7,42;
- *CaO_2:* 15 % à 23 %;
- *$SatHbO_2$:* 94 % à 100 %;
- *HCO_3^- :* 22 à 26 mmol/litre.

Signification de résultats anormaux
Des niveaux bas de PaO_2, du CaO_2 et de la $SatHbO_2$ associés à une valeur élevée de la $PaCO_2$ peuvent être le résultat de conditions qui altèrent la fonction respiratoire, comme une obstruction des bronchioles, un rapport ventilation-perfusion anormal ou des alvéoles endommagées ou remplies de liquide.

Lorsque l'air inspiré ne contient pas suffisamment d'oxygène, les valeurs de la PaO_2, du CaO_2 et de la $SatHbO_2$ diminuent, mais celle de la $PaCO_2$ peut être normale. Cela est fréquent dans un pneumothorax, une diffusion alvéolaire altérée, ou un pontage artério-veineux qui permet au sang d'éviter les poumons.

Un CaO_2 faible, associé à des valeurs normales de la PaO_2, de la $SatHbO_2$ et – possiblement – de la $PaCO_2$ peut être le résultat d'une anémie grave, d'une diminution du volume sanguin et d'une capacité réduite de l'hémoglobine à transporter l'oxygène.

Interventions infirmières
Avant le test
- Expliquez que ce test évalue la capacité des poumons à transporter l'oxygène vers le sang et d'en retirer le gaz carbonique. Signalez que le test nécessite un échantillon de sang. Dites à la personne qu'elle n'a pas à s'abstenir de nourriture solide ou liquide.
- Le bicarbonate, l'acide étacrynique, l'hydrocortisone, la métolazone, la prednisone et les composés thiazidiques peuvent augmenter les niveaux de la $PaCO_2$. L'acétazolamide, la méthicilline, la nitrofurantoïne et la tétracycline peuvent augmenter les niveaux de la $PaCO_2$.

Au moment du prélèvement
- Dites à la personne de respirer normalement.
- Évitez d'exposer l'échantillon à l'air puisque cela modifie les niveaux d'O_2 et de CO_2.
- Évitez la contamination de l'échantillon avec du sang veineux puisque cela peut diminuer la PaO_2 et élever la $PaCO_2$.

Après le prélèvement
- Exercez une pression à l'endroit de la ponction et, à l'aide d'un ruban adhésif, appliquez-y solidement une compresse de gaze stérile.

◆ *Mise en garde.* Surveillez les signes vitaux et observez les signes de détérioration de la circulation. Surveillez aussi le saignement à l'endroit de la ponction.

Globuline sérique liant la thyroxine

Ce test mesure la concentration sérique de la globuline liant la thyroxine (TBG), la principale protéine porteuse de la triiodothyronine (T_3) et de la thyroxine (T_4) circulantes. Tout état qui influe sur les concentrations de la TBG et, en conséquence, sur sa capacité de liaison agit aussi sur la quantité de T_3 libre (T_3L) et de T_4 libre (T_4L) dans la circulation. Cela peut avoir une signification clinique puisque seules la T_3L et la T_4L sont actives du point de vue métabolique. Une anomalie sous-jacente de la TBG entraîne une imprécision dans les dosages totaux de T_3 et de T_4, mais elle ne modifie pas les dosages de T_3L et de T_4L.

Objectifs
• Déceler des états anormaux du métabolisme thyroïdien qui ne sont pas en corrélation avec les valeurs des hormones thyroïdiennes (T_3 ou T_4) – par exemple, des signes manifestes d'hypothyroïdie et une faible concentration de T_4L associée à une concentration totale élevée de T_4 et à une nette augmentation de la TBG consécutive à l'utilisation de contraceptifs oraux.
• Détecter les anomalies de la TBG.

Protocole infirmier
Procédez à une ponction veineuse et recueillez l'échantillon dans un tube de 7 mL à bouchon rouge.

Valeurs de référence
Par électrophorèse, les valeurs pour la capacité de liaison de la T_4 varient de 129 à 335 nmol/L.

Par dosage radio-immunologique, les valeurs varient de 13 à 20 mmol/L.

Signification de résultats anormaux
Une *augmentation* des concentrations de TBG peut indiquer une hypothyroïdie et un excès congénital (génétique), certaines formes de maladies hépatiques ou une porphyrie aiguë intermittente. Les concentrations de TBG s'élèvent normalement au cours d'une grossesse et elles sont élevées chez les nouveau-nés.

Une *diminution* des concentrations de TBG peut indiquer une hyperthyroïdie ou une déficience congénitale, et elle peut se produire dans une acromégalie active, un syndrome néphrotique et une malnutrition accompagnée d'une hypoprotéinémie, une maladie aiguë ou un stress chirurgical.

Chez les patients ayant des anomalies de la TBG, il faut procéder à des analyses additionnelles (comme les dosages de T_3L et de T_4L sériques) pour déterminer avec plus de précision le fonctionnement thyroïdien.

Interventions infirmières
Avant le test
• Informez la personne que ce test aide à étudier le fonctionnement de la thyroïde. Dites-lui qu'un échantillon de sang sera prélevé et qu'elle n'a pas à s'abstenir de nourriture solide ou liquide avant le test. Si cela est approprié, suspendez la prise de médicaments qui peuvent influer sur la détermination précise des résultats du test, tels les stéroïdes anabolisants, les œstrogènes, la phénytoïne, les salicylates et les préparations thyroïdiennes. Si l'usage de ces médicaments doit être maintenu, notez-le sur le relevé de laboratoire. (Par exemple, leur usage peut être maintenu pour déterminer si les médicaments prescrits influent sur les concentrations de la TBG.)

Au moment du prélèvement
• Manipulez l'échantillon avec soin pour éviter l'hémolyse, qui peut modifier les résultats du test.

Après le prélèvement
• Si un hématome apparaît à l'endroit de la ponction veineuse, appliquez des compresses chaudes afin de diminuer l'inconfort.
• Informez la personne qu'elle peut reprendre la médication interrompue avant le test.

Glucagon sérique

Le glucagon, une hormone sécrétée dans le pancréas par les cellules alpha des îlots de Langerhans, agit principalement sur le foie pour promouvoir la production de glucose et en contrôler le stockage. Le glucagon est sécrété en réponse à l'hypoglycémie; la sécrétion est inhibée par deux autres hormones pancréatiques, l'insuline et la somatostatine. Normalement, la libération coordonnée de glucagon, d'insuline et de somatostatine assure un approvisionnement adéquat et constant de combustible tout en maintenant les concentrations sanguines de glucose à l'intérieur de limites relativement stables.

Les reins peuvent aussi jouer un rôle important dans la régulation du glucagon. Les personnes ayant une insuffisance rénale ont des concentrations élevées de glucagon, mais que ces concentrations reviennent à la normale après une transplantation de rein réussie. Cependant, les personnes ayant subi une transplantation mais qui ont rejeté le nouveau rein ont présenté une augmentation dramatique du glucagon. Cela est particulièrement significatif puisque l'augmentation de glucagon survient avant que les concentrations de créatinine changent.

Ce test, une analyse quantitative du glucagon sérique par dosage radio-immunologique, évalue les personnes soupçonnées d'avoir un glucagonome (une tumeur des cellules alpha) ou une hypoglycémie résultant d'une déficience idiopathique en glucagon ou d'un dérèglement pancréatique. Le glucagon est habituellement dosé en même temps que le glucose et l'insuline sériques puisque les deux influent sur la sécrétion du glucagon.

Objectif

• Aider au diagnostic d'un glucagonome et d'une hypoglycémie provenant d'une pancréatite chronique ou d'une déficience idiopathique en glucagon.

Protocole infirmier

Procédez à une ponction veineuse et recueillez un échantillon de sang dans un tube refroidi de 7 mL à bouchon lavande. Placez l'échantillon sur de la glace ou envoyez-le immédiatement au laboratoire. Le fait de ne pas procéder de cette façon peut influer sur les résultats du test.

Valeurs de référence

Les concentrations à jeun de glucagon sont normalement de 75 à 150 ng/L.

Signification de résultats anormaux

Une *augmentation* des concentrations de glucagon survient dans un glucagonome; les valeurs peuvent alors varier de 900 à 7 800 ng/L. On peut aussi noter des concentrations élevées dans un diabète sucré, une pancréatite aiguë et un phéochromocytome.

Une *diminution* des concentrations de glucagon est associée à une déficience idiopathique en glucagon et à une hypoglycémie résultant d'une pancréatite chronique. On peut devoir recourir à des tests de stimulation ou de freinage pour confirmer le diagnostic.

Interventions infirmières

Avant le test

• Dites à la personne que ce test aide à étudier le fonctionnement du pancréas.

• Expliquez-lui que le test nécessite un échantillon de sang. Dites-lui qui va réaliser la ponction veineuse et quand, et mentionnez qu'elle ne devrait subir qu'un léger inconfort à cause de l'aiguille au cours de la ponction et de la pression du garrot. Rassurez la personne en lui disant que le prélèvement de l'échantillon devrait se faire en moins de 3 minutes.

• Dites à la personne d'être à jeun depuis les 10 à 12 heures précédant le test. Sachez, cependant, qu'un jeûne prolongé peut augmenter les concentrations de glucagon.

• Suspendez l'utilisation d'insuline, de catécholamines et d'autres médicaments qui pourraient influer sur les résultats du test. Si l'utilisation de ces médicaments doit être maintenue, notez-le sur le relevé de laboratoire.

• Comme l'effort et le stress augmentent les concentrations sériques de glucagon, la personne devrait être détendue et couchée durant les 30 minutes précédant le test.

Au moment du prélèvement

• Manipulez l'échantillon avec soin pour éviter l'hémolyse, qui peut influer sur la détermination précise des niveaux de glucagon.

Après le prélèvement

• Si un hématome apparaît à l'endroit de la ponction veineuse, appliquez des compresses chaudes afin de diminuer l'inconfort.

• La personne peut reprendre son régime alimentaire habituel et la médication interrompue avant le test.

Glucose plasmatique 2 heures post-cibum (PC)

Le test de glucose plasmatique 2 heures post-cibum (2hPC) reflète la réponse métabolique à une provocation par les glucides; normalement, la concentration plasmatique de glucose revient au niveau du jeûne en 2 à 3 heures. Ce test, réalisé sur un échantillon de sang prélevé 2 heures après un repas, est utilisé pour contrôler une thérapie et pour confirmer un diabète chez une personne dont les concentrations de glucose plasmatique à jeun se situent à la limite.

Objectifs
• Aider au diagnostic d'un diabète sucré.
• Contrôler une thérapie médicamenteuse ou nutritionnelle chez les personnes ayant un diabète sucré.
• Désigner les dérèglements régulièrement associés au métabolisme anormal du glucose.

Protocole infirmier
Procédez à une ponction veineuse et recueillez l'échantillon dans un tube de 5 mL à bouchon gris. Envoyez immédiatement l'échantillon au laboratoire.

Valeurs de référence
Les valeurs de référence de glucose 2 heures PC sont inférieures à 6,6 mmol/L.

Signification de résultats anormaux
Des valeurs supérieures à 7,8 mmol/L sont anormales chez des adultes de moins de 50 ans; les valeurs supérieures à 8,9 mmol/L sont anormales chez des personnes de plus de 60 ans. La vitesse de clairance du glucose diminue avec l'âge et les concentrations peuvent augmenter d'une moyenne de 0,3 mmol/L pour chaque décennie au-dessus de 30 ans. Des concentrations élevées de glucose peuvent aussi être associés à une pancréatite, à un syndrome de Cushing, à une acromégalie, à un phéochromocytome et à une maladie hépatique chronique.

Une diminution des concentrations de glucose résulte d'une insuffisance surrénalienne, une hyperplasie surrénalienne congénitale, une nécrose hépatique, une hyperinsulinémie, un hypopituitarisme, une glycogénose, un insulinome, un adénome insulaire du pancréas, un myxœdème et une maladie de Von Gierke.

Interventions infirmières

Avant le test
• Expliquez au patient que ce test permet d'étudier le métabolisme du glucose et qu'il aide à déceler le diabète. Dites-lui que le test nécessite un échantillon de sang.
• Dites-lui de prendre un repas équilibré ou un repas contenant 100 g de glucides avant le test (tel qu'il est recommandé par l'American Diabetes Association) et de demeurer alors à jeun durant 2 heures. Dites-lui d'éviter de fumer et de faire un exercice ardu après le repas.
• Vérifiez, dans son dossier, l'usage de substances qui peuvent influer sur les résultats du test. Les substances qui provoquent des augmentations de glucose plasmatique sont l'arginine, les benzodiazépines, le chlorthalidone, les corticostéroïdes, la dextrothyroxine, le diazoxide, l'épinéphrine, le furosémide, les injections récentes de glucose intraveineux, le lithium, l'acide nicotinique, les contraceptifs oraux, les phénothiazines, la phénytoïne, les diurétiques thiazidiques et le triamtérène. Une diminution des concentrations de glucose peut provenir de l'utilisation des amphétamines, des inhibiteurs bêta-adrénergiques, du clofibrate, de l'éthanol, de l'insuline, des inhibiteurs de la monoamine oxydase et des hypoglycémiants oraux.

Après le prélèvement
• La glycolyse causée par le fait de ne pas réfrigérer l'échantillon ou de ne pas l'envoyer immédiatement au laboratoire peut diminuer les concentrations de glucose.
• Spécifiez, sur le relevé de laboratoire, le moment du dernier repas du patient avant le test, le moment du prélèvement de l'échantillon et celui de l'administration, avant le test, de la dernière dose d'insuline ou d'hypoglycémiant (si cela s'applique).
• Si un hématome apparaît à l'endroit de la ponction veineuse, appliquez des compresses chaudes afin de diminuer l'inconfort.
• Le patient peut reprendre son régime alimentaire habituel, son activité normale et la médication interrompue avant le test.

Glucose plasmatique à jeun

Ce test, aussi appelé test de glycémie à jeun, mesure les concentrations plasmatiques de glucose à la suite d'un jeûne de 3 à 5 heures. Il est fréquemment utilisé pour dépister le diabète sucré et d'autres dérèglements du métabolisme du glucose.

À jeun, les concentrations plasmatiques de glucose diminuent, ce qui stimule la libération du glucagon. Le glucagon agit alors de façon à augmenter la concentration de glucose plasmatique. Normalement, la sécrétion d'insuline contrôle l'augmentation des concentrations de glucose. Mais dans un cas de diabète, un manque d'insuline permet au glucose de demeurer de façon persistante à des concentrations élevées.

Objectifs

• Dépister le diabète et les dérèglements apparentés.

• Contrôler une thérapie médicamenteuse ou nutritionnelle chez les personnes ayant un diabète.

Protocole infirmier

Procédez à une ponction veineuse et recueillez l'échantillon dans un tube de 5 mL à bouchon gris. Si la personne est diabétique, prélevez le sang avant de donner de l'insuline ou des hypoglycémiants oraux. Envoyez immédiatement l'échantillon au laboratoire.

Valeurs de référence

Les valeurs normales varient selon la méthode de laboratoire utilisée. Habituellement, les valeurs normales sériques ou plasmatiques, après un jeûne de 3 à 5 heures, sont les suivantes :

• *Femmes, hommes, enfants :* 3,9 à 6,1 mmol/L.

• *Nouveau-nés :* 2,2 à 3,3 mmol/L.

Signification de résultats anormaux

Augmentation du glucose plasmatique. Des concentrations de 7,8 mmol/L ou plus, obtenus à deux occasions ou plus, confirment un diabète sucré si les autres causes possibles de l'hyperglycémie ont été éliminées. Une épreuve d'hyperglycémie provoquée par voie orale est toutefois nécessaire pour confirmer le diagnostic. Des concentrations obtenues non à jeun qui dépassent 11,1 mmol/L suggèrent aussi un diabète. Une augmentation des concentrations de glucose plasmatique obtenu à jeun indique le plus souvent un diabète et peut aussi provenir d'un syndrome de Cushing, d'une hyperthyroïdie,

d'une pancréatite aiguë, d'un phéochromocytome, d'un adénome hypophysaire et d'une maladie aiguë récente. L'hyperglycémie peut aussi provenir d'un traumatisme crânien, d'une maladie hépatique chronique ou de la malnutrition, et elle est caractéristique dans une anoxie, des dérèglements convulsifs et une éclampsie.

Diminution du glucose plasmatique. Une telle diminution peut provenir d'une insuffisance surrénalienne, d'une hyperplasie surrénalienne congénitale, d'une glycogénose, d'une nécrose hépatique, d'un hypopituitarisme, d'un insulinome, d'un adénome insulaire du pancréas et d'une maladie de Von Gierke.

Interventions infirmières

Avant le test

• Expliquez au patient que ce test décèle les dérèglements du métabolisme du glucose et aide au diagnostic du diabète. Avertissez-le qu'il doit être à jeun – et ne prendre que de l'eau – depuis les 8 heures précédant le test.

• Suspendez l'utilisation de substances qui influent sur les résultats du test. Les substances qui augmentent les concentrations plasmatiques de glucose sont les benzodiazépines, le chlorthalidone, les corticostéroïdes, la dextrothyroxine, le diazoxide, l'épinéphrine, le furosémide, le lithium, l'acide nicotinique, les contraceptifs oraux, les phénothiazines, la phénytoïne, les diurétiques thiazidiques et le triamtérène, les substances qui réduisent les concentrations plasmatiques de glucose sont les inhibiteurs bêta-adrénergiques, le clofibrate, l'éthanol, l'insuline, les inhibiteurs de la monoamine oxydase et les hypoglycémiants oraux. Si l'utilisation de ces substances doit être maintenue, notez-le sur le relevé de laboratoire.

◆ *Mise en garde.* Avertissez le patient de surveiller les symptômes d'hypoglycémie – la faiblesse, l'agitation, la nervosité, la faim et la transpiration – et dites-lui de signaler immédiatement de tels symptômes.

Au cours du test

• Spécifiez, sur le relevé de laboratoire, le moment du dernier repas du patient avant le test, le moment du prélèvement de l'échantillon et celui de l'administration de la dernière dose d'insuline ou d'hypoglycémiant oral (si cela s'applique) avant le test.

Glucose urinaire (*Clinistix* ou *Diastix*)

Ce test qualitatif de la glycosurie utilise des papiers réactifs commerciaux recouverts de plastique (*Clinistix* ou *Diastix*) ou du *Tes-Tape*. Le test est d'abord utilisé pour contrôler le glucose urinaire chez les personnes qui souffrent de diabète. À cause de la simplicité du test et de sa facilité d'emploi, les personnes peuvent le réaliser à la maison.

Objectifs

- Déceler une glycosurie.
- Surveiller l'efficacité des mesures de contrôle du diabète.

Protocole infirmier

Prélevez un échantillon de deuxième miction et réalisez un des trois tests suivants :

Clinistix. Trempez la partie réactive du papier du test dans l'échantillon durant 2 secondes. Enlevez l'excès d'urine en frappant le papier contre le contenant, tenez le papier à l'air et commencez le chronométrage. Exactement 10 secondes après avoir retiré le papier de l'urine, comparez sa couleur aux blocs de couleurs de référence sur l'étiquette du contenant. Notez les résultats. Ignorez les changements de couleur subséquents.

Diastix. Trempez le papier réactif dans l'échantillon durant 2 secondes. Enlevez l'excès d'urine en frappant le papier contre le contenant, tenez le papier à l'air et commencez le chronométrage. Exactement 30 secondes après avoir retiré le papier de l'urine, comparez sa couleur aux blocs de couleurs de référence sur l'étiquette du contenant. Notez les résultats. Ignorez les changements de couleur subséquents.

Tes-Tape. Retirez environ 4 cm de ruban réactif du distributeur; trempez-en 0,6 cm dans l'échantillon durant 2 secondes. Enlevez l'excès d'urine en frappant le ruban contre le côté du contenant, tenez le ruban à l'air et commencez le chronométrage. Exactement 60 secondes après avoir retiré le ruban de l'urine, comparez sa couleur la plus foncée avec l'échelle colorimétrique. Si le ruban indique 0,5 % ou plus, attendez 60 autres secondes pour faire la comparaison finale de la couleur. Notez les résultats.

Résultats normaux

Normalement, il n'y a pas de glucose dans l'urine.

Signification de résultats anormaux

La glycosurie se produit dans les dérèglements de la surrénale et de la thyroïde, dans le diabète sucré, dans le syndrome de Fanconi et dans d'autres états impliquant un faible seuil rénal, une glomérulonéphrite, un empoisonnement aux métaux lourds, des maladies hépatiques ou du système nerveux central, une néphrose, une grossesse, une alimentation parentérale totale, une maladie toxique des tubules rénaux et avec l'administration de grandes quantités de glucose et de certains médicaments, comme le chlorure d'ammonium, l'asparaginase, la carbamazépine, les corticostéroïdes, la dextrothyroxine, le carbonate de lithium, l'acide nicotinique à fortes doses, les phénothiazines (après usage prolongé) et les diurétiques thiazidiques.

Interventions infirmières

Avant le test

- Expliquez au patient que ce test détermine la concentration du glucose urinaire. Montrez au patient dont on vient d'établir le diagnostic de diabète comment réaliser un test de papier réactif. Demandez-lui d'uriner, attendez 30 à 45 minutes avant de prélever un échantillon de deuxième miction. Dites au patient de s'abstenir de boire des liquides au cours de cette période.
- Si le patient prend de l'acide ascorbique, des hypochlorites, de la lévodopa, des peroxydes, de la phénazopyridine ou des salicylates, utilisez les pastilles Clinitest.
- Procurez-vous le matériel nécessaire, y compris un contenant à échantillon, les papiers réactifs du test pour le glucose et les blocs de couleurs de référence.
- N'utilisez pas les papiers réactifs Clinistix ou Diastix décolorés ou foncés ni les rubans Tes-Tape jaune foncé ou jaune brun.

Au cours du test

- Dites au patient de ne pas contaminer l'échantillon d'urine avec du papier hygiénique ou des selles. Insistez sur le fait qu'une urine diluée ou vieillie ou une contamination bactérienne de l'échantillon peuvent influer sur la détermination des résultats du test.

Après le test

- Fournissez des directives écrites et une feuille de surveillance de façon à ce que le patient puisse noter les résultats des tests de papiers réactifs et l'insuline prise à la maison.

Glucose urinaire (Clinitest)

Ce test, aussi appelé test du comprimé Clinitest, mesure la concentration de produits réducteurs dans l'urine par la réaction de ces produits avec un comprimé de préparation commerciale – le Clinitest. Ce test est très utile parce qu'il offre une méthode simple, réalisable à la maison pour contrôler le niveau de glucose urinaire des personnes diabétiques. Cependant, il est parfois utilisé comme outil de laboratoire, permettant un dépistage rapide.

Objectifs

• Déceler une méliturie.

• Contrôler les concentrations de glucose urinaire au cours d'une thérapie à l'insuline après qu'on a établi que le sucre présent dans l'urine était du glucose.

Protocole

Après avoir recueilli un échantillon de deuxième miction, procédez au test du comprimé Clinitest de 5 gouttes; tenez le compte-gouttes verticalement et laissez tomber 5 gouttes d'urine provenant du contenant de l'échantillon dans l'éprouvette. Lavez le compte-gouttes à l'eau et ajoutez 10 gouttes d'eau dans l'éprouvette. Ajoutez un comprimé Clinitest. Attendez 15 secondes après la fin de l'effervescence et agitez doucement l'éprouvette. Si une coloration apparaît dans cet intervalle de 15 secondes, comparez la couleur obtenue avec l'échelle colorimétrique Clinitest et notez le résultat. Ignorez tout changement qui peut survenir après 15 secondes.

Des changements rapides de couleur (orange clair à brun foncé ou à vert brun) au moment du passage du comprimé à travers le liquide indiquent une glycosurie de 2 % ou plus. Si ces changements rapides et hâtifs surviennent, renoncez à la comparaison avec l'échelle colorimétrique et notez simplement les pourcentages appropriés.

Résultats normaux

Normalement, il n'y a pas de glucose dans l'urine.

Signification de résultats anormaux

Une glucosurie accompagne des dérèglements surrénaliens ou thyroïdiens, un diabète sucré, un syndrome de Fanconi et d'autres états impliquant un seuil bas d'élimination rénale, une glomérulonéphrite, un empoisonnement aux métaux lourds, une maladie du foie et du système nerveux central, une néphrose, une grossesse, une alimentation parentérale totale et une maladie toxique des tubules rénaux. Elle peut aussi faire suite à l'administration de fortes quantités de glucose et de certains médicaments, comme le chlorure d'ammonium, l'asparaginase, la carbamazépine, les corticostéroïdes, la dextrothyroxine, le carbonate de lithium, l'acide nicotinique en grande quantité, les phénothiazines après un usage prolongé et les diurétiques thiazidiques.

Interventions infirmières

Avant le test

• Expliquez à la personne que ce test détermine le niveau de glucose urinaire. S'il s'agit d'une personne qui a eu récemment un diagnostic de diabète, expliquez-lui comment utiliser les comprimés Clinitest.

• Vérifiez, dans le dossier de la personne, l'utilisation de médicaments qui peuvent modifier les résultats du test.

• Placez les comprimés dans une bouteille bien identifiée, à l'épreuve des enfants pour éviter l'ingestion accidentelle.

Au cours du test

• N'utilisez pas des comprimés décolorés. La couleur normale des comprimés frais est bleu clair avec de petites taches d'un bleu plus foncé.

• Au cours de l'effervescence, tenez l'éprouvette par le haut pour éviter de vous brûler la main.

• Assurez-vous que vos mains sont sèches lorsque vous manipulez les comprimés Clinitest et évitez le contact avec les yeux, les muqueuses, le tractus gastro-intestinal et les vêtements pour prévenir des brûlures par le caustique.

Après le test

• Fournissez à la personne des directives écrites et une feuille de surveillance pour l'aider à noter les résultats du Clinitest et pour contrôler, à domicile, la thérapie à l'insuline.

Glucose-6-phosphate déshydrogénase érythrocytaire

Une enzyme présente dans la plupart des cellules de l'organisme, la glucose-6-phosphate déshydrogénase (G6PD), fait partie de la voie du pentose phosphate qui métabolise le glucose. Ce test, qui mesure les activités de la G6PD des érythrocytes, peut déceler une déficience de cette enzyme. Une telle déficience est héréditaire et liée au sexe puisqu'elle est portée par le chromosome X de la femme (alors que les cas de maladie clinique se présentent surtout chez les hommes). Cette déficience altère la stabilité de la membrane des globules rouges et fait qu'ils peuvent être détruits par des agents oxydants forts.

Environ 10 % des hommes de race noire aux États-Unis héritent de déficiences faibles en G6PD; certaines personnes d'origine méditerranéenne héritent de déficiences graves. Les fèves de fava peuvent provoquer des poussées hémolytiques chez certains Blancs. Même si une déficience en G6PD fournit une immunité partielle contre le paludisme à falciparum, elle précipite une réaction défavorable aux antipaludiques.

Les tests de dépistage peuvent déceler une déficience en G6PD sans cependant pouvoir la confirmer.

Objectifs
- Déceler une anémie hémolytique causée par une déficience en G6PD.
- Aider au diagnostic différentiel d'une anémie hémolytique.

Protocole infirmier
Procédez à une ponction veineuse et recueillez un échantillon dans un tube de 7 mL à bouchon lavande. Remplissez complètement le tube de prélèvement et inclinez-le doucement à plusieurs reprises pour mélanger adéquatement l'échantillon et l'anticoagulant.

Valeurs de référence
Les valeurs de G6PD des érythrocytes varient selon la méthode utilisée; par exemple, avec le test de dépistage des taches fluorescentes, les valeurs sont simplement présentées comme normales et anormales.

Signification de résultats anormaux
Les activités de l'enzyme des érythrocytes diminuent normalement avec le vieillissement cellulaire, mais une déficience en G6PD accélère ce processus et rend les globules rouges plus vieux davantage susceptibles d'être détruits que les plus jeunes. Dans une déficience légère, les jeunes érythrocytes conservent assez de G6PD pour éviter la destruction; dans une déficience grave, tous les érythrocytes meurent.

Interventions infirmières
Avant le test
- Dites au patient que ce test décèle une déficience enzymatique héréditaire qui peut baisser la durée de vie des globules rouges.
- Expliquez-lui que ce test nécessite un échantillon de sang. Dites-lui qui va procéder à la ponction veineuse et quand, et mentionnez qu'il ne va ressentir qu'un léger inconfort à cause de l'aiguille au cours de la ponction et de la pression du garrot. Rassurez le patient en lui disant que le prélèvement de l'échantillon se fait en moins de 3 minutes.
- Vérifiez le dossier du patient et signalez une transfusion de sang récente ou une ingestion récente d'antipaludiques (comme la primaquine ou les fèves de fava), d'aspirine, de nitrofurantoïne, de phénacétine, de sulfamidés ou de dérivés de la vitamine K. Ces produits peuvent provoquer de l'hémolyse chez les patients qui ont une déficience en G6PD. Le fait de réaliser le test après une poussée hémolytique ou après une transfusion de sang peut donner des résultats faussement négatifs.

Au moment du prélèvement
- Le défaut d'utiliser le tube de prélèvement contenant l'anticoagulant approprié ou de mélanger adéquatement l'échantillon et l'anticoagulant peut nuire à la détermination précise des résultats du test.
- Manipulez l'échantillon avec soin pour éviter l'hémolyse, qui peut influer sur les résultats du test.

Après le prélèvement
- Si un hématome apparaît à l'endroit de la ponction veineuse, appliquez des compresses chaudes afin de diminuer l'inconfort.

Glycosidés cardiotoniques sériques

Ce dosage radio-immunologique, servant à contrôler une thérapie aux glycosidés cardiotoniques, est particulièrement utile chez les personnes âgées ou chez celles qui ont une maladie rénale ou hépatique. Les glycosidés cardiotoniques (principalement la digoxine et la digitoxine) améliorent la contractilité du myocarde, augmentent le débit cardiaque dans les cas d'insuffisance cardiaque congestive et contribuent au traitement des arythmies auriculaires.

Après administration orale de ces médicaments, la concentration sérique des glucosidés cardiotoniques s'élève rapidement, mais chute de façon abrupte au moment où la substance pénètre dans le myocarde et d'autres tissus. La toxicité des glycosidés cardiotoniques résulte non pas de doses excessives mais plutôt, habituellement, de dérèglements du foie ou des reins, d'hypokaliémie, d'hyperthyroïdie, d'hypoxie cardiaque grave ou de maladies respiratoires.

Même si les valeurs de digoxine et de digitoxine sont très précises dans les essais (habituellement entre 3 % et 6 % de la concentration sérique réelle), les concentrations sériques peuvent ne pas toujours être en corrélation avec l'état clinique.

Objectifs
• Contrôler les concentrations thérapeutiques des glycosidés cardiotoniques.
• Vérifier la toxicité appréhendée d'après le dossier du patient ou l'apparition de symptômes, tels l'anorexie, les arythmies cardiaques, le délire, la diarrhée, la somnolence, le mal de tête, l'hypotension, la nausée, le pouls lent et irrégulier, la faiblesse ou les yeux jaunes.

Protocole infirmier
Procédez à une ponction veineuse et recueillez un échantillon de niveau minimal dans un tube de 7 mL à bouchon rouge. Notez, sur le relevé de laboratoire, le glycosidé cardiotonique particulier à contrôler; notez la date, le moment, la quantité et la voie d'administration de la dernière dose et le moment du prélèvement de l'échantillon. Observez le même intervalle de temps entre l'administration du médicament et le prélèvement de l'échantillon au cours d'un test sérié. Envoyez immédiatement l'échantillon au laboratoire.

Résultats normaux
Les concentrations sériques thérapeutiques et toxiques de digoxine et de digitoxine varient selon l'individu et la maladie traitée; par exemple, certaines personnes souffrant d'arythmies supraventriculaires ne présentent pas de symptômes de toxicité même si elles requièrent de fortes doses de glycosidés cardiotoniques pour contrôler la fréquence ventriculaire.

Les concentrations sanguines normales sont les suivantes :
• *Temps de pointe (oral)* : digoxine, 6 à 8 heures; digitoxine, 4 à 12 heures.
• *État d'équilibre (oral; sans dose d'attaque)* : digoxine, 7 à 9 jours; digitoxine, 25 à 35 jours.
• *Zone thérapeutique* : digoxine, 0,5 à 2 ng/mL (0,6 à 2,6 nmol/L); digitoxine, 15 à 30 ng/mL (20 à 40 nmol/L).
• *Zone toxique* : digoxine, > 2,5 ng/mL (> 3,2 nmol/L); digitoxine, > 35 ng/mL (> 46 nmol/L).

Signification de résultats anormaux
Les concentrations sériques des glycosides cardiotoniques doivent être considérées en relation avec l'état clinique actuel de la personne, les concentrations sériques et l'état clinique antérieur, et avec les tests de la fonction rénale.

Interventions infirmières
Avant le test
• Expliquez au patient que ce test, qui nécessite un échantillon de sang, guide le médecin dans le dosage de ses médicaments. Dites-lui qu'il n'a pas à s'abstenir de nourriture solide ou liquide.
• Vérifiez, dans son dossier, l'utilisation de médicaments ou autres substances qui pourraient modifier les résultats du test. Les substances qui abaissent l'absorption de digoxine et de digitoxine sont l'acide aminosalicylique, les antiacides, la cholestyramine, le colestipol, le kaolin-pectine et la néomycine. Les substances qui abaissent les concentrations de digitoxine sont la cholestyramine, le phénobarbital, la phénylbutazone et la phénytoïne. Celles qui augmentent les concentrations de digoxine sont la quinidine et le vérapamil. La spironolactone influe sur les résultats du test en produisant de fausses augmentations. Celles qui réduisent les concentrations organiques de potassium extracellulaire prédisposent le patient à l'intolérance.

Après le prélèvement
• Si un hématome apparaît à l'endroit de la ponction veineuse, appliquez des compresses chaudes afin de diminuer l'inconfort.

Gonadotrophine chorionique humaine sérique

La gonadotrophine chorionique humaine (HCG) est une hormone produite par les cellules trophoblastiques du blastocyste. La production de HCG augmente de façon régulière au cours du premier trimestre de gestation et elle atteint un sommet vers la 10e semaine. Les concentrations chutent alors à moins de 10 % du niveau maximal du premier trimestre au cours du reste de la grossesse. Environ 2 semaines après l'accouchement, l'hormone peut ne plus être décelable. Même si sa fonction précise n'est pas clairement établie, il semble que la HCG et la progestérone contribuent au maintien du corps jaune au cours du début de la grossesse.

Un dosage précis pour la HCG – communément appelé dosage de la sous-unité bêta, ou β-HCG, – permet de détecter cette hormone quelques jours après la conception, à un moment qui coïncide approximativement avec l'implantation de l'ovule fertilisé dans la paroi utérine. Ce dosage sérique est beaucoup plus sensible (et coûteux) que le test de grossesse courant, qui utilise un échantillon d'urine.

Objectifs
• Détecter précocement une grossesse.
• Établir la suffisance de la production hormonale dans les grossesses à haut risque (par exemple, des avortements à répétition).
• Aider au diagnostic de tumeurs trophoblastiques, comme une môle hydatiforme ou un choriocarcinome, et de tumeurs qui ont une sécrétion ectopique de HCG.
• Contrôler un traitement pour le déclenchement de l'ovulation et de la conception.

Protocole
Procédez à une ponction veineuse et recueillez l'échantillon dans un tube de 7 mL à bouchon rouge. Envoyez immédiatement l'échantillon au laboratoire.

Valeurs de référence
Les valeurs normales de HCG sont inférieures à 3 U/L. Au cours de la grossesse, les concentrations de HCG varient considérablement et elles dépendent, en partie, du nombre de jours passés depuis la dernière période menstruelle normale.

Signification de résultats anormaux
Une *augmentation* des concentrations de la sous-unité bêta de HCG indique une grossesse; on observe des concentrations significativement plus élevées lorsqu'il y a plusieurs fœtus. Une augmentation des concentrations peut aussi suggérer une môle hydatiforme, des néoplasmes trophoblastiques du placenta ou des carcinomes non trophoblastiques qui sécrètent de la HCG (y compris des adénocarcinomes gastriques, pancréatiques et ovariens).

Les concentrations de la sous-unité bêta ne permettent pas de faire la différence entre une grossesse et une récurrence tumorale puisque les concentrations sont élevées dans les deux conditions.

Une *diminution* des concentrations de la sous-unité bêta de HCG peut survenir au cours d'une grossesse ectopique ou d'une grossesse de moins de 9 jours.

Interventions infirmières
Avant le test
• Expliquez à la patiente que ce test détermine si elle est enceinte. Si le test est prescrit dans un autre but diagnostique, fournissez l'explication pertinente. Informez la patiente qu'elle n'a pas à s'abstenir de nourriture solide ou liquide avant le test.
• Signalez-lui que le test nécessite un échantillon de sang. Dites-lui qui va procéder à la ponction veineuse et quand, et mentionnez qu'elle ne va ressentir qu'un léger inconfort à cause de l'aiguille au cours de la ponction et de la pression du garrot. Rassurez la patiente en lui disant que le prélèvement de l'échantillon devrait se faire en moins de 3 minutes.
• Vérifiez, dans son dossier, l'usage de médicaments qui peuvent influer sur les résultats du test. Par exemple, les anticoagulants à l'héparine et à l'éthylène diamine tétraacétate abaissent les concentrations plasmatiques de la HCG et peuvent entraîner des résultats imprécis. Vérifiez, auprès du laboratoire, si le test doit être réalisé sur le plasma ou sur le sérum.

Après le prélèvement
• Manipulez l'échantillon avec soin pour éviter l'hémolyse, qui peut influer sur les résultats du test.
• Si un hématome apparaît à l'endroit de la ponction veineuse, appliquez des compresses chaudes afin de diminuer l'inconfort.

Gonadotrophine chorionique humaine urinaire

Peu après la conception, les cellules trophoblastiques entourant le blastocyste commencent à produire la gonadotrophine chorionique humaine (HCG), une hormone qui, de pair avec la progestérone, assure probablement le maintien du corps jaune pendant le début de la grossesse. Au cours du premier trimestre, les concentrations de la HCG s'élèvent de façon régulière et rapidement pour atteindre un sommet vers la 10e semaine de gestation et pour diminuer par la suite progressivement jusqu'à un niveau inférieur à 10 % des niveaux de pointe.

À titre d'analyse quantitative des concentrations urinaires de HCG, ce test peut détecter une grossesse aussi tôt que 10 jours après une absence de menstruation. Les mesures quantitatives peuvent déceler une môle hydatiforme appréhendée ou des tumeurs à sécrétion de HCG.

La méthode la plus fréquente de détermination de la HCG urinaire est la réaction d'inhibition de l'hémagglutination. Cette méthode, basée sur une réaction antigène-anticorps, peut fournir de l'information à la fois qualitative et quantitative. Le test qualitatif urinaire est plus facile et moins coûteux si bien qu'il est utilisé plus fréquemment pour établir une grossesse.

Objectifs

• Confirmer une grossesse.

• Aider au diagnostic de tumeurs trophoblastiques, comme une môle hydatiforme ou un choriocarcinome, et de tumeurs qui ont une sécrétion ectopique de HCG.

Protocole infirmier

Analyse qualitative. Pour confirmer une grossesse, prélevez un échantillon d'urine de la première miction matinale ou, si cela n'est pas possible, un échantillon au hasard.

Analyse quantitative. Recueillez un échantillon d'urine de 24 heures; réfrigérez l'échantillon ou gardez-le sur de la glace au cours de la période de prélèvement.

Spécifiez, sur le relevé de laboratoire, la date du premier jour de la dernière période menstruelle de la cliente.

Valeurs de référence

Analyse qualitative. S'il n'y a pas d'agglutination, les résultats sont positifs et indiquent une grossesse.

Analyse quantitative. Les concentrations urinaires de HCG varient considérablement selon l'étape de la grossesse :

• *Premier trimestre :* 500 000 IU/d.

• *Second trimestre :* 10 000 à 25 000 IU/d.

• *Troisième trimestre :* 5 000 à 15 000 IU/d.

• *Après l'accouchement :* les concentrations baissent rapidement et, après deux ou trois semaines, ne sont plus décelables.

On ne devrait normalement pas observer de concentrations mesurables de HCG dans l'urine des hommes et celle des femmes non enceintes.

Signification de résultats anormaux

Une *augmentation* des concentrations urinaires de HCG peut indiquer la présence de plusieurs fœtus ou une érythroblastose fœtale.

Une *diminution* des concentrations urinaires de HCG peut signifier une menace d'avortement ou une grossesse ectopique.

Les *concentrations mesurables* observées chez des hommes et des femmes non enceintes peuvent indiquer un cancer du tractus gastro-intestinal, du foie ou du pancréas, un choriocarcinome, un mélanome, un myélome multiple ou une tumeur ovarienne ou testiculaire.

Une forte protéinurie (plus de 1 g/d), une hématurie ou une vitesse de sédimentation globulaire accélérée peuvent causer des résultats faussement positifs selon la méthode de laboratoire utilisée. De plus, un début de grossesse, une grossesse ectopique ou une menace d'avortement peuvent produire des résultats faussement négatifs.

Interventions infirmières

Avant le test

• Expliquez à la patiente que ce test détermine si elle est enceinte. Si le test est prescrit dans un but diagnostique différent, fournissez l'explication pertinente.

• Informez-la que le test nécessite le prélèvement d'un échantillon d'urine de la première miction matinale ou d'un échantillon d'urine de 24 heures, selon ce qui convient. La contamination de l'échantillon par l'eau du robinet ou par le savon peut produire des résultats faussement positifs.

• Vérifiez, dans le dossier de la patiente, l'utilisation de médicaments qui peuvent influer sur les concentrations de HCG. Par exemple, les phénothiazines peuvent provoquer des résultats faussement négatifs ou faussement positifs.

Graisses fécales

Les graisses excrétées dans les selles comprennent un groupe hétérogène de graisses non hydrosolubles et de substances semblables aux graisses comme des esters de cholestérol, des diglycérides, des glycolipides, des monoglycérides, des savons, des stérols et des triglycérides. Généralement, les graisses fécales proviennent des lipides alimentaires non absorbés, de la perte des cellules bactériennes et épithéliales de l'intestin et des sécrétions gastro-intestinales.

Normalement, les lipides alimentaires émulsionnés par la bile sont presque complètement absorbés par la muqueuse de l'intestin grêle. Cependant, on observe une sécrétion excessive de graisses fécales (stéatorrhée) dans différents syndromes de malabsorption.

Les tests qualitatif et quantitatif peuvent déceler une excrétion excessive de graisses chez les individus présentant des signes de malabsorption, mais seul un test quantitatif peut confirmer une stéatorrhée. Dans le test qualitatif, un échantillon des selles pris au hasard est coloré et examiné au microscope pour établir la preuve de la malabsorption. Dans le test quantitatif, l'échantillon de 72 heures est séché et pesé. Les graisses sont alors extraites et pesées.

Objectif

• Confirmer une stéatorrhée.

Protocole infirmier

Recueillez un échantillon de selles de 72 heures pesant au moins 300 g. N'utilisez pas un contenant de prélèvement ciré, car la cire peut contaminer l'échantillon et influer sur les résultats du test. Réfrigérez l'échantillon entre les défécations et gardez-le hermétiquement couvert.

Valeurs de référence

Normalement, les graisses fécales constituent moins de 20 % des solides excrétés avec un niveau d'excrétion inférieur à 7 g/d.

Signification de résultats anormaux

Des dérèglements de la digestion et de l'absorption peuvent entraîner une stéatorrhée.

Les *dérèglements de la digestion* peuvent affecter la production et la libération de la lipase pancréatique ou de la bile. Une résection pancréatique, une fibrose kystique du pancréas, une pancréatite chronique ou une obstruction du canal pancréatique de Wirsung (généralement par un calcul ou par une tumeur) peuvent empê-

cher la libération ou l'activité normale de la lipase, et altérer ainsi la digestion des lipides. Lorsque le fonctionnement hépatique est affecté, la digestion défectueuse des lipides peut provenir d'une production insuffisante de sels biliaires. Une obstruction biliaire, qui peut accompagner une maladie de la vésicule biliaire, peut empêcher la libération des sels biliaires dans le duodénum. Une résection importante de l'intestin grêle ou une dérivation peuvent aussi interrompre la circulation entéro-hépatique normale des sels biliaires.

Les *dérèglements de l'absorption* peuvent affecter l'intégrité intestinale. Les maladies de la muqueuse intestinale affectent l'absorption normale des lipides; une iléite régionale et une atrophie causée par la malnutrition entraînent des changements structuraux marqués de la paroi intestinale, alors qu'une maladie cœliaque et une sprue tropicale produisent des anomalies de la muqueuse. Une modification de la flore intestinale, des fistules, une tuberculose intestinale, une entérite radique, une sclérodermie et des diverticules de l'intestin grêle peuvent aussi causer une stéatorrhée. Une lipodystrophie intestinale et des lymphomes causent une obstruction lymphatique.

Interventions infirmières

Avant le test

• Expliquez au patient que ce test permet d'étudier la digestion des graisses et qu'il nécessite la collecte des selles de 72 heures.

• Dites-lui de s'abstenir d'alcool et de maintenir une alimentation riche en graisses (100 g par jour) durant les 3 jours précédant le test et au cours de la période de collecte.

• Suspendez l'utilisation des médicaments et des autres substances qui peuvent modifier les résultats du test, comme l'alcool, l'hydroxyde d'aluminium, l'azathioprine, le bisacodyl, le carbonate de calcium, la cholestyramine, la colchicine, la canamycine, l'huile minérale, la néomycine et le chlorure de potassium. Si l'utilisation de ces substances doit être maintenue, notez-le sur le relevé de laboratoire.

• Montrez au patient comment recueillir les selles et fournissez-lui le matériel nécessaire. Dites-lui d'éviter de contaminer l'échantillon avec de l'urine ou du papier hygiénique.

Grille d'Amsler (test)

Constituée de lignes horizontales et verticales formant des carrés de 5 mm et d'un point noir central, la grille d'Amsler permet de déceler les scotomes centraux – des points aveugles ou partiellement aveugles dans la région maculaire de la rétine. La macula correspond au champ visuel central et elle est, de tous les segments de la rétine, la région qui possède la plus grande acuité visuelle. Ce test peut aussi déceler des régions microscopiques d'œdème maculaire ou périmaculaire qui provoquent des déformations visuelles. Cependant, ce n'est qu'un instrument de dépistage et il doit être complété par d'autres tests pour déterminer la cause des anomalies visuelles.

Objectifs
• Déceler les scotomes centraux et évaluer la stabilité ou la progression d'une maladie de la macula.

Protocole infirmier
Réunissez l'équipement nécessaire : une grille d'Amsler, un appareil d'occlusion à main, des tissus jetables pour insertion entre les yeux de la personne et ses verres ou des coussinets oculaires jetables. Réalisez ce test avant que la personne reçoive des gouttes mydriatiques pour dilater ses pupilles et avant qu'elle subisse un examen ou une réfraction du fundus.

Faites l'occlusion d'un des yeux de la personne. Tenez la grille d'Amsler devant l'œil non occlus à distance habituelle de lecture, généralement de 28 à 30 cm. Dites-lui de fixer le centre de la grille et posez-lui les questions suivantes :
• Pouvez-vous voir un point noir au centre de la grille?
• Quand vous regardez directement ce point, pouvez-vous voir les quatre côtés de la grille? Tous les petits carrés?
• Est-ce que toutes les lignes paraissent bien droites?
• Voyez-vous du flou, de la distorsion ou du mouvement sur la grille?

Si la personne décrit une quelconque anomalie en regardant la grille, demandez-lui de spécifier ce qu'elle voit. Donnez-lui un crayon et une copie de la grille et encouragez-la à préciser et à décrire les régions qui paraissent anormales. Après avoir noté ses observations, faites l'occlusion de l'autre œil et reprenez le protocole. Rappelez-lui de garder son œil non occlus fixé sur le point noir central de la grille durant tout le test.

Résultats normaux
La personne devrait être en mesure de voir le point noir central et, tout en le fixant, les quatre côtés de la grille de même que tous les carrés. Toutes les lignes devraient paraître droites. Elle ne devrait voir ni flou, ni distorsion, ni manque dans la distribution des carrés.

Signification de résultats anormaux
L'incapacité de voir le point noir au centre de la grille évoque un scotome central. Si certaines des lignes ne paraissent pas droites, cela peut indiquer une métamorphopsie (perception déformée des objets). Du flou, de la distorsion ou du mouvement peuvent signaler un décollement imminent de la rétine. Des résultats anormaux montrent le besoin d'une autre évaluation par ophtalmoscopie, vérification du champ visuel et angiographie à la fluorescéine.

Interventions infirmières
Avant le test
• Expliquez à la personne que ce test vérifie la région centrale de la vision et qu'il prend environ de 5 à 10 minutes. Si elle porte normalement des verres correcteurs, dites-lui de les garder au cours du test.

Au cours du test
• L'incapacité de la personne à voir la grille d'Amsler à cause de sa faible vision, de son manque de coopération ou du fait de ne pas garder son œil non fermé bien fixé sur le point central influe sur les résultats du test.
• La décoloration de la rétine par la lumière vive d'un rétinoscope ou d'un ophtalmoscope avant le test altère la capacité de la personne à voir la grille d'Amsler.

Groupage Rh

Le système Rh classe le sang d'après la présence ou l'absence de l'antigène $Rh_o(D)$ à la surface des globules rouges.

Dans ce test, on mélange les globules rouges d'une personne avec du sérum contenant des anticorps anti-$Rh_o(D)$ et on vérifie la présence d'agglutination.

Si l'agglutination se produit, l'antigène $Rh_o(D)$ est présent et le sang de la personne est du type Rh positif; s'il n'y a pas d'agglutination, l'antigène est absent et le sang de la personne est du type Rh négatif.

Le groupage Rh est réalisé de façon courante chez les donneurs de sang éventuels et chez les receveurs avant une transfusion.

Seuls les donneurs de sang éventuels subissent un examen complet de façon à exclure la présence de la variante D^u de l'antigène $Rh_o(D)$ avant d'être classés dans le groupe Rh négatif. Les personnes qui ont cet antigène sont considérées comme des donneurs Rh positif, mais, généralement, elles reçoivent des transfusions comme des receveurs Rh négatif.

Objectifs
- Établir le groupe sanguin selon le système Rh.
- Aider à déterminer la compatibilité du donneur avant une transfusion.
- Déterminer si la personne a besoin d'une injection de globulines immunes (RhoGAM).

Protocole infirmier
Procédez à une ponction veineuse et recueillez l'échantillon dans un tube de 7 mL à bouchon rouge. Étiquetez correctement l'échantillon et envoyez-le immédiatement au laboratoire; le test doit être réalisé dans un délai de 72 heures. Si une transfusion est prescrite, assurez-vous qu'un formulaire de demande de transfusion accompagne l'échantillon au laboratoire.

Résultats normaux
La personne va être classée dans le groupe Rh positif ou Rh négatif. Le sang d'un donneur ne peut être transfusé que s'il est compatible avec celui du receveur. Si une femme Rh négatif accouche d'un nouveau-né Rh positif ou si elle avorte d'un fœtus dont le groupe Rh est inconnu, elle devrait recevoir une injection de globulines immunes $Rh_o(D)$ dans un délai de 72 heures de façon à prévenir une érythroblastose fœtale au cours des naissances à venir.

Interventions infirmières
Avant le test
- Expliquez à la personne que ce test permet de déterminer ou de vérifier le groupe sanguin, une étape importante pour assurer une transfusion sans risque.
- Informez la personne que le test nécessite un échantillon de sang et qu'elle n'a pas à s'abstenir de nourriture solide ou liquide avant le test.
- Vérifiez, dans son dossier, l'administration récente de dextran ou d'opacifiants radiologiques par voie intraveineuse. Cela peut provoquer de l'agrégation cellulaire qui ressemble à de l'agglutination à médiation immunitaire.
- Vérifiez également la prise de médicaments pouvant modifier les résultats du test. Les médicaments qui peuvent provoquer des résultats faussement positifs, dans le dosage direct des antiglobulines pour l'antigène D^u, sont les céphalosporines, la lévodopa et la méthyldopa.
- Vérifiez aussi s'il y a eu une transfusion de sang au cours des 3 derniers mois. Des anticorps contre le sang de ce donneur peuvent se développer et persister, interférant ainsi dans l'étude de compatibilité.

Après le prélèvement
- Assurez-vous d'envoyer immédiatement l'échantillon au laboratoire puisque le test doit être réalisé dans les 72 heures suivant le prélèvement.
- Si un hématome apparaît à l'endroit de la ponction veineuse, appliquez des compresses chaudes afin de diminuer l'inconfort.

Groupes sanguins ABO

Ce test classifie le sang en identifiant les antigènes A et B à la surface des globules rouges (GR) et en détectant les anticorps anti-A et anti-B dans le sérum. Le test complet comporte deux étapes : la détermination directe et la détermination indirecte du groupe sanguin. Les deux volets sont requis avant une transfusion sanguine même si la personne est porteuse d'une carte d'identification ABO.

Dans la détermination directe, les GR d'un individu sont mélangés avec le sérum anti-A, puis avec le sérum anti-B ; la présence ou l'absence d'agglutination détermine le résultat. Dans la détermination indirecte, les résultats de la méthode directe sont vérifiés en mélangeant le sérum provenant d'un individu avec des GR de groupe A et de groupe B. La détermination du groupe sanguin est confirmée lorsque les résultats des deux méthodes coïncident.

Objectifs
- Établir le groupe sanguin ABO.
- Vérifier la compatibilité du sang du donneur et du receveur avant la transfusion.

Protocole infirmier
Procédez à une ponction veineuse et recueillez l'échantillon dans un tube de 7 mL à bouchon lavande ou rouge selon ce qui convient (un tube par trois unités de sang). Envoyez immédiatement l'échantillon au laboratoire.

Résultats normaux
Détermination directe. L'agglutination qui survient quand les GR d'un individu sont mélangés avec du sérum anti-A indique la présence de l'antigène A ; le sang est alors de type A. L'agglutination qui se produit quand les GR d'un individu sont mélangés avec du sérum anti-B indique la présence de l'antigène B ; le sang est alors de type B. L'agglutination qui survient dans les deux mélanges indique la présence des deux antigènes A et B ; le sang est alors de type AB. L'absence d'agglutination indique qu'il n'y a pas d'antigènes présents ; le sang est alors de type O.

Détermination indirecte. L'agglutination qui survient quand les cellules B sont mélangées avec le sérum de l'individu indique la présence d'anticorps anti-B ; le sang est alors de type A. L'agglutination qui survient quand les cellules A sont mélangées avec le sérum indique la présence d'anticorps anti-A ; le sang est alors de type B. L'agglutination qui survient dans les deux mélanges indique la présence des deux types d'anticorps, soit anti-A et anti-B ; le sang est alors de type O. L'absence d'agglutination indique qu'il n'y a ni anticorps anti-A ni anticorps anti-B ; le sang est alors de type AB.

Les personnes ayant du sang de type A peuvent recevoir des transfusions des types A, et O en culot globulaire. Les personnes de type B peuvent recevoir des transfusions des types B, et O en culot globulaire. Les personnes de type AB peuvent recevoir des transfusions des types A, B, AB, et O en culot globulaire. Les personnes de type O ne peuvent recevoir de transfusions que du type O.

Interventions infirmières
Avant le prélèvement
- Informez la personne du fait que ce test détermine son groupe sanguin et qu'il est nécessaire pour en établir la compatibilité avec le sang de donneurs éventuels.
- La personne n'a pas besoin d'être à jeun avant le test.
- Expliquez que le test requiert un échantillon de sang ; dites qui va procéder à la ponction veineuse et quand ; mentionnez qu'elle ne va subir qu'un inconfort passager à cause de la piqûre de l'aiguille et de la pression du garrot ; insistez sur le fait que la prise de l'échantillon ne prend que quelques minutes.
- ◆ *Mise en garde.* Avant que l'individu reçoive une transfusion, comparez les résultats présents et passés de son identification ABO et leur concordance afin de déceler une identification erronée et de prévenir toute réaction à la transfusion.
- Vérifiez s'il y a eu administration récente de sang, de dextran ou d'opacifiants radiologiques. Les deux derniers causent de l'agrégation cellulaire qui ressemble à de l'agglutination.
- Un individu qui a reçu du sang au cours des 3 derniers mois peut encore avoir des anticorps contre celui-ci, anticorps qui pourraient interférer avec la vérification de compatibilité.

Après le prélèvement
- Manipulez l'échantillon avec soin pour éviter l'hémolyse, qui peut modifier les résultats du test.
- Si un hématome apparaît à l'endroit de la ponction veineuse, appliquez des compresses chaudes afin de diminuer l'inconfort.

Hallucinogènes urinaires

Ce test qualitatif médico-légal de dépistage décèle les hallucinogènes dans un échantillon d'urine prélevé au hasard. La méthode analytique de laboratoire utilisée dépend de l'hallucinogène. Actuellement, il n'existe pas de méthode courante disponible pour mesurer les concentrations d'hallucinogènes dans les échantillons de sang ou d'urine.

Les hallucinogènes sont des drogues naturelles et synthétiques qui déforment la perception, provoquent des illusions et peuvent produire de l'euphorie, de la panique ou un comportement psychotique. Ils induisent aussi une augmentation de la pression sanguine et de la fréquence du pouls, une hyperactivité réflexe et une mydriase.

Ces drogues sont :
- le diéthyltryptamine (DET);
- le diméthyltryptamine (DMT);
- le dipropyltryptamine (DPT);
- le diéthylamide de l'acide lysergique (LSD);
- la marijuana (*Cannabis sativa*);
- la mescaline;
- le chlorhydrate de phencyclidine (PCP).

Les hallucinogènes produisent des effets métaboliques variables. Par exemple, le LSD, qui a une demi-vie de 3 heures, est métabolisé par le foie et excrété dans les selles. La marijuana, qui est rapidement métabolisée, peut produire des symptômes persistants parce que certains de ses métabolites sont des hallucinogènes actifs.

Objectif
- Détecter la présence d'hallucinogènes dans l'organisme à des fins médico-légales.

Protocole infirmier
Prélevez un échantillon d'urine au hasard. Envoyez immédiatement l'échantillon au laboratoire.

Résultats normaux
Normalement, on ne trouve pas d'hallucinogènes dans l'urine.

Signification de résultats anormaux
Comme les hallucinogènes n'ont pas d'utilisation thérapeutique, leur présence en quelque quantité que ce soit confirme un emploi abusif de ces drogues. Cependant, certaines substances inconnues qui interfèrent peuvent être présentes dans certains échantillons d'urine normale et elles peuvent donner des résultats faussement positifs pour le LSD.

Interventions infirmières
Avant le test
- Expliquez au patient ou à sa famille, si cela est approprié, que ce test décèle l'ingestion, l'inhalation ou l'administration parentérale d'hallucinogènes.
- Dites au patient que le test nécessite un échantillon d'urine et expliquez-lui la technique adéquate de prélèvement.
- Assurez-vous que le patient ou un membre responsable de la famille a signé une formule de consentement.
- Vérifiez le dossier du patient et prenez note du moment et de la voie d'administration.

Au cours du prélèvement
- Pour un test médico-légal, respectez les précautions appropriées.

Après le prélèvement
- Maîtrisez le client, si cela est nécessaire, pour le protéger des blessures sensorielles ou des blessures qu'il pourrait s'infliger.

Ham (test de)

Le test de Ham, aussi appelé test d'hémolyse du sérum acidifié, est réalisé afin d'établir la cause d'une anémie hémolytique non diagnostiquée, d'une hémoglobinurie et d'une aplasie de la moelle osseuse. Il aide aussi à établir un diagnostic d'hémoglobinurie paroxystique nocturne (HPN), une maladie hémolytique rare dans laquelle l'hémoglobine apparaît de façon intermittente dans l'urine au cours du sommeil ou après le sommeil.

Cette anomalie acquise de la membrane des globules rouges augmente sa prédisposition à l'action lytique des composants plasmatiques normaux. La raison probable de cet état est que les globules rouges de personnes ayant cette maladie sont sensibles au gaz carbonique, dont la quantité augmente au cours du sommeil. Cela augmente le pH du plasma et provoque l'hémolyse. La cause de ce dérèglement demeure inconnue.

Le test de Ham repose sur l'augmentation de la prédisposition des globules rouges à la lyse : les globules rouges provenant de personnes ayant une HPN sont anormalement susceptibles d'être lysés par le complément.

Objectif
• Aider à établir un diagnostic d'HPN.

Protocole
Comme l'échantillon de sang doit être défibriné immédiatement, le personnel du laboratoire procède à une ponction veineuse et prélève l'échantillon.

Résultats normaux
Normalement, les globules rouges ne subissent pas d'hémolyse.

Signification de résultats anormaux
L'hémolyse des globules rouges indique une HPN. Cependant, un sang contenant de grandes quantités de sphérocytes peut produire des résultats faussement positifs. (Un sphérocyte est un petit érythrocyte globulaire complètement rempli d'hémoglobine, sans la pâleur centrale habituelle et que l'on retrouve généralement dans une microsphérocytose héréditaire, mais qu'on peut aussi observer dans une anémie hémolytique acquise). De plus, le sang provenant d'individus ayant une anémie dysérythropoïétique congénitale ou un HEM-PAS (un dérèglement hématologique rare) va produire des résultats faussement positifs.

Interventions infirmières

Avant le test
• Expliquez au patient que ce test aide à déterminer la cause de son anémie ou d'autres signes. Avisez-le qu'il n'a pas à s'abstenir de nourriture solide ou liquide avant le test.
• Dites-lui que ce test nécessite un échantillon de sang. Dites-lui aussi qui va procéder à la ponction veineuse et quand, et mentionnez qu'il ne va ressentir qu'un léger inconfort à cause de l'aiguille au cours de la ponction et de la pression du garrot. Rassurez-le en lui disant que le prélèvement de l'échantillon devrait se faire en moins de 3 minutes.

Après le prélèvement
• Si un hématome apparaît à l'endroit de la ponction veineuse, appliquez des compresses chaudes afin de diminuer l'inconfort.

Haptoglobine sérique

Ce test mesure les concentrations sériques d'haptoglobine, une glycoprotéine plasmatique qui se lie à l'hémoglobine libre. Elle empêche ainsi l'accumulation de l'hémoglobine dans le plasma et en permet la clairance par les cellules réticuloendothéliales tout en conservant le fer de l'organisme. L'hémoglobine libre relâchée après la destruction des cellules se lie rapidement à l'haptoglobine; le complexe hémoglobine-haptoglobine qui en résulte empêche l'excrétion de l'hémoglobine plasmatique dans l'urine et il est éventuellement éliminé de la circulation par le foie. Ainsi, une hémolyse importante s'accompagne d'une concentration plus faible ou d'une absence d'haptoglobine sérique. Après une hémolyse grave, l'haptoglobine peut demeurer à des concentrations faibles durant 5 à 7 semaines jusqu'à ce que le foie puisse en synthétiser davantage.

Objectifs
• Servir d'indicateur d'hémolyse.
• Distinguer entre l'hémoglobine et la myoglobine du plasma puisque l'haptoglobine ne se lie qu'à l'hémoglobine.
• Rechercher les réactions hémolytiques d'une transfusion.
• Confirmer une absence appréhendée ou une quantité faible d'haptoglobine dans le sérum.
• Établir une preuve de paternité en utilisant les variations génétiques (phénotypiques) de la structure de l'haptoglobine.

Protocole infirmier
Procédez à une ponction veineuse et recueillez un échantillon de sang dans un tube de 7 mL à bouchon rouge.

Résultats normaux
Normalement, les concentrations sériques d'haptoglobine, mesurées quant à la capacité de la protéine à se lier à l'hémoglobine, vont de 0,38 à 2,70 g/L.

Signification de résultats anormaux
Une *diminution* des concentrations sériques d'haptoglobine est caractéristique dans les cas d'hémolyse aiguë et chronique, de mononucléose infectieuse, de maladie hépatocellulaire grave et de réaction de transfusion. Une maladie hépatocellulaire inhibe la synthèse de l'haptoglobine. Dans les réactions hémolytiques de transfusion, les concentrations d'haptoglobine commencent à baisser après 6 à 8 heures et ils chutent à 40 %

des concentrations où ils étaient avant la transfusion après 24 heures.

Même si l'haptoglobine est absente chez 90 % des nouveau-nés, les concentrations sont graduellement revenues à la normale vers 4 mois. Chez environ 1 % de la population – y compris 4 % de Noirs –, l'haptoglobine est absente de façon permanente; on parle alors d'une absence congénitale d'haptoglobine sérique.

Une *augmentation* des concentrations sériques d'haptoglobine se produit dans les maladies caractérisées par des réactions inflammatoires chroniques ou une destruction tissulaire, comme dans les infections chroniques, les néoplasmes malins et la polyarthrite rhumatoïde.

Interventions infirmières
Avant le test
• Expliquez au patient que ce test aide à déterminer l'état de ses globules rouges. Informez-le qu'il n'a pas à s'abstenir de nourriture solide ou liquide avant le test, et que ce dernier nécessite un échantillon de sang.
• Vérifiez, dans son dossier, l'utilisation de substances qui peuvent influer sur les concentrations d'haptoglobine. Les stéroïdes et les androgènes peuvent augmenter les concentrations d'haptoglobine et masquer l'hémolyse chez les patients ayant une maladie inflammatoire.

Au moment du prélèvement
• Manipulez l'échantillon avec soin pour éviter l'hémolyse; l'hémolyse causée par une manipulation brusque de l'échantillon peut influer sur la détermination précise des résultats du test.

Après le prélèvement
• Si un hématome apparaît à l'endroit de la ponction veineuse, appliquez des compresses chaudes afin de diminuer l'inconfort.
◆ *Mise en garde*. Si les valeurs sériques d'haptoglobine sont très basses, surveillez les signes et les symptômes d'hémolyse : la douleur au dos, les frissons, le gonflement des veines du cou, la fièvre, les rougeurs, l'hypotension, la tachycardie et la tachypnée.

Hématocrite

L'hématocrite, un test fiable utilisé de routine, peut être fait pour lui-même ou réalisé dans le cadre d'une formule sanguine complète. Il mesure le pourcentage du volume occupé par les globules rouges concentrés dans un échantillon de sang entier. Par exemple, un hématocrite de 40 % signifie qu'un échantillon de 100 mL contient 40 mL de globules rouges concentrés.

Même si l'hématocrite dépend principalement du nombre des globules rouges, il est aussi influencé par la dimension moyenne des globules rouges. Par exemple, des situations telles des concentrations élevées de glucose et de sodium plasmatique, qui amènent les érythrocytes à se gonfler, peuvent donner un hématocrite élevé.

Le plus souvent, l'hématocrite est mesuré électroniquement, ce qui abaisse les résultats de 3 % par rapport aux mesures manuelles.

Les résultats du test peuvent être utilisés pour calculer deux indicateurs érythrocytaires : le volume globulaire moyen et la concentration globulaire moyenne d'hémoglobine.

Objectifs
- Aider au diagnostic des états anormaux d'hydratation, de la polyglobulie et de l'anémie.
- Aider au calcul des indicateurs érythrocytaires.
- Contrôler un déséquilibre hydrique.
- Contrôler une perte de sang et en déterminer le remplacement.
- Procéder à un dépistage courant au cours d'une formule sanguine complète.

Protocole infirmier
Procédez à une ponction veineuse et recueillez l'échantillon dans un tube à bouchon lavande. Pour les jeunes enfants, les nouveau-nés et les personnes difficiles à piquer, procédez à un prélèvement sur le doigt en utilisant un capillaire enduit d'EDTA. Mélanger adéquatement l'échantillon et l'anticoagulant pour assurer des résultats précis. Envoyez immédiatement l'échantillon au laboratoire.

Valeurs de référence
Les valeurs d'hématocrite varient selon le sexe et l'âge de la personne, le type d'échantillon et le laboratoire qui réalise le test.
- *Hommes :* 40 % à 54 %.
- *Femmes :* 37 % à 47 %.

Signification de résultats anormaux
Une diminution de l'hématocrite peut indiquer une anémie ou une hémodilution; une augmentation de l'hématocrite suggère une polycythémie ou une hémoconcentration due à une perte de sang.

Interventions infirmières
Avant le test
- Expliquez au patient que ce test décèle une anémie et d'autres états anormaux du sang. Informez-le qu'il n'a pas à s'abstenir de nourriture solide ou liquide avant le test, et que ce dernier nécessite un échantillon de sang. Si le patient est un nouveau-né ou un enfant, expliquez à ses parents (et à l'enfant s'il est assez vieux pour comprendre) qu'une petite quantité de sang va être prélevée de son doigt ou du lobe de son oreille.

Au moment du prélèvement
- Évitez de prolonger le serrement du garrot durant plus d'une minute puisque cela cause une hémoconcentration et fait augmenter généralement l'hématocrite de 2,5 % à 5 %. Évitez aussi de prélever un échantillon de sang d'un bras dans lequel se fait une perfusion intraveineuse afin d'éviter l'hémodilution de l'échantillon.
- Le défaut d'utiliser l'anticoagulant approprié dans le tube de prélèvement et de remplir ce dernier adéquatement peut influer sur la détermination précise des résultats du test.

Après le prélèvement
- Évitez la centrifugation excessive de l'échantillon, car elle provoque l'hémolyse.
- Si un hématome apparaît à l'endroit de la ponction veineuse, appliquez des compresses chaudes afin de diminuer l'inconfort.

Hémoglobine fœtale

L'hémoglobine fœtale, aussi appelée l'hémoglobine F, est normalement fabriquée par les globules rouges au cours du développement fœtal et de la petite enfance. Cette hémoglobine compte pour 60 % à 90 % de l'hémoglobine du nouveau-né alors que le reste est fait des hémoglobines A_1 et A_2 adultes. Au cours de la première année après la naissance, l'hémoglobine adulte remplace graduellement l'hémoglobine fœtale. Si l'hémoglobine F persiste après l'âge de 6 mois à un niveau supérieur à 5 % de l'hémoglobine totale du nouveau-né, cela peut indiquer une thalassémie, une anomalie héréditaire de la synthèse de l'hémoglobine caractérisée par une anémie microcytaire ou hypochrome.

Objectif

• Diagnostiquer différentes formes d'anémie au cours du développement fœtal et de la petite enfance.

Protocole infirmier

Procédez à une ponction veineuse et recueillez un échantillon de 2 mL dans un tube avec anticoagulant. Envoyez immédiatement l'échantillon au laboratoire.

Si l'analyse de l'échantillon est retardée durant plus de 2 heures, les résultats du test peuvent indiquer un niveau faussement élevé d'hémoglobine F.

Valeurs de référence

Les valeurs d'hémoglobine F sont les suivantes :
• *Adultes :* 0 % à 2 %.
• *Enfants de moins de 2 ans :* 0 % à 4 %.
• *Nouveau-nés :* 60 % à 90 %.

Signification de résultats anormaux

Les niveaux d'hémoglobine F sont élevés dans une thalassémie mineure et majeure, une hémoglobinémie héréditaire fœtale familiale, une anémie à sphérocytes, une anémie à hématie falciforme, une maladie de l'hémoglobine H, une anémie, une anémie aplasique, une leucémie aiguë et des dérèglements myéloprolifératifs. Une perte de sang fœtal dans la circulation maternelle va provoquer une élévation des niveaux d'hémoglobine F de la mère. Les personnes ayant une thalassémie mineure peuvent continuer à produire une petite quantité d'hémoglobine F comme cela se reflète dans les valeurs de laboratoire de 5 % à 10 %. La poursuite de la production d'hémoglobine F à ce rythme conduit à une anémie grave, mais qui n'est habituellement pas mortelle. Cependant, une thalassémie majeure conduit habituellement à la mort.

Interventions infirmières

Avant le test

• Expliquez à la personne, ou à ses parents si la personne est un enfant, que ce test détermine si un type particulier d'hémoglobine normalement fabriquée seulement au cours du développement fœtal et de la petite enfance est encore fabriqué. Dites à la personne ou à ses parents que ce test nécessite un échantillon de sang. Dites quand et où le test sera réalisé.

Après le prélèvement

• Si un hématome apparaît à l'endroit de la ponction veineuse, appliquez des compresses chaudes afin de diminuer l'inconfort.

Hémoglobine glyquée*

Le test de l'hémoglobine glyquée est un instrument diagnostique servant à contrôler une thérapie du diabète. Les trois hémoglobines mineures mesurées dans ce test – les hémoglobines A_{1a}, A_{1b} et A_{1c} – sont des variantes de l'hémoglobine A formée par glycation, une réaction pratiquement irréversible dans laquelle le glucose est chimiquement lié à l'hémoglobine A. Comme la glycation se fait à un taux constant au cours des 120 jours de la durée moyenne de vie d'un érythrocyte, les concentrations d'hémoglobine glyquée reflètent les concentrations moyennes de glucose sanguin au cours des 6 à 8 semaines précédentes et ils peuvent, par conséquent, être utilisés pour déterminer l'efficacité à long terme d'une thérapie du diabète. Cet instrument précieux de diagnostic peut aussi aider à prévenir les complications graves du diabète qui surviennent même chez les personnes dont les doses d'insuline, l'ingestion d'hypoglycémiants et le régime alimentaire sont contrôlés de façon stricte.

Comme l'objectif d'une thérapie d'un diabète est d'établir et de maintenir un métabolisme presque normal des glucides, et d'éviter ainsi des séquelles, le test de l'hémoglobine glyquée a des avantages précis comparativement aux tests traditionnels de glucose sanguin ou urinaire. La détermination des concentrations de glucose sanguin nécessite des ponctions veineuses répétées; chacune des mesures représente un examen du glucose au seul moment où l'échantillon a été prélevé. La mesure de l'excrétion du glucose urinaire représente aussi l'examen du glucose au seul moment du prélèvement. Au contraire, la mesure de l'hémoglobine glyquée ne nécessite qu'une seule ponction veineuse toutes les 6 à 8 semaines et reflète le contrôle d'un diabète durant plusieurs mois. De plus, comme ce test mesure le glucose à l'intérieur des érythrocytes, les concentrations sont plus stables qu'avec le glucose plasmatique, qui est influencé par les processus métaboliques dans l'organisme.

Objectif
• Contrôler l'évolution d'un diabète sucré.

Protocole infirmier
Procédez à une ponction veineuse et recueillez l'échantillon dans un tube de 5 mL à bouchon lavande. Remplissez complètement le tube de prélèvement et retournez-le délicatement à plusieurs reprises pour mélanger adéquatement l'échantillon et l'anticoagulant.

Valeurs de référence
Les valeurs d'hémoglobine glyquée sont rapportées sous forme de pourcentage de l'hémoglobine totale dans un érythrocyte. Comme l'hémoglobine A_{1c} est plus abondante que les autres hémoglobines mineures, elle est la variante la plus fréquemment mesurée.
• *Hb A_{1a} :* 1,6 % de l'hémoglobine totale.
• *Hb A_{1b} :* 0,8 % de l'hémoglobine totale.
• *Hb A_{1c} :* approximativement 5 % de l'hémoglobine totale.
• *Hémoglobine glyquée totale :* 5,5 % à 9 % de l'hémoglobine totale.

Signification de résultats anormaux
Dans le diabète, Hb A_{1a} et Hb A_{1b} constituent approximativement 2,5 % à 3,9 % de l'hémoglobine totale, Hb A_{1c} constitue 8 % à 11,9 % et l'hémoglobine glyquée totale constitue 10,9 % à 15,5 %. À mesure qu'une thérapie efficace contrôle le diabète, les concentrations d'hémoglobine glyquée se rapprochent des valeurs de référence.

Interventions infirmières
Avant le test
• Expliquez à la personne que ce test permet de déterminer l'efficacité d'une thérapie du diabète. Avisez-la qu'elle n'a pas à s'abstenir de nourriture solide ou liquide avant le test, et que ce dernier nécessite un échantillon de sang. Mentionnez-lui qu'elle ne va ressentir qu'un léger inconfort à cause de l'aiguille au cours de la ponction et de la pression du garrot. Dites-lui de continuer la prise de médicaments ou le régime alimentaire prescrits.

Après le prélèvement
• Si un hématome apparaît à l'endroit de la ponction veineuse, appliquez des compresses chaudes afin de diminuer l'inconfort.
• Fixez un rendez-vous à la personne dans 6 à 8 semaines pour un test de suivi.

---

* Cette substance est souvent appelée incorrectement hémoglobine glycosylée; l'expression chimiquement correcte est hémoglobine glyquée.

Hémoglobine S

Ce test décèle des érythrocytes fortement déformés désignés comme des hématies falciformes. Le phénomène de falciformation provient d'une hémoglobinopathie – le plus souvent, la polymérisation de l'hémoglobine (Hb) S en présence d'un pH bas, d'une faible pression d'oxygène, d'une osmolalité élevée et d'une température élevée, qui donne naissance à des structures allongées qui déforment les érythrocytes. L'inversion de ces conditions dépolymérise l'Hb S et permet aux érythrocytes de reprendre leur forme normale. Cependant, une falciformation répétée conduit à une déformation permanente des érythrocytes. L'Hb S se trouve presque exclusivement chez les Noirs; 0,2 % des Noirs nés aux États-Unis sont atteints d'anémie à hématies falciformes.

Les individus ayant une maladie à hématies falciformes (Hb S homozygote) ont habituellement de nombreux érythrocytes devenus spontanément falciformes sur un frottis de sang périphérique. Les individus ayant un trait drépanocytaire (Hb S hétérozygote) ou ceux qui sont doublement hétérozygotes peuvent avoir des érythrocytes normaux qu'on peut facilement transformer en hématies falciformes en diminuant la pression d'oxygène.

Même si ce test est un outil de dépistage rapide, il peut produire des résultats faussement positifs et faussement négatifs; en conséquence, on devrait procéder à une électrophorèse de l'hémoglobine si la présence de Hb S est fortement appréhendée.

Objectif

• Déceler une drépanocytose ou un état hétérozygote.

Protocole infirmier

Procédez à une ponction veineuse et recueillez l'échantillon dans un tube de 7 mL à bouchon lavande. Remplissez complètement le tube de prélèvement et inclinez-le délicatement à plusieurs reprises pour mélanger l'échantillon et l'anticoagulant. Envoyez immédiatement l'échantillon au laboratoire.

Résultats normaux

Les résultats de ce test sont présentés comme positifs et négatifs. Un test normal ou négatif suggère l'absence de Hb S.

Signification de résultats anormaux

Un test positif peut indiquer la présence d'hématies falciformes, mais l'électrophorèse de l'hémoglobine est nécessaire pour distinguer les formes homozygotes des formes hétérozygotes. Même si cela est rare, il peut arriver que d'autres hémoglobines anormales causent une falciformation en l'absence de Hb S.

Interventions infirmières

Avant le test

• Expliquez à la personne que ce test aide à détecter une drépanocytose (anémie falciforme). Informez-la qu'elle n'a pas à s'abstenir de nourriture solide ou liquide avant le test.

• Signalez à la personne que le test nécessite un échantillon de sang. Dites-lui qui va procéder à la ponction veineuse et quand, et mentionnez qu'elle ne va ressentir qu'un léger inconfort à cause de l'aiguille au cours de la ponction et de la pression du garrot. Rassurez-la en lui disant que le prélèvement de l'échantillon devrait se faire en moins de 3 minutes.

• Vérifiez, dans le dossier de la personne, s'il y a eu une transfusion de sang. Une transfusion réalisée au cours des 3 derniers mois peut produire des résultats faussement négatifs.

• Vérifiez la concentration d'hémoglobine de la personne. Une concentration inférieure à 100 g/L ou des concentrations élevées d'Hb F chez un enfant de moins de 6 mois peuvent produire des résultats faussement négatifs.

Après le prélèvement

• Manipulez l'échantillon avec soin pour éviter l'hémolyse, qui peut modifier les résultats du test.

• Si un hématome apparaît à l'endroit de la ponction veineuse, appliquez des compresses chaudes afin de diminuer l'inconfort.

Hémoglobine totale

Ce test, habituellement réalisé à l'intérieur d'une formule sanguine complète, mesure les grammes d'hémoglobine (Hb) dans un litre (L) de sang entier. La concentration d'hémoglobine est en corrélation étroite avec la numération des globules rouges (GR) et elle est influencée par le rapport Hb/GR (hémoglobine globulaire moyenne) et par l'hémoglobine plasmatique libre.

Objectifs

• Mesurer la gravité d'une anémie ou d'une polyglobulie, et contrôler la réponse à une thérapie.
• Fournir les données permettant de calculer l'hémoglobine globulaire moyenne et la concentration moyenne d'hémoglobine globulaire.

Protocole infirmier

Pour les adultes et les enfants plus âgés, procédez à une ponction veineuse et recueillez l'échantillon dans un tube de 7 mL à bouchon lavande. Pour les enfants plus jeunes et les nouveau-nés, recueillez le sang capillaire dans un microtube. Remplissez complètement le tube de prélèvement et retournez-le délicatement à plusieurs reprises pour mélanger l'échantillon et l'anticoagulant.

Valeurs de référence

La concentration d'hémoglobine varie selon l'âge et le sexe de la personne et selon le type d'échantillon de sang prélevé. En se basant sur des échantillons de sang veineux, les valeurs de référence sont les suivantes :
• *Nouveau-nés de moins d'une semaine :* 170 à 220 g/L.
• *Nouveau-nés d'une semaine :* 150 à 200 g/L.
• *Nouveau-nés d'un mois :* 110 à 160 g/L.
• *Enfants de moins de 12 ans :* 100 à 150 g/L.
• *Garçons de 12 à 18 ans:* 130 à 170 g/L.
• *Filles de 12 à 18 ans :* 120 à 160 g/L.
• *Hommes :* 140 à 180 g/L.
• *Femmes :* 120 à 160 g/L.

Signification de résultats anormaux

Une *diminution* de la concentration d'hémoglobine peut indiquer une anémie, une hémorragie récente ou une hémodilution provoquée par une rétention de liquide.

Une *augmentation* de la concentration d'hémoglobine suggère une hémoconcentration résultant d'une déshydratation ou d'une polyglobulie. Des nombres très élevés de globules blancs, une lipémie ou des globules rouges résis-

tants à la lyse peuvent fausser les valeurs d'hémoglobine.

Interventions infirmières

Avant le test

• Expliquez à la personne que ce test aide ou à déterminer si elle a une anémie ou une polyglobulie, ou à contrôler sa réponse à un traitement. Informez-la qu'elle n'a pas à s'abstenir de nourriture solide ou liquide avant le test.
• Signalez à la personne que le test nécessite un échantillon de sang. Dites-lui qui va procéder à la ponction veineuse et quand, et mentionnez qu'elle ne va ressentir qu'un léger inconfort à cause de l'aiguille au cours de la ponction et de la pression du garrot. Rassurez-la en lui disant que le prélèvement de l'échantillon devrait se faire en moins de 3 minutes.
• Si la personne est un nouveau-né ou un jeune enfant, expliquez aux parents (et à l'enfant s'il est assez vieux pour comprendre) qu'une petite quantité de sang sera prélevée de son doigt ou du lobe de son oreille.

Au moment du prélèvement

• Évitez le serrement prolongé du garrot puisqu'il peut causer une hémoconcentration.
• Le défaut d'utiliser l'anticoagulant approprié dans le tube de prélèvement ou de mélanger adéquatement l'échantillon et l'anticoagulant peut aussi influer sur la détermination précise des résultats du test.
• Si la personne est alitée, les résultats seront abaissés d'environ 5 % à cause d'une hémodilution plasmatique.
• Manipulez l'échantillon avec soin pour éviter l'hémolyse, qui peut influer sur les résultats du test.

Après le prélèvement

• Si un hématome apparaît à l'endroit de la ponction veineuse, appliquez des compresses chaudes afin de diminuer l'inconfort.

Hémoglobine urinaire

L'hémoglobine libre dans l'urine – une observation anormale – peut être le résultat d'une anémie hémolytique ou d'une hémolyse intravasculaire grave résultant d'une réaction à une transfusion. Contenue dans les globules rouges (GR), l'hémoglobine est constituée d'un groupement hème (un complexe fer-protoporphyrine) et de globine (un polypeptide). L'hémoglobine se combine à l'oxygène et au gaz carbonique de façon à permettre aux globules rouges de transporter ces gaz entre les poumons et les tissus. Les globules rouges qui vieillissent sont constamment détruits par des mécanismes normaux dans le système réticulo-endothélial. Cependant, lorsque la destruction des globules rouges se produit dans la circulation, comme dans un cas d'hémolyse intravasculaire, l'hémoglobine libre pénètre dans le plasma et se lie à l'haptoglobine, une alpha$_2$-globuline plasmatique. Si la concentration plasmatique d'hémoglobine dépasse celui de l'haptoglobine, l'excès d'hémoglobine non liée est excrété dans l'urine (hémoglobinurie).

Ce test est basé sur le fait que les protéines du groupement hème agissent telles des enzymes qui catalysent l'oxydation de substances organiques comme le gaïac. Cette réaction produit une couleur bleue; l'intensité de la couleur varie avec la quantité d'hémoglobine présente. Un examen microscopique est nécessaire pour détecter les globules rouges intacts dans l'urine (hématurie), ce qui peut se produire en présence d'hémoglobine non liée.

Objectif
• Aider au diagnostic d'une anémie hémolytique ou d'une hémolyse intravasculaire grave résultant d'une réaction à une transfusion.

Protocole infirmier
Recueillez un échantillon d'urine au hasard. Envoyez immédiatement l'échantillon au laboratoire puisqu'il peut y avoir lyse des globules rouges dans un échantillon d'urine qui n'est pas frais.

Résultats normaux
Normalement, il n'y a pas d'hémoglobine dans l'urine.

Signification de résultats anormaux
Une hémoglobinurie peut être le résultat d'une hémolyse intravasculaire grave causée par une réaction à une transfusion sanguine, elle peut résulter de brûlures ou d'une blessure par écrasement. Elle peut aussi provenir d'une anémie hémolytique acquise causée par une intoxication chimique ou médicamenteuse ou par la malaria, ou encore d'une anémie hémolytique désignée comme une hémoglobinurie paroxystique nocturne. Une hémoglobinurie peut aussi être le résultat d'une anémie hémolytique congénitale, comme dans des hémoglobinopathies ou des anomalies enzymatiques, et, moins fréquemment, elle est associée à une cystite, à des calculs urétéraux ou à une urétrite.

L'hémoglobinurie et une hématurie se produisent dans les cas de dommage à l'épithélium rénal (comme dans une glomérulonéphrite ou une pyélonéphrite aiguës), d'une tumeur rénale et d'une tuberculose.

Les peroxydases bactériennes dans un échantillon fortement infecté peuvent produire des résultats faussement positifs.

Interventions infirmières
Avant le test
• Expliquez au patient que ce test détecte la destruction excessive des globules rouges. Informez-le qu'il n'a pas à s'abstenir de nourriture solide ou liquide avant le test. Dites-lui que le test nécessite un échantillon d'urine prélevé au hasard et montrez-lui la technique adéquate de prélèvement.

• S'il s'agit d'une femme qui est menstruée, remettez le test à plus tard puisque la contamination du spécimen par le sang des menstruations modifie les résultats du test.

• Vérifiez, dans le dossier du patient, la prise de substances qui peuvent influer sur les concentrations d'hémoglobine libre. Par exemple, de fortes doses de vitamine C ou de médicaments qui contiennent de la vitamine C comme agent de conservation (tels certains antibiotiques) peuvent inhiber l'activité du réactif et produire des résultats faussement négatifs. Les médicaments néphrotoxiques (comme l'amphotéricine B) ou les anticoagulants (comme la warfarine) peuvent produire un résultat positif pour l'hémoglobinurie ou l'hématurie. Revoyez vos observations avec le laboratoire et arrêtez l'usage de ces médicaments avant le test si cela est approprié.

Après le prélèvement
• Le patient peut reprendre la médication interrompue avant le test.

Hémoglobines instables

Les hémoglobines instables sont des anomalies congénitales rares des globules rouges provoquées par des substitutions d'acides aminés dans la structure normalement stable de l'hémoglobine. Ces remplacements anormaux produisent des molécules qui se dénaturent spontanément et forment des amas et des agrégats appelés corps de Heinz; ceux-ci se dissocient du cytoplasme des globules rouges et s'accumulent sur la membrane cellulaire. Même si les corps de Heinz sont habituellement retirés efficacement par la rate ou le foie, ils peuvent causer une hémolyse allant de légère à grave.

Il existe plus de 60 variétés d'hémoglobines instables, chacune d'elle étant désignées d'après le nom de la ville où elle a été découverte. Les effets varient selon leur nombre, l'importance de l'instabilité, l'état de la rate et la capacité de liaison de l'oxygène de l'hémoglobine instable. Les indications habituelles d'hémoglobines instables sont la pâleur, la jaunisse, la splénomégalie et – dans les cas d'hémoglobines fortement instables – la cyanose, l'hémoglobinurie et la pigmenturie. La thalassémie cause souvent des effets cliniques semblables, mais les bases moléculaires des deux maladies diffèrent grandement.

Les meilleurs tests de détection des hémoglobines instables sont les tests de précipitation. Même si l'électrophorèse de l'hémoglobine et le test des corps de Heinz peuvent démontrer certaines hémoglobines instables, ces tests ne confirment pas toujours la présence de ces types d'hémoglobines. L'analyse des chaînes de globines les détecte de façon plus fiable, mais cette méthode prend beaucoup de temps et elle est techniquement complexe, si bien qu'elle n'est pas réalisée de façon courante.

Objectif

• Déceler les hémoglobines instables.

Protocole infirmier

Procédez à une ponction veineuse et recueillez l'échantillon dans un tube de 5 mL à bouchon bleu. Remplissez le tube de prélèvement et retournez-le délicatement à plusieurs reprises pour mélanger l'échantillon et l'anticoagulant. Envoyez immédiatement l'échantillon au laboratoire.

Résultats normaux

Lorsqu'il n'y a pas d'hémoglobines instables dans l'échantillon, les résultats du test de thermosta-bilité sont négatifs et ceux du test de solubilité dans l'isopropanol sont qualifiés de stables.

Signification de résultats anormaux

Des résultats positifs aux tests de thermostabilité ou de solubilité dans l'isopropanol, particulièrement lorsqu'il y a hémolyse, suggèrent la présence d'hémoglobines instables. Cependant, des concentrations élevées de Hb F peuvent donner un test d'isopropanol faussement positif.

Interventions infirmières

Avant le test

• Expliquez au patient que ce test détecte de l'hémoglobine anormale dans le sang. Informez-le qu'il n'a pas à s'abstenir de nourriture solide ou liquide avant le test.

• Signalez-lui que le test nécessite un échantillon de sang. Dites-lui qui va procéder à la ponction veineuse et quand, et mentionnez qu'il ne va ressentir qu'un léger inconfort à cause de l'aiguille au cours de la ponction et de la pression du garrot. Rassurez le patient en lui disant que le prélèvement de l'échantillon devrait se faire en moins de 3 minutes.

• Suspendez l'usage des antipaludiques, de la furazolidone (chez les nouveau-nés), de la nitrofurantoïne, de la procarbazine et des sulfamidés avant le test puisque ces médicaments peuvent provoquer de l'hémolyse. Si l'usage de ces médicaments doit être maintenu, notez-le sur le relevé de laboratoire.

Au moment du prélèvement

• Évitez la pression prolongée du garrot puisqu'elle peut causer une hémoconcentration qui pourrait influer sur les résultats du test.

• Le défaut d'utiliser l'anticoagulant approprié dans le tube de prélèvement, de remplir adéquatement le tube ou de mélanger adéquatement l'échantillon et l'anticoagulant peut influer sur la détermination précise des résultats du test.

Après le prélèvement

• Manipulez l'échantillon avec soin pour éviter l'hémolyse, qui peut influer sur les résultats du test.

• Si un hématome apparaît à l'endroit de la ponction veineuse, appliquez des compresses chaudes afin de diminuer l'inconfort.

• Le patient peut reprendre la médication suspendue avant le test.

Hémosidérine urinaire

Ce test mesure la concentration urinaire d'hémosidérine, une substance provenant de la dénaturation de la ferritine, plus riche en fer, et l'une des deux formes de réserve du fer déposées dans les tissus organiques.

Lorsque les mécanismes de stockage du fer sont incapables de prendre soin du surplus de fer, le fer en excès peut s'échapper vers des cellules non habituées à des concentrations élevées de fer et provoquer ainsi des effets toxiques. Les cibles particulièrement vulnérables à des concentrations toxiques de fer sont le foie, le myocarde, la moelle osseuse, le pancréas, les reins et la peau, qui ont tendance à causer des dommages tissulaires conduisant à une hémochromatose.

Cette maladie peut avoir une forme héréditaire désignée comme une hémochromatose primaire et des formes exogènes. On observe rarement cette maladie avant que la personne ait atteint un âge moyen. La personne peut avoir une peau bronzée caractéristique, une cirrhose du foie, des cardiomyopathies ou du diabète.

Une atrophie testiculaire et une perte de la libido peuvent aussi survenir, causées, possiblement, par l'insuffisance hypophysaire concomitante. Le mécanisme permettant l'absorption accrue du fer, caractéristique de l'hémochromatose, n'est pas connu.

Une concentration tissulaire élevée des réserves de fer sans dommage tissulaire associé correspond à une hémosidérose que l'on confond souvent avec une hémochromatose. Les autres tests utilisés pour diagnostiquer une hémochromatose sont le dosage du fer sérique, de la capacité de liaison du fer, ou de la transferrine de la concentration plasmatique de ferritine et le test de la déferoxamine.

Objectif
• Aider au diagnostic de l'hémochromatose.

Protocole infirmier
Prélevez au hasard un échantillon d'urine d'environ 30 mL. Scellez solidement le contenant et envoyez immédiatement l'échantillon au laboratoire. Un retard dans la livraison de l'échantillon peut influer sur la détermination précise des résultats du test.

Résultats normaux
Normalement, il n'y a pas d'hémosidérine dans l'urine.

Signification de résultats anormaux
L'hémosidérine peut apparaître sous forme de granules jaune bruns dans le sédiment centrifugé de l'urine. Elle peut aussi apparaître sous forme de granules bleus sur un frottis asséché du sédiment coloré au bleu de Prusse et à la safranine O. Les deux observations indiquent une hémochromatose; une biopsie du foie ou de la moelle osseuse est nécessaire pour confirmer une hémochromatose primaire.

Une hémosidérinurie peut aussi suggérer une anémie pernicieuse, une anémie hémolytique chronique, des transfusions de sang multiples et une hémoglobinurie paroxystique nocturne résultant d'injections de fer ou d'ingestion alimentaire de fer en excès.

Interventions infirmières
Avant le test
• Expliquez à la personne que ce test aide à déterminer si l'organisme accumule des quantités excessives de fer. Informez-la qu'elle n'a pas à s'abstenir de nourriture solide ou liquide avant le test, et que ce dernier nécessite un échantillon d'urine.

Après le test
• Suggérez à la personne que les membres de sa famille soient soumis à un test de dépistage de ce dérèglement de façon à être rapidement traités, si cela est nécessaire, pour prévenir d'autres dommages tissulaires.

Hexosaminidases A et B sériques

Ce test fluorométrique mesure le contenu en hexosaminidases A et B d'échantillons de sérum prélevés par ponction veineuse ou à partir du cordon ombilical d'un nouveau-né. On peut aussi réaliser ce test en utilisant le liquide amniotique obtenu par amniocentèse.

Les hexosaminidases forment un groupe d'enzymes nécessaires au métabolisme des gangliosides – des glycolipides hydrosolubles que l'on retrouve principalement dans le tissu cérébral. Une déficience en hexosaminidase A (une des deux isoenzymes de l'hexosaminidase) entraîne la maladie de Tay-Sachs. Dans cette maladie autosomique récessive, le ganglioside GM$_2$ s'accumule dans le tissu cérébral en entraînant une destruction progressive et une démyélinisation des cellules du système nerveux central et, habituellement, la mort avant l'âge de 3 ans. Cette maladie affecte uniquement les Israélites d'origine polonaise. La maladie de Sandhoff, qui résulte d'une déficience complète en hexosaminidase (à la fois A et B), est une variante peu commune et virulente qui produit une détérioration plus rapide et qui n'est pas associée à un groupe ethnique particulier.

Une déficience en hexosaminidase peut être aussi décelée par l'examen d'une culture de fibroblastes de la peau. Cependant, comme cette méthode est coûteuse et techniquement complexe, l'analyse du sang ou du liquide amniotique demeure la méthode de choix. On devrait consulter un centre de référence pour les maladies congénitales afin de connaître la meilleure méthode actuelle de dépistage et le type d'échantillon préféré.

Objectifs
• Confirmer ou éliminer une maladie de Tay-Sachs chez les nouveau-nés.
• Dépister les porteurs de la maladie de Tay-Sachs.
• Établir un diagnostic prénatal de déficience en hexosaminidase A.

Protocole infirmier
Procédez à une ponction veineuse ou prélevez un échantillon de sang du cordon. Recueillez l'échantillon dans un tube de 7 mL à bouchon rouge. S'il s'agit d'un nouveau-né, vérifiez auprès du laboratoire quels sont la méthode et l'endroit les meilleurs pour le prélèvement des échantillons.

Valeurs de référence
Les activités totales sériques d'hexosaminidases varient de 5 à 13 U/L, alors que l'hexosaminidase A compte pour 55 à 76 % du total.

Signification de résultats anormaux
L'absence d'hexosaminidase A indique une maladie de Tay-Sachs (les activités totales d'hexosaminidases peuvent être normales). L'absence d'hexosaminidase A et d'hexosaminidase B indique une maladie de Sandhoff.

Interventions infirmières
Avant le test
• Si le test est réalisé chez un adulte, expliquez-lui que ce test identifie les porteurs de la maladie de Tay-Sachs. Insistez sur l'importance du test notamment pour les couples juifs d'origine polonaise qui projettent d'avoir des enfants et expliquez que seuls les deux parents porteurs du gène défectueux peuvent transmettre la maladie de Tay-Sachs à leur descendance. Dites que le test nécessite un échantillon de sang.
• Si le test est réalisé chez un nouveau-né, expliquez à ses parents que ce test détecte la maladie de Tay-Sachs. Dites-leur que le test nécessite un échantillon de sang.
• Signalez qu'il n'y a pas de restrictions quand à la prise de nourriture ou de liquides avant le test.
• Si le test est réalisé avant la naissance, avisez la personne des préparatifs nécessaires pour une amniocentèse.

Après le prélèvement
• Manipulez l'échantillon avec soin pour éviter l'hémolyse, qui peut modifier les résultats du test.
• Si un hématome apparaît à l'endroit de la ponction veineuse, appliquez des compresses chaudes afin de diminuer l'inconfort.

Après le test
• Si les deux parents sont porteurs de la maladie de Tay-Sachs, référez-les à un spécialiste pour une consultation génétique. Assurez-vous d'insister sur l'importance de subir une amniocentèse aussitôt que possible au cours de la grossesse.
• Si seulement un des partenaires est porteur du gène, rassurez le couple en lui disant qu'il n'y a pas de risque de maladie pour sa descendance puisque les deux parents doivent être porteurs du gène pour transmettre la maladie de Tay-Sachs.

Hormone antidiurétique sérique

Un dosage de la concentration sérique d'hormone antidiurétique (ADH, ou vasopressine), test rarement prescrit, permet de déceler le diabète insipide et d'autres causes de déséquilibre homéostatique grave.

Cette hormone est un polypeptide produit par l'hypothalamus et relâché de sites d'entreposage dans la neurohypophyse au moment de la stimulation neurale. Sa fonction principale est de favoriser la réabsorption de l'eau en réponse à une osmolalité accrue (déficience en eau associée à une concentration élevée de sodium ou autres solutés). En réponse à une osmolalité diminuée (excès d'eau et concentration plus basse de sodium et autres solutés), une sécrétion réduite d'hormones antidiurétiques permet l'excrétion accrue d'eau, favorisant le maintien du bilan hydrique.

Objectif

• Aider au diagnostic différentiel du diabète insipide pituitaire, du diabète insipide néphrogénique (congénital ou familial) et du syndrome d'antidiurèse inappropriée.

Protocole infirmier

Procédez à une ponction veineuse et recueillez l'échantillon dans un tube de plastique à bouchon rouge; envoyez-le immédiatement au laboratoire. Le sérum doit être séparé du caillot dans un délai de 10 minutes.

◆ *Mise en garde.* La seringue et le tube doivent être en plastique, puisque l'hormone se dégrade lorsqu'elle vient en contact avec le verre.

Valeurs de référence

Les valeurs de l'hormone antidiurétique varient de 1 à 5 ng/L.

Signification de résultats anormaux

Une *diminution de la concentration ou une absence* de l'hormone antidiurétique indiquent un diabète insipide pituitaire résultant de la maladie de Hand-Schüller-Christian, d'un traumatisme crânien, d'une maladie métastatique, d'une tumeur neurohypophysaire ou hypothalamique, d'interventions chirurgicales, de sarcoïdose, de tuberculose, de syphilis ou d'infection virale.

Des *concentrations normales* de l'hormone antidiurétique, lorsqu'elles sont accompagnées de signes cliniques de diabète insipide (comme une polydipsie, une polyurie et de l'urine hypo-tonique), peuvent indiquer la forme néphrogénique de la maladie marquée par la résistance des tubules rénaux à l'hormone. Les concentrations peuvent augmenter si la pituitaire tente de compenser pour la résistance rénale.

Une *augmentation* de la concentration de l'hormone antidiurétique peut indiquer un syndrome d'antidiurèse inappropriée résultant, possiblement, d'une porphyrie aiguë, de la maladie d'Addison, d'un cancer bronchopulmonaire, d'un choc circulatoire, d'une cirrhose du foie, d'hyperthyroïdie, d'une hépatite infectieuse ou d'une hémorragie grave.

Interventions infirmières

Avant le test

• Expliquez à la personne que ce test mesure les concentrations de sécrétion hormonale. Dites-lui d'être à jeun et de limiter son activité physique durant les 10 à 12 heures précédant le test, et qu'elle devrait être détendue et couchée durant les 30 minutes précédant le test. Signalez que le test nécessite un échantillon de sang.

• Suspendez l'usage des anesthésiques (comme l'éther), de la carbamazépine, du chlorothiazide, des œstrogènes conjugués, de la cyclophosphamide, des somnifères, du carbonate de lithium, de la morphine, de l'ocytocine, des tranquillisants et de la vincristine, parce que ces produits peuvent élever les concentrations de l'hormone et provoquer un syndrome d'antidiurèse inappropriée. Si l'usage de l'un ou de plusieurs de ces médicaments doit être maintenu, notez-le sur le relevé de laboratoire.

• Le stress, la douleur et la ventilation à pression positive peuvent augmenter les concentrations de l'hormone. L'alcool et la ventilation à pression négative inhibent la sécrétion de l'hormone.

• Une scintigraphie réalisée au cours de la semaine précédant le test peut en modifier les résultats.

Après le prélèvement

• Si un hématome apparaît à l'endroit de la ponction veineuse, appliquez des compresses chaudes afin de diminuer l'inconfort.

Hormone de croissance sérique

Une protéine sécrétée par l'antéhypophyse, l'hormone de croissance humaine (GH), constitue le principal régulateur de la croissance. Contrairement aux autres hormones hypophysaires, la GH n'a pas de mécanisme de rétroaction clairement défini et elle agit sur plusieurs tissus.

Comme l'insuline, la GH stimule la synthèse des protéines et le captage des acides aminés par les cellules. La GH augmente aussi le glucose plasmatique en inhibant le captage et l'utilisation du glucose par les cellules, et elle augmente les concentrations d'acides gras libres en stimulant la lipolyse. La sécrétion de la GH semble être réglée par l'hypothalamus au moyen de la somatocrinine et de la somatostatine. La sécrétion de la GH suit un schéma diurne et varie selon l'effort, le sommeil, le stress et l'état nutritionnel. L'hyposécrétion ou l'hypersécrétion de cette hormone peut provoquer des états pathologiques comme le nanisme ou le gigantisme. On observe fréquemment une altération des concentrations de la GH chez les personnes ayant un dérèglement hypophysaire.

Ce test, une analyse quantitative des concentrations sériques de la GH, est habituellement réalisé dans le cadre de tests de stimulation ou de freinage de l'antéhypophyse.

Objectifs

• Aider au diagnostic différentiel du nanisme puisque le retard de la croissance chez les enfants peut provenir du dysfonctionnement de l'hypophyse ou de la thyroïde.
• Confirmer l'acromégalie et le gigantisme.
• Aider au diagnostic de tumeurs hypophysaires ou hypothalamiques.
• Aider à contrôler une thérapie à la GH.

Protocole infirmier

Entre 6 heures et 8 heures durant 2 jours consécutifs ou tel qu'il est prescrit, prélevez un échantillon de sang dans un tube de 7 mL à bouchon rouge. Envoyez immédiatement l'échantillon au laboratoire puisque l'hormone a une demi-vie de 20 à 25 minutes seulement.

Valeurs de référence

• *Hommes :* non décelable à 5 µg/L.
• *Femmes :* non décelable à 10 µg/L, avec des valeurs supérieures causées, possiblement, par les effets des œstrogènes.

• *Enfants :* non décelable à 16 µg/L, même si les enfants ont généralement des concentrations de la GH supérieures à ceux des adultes.

Signification de résultats anormaux

Une *augmentation* des concentrations de la GH peut indiquer une tumeur hypophysaire ou hypothalamique (généralement un adénome), qui provoque un gigantisme chez les enfants et une acromégalie chez les adultes et les adolescents. Les personnes ayant un diabète sucré ont parfois des concentrations élevées de GH sans acromégalie. Le test de freinage est nécessaire pour confirmer le diagnostic.

Une *diminution* des concentrations de la GH peut provenir d'un infarctus hypophysaire, d'une maladie métastatique ou de tumeurs. Le nanisme peut être dû à des concentrations basses de GH, même si seulement 15 % de tous les cas sont reliés à un dérèglement endocrinien. Pour confirmer le diagnostic, il faut recourir au test de stimulation par l'arginine ou l'insuline.

Interventions infirmières

Avant le test

• Expliquez à la personne ou à ses parents (si la personne est un enfant) que ce test mesure la concentration de la GH et qu'il aide à déterminer la cause d'une croissance anormale. Dites-lui de jeûner et de limiter son activité physique durant les 10 à 12 heures précédant le test. Dites-lui que le test nécessite un premier échantillon de sang et un second échantillon qui sera prélevé le jour suivant pour permettre la comparaison.
• Suspendez l'usage de médicaments qui influent sur les concentrations de la GH, comme les stéroïdes hypophysaires, tel qu'il est prescrit. Si l'usage de ces médicaments doit être maintenue, notez-le sur le relevé de laboratoire.
• Vérifiez si la personne a subi une scintigraphie au cours de la semaine précédant le test puisque cela peut en modifier les résultats.
• La personne devrait être détendue et couchée durant les 30 minutes précédant le test puisque le stress et l'activité physique augmentent les concentrations de la GH.

Au moment du prélèvement

• Manipulez l'échantillon avec soin pour éviter l'hémolyse, qui peut influer sur les résultats du test.

Hormone folliculo-stimulante sérique

Ce test de la fonction gonadique mesure les concentrations sériques de l'hormone folliculo-stimulante (FSH) par dosage radio-immunologique et il constitue un élément très important dans l'étude des cas d'infertilité. Souvent, sa signification diagnostique dépend des résultats provenant de tests portant sur des hormones qui lui sont reliées (comme l'hormone lutéinisante, l'œstrogène ou la progestérone). Chez les femmes, la FSH stimule la transformation des follicules primordiaux en follicules graaffiens pour l'ovulation. La sécrétion fluctue de façon rythmique au cours du cycle menstruel de sorte qu'il est nécessaire de prélever des échantillons chaque jour (durant 3 à 5 jours) ou de prélever plusieurs échantillons le même jour de façon à obtenir un juste niveau de base. Chez les hommes, une sécrétion continue de FSH (et de testostérone) stimule la spermatogenèse.

Objectifs

• Aider au diagnostic de l'infertilité et des dérèglements de la menstruation, comme une aménorrhée.
• Aider au diagnostic d'une puberté précoce chez les filles (avant 9 ans) et chez les garçons (avant 10 ans).
• Aider au diagnostic différentiel de l'hypogonadisme.

Protocole infirmier

Procédez à une ponction veineuse, de préférence entre 6 heures et 8 heures, en utilisant un tube de 7 mL à bouchon rouge et envoyez immédiatement l'échantillon au laboratoire.

Valeurs de référence

Les valeurs de FSH varient considérablement selon l'âge de la personne, selon le stade de son développement sexuel et – pour une femme – selon la phase de son cycle menstruel. Pour les femmes qui ont leurs menstruations, les valeurs approximatives sont les suivantes :

• *Phase folliculaire* : 5 à 20 IU/L.
• *Phase ovulatoire* : 15 à 30 IU/L.
• *Phase lutéale* : 5 à 15 IU/L.

Pour les hommes, les valeurs normales varient de 5 à 20 IU/L alors que pour les femmes en post-ménopause elles vont de 50 à 100 IU/L.

Signification de résultats anormaux

Une *diminution* des concentrations de FSH peut causer une anovulation chez les femmes et une aspermatogenèse chez les hommes. Des concentrations faibles de FSH peuvent indiquer des états hypogonadotropes qui peuvent être le résultat d'une anorexie mentale, de lésions hypothalamiques ou d'un panhypopituitarisme.

Une *augmentation* des concentrations de FSH peut indiquer une carence ovarienne associée à un syndrome de Turner (hypogonadisme primaire). On peut observer des concentrations élevées chez les personnes ayant une puberté précoce (idiopathique ou accompagnée de lésions du système nerveux central) et chez les femmes en post-ménopause.

Chez les hommes, les concentrations anormalement élevées de FSH peuvent indiquer une destruction des testicules (à cause d'une orchite ourlienne ou d'une exposition aux rayons X), le climatère, un séminome ou une insuffisance testiculaire. Une absence congénitale des gonades ou un début d'acromégalie peuvent causer une augmentation des concentrations de FSH chez les deux sexes.

Interventions infirmières

Avant le test

• Expliquez à la personne que ce test aide à déterminer si sa sécrétion hormonale est normale. Dites-lui qu'elle n'a pas à jeûner ou à limiter ses activités physiques avant le test, et que ce dernier nécessite un échantillon de sang.
• Suspendez l'utilisation de médicaments comme les œstrogènes ou les progestatifs durant les 48 heures précédant le test. Si l'utilisation de ces médicaments doit être maintenue, notez-le sur le relevé de laboratoire. Les hormones ovariennes stéroïdiennes (l'œstrogène ou la progestérone) et les composés qui leur sont reliés peuvent, par une rétroaction négative, inhiber le courant des hormones de libération provenant de l'hypothalamus et de la pituitaire; les phénothiazines (comme la chlorpromazine) peuvent exercer un effet semblable.
• Rappelez-vous qu'une scintigraphie réalisée au cours de la semaine précédant le test peut en modifier les résultats.
• Assurez-vous que la personne est détendue et couchée pendant les 30 minutes précédant le test.

Au cours du test

• Dans le cas d'une femme, indiquez son état menstruel et la phase de son cycle sur le relevé de laboratoire.

Hormone lactogène placentaire sérique

Ce test, lorsqu'il est associé aux mesures de l'estriol, est un indicateur fiable du fonctionnement placentaire et du bien-être du fœtus. Cette hormone peut aussi être un marqueur tumoral utile dans la détection de certains cancers. À l'aide de la prolactine, l'HPL prépare les seins pour la lactation. Elle stimule la lipolyse, ce qui libère des acides gras et fournit de l'énergie. Elle amène aussi le pancréas à sécréter de l'insuline lorsque le glucose sanguin s'élève et elle facilite ainsi la synthèse et la mobilisation des protéines essentielles à la croissance du fœtus. La sécrétion commence vers la 5e semaine de gestation et baisse rapidement après l'accouchement.

Ce dosage radio-immunologique mesure les concentrations plasmatiques de l'HPL, qui sont à peu près proportionnelles à la masse placentaire. Ce dosage peut être nécessaire dans les cas de grossesse à haut risque (par exemple, chez les femmes affectées par un diabète sucré, de l'hypertension ou une toxémie) ou dans un dysfonctionnement appréhendé du tissu placentaire. Les valeurs varient considérablement au cours de la dernière moitié de la grossesse de sorte que des dosages sériés au cours d'une période de quelques jours assurent les résultats les plus fiables du test.

Objectifs
• Étudier le fonctionnement placentaire.
• Aider au diagnostic d'une môle hydatiforme et d'un chorio-carcinome (même si les concentrations de gonadotrophine chorionique humaine offrent un meilleur diagnostic).
• Aider au diagnostic et contrôler le traitement de tumeurs non trophoblastiques qui ont une sécrétion ectopique d'HPL.

Protocole infirmier
Recueillez l'échantillon de sang dans un tube de 7 mL à bouchon rouge. Envoyez immédiatement l'échantillon au laboratoire.

Valeurs de référence
Chez des femmes enceintes, les valeurs normales de l'HPL varient selon les semaines de gestation :
• *5 à 27* : 4,6 mg/L.
• *28 à 31* : 2,4 à 6,1 mg/L.
• *32 à 35* : 3,7 à 7,7 mg/L.
• *36 à terme* : 5 à 8,6 mg/L.
À terme, les femmes atteintes de diabète sucré peuvent avoir des concentrations moyennes de 9 à 11 mg/L.

La concentration normale chez des femmes non enceintes et chez les hommes est de 0,5 mg/L.

Signification de résultats anormaux
Pour être fiable, l'interprétation des niveaux de l'HPL doit se faire en corrélation avec le moment de la grossesse.

Une *diminution* des concentrations de l'HPL est associée à un néoplasme trophoblastique, comme une môle hydatiforme ou un chorio-carcinome. Des concentrations faibles de l'HPL sont aussi caractéristiques d'un syndrome de dysfonction placentaire, de croissance intra-utérine retardée et de toxémie. Des concentrations faibles de l'HPL ne confirment pas la souffrance fœtale, mais une diminution des concentrations peut aider à différencier un avortement incomplet d'un avortement imminent.

Une *augmentation* des concentrations de l'HPL jusqu'à une valeur supérieure à 6 mg/L après 30 semaines de gestation peut suggérer un placenta anormalement volumineux, ce qui se produit le plus souvent chez les femmes ayant un diabète sucré, plusieurs fœtus ou une immunisation Rh. Ce test n'a qu'une utilisation limitée pour ce qui est de prévoir la mort du fœtus chez une femme diabétique et de traiter une immunisation Rh au cours de la grossesse.

On a observé des concentrations anormales de l'HPL dans le sérum de personnes atteintes de cancer, y compris un cancer broncho-pulmonaire, un hépatome, un lymphome et un phéochromocytome. Chez ces personnes, les concentrations de l'HPL sont utilisées comme indicateurs tumoraux.

Interventions infirmières
Avant le test
• Expliquez à la patiente que ce test aide à étudier le fonctionnement placentaire et le bien-être du fœtus. Mentionnez que le test nécessite un échantillon de sang.
• Informez la patiente que le test pourra être répété plus tard au cours de sa grossesse.

Au moment du prélèvement
• Manipulez l'échantillon avec soin pour éviter l'hémolyse, qui peut influer sur les résultats du test.

Après le prélèvement
• Si un hématome apparaît à l'endroit de la ponction veineuse, appliquez des compresses chaudes afin de diminuer l'inconfort.

Hormone lutéinisante sérique

Généralement prescrit chez les femmes dans le cadre des études d'anovulation et de stérilité, ce test est une analyse quantitative des concentrations plasmatiques d'hormone lutéinisante (LH). Aussi décrite comme l'hormone de stimulation des cellules interstitielles, la LH est une glycoprotéine sécrétée par les cellules basophiles de l'antéhypophyse. Chez les femmes, la sécrétion cyclique de la LH et de l'hormone folliculo-stimulante (FSH) provoque l'ovulation et la transformation du follicule ovarien en corps jaune qui sécrète la progestérone. Chez les hommes, la sécrétion continue de la LH stimule les cellules interstitielles (Leydig) des testicules et entraîne la libération de la testostérone, qui stimule et maintient la spermatogenèse (avec la FSH). Un diagnostic précis nécessite l'étude concomitante des résultats des dosages d'hormones apparentées, comme la FSH, les œstrogènes et la testostérone.

Objectifs
- Détecter l'ovulation.
- Diagnostiquer la stérilité mâle ou femelle.
- Diagnostiquer une aménorrhée.
- Contrôler une thérapie visant à déclencher l'ovulation.

Protocole infirmier
Procédez à une ponction veineuse et recueillez l'échantillon dans un tube de 7 mL à bouchon rouge. Dans le cas d'une femme, indiquez la phase de son cycle menstruel ou son état ménopausique sur le relevé de laboratoire.

Valeurs de référence
- *Hommes :* 5 à 20 IU/L.
- *Femmes :* les valeurs varient en fonction de la phase du cycle menstruel; durant la phase folliculaire, elles vont de 5 à 15 IU/L; au milieu du cycle (ovulation), elles vont de 30 à 60 IU/L; et durant la phase lutéale, elles vont de 5 à 15 IU/L.
- *Femmes en post-ménopause :* 50 à 100 IU/L.
- *Enfants :* 4 à 20 IU/L.

Signification de résultats anormaux
Chez les femmes, l'absence d'un pic de milieu de cycle dans la sécrétion de la LH peut indiquer une anovulation. Des concentrations normales réduites ou basses peuvent indiquer un hypogénitalisme hypogonadotrophique et elles sont souvent associées à une aménorrhée. Des concentrations élevées de la LH peuvent indiquer

une absence congénitale des ovaires ou une carence ovarienne associée à un syndrome de Stein-Leventhal (syndrome des ovaires polykystiques), à un syndrome de Turner (dysgénésie ovarienne), à la ménopause ou à un début d'acromégalie.

Chez les hommes, des valeurs faibles peuvent indiquer un dysfonctionnement gonadique secondaire (d'origine hypothalamique ou hypophysaire); des valeurs élevées peuvent indiquer une insuffisance testiculaire (hypogonadisme primaire), une destruction ou une absence congénitale des testicules.

Interventions infirmières
Avant le test
- Expliquez à la personne que ce test aide à étudier la sécrétion hormonale.
- Comme il n'y a pas de preuve que les concentrations de la LH soient modifiées par le fait de jeûner, de manger ou de faire des exercices, toute restriction à ce sujet avant le test peut être inutile.
- Dites à la personne que ce test nécessite un échantillon de sang.
- Suspendez, durant les 48 heures précédant le test, l'utilisation des médicaments qui peuvent influer sur les concentrations sériques de la LH. Les stéroïdes (y compris les œstrogènes, la progestérone et la testostérone) peuvent diminuer les concentrations sériques de la LH. Si l'usage de ces médicaments doit être maintenu, notez-le sur le relevé de laboratoire.
- Une scintigraphie réalisée au cours de la semaine précédant le test peut en modifier les résultats puisque les concentrations sériques de la LH sont établies par un dosage radio-immunologique.

Au cours du prélèvement
- Manipulez l'échantillon avec soin pour éviter l'hémolyse, qui peut modifier les résultats du test.

Après le prélèvement
- Si un hématome apparaît à l'endroit de la ponction veineuse, appliquez des compresses chaudes afin de diminuer l'inconfort.
- La personne peut reprendre la médication interrompue avant le test.

Hormone parathyroïdienne sérique

Ce test mesure l'hormone parathyroïdienne (PTH) sérique. Lorsqu'ils sont analysés avec les résultats des dosages du calcium sérique, du phosphore ou de la créatinine, les concentrations de la PTH peuvent aider à étudier le fonctionnement pathologique de la parathyroïde. Le test peut aussi aider au diagnostic initial de dérèglements parathyroïdiens et les tests de freinage ou de stimulation de la PTH peuvent confirmer le diagnostic.

Sécrétée par les glandes parathyroïdes, la PTH assure la régulation des concentrations plasmatiques de calcium et de phosphore. Elle stimule la mobilisation du calcium et du phosphore à partir de l'os. La PTH agit aussi sur les cellules des tubules rénaux pour favoriser la réabsorption du calcium et l'excrétion du phosphore, ce qui augmente les concentrations plasmatiques de calcium et diminue les concentrations de phosphore. Des concentrations sériques normales ou élevées de calcium inhibent la libération de la PTH; des concentrations faibles de calcium en stimulent la libération.

L'hormone circulante peut avoir trois formes moléculaires. Le dosage des trois formes peut aider à confirmer un diagnostic d'hyperparathyroïdie et d'hypoparathyroïdie.

Objectif
• Aider au diagnostic différentiel de dérèglements parathyroïdiens.

Protocole infirmier
Procédez à une ponction veineuse de sang dans un tube de 7 mL à bouchon rouge. Envoyez immédiatement l'échantillon au laboratoire de façon à ce qu'il soit préparé et congelé pour le dosage.

Valeurs de référence
Les concentrations sériques de PTH varient selon le laboratoire et ils doivent être interprétés en tenant compte des concentrations sériques de calcium. Voici des valeurs types :
• *PTH intacte :* 210 à 310 ng/L.
• *Fraction N-terminale :* 230 à 630 ng/L.
• *Fraction C-terminale :* 410 à 1 760 ng/L.

Signification de résultats anormaux
Une *augmentation* des concentrations de PTH peut indiquer une hyperparathyroïdie primaire, secondaire ou tertiaire. Des concentrations élevées de PTH associés à des concentrations normales de calcium suggèrent une hyperparathyroïdie primaire résultant d'un adénome ou d'un carcinome parathyroïdien ou une hyperplasie de la parathyroïde. Des concentrations de PTH allant de fortes à modérées associées à des concentrations élevées de calcium peuvent indiquer une tumeur maligne du poumon, du rein, du pancréas ou de l'ovaire. Des concentrations élevées de PTH associées à des concentrations faibles de calcium peuvent indiquer une hyperparathyroïdie secondaire résultant d'une maladie rénale chronique, d'une carence grave en vitamine D, de la malabsorption du calcium ou de la grossesse et de la lactation.

Une *diminution* des concentrations de PTH associée à des concentrations faibles de calcium indiquent une hypoparathyroïdie qui est habituellement le résultat de l'ablation chirurgicale accidentelle des glandes parathyroïdes. Une diminution peut être parfois associée à une maladie auto-immune.

Les dosages des fragments C-terminaux montrent des valeurs faussement élevées chez les individus qui ont une maladie rénale.

Interventions infirmières
Avant le test
• Expliquez à la personne que ce test aide à étudier le fonctionnement des glandes parathyroïdes.

• Demandez-lui d'être à jeun depuis la veille car la nourriture peut agir sur les concentrations de PTH et influer sur les résultats du test.

• Dites-lui que le test nécessite un échantillon de sang et que le laboratoire a besoin de plusieurs jours pour effectuer l'analyse.

Au moment du prélèvement
• Le fait de ne pas être à jeun peut fausser les résultats du test.

• Manipulez l'échantillon avec soin pour éviter l'hémolyse, qui peut modifier les résultats du test.

Après le prélèvement
• Si un hématome apparaît à l'endroit de la ponction veineuse, appliquez des compresses chaudes afin de diminuer l'inconfort.

• La personne peut reprendre son régime alimentaire.

Hydroxybutyrate déshydrogénase sérique

La mesure de l'activité de l'hydroxybutyrate déshydrogénase (HBD), une enzyme qui ressemble aux isoenzymes de la déshydrogénase lactique (LD_1 et LD_2), peut aider au diagnostic d'un infarctus du myocarde. Cela est possible parce que l'HBD demeure à un niveau élevé jusqu'à 18 jours après un infarctus du myocarde et, par conséquent, longtemps après que les autres enzymes cardiaques soit retournées à des niveaux normaux. Cette mesure est parfois utilisée à la place du fractionnement de la LD puisque l'analyse de l'HBD est plus facile à réaliser et moins coûteuse que l'électrophorèse de la LD.

Même si la concentration de l'HBD reflète d'abord l'activité de la LD_1 et de la LD_2, elle peut aussi montrer l'activité de la LD_5 s'il y a suffisamment de cette enzyme présente (comme c'est le cas dans certaines formes de maladies hépatiques). Par conséquent, ce test n'est pas toujours fiable pour établir la distinction entre un dommage cellulaire au foie et un dommage cellulaire au myocarde.

Objectifs

• Aider au diagnostic d'un infarctus du myocarde.

• Contrôler l'activité des isoenzymes cardiaques lorsque la concentration de LD_1 s'est avérée élevée.

• Détecter un infarctus du myocarde lorsque l'activité des autres enzymes est revenu à la normale.

• Appuyer le diagnostic d'états associés à des activités élevées de l'HBD, comme des anémies hémolytique et mégaloblastique, une leucémie, des lymphomes, des mélanomes, une dystrophie musculaire progressive et un syndrome néphrotique.

• Aider à établir la différence entre un dommage cellulaire cardiaque et un dommage cellulaire hépatique lorsque l'activité de la LD totale est élevée (on utilise le plus souvent le rapport LD/HBD).

Protocole infirmier

Procédez à une ponction veineuse et recueillez l'échantillon dans un tube de 7 mL à bouchon rouge. Dans un cas de contrôle d'un individu ayant eu un infarctus du myocarde, prélevez le sang à la même heure chaque matin. Envoyez immédiatement l'échantillon au laboratoire.

Valeurs de référence

• *HBD sérique :* 114 à 290 U/L.

• *Rapport LD/HBD sérique :* 1,2 : 1 à 1,6 : 1.

(N.B. : varie selon les méthodes utilisées.)

Signification de résultats anormaux

Dans un infarctus du myocarde, les activités de l'HBD atteignent un sommet 72 heures après l'apparition de la douleur thoracique et elles demeurent élevées durant environ 2 semaines. Le rapport LD/HBD diminue à cause de l'activité accrue de la LD_1 et de la LD_2; l'activité de la LD totale augmente de façon moins marquée. Les activités de l'HBD augmentent aussi dans une anémie hémolytique ou mégaloblastique, un dommage hépatocellulaire de modéré à grave aigu et une dystrophie musculaire progressive.

Une hépatite aiguë augmente le rapport LD/HBD puisque les activités de l'HBD sont moins sensibles à un dommage hépatocellulaire que les activités de la LD, qui augmentent de façon modérée.

Interventions infirmières

Avant le test

• Expliquez au patient que ce test étudie le fonctionnement du cœur ou du foie.

• Informez-le qu'il n'a pas à s'abstenir de nourriture solide ou liquide avant le test, et que celui-ci nécessite un échantillon de sang. Assurez-le que le prélèvement de l'échantillon devrait se faire en moins de 3 minutes.

• Dites au patient que l'on croit atteint d'un infarctus du myocarde que le test va être répété les matins suivants pour surveillez son évolution.

• Souvenez-vous qu'une chirurgie ou une cardioversion peuvent augmenter les activités de l'HBD.

Au moment du prélèvement

• Le fait de ne pas prélever l'échantillon au moment prévu, et par conséquent de manquer les niveaux de pointe, peut influer sur les résultats.

Après le prélèvement

• Manipulez le tube de prélèvement avec soin pour éviter l'hémolyse. Comme ce sont les globules rouges qui contiennent la LD_1, l'hémolyse de l'échantillon peut augmenter les activités de l'HBD.

• Si un hématome apparaît à l'endroit de la ponction veineuse, appliquez des compresses chaudes afin de diminuer l'inconfort.

17-α-Hydroxyprogestérone plasmatique

Un test radio-immunologique permet de doser la 17-α-hydroxyprogestérone, un précurseur dans la biosynthèse du cortisol. Une déficience congénitale en une enzyme, la 21-hydroxylase, se traduit par des concentrations faibles de cortisol plasmatique et par une accumulation de la 17-α-hydroxyprogestérone plasmatique. Une augmentation significative du prégnanetriol urinaire, catabolite de la 17-α-hydroxyprogestérone, permettait jusqu'à récemment de détecter cette déficience. Il est maintenant possible de mesurer la concentration plasmatique de la 17-α-hydroxyprogestérone, le précurseur spécifique du cortisol. Lorsqu'il est disponible, ce test permet d'éviter une collecte d'urine de 24 heures.

Objectifs
- Aider au diagnostic d'une hyperplasie surrénalienne congénitale.
- Contrôler la recharge en cortisol.
- Détecter une déficience en 21-hydroxylase.

Protocole infirmier
Procédez à une ponction veineuse et recueillez l'échantillon dans un tube de 10 mL à bouchon vert. Envoyez immédiatement l'échantillon au laboratoire.

Valeurs de référence
Femmes :
- *phase folliculaire :* 0,6 à 2,4 nmol/L;
- *phase lutéale :* 2,4 à 9,1 nmol/L;
- *grossesse 12-40 semaines :* 11 à 27 nmol/L;
- *post-ménopause :* 0,1 à 1,5 nmol/L.

Hommes : 0,6 à 5,5 nmol/L.

Signification des résultats anormaux
Des concentrations élevées de 17-α-hydroxyprogestérone plasmatique suggèrent un syndrome génito-surrénal caractérisé par la sécrétion excessive d'androgènes surrénaux et par la virilisation qui en résulte. Chez les femmes qui présentent cet état, il y a absence de développement des caractères sexuels secondaires et présence d'une virilisation importante des organes génitaux externes à la naissance. Les hommes paraissent habituellement normaux à la naissance, mais ils manifestent, par la suite, des signes de précocité somatique et sexuelle.

Au cours d'un test de stimulation à la cosyntropine pour déceler une déficience en 21-hydroxylase, un dosage de 17-α-hydroxyprogestérone fait sur un prélèvement obtenu 30 minutes après l'injection de cet analogue synthétique de l'ACTH donnera des concentrations supérieures à 10 nmol/L, la limite supérieure d'une réponse normale.

Interventions infirmières
Avant le test
- Expliquez à la personne (ou à ses parents s'il s'agit d'un enfant) que ce test mesure la sécrétion hormonale. Dites-lui qu'elle n'a pas à s'abstenir de nourriture solide ou liquide avant le test, et que celui-ci nécessite un échantillon de sang.
- Dites-lui qui va réaliser la ponction veineuse et où elle le sera, et mentionnez-lui qu'elle peut ressentir un inconfort passager à cause de l'aiguille au cours de la ponction ou de la pression du garrot. Rappelez-lui que le prélèvement de l'échantillon prend habituellement 3 minutes.

Après le prélèvement
- Si un hématome apparaît à l'endroit de la ponction veineuse, appliquez des compresses chaudes afin de diminuer l'inconfort.

Hydroxyproline urinaire

Ce test mesure les concentrations urinaires totales d'hydroxyproline, un acide aminé que l'on retrouve principalement dans le collagène. Comme ces concentrations augmentent lorsque le collagène est dégradé au cours de la résorption osseuse, les concentrations urinaires d'hydroxyproline constituent un indicateur fiable de la vitesse de renouvellement de la trame osseuse.

La vitesse de renouvellement de la trame osseuse et les concentrations d'hydroxyproline augmentent normalement chez les enfants au cours de la phase de croissance rapide du squelette. Ils augmentent aussi dans des dérèglements qui augmentent la résorption osseuse, comme une maladie de Paget, des tumeurs osseuses métastatiques et certains dérèglements endocriniens. Même si ce test peut aider au diagnostic de ces dérèglements, il est plus fréquemment utilisé pour contrôler la réponse à une thérapie médicamenteuse.

Les concentrations d'hydroxyproline sont, le plus souvent, déterminées par colorimétrie à partir d'un échantillon d'urine de 24 heures. L'hydroxyproline libre (une composante mineure de l'hydroxyproline totale et un indicateur sensible de l'apport alimentaire de collagène) peut être mesurée pour valider les résultats.

Objectifs
• Contrôler le traitement de dérèglements caractérisés par la résorption osseuse, principalement la maladie de Paget.
• Aider au diagnostic de dérèglements caractérisés par la résorption osseuse.

Protocole infirmier
Recueillez un échantillon d'urine de 24 heures dans un bocal contenant un agent de conservation pour éviter la dégradation de l'hydroxyproline. Conservez l'échantillon au frais au cours du prélèvement, et envoyez-le immédiatement au laboratoire à la fin du prélèvement. Notez l'âge et le sexe de la personne sur le relevé de laboratoire.

Valeurs de référence
Les valeurs de l'hydroxyproline urinaire totale sont de 110 à 350 µmol/d.

Les valeurs de référence pour les enfants sont beaucoup plus élevées et elles atteignent un sommet entre 11 et 18 ans. Les valeurs augmentent aussi au cours du troisième trimestre de la grossesse à cause de la croissance du squelette fœtal.

Signification de résultats anormaux
Une *augmentation* des concentrations d'hydroxyproline peut indiquer une maladie osseuse, une tumeur osseuse métastatique ou des dérèglements endocriniens qui stimulent la sécrétion hormonale. Les concentrations devraient baisser lentement au cours d'une thérapie pour les dérèglements de résorption osseuse.

Interventions infirmières
Avant le test
• Expliquez à la personne que ce test détecte le dérèglement d'un acide aminé relié à la formation osseuse ou qu'il peut être utilisé pour contrôler le traitement de ce dérèglement.
• Un régime alimentaire exempt de collagène est essentiel pour ce test puisque les concentrations d'hydroxyproline reflètent l'apport de collagène.
• Dites à la personne qu'elle ne doit pas manger de viande, de poisson, de volaille, de gelée ou tout autre aliment contenant de la gélatine durant les 24 heures précédant le test ou au cours du test.
• Dites-lui que le test nécessite un échantillon d'urine de 24 heures, et montrez-lui la technique adéquate de prélèvement.
• Vérifiez, dans le dossier de la personne, la prise de substances qui peuvent modifier les résultats du test, y compris celle de l'acide ascorbique, de l'aspirine, de la calcitonine, des glucocorticoïdes, de la plicamycine et de la vitamine D. Suspendez l'usage de ces substances si cela est nécessaire.
• Vérifiez si la personne a du psoriasis ou des brûlures puisque cela peut provoquer un renouvellement du collagène et entraîner ainsi une augmentation des concentrations urinaires d'hydroxyproline.

Pendant la période de prélèvement
• Le défaut de respecter les restrictions appropriées, de prélever toute l'urine durant la période prévue ou d'entreposer le spécimen adéquatement peut modifier les résultats du test.

Après la période de prélèvement
• La personne peut reprendre l'alimentation et la médication suspendues avant le test.

Hyperglycémie provoquée par voie orale (épreuve d')

L'épreuve d'hyperglycémie provoquée par voie orale mesure le métabolisme des sucres après l'ingestion d'une dose de provocation de glucose. L'organisme absorbe rapidement cette dose de glucose, ce qui entraîne une augmentation des concentrations plasmatiques de glucose, qui atteignent un sommet entre 30 minutes et 1 heure. Le pancréas sécrète alors plus d'insuline et ramène les concentrations de glucose à la normale après 2 à 3 heures. Au cours de cette période, les concentrations plasmatiques de glucose sont contrôlés de façon à déterminer la sécrétion d'insuline et la capacité de l'organisme à métaboliser le glucose. Les concentrations peuvent être contrôlés durant une période supplémentaire de 2 à 3 heures pour aider au diagnostic d'une hypoglycémie et d'un syndrome de malabsorption.

Objectifs
• Confirmer le diabète sucré chez les personnes sélectionnées.
• Aider au diagnostic de l'hypoglycémie et du syndrome de malabsorption.

Protocole infirmier
Entre 7 heures et 9 heures, procédez à une ponction veineuse de façon à obtenir un échantillon de sang à jeun. Prélevez cet échantillon dans un tube de 5 mL à bouchon gris. Prélevez aussi un échantillon d'urine si cela est approprié. Donnez ensuite la dose orale de glucose prévue pour le test et notez le moment où la personne commence à boire. Encouragez la personne à boire toute la solution en moins de 5 minutes.

Prélevez des échantillons de sang à 30 minutes, 1 heure, 2 heures et 3 heures après la dose de charge en utilisant des tubes de 5 mL à bouchon gris. Envoyez immédiatement les échantillons au laboratoire. Spécifiez le moment où la personne a pris son dernier repas avant le test, les moments de prélèvement des échantillons et le moment où la personne a reçu, avant le test, sa dernière dose d'insuline ou d'hypoglycémiant.

Valeurs de référence
Des concentrations normales atteignent un sommet de 8,9 à 10,0 mmol/L à 30 minutes ou 1 heure après l'ingestion orale du glucose. Ils reviennent généralement au niveau de jeûne ou plus bas en 2 à 3 heures. Les niveaux normaux de jeûne sont inférieurs à 6,7 mmol/L).

Signification de résultats anormaux
Si dans l'échantillon de 2 heures et dans au moins un autre échantillon prélevé entre 0 et 2 heures après l'ingestion d'une dose d'au moins 75 g de glucose on observe des concentrations de glucose de 11,1 mmol/L ou plus, le test confirme le diabète chez l'adulte ou la femme enceinte.

Une diminution de la tolérance au glucose peut être aussi associée à une maladie de Cushing, à un phéochromocytome, à des lésions du système nerveux central, à une cirrhose du foie, à un infarctus du myocarde ou à un infarctus cérébral, à une hyperthyroïdie, à une grossesse et à des situations d'anxiété.

Une augmentation de la tolérance au glucose se produit dans un adénome insulaire, un syndrome de malabsorption, une maladie d'Addison, une hypothyroïdie ou un hypopituitarisme.

Interventions infirmières
Avant le test
• Expliquez à la personne que ce test permet d'étudier le métabolisme du glucose. Dites-lui de maintenir un régime alimentaire riche en sucre durant 3 jours et alors de jeûner durant les 8 heures précédant le test. Dites-lui de ne pas fumer, de ne pas boire de café ou d'alcool, et de ne pas faire d'exercice exigeant durant les 8 heures précédant le test. Dites-lui que le test nécessite plusieurs échantillons de sang et que le protocole dure habituellement 3 heures.
• Suspendez l'utilisation des médicaments qui modifient les résultats du test, y compris les amphétamines, les benzodiazépines, les inhibiteurs bêta-adrénergiques, le clofibrate, les corticostéroïdes, le furosémide, le lithium, les inhibiteurs de la monoamine oxydase, les contraceptifs oraux, la phénolphtaléine, les phénothiazines, la phénytoïne et les diurétiques thiazidiques. Si l'utilisation de ces médicaments doit être maintenue, notez-le sur le relevé de laboratoire.
◆ *Mise en garde.* Dites à la personne de surveiller les symptômes d'hypoglycémie (faiblesse, agitation, nervosité, faim et transpiration).

Au cours du test
• Si la personne commence à présenter des signes d'hypoglycémie, prélevez un échantillon de sang, notez le moment du prélèvement sur le relevé de laboratoire et arrêtez le test. Faites boire à la personne un verre de jus d'orange auquel on aura ajouté du sucre ou administrez du glucose intraveineux pour inverser la réaction.

Hypersensibilité retardée (tests cutanés)

Les tests cutanés permettent de déterminer la réponse immunitaire cellulaire d'un patient ayant une grave infection récurrente, une infection provoquée par des microorganismes inhabituels ou des dérèglements suspects associés à une hypersensibilité retardée. Une réaction positive aux tests montre que les mécanismes de la réponse immunitaire sont intacte, et que le patient peut maintenir une réponse inflammatoire non spécifique à l'infection.

Les tests cutanés utilisent des antigènes nouveaux et des antigènes de rappel qui sont injectés dans le derme ou appliqués localement. Les antigènes nouveaux – ceux avec lesquels le patient n'a pas été en contact antérieurement – déterminent la réponse immunitaire primaire du patient lorsqu'une dose de sensibilisation est administrée, suivie d'une dose de provocation. Les antigènes de rappel – ceux auxquels le patient a déjà été exposé antérieurement – déterminent la réponse immunitaire secondaire.

Objectifs
- Évaluer les réponses immunitaires primaires et secondaires.
- Vérifier l'efficacité d'une immunothérapie.
- Diagnostiquer des maladies fongiques, bactériennes et virales.
- Contrôler l'évolution de la maladie de Hodgkin et de la coccidioïdomycose.

Protocole infirmier
Test au dinitrochlorobenzène. Portez des gants et un masque pour éviter votre propre sensibilisation à l'antigène, le dinitrochlorobenzène. Dissolvez le dinitrochlorobenzène dans l'acétone. Nettoyez, à l'alcool, une petite zone sans poils sur l'avant-bras du patient, laissez-la sécher et appliquez alors la quantité prescrite de dinitrochlorobenzène (dose de sensibilisation) avec une tige montée. Laissez sécher et couvrez alors la zone à l'aide d'une compresse de gaze stérile durant 24 à 48 heures. Après 14 jours, appliquez une dose plus faible, dite dose de provocation, au même endroit. Vérifiez-y les réactions 48 à 96 heures plus tard.

Test aux antigènes de rappel. Injectez chacun des antigènes dans le derme de l'avant-bras de la personne en utilisant, chaque fois, une seringue à tuberculine différente. Injectez le diluant de contrôle allergique dans l'autre avant-bras. Encerclez l'endroit de chacune des injections avec un crayon et marquez-le selon l'antigène administré. Vérifiez les endroits d'injection après 48 et 72 heures, et notez l'induration et l'érythème en millimètres. Confirmez un test négatif en utilisant une concentration plus forte d'antigènes.

Résultats normaux
Test au dinitrochlorobenzène. Une réaction positive (érythème, œdème, induration) apparaît de 48 à 96 heures après l'injection de la dose de provocation.

Test aux antigènes de rappel. Une réponse positive (5 mm ou plus d'induration à l'endroit du test) apparaît 48 heures après l'injection.

Signification de résultats anormaux
Le défaut de réagir à la dose de provocation de dinitrochlorobenzène indique une diminution de l'hypersensibilité retardée. Dans le test aux antigènes de rappel, une réponse positive à moins de deux des six antigènes utilisés, une absence persistante de réponse à l'injection intradermique d'antigènes de force plus grande ou une réaction inférieure à 10 mm d'induration combinée indiquent une diminution de l'hypersensibilité retardée. Cela peut provenir d'une leucémie aiguë, d'une maladie de Hodgkin, d'une thérapie immunosuppressive, d'une maladie du foie ou d'une thérapie aux stéroïdes.

Interventions infirmières
Avant le test
- Vérifiez, dans le dossier du patient, l'hypersensibilité aux antigènes du test. Vérifiez s'il y a eu vaccination antérieure pour le bacille de Calmette-Guérin ou pour la tuberculose.

Au moment du test
- Si les avant-bras montrent des signes de dermatite atopique ou d'une autre maladie, utilisez le dos ou un autre endroit.

Après le test
- Durant 30 minutes, surveillez les réactions locales graves, comme la douleur, les vésicules et la démangeaison. Surveillez aussi l'œdème et la sensibilité des ganglions lymphatiques du cou ou de l'aisselle.
- Dans le cas d'un patient hypersensible, administrez des corticostéroïdes pour freiner la réaction. Signalez-lui que les lésions cutanées peuvent persister jusqu'à 14 jours. Dites-lui d'éviter de se gratter.
- ◆ *Mise en garde.* Surveillez les signes de choc anaphylactique et administrez de l'adrénaline si cela est nécessaire.

Hystérosalpingographie

Ce test radiologique permet la visualisation de l'utérus, des trompes de Fallope et de la région péritubaire. Des clichés radioscopiques sont pris au moment où l'opacifiant radiologique s'écoule à travers l'utérus et les trompes de Fallope. Généralement réalisé dans le cadre d'une étude de fertilité, ce test peut aussi aider à analyser la perte fœtale répétée et il peut être utilisé comme moyen de suivi après une chirurgie, particulièrement après des interventions d'unification utérine et de reperméabilisation tubaire.

Alors que l'échographie ultrasonique a pratiquement remplacé ce test dans certains cas, elle ne peut cependant pas être utilisée pour déterminer la perméabilité tubaire, ce qui constitue l'objectif principal de l'hystérosalpingographie. Les risques reliés à ce test sont la perforation utérine, l'injection intra-vasculaire d'opacifiant radiologique et l'exposition à des radiations qui peuvent être dangereuses.

Objectifs

- Confirmer des anomalies tubaires, comme les adhérences et les occlusions.
- Confirmer des anomalies utérines, comme la présence de corps étrangers, les malformations congénitales et les lésions traumatiques.
- Confirmer les fistules ou les adhérences péritubaires.

Protocole

Installez la patiente en position gynécologique. Un cliché de débrouillage sera pris. L'examinateur insère alors un spéculum dans le vagin de la patiente, il place le ténaculum sur le col de l'utérus et il nettoie le col. Ensuite, il insère la canule dans le col de l'utérus et la fixe au ténaculum. Après l'injection de l'opacifiant radiologique par la canule, l'utérus et les trompes de Fallope deviennent visibles par fluoroscopie et des clichés radioscopiques sont alors réalisés. Pour permettre des prises de vues obliques, la patiente peut avoir à changer de position.

Résultats normaux

Les rayons X montrent une cavité utérine symétrique. L'opacifiant radiologique circule à travers les trompes de Fallope de calibre normal, il s'écoule librement dans la cavité péritonéale et il ne montre pas de fuite à partir de l'utérus.

Signification de résultats anormaux

Un utérus asymétrique suggère des adhérences ou des masses intra-utérines, comme des fibromes ou des corps étrangers. Une altération de l'écoulement de l'opacifiant radiologique par les trompes de Fallope suggère un blocage partiel ou complet résultant d'une agglutination intraluminale, d'une compression extrinsèque par des adhérences, ou des adhérences dans la région des franges. Une fuite de l'opacifiant radiologique à travers la paroi utérine suggère des fistules. Une laparoscopie à l'aide de l'instillation d'un opacifiant confirme des observations positives ou équivoques.

Interventions infirmières

Avant le test

- Expliquez à la patiente que ce test aide à diagnostiquer des anomalies de l'utérus et des trompes de Fallope. Décrivez le protocole en indiquant la façon dont l'opacifiant radiologique est introduit. Informez-la que des clichés radioscopiques seront pris. Répondez à toutes ses questions.
- Dites-lui où le test va se passer, qui va le réaliser et qu'il dure environ 15 minutes.
- Signalez à la patiente que le protocole peut provoquer des crampes modérées; cependant, elle peut recevoir un sédatif léger, comme le diazépam.
- Vérifiez, dans le dossier de la patiente, s'il y a des contre-indications à ce test, comme des menstruations, un saignement vaginal non diagnostiqué ou une salpingite aiguë.

Au cours du test

- Surveillez la présence d'une réaction allergique à l'opacifiant radiologique, comme de l'urticaire, de la démangeaison ou de l'hypotension.

Après le test

- Observez, chez la patiente, les signes d'infection, comme la fièvre, la douleur, une augmentation de la fréquence du pouls, un malaise et la douleur musculaire.
- Assurez-la que les crampes et la réaction vagale (fréquence lente du pouls, nausées et étourdissements) sont passagères.

Imipramine et désipramine sériques

Ce test aide à contrôler les concentrations sériques de deux antidépresseurs tricycliques (TCA). Ces médicaments sont très efficaces pour soulager une dépression lorsque les concentrations sériques demeurent à l'intérieur de la zone thérapeutique; les individus dont les concentrations sériques se situent au-dessous de cette zone thérapeutique ont tendance à répondre moins favorablement que ceux dont les concentrations se situent à l'intérieur de cette zone. Ce test peut aussi déterminer la possibilité d'une dose excessive qui peut entraîner un état de toxicité quant au cœur et au système nerveux central.

L'imipramine (Tofranil) et la désipramine (Norpramine) sont utilisées pour traiter la dépression endogène. L'imipramine est aussi utilisée pour traiter l'énurésie nocturne chez les enfants. Ces substances inhibent le recaptage des neurotransmetteurs que sont la noradrénaline et la sérotonine dans la fente synaptique, et elles augmentent probablement l'efficacité de la transmission synaptique dans le système nerveux central.

Comme l'imipramine est métabolisée en désipramine, les deux substances apparaissent dans le sérum après une administration d'imipramine. L'inverse ne se produit pas et, après une administration de désipramine, l'imipramine n'apparaît pas dans le sérum.

Objectifs

• Contrôler les concentrations sériques de ces substances.
• Vérifier l'observation médicamenteuse de la personne.
• Déterminer la toxicité après l'administration d'une dose excessive.

Protocole infirmier

Procédez à une ponction veineuse et recueillez l'échantillon dans une seringue héparinée. L'imipramine et la désipramine demeurent stables dans le sérum ou dans le plasma durant au moins 5 jours à la température de la pièce.

Valeurs de référence

• *Imipramine et désipramine :* zone thérapeutique totale, 125 à 275 ng/mL (470 à 1 030 nmol/L).
• *Désipramine :* zone thérapeutique, 75 à 225 ng/mL (280 à 850 nmol/L).

Des concentrations totales de TCA supérieurs à 450 ng/mL (1 690 nmol/L) sont associées à de la toxicité. Des concentrations supérieures à 1 000 ng/mL (3 750 nmol/L) indiquent une toxicité grave.

Signification de résultats anormaux

Des concentrations sériques qui se situent au-dessous de la zone thérapeutique sont associés à une réponse thérapeutique médiocre. Chez les individus qui présentent des concentrations en état d'équilibre situées à l'intérieur de la zone thérapeutique, mais qui n'ont pas répondu à une thérapie après 3 ou 4 semaines, on peut devoir recourir à un antidépresseur différent.

Interventions infirmières

Avant le test

• Expliquez au patient que ce test aide à contrôler les concentrations sériques de médicaments de façon à ce qu'il reçoive la posologie adéquate. Dites-lui qu'un échantillon de sang sera prélevé et qu'il n'a pas besoin d'être à jeun avant le test.
• Dites-lui de maintenir sa posologie habituelle avant le test.
• Assurez-vous que le patient a pris une quantité constante d'imipramine ou de désipramine durant au moins les 7 jours précédant le test. (Les résultats du test ne seront pas fiables pour les patients qui ont utilisé les médicaments durant moins d'une semaine ou pour ceux dont la posologie a été modifiée au cours de la semaine précédant le test.)
• Vérifiez si le patient prend une dose quotidienne unique ou fractionnée. (Pour le patient qui utilise une seule dose quotidienne, prélevez l'échantillon de sang entre 10 et 14 heures après l'administration de la dernière dose. Pour le patient qui utilise une dose quotidienne fractionnée, prélevez l'échantillon de sang entre 4 et 6 heures après l'administration de la dernière dose.)

Après le prélèvement

• Manipulez l'échantillon avec soin pour éviter l'hémolyse, qui peut modifier les résultats du test.
• Si un hématome apparaît à l'endroit de la ponction veineuse, appliquez des compresses chaudes afin de diminuer l'inconfort.

Immunoglobuline G (sous-classes)

Dans les cas d'individus qui ont des infections sino-pulmonaires ou otiques récurrentes inexpliquées, la mesure des quatre sous-classes d'immunoglobulines humaines (IgG_1, IgG_2, IgG_3 et IgG_4) est recommandée. Il y a deux façons de mesurer les sous-classes :

• pour la plupart des échantillons, l'immunodiffusion radiale;

• pour les échantillons à concentrations très faibles, le test d'immunocaptation à enzyme liée.

Objectifs

• Mesurer les concentrations en protéines des sous-classes d'IgG pour aider au diagnostic des déficiences en immunoglobuline.

• Aider au diagnostic des infections récurrentes dans l'enfance.

Protocole infirmier

Procédez à une ponction veineuse et recueillez l'échantillon de sang dans un tube de 7 mL à bouchon rouge. Envoyez immédiatement l'échantillon au laboratoire.

Valeurs de référence

Les niveaux normaux des sous-classes d'IgG varient considérablement avec l'âge, comme cela apparaît dans les intervalles choisis suivants :

• *3 à 6 ans :* IgG_1, 3,5 à 8,7 g/L; IgG_2, 0,7 à 4,8 g/L; IgG_3, 0,1 à 1,2 g/L; IgG_4, 0,01 à 1,2 g/L.

• *7 à 10 ans :* IgG_1, 3,8 à 10,0 g/L; IgG_2, 1,0 à 5,3 g/L; IgG_3, 0,1 à 1,3 g/L; IgG_4, 0,01 à 1,5 g/L.

• *11 à 14 ans :* IgG_1, 4,0 à 11,0 g/L; IgG_2, 1,3 à 5,8 g/L; IgG_3, 0,2 à 4,4 g/L; IgG_4, 0,01 à 1,8 g/L.

• *14 ans et plus :* IgG_1, 4,2 à 11,1 g/L; IgG_2, 1,5 à 5,9 g/L; IgG_3, 0,3 à 1,4 g/L; IgG_4, 0,01 à 1,9 g/L.

Signification de résultats anormaux

Une diminution des concentrations des quatre sous-classes d'IgG est associée à plusieurs déficits immunitaires primaires, y compris à l'hypogammaglobulinémie, à l'ataxie-télangiectasie et au syndrome de Wiskott-Aldrich. Des déficiences en IgG_2 et en IgG_4 peuvent survenir chez certains individus ayant une déficience en IgA. Une déficience isolée en IgA est fréquente et souvent asymptomatique; des déficiences concomitantes en IgG_2 et en IgG_4 peuvent prédisposer l'individu à une infection sino-pulmonaire récurrente. Chez les enfants, des déficiences isolées et combinées en IgG_2, IgG_3 et IgG_4 peuvent provoquer des infections sino-pulmonaires et des otites moyennes récurrentes. Ces enfants montrent une production altérée d'anticorps contre *Hæmophilus influenzæ* de type B et contre *Streptococcus pneumoniæ*, malgré des concentrations normales de IgG totale.

Interventions infirmières

Avant le test

• Dites au patient ou aux parents (s'il s'agit d'un enfant) que ce test aide à détecter les concentrations anormalement basses de protéines nécessaires pour combattre les infections.

• Dites-lui qu'il n'a pas à s'abstenir de nourriture solide ou liquide avant le test, et que ce dernier nécessite un échantillon de sang.

Après le prélèvement

• Si un hématome apparaît à l'endroit de la ponction veineuse, appliquez des compresses chaudes afin de diminuer l'inconfort.

Immunoglobulines du liquide céphalo-rachidien

Ce test utilise l'électrophorèse pour analyser les immunoglobulines du liquide céphalo-rachidien (LCR) et des échantillons de sérum. Ce test aide à confirmer un diagnostic de sclérose en plaques. Une augmentation du contenu en protéines totales du LCR, causée principalement par une augmentation de la synthèse des immunoglobulines du LCR, est caractéristique de la sclérose en plaques et de certains autres dérèglements neurologiques dégénératifs. Dans la sclérose en plaques, les immunoglobulines du LCR migrent, au cours de l'électrophorèse, en groupes séparés désignés comme des bandes oligoclonales plutôt qu'en bandes larges et homogènes polyclonales caractéristiques des immunoglobulines polyclonales normales. Dans ce test, on amène la concentration d'IgG d'un échantillon de liquide céphalo-rachidien à environ 2 g/L et on l'analyse alors par la technique d'électrophorèse sur gel d'agarose. À titre de contre-épreuve, on analyse aussi les bandes oligoclonales d'un échantillon de sérum. (Les bandes ne sont pas cliniquement significatives si les mêmes apparaissent à la fois dans le LCR et dans le sérum.)

Objectif
• Aider à confirmer un diagnostic de sclérose en plaques.

Protocole infirmier
Procédez à une ponction veineuse et recueillez l'échantillon de sang dans un tube de 7 mL à bouchon rouge à l'intérieur d'une période de 2 heures avant que la personne subisse une ponction lombaire visant à prélever au moins 3 mL de LCR. Le LCR sera placé dans un tube stérile sans additif. Identifiez correctement les échantillons et envoyez-les immédiatement au laboratoire après le prélèvement. Si le test ne peut être réalisé au cours de la journée du prélèvement, les échantillons devraient être réfrigérés mais non congelés.

Résultats normaux
Normalement, le LCR ne contient pas plus d'une bande oligoclonale.

Signification de résultats anormaux
Des résultats positifs du test (deux bandes oligoclonales ou plus trouvées dans le LCR mais non dans l'échantillon concomitant de sérum) ne supportent un diagnostic de sclérose en plaques que s'ils sont en conjonction avec des observations cliniques caractéristiques. Ce test peut aussi

s'avérer positif dans différents dérèglements du système nerveux central, y compris la panencéphalite rubéolaire chronique, la méningite à *Cryptococcus*, la polynévrite idiopathique, la neurosyphilis et la panencéphalie sclérosante subaiguë.

Interventions infirmières
Avant le test
• Expliquez à la personne que ce test aide à déterminer si ses symptômes sont causés par la sclérose en plaques. Dites-lui qu'elle n'a pas à s'abstenir de nourriture solide ou liquide avant le test, qui nécessite à la fois un échantillon de sang et un échantillon de LCR. Avertissez-la qu'elle peut ressentir une sensation de piqûre au moment de l'injection de l'anesthésique et une douleur localisée au moment de l'insertion de l'aiguille spinale au cours de la ponction lombaire visant à prélever un échantillon de LCR. Avertissez-la qu'elle peut éprouver un mal de tête au cours de la ponction lombaire, mais que sa coopération au cours du protocole devrait réduire au minimum cet inconvénient et d'autres inconforts possibles.
• Assurez-vous que la personne ou un membre responsable de la famille a signé une formule de consentement. La personne peut avoir besoin d'un sédatif léger pour diminuer son anxiété.

Au cours du test
• Au cours de la ponction lombaire, observez, chez la personne, tout signe de réactions défavorables, comme une fréquence élevée du pouls, de la pâleur ou une peau moite et froide.
• Le fait de congeler et de décongeler les spécimens peut provoquer des résultats faussement négatifs.

Après le test
• La personne devrait demeurer couchée durant au moins les 8 heures suivant une ponction lombaire et elle devrait être encouragée à augmenter sa consommation de liquides.
• Surveillez fréquemment les signes vitaux et l'état neurologique de même que la rougeur, l'enflure et tout signe d'épanchement à l'endroit de la ponction lombaire.
• Un délai entre le moment du prélèvement et l'analyse au laboratoire peut invalider les résultats du test.
• Si un hématome apparaît à l'endroit de la ponction veineuse, appliquez des compresses chaudes afin de diminuer l'inconfort.

Immunoglobulines sériques

Les immunoglobulines, des protéines qui peuvent jouer le rôle d'anticorps spécifiques dans la réponse à une stimulation antigénique, régissent les aspects humoraux de l'immunité. On retrouve normalement cinq classes d'immunoglobulines dans le sérum : IgG, IgA, IgM, IgD et IgE. Les IgG constituent environ 75 % des immunoglobulines sériques les IgA, 15 % ; les IgM, de 5 % à 7 % ; et les IgD et les IgE propres aux allergènes, moins de 2 %. Des écarts dans ces pourcentages sont caractéristiques de plusieurs dérèglements immunitaires, y compris le cancer, les dérèglements hépatiques, la polyarthrite rhumatoïde et le lupus érythémateux aigu disséminé.

Objectifs
- Diagnostiquer des paraprotéinémies.
- Détecter des hypogammaglobulinémies et des hypergammaglobulinémies, aussi bien que des maladies non immunologiques associées à des concentrations anormalement élevées d'immunoglobulines.
- Déterminer l'efficacité d'une chimiothérapie ou d'une radiothérapie.

Protocole infirmier
Procédez à une ponction veineuse et recueillez l'échantillon dans un tube de 7 mL à bouchon rouge. Envoyez immédiatement l'échantillon au laboratoire pour éviter la détérioration des immunoglobulines.

Valeurs de référence
Chez les adultes, les concentrations sériques des immunoglobulines G, A et M tels qu'ils sont mesurées par néphélémétrie sont les suivantes :
- *IgG : 6,4 à 14,3 g/L.*
- *IgA : 0,3 à 3 g/L.*
- *IgM : 0,2 à 1,4 g/L.*

Signification de résultats anormaux
Lorsqu'elles sont considérées en relation les unes avec les autres, les concentrations d'immunoglobulines peuvent confirmer ou appuyer un diagnostic de dérèglements hépatiques, de dérèglements des immunoglobulines, de lymphomes, de macroglobulinémie, de myélome multiple et d'autres dérèglements comme la polyarthrite rhumatoïde et le lupus érythémateux aigu disséminé. Par exemple, le lupus érythémateux aigu disséminé et l'hépatite augmentent les concentrations de toutes les immunoglobulines. Dans une agammaglobulinémie, tous les concentra-

tions sont réduites. Dans une cirrhose biliaire, les concentrations d'IgG et d'IgA sont normales et celle d'IgM est augmentée.

Interventions infirmières
Avant le test
- Expliquez que ce test mesure les concentrations d'anticorps et, si cela est pertinent, qu'il aide à déterminer l'efficacité d'un traitement.
- Dites au patient de s'abstenir de nourriture solide et liquide, à l'exception de l'eau, durant les 8 heures précédant le prélèvement d'un échantillon de sang.
- Vérifiez, dans son dossier, la prise de médicaments qui peuvent influer sur les résultats du test. Les médicaments qui augmentent les concentrations d'immunoglobulines sont l'aminophénazone, les anticonvulsivants, l'asparaginase, le chlorhydrate d'hydralazine, les dérivés de l'hydantoïne, les contraceptifs oraux et la phénylbutazone. Les médicaments qui diminuent les concentrations d'immunoglobulines sont les dextrans, le méthotrexate, la méthylprednisolone et le vaccin BCG. La phénytoïne diminue les concentrations d'IgG et d'IgA. La méthadone augmente les concentrations d'IgG. Si l'usage de ces médicaments doit être maintenu, notez-le sur le relevé de laboratoire.
- Souvenez-vous que l'alcoolisme augmente les concentrations d'IgA, qu'une toxicomanie peut augmenter les concentrations d'IgM et qu'une radiothérapie ou une chimiothérapie peuvent abaisser les concentrations de toutes les immunoglobulines.

Après le prélèvement
- Si un hématome apparaît à l'endroit de la ponction veineuse, appliquez des compresses chaudes afin de diminuer l'inconfort.

Après le test
- Avisez le patient qui a des concentrations anormalement faibles d'immunoglobulines (particulièrement d'IgG ou d'IgM) de se protéger contre l'infection bactérienne.
- Dites aux patients qui ont des concentrations anormalement élevées d'immunoglobulines et des dysglobulinémies monoclonales de signaler la douleur et la sensibilité osseuses. Surveillez les signes d'hypercalcémie, d'insuffisance rénale et de fractures pathologiques spontanées.

Insuline sérique

En permettant la mesure quantitative des concentrations sériques d'insuline, ce dosage aide à désigner les individus chez lesquels on soupçonne une hyperinsulinémie provoquée par une tumeur ou une hyperplasie pancréatiques.

L'insuline règle le métabolisme et le transport des glucides, des acides aminés et des lipides. Normalement, la sécrétion d'insuline atteint des niveaux de pointe après les repas; une sécrétion insuffisante ou de la résistance aux effets de l'insuline entraînent une augmentation du glucose sanguin – la caractéristique principale du diabète sucré. Comme le glucose stimule le relâchement de l'insuline, les concentrations de glucose sérique sont généralement mesurés en même temps que les concentrations d'insuline.

Objectifs
- Aider au diagnostic d'une hypoglycémie résultant d'une déficience en glucocorticoïdes, d'une maladie hépatique grave, d'une tumeur ou d'une hyperplasie concernant les celllules des îlots de Langerhans du pancréas.
- Aider au diagnostic du diabète sucré et de la résistance à l'insuline.

Protocole infirmier
Recueillez un échantillon de sang pour le test de l'insuline dans un tube de 7 mL à bouchon rouge. Recueillez un échantillon pour le test du glucose dans un tube à bouchon gris. Déposez l'échantillon pour le test de l'insuline dans de la glace et envoyez immédiatement les deux échantillons au laboratoire.

Valeurs de référence
Les concentrations sériques d'insuline varient normalement de non décelables à des valeurs de de 35 à 145 pmol/L.

Signification de résultats anormaux
L'interprétation des concentrations d'insuline doit tenir compte de la concentration concomitante de glucose; même une concentration d'insuline située à l'intérieur des limites normales peut être inappropriée en rapport avec la concentration de glucose.

Des concentrations élevées d'insuline et des concentrations basses de glucose après un jeûne important suggèrent un insulinome. Un jeûne prolongé ou un test de stimulation peuvent être nécessaires pour confirmer le diagnostic.

Dans les cas de diabète insulinorésistant, les concentrations d'insuline augmentent; dans les cas de diabète non insulinorésistant, les concentrations diminuent.

L'hormone adrénocorticotrope, les stéroïdes (y compris les contraceptifs oraux), les suppléments thyroïdiens et l'adrénaline ont une action hyperglycémiante, et augmentent les concentrations sériques d'insuline.

Interventions infirmières
Avant le test
- Expliquez au patient que ce test aide à étudier le fonctionnement du pancréas.
- Dites-lui d'être à jeun depuis les 8 heures précédant le test. Insistez sur le fait que le défaut de respecter les restrictions concernant le régime alimentaire et les activités pourrait influer sur les résultats du test. Dites-lui que le test nécessite des échantillons de sang.
- Suspendez la prise de médicaments qui peuvent influer sur les résultats du test si cela est pertinent. Si leur usage doit être maintenu, notez-le sur le relevé de laboratoire.
- Le patient devrait être détendu et couché durant les 30 minutes précédant le test puisque l'agitation et le stress peuvent influer sur les concentrations d'insuline.
- ◆ *Mise en garde.* Le jeûne imposé avant le test peut provoquer rapidement une hypoglycémie grave chez une personne ayant un insulinome. Gardez du glucose intraveineux (50 %) disponible pour inverser une hypoglycémie possible.
- Chez les patients ayant un diabète sucré insulino-dépendant, des concentrations élevées d'anticorps anti-insuline peuvent influer sur le test.

Après le prélèvement
- Manipulez avec soin l'échantillon du test de l'insuline pour éviter l'hémolyse, qui peut influer sur les résultats du test.
- Le fait de ne pas déposer l'échantillon du test de l'insuline dans de la glace et de l'envoyer rapidement au laboratoire peut influer sur les résultats du test.
- Si un hématome apparaît à l'endroit de la ponction veineuse, appliquez des compresses chaudes afin de diminuer l'inconfort.

Après le test
- Si les résultats sont douteux, il peut être nécessaire de répéter le test ou de procéder à un test de tolérance au glucose.

Isopropanol et méthanol sériques

À l'aide de la chromatographie en phase gazeuse, on peut mesurer quantitativement et dans une même injection les concentrations sériques de l'isopropanol et de son métabolite l'acétone, de l'éthanol ainsi que du méthanol chez les individus soupçonnés d'avoir ingéré ces types d'alcools. Après l'éthanol, l'isopropanol et le méthanol sont les liquides volatiles que l'on rencontre le plus fréquemment. Ils sont tous les deux plus toxiques que l'alcool et l'ingestion de l'un ou de l'autre peut être mortelle.

L'isopropanol, contenu dans l'alcool à friction, est un désinfectant, un liniment et un solvant industriel deux fois plus toxique que l'éthanol. Il est rapidement métabolisé en acétone. Les symptômes de l'ingestion sont la gastrite, la confusion, la dépression du système nerveux central, l'arrêt respiratoire et le coma.

Le méthanol est un solvant industriel et il est souvent utilisé comme ingrédient dans les boissons alcoolisées contrefaites (même s'il est moins enivrant que l'éthanol). Dans l'organisme, il est partiellement oxydé en formaldéhyde et en acide formique. Les symptômes d'une intoxication au méthanol, qui peuvent survenir entre 8 et 36 heures après l'ingestion, comportent la nausée, les vomissements, la diarrhée, la stupeur, les convulsions, l'arrêt respiratoire, la cécité, l'acidose métabolique et le coma.

Objectif

• Confirmer la cause et l'importance d'une intoxication appréhendée d'après les antécédents de la personne ou les symptômes.

Protocole infirmier

Nettoyez l'endroit de la ponction veineuse à l'aide d'une solution de chlorure de benzalkonium (dilution aqueuse de 1 : 75) ou de polyvidone iodée. Procédez à une ponction veineuse et recueillez l'échantillon dans un tube de 7 mL à bouchon rouge. Envoyez immédiatement l'échantillon au laboratoire.

Valeurs de référence

Toute concentration d'isopropanol ou de méthanol dans le sérum est anormale et peut être toxique. Les concentrations suivantes peuvent être mortelles :

• *Isopropanol :* concentration toxique : > 25 mmol/L.

• *Méthanol :* concentration toxique : > 6,3 mmol/L; concentration létale : > 25 mmol/L.

Signification de résultats anormaux

La confirmation des concentrations d'isopropanol et de méthanol sériques aide à orienter le traitement. L'intoxication au méthanol est susceptible de provoquer la cécité résultant de l'acidose métabolique.

Interventions infirmières

Avant le test

• Expliquez au patient ou à sa famille que ce test détecte l'isopropanol ou le méthanol dans le sang, et que l'un et l'autre peuvent avoir des effets toxiques. Dites-lui que le test nécessite un échantillon de sang.

• Si le test est exigé à des fins médico-légales, assurez-vous que le patient ou un membre responsable de la famille a signé une formule de consentement.

• Vérifiez, dans son dossier, la quantité et le moment de l'ingestion d'isopropanol ou de méthanol ainsi que le nom et le schéma posologique de toute autre drogue qu'il aurait prise.

Au moment du prélèvement

• Ne nettoyez pas l'endroit de la ponction veineuse avec de l'alcool ou de la teinture d'iode puisque ces produits vont contaminer l'échantillon et augmenter faussement les concentrations sériques d'isopropanol ou de méthanol.

Après le prélèvement

• Si un hématome apparaît à l'endroit de la ponction veineuse, appliquez des compresses chaudes afin de diminuer l'inconfort.

Lactate déshydrogénase sérique

La lactate déshydrogénase (LD) est une enzyme qui catalyse la transformation réversible de l'acide pyruvique musculaire en acide lactique. L'électrophorèse permet d'identifier et de mesurer cinq isoenzymes dans des tissus particuliers :

- LD_1 et LD_2 sont présentes principalement dans le cœur, les globules rouges et les reins;
- LD_3 se trouve surtout dans les poumons;
- LD_4 et LD_5 sont présentes dans le foie et les muscles squelettiques.

L'application clinique la plus répandue de la LD (avec les dosages d'autres enzymes cardiaques) concerne le diagnostic de l'infarctus aigu du myocarde. Le dosage de la LD est aussi utile lorsque la créatine kinase (CK) n'a pas été mesurée dans un délai de 24 heures après le début d'un infarctus aigu du myocarde. L'activité myocardique de la LD augmente plus tardivement que celui de la CK (de 12 à 48 heures après le début de l'infarctus), elle atteint un sommet en 2 à 5 jours et revient à la normale en 7 à 10 jours si la nécrose tissulaire ne persiste pas. Le test est aussi utile pour le diagnostic de dommages hépatiques, pulmonaires et érythrocytaires.

Objectifs

- Aider au diagnostic différentiel d'un infarctus du myocarde, d'un infarctus pulmonaire, des anémies et d'une maladie hépatique.
- Appuyer les résultats du dosage de la CK pour diagnostiquer un infarctus du myocarde ou fournir un diagnostic lorsque les échantillons de sang pour le dosage de la CK sont prélevés trop tardivement pour montrer une augmentation.
- Contrôler la réponse du patient à certaines formes de chimiothérapie.

Protocole infirmier

Procédez à une ponction veineuse et recueillez les échantillons dans des tubes de 7 mL à bouchon rouge. Prélevez les échantillons selon un horaire précis pour éviter de manquer les activités de pointe et indiquez les moments de prélèvement sur le relevé de laboratoire. Envoyez immédiatement les échantillons au laboratoire.

Valeurs de référence

Les activités totales de la LD, chez les adultes, varient généralement de 50 à 120 U/L si la méthode utilisée permet la transformation de lactate en pyruvate, et ils varient de 115 à 225 U/L pour les méthodes où le pyruvate est transformé en lactate. La distribution normale est la suivante :

- LD_1 : 17,5 % à 28,3 % du total.
- LD_2 : 30,4 % à 36,4 % du total.
- LD_3 : 19,2 % à 24,8 % du total.
- LD_4 : 9,6 % à 15,6 % du total.
- LD_5 : 5,5 % à 12,7 % du total.

Signification de résultats anormaux

Comme beaucoup de maladies courantes peuvent augmenter les activités totales de la LD, l'électrophorèse des isoenzymes est habituellement nécessaire pour en arriver à un diagnostic définitif. Certains dérèglements peuvent maintenir une activité normale des LD totales, mais modifier la proportion des isoenzymes; cela indique que les dommages tissulaires d'un organe particulier. Par exemple, dans un infarctus aigu du myocarde, la concentration de la LD_1 devient supérieur à celle de la LD_2 12 à 48 heures après le début des symptômes. Ce renversement du profil normal des isoenzymes est typique du dommage myocardique et il est appelé LD inversé.

Interventions infirmières

Avant le test

- Expliquez à la personne que ce test est utilisé principalement pour déceler des changements tissulaires.
- Informez-la qu'elle n'a pas à s'abstenir de nourriture solide ou liquide avant le test, et que ce dernier nécessite un ou plusieurs échantillons de sang.
- Dites à la personne soupçonnée d'avoir un infarctus du myocarde que le test va être répété 2 matins consécutifs pour étudier les changements progressifs.
- Une chirurgie ou une grossesse récentes peuvent augmenter les activités de la LD. Des valvules cardiaques prosthétiques peuvent aussi augmenter les activités de la LD à cause d'une hémolyse chronique.

Au cours du test

- Au cours de l'étude d'un infarctus aigu du myocarde, le défaut de prélever les échantillons selon un horaire précis peut fausser les résultats du test.

Après chaque prélèvement

- Manipulez l'échantillon avec soin pour éviter l'hémolyse, qui modifie les résultats du test, car les érythrocytes ont une activité de LD supérieure à celle du plasma.

Laparoscopie

Cette technique chirurgicale permet de déceler des kystes, des adhérences, des fibromes et une infection de l'utérus, des trompes utérines et des ovaires. Elle est aussi utilisée pour des interventions comme la lyse des adhérences, la biopsie ovarienne, la stérilisation tubaire, le retrait de corps étrangers et la fulguration d'implants endométriaux. Comme la laparoscopie est peu coûteuse, qu'elle ne nécessite qu'une petite incision, qu'elle prend peu de temps, qu'elle n'entraîne qu'un faible niveau de stress physiologique et qu'elle comporte un risque réduit d'adhérences postopératoires, elle a largement remplacé la laparotomie. Parmi les risques possibles, on note le risque de perforation viscérale.

Objectifs

- Découvrir la cause d'une douleur pelvienne.
- Aider à déceler une endométriose, une grossesse ectopique ou une salpingite aiguë.
- Examiner les masses pelviennes ou les trompes de Fallope de personnes stériles.
- Établir le stade d'un cancer.

Protocole infirmier

La personne est anesthésiée et placée en position gynécologique. L'examinateur installe une sonde urinaire pour vérifier la présence d'anomalies qui peuvent être des contre-indications pour ce test et pour s'assurer que la vessie est vide. Un petit appareil fibroscopique d'observation, appelé laparoscope, est inséré à travers la paroi abdominale antérieure pour permettre l'examen de la région pelvienne et abdominale.

Résultats normaux

L'utérus et les trompes utérines ont une apparence normale, sont libres d'adhérences et mobiles. Les ovaires semblent normaux; il y a absence de kystes et d'endométriose. Un colorant injecté par le col de l'utérus s'écoule librement des franges.

Signification de résultats anormaux

Un kyste ovarien ressemble à une bulle à la surface de l'ovaire. Il peut être clair ou rempli de mucus ou de sang. Les adhérences ont l'apparence de feuilles ou de cordons de tissu qui sont soit transparents ou épais et fibreux. L'endométriose ressemble à de petites brûlures bleu clair sur le péritoine ou la séreuse des différentes structures pelviennes ou abdominales. Les fibromes apparaissent comme des masses sur l'utérus,

une salpingite kystique, comme une trompe utérine gonflée, et une grossesse ectopique, comme une trompe utérine gonflée ou déchirée. Dans une salpingite aiguë, l'infection ou l'abcès peuvent être évidents.

Interventions infirmières

Avant le test

- Dites à la patiente que ce test aide à déceler les anomalies de l'utérus, des trompes utérines et des ovaires. Dites-lui d'être à jeun depuis minuit la veille du test ou depuis au moins les 8 heures précédant la chirurgie.
- Dites-lui qui va réaliser l'intervention et que celle-ci dure environ 15 à 30 minutes.
- Expliquez-lui qu'on fera une petite incision près de son nombril et qu'un laparoscope y sera inséré. L'examinateur va utiliser l'appareil pour regarder dans la cavité péritonéale et y déceler les problèmes. Si l'on doit procéder à d'autres interventions, l'examinateur va utiliser le laparoscope pour visualiser la région désignée.
- Dites à la patiente qu'elle va recevoir un anesthésique local ou général, et qu'elle peut ressentir de la douleur à l'endroit de la ponction et dans l'épaule à cause de l'air qui irrite le diaphragme.
- Dites-lui si elle pourra quitter l'hôpital après l'intervention ou si elle devra y passer la nuit.
- Assurez-vous que la patiente ou un membre responsable de la famille a signé une formule de consentement.
- Vérifiez, dans son dossier, l'hypersensibilité à l'anesthésique. Assurez-vous que le travail de laboratoire soit terminé et que les résultats soient rapportés avant le test.

Après le test

- Contrôlez les signes vitaux et le débit urinaire. Signalez immédiatement les changements soudains.
- Si la patiente a reçu un anesthésique général, surveillez les signes d'allergies, contrôlez l'équilibre électrolytique, les concentrations d'hémoglobine et l'hématocrite tel qu'il est prescrit.
- Faites marcher la patiente après la période de récupération.
- Dites-lui de s'abstenir d'efforts durant 2 à 7 jours tel qu'il est prescrit.
- Rassurez-la en lui disant que la douleur abdominale et à l'épaule est normale, mais qu'elle devrait disparaître en moins de 24 à 36 heures. Donnez-lui un analgésique tel qu'il est prescrit.

Laryngoscopie directe

Ce test, dans lequel le médecin fait passer un fibroscope ou un laryngoscope par la bouche et le pharynx de la personne jusqu'au larynx, permet la visualisation de régions inaccessibles par une laryngoscopie indirecte, qui est un examen plus fréquent habituellement réalisé dans le cabinet d'un médecin. La laryngoscopie directe est indiquée pour les enfants, les individus qui ont de forts réflexes pharyngés ou des symptômes de maladie pharyngienne ou laryngienne, ou pour ceux qui ne répondent pas à une thérapie symptomatique à court terme. Au cours du protocole, on peut prélever des sécrétions ou du tissu pour une étude plus poussée, et on peut retirer des corps étrangers.

Objectifs

• Déceler des lésions, des rétrécissements ou des corps étrangers dans le larynx.
• Aider au diagnostic d'un cancer du larynx.
• Retirer des lésions bénignes ou des corps étrangers du larynx.
• Examiner le larynx lorsque la visualisation fournie par la laryngoscopie indirecte est insuffisante.

Protocole infirmier

Installez la personne en décubitus dorsal. Encouragez-la à se détendre avec ses bras sur les côtés et à respirer par le nez. Une fois l'anesthésique administré, tenez la tête de la personne pendant que le médecin introduit le laryngoscope. Mettez les échantillons pour les études histologique, cytologique et microbiologique dans des contenants appropriés et envoyez-les immédiatement au laboratoire.

Signification de résultats anormaux

La laryngoscopie directe peut montrer des lésions bénignes, des rétrécissements ou des corps étrangers; associée à une biopsie, elle peut distinguer un œdème laryngien d'une réaction aux radiations ou d'une tumeur. Les résultats combinés d'une laryngoscopie directe, d'une biopsie et des radiographies peuvent indiquer un cancer du larynx.

Interventions infirmières

Avant le test

• Expliquez au patient que ce test aide à déceler des lésions, des rétrécissements ou des corps étrangers dans le larynx. Dites-lui d'être à jeun depuis les 6 à 8 heures précédant le test.

• Dites au patient qui va réaliser la laryngoscopie et qu'elle va avoir lieu dans une salle d'opération assombrie. Expliquez-lui qu'il va recevoir un sédatif, de l'atropine pour diminuer les sécrétions, et un anesthésique. Rassurez-le en lui disant qu'il sera capable de respirer.

• Assurez-vous que le patient ou un membre responsable de la famille a signé une formule de consentement.

• Vérifiez, dans son dossier, l'hypersensibilité à l'anesthésique.

• Mesurez les signes vitaux. Tout juste avant le test, dites au patient de retirer ses prothèses dentaires, ses verres de contact et ses bijoux, et demandez-lui d'uriner. Administrez le sédatif et l'atropine tel que prescrit.

Après le test

• Placez un patient conscient en position semi-Fowler. Placez un patient inconscient en décubitus latéral avec la tête élevée pour éviter l'aspiration.

• Vérifiez les signes vitaux toutes les 15 minutes jusqu'à ce qu'ils soient stables, puis toutes les 30 minutes durant 4 heures, toutes les heures durant les 4 heures suivantes et toutes les 4 heures durant 24 heures.

• Appliquez un collier de glace pour minimiser l'œdème. Apportez un bassin de vomissement et dites au patient de cracher la salive plutôt que de l'avaler. Vérifiez s'il y a présence de sang dans les expectorations et signalez tout saignement excessif.

• Dites au patient de ne pas se racler la gorge et de ne pas tousser parce que cela peut provoquer du saignement à l'endroit de la biopsie. Avisez-le de ne pas fumer.

• Signalez immédiatement les réactions anormales, particulièrement la crépitation sous-cutanée dans la région de la figure et du cou.

• Interdisez au patient de prendre de la nourriture solide et des liquides jusqu'à ce que le réflexe pharyngé soit revenu. Rassurez-le en lui disant que la perte de la voix, l'enrouement et le mal de gorge sont temporaires.

◆ *Mise en garde.* Surveillez attentivement les patients qui présentent une épiglottite et signalez tout signe de difficulté respiratoire. Gardez à proximité, durant 24 heures, l'équipement d'urgence de réanimation et un plateau à trachéotomie.

Lavement baryté

Ce test comporte un examen radiographique du gros intestin après instillation rectale de sulfate de baryum (technique de contraste simple) ou de sulfate de baryum et d'air (technique de double contraste). Ce test est indiqué chez les personnes dont le dossier révèle des habitudes intestinales déréglées, de la douleur à la partie inférieure de l'abdomen, des émissions de sang, de mucus ou de pus dans les selles. Il peut être aussi recommandé après une colostomie ou une iléostomie; chez de telles personnes, le baryum (ou le baryum et l'air) est instillé par la stomie.

Objectifs
• Permettre le diagnostic d'un cancer colo-rectal et d'une maladie inflammatoire.
• Détecter les polypes, les diverticules et les changements structuraux dans le gros intestin.

Protocole
Alors que le patient est couché ou dans la position de Sims, l'examinateur entre un tube bien lubrifié dans l'anus et instille le baryum dans la partie inférieure de l'intestin. Des radiographies sont prises pendant le remplissage et après l'évacuation. Une radiographie additionnelle peut être prise après instillation d'air dans l'intestin vide et recouvert de baryum.

Signification de résultats anormaux
Le lavement baryté peut mettre en évidence un carcinome, une colite ulcéreuse chronique, une diverticulite, une colite granulomateuse, une gastro-entérite, une invagination, un côlon irritable, des polypes, une lésion vasculaire résultant d'une occlusion artérielle et des cas particuliers d'appendicite aiguë.

Interventions infirmières
Avant le test
• Expliquez au client que ce test permet de procéder à l'examen du gros intestin par des radiographies prises après instillation de baryum.
• Si cela est prescrit, faites suivre une diète pauvre en résidus durant les 1 à 3 jours précédant le test; l'alimentation peut être restreinte à des liquides clairs la veille du test ou pour le repas du soir. Encouragez la personne à boire de l'eau ou des liquides clairs durant les 12 à 24 heures précédant le test.
• Donnez les laxatifs prescrits l'après-midi ou le soir avant le test, et le suppositoire ou le lavement, tel qu'il est prescrit, dans la soirée précédant le test ou tôt le matin du test. Environ 1 heure avant le test, donnez au patient une rôtie et un café noir ou un thé clair.
• Dites à la personne qu'elle peut ressentir des crampes douloureuses ou le besoin de déféquer durant l'instillation du baryum ou de l'air. Montrez-lui à respirer profondément et lentement par la bouche. Dites-lui de garder son sphincter anal contracté fermement sur le tube rectal pour garder le tube en place et minimiser la perte de baryum. Insistez sur l'importance de retenir le lavement; si les parois intestinales ne sont pas recouvertes adéquatement, les résultats du test peuvent être imprécis. Assurez-la que le baryum est relativement facile à retenir.
◆ *Mise en garde.* La présence de selles dans le côlon obscurcit le détail anatomique sur les radiographies. Suivez avec soin la préparation prescrite de l'intestin, y compris l'alimentation, les laxatifs et les lavements de nettoyage. Gardez à l'esprit que certaines conditions, comme une colite ulcéreuse et un saignement gastro-intestinal actif, peuvent interdire l'usage de laxatif et de lavement. Insistez auprès de la personne sur le fait que la précision des résultats du test dépend de sa coopération.
Au cours du test
• Une préparation inadéquate de l'intestin nuit à la qualité des radiographies.
• Une déglutition barytée faite durant une période de plusieurs jours avant le lavement baryté nuit à la qualité des radiographies subséquentes.
• L'incapacité de la personne de retenir le lavement baryté entraîne un test incomplet.
Après le test
• Assurez-vous que d'autres examens radiologiques n'ont pas été prescrits avant de permettre à la personne de prendre de la nourriture solide ou liquide. Encouragez-la à prendre beaucoup de liquide tel qu'il est prescrit.
• Comme la rétention de baryum peut provoquer de l'obstruction ou de l'enclavement au niveau de l'intestin, administrez un laxatif doux ou un lavement évacuateur tel qu'il est prescrit. Dites au patient que ses selles ne seront que légèrement colorées durant une période de 24 à 72 heures. Vérifiez et décrivez les selles du patient hospitalisé.

Leucine aminopeptidase sérique

Même si la leucine-aminopeptidase (LAP) est une enzyme protéolytique que l'on retrouve dans tous les tissus organiques, elle est concentrée sous plusieurs formes d'isoenzymes dans le foie, le pancréas et l'intestin grêle. Elle hydrolyse les liaisons peptidiques des acides alpha-aminés qui sont présents dans la production de l'énergie cellulaire. Les activités de la LAP ont tendance à refléter celles de la phosphatase alcaline dans une maladie hépatique et dans une grossesse normale, mais elles demeurent normales dans une maladie du squelette.

En dépit de sa relative spécificité hépato-biliaire, ce test n'est pas réalisé fréquemment. Il aidait, autrefois, à diagnostiquer un cancer du pancréas, mais il s'est avéré non fiable à cette fin. La recherche récente suggère que le dosage des isoenzymes de la LAP peut aider à détecter un ictère néonatal.

Objectifs

- Aider à distinguer une maladie hépatique d'une maladie squelettique lorsque les activités de la LAP sont élevées à cause d'une raison inconnue.
- Aider à distinguer entre une atrésie congénitale des voies biliaires et une hépatite néonatale.

Protocole infirmier

Procédez à une ponction veineuse et recueillez l'échantillon dans un tube de 7 mL à bouchon rouge.

Valeurs de référence

Les activités de la LAP devraient être inférieures à 50 U/L.

Signification de résultats anormaux

On observe une augmentation des activités de la LAP dans un ictère obstructif résultant d'une choléstase intrahépatique, comme des métastases hépatiques, et dans des maladies extra-hépatiques, comme un calcul du canal cholédoque ou un cancer de la tête du pancréas. Les augmentations ne sont que légères lorsque le dommage hépato-cellulaire ne se transforme pas en obstruction biliaire et en cirrhose, en hépatite et en pancréatite. Cependant, les activités de la LAP peuvent augmenter avant celles de la phosphatase alcaline chez les individus qui n'ont pas d'ictère.

Comme l'activité de la phosphatase alcaline augmente dans les maladies aussi bien squelettiques qu'hépatiques et que l'activité de la LAP ne s'élève que dans une maladie hépatique, une activité normale de la LAP associée à une augmentation de celle de la phosphatase alcaline indique une maladie du squelette.

Chez les nourrissons ayant un ictère, des activités totales de la LAP supérieures à 500 U/L et deux zones d'activité électrophorétique suggèrent une atrésie des voies biliaires. Une hépatite néo-natale cause des augmentations des activités de la LAP inférieures à 500 U/L et le fractionnement ne détecte qu'une seule isoenzyme.

Interventions infirmières

Avant le test

- Dites au patient (ou à ses parents) que ce test aide à étudier le fonctionnement du foie.
- Avisez-le de s'abstenir de nourriture solide ou liquide avant le test si cela est nécessaire; ces restrictions vont varier selon le protocole de laboratoire.
- Signalez-lui que le test nécessite un échantillon de sang. Dites-lui qui va procéder à la ponction veineuse et quand, et mentionnez qu'il ne devrait ressentir qu'un léger inconfort à cause de l'aiguille au cours de la ponction et de la pression du garrot. Rassurez-le en lui disant que le prélèvement de l'échantillon se fait en moins de 3 minutes.
- Vérifiez, dans le dossier du patient, la prise de substances qui peuvent augmenter les activités de la LAP, tel que les œstrogènes, les contraceptifs oraux et la progestérone. Notez ces substances sur le relevé de laboratoire.

Après le prélèvement

- Manipulez l'échantillon avec soin pour éviter l'hémolyse, qui peut modifier les résultats du test.
- Si un hématome apparaît à l'endroit de la ponction veineuse, appliquez des compresses chaudes afin de diminuer l'inconfort.

Leuco-agglutinines

Ce test détecte les leuco-agglutinines – des anticorps qui réagissent avec les globules blancs et qui peuvent provoquer une réaction de transfusion. Généralement, un individu fabrique ces anticorps à la suite d'une exposition à des globules blancs étrangers au cours d'une transfusion, d'une grossesse ou d'une allogreffe.

Si un receveur a des leuco-agglutinines, une réaction fébrile non hémolytique peut se produire de 1 à 4 heures après le début de la transfusion de sang entier, de globules rouges, de plaquettes ou de granulocytes. Cette réaction doit être distinguée d'une réaction hémolytique avant que la transfusion puisse se poursuivre. Si le sang d'un donneur contient ces anticorps, le receveur peut être victime d'un œdème pulmonaire aigu non cardiogène. On doit vérifier la présence des leuco-agglutinines dans le sang du donneur.

Deux tests permettent de détecter les leuco-agglutinines. L'un a recours à un examen microscopique du sérum de la personne après que celui-ci a été mélangé à une suspension de granulocytes et de lymphocytes. Une méthode plus nouvelle utilise un microscope à fluorescence pour détecter les anticorps fixés à des granulocytes normaux incubés avec le sérum du receveur ou du donneur. Ce dernier test est plus sensible et d'utilisation plus répandue.

Objectifs

• Détecter les leuco-agglutinines chez les receveurs de sang qui ont des réactions de transfusion de façon à établir la différence entre une réaction hémolytique de transfusion et une réaction fébrile non hémolytique.

• Détecter les leuco-agglutinines chez les donneurs de sang lorsqu'une transfusion a provoqué une réaction chez le receveur.

Protocole infirmier

Si vous ne pouvez obtenir, avant la transfusion, un échantillon du sang provenant de la banque de sang, procédez à une ponction veineuse et recueillez 3 à 4 mL de sang dans un tube de 7 mL à bouchon rouge. Étiquetez correctement l'échantillon et ajoutez, sur le relevé de laboratoire, le diagnostic appréhendé de la personne ainsi que tous les antécédents de transfusion, de grossesse et de thérapie médicamenteuse.

Résultats normaux

Les résultats du test sont négatifs. Il n'y a pas d'agglutination puisque le sérum ne contient aucun anticorps.

Signification de résultats anormaux

L'agglutination dans le sang d'un receveur (un résultat positif) indique la présence de leuco-agglutinines. Cela désigne la réaction de transfusion du receveur comme étant une réaction fébrile non hémolytique à ces anticorps.

Un résultat positif pour le sang du donneur indique aussi la présence de leuco-agglutinines et désigne la réaction du receveur comme étant un œdème pulmonaire aigu non cardiogène.

Interventions infirmières

Avant le test

• Expliquez au transfusé que ce test aide à déterminer la cause d'une réaction de transfusion.

• Au cours de l'analyse du sang d'un donneur, expliquez que le test détermine si son sang a provoqué une réaction de transfusion et que, de plus, il révèle s'il aura une réaction en recevant une transfusion de sang.

• Si des échantillons de sang provenant de la banque de sang ne sont pas disponibles pour permettre, avant la transfusion, de réaliser une épreuve de compatibilité croisée, dites à la personne que le test nécessite un échantillon de sang.

• Notez, sur le relevé de laboratoire, s'il y a eu administration récente de sang ou de dextran, ou s'il y a eu une analyse à l'aide d'un opacifiant radiologique intraveineux. Le dextran et les opacifiants radiologiques intraveineux provoquent de l'agrégation qui ressemble à de l'agglutination.

Après le prélèvement

• Si un hématome apparaît à l'endroit de la ponction veineuse, appliquez des compresses chaudes afin de diminuer l'inconfort.

Après le test

• Si un donneur a un test de leuco-agglutinines positif, expliquez le sens de ce résultat pour l'aider à éviter les réactions futures de transfusion.

♦ **Mise en garde.** Si un transfusé a un résultat positif pour les leuco-agglutinines, évitez l'apparition d'autres réactions en administrant une prémédication avant les autres transfusions, avec de l'acétaminophène 1 à 2 heures avant la transfusion, ou en utilisant du sang spécialement préparé ayant une teneur faible en leucocytes, ou en effectuant les deux opérations.

Lipase sérique

Produite dans le pancréas et sécrétée dans le duodénum, la lipase transforme les triglycérides et d'autres graisses en acides gras et en glycérol.

La destruction des cellules pancréatiques, qui se produit au cours d'une pancréatite aiguë, provoque le relâchement de grandes quantités de lipase dans le sang.

Ce test mesure les activités sériques de lipase. Il est très utile pour le suivi d'une pancréatite aiguë lorsqu'il est réalisé avec un test d'amylase sérique ou urinaire. Ce test peut être aussi utilisé pour différencier une pancréatite d'un dérèglement abdominal aigu nécessitant une chirurgie.

Objectif

• Aider au suivi d'une pancréatite aiguë.

Protocole infirmier

Procédez à une ponction veineuse et recueillez l'échantillon dans un tube de 7 mL à bouchon rouge.

Valeurs de référence

Les valeurs varient de façon importante selon la méthode utilisée par le laboratoire. Les activités sériques, mesurées par une méthode type, varient de 0 à 190 U/L.

Signification de résultats anormaux

Une augmentation des activités de lipase suggère une pancréatite aiguë ou une obstruction du canal pancréatique. Après une crise de pancréatite aiguë, les activités demeurent souvent élevées pendant 14 jours.

Les activités de lipase peuvent augmenter dans une lésion pancréatique non reliée à une pancréatite aiguë, comme un ulcère gastro-duodénal perforé associé à une pancréatite chimique causée par les sucs gastriques. Ils augmentent aussi dans une obstruction intestinale haute, un cancer du pancréas, une cirrhose, une cholécystite aiguë et une maladie rénale avec diminution de l'excrétion.

L'apparition de l'augmentation des activités de lipase peut être retardée jusqu'à 36 heures après le début de la maladie.

Les activités élevées de lipase apparaissent plus tardivement que ceux de l'amylase et ils durent plus longtemps que les changements dans l'amylase sérique. De fait, les activités de lipase peuvent être élevées lorsque les activités d'amylase sont normales.

Interventions infirmières

Avant le test

• Expliquez au patient que ce test permet d'étudier le fonctionnement du pancréas et qu'il nécessite un échantillon de sang.

• Dites-lui qui va réaliser la ponction veineuse et où, et mentionnez qu'il peut ressentir un inconfort passager à cause de l'aiguille au cours de la ponction ou de la pression du garrot. Rappelez-lui que le prélèvement de l'échantillon prend environ 3 minutes. Demandez au patient d'être à jeun depuis le soir précédant le test.

• Vérifiez s'il y a une thérapie médicamenteuse en cours. Les cholinergiques, la codéine, la mépéridine et la morphine provoquent un spasme du sphincter d'Oddi et produisent ainsi des résultats faussement positifs; si cela est possible, suspendez l'usage de ces médicaments. Si leur usage doit être maintenu, notez-le sur le relevé de laboratoire.

Au moment du prélèvement

• Manipulez l'échantillon avec soin pour éviter l'hémolyse, qui peut influer sur les résultats du test.

Après le prélèvement

• Si un hématome apparaît à l'endroit de la ponction veineuse, appliquez des compresses chaudes afin de diminuer l'inconfort.

• Dites à la personne qu'elle peut reprendre la médication interrompue avant le test.

Liquide amniotique (analyse)

Le liquide amniotique reflète des changements métaboliques importants du fœtus, du placenta et de la mère. Une amniocentèse, prélèvement d'un échantillon de liquide amniotique aux fins d'analyse, est recommandée quand l'âge de la mère dépasse 35 ans, quand des avortements spontanés sont survenus antérieurement et quand il existe une histoire familiale de problèmes génétiques, chromosomiques ou du tube neural.

Objectifs

- Déceler des anomalies des chromosomes et du tube neural chez le fœtus.
- Déceler des anomalies telles que des dérèglements des acides aminés, une érythroblastose fœtale, des dérèglements du métabolisme ou des mucopolysaccharidoses.
- Évaluer la santé du fœtus et en préciser le sexe lorsque l'un des parents est porteur d'une tare liée au sexe.

Protocole

Un médecin retire, par aspiration à l'aide d'une aiguille transabdominale, de 10 à 20 mL de liquide amniotique après que le volume du liquide amniotique a atteint 150 mL, habituellement après la 16ᵉ semaine de grossesse.

Résultats normaux

- *Couleur :* clair, avec de petites taches d'enduit sébacé chez un fœtus mature.
- *Bilirubine :* absente à terme.
- *Créatinine :* supérieure à 175 mmol/L chez un fœtus adulte.
- *Rapport lécithine/sphingomyéline (L/S) :* plus grand que 2 indique habituellement la maturité pulmonaire du fœtus.
- *Phosphatidylglycérol :* présent.
- *Glucose :* inférieur à 2,5 mmol/L.
- *Alpha-fœtoprotéine :* varie selon la maturité du fœtus.
- *Bactéries :* absentes.
- *Chromosomes :* caryotype normal.

Signification de résultats anormaux

- *Couleur :* la présence de sang maternel ne doit pas inspirer de crainte; un liquide rouge vin peut indiquer un décollement placentaire; du sang fœtal peut indiquer un dommage aux vaisseaux du fœtus, du placenta ou du cordon ombilical.
- *Bilirubine :* des concentrations élevées indiquent une érythroblastose fœtale au cours d'une grossesse iso-immunisée.

- *Créatinine :* une diminution peut indiquer un fœtus immature.
- *Rapport L/S :* au-dessous de 2 indique l'immaturité pulmonaire et le syndrome de détresse respiratoire qui s'ensuit.
- *Phosphatidylglycérol :* l'absence indique l'immaturité pulmonaire.
- *Glucose :* des augmentations excessives à terme ou près du terme indiquent un pancréas fœtal hypertrophié et l'hypoglycémie néonatale qui s'ensuit.
- *Alpha-fœtoprotéine :* des élévations excessives indiquent des anomalies du tube neural, comme le spina-bifida ou l'anencéphalie, la mort imminente du fœtus, une néphrose congénitale ou une contamination par le sang fœtal.
- *Bactéries :* indique une chorioamniotite.
- *Chromosomes :* un caryotype anormal peut indiquer des dérèglements quant au sexe et aux chromosomes du fœtus.

Interventions infirmières

Avant le test

- Dites à la personne que ce test détecte les anomalies du fœtus. Dites-lui qu'il n'est pas nécessaire qu'elle s'abstienne de nourriture solide ou liquide. Demandez-lui d'uriner pour minimiser le risque de perforer la vessie et d'aspirer de l'urine.
- Demandez-lui de garder ses mains derrière sa tête pour éviter de contaminer la région stérile.

Au moment du prélèvement

- Le défaut de placer l'échantillon dans un tube approprié peut provoquer une concentration anormalement basse de bilirubine.
- Du sang ou du méconium dans le liquide fausse le rapport L/S; du sang maternel peut abaisser la concentration de créatinine; du sang fœtal peut doubler les concentrations d'alpha-fœtoprotéine. (Certains dérèglements non associés à la grossesse peuvent augmenter le niveau d'alpha-fœtoprotéine.)

Après le prélèvement

- Surveillez le rythme cardiaque du fœtus et les signes vitaux de la mère durant au moins 30 minutes. Surveillez et signalez toutes douleurs ou contractions abdominales, les frissons, la fièvre, le saignement vaginal ou la perte de sérosités vaginales, l'hyperactivité fœtale ou une léthargie inhabituelle du fœtus.

Liquide péricardique (analyse)

Aussi appelé péricardiocentèse, ce test comporte une aspiration à l'aiguille du liquide péricardique. Très utile comme mesure d'urgence pour soulager une tamponnade cardiaque, il est aussi utilisé pour obtenir un échantillon de liquide devant servir à confirmer le diagnostic et à découvrir la cause de l'épanchement péricardique. Cependant, ce protocole devrait être réalisé avec précaution à cause du risque de complications mortelles. Si cela est possible, une échocardiographie devrait déterminer l'endroit de l'épanchement avant que la péricardiocentèse soit réalisée.

Objectif
• Aider à découvrir la cause d'un épanchement péricardique et aider à déterminer la thérapie appropriée.

Protocole
Alors que la personne est couchée et que le thorax est soulevé à 60°, l'examinateur prépare la peau et il injecte un anesthésique local. À l'aide d'une seringue de 50 mL dont le robinet à 3 voies est ouvert et fixé à une dérivation d'électrocardiogramme, il insère l'aiguille à travers la paroi thoracique et il retire du liquide du sac péricardique.

Résultats normaux
Le liquide péricardique est clair et de couleur pâle, sans signe d'organismes pathogènes, de sang ou de cellules malignes. Il contient moins de 1 000 globules blancs/mm^3. Sa concentration en glucose est approximativement égale à celle observée dans le sang entier.

Signification de résultats anormaux
Un épanchement péricardique peut caractériser un infarctus aigu du myocarde, un traumatisme thoracique fermé, un anévrisme disséquant de l'aorte, un syndrome de Dressler, des néoplasmes, un traumatisme thoracique par pénétration, une péricardite, un syndrome postcardiotomie, une maladie rhumatismale, un lupus érythémateux aigu disséminé et une tuberculose.

Interventions infirmières

Avant le test
• Expliquez au patient que ce test détecte un excès de liquide autour du cœur. Décrivez les complications possibles au patient ou à un membre responsable de la famille. Assurez-vous que le patient ou un membre de la famille a signé une formule de consentement.

• Si des tests de culture bactérienne et de sensibilité sont prévus, notez toute thérapie aux antibiotiques sur le relevé de laboratoire. Si l'on soupçonne la présence de microorganismes anaérobies, consultez le laboratoire au sujet de la méthode appropriée de prélèvement.

• Installez un cathéter intraveineux et assurez une vitesse de perfusion permettant de maintenir la veine ouverte (20 mL/heure). Administrez la prémédication.

◆ *Mise en garde.* Assurez-vous que l'électrocardiographe est correctement mis à la terre pour éviter une fibrillation ventriculaire accidentelle.

Au cours du test
• Surveillez avec soin le tracé de l'électrocardiogramme pendant l'insertion de l'aiguille cardiaque; une élévation du segment ST indique que l'aiguille a atteint la surface épicardique et qu'elle devrait être légèrement retirée; un complexe QRS de forme anormale peut indiquer une perforation du myocarde. Des contractions ventriculaires prématurées indiquent habituellement que l'aiguille a touché la paroi ventriculaire.

• Pendant que le liquide est aspiré, étiquetez et numérotez les tubes à échantillons. Assurez-vous d'utiliser les tubes contenant les additifs appropriés. De la fibrine peut apparaître dans le liquide au cours de certaines maladies péricardiques et dans un cancer de sorte que la coagulation est possible.

• Surveillez une aspiration nettement sanguine – un signe de ponction par inadvertance d'une cavité cardiaque.

Après le test
• Lorsque l'aiguille est retirée, exercez immédiatement une pression à l'aide de compresses de gaz stériles durant 3 à 5 minutes; appliquez alors un pansement.

• Vérifiez la pression sanguine, le pouls, la respiration et les bruits du cœur toutes les 15 minutes jusqu'à ce qu'ils soient stables, toutes les 30 minutes durant 2 heures, toutes les heures durant 4 heures et toutes les 4 heures par la suite.

◆ *Mise en garde.* Surveillez les signes de détresse respiratoire et cardiaque, particulièrement les signes de tamponnade cardiaque (des bruits du cœur assourdis et distants, des jugulaires distendues, un pouls paradoxal et un choc).

Liquide péritonéal (analyse)

Ce test permet l'examen d'un échantillon de liquide péritonéal pour déterminer la cause des ascites – l'accumulation de liquide dans la cavité péritonéale. Il comporte l'examen macroscopique, une numération globulaire, les analyses cytologique et microbiologique et des tests biochimiques.

Objectifs

- Déterminer la cause des ascites.
- Détecter un traumatisme abdominal.

Protocole

Un médecin prélève une certaine quantité de liquide péritonéal par paracentèse. (Normalement, la quantité ne devrait pas dépasser 50 mL.)

Valeurs de référence

- *Caractéristiques :* stérile, sans odeur, clair à jaune pâle.
- *Globules rouges :* aucun.
- *Globules blancs :* < 300/µl.
- *Protéines :* 3 à 41 g/L.
- *Glucose :* 3,9 à 5,6 mmol/L.
- *Amylase :* 138 à 404 U/L.
- *Phosphatase alcaline :* hommes de plus de 18 ans, 90 à 240 U/L, femmes de moins de 45 ans, 75 à 200 U/L, femmes de plus de 45 ans, 90 à 240 U/L.
- *Lactate déshydrogénase :* égal au niveau sérique.
- *Cytologie :* aucune cellule maligne présente.

Signification de résultats anormaux

Changements de couleur. Une couleur d'un blanc laiteux peut indiquer un cancer, un lymphome, une tuberculose, une infection parasitaire, une adhérence, une cirrhose du foie ou des affections pseudo-chyleuses. Un liquide trouble suggère une péritonite. Un liquide teinté de sang peut indiquer une tumeur, une pancréatite hémorragique ou une ponction traumatique. Un liquide verdâtre suggère une déchirure de la vésicule biliaire, une pancréatite aiguë, une perforation de l'intestin ou un ulcère duodénal.

Une *augmentation du nombre des globules rouges* supérieure à 100/µl suggère un néoplasme ou une tuberculose; une augmentation supérieure à 100 000/µl indique un traumatisme intra-abdominal.

Une *augmentation du nombre des globules blancs* supérieure à 300/µl, avec plus de 25 % de neutrophiles, indique une péritonite bactérienne spontanée ou une cirrhose.

Les concentrations de **protéines** sont supérieures à 30 g/L dans un cancer et à 40 g/L dans une tuberculose. Un rapport protéines d'ascite/protéines sériques de 0,5 ou plus, un rapport lactate déshydrogénase d'ascite/lactate déshydrogénase sérique supérieur à 0,6 ou une activité de lactate déshydrogénase du liquide ascitique supérieure à 400 U/L indiquent une ascite maligne, tuberculeuse ou pancréatique. Un gradient d'albumine entre le liquide ascitique et le sérum supérieur à 10 g/L indique une maladie hépatique chronique; un gradient plus faible suggère un cancer.

La concentration de **glucose** est supérieure à 3,3 mmol/L dans une péritonite tuberculeuse et dans une carcinomatose péritonéale.

L'activité de l'*amylase* augmente avec un traumatisme pancréatique, un pseudo-kyste du pancréas ou une pancréatite aiguë.

L'activité de la **phosphatase alcaline** est deux fois plus élevée que les niveaux sériques normaux dans un cas d'intestin grêle rupturé ou étranglé.

Dans un **test positif pour les bactéries,** la présence de coliformes, de bactéries anaérobies et d'entérocoques peut indiquer la rupture d'un organe ou des infections.

Un **test positif pour les champignons** peut indiquer une histoplasmose, une candidose ou une coccidioïdomycose.

Interventions infirmières

Avant le test

- Dites au patient que le test nécessite un échantillon de liquide péritonéal et qu'il n'a pas à s'abstenir de nourriture solide ou liquide avant le test. Demandez-lui d'uriner de façon à minimiser le risque de blessure à la vessie au moment de l'insertion de l'aiguille.

Au cours du test

- Vérifiez les signes vitaux toutes les 15 minutes. Surveillez l'apparition d'étourdissements, de la pâleur, de la transpiration et les signes d'augmentation de l'anxiété.

Après le test

- Surveillez les signes vitaux et le débit urinaire.
- ◆ **Mise en garde.** Surveillez les signes d'hémorragie, de choc, d'augmentation de la douleur et de la sensibilité abdominales. Si l'on a aspiré une quantité excessive de liquide, surveillez les signes de collapsus vasculaire. Observez, chez le patient ayant une maladie hépatique grave, les signes de coma hépatique.

Liquide pleural (analyse)

Une augmentation du liquide dans la plèvre – le résultat de maladies comme un cancer ou une tuberculose ou de dérèglements sanguins ou lymphatiques – peut causer des difficultés respiratoires. Dans l'analyse du liquide pleural (appelée aussi thoracentèse), on perfore la paroi thoracique pour obtenir un échantillon du liquide pleural ou pour soulager la compression pulmonaire et la détresse respiratoire qui en résultent. La thoracentèse est contre-indiquée chez les personnes ayant des antécédents de problèmes de saignement.

Objectif

• Fournir un échantillon de liquide permettant de déterminer la cause et la nature d'un épanchement pleural.

Protocole infirmier

Notez les signes vitaux de base. Rasez la région de l'insertion de l'aiguille si cela est nécessaire. Installez bien la personne de façon à élargir les espaces intercostaux et à permettre un accès plus facile à la cavité pleurale; assurez-vous qu'elle est bien soutenue et confortable. Au cours de l'aspiration, vérifiez les signes de détresse respiratoire. Lorsque l'aiguille est retirée, exercez une légère pression et appliquez un petit pansement compressif à l'endroit de la ponction. Ajoutez environ 0,5 mL d'héparine stérile au contenant du prélèvement pour éviter la coagulation. Notez la date et le moment du test ainsi que la quantité du liquide, sa couleur et ses caractéristiques (clair, écumeux, purulent, sanguinolent); notez la température de la personne et, si cela s'applique, la thérapie aux antibiotiques suivie. Envoyez immédiatement l'échantillon au laboratoire. Notez les signes de détresse au cours du protocole. Précisez l'endroit exact du prélèvement du liquide.

Signification de résultats anormaux

Un épanchement par transsudation de liquide pleural peut être le résultat d'une ascite, d'une hypertension systémique et veineuse pulmonaire, d'une insuffisance cardiaque congestive, d'une cirrhose hépatique et d'une néphrite. Un épanchement par exsudation résulte d'une interférence du drainage lymphatique, d'infections, d'infarctus pulmonaires, de néoplasmes et d'une pleurésie associée à une polyarthrite rhumatoïde. Les études de culture des épanchements pleuraux peuvent mettre en évidence *Mycobacterium tuberculosis*, *Staplylococcus aureus*, *Streptococcus pneumoniæ* et d'autres streptocoques, *Hæmophilus influenzæ* et, dans le cas d'un abcès pulmonaire perforé, des bactéries anaérobies. Un liquide fortement purulent peut résulter de complications d'une pneumonie, d'un abcès pulmonaire, d'une perforation de l'œsophage ou d'une pénétration provenant d'une médiastinite. Un pourcentage élevé de polynucléaires neutrophiles peut provenir d'une inflammation septique. Une prédominance de lymphocytes peut indiquer une tuberculose ou des épanchements fongiques ou viraux. Un liquide sérosanguin peut indiquer l'expansion pleurale d'une tumeur maligne. Une augmentation de la lactate déshydrogénase dans un épanchement non purulent, non hémolysé et non sanguinolent peut aussi suggérer un cancer. Des concentrations de glucose qui sont de 1,6 à 2,2 mmol/L plus bas que les concentrations de glucose sérique peuvent indiquer un cancer, une infection bactérienne, une inflammation non septique ou des métastases. On observe une augmentation de l'activité de l'amylase dans des épanchements pleuraux associés à une pancréatite.

Interventions infirmières

Avant le test

• Expliquez à la personne que ce test permet de prélever des échantillons de liquide dans la plèvre, qui entoure ses poumons. Dites-lui qu'elle n'a pas à s'abstenir de nourriture solide ou liquide avant le test. Avisez-la de ne pas tousser, de ne pas respirer profondément et de ne pas bouger au cours du test.

Au cours du test

• Le fait de ne pas utiliser une technique d'asepsie peut contaminer l'échantillon.

Après le test

• Vérifiez les signes vitaux toutes les 30 minutes durant 2 heures et, alors, toutes les 4 heures jusqu'à ce qu'ils soient stables. Dites à la personne de demander de l'aide si elle éprouve de la difficulté à respirer.

◆ *Mise en garde.* Surveillez les signes de pneumothorax, de pneumothorax suffoquant, de nouvelle accumulation de liquide, d'œdème pulmonaire ou de détresse cardiaque causée par un déplacement médiastinal. Habituellement, on prescrit, après le test, une radiographie pour déceler ces complications avant que les symptômes cliniques apparaissent.

Liquide synovial (analyse)

Le liquide synovial est un liquide visqueux que l'on trouve en petite quantité dans les diarthroses, les bourses séreuses et les gaines des tendons. Même si ses fonctions ne sont pas clairement comprises, le liquide synovial lubrifie, nourrit et protège probablement l'articulation. Pour l'aspiration du liquide synovial ou arthrocentèse, une aiguille stérile est introduite dans un interligne articulaire (le plus souvent le genou). Ce test est indiqué chez les personnes ayant une maladie articulaire non diagnostiquée et un épanchement articulaire symptomatique.

Objectifs
- Aider au diagnostic différentiel de l'arthrite.
- Découvrir la cause et la nature d'un épanchement articulaire.
- Soulager la douleur et la distension résultant de l'accumulation de liquide dans l'articulation.
- Administrer des corticostéroïdes.

Protocole infirmier
Placez le patient en décubitus dorsal avec le genou étendu. Nettoyez la peau à l'endroit de la ponction, badigeonnez-la de polyvidone iodée et laissez-la sécher durant 2 minutes. Après avoir administré un sédatif et un anesthésique local, le médecin introduit rapidement une aiguille stérile pour l'aspiration ou l'injection. Demandez au patient de demeurer immobile, même s'il va ressentir un certain inconfort. Lorsque l'aiguille est retirée, épongez l'endroit de la ponction avec de l'alcool. Exercez une pression durant environ 2 minutes et appliquez alors un pansement stérile. Ajoutez des anticoagulants à l'échantillon selon les tests de laboratoire demandés. Retournez le tube délicatement à plusieurs reprises et envoyez immédiatement l'échantillon au laboratoire. (Si l'on mesure la concentration de glucose du liquide synovial, procédez à une ponction veineuse afin de prélever un échantillon pour l'analyse du glucose sanguin.)

Résultats normaux
L'*examen macroscopique* révèle 0,3 à 3,5 mL de liquide clair, incolore à jaune pâle ayant un pH de 7,2 à 7,4 et un important caillot de mucine.

L'*examen microscopique* révèle un nombre de globules blancs < 200 x 10^6/L. La formule leucocytaire comprend des lymphocytes (< 78 x 10^6/L), des monocytes (< 71 x 10^6/L), des histiocytes (< 26 x 10^6/L), des granulocytes (< 25 x 10^6/L), d'autres phagocytes (< 21 x 10^6/L) et des cellules synoviales de revêtement (< 12 x 10^6/L).

L'*examen microbiologique* démontre l'absence de bactéries.

L'*analyse sérologique* révèle un complément de 3,7 à 33,7 kU/L (pour 100 mg de protéines/L).

L'*analyse chimique* révèle 0,11 à 0,21 g/L de protéines totales, absence de fibrinogène, 3,9 à 5,6 mmol/L de glucose, 12 à 47 µmol/L d'acide urique chez les hommes ou 12 à 35 µmol/L d'acide urique chez les femmes, une PCO_2 de 40 à 60 mm Hg et une PO_2 de 40 à 80 mm Hg.

Signification de résultats anormaux
L'examen du liquide synovial peut révéler différentes maladies, y compris une goutte, une arthrose, une pseudo-goutte, un rhumatisme articulaire aigu, une polyarthrite rhumatoïde, une arthrite septique, un lupus érythémateux aigu disséminé, une arthrite traumatique et une arthrite tuberculeuse.

Interventions infirmières
Avant le test
- Expliquez à la personne les objectifs du test et décrivez-lui le protocole. Si le test comporte un dosage du glucose du liquide synovial, dites-lui d'être à jeun depuis les 6 heures précédant le test; sinon, dites-lui qu'elle n'a pas à s'abstenir de nourriture solide ou liquide avant le test.
- Informez la personne qu'un anesthésique local sera administré, et que l'aiguille va causer une douleur passagère.
- Assurez-vous que la personne a signé une formule de consentement.
- Vérifiez, dans son dossier, l'hypersensibilité aux composés iodés et aux anesthésiques locaux.

Au cours du test
- Respectez une stricte technique d'asepsie pour éviter la contamination de l'interligne articulaire ou de l'échantillon de liquide.

Après le test
- Appliquez de la glace ou des compresses froides sur l'articulation durant 24 à 36 heures. Utilisez des oreillers pour supporter l'articulation ou un bandage élastique pour la stabiliser.
- Surveillez l'augmentation de la douleur ou de la fièvre.
- Manipulez avec précaution les pansements et les linges, particulièrement si l'on soupçonne une arthrite septique.

Lithium sérique

Ce test mesure les concentrations sériques de carbonate de lithium, une substance qui a une zone thérapeutique étroite. Le lithium produit des effets toxiques à des concentrations à peine supérieures à celles requises pour parvenir à une réponse thérapeutique satisfaisante. Une telle toxicité du lithium provoque très souvent des effets gastro-intestinaux (nausée, vomissements, diarrhée), mais elle peut aussi affecter le cœur, le système nerveux central, les reins et la thyroïde.

Puisque le lithium est chimiquement relié au sodium et qu'il peut s'y substituer dans certains processus physiologiques, des changements dans le métabolisme du sodium peuvent influer sur les concentrations de lithium. Par exemple, les individus qui ont un régime alimentaire limité en sel peuvent montrer une augmentation importante des concentrations sériques de lithium et une intoxication concomitante résultant d'une augmentation de la réabsorption tubulaire même si leur dose de lithium demeure inchangée. Pour ces raisons, les concentrations sériques de lithium nécessitent un contrôle attentif.

Initialement, les concentrations sériques doivent être contrôlés une ou deux fois par semaine jusqu'à ce que la concentration thérapeutique désirée soit atteinte et maintenue. Par la suite, les concentrations devraient être contrôlées tous les 2 à 3 mois ou dès qu'on soupçonne une intoxication ou une réponse sous-optimale. À cause du danger d'intoxication, les contrôles périodiques comportent aussi un examen des électrolytes, des électrocardiogrammes et des tests de la thyroïde et de la fonction rénale.

Objectifs

• Établir et vérifier la posologie du lithium pour assurer le maintien de la réponse thérapeutique désirée.
• Déceler ou confirmer une intoxication au lithium.
• Surveiller l'observation du patient.

Protocole infirmier

Entre les 10 et 14 heures suivant l'administration de la dernière dose de lithium, procédez à une ponction veineuse et recueillez un échantillon de sang dans un tube de 7 mL à bouchon rouge. Envoyez rapidement l'échantillon au laboratoire.

Valeurs de référence

La zone thérapeutique du lithium se situe entre 0,8 et 1,2 mmol/L.

Signification de résultats anormaux

Des concentrations sériques situées dans la zone thérapeutique n'écartent pas la toxicité. À cause de la variation individuelle, certains individus présentent des signes d'intoxication à des concentrations sériques situées dans la zone thérapeutique alors que d'autres peuvent ne présenter aucun signe manifeste d'intoxication à des concentrations beaucoup plus élevées. De fait, dans certains cas, il faut recourir à des concentrations situées entre 1,2 et 2,0 mmol/L pour obtenir une réponse optimale. En conséquence, la concentration sérique devrait être utilisée à titre de guide et elle doit être interprétée à la lumière de l'état du patient. Des concentrations supérieures à 2,0 mmol/L provoquent des effets toxiques chez la plupart des individus et des niveaux supérieurs à 3 mmol/L peuvent entraîner la mort. L'hémodialyse est généralement utilisée lors de concentrations supérieures à 2,0 mmol/L pour éliminer rapidement le lithium et ramener la concentration à environ 1 mmol/L.

Interventions infirmières

Avant le test

• Expliquez au patient que ce test aide à établir et à vérifier la posologie appropriée de lithium. Répondez à toutes ses questions.
• Dites-lui qu'un échantillon de sang sera prélevé et qu'il n'a pas à s'abstenir de nourriture solide ou liquide avant le test.
• Avisez-le, s'il y a lieu, de continuer à prendre ses doses habituelles de lithium.
• Vérifiez le moment où la thérapie au lithium a débuté. Chez la plupart des individus, les concentrations sériques de lithium atteignent un état d'équilibre après environ 5 jours. Le dosage des concentrations sériques avant l'atteinte de l'état d'équilibre n'est pas recommandé, à moins que l'on soupçonne une intoxication.
• Fixez le moment du prélèvement de l'échantillon entre les 10 et 14 heures suivant l'administration d'une dose habituelle.

Au cours du prélèvement

• Manipulez l'échantillon avec soin pour éviter l'hémolyse, qui peut influer sur les résultats du test.

Après le prélèvement

• Si un hématome apparaît à l'endroit de la ponction veineuse, appliquez des compresses chaudes afin de diminuer l'inconfort.

Lymphangiographie

Cet examen radiographique du système lymphatique aide à déterminer le stade d'un lymphome ou d'un cancer chez les personnes dont le diagnostic de l'une ou l'autre de ces affections est confirmé. Il peut aussi être réalisé chez les personnes présentant une tuméfaction ganglionnaire.

Immédiatement après l'injection d'un opacifiant radiologique dans un vaisseau lymphatique de chaque pied (ou, moins souvent, de chaque main), des radiographies sont prises pour démontrer le remplissage du système lymphatique. Des radiographies sont prises à nouveau 24 heures plus tard pour visualiser les ganglions lymphatiques. Comme l'opacifiant radiologique peut demeurer dans les ganglions jusqu'à 2 ans, des radiographies subséquentes permettent d'évaluer l'évolution de la maladie et d'en contrôler le traitement.

Objectifs
• Établir le stade des lymphomes et déterminer la participation métastatique des ganglions lymphatiques.
• Distinguer un lymphœdème primaire d'un lymphœdème secondaire.
• Suggérer un traitement chirurgical ou déterminer l'efficacité d'une chimiothérapie et d'une radiothérapie dans le traitement d'un cancer.

Protocole
Après une radiographie thoracique préliminaire, un opacifiant bleu est injecté entre le premier et le quatrième orteil. En moins de 30 minutes, les vaisseaux lymphatiques apparaissent comme des petites lignes bleues à chacune des articulations tibio-tarsiennes. On injecte un anesthésique local dans le dessus du pied et on pratique une petite incision pour exposer le vaisseau lymphatique. On procède à l'introduction d'une canule dans chacun des vaisseaux. Les aiguilles sont mises en place et une pompe permet alors l'injection de l'opacifiant radiologique. Les aiguilles sont ensuite retirées et les incisions suturées. Des radiographies des jambes, du bassin et du thorax sont alors prises. La personne doit revenir 24 heures plus tard pour des radiographies additionnelles.

Signification de résultats anormaux
Des ganglions hypertrophiés, d'apparence mousseuse indiquent un lymphome que l'on classifie comme étant de Hodgkin ou non de Hodgkin.

Des anomalies de remplissage ou un défaut d'opacification indiquent une participation métastatique des ganglions lymphatiques. Le nombre de ganglions affectés, l'atteinte unilatérale ou bilatérale et l'importance de l'atteinte extranodale aident à déterminer le stade d'un lymphome.

Interventions infirmières
Avant le test
• Expliquez à la personne que ce test aide à déterminer le stade des lymphomes. Dites-lui où il sera réalisé et par qui, et mentionnez qu'il dure environ 3 heures. Dites-lui aussi que des radiographies additionnelles seront prises 24 heures plus tard.
• Décrivez le protocole. Signalez à la personne que l'injection cause un inconfort passager, que l'opacifiant radiologique décolore l'urine, les selles et la peau, et qu'il peut affecter la vision durant 48 heures, et que les incisions peuvent demeurer sensibles durant plusieurs jours.
• Avisez une personne non hospitalisée d'être accompagnée.
• Assurez-vous que la personne ou un membre responsable de la famille a signé une formule de consentement.
• Vérifiez, dans son dossier, l'hypersensibilité à l'iode, aux fruits de mer ou à l'opacifiant radiologique.
• Tout juste avant le début du protocole, demandez à la personne d'uriner et vérifiez ses signes vitaux. Si cela est prescrit, administrez un sédatif et un antihistaminique.

Après le test
• Vérifiez les signes vitaux toutes les 4 heures durant 48 heures.
• Surveillez les signes de complications pulmonaires, comme la difficulté respiratoire, la douleur pleurétique, l'hypotension, la température subfébrile et la cyanose.
• Assurez-vous que la personne se repose au lit durant 24 heures avec les pieds élevés pour diminuer l'enflure.
• Appliquez de la glace à l'endroit des incisions pour diminuer l'enflure. Administrez un analgésique tel qu'il est prescrit.
• Surveillez les signes d'infection à l'endroit des incisions et laissez des pansements en place durant 2 jours. Dites à la personne que les points de suture seront enlevés dans 7 à 10 jours.

Lymphocytes T et B

Les lymphocytes – les cellules clés du système immunitaire – ont la capacité de reconnaître les antigènes. Les lymphocytes T et B constituent les deux types principaux de lymphocytes. Ce test comporte deux étapes : la séparation des cellules et leur désignation. La séparation des cellules isole les lymphocytes des autres éléments cellulaires du sang. On doit ajouter un traceur ou un marqueur pour désigner les cellules T et les cellules B. L'analyse se fait par cytofluorométrie.

Objectifs

• Aider au diagnostic des maladies immunodéficitaires primaires et secondaires.

• Établir la différence entre des maladies lymphocytaires bénignes et des maladies lymphocytaires malignes.

• Contrôler la réponse à une thérapie.

Protocole infirmier

Procédez à une ponction veineuse et recueillez l'échantillon dans un tube de 10 mL à bouchon vert. Remplissez complètement le tube de prélèvement et retournez-le délicatement à plusieurs reprises pour mélanger l'échantillon et l'anticoagulant. Envoyez immédiatement l'échantillon au laboratoire. Si l'on soupçonne la présence d'anticorps antilymphocytaires, comme dans une maladie auto-immune, avisez le laboratoire. Ne pas réfrigérer le spécimen.

Valeurs de référence

Les valeurs peuvent varier selon le laboratoire et la technique utilisée. Généralement, les cellules T constituent 68 % à 75 % des lymphocytes totaux, les cellules B, 10 % à 20 %. Les nombres correspondants (qui seraient plus élevés chez les enfants) sont les suivants :

• *Nombre des lymphocytes totaux* : 1 500 à 3 000/ mm³.

• *Nombre des lymphocytes T* : 1 400 à 2 700/mm³.

• *Nombre des lymphocytes B* : 270 à 640/mm³.

Signification de résultats anormaux

Un nombre anormal de cellules T et de cellules B suggère des maladies particulières sans toutefois les confirmer.

Une *augmentation du nombre des cellules B* peut indiquer une leucémie lymphoïde chronique (que l'on croit être un cancer des cellules B), un myélome multiple, un lymphome, une macroglobulinémie de Waldenström ou un syndrome de DiGeorge (une déficience congénitale des cellules T).

Une *diminution du nombre des cellules B* peut indiquer une leucémie aiguë lymphoblastique ou certaines maladies immunodéficitaires congénitales ou acquises.

Une *augmentation du nombre des cellules T* peut indiquer une mononucléose infectieuse (occasionnellement), un myélome multiple ou une leucémie aiguë lymphoblastique.

Une *diminution du nombre des cellules T* peut indiquer des déficiences congénitales des cellules T (comme des syndromes de DiGeorge, de Nezelof et de Wiskott-Aldrich) ou certains dérèglements prolifératifs des cellules B (comme une leucémie lymphoïde chronique, une macroglobulinémie de Waldenström et un syndrome d'immunodéficience acquise).

Des nombres normaux de cellules T et de cellules B n'assurent pas nécessairement le bon fonctionnement du système immunitaire. Dans les maladies auto-immunes, comme le lupus érythémateux aigu disséminé et la polyarthrite rhumatoïde, les cellules B et T peuvent ne pas fonctionner normalement même si elles sont présentes en nombres normaux.

Interventions infirmières

Avant le test

• Expliquez à la personne que ce test mesure certains types de globules blancs. Dites-lui qu'un échantillon de sang sera prélevé et qu'elle n'a pas à s'abstenir de nourriture solide ou liquide avant le test. Vérifiez, dans son dossier, s'il y a des facteurs qui peuvent influer sur le nombre des cellules T et B (un stress, une chirurgie, une chimiothérapie, une thérapie aux stéroïdes ou immunosuppressive et des radiographies).

Après le prélèvement

• Comme beaucoup de personnes qui présentent des modifications dans leurs cellules T et B ont un déficit immunitaire, gardez l'endroit de la ponction veineuse propre et sec. Si un hématome apparaît à cet endroit, appliquez des compresses chaudes afin de diminuer l'inconfort.

Lysozyme urinaire

Un lysozyme apparaît dans le mucus, la salive, les larmes, les sécrétions cutanées et différentes cellules et différents liquides à l'intérieur de l'organisme. Il coupe ou il lyse les parois cellulaires des bactéries Gram positives et, avec l'aide du complément et d'autres facteurs sanguins, il les détruit.

Le lysozyme semble être synthétisé dans les granulocytes et les monocytes, et il apparaît d'abord dans le sérum après la destruction de ces cellules. Quand les concentrations sériques de lysozyme dépassent de 3 fois les concentrations normales, l'enzyme apparaît dans l'urine. Cependant, comme le tissu rénal contient aussi cette enzyme, seule une lésion rénale peut amener l'individu à en excréter des quantités mesurables. Ce test mesure les concentrations de lysozyme urinaire par turbidimétrie. (Les déterminations de lysozyme sérique, à l'aide de la même méthode, peuvent être utilisées pour confirmer les résultats du test urinaire.)

Objectifs

• Aider au diagnostic d'une leucémie myéloïde ou monocytaire aiguës et contrôler l'évolution de ces maladies.

• Étudier le fonctionnement des tubes contournés proximaux et diagnostiquer un dysfonctionnement rénal.

• Détecter le rejet ou l'infarctus d'une greffe rénale.

Protocole infirmier

Recueillez un échantillon d'urine de 24 heures. Couvrez et refrigérez l'échantillon tout au long de la période de collecte. Si la personne a une sonde urinaire à demeure, gardez le sac de collecte sur de la glace. Envoyez immédiatement l'échantillon au laboratoire lorsque le prélèvement est terminé.

Valeurs de référence

Les valeurs urinaires de lysozyme sont inférieures à 3 mg/d.

Signification de résultats anormaux

Une *augmentation* des concentrations de lysozyme urinaire est caractéristique d'une pyélonéphrite aiguë, d'une détérioration de la réabsorption par les tubes contournés proximaux, d'un syndrome néphrotique, d'une polyglobulie essentielle, du rejet ou de l'infarctus d'une greffe rénale (les concentrations augmentent norma-

lement au cours des premiers jours suivant la transplantation), d'une infection extrarénale grave et d'une tuberculose rénale. Les concentrations urinaires augmentent de façon marquée après une attaque aiguë ou une récidive de leucémie monocytaire ou myélomonocytaire, et elles augmentent de façon modérée après une attaque aiguë ou une récidive de leucémie myéloïde.

Des *concentrations urinaires normales* de lysozyme sont associées à des leucémies myéloblastique et myéloïde.

Des *concentrations urinaires normales ou réduites* de lysozyme sont associées à une leucémie lymphoïde.

Interventions infirmières

Avant le test

• Expliquez au patient que ce test aide à étudier le fonctionnement rénal et le système immunitaire.

• Signalez-lui qu'il n'a pas à s'abstenir de nourriture solide ou liquide avant le test.

• Dites-lui que le test nécessite le prélèvement d'un échantillon d'urine de 24 heures et montrez-lui la méthode adéquate de collecte.

• Dites au patient d'éviter de contaminer l'échantillon d'urine avec du papier hygiénique ou avec des selles.

• Dans le cas d'une femme qui est menstruée, le test peut devoir être reporté à une date ultérieure.

Pendant la période de collecte

• La présence de bactéries dans l'échantillon diminue les concentrations urinaires de lysozyme.

• La présence de sang ou de salive dans l'échantillon augmente les concentrations de lysozyme.

• Le défaut de prélever toute l'urine au cours de la période prévue peut fausser les résultats du test.

Magnésium sérique

Ce test mesure les concentrations sériques du magnésium, le cation intracellulaire le plus abondant après le potassium. Le magnésium, un électrolyte souvent négligé, est vital pour le fonctionnement neuro-musculaire. Il aide à la régulation du métabolisme intracellulaire, active plusieurs enzymes essentielles et influe sur le métabolisme des acides nucléiques et des protéines.

Le magnésium aide aussi au transport du sodium et du potassium à travers les membranes cellulaires et, grâce à son action sur la sécrétion de l'hormone parathyroïdienne, il agit sur les concentrations intracellulaires de calcium. La plus grande partie du magnésium se trouve dans le tissu osseux et le liquide intracellulaire; on en trouve une petite quantité dans le liquide extracellulaire. Le magnésium est absorbé par la muqueuse de l'intestin grêle et il est excrété dans l'urine et les selles.

Objectifs
• Étudier l'état des électrolytes.
• Étudier le fonctionnement neuro-musculaire ou rénal.

Protocole infirmier
Procédez à une ponction veineuse et recueillez l'échantillon dans un tube de 7 mL à bouchon rouge.

Valeurs de référence
Les concentrations sériques de magnésium varient de 0,7 à 1,2 mmol/L.

Signification de résultats anormaux
Une *augmentation* des concentrations sériques de magnésium (hypermagnésémie) est très fréquente dans une insuffisance rénale. Une forme particulière d'insuffisance rénale (la maladie d'Addison) entraîne aussi une augmentation du magnésium sérique.

Une *diminution* des concentrations sériques de magnésium (hypomagnésémie) résulte très souvent d'un alcoolisme chronique. Les autres causes possibles sont la pancréatite aiguë, certaines thérapies aux diurétiques, la diarrhée, le défaut d'absorption résultant d'une résection intestinale, les états d'hypercalcémie (y compris l'hyperparathyroïdie), le syndrome de la malabsorption, l'hyperaldostéronisme primaire, l'aspiration prolongée de l'intestin ou de l'estomac et les brûlures graves.

Interventions infirmières

Avant le test
• Expliquez au patient que ce test, qui nécessite un échantillon de sang, détermine le contenu du sang en magnésium. Dites-lui d'éviter l'utilisation des sels de magnésium (comme le lait de magnésie ou le sel d'Epsom) durant au moins les 3 jours précédant le test, mais de ne pas s'abstenir de nourriture solide ou liquide.

• L'utilisation excessive d'antiacides ou de purgatifs ou la perfusion excessive de sulfate de magnésium augmentent les concentrations sériques de magnésium.

• Des perfusions intraveineuses prolongées sans magnésium abaissent les concentrations de magnésium. L'utilisation excessive de diurétiques, y compris de thiazidiques et d'acide étacrynique, diminue les concentrations en augmentant l'excrétion du magnésium dans l'urine.

• L'administration de gluconate de calcium par voie intraveineuse peut entraîner une fausse diminution des concentrations sériques de magnésium s'il est mesuré par la méthode du jaune Titan.

Au cours du prélèvement
• Manipulez l'échantillon avec soin pour éviter l'hémolyse, qui peut influer sur les résultats du test. La prévention de l'hémolyse est particulièrement importante dans ce test puisque 75 % du magnésium sanguin est présent dans les globules rouges.

Après le prélèvement
• Si un hématome apparaît à l'endroit de la ponction veineuse, appliquez des compresses chaudes afin de diminuer l'inconfort.

◆ *Mise en garde.* Dans un cas d'hypermagnésémie appréhendée ou confirmée, surveillez, chez le patient, la diminution de la pression sanguine, la diaphorèse, la diminution des réflexes tendineux profonds, les bouffées vasomotrices, la léthargie, la faiblesse musculaire, les respirations superficielles lentes et le pouls faible et lent. Dans un cas d'hypomagnésémie, surveillez les arythmies cardiaques, l'hyperactivité des réflexes tendineux profonds, les crampes aux jambes et aux pieds, la faiblesse musculaire, les crises d'épilepsie, la tétanie, le tremblement et les contractions musculaires.

Magnésium urinaire

Ce test mesure la concentration urinaire de magnésium, un cation important absorbé dans le tractus intestinal et excrété dans l'urine. Essentiel au fonctionnement neuro-musculaire, le magnésium aide à la régulation du métabolisme intracellulaire, il active plusieurs enzymes essentielles et il agit sur le métabolisme des acides nucléiques et des protéines.

Le magnésium aide aussi au transport du sodium et du potassium à travers les membranes cellulaires et, grâce à son action sur la sécrétion de l'hormone parathyroïdienne, il agit sur les concentrations intracellulaires de calcium. La plus grande partie du magnésium se trouve dans le tissu osseux et le liquide intracellulaire; une petite quantité se trouve dans le liquide extracellulaire.

La mesure du magnésium urinaire s'avère particulièrement utile puisqu'une déficience de cet électrolyte est décelable dans l'urine avant de l'être dans le sérum. Ce test devient de plus en plus important pour éliminer une déficience en magnésium comme cause de symptômes neurologiques et pour aider à étudier le fonctionnement glomérulaire dans une maladie rénale appréhendée.

Objectifs
• Éliminer la déficience en magnésium chez les individus présentant des symptômes d'agression du système nerveux central.
• Détecter l'excrétion urinaire excessive du magnésium.
• Aider à étudier le fonctionnement glomérulaire dans une maladie rénale.

Protocole infirmier
Recueillez un échantillon d'urine de 24 heures. Dites au patient de prendre soin de ne pas contaminer l'échantillon d'urine avec du papier hygiénique ou avec des selles. Lorsque la collecte est terminée, envoyez immédiatement l'échantillon au laboratoire.

Valeurs de référence
L'excrétion urinaire de magnésium, telle qu'elle est mesurée par absorption atomique, est inférieure à 6,2 mmol/d.

Signification de résultats anormaux
Une *diminution* des concentrations urinaires de magnésium peut provenir d'une diarrhée aiguë ou chronique, d'une insuffisance rénale avancée, d'une diminution de l'apport alimentaire de magnésium, d'une déshydratation, d'une acidose diabétique, de la malabsorption, d'une pancréatite ou d'un hyperaldostéronisme primaire.

Une *augmentation* des concentrations urinaires de magnésium peut être le résultat d'une insuffisance corticosurrénalienne (maladie d'Addison), d'un alcoolisme chronique, de l'ingestion chronique d'antiacides contenant du magnésium ou d'un début de maladie rénale chronique.

Interventions infirmières
Avant le test
• Expliquez au patient que ce test détermine les concentrations urinaires de magnésium et qu'il ne comporte pas de restrictions particulières. Dites-lui qu'il nécessite un échantillon d'urine de 24 heures. Montrez-lui la technique adéquate de collecte.
• L'acide étacrynique, les diurétiques thiazidiques, l'aldostérone ou des quantités excessives d'antiacides contenant du magnésium augmentent les concentrations urinaires de magnésium. La spironolactone diminue les concentrations de magnésium urinaire. Une augmentation de l'apport de calcium réduit l'excrétion urinaire du magnésium. Si le patient reçoit présentement des antiacides contenant du magnésium, des diurétiques (par exemple, de l'acide étacrynique et de la spironolactone) ou de l'aldostérone, notez-le sur le relevé de laboratoire.

Pendant la période de collecte
• Le défaut de prélever toute l'urine au cours de la période prévue peut influer sur la précision des résultats du test.

Après le test
◆ *Mise en garde.* Dans un cas d'hypermagnésémie appréhendée ou confirmée, surveillez, chez le patient, la diminution de la pression sanguine, la diaphorèse, la diminution des réflexes tendineux profonds, les bouffées vasomotrices, la léthargie, la faiblesse musculaire, les respirations superficielles lentes et le pouls faible et lent. Dans un cas d'hypomagnésémie, surveillez les arythmies cardiaques, l'hyperactivité des réflexes tendineux profonds, les crampes aux jambes et aux pieds, la faiblesse musculaire, les crises d'épilepsie, la tétanie, le tremblement et les contractions musculaires.

Maladies auto-immunes du foie (dépistage)

Cette série de tests permet d'évaluer les personnes susceptibles d'avoir une maladie hépatique à médiation immunitaire, comme une hépatite chronique active et une cirrhose biliaire primitive. Ces tests sont :

- l'électrophorèse des protéines sériques, qui est généralement anormale chez les personnes ayant une cirrhose;
- les anticorps antinucléaires, que l'on détecte souvent à la fois dans une hépatite chronique active et dans une cirrhose biliaire primaire;
- les anticorps antimitochondries, que l'on trouve souvent dans une cirrhose biliaire primaire;
- les anticorps anti-muscle lisse, qui sont fréquents dans une hépatite chronique active.

Objectif
- Dépister les maladies du foie à médiation immunitaire.

Protocole infirmier
Procédez à une ponction veineuse et recueillez l'échantillon dans un tube de 7 mL à bouchon rouge. Envoyez immédiatement l'échantillon au laboratoire.

Valeurs de référence
Normalement, les tests sont négatifs pour les anticorps antinucléaires, les anticorps antimitochondries et les anticorps anti-muscle lisse. Les concentrations sériques de protéines présentent, dans des circonstances normales, les écarts suivants :

- *Protéines totales :* 63 à 79 g/L.
- *Albumine :* 31 à 43 g/L.
- *Alpha$_1$ globuline :* 1 à 3 g/L.
- *Alpha$_2$ globuline :* 6 à 10 g/L.
- *Bêta globuline :* 7 à 14 g/L.
- *Gamma$_1$ globuline :* 7 à 16 g/L.

Signification de résultats anormaux
Les *anticorps antinucléaires* apparaissent chez certaines personnes ayant une hépatite chronique active et chez celles souffrant d'autres maladies du foie à médiation immunitaire.

Les *anticorps antimitochondries* ont été signalés chez 79 % à 94 % des personnes ayant une cirrhose biliaire primaire.

Les anticorps anti-muscle lisse sont présents dans le sérum de plus de 85 % des personnes ayant une hépatite chronique active et de moins de 50 % des personnes ayant une cirrhose biliaire primaire.

Une *augmentation des globulines* et une *diminution de l'albumine* se présentent souvent chez les personnes ayant une cirrhose hépatique ou une hépatite chronique active.

Interventions infirmières
Avant le test
- Expliquez à la personne que cette série de tests permet de déterminer si ses symptômes sont causés par une maladie hépatique à médiation immunitaire.
- Signalez-lui qu'elle n'a pas à s'abstenir de nourriture solide ou liquide avant les tests.
- Dites-lui que les tests nécessitent un échantillon de sang, qui va procéder à la ponction veineuse et quand, et mentionnez qu'elle ne va ressentir qu'un inconfort passager à cause de l'aiguille au cours de la ponction et de la pression du garrot. Assurez-la que le prélèvement de l'échantillon se fait en moins de 3 minutes.

Après le prélèvement
- Si un hématome apparaît à l'endroit de la ponction veineuse, appliquez des compresses chaudes afin de diminuer l'inconfort.

Maladies du tissu conjonctif (dépistage)

Cet ensemble de tests aide au diagnostic des maladies du tissu conjonctif à médiation immunitaire, y compris du lupus érythémateux aigu disséminé, de la polyarthrite rhumatoïde, du syndrome de Sjögren et de la connectivite mixte. Le dépistage des maladies du tissu conjonctif aide à l'examen initial des personnes ayant une maladie inflammatoire à médiation immunitaire appréhendée. La série de tests des anticorps des maladies du tissu conjonctif désigne les auto-anticorps spécifiques détectés par le test des anticorps antinucléaires (AAN). On trouve des anticorps IgG contre l'ADN à double brin (ADN-db) dans le lupus érythémateux; on trouve des anticorps contre les antigènes nucléaires solubles (ANS) dans le lupus érythémateux et dans des maladies semblables. L'étude de l'activité des maladies du tissu conjonctif permet de suivre l'évolution d'une poussée de lupus érythémateux.

Objectif

• Aider au diagnostic différentiel et contrôler l'activité d'une maladie du tissu conjonctif à médiation immunitaire.

Protocole infirmier

Procédez à une ponction veineuse et recueillez l'échantillon dans un tube de 7 mL à bouchon rouge. Envoyez l'échantillon au laboratoire dès que le prélèvement est terminé. Si le test ne peut être réalisé dans un délai de 4 heures, le sérum doit être séparé du caillot et congelé à -70 °C jusqu'à ce que le test puisse être fait.

Résultats normaux

Test de dépistage des maladies du tissu conjonctif :
• *AAN :* aucun.
• *ADN-db :* < 70 unités.
• *ANS et RNP (antigènes ribonucléoprotéiques) :* négatifs.
• *FR (dépistage du facteur rhumatoïde) :* pas de réaction.

Test des auto-anticorps des maladies du tissu conjonctif :
• *Antigènes SM (Smith) :* négatifs.
• *Anticorps SS-A :* négatifs.
• *Anticorps SS-B :* négatifs.

Test d'évaluation de l'activité des maladies du tissu conjonctif :
• CH_{60} *(complément total) :* 25 à 70 unités.

• *ADN-db :* < 70 unités.

Signification de résultats anormaux

Des résultats anormaux au cours des tests de dépistage des maladies du tissu conjonctif peuvent permettre les associations suivantes :
• *AAN :* positif chez plus de 60 % des personnes atteintes de lupus érythémateux.
• *FR :* positif chez plus de 75 % des personnes atteintes de polyarthrite rhumatoïde.

Des résultats anormaux au cours des tests des auto-anticorps des maladies du tissu conjonctif peuvent permettre les associations suivantes :
• *ADN-db :* positif chez 60 % des personnes atteintes de lupus érythémateux au cours de la phase active de la maladie.
• *ANS et RNP :* positifs dans une connectivite mixte.
• *Sm :* positif dans le lupus érythémateux.
• *SS-A :* positif dans le lupus érythémateux, le syndrome de Sjögren et la dissociation auriculo-ventriculaire congénitale.
• *SS-B :* positif dans le syndrome de Sjögren et le lupus érythémateux.

Des résultats anormaux dans les tests d'évaluation de l'activité des maladies du tissu conjonctif peuvent permettre les associations suivantes :
• CH_{60} *(complément total) :* des niveaux réduits sont observés au cours de la période d'inflammation active du lupus érythémateux inflammatoire.
• *ADN-db :* une augmentation du niveau du titre peut indiquer une augmentation de l'activité de la maladie.

Interventions infirmières

Avant le test
• Expliquez au malade que ces tests aident à diagnostiquer et à contrôler sa maladie. Dites-lui d'être à jeun depuis les 12 heures précédant le test.

Au moment du prélèvement
• Le fait de retarder le test ou de ne pas entreposer adéquatement l'échantillon peut produire des valeurs de complément total faussement basses.

Après le prélèvement
• Si un hématome apparaît à l'endroit de la ponction veineuse, appliquez des compresses chaudes afin de diminuer l'inconfort.

Mammographie

Cette technique radiographique détecte les kystes ou les tumeurs des seins, particulièrement ceux qui ne sont pas perceptibles au cours d'un examen physique.

Après la prise de radiographies, une plaque électrostatique enregistre les images et les fixe sur un papier spécial. Une biopsie des endroits suspects peut s'avérer nécessaire pour confirmer un cancer.

La mammographie peut faire suite à des techniques de dépistage comme l'échographie ultrasonique ou la thermographie.

Même si presque tous les cancers du sein peuvent être décelés par la mammographie, ce test comporte un taux de résultats faussements positifs de 75 %. Malgré les faibles niveaux de radiations, il est contre-indiqué au cours d'une grossesse.

Objectifs
• Dépister le cancer du sein.
• Procéder à l'investigation des cas de masses mammaires palpables et non palpables, de douleurs mammaires ou d'écoulement mamelonnaire.
• Différencier une maladie mammaire bénigne d'un cancer du sein.

Protocole
La technicienne en radiologie positionnera le sein de la cliente dans l'appareil à rayons X. On prendra de chaque sein une vue latérale et une vue cranio-caudale. Lorsque les clichés sont développés, assurez-vous qu'ils soient vérifiés pour permettre une interprétation.

Résultats normaux
Un mammogramme normal révèle une architecture normale du tissu des canaux, du tissu des glandes et des graisses. On ne devrait voir ni masses ni calcifications anormales.

Signification de résultats anormaux
Des taches claires, bien délimitées et régulières suggèrent des kystes bénins; des régions opaques, mal définies et irrégulières suggèrent un cancer.

Les kystes bénins ont tendance à être bilatéraux alors que les tumeurs malignes sont généralement uniques et unilatérales. Les observations qui suggèrent un cancer nécessitent d'autres tests, comme une biopsie, pour confirmer le diagnostic.

Interventions infirmières
Avant le test
• Expliquez à la cliente que ce test dépiste les anomalies des seins. Décrivez-lui le protocole et répondez à toutes ses questions. Signalez-lui que ce test comporte un taux élevé de résultats faussement positifs.
• Dites-lui qui va réaliser le test et où, et mentionnez que la compression de ses seins peut être douloureuse.
• Informez-la que, même si la réalisation du test ne prend que 15 à 30 minutes environ, on peut lui demander d'attendre qu'on ait vérifié la qualité des radiographies.
• Juste avant le test, faites-lui revêtir une blouse s'ouvrant à l'avant.
• Demandez-lui de retirer tous ses bijoux et ses vêtements à partir de la taille.
• Demandez-lui si elle a utilisé des crèmes ou des poudres pour la peau sur ses seins. Ces produits devraient être enlevés puisqu'ils peuvent modifier les résultats du test.
• Vérifiez, dans son dossier, s'il y a déjà eu une chirurgie mammaire, ce qui peut nuire à l'interprétation des radiographies.
• Signalez à la cliente que ce test est contre-indiqué au cours d'une grossesse.
• Si la cliente est préoccupée par les risques de la mammographie pour les femmes qui ne sont pas enceintes, dites-lui que ce test émet des niveaux très faibles de radiations.

Manganèse sérique

Ce test mesure les concentrations sériques d'un oligo-élément, le manganèse. Il est utilisé pour détecter l'intoxication au manganèse, qui peut survenir chez des travailleurs de l'industrie exposés à cet élément.

Le manganèse est naturellement présent dans tout l'organisme, mais il se concentre dans la glande hypophysaire et l'épiphyse, dans les seins au cours de la lactation et dans le foie et les os. Même si la fonction de cet élément n'est pas encore tout à fait bien comprise, le manganèse active apparemment plusieurs enzymes essentielles au métabolisme, y compris la cholinestérase et l'arginase. L'arginase, par exemple, est nécessaire à la formation de l'urée au cours du catabolisme des protéines.

À cause d'un faible niveau d'absorption intestinale, l'organisme ne retient normalement qu'une partie du manganèse fourni par l'alimentation, particulièrement dans les aliments comme les céréales non raffinées, les légumes verts feuillus et les noix. Cependant, les travailleurs de l'industrie exposés à des concentrations de manganèse potentiellement dangereuses peuvent avoir des concentrations toxiques de cet élément dans leur organisme. Une intoxication peut survenir à la suite de l'inhalation de poussières ou de vapeurs de manganèse, un danger constant dans les industries de l'acier et des piles sèches. L'ingestion d'eau contaminée peut aussi provoquer une intoxication au manganèse.

Objectif
• Détecter une intoxication au manganèse.

Protocole infirmier
Procédez à une ponction veineuse et recueillez un échantillon dans un tube de prélèvement exempt de métal. Les laboratoires fournissent, sur demande, un nécessaire spécial pour ce test. Envoyez immédiatement l'échantillon au laboratoire.

Valeurs de référence
Les concentrations sériques de manganèse varient de 0,07 à 0,15 nmol/mL.

Signification de résultats anormaux
Une *augmentation* des concentrations sériques de manganèse peut indiquer une intoxication au manganèse qui nécessite une intervention médicale rapide. L'intoxication au manganèse peut conduire à une détérioration du système nerveux central.

Une *diminution* des concentrations sériques de manganèse peut indiquer un apport alimentaire insuffisant même si cette réduction n'a été reliée à aucune maladie. De plus, un apport alimentaire élevé en calcium et en phosphore peut nuire à l'absorption intestinale du manganèse et, en conséquence, en diminuer les concentrations.

Interventions infirmières
Avant le test
• Expliquez au patient que ce test détermine la concentration de manganèse dans le sang.
• Informez-le qu'il n'a pas à s'abstenir de nourriture solide ou liquide avant le test.
• Dites-lui que ce test nécessite un échantillon de sang.
• Vérifiez, dans son dossier, la prise de médicaments qui peuvent influer sur les concentrations sériques de manganèse. Par exemple, les œstrogènes augmentent les concentrations et les glucocorticoïdes modifient la distribution du manganèse dans l'organisme. Si l'usage de ces médicaments doit être maintenu, notez-le sur le relevé de laboratoire.

Au cours du prélèvement
• Manipulez l'échantillon avec soin pour éviter l'hémolyse, qui peut influer sur les résultats du test.

Après le prélèvement
• Si un hématome apparaît à l'endroit de la ponction veineuse, appliquez des compresses chaudes afin de diminuer l'inconfort.

Manométrie œsophagienne

Ce test aide à étudier le fonctionnement de l'œsophage, qui transporte la nourriture jusqu'à l'estomac. Les mesures de la pression de l'œsophage et de l'estomac aident à déterminer si l'œsophage se contracte normalement.

La manométrie œsophagienne est indiquée dans les cas d'œsophagite, de difficulté de déglutition, de pyrosis, de douleur thoracique d'origine inconnue, de régurgitation et de vomissements. Les autres tests réalisés en même temps que la manométrie sont les tests de reflux acide et de perfusion acide (Bernstein). Ces tests aident à pousser plus loin l'étude du pyrosis, de l'œsophagite et de la douleur thoracique.

Objectifs

• Étudier le fonctionnement œsophagien.
• Déterminer la cause de certaines affections associées à un mauvais fonctionnement de l'œsophage.

Protocole infirmier

Faites asseoir le patient sur la table d'examen. À l'aide d'une tige montée, appliquez un anesthésique local sur la muqueuse nasale. Lorsque l'examinateur a fait passer un petit tube par le nez, demandez au patient de se coucher. Le patient devrait demeurer dans cette position tout au long du protocole. Mettez alors de petites quantités d'eau ou de gélatine aromatisée dans la bouche du patient et demandez-lui d'avaler. Le temps total requis pour ce test est de 40 minutes.

Test de reflux acide. L'examinateur fait passer un second petit tube le long de celui qui est déjà en place. Ce deuxième tube est une sonde qui aide à déterminer si de l'acide remonte de l'estomac jusque dans l'œsophage.

Test de perfusion acide. L'examinateur fait passer un second tube le long de celui qui est déjà en place et il introduit alors du soluté isotonique de chlorure de sodium et des solutions acides dans l'œsophage pour déterminer la présence ou l'absence d'une œsophagite.

Résultats normaux

Les pressions de l'estomac et de l'œsophage sont normales, avec une contraction normale et sans reflux acide.

Signification de résultats anormaux

Des observations anormales indiquent une achalasie, un spasme œsophagien et un reflux acide.

Interventions infirmières

Avant le test

• Expliquez au patient que ce test aide à déterminer si l'œsophage fonctionne correctement. Expliquez-lui que l'œsophage est un muscle en forme de tube qui transporte la nourriture jusqu'à l'estomac. Répondez à toutes ses questions.
• Décrivez le protocole et informez le patient du fait que le test prend environ 40 minutes.
• Rassurez-le en lui disant que le test est sûr et que l'anesthésique local va minimiser l'inconfort.
• Informez le patient qu'il peut avoir mal à la gorge jusqu'à 24 heures après le test. Dites-lui aussi que son nez peut être légèrement irrité à cause du passage du tube.
• Avisez le patient de s'abstenir de nourriture solide et liquide durant les 6 heures précédant le test.
• Vérifiez, dans son dossier, s'il souffre de diabète et avertissez le service responsable du test si le patient est diabétique.

Après le test

• Dites au patient qu'il peut reprendre son régime alimentaire et ses activités.

Marqueurs de surface des lymphocytes T et B

Ce test permet, par cytofluorométrie, de déterminer l'abondance relative des différents éléments de la population de cellules immunocompétentes d'un individu.

Très souvent réalisé sur des cellules provenant du sang périphérique, ce test peut être aussi réalisé sur des coupes de tissu ou sur des cellules provenant de la moelle osseuse ou d'autres organes.

La nouvelle nomenclature CD est en voie de remplacer rapidement les anciennes désignations.

Objectifs

• Étudier la fonction immunitaire en évaluant l'abondance relative des cellules actives dans la réponse immunitaire.

• Aider au diagnostic d'une leucémie lymphoïde, d'un lymphome et d'un syndrome d'immunodéficience acquise.

• Aider au diagnostic et au traitement des infections chroniques, d'une hépatite et des maladies auto-immunes.

Protocole infirmier

Expliquez au patient que ce test permet de déterminer l'efficacité de son système immunitaire. Dites-lui que le test nécessite un échantillon de sang. Procédez à une ponction veineuse et recueillez un échantillon de sang entier dans un tube à bouchon lavande.

Valeurs de référence

Les valeurs normales pour les marqueurs des lymphocytes T et B sont les suivantes :

• *Pourcentage des cellules T :* 60 % à 88 %.

• *Pourcentage des cellules T auxiliaires (CD4) :* 34 % à 67 %.

• *Pourcentage des cellules T suppressives (CD8) :* 10 % à 41,9 %.

• *Pourcentage des cellules B :* 3 % à 8 %.

• *Nombre de lymphocytes :* 0,66 à 4,60 x 10^9/L.

• *Nombre de cellules T :* 644 à 2 201 x 10^6 cellules/L.

• *Nombre de cellules B :* 82 à 392 x 10^6 cellules/L.

• *Nombre de cellules T auxiliaires (CD4) :* 493 à 1 191 x 10^6 cellules/L.

• *Nombre de cellules T suppressives (CD8) :* 182 à 785 x 10^6 cellules/L.

• *Rapport CD4-CD8 :* > 1,0.

Signification de résultats anormaux

Une *diminution des cellules B* peut être causée par une hypogammaglobulinémie passagère de l'enfance, une hypogammaglobulinémie liée au sexe, un déficit sélectif en immunoglobuline G, en immunoglobuline A et en immunoglobuline M, des lymphomes, un syndrome néphrotique et un myélome multiple.

Une *diminution des cellules T* peut résulter d'un syndrome de DiGeorge, d'un syndrome de Nezelof, d'une maladie de Hodgkin ou d'une autre maladie maligne et d'une infection virale aiguë.

Une *diminution des cellules B et T* peut être consécutive à un déficit immunitaire autosomique ou récessif lié au sexe ou syndrome de Wiskott-Aldrich.

Une *diminution combinée des cellules T et B* peut provenir aussi de radiations et du vieillissement.

Une *augmentation des cellules T* indique une maladie de Graves.

Une *augmentation des cellules B* indique un lupus érythémateux actif et une leucémie lymphoïde chronique.

Une *diminution du nombre des lymphocytes* suit habituellement une thérapie médicamenteuse immunosuppressive et cytotoxique.

Une *diminution du rapport CD4-CD8* jusqu'à un niveau inférieur à 1,0 résulte d'une perte de lymphocytes T auxiliaires ou d'une augmentation des lymphotytes CD8.

Interventions infirmières

Avant le test

• Expliquez à la personne que ce test permet d'étudier des parties clés de son système immunitaire. Dites-lui qu'elle n'a pas à s'abstenir d'aliments solides, de liquides ou d'activités physiques avant le test, et que celui-ci nécessite un échantillon de sang.

Au moment du prélèvement

• Manipulez l'échantillon avec soin pour éviter l'hémolyse, qui peut influer sur les résultats du test. Ne pas réfrigérer.

Médiastinoscopie

Réalisé à l'aide d'un spéculum d'exploration muni d'une lumière fibroscopique intégrée et d'une fente latérale, ce protocole chirurgical permet la visualisation directe des structures médiastinales de même que la palpation et la biopsie des ganglions lymphatiques paratrachéaux et de l'éperon trachéal.

Le médiastin comprend les tissus et les organes situés derrière le sternum et entre les poumons. Ses principaux éléments sont le cœur et ses vaisseaux, la trachée, l'œsophage, le thymus et des ganglions lymphatiques. L'examen de ces ganglions – qui reçoivent le drainage lymphatique des poumons – peut déceler une sarcoïdose et un lymphome (y compris la maladie de Hodgkin) et il peut aider à établir le stade d'un cancer du poumon.

La médiastinoscopie est indiquée lorsque les tests comme la cytologie des expectorations, les scintigraphies pulmonaires, les radiographies et la biopsie bronchoscopique ont été incapables de confirmer le diagnostic. Même si elles sont rares, certaines complications peuvent survenir au cours de ce test, comme un pneumothorax, une perforation de l'œsophage, une infection, une hémorragie et un dommage aux nerfs laryngés inférieurs gauches.

Objectifs
• Détecter un cancer broncho-pulmonaire, un lymphome et une sarcoïdose.
• Établir le stade d'un cancer du poumon.

Protocole
Après la mise en place d'une sonde endotrachéale, le chirurgien pratique une petite incision transversale sus-sternale. En disséquant avec ses doigts, il ouvre un passage et palpe les ganglions lymphatiques. Le chirurgien insère alors un médiastinoscope dans le médiastin, il prélève des échantillons de tissu et il les envoie au laboratoire pour examen. Si l'analyse confirme une tumeur cancéreuse pouvant être réséquée, une thoracotomie et une pneumonectomie peuvent suivre immédiatement.

Résultats normaux
Les ganglions lymphatiques sont de petits corps ovales, plats et lisses de tissu lymphoïde.

Signification de résultats anormaux
Des ganglions lymphatiques malins indiquent habituellement un cancer du poumon ou de l'œso-phage qui ne peut être opéré, mais qui n'est pas nécessairement intraitable, ou des lymphomes (comme la maladie de Hodgkin). L'établissement du stade d'un cancer du poumon peut aider à en déterminer le traitement. Par exemple, l'atteinte de plusieurs ganglions peut constituer une contre-indication pour une chirurgie.

Interventions infirmières
Avant le test
• Expliquez à la personne que ce test permet l'examen des ganglions lymphatiques et d'autres structures de la cage thoracique. Dites-lui d'être à jeun depuis minuit la veille du test.
• Décrivez-lui le protocole et répondez à toutes ses questions.
• Dites-lui qui va réaliser le protocole et où, qu'un anesthésique général va lui être administré et que le protocole va durer environ 1 heure.
• Informez-la qu'elle peut ressentir une douleur thoracique temporaire, une certaine sensibilité à l'endroit de l'incision ou un mal de gorge (à cause de l'intubation). Rassurez-la en lui disant que, même s'il y a des complications possibles associées à ce protocole, elles se produisent rarement.
• Assurez-vous que la personne ou un membre responsable de la famille a signé une formule de consentement.
• Vérifiez, dans le dossier de la personne, l'hypersensibilité à l'anesthésique.
• Vérifiez également s'il y a déjà eu une médiastinoscopie (le protocole peut causer une cicatrisation et être contre-indiqué chez certaines personnes qui ont déjà subi ce test).
• Si cela est prescrit, administrez un sédatif le soir précédant le test et avant que le protocole soit réalisé.

Après le test
• Vérifiez les signes vitaux. Surveillez tout saignement ou tout épanchement à l'endroit du pansement.
• Surveillez les signes de complications, comme la fièvre (médiastinite), la crépitation (emphysème sous-cutané), la dyspnée, la cyanose, la diminution du murmure vésiculaire sur le côté affecté (pneumothorax), la tachycardie et l'hypotension (hémorragie).
• Administrez l'analgésique prescrit si cela est nécessaire.

Mélanine urinaire

Ce test qualitatif, rarement demandé, permet de déceler dans l'urine la présence de mélanine, un pigment brun noir qui colore la peau, les cheveux et les yeux. La mélanine, un produit final du métabolisme de la tyrosine, est normalement libérée par des cellules spécialisées appelées mélanocytes.

Les mélanomes cutanés – des tumeurs malignes qui produisent des quantités excessives de mélanine – se développent le plus souvent autour de la tête et du cou, mais ils peuvent aussi prendre naissance dans les muqueuses (comme dans la muqueuse rectale), les rétines ou le système nerveux central, où apparaissent les mélanocytes.

Les personnes atteintes de ces tumeurs peuvent excréter des précurseurs de la mélanine – des mélanogènes – dans leur urine. Si on laisse reposer l'urine, l'exposition à l'air transforme les mélanogènes en mélanine en 24 heures environ.

Le test de Thormählen utilise le nitroprussiate de sodium pour détecter les mélanogènes et la mélanine dans l'urine en se basant sur des changements de couleur caractéristiques. Des tests plus spécifiques de la mélanine, comme la chromatographie, isolent et mesurent le pigment.

Objectif
• Aider au diagnostic du mélanome malin.

Protocole infirmier
Recueillez un échantillon d'urine au hasard. Dites à une personne ambulante d'uriner directement dans un contenant à échantillon propre et sec. Dites à une personne qui n'est pas en mesure de marcher, d'uriner dans un bassin de lit ou un urinoir propres afin de minimiser la contamination bactérienne ou chimique. Versez alors environ 30 mL d'urine dans le contenant à échantillon et fermez hermétiquement le couvercle. Étiquetez le contenant en indiquant le nom de la personne et le numéro de la chambre (si cela s'applique), le nom du médecin, la date et le moment du prélèvement. Envoyez immédiatement l'échantillon au laboratoire.

Résultats normaux
L'échantillon d'urine ne contient ni mélanogènes ni mélanine.

Signification de résultats anormaux
En présence d'une tumeur cutanée visible de grandes quantités de mélanine ou de mélanogènes dans l'urine indiquent la présence d'une métastase. Des mélanomes malins peuvent aussi se développer dans des organes internes de sorte qu'en l'absence d'une tumeur cutanée visible, de grandes quantités de mélanine ou de mélanogènes dans l'échantillon d'urine indiquent un mélanome interne.

Interventions infirmières

Avant le test
• Expliquez à la personne ce qu'est la mélanine. Dites que ce test détecte la présence de la mélanine dans l'urine. Signalez-lui qu'elle n'a pas à s'abstenir de nourriture solide ou liquide avant le test.

• Mentionnez-lui que le test nécessite un échantillon d'urine prélevé au hasard. Montrez-lui la technique adéquate de prélèvement. Avisez-la que les résultats du test sont habituellement disponibles le jour même.

Après le prélèvement
• Le défaut d'envoyer immédiatement l'échantillon d'urine au laboratoire peut influer sur les résultats du test.

338

Mercure plasmatique et urinaire

Le mercure est un métal toxique qui peut être dosé dans le sang et dans l'urine par une méthode d'absorption atomique. On le retrouve dans la nature sous trois formes : mercure métallique, qui forme des amalgames naturels avec des métaux comme l'étain, le zinc et le cuivre; composés minéraux du mercure; et composés organiques (ex.: mercure-méthyle). Un grand nombre de composés organiques et minéraux du mercure résistent à la décomposition, ce qui favorise leur bio-accumulation à chaque maillon de la chaîne alimentaire.

Objectif
• Détecter une intoxication.

Protocole infirmier
Si un dosage sanguin est requis, procédez à une ponction veineuse et recueillez l'échantillon dans un tube de 10 mL à bouchon vert.

Si un dosage urinaire est prescrit, recueillez un échantillon d'urine de 24 heures dans un bocal. Envoyez l'échantillon au laboratoire dès la fin de la collecte.

Valeurs de référence
• *Sang entier :* < 25 nmol/L.
• *Urine :* < 100 nmol/L (seuil toxique : > 750 nmol/L).

Signification de résultats anormaux
Le mercure s'accumule dans des zones limitées du cerveau, surtout dans le cervelet – responsable de la fonction d'équilibre – et dans la scissure calcarine, aire sensori-visuelle. Les symptômes de l'empoisonnement reflètent donc les dommages au système nerveux central : dérèglements des sensations, de la vue et de la coordination musculaire. Ces dommages sont irréversibles.

Interventions infirmières

Avant le test
• Expliquez au patient le but du test. Dites-lui (ou à ses parents s'il s'agit d'un enfant) qu'une prise de sang sera effectuée et qu'il n'a pas à s'abstenir de nourriture solide ou liquide avant le test.
• Dites-lui qui va réaliser la ponction veineuse et où elle le sera, et mentionnez-lui qu'il peut ressentir un inconfort passager à cause de l'aiguille au cours de la ponction ou de la pression du garrot. Rappelez-lui que le prélèvement de l'échantillon prend habituellement 3 minutes.

• Si un dosage urinaire est prescrit, expliquez au patient la façon adéquate de recueillir l'échantillon.

Après le prélèvement
• Si un hématome apparaît à l'endroit de la ponction veineuse, appliquez des compresses chaudes afin de diminuer l'inconfort.

Microalbuminurie

La néphropathie est une cause importante d'états morbides chez les sujets diabétiques insulinodépendants et non insulinodépendants. Plus de 40 % des diabétiques insulinodépendants (dont le diabète apparaît généralement à un âge précoce) sont appelés à souffrir, de façon irréversible, d'une protéinurie, d'une hypertension artérielle et d'une diminution de leur filtration glomérulaire après 25 ans d'évolution de la maladie. L'atteinte rénale peut être décelée précocement grâce à la mesure de la concentration d'albumine urinaire (microalbuminurie) à un stade où un traitement efficace peut être entrepris. Il est reconnu que, pour un grand nombre de patients souffrant d'insuffisance rénale ou chronique et traités en hémodialyse, cette insuffisance est secondaire à un diabète. Il est donc recommandé de procéder au dépistage de la microalbuminurie chez les patients diabétiques après 5 ans d'évolution de la maladie. Trois types de méthodes sont disponibles : néphélémétrie, immuno-enzymologie, radio-immunologie.

Objectif
• Détecter chez les patients diabétiques, de façon précoce, le début d'une néphropathie.

Protocole infirmier
Recueillez un échantillon d'urine de 24 heures et conservez l'échantillon au frais durant la collecte. Envoyez immédiatement l'échantillon au laboratoire à la fin de la collecte.

Valeurs de référence
L'excrétion normale d'albumine dans l'urine est inférieure à 25 mg/L. Les valeurs de référence pour une urine de 24 heures sont souvent exprimées en µg/min et peuvent atteindre 35 µg/min pour la néphélémétrie.

Signification de résultats anormaux
Des concentrations d'albumine urinaire entre 30 et 140 mg/L sont associées à un risque important, mais réversible, de néphropathie diabétique, tandis que des concentrations d'albumine supérieures à 140 mg/L sont associées à une néphropathie probablement irréversible. Dans les cas où la néphropathie est réversible, ou pour modérer son développement dans les autres cas, plusieurs thérapies potentielles existent : meilleur contrôle de la glycémie, diminution de la pression sanguine, correction des hyperlipidémies, prescription d'un régime faible en protéines.

Interventions infirmières
Avant le test
• Expliquez au patient que ce test détermine l'état de son diabète et qu'il nécessite une collecte d'urine de 24 heures.

• Dites-lui de limiter les exercices physiques au minimum et de ne pas être en position debout pour un temps prolongé.

• Le test ne peut se faire dans les cas d'hématurie (menstruations ou pathologies).

• Le test ne peut se faire si le patient a une infection des voies urinaires.

Au cours de la période de collecte
• Dites au patient d'éviter de contaminer l'échantillon d'urine avec du papier hygiénique ou avec des selles.

• Assurez-vous que le patient recueille la totalité de l'urine éliminée, sinon le résultat du test sera faussé.

Après la période de collecte
• Informez le patient que les restrictions ne sont plus nécessaires.

Mucopolysaccharides acides urinaires

Ce test quantitatif permet de détecter un dérèglement rare appelé mucopolysaccharidose en mesurant les concentrations de mucopolysaccharides acides (MPA) dans l'urine. Lorsqu'une anomalie génétique du métabolisme provoque des carences enzymatiques, les MPA s'accumulent dans les tissus. Dans la forme la plus grave de mucopolysaccharidose (le syndrome de Hurler ou gargoylisme), ces complexes macromoléculaires se déposent dans plusieurs organes, en particulier dans le cœur et les reins, et des quantités importantes de MPA sont excrétées dans l'urine.

La valeur mesurée de MPA est rapportée sous forme d'acide glucuronique (mg). Ce nombre, divisé par la concentration de créatinine dans le même spécimen (valeur qui reflète le taux de filtration glomérulaire), forme un rapport qui peut être utilisé pour compenser les irrégularités au cours d'une période de 24 heures de collecte d'urine. Ce test est tout particulièrement recommandé pour les enfants dont la famille présente une histoire de mucopolysaccharidose.

Objectif
• Diagnostiquer la mucopolysaccharidose.

Protocole infirmier
Recueillez un échantillon d'urine sur une période de 24 heures dans un bocal contenant un agent de conservation (toluène ou autre). Durant la période de collecte, réfrigérez le spécimen ou placez-le sur la glace. À la fin de la période de collecte, envoyez immédiatement le spécimen au laboratoire. Indiquez l'âge de la personne sur la requête de laboratoire.

Valeurs de référence
Les valeurs de référence de MPA varient selon l'âge de la personne. Les résultats du test se réfèrent au rapport acide glucuronique (mg)/créatinine (g).
• *2 ans* : 8 à 30
• *4 ans* : 7 à 27
• *6 ans* : 6 à 24
• *8 ans* : 4 à 22
• *10 ans* : 2 à 18
• *12 ans* : 0 à 15
• *14 ans* : 0 à 12

Signification de résultats anormaux
Des concentrations élevées de MPA indiquent de façon fiable une mucopolysaccharidose. Des analyses quantitatives supplémentaires et des études détaillées du sang peuvent préciser l'enzyme défectueuse.

Interventions infirmières
Avant le test
• Expliquez aux parents de l'enfant que ce test aide à déterminer l'efficacité du métabolisme des sucres. Informez-les qu'il n'est pas nécessaire que l'enfant s'abstienne de nourriture solide ou liquide avant le test et que le test nécessite la collecte d'urine sur une période de 24 heures. Si cela est opportun, montrez-leur la méthode appropriée pour recueillir le spécimen à la maison.
• Si l'enfant reçoit un traitement à l'héparine et qu'il doit le continuer, notez-le sur le relevé de laboratoire. L'héparine élève la concentration des MPA urinaires.

Collecte de l'urine de 24 heures
• Le défaut de recueillir toute l'urine au cours de la période et l'entreposage inadéquat du spécimen peuvent interférer dans la détermination exacte des résultats du test.

À la fin de la période de collecte
• Enlevez du périnée de l'enfant tout l'adhésif provenant de l'appareil à collecter l'urine. Lavez délicatement avec du savon et de l'eau. Vérifiez s'il y a irritation.

Myasthénie grave (tests diagnostiques)

Cet ensemble de quatre tests aide au diagnostic de la myasthénie grave (MG) en déterminant les concentrations sériques de certains anticorps. La plupart des personnes atteintes de MG ont des concentrations décelables de différents anticorps contre les récepteurs d'acétylcholine (AChR) et, quelques fois, contre d'autres constituants du muscle squelettique.

Le *test de liaison des anticorps AChR* détecte les anticorps dirigés contre plusieurs endroits différents sur la protéine solubilisée de l'AChR. En plus de confirmer un diagnostic de MG, ce test permet aussi le dépistage de la MG infraclinique chez les personnes ayant un thymome (une tumeur habituellement bénigne associée à la MG), mais qui ne montrent aucun signe manifeste de MG.

Le *test de modulation des anticorps AChR* détecte les anticorps qui ont la capacité de provoquer la faiblesse musculaire. Ce test est particulièrement utile comme test de seconde ligne après un test de liaison des anticorps AChR négatif, comme cela peut se produire chez les personnes présentant des symptômes récents, légers ou limités aux yeux.

Le *test de blocage des anticorps AChR,* un test de troisième ligne pour la MG, détecte les anticorps qui se lient près de l'endroit de liaison du neurotransmetteur sur le récepteur de l'acétylcholine. Les résultats sont positifs chez plus de 50 % des personnes ayant une MG.

Le *test des anticorps du muscle strié* détecte les anticorps qui se lient aux éléments contractiles du muscle squelettique. Ces anticorps sont souvent associés à un thymome; on observe des résultats positifs chez environ 80 % des personnes ayant un thymome relié à une MG et chez environ 24 % de celles ayant un thymome non relié à une MG.

Objectifs
• Confirmer le diagnostic d'une MG acquise (auto-immune).
• Déterminer les concentrations de base des autoanticorps.
• Aider au diagnostic d'un thymome.

Protocole infirmier
Procédez à une ponction veineuse et recueillez l'échantillon dans un tube de 7 mL à bouchon rouge. Envoyez immédiatement l'échantillon au laboratoire.

Résultats normaux
Le sérum est négatif ou inférieur à 0,03 nmol/L pour les anticorps AChR de liaison. Il est négatif pour les anticorps AChR de blocage.

Signification de résultats anormaux
Des valeurs positives d'anticorps AChR chez des adultes symptomatiques confirment le diagnostic de MG. Les personnes qui n'ont que des symptômes oculaires de MG ont tendance à démontrer des titres plus faibles d'anticorps que celles qui ont des symptômes généralisés.

Interventions infirmières
Avant le test
• Expliquez à la personne que cet ensemble de tests aide à déterminer la présence et la gravité de la MG. Dites-lui qu'elle n'a pas à s'abstenir de nourriture solide ou liquide avant le test, qui nécessite un échantillon de sang.
• Rappelez-vous qu'on peut observer des résultats faussement positifs pour les anticorps AChR de liaison chez les personnes ayant une sclérose latérale amyotrophique, particulièrement si elles ont reçu un traitement au venin de serpent.
• Vérifiez quels sont les médicaments que la personne prend. Une thérapie médicamenteuse immunosuppressive peut entraîner des résultats faussement négatifs. Les relaxants musculaires utilisés au cours d'une anesthésie générale et présents dans le sérum prélevé au cours de la période périopératoire peuvent causer des résultats faussement positifs dans les tests des anticorps AChR de modulation et de blocage. Les anticoagulants et les agents conservateurs peuvent affecter les résultats des anticorps AChR de modulation. La D-pénicillamine peut stimuler la production des anticorps AChR et du muscle strié, et induire la MG.

Après le prélèvement
• Si un hématome apparaît à l'endroit de la ponction veineuse, appliquez des compresses chaudes afin de diminuer l'inconfort.

Myélographie

Principalement utilisée pour détecter les tumeurs spinales ou les hernies discales, la myélographie comporte l'injection d'un opacifiant radiologique dans l'espace sous-arachnoïdien grâce à une ponction lombaire. L'examinateur utilise la radioscopie pour étudier les caractéristiques de la colonne vertébrale révélées par l'opacifiant radiologique.

Objectifs

- Détecter des lésions, comme les tumeurs et les hernies des disques intervertébraux, qui bloquent partiellement ou totalement le flux du liquide céphalo-rachidien dans l'espace sous-arachnoïdien.
- Aider à détecter une arachnoïdite, une lésion de la racine des nerfs rachidiens ou des tumeurs dans la fosse cérébrale postérieure.

Protocole

On procède à une ponction lombaire et on utilise le fluoroscope pour s'assurer de la position correcte de l'aiguille dans l'espace sous-arachnoïdien. On injecte alors l'opacifiant radiologique et on en évalue le débit sur le fluoroscope. On prend alors des radiographies.

Résultats normaux

L'opacifiant radiologique circule librement dans l'espace sous-arachnoïdien en ne montrant ni obstruction ni anomalies structurales.

Signification de résultats anormaux

Les lésions extradurales courantes comprennent les hernies des disques intervertébraux et les tumeurs métastatiques. Les lésions habituelles dans l'espace sous-arachnoïdien sont les neurofibromes et les méningiomes, alors que les lésions dans la moelle épinière sont les épendymomes et les astrocytomes. Ce test peut détecter la syringomyélie, une anomalie congénitale caractérisée par des cavités remplies de liquide dans la moelle épinière et une dilatation de la moelle épinière. La myélographie peut aussi détecter une arachnoïdite, une lésion de la racine des nerfs rachidiens et des tumeurs dans la fosse cérébrale postérieure. Les résultats de ce test doivent être mis en corrélation avec les antécédents de la personne et son état clinique.

Interventions infirmières

Avant le test

- Expliquez à la personne que ce test met en évidence les obstructions dans la moelle épinière.

- Dites-lui de s'abstenir de nourriture solide et liquide durant les 8 heures précédant le test. (Si le test est prévu pour une heure tardive dans la journée et si la politique de l'hôpital le permet, la personne peut prendre des liquides clairs avant le test.)
- Dites qui va réaliser le test et où il le sera, et mentionnez que le protocole dure au moins 1 heure.
- Décrivez-lui le protocole en mentionnant qu'elle peut ressentir une sensation passagère de brûlure au moment où l'opacifiant radiologique est injecté, qu'elle peut avoir une sensation de rougeur et de chaleur, éprouver un mal de tête et avoir un goût de sel ou des nausées et des vomissements après l'injection de l'opacifiant radiologique. Avertissez-la qu'elle peut éprouver de l'inconfort au cours du protocole à cause des positions qu'elle devra prendre, de l'insertion de l'aiguille et du retrait de l'opacifiant radiologique.
- Assurez-vous que la personne ou un membre responsable de la famille a signé une formule de consentement.
- Vérifiez, dans le dossier de la personne, l'hypersensibilité à l'iode, aux fruits de mer, à l'opacifiant radiologique et aux autres substances associées au protocole.
- Si on utilise le métrizamide comme opacifiant radiologique, arrêtez l'utilisation des phénothiazines 48 heures avant le test. Avisez le radiologiste si la personne souffre d'épilepsie ou prend des phénothiazines.
- Dites à la personne de retirer bijoux et autres objets métalliques du champ des rayons X.
- Si cela est prescrit, administrez un lavement évacuateur, un sédatif et un anticholinergique (pour calmer la personne, garder sa bouche sèche et diminuer la déglutition).

Après le test

- Vérifiez les signes vitaux et l'état neurologique toutes les 30 minutes durant les 4 premières heures et alors toutes les 4 heures durant 24 heures.
- Encouragez la personne à boire des liquides. Elle devrait uriner dans un intervalle de 8 heures après le test.
- Si une douleur radiculaire, de la fièvre, un mal de dos ou des signes de syndrome méningé (mal de tête, irritabilité ou raideur du cou) apparaissent, gardez la chambre calme et sombre et avertissez le médecin. Administrez un analgésique ou un antipyrétique tel qu'il est prescrit.

Myoglobine sérique

À l'aide d'un dosage radio-immunologique, ce test mesure les concentrations sériques de la myoglobine, une protéine musculaire semblable à l'hémoglobine et qui, comme elle, fixe l'oxygène. La myoglobine lie, entrepose et transporte l'oxygène aux mitochondries des cellules musculaires, où l'oxygène produit de l'énergie grâce à la transformation du glucose en gaz carbonique et en eau.

La myoglobine se trouve normalement dans le muscle squelettique et cardiaque, mais elle est libérée dans le sang à la suite d'un dommage musculaire causé par un traumatisme, une ischémie ou une inflammation. Cependant, comme les concentrations de myoglobine n'indiquent pas l'endroit de la lésion, elles sont souvent utilisées pour confirmer d'autres études, comme celle de la créatine kinase totale ou de l'isoenzyme propre au myocarde, la créatine kinase-MB.

Objectifs
* Établir le dommage causé par un infarctus du myocarde ou par une lésion d'un muscle squelettique.
* Prévoir une poussée de polymyosite, une maladie dégénérative du muscle.

Protocole infirmier
Procédez à une ponction veineuse et recueillez l'échantillon dans un tube de 7 mL à bouchon rouge. Prélevez un échantillon de sang 4 à 8 heures après le début d'un infarctus aigu du myocarde, lorsque les concentrations de myoglobine atteignent un sommet. Ne prélevez pas d'échantillon de sang d'une personne qui a récemment eu une crise d'angine ou qui a subi une cardioversion.

Valeurs de référence
Les concentrations sériques de la myoglobine varient de 30 à 90 µg/L.

Signification de résultats anormaux
Une augmentation des concentrations sériques de myoglobine aide à déterminer la gravité du dommage après un infarctus du myocarde ou une lésion d'un muscle squelettique. Chez une personne ayant une polymyosite, des concentrations élevées peuvent signaler une poussée de la maladie. Cependant, les concentrations élevées de myoglobine sont aussi associées à une dermatomyosite, à un lupus érythémateux aigu disséminé, à un choc ou à une insuffisance rénale grave.

Comme les résultats ne sont pas en soi probants, les concentrations sériques élevées doivent être mises en corrélation avec les signes et les symptômes de la personne.

Interventions infirmières
Avant le test
* Expliquez à la personne que ce test aide à établir la gravité d'un dommage musculaire. Informez-la qu'elle n'a pas à s'abstenir de nourriture solide ou liquide avant le test. Dites-lui que le test nécessite un échantillon de sang. Indiquez-lui qui va procéder à la ponction veineuse et quand, et mentionnez qu'elle peut ressentir un inconfort passager à cause de l'aiguille au cours de la ponction et de la pression du garrot. Rassurez-la en lui disant que le prélèvement de l'échantillon se fait en moins de 3 minutes.
* Une cardioversion récente ou une crise d'angine peuvent augmenter les concentrations de myoglobine.
* Le fait de réaliser ce test immédiatement après le début d'un infarctus aigu du myocarde donne des résultats trompeurs puisque les concentrations de myoglobine n'atteignent pas leur sommet avant 4 à 8 heures. Le dosage effectué plus de 12 heures après le début d'un infarctus du myocarde peut aussi produire des résultats trompeurs puisque 12 heures après le début de l'infarctus les concentrations sériques peuvent être déjà revenues à la normale. Une scintigraphie réalisée au cours de la semaine précédant le test peut influer sur ses résultats.

Au cours du prélèvement
* Manipulez l'échantillon avec soin pour éviter l'hémolyse, qui peut influer sur les résultats du test.

Après le prélèvement
* Si un hématome apparaît à l'endroit de la ponction veineuse, appliquez des compresses chaudes afin de diminuer l'inconfort.

Myoglobine urinaire

Ce test détecte dans l'urine la présence de la myoglobine, un pigment rouge que l'on retrouve dans le muscle cardiaque et squelettique. La myoglobine sert probablement de réservoir d'oxygène et elle lui facilite le mouvement à l'intérieur du muscle.

Lorsque les cellules musculaires subissent un dommage important à cause d'une maladie ou d'un traumatisme grave par écrasement, la myoglobine est libérée dans le sang; elle est rapidement éliminée par la filtration glomérulaire du rein pour être excrétée dans l'urine (myoglobinurie).

Par exemple, la myoglobine apparaît dans l'urine 24 heures après un infarctus du myocarde et, possiblement, aussi tôt que 3 heures après. À cause des ressemblances structurales importantes entre la myoglobine et l'hémoglobine urinaires, elles ne sont pas différenciées de façon satisfaisante par des analyses qualitatives.

Le test de précipitation différentielle est la méthode la plus fréquemment utilisée pour détecter une myoglobinurie. L'hémoglobine – liée à l'haptoglobine – précipite lorsque l'urine est mélangée au sulfate d'ammonium. La myoglobine, cependant, demeure soluble et peut être mesurée.

Objectifs
- Aider au diagnostic d'une maladie musculaire.
- Détecter un infarctus important du tissu musculaire.
- Établir l'importance du dommage musculaire résultant d'un traumatisme par écrasement.

Protocole infirmier
Prélevez un échantillon d'urine au hasard. Dites à un patient ambulant d'uriner directement dans un contenant à échantillon propre et sec. Dites à un patient qui n'est pas en mesure de marcher d'uriner dans un bassin de lit ou dans un urinoir pour minimiser la contamination bactérienne ou chimique. Transférez alors environ 30 mL d'urine dans le contenant à échantillon et fermez hermétiquement le couvercle.

Indiquez sur le contenant le nom du patient et son numéro de chambre (si cela s'applique), le nom du médecin, la date et le moment du prélèvement. Envoyez immédiatement l'échantillon au laboratoire.

Résultats normaux
La myoglobine n'apparaît pas dans l'urine.

Signification de résultats anormaux
Une myoglobinurie se produit dans une maladie musculaire aiguë ou chronique, une myopathie alcoolique, une myoglobinurie paroxystique idiopathique et un infarctus important du myocarde. Une myoglobinurie peut aussi provenir d'un traumatisme grave des muscles squelettiques (comme une lésion par écrasement, une hyperthermie importante ou des brûlures graves). Une myoglobinurie passagère peut faire suite à un effort important ou prolongé. Cette forme de myoglobinurie disparaît après une période de repos. On a aussi signalé une myoglobinurie chez des individus ayant une acidose diabétique, une hypokaliémie, une infection généralisée accompagnée de fièvre et une intoxication aux barbituriques.

Interventions infirmières
Avant le test
- Expliquez au patient que ce test détecte un pigment rouge qui se trouve dans les cellules musculaires et qu'il aide à détecter une lésion ou une maladie musculaires. Dites-lui qu'il n'a pas à s'abstenir de nourriture solide ou liquide avant le test.
- Dites au patient que le test nécessite un échantillon d'urine prélevé au hasard.
- Montrez-lui la technique adéquate de prélèvement de l'échantillon.

Au moment du prélèvement
- Si ce test est réalisé à l'aide de bandes réactives, comme les bandes Hemastix, l'ingestion récente de grandes quantités de vitamine C peut inhiber la réaction du test et empêcher l'obtention de résultats exacts.
- Une urine très fortement diluée peut réduire la sensibilité du test.
- Comme la myoglobine est excrétée par les reins, le fonctionnement rénal influe aussi sur les résultats du test.

Néphrographie

Ce test, aussi appelé cystographie rénale, est utilisé pour étudier le fonctionnement simultané des deux reins. Il peut détecter une néphropathie parenchymateuse ou vasculaire aussi bien que des anomalies de l'excrétion. Ce test comporte l'enregistrement du débit sanguin à travers les reins à la suite de l'injection intraveineuse d'une substance radioactive. Des détecteurs de radiations placés au-dessus des reins contrôlent le captage et l'élimination de la radioactivité.

La forme de l'onde qui en résulte, présentée comme un enregistrement graphique ou transmise à un ordinateur, peut être mise en corrélation avec plusieurs mesures du fonctionnement rénal, comme celle de la sécrétion et de l'excrétion tubulaires.

Objectifs
• Détecter une néphropathie unilatérale.
• Réaliser un suivi à long terme chez des personnes ayant une urétéro-hydronéphrose.
• Déterminer si une dilatation néphro-urétérale diagnostiquée antérieurement constitue une obstruction importante.
• Découvrir la cause de l'hypertension.
• Détecter une obstruction des voies urinaires hautes.
• Étudier le fonctionnement des reins lorsqu'une urographie intraveineuse est contre-indiquée à cause d'une allergie à l'iode ou lorsque la personne ne peut subir de cathétérisme.

Protocole
La personne, qui est généralement assise droite au cours du test, reçoit une injection, par voie intraveineuse, d'une substance radioactive. On dirige alors un appareil vers les reins de la personne et on commence l'enregistrement. L'examen complet dure environ 30 minutes.

Résultats normaux
Les débits sanguins devraient être égaux dans les deux reins; 50 % de la substance radioactive devrait être excrétée en 10 minutes.

Signification de résultats anormaux
Des anomalies dans l'enregistrement peuvent indiquer une hypertension artérielle, une obstruction provenant de calculs ou de tumeurs, une insuffisance rénale, une diminution du fonctionnement rénal ou une diminution de l'apport sanguin. Cependant, une détérioration grave de la fonction rénale ou une hypertrophie massive du système collecteur peuvent nuire au drainage même en l'absence d'une véritable obstruction.

Interventions infirmières
Avant le test
• Expliquez à la personne que ce test aide à vérifier le bon fonctionnement de ses reins. Dites-lui que le test nécessite l'injection, par voie intraveineuse, d'une substance radioactive et qu'après cela un appareil, placé au-dessus de ses reins, va enregistrer la façon dont ses reins excrètent la substance injectée.
• Dites à la personne qu'un échantillon de sang ou d'urine peut être requis à la fin du protocole, et que la mise en place d'une sonde urinaire peut s'avérer nécessaire.
• Pesez la personne et notez son poids dans le dossier médical.
• À moins de restrictions contraires, dites à la personne de manger quelque chose et de boire 2 à 3 verres d'eau avant l'examen.
• Le degré d'hydratation de la personne doit être normal pour ce protocole. En conséquence, parcourez son dossier pour vous assurer qu'une urographie intraveineuse n'a pas été prévue immédiatement avant la néphrographie.

Néphrotomographie

Ce test décèle une maladie ou un traumatisme rénal à l'aide de clichés photographiques spéciaux pris avant et après l'opacification du réseau artériel et du parenchyme des reins. La tomographie fournit une esquisse des différentes couches des reins. Réalisée séparément ou comme technique d'appoint d'autres tests, la néphrotomographie est particulièrement utile dans l'examen de masses dont la présence est suggérée par une urographie excrétrice ou par une urétéro-pyélographie rétrograde. Des clichés additionnels sont pris pour préciser l'épaisseur de la paroi de la masse et son intérieur. D'autres tests, comme l'angiographie et la scintigraphie rénales, peuvent aider à interpréter les observations néphrotomographiques.

Objectifs

• Différencier un kyste rénal d'un néoplasme.

• Examiner les lacérations rénales ainsi que les régions post-traumatiques non irriguées des reins.

• Localiser les tumeurs surrénaliennes lorsque les tests de laboratoire indiquent leur présence.

Protocole infirmier

Le test peut être réalisé à l'aide de la méthode de perfusion ou de la méthode du bolus. La méthode de perfusion est la méthode de choix puisqu'elle permet de reprendre des tomogrammes mal définis sans injection additionnelle d'opacifiant radiologique.

Dans la méthode de perfusion, on passe en revue les tomogrammes et on sélectionne cinq tranches verticales du parenchyme rénal distantes de 1 cm pour prendre des clichés. L'opacifiant radiologique est administré par la veine antécubitale – la première moitié en 4 à 5 minutes (phase rapide) et la seconde moitié dans les 8 à 10 minutes suivantes (phase lente). Les tomogrammes sériés sont réalisés dès le début de la phase lente.

Résultats normaux

La dimension, la forme et la position des reins semblent à l'intérieur des limites normales sans masses ou autres anomalies.

Signification de résultats anormaux

La néphrotomographie peut détecter des kystes et des tumeurs, des lésions reliées au sinus du rein, des lobes rénaux ectopiques, des tumeurs surrénaliennes, des régions non irriguées et des lacérations rénales résultant d'un traumatisme.

Interventions infirmières

Avant le test

• Expliquez à la personne que ce test fournit des images de coupes ou de tranches des tissus et des vaisseaux sanguins du rein.

• Dites-lui d'être à jeun depuis les 8 heures précédant le test.

• Dites-lui qui va réaliser le test et où il le sera, et mentionnez que le test prend moins d'une heure.

• Décrivez le protocole en informant la personne qu'elle va être placée sur une table de radiographie et qu'elle va entendre des bruits forts de claquement au moment où les clichés seront pris. Dites-lui qu'elle peut ressentir des effets désagréables passagers dûs à la perfusion de l'opacifiant radiologique (habituellement une sensation de brûlure ou de piqûre à l'endroit de l'injection, des bouffées vasomotrices et un goût de métal).

• Assurez-vous que la personne ou un membre responsable de la famille a signé une formule de consentement.

• Vérifiez, dans le dossier de la personne, l'hypersensibilité à l'iode, aux fruits de mer ou aux opacifiants radiologiques utilisés au cours d'autres tests diagnostiques. Si les antécédents de la personne révèlent une telle sensibilité, avisez le médecin.

• Vérifiez aussi s'il y a d'autres contre-indications, comme une maladie cardio-vasculaire grave ou un myélome multiple.

• Surveillez également les facteurs pouvant nuire au découpage précis des limites des reins, comme des clichés en série de la partie haute ou basse du tractus gastro-intestinal ou du baryum résiduel provenant d'un lavement baryté.

Après le test

• Si un hématome apparaît à l'endroit de l'injection, appliquez des compresses chaudes afin de diminuer l'inconfort.

• Vérifiez les signes vitaux et le débit urinaire durant les 24 heures suivant le test.

• Surveillez les signes de réaction allergique (bouffées vasomotrices, nausée, urticaire et éternuements).

Neuroleptiques

Selon les médicaments à mesurer, ce test détermine les concentrations sériques, ou du sang entier de neuroleptiques. Les neuroleptiques (y compris les benzodiazépines, les dérivés du chloral et les barbituriques) sont des dépresseurs du système nerveux central utilisés pour traiter l'anxiété, les symptômes de sevrage alcoolique et les problèmes de sommeil, et pour préparer les personnes à l'anesthésie. Généralement, ces médicaments sont absorbés rapidement après leur administration; ils sont métabolisés dans le foie et excrétés dans l'urine et dans les selles.

En cas d'abus, les neuroleptiques peuvent causer une psychodépendance; après une utilisation prolongée ou à fortes doses, ils produisent une dépendance physique. À cause de changements dans la façon de les prescrire, l'abus des barbituriques a diminué alors que l'abus des benzodiazépines a augmenté. Ces médicaments sont fréquemment utilisés dans les tentatives de suicide, pris seuls ou conjointement avec d'autres médicaments ou de l'alcool.

Objectif
• Vérifiez une intoxication appréhendée à partir du dossier de la personne ou d'après l'apparition de symptômes de dépression du système nerveux central, comme la confusion, la dépression, la diminution des réflexes, l'hypotension, la somnolence ou le coma.

Protocole infirmier
Procédez à une ponction veineuse et recueillez l'échantillon dans un tube de 7 mL à bouchon rouge. Envoyez immédiatement l'échantillon au laboratoire. Pour un test médico-légal, suivez les mesures appropriées.

Valeurs de référence
Les concentrations toxiques de la plupart des neuroleptiques sont mal définies. Les concentrations sériques ou plasmatiques des barbituriques peuvent n'avoir que peu de valeur diagnostique parce que leur corrélation avec le niveau des tissus cérébraux n'est pas claire. Certains médecins établissent le rapport de la morbidité et de la mortalité avec la concentration plasmatique et le type de barbiturique. Selon ce système, les personnes courent un risque immédiat d'atteindre des doses excessives toxiques si la concentration plasmatique des neuroleptiques dépasse certaines limites.

• *Barbituriques à action courte, comme le pentobarbital et le sécobarbital :* >3 mg/dL (>13 μmol/L).
• *Barbituriques à action intermédiaire, comme l'amobarbital et le talbutal :* >7 mg/dL (>31 μmol/L).
• *Barbituriques à action prolongée, comme le méphobarbital et le phénobarbital :* >10 mg/dL (>43 μmol/L).

Plusieurs benzodiazépines partagent des métabolites communs actifs du point de vue pharmacologique et leur demi-vie plasmatique varie considérablement d'une personne à l'autre.

Signification de résultats anormaux
La désignation d'un médicament neuroleptique et la détermination de sa concentration plasmatique ou sérique confirment une intoxication et aident à en établir le traitement.

Interventions infirmières
Avant le test
• Si cela est pertinent, expliquez à la personne que ce test détermine la concentration des médicaments neuroleptiques dans le sang et qu'un échantillon de sang sera prélevé. Si le test est réalisé à des fins médico-légales, assurez-vous que la personne ou un membre responsable de la famille a signé une formule de consentement. Vérifiez, dans le dossier de la personne, les noms et les schémas posologiques de tous les médicaments ingérés.

Après le test
• Beaucoup de tentatives de suicide sont réalisées à l'aide d'un mélange de médicaments. L'évolution clinique de la plupart des cas de doses excessives s'améliore avec un traitement de soutien. Une diurèse forcée peut augmenter la clairance de certains barbituriques, mais elle peut ne pas influer sur l'évolution clinique d'un cas de doses excessives de benzodiazépines. Les personnes ayant un empoisonnement grave à l'éthchlorvynol ou au glutéthimide peuvent répondre à une hémodialyse ou à une hémoperfusion.
• Si un hématome apparaît à l'endroit de la ponction veineuse, appliquez des compresses chaudes afin de diminuer l'inconfort.

Numération des globules blancs

Ce test, aussi appelé numération leucocytaire, fait partie de la formule sanguine complète et indique le nombre de globules blancs trouvé dans un litre de sang entier. D'un jour à l'autre, le nombre des globules blancs peut subir des variations allant jusqu'à 2 000. Une telle variation peut avoir une cause non pathologique, comme l'effort ardu, le stress ou la digestion. Le nombre des globules blancs peut augmenter ou diminuer de façon significative dans certaines maladies, mais il n'est utile, du point de vue diagnostique, que lorsqu'il est interprété à la lumière de la formule leucocytaire et de l'état actuel du sujet.

Objectifs
- Déceler une infection ou une inflammation.
- Déterminer le besoin de tests supplémentaires, comme une formule leucocytaire ou une biopsie de la moelle osseuse.
- Contrôler la réponse à une chimiothérapie ou à une radiothérapie.

Protocole infirmier
Procédez à une ponction veineuse et recueillez l'échantillon dans un tube à bouchon lavande. Remplissez complètement le tube de prélèvement et retournez-le délicatement à plusieurs reprises pour mélanger l'échantillon et l'anticoagulant.

Valeurs de référence
Le nombre des globules blancs varie de 5 000 à 10 000 x 10^6/L.

Signification de résultats anormaux
Une *augmentation* du nombre des globules blancs *(leucocytose)* suggère habituellement une infection, comme un abcès, une méningite, une appendicite ou une amygdalite. Un nombre élevé de globules blancs peut aussi provenir d'une leucémie et d'une nécrose tissulaire causée par des brûlures, une gangrène ou un infarctus du myocarde.

Une *diminution* du nombre des globules blancs *(leucopénie)* indique une dépression de la fonction médullaire osseuse qui peut être le résultat d'infections virales ou de réactions toxiques, comme celles qui font suite à un traitement aux médicaments anticancéreux, à l'ingestion de mercure ou d'autres métaux lourds ou à l'exposition au benzène ou aux composés d'arsenic. La leucopénie accompagne une hépatite infectieuse, une grippe, une rougeole, une mononucléose, une rubéole et une fièvre typhoïde.

Interventions infirmières
Avant le test
- Expliquez à la personne que le test détermine le nombre de globules blancs dans le sang entier. Décrivez le rôle des globules blancs dans la lutte contre l'infection.
- Informez-la que le test nécessite un échantillon de sang. Dites-lui qu'elle n'a pas à jeûner avant le test, mais qu'elle devrait éviter de prendre un repas lourd avant le test.
- Avisez-la de s'abstenir de tout effort exigeant durant les 24 heures précédant le test.
- Si la personne subit un traitement pour une infection, dites-lui que le test va être répété pour en contrôler l'évolution.
- Revoyez, dans son dossier, les médicaments pouvant influer sur la détermination précise des résultats du test. Ce sont les anticonvulsivants (comme les dérivés de la phénytoïne), les anti-infectieux (comme le métronidazole et la flucytosine), la plupart des agents anticancéreux, les anti-inflammatoires non stéroïdiens (comme l'indométhacine) et les antagonistes de l'hormone thyroïdienne. Notez l'utilisation de tels médicaments sur le relevé de laboratoire.

Après le prélèvement
- Si un hématome apparaît à l'endroit de la ponction veineuse, appliquez des compresses chaudes afin de diminuer l'inconfort.
- Dites à la personne de reprendre son activité habituelle.

Après le test
- Les personnes présentant une leucopénie grave peuvent n'avoir que peu ou pas de résistance à l'infection. Prenez les mesures pour les protéger contre les infections hospitalières.

Numération des globules rouges

Ce test rapporte le nombre de globules rouges (érythrocytes) que l'on trouve dans un litre de sang entier et il est inclus dans la formule sanguine complète. Traditionnellement comptés à la main, à l'aide d'un hémocytomètre, les globules rouges sont maintenant comptés le plus souvent à l'aide d'appareils électroniques, comme les compteurs Coulter, qui fournissent des résultats plus rapides et plus précis. Même si la numération des globules rouges ne fournit pas une information qualitative sur la dimension, la forme ou la concentration d'hémoglobine dans les globules, les résultats peuvent être utilisés pour calculer deux constantes érythrocytaires : le volume globulaire moyen (VGM) et le taux globulaire moyen d'hémoglobine (TGMH).

Objectifs
• Fournir les données pour le calcul de constantes érythrocytaires, qui révèle la dimension des globules rouges et le contenu en hémoglobine.
• Appuyer les autres tests hématologiques dans le diagnostic de l'anémie et de la polyglobulie.

Protocole infirmier
Pour les adultes et les enfants plus âgés, procédez à une ponction veineuse et recueillez un échantillon de sang veineux dans un tube de 5 mL à bouchon lavande. Pour les enfants plus jeunes, recueillez du sang des capillaires dans une pipette ou dans un tube à microprélèvement. Remplissez complètement le tube de prélèvement et retournez-le délicatement à plusieurs reprises pour mélanger l'échantillon et l'anticoagulant.

Valeurs de référence
Les nombres normaux de globules rouges varient selon l'âge et le sexe de la personne, son lieu de résidence et l'échantillon prélevé. Les valeurs types pour un échantillon de sang veineux sont les suivantes :
• *Hommes :* 4,4 à 5,4 x 10^{12}/L.
• *Femmes :* 3,8 à 5,0 x 10^{12}/L.
• *Enfants :* 4,6 à 5,8 x 10^{12}/L.
• *Nourrissons :* 4,4 à 5,8 x 10^{12}/L de sang des capillaires à la naissance, tombant entre 3,0 et 3,8 x 10^{12}/L à 2 mois pour augmenter lentement par la suite.

Signification de résultats anormaux
Une *augmentation* du nombre des globules rouges peut indiquer une polyglobulie primaire ou secondaire ou une déshydratation.

Une *diminution* du nombre des globules rouges peut indiquer une anémie, une surcharge en liquide ou une hémorragie récente. Les valeurs sont généralement plus élevées chez les personnes vivant à de hautes altitudes. Pour confirmer le diagnostic, il faut recourir à d'autres tests, comme l'examen des cellules colorées, l'hématocrite, l'hémoglobine, les constantes érythrocytaires et l'étude des globules blancs.

Interventions infirmières
Avant le test
• Expliquez à la personne que ce test mesure le nombre de globules rouges dans un échantillon de sang pour aider à déceler les dérèglements sanguins appréhendés. Informez-la qu'un échantillon de sang sera prélevé et qu'elle n'a pas à s'abstenir de nourriture solide ou liquide avant le test.
• Si la personne est un nourrisson ou un jeune enfant, expliquez à ses parents (et à l'enfant s'il est assez vieux pour comprendre) qu'une petite quantité de sang va être prélevée de son doigt ou du lobe de son oreille.
• Vérifiez également s'il y a des états qui peuvent être responsables d'un nombre élevé de globules blancs, ce qui provoque une fausse augmentation du nombre de globules rouges dans les compteurs semi-automatiques et automatiques.
• Vérifiez, dans le dossier de la personne, si elles souffre de maladies qui provoquent l'agglutination des globules rouges ou la formation de rouleaux, ce qui diminue faussement le nombre des globules rouges.

Au moment du prélèvement
• Assurez-vous d'utiliser l'anticoagulant approprié dans le tube de prélèvement et de mélanger adéquatement l'échantillon et l'anticoagulant.
• Manipulez l'échantillon avec soin pour éviter l'hémolyse, qui peut influer sur les résultats du test.
• Évitez la pression prolongée du garrot puisqu'elle peut causer une hémoconcentration.
• Ne prélevez pas l'échantillon du bras qui est utilisé pour une perfusion intraveineuse puisque cela peut causer une hémodilution.

Après le prélèvement
• Si un hématome apparaît à l'endroit de la ponction veineuse, appliquez des compresses chaudes afin de diminuer l'inconfort.

Numération des plaquettes

Les plaquettes, aussi appelées thrombocytes, sont les plus petits éléments figurés du sang. Leur rôle est crucial dans la formation du clou hémostatique à la suite d'une blessure vasculaire et ils activent la coagulation en fournissant les phospholipides à la voie intrinsèque de la thromboplastine. La numération des plaquettes, un des plus importants tests de dépistage de la fonction plaquettaire, est utilisée pour contrôler une chimiothérapie, une radiothérapie ou l'évolution d'une thrombocytose grave et d'une thrombocytopénie.

Objectifs

- Mesurer la production des plaquettes.
- Mesurer les effets d'une chimiothérapie ou d'une radiothérapie sur la production des plaquettes.
- Aider au diagnostic d'une thrombocytopénie et d'une thrombocytose.
- Confirmer une évaluation visuelle du nombre et de la morphologie des plaquettes à partir d'une photographie du sang coloré.

Protocole infirmier

Procédez à une ponction veineuse et recueillez l'échantillon dans un tube à bouchon lavande. Remplissez complètement le tube de prélèvement et retournez-le délicatement à plusieurs reprises pour mélanger l'échantillon et l'anticoagulant.

Valeurs de référence

Le nombre des plaquettes varie de 130 à 370 x 10^9/L.

Signification de résultats anormaux

Une *diminution* du nombre des plaquettes (thrombocytopénie) peut provenir d'une aplasie ou d'une hypoplasie de la moelle osseuse, d'une maladie infiltrante de la moelle osseuse, comme un cancer, une leucémie ou une infection généralisée, d'une hypoplasie mégacaryocytaire, d'une thrombopoïèse inefficace causée par une déficience en acide folique ou en vitamine B_{12}, d'une accumulation des plaquettes dans une splénomégalie, d'un accroissement de la destruction des plaquettes causé par des dérèglements médicamenteux ou immunitaires, d'une coagulation intravasculaire disséminée, d'un syndrome de Bernard-Soulier ou d'une lésion mécanique des plaquettes.

Une *augmentation* du nombre des plaquettes (thrombocytose) peut résulter d'une hémorragie, de dérèglements infectieux, d'un cancer, d'une anémie ferriprive, d'une chirurgie, d'une grossesse ou d'une splénectomie récente et de dérèglements inflammatoires. Dans de tels cas, le nombre des plaquettes revient à la normale lorsque la personne se rétablit. Le nombre des plaquettes demeure élevé dans une thrombocytose primaire, une splénomégalie myéloïde idiopathique, une polyglobulie essentielle et une leucémie myéloïde chronique.

Interventions infirmières

Avant le test

- Expliquez à la personne que ce test aide à déterminer si son sang coagule normalement. Dites-lui que le test nécessite un échantillon de sang.
- Vérifiez, dans son dossier, la prise de médicaments qui peuvent influer sur les résultats du test et notez-les sur le relevé de laboratoire. Les médicaments pouvant diminuer le nombre des plaquettes sont les anticancéreux, le maléate de bromphéniramine, la carbamazépine, le chloramphénicol, l'acide étacrynique, le furosémide, l'hydroxychloroquine, l'indométhacine, l'isoniazide, la méphénytoïne, l'acide méfénamique, la méthyldopa, le diazoxyde oral, l'oxyphenbutazone, la pénicillamine, la pénicilline, la phénylbutazone, la phénytoïne, la pyriméthamine, le sulfate de quinidine, les salicylates, la streptomycine, les sulfamidés, les diurétiques thiazidiques et ceux semblables aux thiazides et les antidépresseurs tricycliques. L'héparine peut causer une thrombocytopénie passagère et réversible.

Au moment du prélèvement

- Pour prévenir l'hémolyse, évitez l'exploration excessive à l'endroit de la ponction veineuse.
- Assurez-vous d'utiliser l'anticoagulant approprié et de bien mélanger l'échantillon et l'anticoagulant. Ne pas réfrigirer, autrement les résultats du test peuvent être modifiés.

Après le prélèvement

- Si un hématome apparaît à l'endroit de la ponction veineuse, appliquez des compresses chaudes afin de diminuer l'inconfort.

Numération des réticulocytes

Dans ce test, les réticulocytes présents dans un échantillon de sang entier sont comptés et leur nombre est exprimé en pourcentage de la numération érythrocytaire totale. La numération des réticulocytes est utile dans le contrôle de l'évolution de l'anémie et elle constitue un indicateur de l'efficacité de l'érythropoïèse et de la réponse de la moelle osseuse à l'anémie.

Les réticulocytes sont des globules rouges anucléés, immatures, qui demeurent dans le sang périphérique durant 24 à 48 heures pendant qu'ils sont en voie de maturation. Généralement plus gros que les globules rouges adultes, ils contiennent des ribosomes, le centriole, des fragments des vésicules de Golgi et des mitochondries qui produisent de l'hémoglobine.

Objectifs
- Aider à faire la différence entre les anémies hypoprolifératives et hyperprolifératives.
- Aider à évaluer une perte de sang, une réponse de la moelle osseuse à l'anémie et une thérapie de l'anémie.

Protocole infirmier
Procédez à une ponction veineuse et recueillez l'échantillon dans un tube de 5 mL à bouchon lavande. Remplissez complètement le tube de prélèvement et retournez-le délicatement à plusieurs reprises pour mélanger l'échantillon et l'anticoagulant.

Valeurs de référence
- *Hommes :* 0,5 % à 2 % de la numération érythrocytaire totale.
- *Femmes :* 0,5 % à 2,5 % de la numération érythrocytaire totale.
- *Nouveau-nés :* le pourcentage varie de 3,2 % à la naissance à 0,7 % à 12 semaines.

Numération absolue des réticulocytes : multipliez le pourcentage des réticulocytes par la numération érythrocytaire.

Signification de résultats anormaux
Une *diminution* du nombre des réticulocytes indique une anémie hypoplasique (moelle osseuse hypoproliférative) ou une anémie pernicieuse (érythropoïèse inefficace).

Une *augmentation* du nombre des réticulocytes indique une réponse de la moelle osseuse à une anémie causée par une hémolyse ou par une perte de sang. La numération des réticulocytes peut aussi augmenter après une thérapie efficace pour une anémie ferriprive ou une anémie pernicieuse.

Interventions infirmières
Avant le test
- Dites au patient que ce test aide à déceler une anémie ou à en contrôler le traitement. Informez-le qu'un échantillon de sang sera prélevé et qu'il n'a pas à s'abstenir de nourriture solide ou liquide avant le test.
- S'il s'agit d'un nouveau-né ou d'un jeune enfant, expliquez à ses parents (et à l'enfant s'il est assez vieux pour comprendre) qu'une petite quantité de sang sera prélevée de son doigt ou du lobe de son oreille.
- Suspendez l'utilisation de l'hormone adrénocorticotrope, des antipaludiques, des antipyrétiques, de l'azathioprine, du chloramphénicol, de la dactinomycine, de la furazolidone (chez les nouveau-nés), de la lévodopa, du méthotrexate et des sulfamidés tel qu'il est prescrit. Si l'utilisation de tels médicaments doit être maintenue, notez-le sur le relevé de laboratoire.

Au moment du prélèvement
- Assurez-vous d'utiliser l'anticoagulant approprié dans le tube de prélèvement et de mélanger adéquatement l'échantillon et l'anticoagulant.
- Évitez une pression prolongée du garrot, car cela peut causer une hémoconcentration pouvant modifier les résultats du test.
- Manipulez l'échantillon avec soin pour éviter l'hémolyse, qui peut modifier les résultats du test.

Après le prélèvement
- Si un hématome apparaît à l'endroit de la ponction veineuse, appliquez des compresses chaudes afin de diminuer l'inconfort.
- Le patient peut reprendre la médication interrompue avant le test.
- Chez les patients qui présentent une numération anormale des réticulocytes, répétez le test à plusieurs reprises et surveillez les changements marqués dans la valeur numérique.

Oculo-pléthysmographie

L'oculo-pléthysmographie (OPG), un test céré-brovasculaire important, est un protocole non invasif qui mesure indirectement le débit san-guin dans l'artère ophtalmique. Comme l'artère ophtalmique est la première branche majeure de l'artère carotide interne, son débit reflète avec précision le débit sanguin de la carotide et, fina-lement, celui de la circulation cérébrale.

Les indications pour ce test sont des symptô-mes d'accès ischémiques transitoires cérébraux, des bruits carotidiens asymptomatiques et des symptômes neurologiques non hémisphériques, comme des étourdissements, une ataxie ou une syncope.

Objectif

• Aider à la détection et à l'étude d'une maladie carotidienne occlusive.

Protocole

On utilise deux techniques, l'OPG et la pneumo-pléthysmographie oculaire (OPG-Gee). Dans l'OPG, on mesure les temps d'arrivée du pouls dans les yeux et dans les oreilles, et on les com-pare pour détecter une maladie carotidienne occlusive. Dans l'OPG-Gee, on mesure indirec-tement la pression des artères ophtalmiques et on la compare à la pression brachiale supérieure et vice-versa. Les deux techniques doivent être réalisées par un personnel spécialement formé.

Résultats normaux

• *OPG :* tous les pouls sont synchrones.

• *OPG-Gee :* la différence entre la pression des artères ophtalmiques devrait être inférieure à 5mm Hg; la pression des artères ophtalmiques divisée par la pression systolique brachiale supé-rieure devrait être plus élevée que 0,67.

Signification de résultats anormaux

OPG. Une maladie carotidienne occlusive dimi-nue la vitesse du débit sanguin au cours de la systole et retarde l'arrivée d'un pouls dans l'œil ou dans l'oreille homolatérale. Lorsqu'on com-pare tous les pouls, on peut mesurer tout délai et on peut estimer le degré de la sténose de l'artère carotide comme étant faible, modéré ou grave. Même si la longueur du délai est reliée au degré de la sténose, ce test n'en fournit qu'une approxi-mation et il ne peut donner un pourcentage exact.

OPG-Gee. Une différence entre la pression des artères ophtalmiques supérieure à 5 mm Hg suggère une maladie carotidienne occlusive du côté de la pression la plus basse. Un rapport entre la pression de l'artère ophtalmique et la pression systolique brachiale supérieure qui est inférieur à 0,67 renforce cette observation. Ce rapport est relié au degré de la sténose. Plus le rapport est faible, plus la sténose est grave. Comme dans l'OPG, l'OPG-Gee ne donne qu'une approximation du degré de la sténose.

Interventions infirmières

Avant le test

• Expliquez à la personne que ce test aide à étudier le fonctionnement de l'artère carotide. Informez-la qu'elle n'a pas à s'abstenir de nour-riture solide et liquide avant le test.

• Dites-lui qui va réaliser le test et où il le sera, et mentionnez que le protocole ne dure que quelques minutes.

• Avertissez-la qu'elle peut ressentir une légère sensation de brûlure après l'instillation des gout-tes dans les yeux. Si une OPG-Gee est prévue, dites-lui qu'elle peut avoir une perte passagère de la vision lorsqu'on exercera une succion sur les yeux.

• Dites-lui de ne pas cligner des yeux ou de ne pas bouger au cours du test.

• Si la personne porte des verres de contact, assurez-vous qu'elle les a retirés.

• Si la personne souffre de glaucome, dites-lui de prendre ses médicaments et ses gouttes pour les yeux.

• Vérifiez, dans son dossier, s'il y a des contre-indications, comme une chirurgie oculaire ré-cente, une énucléation, un décollement de la rétine, une implantation de lentille intraoculaire, une hypersensibilité à l'anesthésique local ou une thérapie aux anticoagulants.

Après le test

• Pour éviter les abrasions cornéennes, dites à la personne de ne pas se frotter les yeux durant les 2 heures suivant le test. Surveillez les symptômes d'abrasion cornéenne, comme la douleur et la photophobie, et signalez-les au médecin.

• Signalez une sensation de brûlure grave lors-que l'effet des gouttes pour les yeux se sera dissipé (une sensation de brûlure légère est nor-male).

• Si la personne porte des verres de contact, dites-lui de ne pas les porter durant une période de 2 heures suivant l'OPG de façon à permettre que l'effet des gouttes anesthésiques se dissipe.

Œdème angioneurotique héréditaire (test)

L'œdème angioneurotique héréditaire, l'anomalie génétique la plus fréquente associée au complément, est caractérisée par des poussées d'œdème aigu dans le tissu sous-cutané, le tractus gastro-intestinal ou les voies respiratoires supérieures. Une atteinte respiratoire aiguë peut être mortelle. Transmis comme un caractère autosomique dominant, le dérèglement peut provenir d'une faible concentration de l'inhibiteur de la C1 estérase ou de la présence d'une protéine inhibitrice anormale et non fonctionnelle; l'une ou l'autre de ces situations bouleverse la régulation normale de la voie classique du complément en provoquant une dégradation excessive de C4 et de C2 et l'apparition d'un fragment de C2 ressemblant à la quinine.

Ce test, conçu pour confirmer un diagnostic d'œdème angioneurotique héréditaire, détermine la concentration de l'inhibiteur de la C1 estérase à l'aide d'un dosage néphélémétrique.

Objectif
• Confirmer le diagnostic de l'œdème angioneurotique héréditaire.

Protocole infirmier
Procédez à une ponction veineuse et recueillez l'échantillon dans un tube de 7 mL à bouchon rouge. Envoyez immédiatement l'échantillon au laboratoire. Le sérum doit être séparé du caillot et analysé dans un délai de 8 heures après le prélèvement de l'échantillon ou alors il doit être congelé à -70 °C jusqu'au moment de l'analyse.

Résultats normaux
Une absence de réaction indique la présence d'une protéine inhibitrice normale et fonctionnelle.

Signification de résultats anormaux
La présence d'une réaction indique une protéine inhibitrice anormale.

Interventions infirmières

Avant le test
• Expliquez à la personne que cet ensemble de tests peut confirmer si ses symptômes sont causés par un œdème angioneurotique héréditaire. Insistez sur le fait qu'elle doit être à jeun depuis au moins les 8 heures précédant le test, mais qu'elle n'a pas à s'abstenir de liquides.
• Indiquez à la personne que le test nécessite un échantillon de sang. Dites-lui qui va procéder à la ponction veineuse et quand, et mentionnez qu'elle ne va ressentir qu'un léger inconfort à cause de l'aiguille au cours de la ponction et de la pression du garrot. Rassurez-la en lui disant que le prélèvement devrait se faire en moins de 3 minutes.

Au moment du prélèvement
• Une mauvaise manipulation de l'échantillon ou un retard dans la réalisation du test peuvent donner des lectures faussement basses pour C4 et l'inhibiteur de la C1 estérase.

Après le prélèvement
• Si un hématome apparaît à l'endroit de la ponction veineuse, appliquez des compresses chaudes afin de diminuer l'inconfort.

Œsophago-gastro-duodénoscopie

Ce test permet l'examen visuel de la muqueuse de l'œsophage, de l'estomac et de la partie supérieure du duodénum à l'aide d'un fibroscope flexible. Ce test est indiqué chez les personnes qui présentent une hématémèse, un méléna ou une douleur rétrosternale ou épigastrique, et chez les personnes récemment opérées qui présentent des symptômes récurrents ou nouveaux.

Ce test élimine le recours à une chirurgie exploratrice étendue et peut déceler des petites lésions ou des lésions de surface qui n'ont pas été révélées par la radiographie. Il permet aussi le prélèvement de spécimens de biopsie ou de cytologie pour étude en laboratoire aussi bien que l'enlèvement de corps étrangers.

Objectifs

- Diagnostiquer une maladie inflammatoire, des tumeurs malignes et bénignes, des ulcères, un syndrome de Mallory-Weiss et des anomalies structurales.
- Examiner l'estomac et le duodénum à la suite d'une intervention chirurgicale.
- Aider à diagnostiquer d'urgence un ulcère duodénal ou une blessure œsophagienne.

Protocole infirmier

On peut donner à la personne un tranquillisant intraveineux. On procédera ensuite à une anesthésie locale de sa gorge et on fera progresser l'endoscope à travers l'œsophage jusqu'à l'estomac et au duodénum. L'examinateur va distendre, avec de l'air, la région à examiner pour en améliorer la visualisation et il pourra prélever des échantillons pour une cytologie et une biopsie. Après le retrait de l'endoscope, demandez à la personne de se redresser et de tousser, ou de faire des rots pour expulser l'air insufflé.

Résultats normaux

La muqueuse lisse de l'œsophage est normalement jaune rose et marquée par un fin réseau vasculaire. La muqueuse orange rouge de l'estomac commence à la ligne Z, une ligne de transition irrégulière située légèrement au-dessus de la jonction œsophagogastrique. Ses vaisseaux sanguins ne sont pas visibles sous la muqueuse gastrique. La muqueuse rougeâtre du bulbe duodénal est marquée par quelques replis longitudinaux peu profonds. La muqueuse du duodénum distal a des replis circulaires saillants, elle est recouverte de villosités et semble veloutée.

Signification de résultats anormaux

Combiné à des tests histologiques et cytologiques, ce test peut indiquer des ulcères aigus ou chroniques, des tumeurs bénignes ou malignes et une maladie inflammatoire, y compris une œsophagite, une gastrite et une duodénite. Par lui-même, le test peut mettre en évidence des diverticules, des varices, un syndrome de Mallory-Weiss, des anneaux de l'œsophage, des sténoses de l'œsophage et du pylore ainsi que des hernies hiatales.

Interventions infirmières

Avant le test

- Expliquez à la personne que ce protocole permet de procéder à l'examen visuel de la muqueuse de la partie supérieure du tube digestif. Demandez-lui d'être à jeun depuis les 6 à 12 heures précédant le test. Dites-lui qu'on fera passer un instrument flexible par sa bouche et dans sa gorge, et que le test prend environ 30 minutes.
- Dites à la personne qu'on vaporisera un anesthésique local dans sa gorge pour atténuer le réflexe pharyngé et que sa langue et sa gorge pourront sembler enflées de sorte que la déglutition paraîtra difficile.
- Assurez-vous que la personne ou un membre responsable de la famille a signé une formule de consentement.

Après le test

- Surveillez, chez la personne, les signes d'une perforation possible. Une perforation dans la région cervicale de l'œsophage produit une douleur au moment de la déglutition et de l'exécution des mouvements du cou; une perforation thoracique cause une douleur rétrosternale et épigastrique qui augmente avec la respiration ou le mouvement du tronc; une perforation diaphragmatique produit une douleur à l'épaule et une dyspnée; une perforation gastrique cause une douleur abdominale ou dorsale, une cyanose, de la fièvre ou un épanchement pleural.
- Interdisez l'ingestion de nourriture solide et liquide jusqu'à ce que le réflexe pharyngé soit rétabli.
- Dites à la personne de signaler une difficulté persistante à avaler, une douleur, de la fièvre, des selles noires ou des vomissements contenant du sang.

Œstrogènes sériques

Les œstrogènes sont sécrétés par les ovaires sous l'influence des gonadotrophines hypophysaires, l'hormone folliculo-stimulante (FSH) et l'hormone lutéinisante (LH). Les œstrogènes – en particulier l'estradiol, le plus puissant des œstrogènes – interagissent avec l'axe hypothalamo-hypophysaire par des mécanismes de rétroactions négative et positive. Des concentrations d'œstrogènes qui augmentent lentement ou qui demeurent élevées inhibent la sécrétion de FSH et de LH (rétroaction négative), mais une augmentation rapide des œstrogènes qui survient juste avant l'ovulation stimule la sécrétion de LH (rétroaction positive).

Ce dosage radio-immunologique mesure les concentrations sériques d'œstradiol, d'œstrone et d'œstriol – les seuls œstrogènes qui apparaissent dans le sérum en quantité mesurable – et il a une signification diagnostique dans l'examen d'un dérèglement gonadique chez la femme.

Objectifs

• Déterminer la maturation sexuelle et la fertilité.
• Aider au diagnostic de dérèglements gonadiques : une puberté précoce ou retardée, des dérèglements menstruels ou une stérilité.
• Déterminer le bien-être du fœtus.
• Aider au diagnostic de tumeurs à sécrétion d'œstrogènes.

Protocole infirmier

Le protocole varie légèrement selon qu'on choisit de réaliser un dosage plasmatique ou sérique. Procédez à une ponction veineuse et recueillez l'échantillon dans un tube de 7 mL à bouchon rouge. Envoyez-le immédiatement au laboratoire pour centrifugation.

Valeurs de référence

Les concentrations sériques normales d'œstrogènes pour des femmes en préménopause varient considérablement au cours du cycle menstruel :
• *jours 1 à 10 :* 90 à 250 pmol/L;
• *jours 11 à 20 :* 180 à 690 pmol/L;
• *jours 21 à 30 :* 270 à 550 pmol/L).

Chez les hommes, les concentrations sériques d'œstrogènes varient de 40 à 120 pmol/L. Chez les fillettes âgées de 6 ans ou plus, les concentrations augmentent graduellement jusqu'aux niveaux des femmes adultes. Chez les enfants de moins de 6 ans, les concentrations d'œstrogènes varient normalement de 10 à 40 pmol/L.

Signification de résultats anormaux

Chez les femmes, une diminution des niveaux d'œstrogènes peut indiquer :
• un hypogonadisme primaire ou un déficit ovarien, comme dans le syndrome de Turner, ou une agénésie ovarienne;
• un hypogonadisme secondaire, comme dans un hypopituitarisme;
• la ménopause.

Des niveaux anormalement élevés d'œstrogènes peuvent survenir dans le cas de tumeurs à production d'œstrogènes, d'une puberté précoce ou d'une maladie hépatique qui empêche l'élimination des œstrogènes plasmatiques. Des niveaux élevés peuvent aussi résulter d'une hyperplasie surrénalienne congénitale.

Interventions infirmières

Avant le test

• Expliquez à la personne que ce test aide à déterminer si la sécrétion des hormones sexuelles femelles est normale et que le test peut être répété au cours de différentes phases du cycle menstruel. Dites-lui qu'elle n'a pas à s'abstenir de nourriture solide ou liquide avant le test.
• Vérifiez, dans son dossier, la prise de médicaments pouvant influer sur les résultats du test, comme les œstrogènes ou les contraceptifs oraux, qui peuvent augmenter les concentrations sériques d'œstrogènes, ou le clomiphène, qui peut en diminuer les concentrations. L'ingestion de stéroïdes ou d'hormones reliées à l'hypophyse peut aussi modifier les résultats du test.
• Suspendez l'usage de tous les stéroïdes et de toutes les hormones reliées à l'hypophyse (y compris les œstrogènes et les progestatifs). Si l'usage de ces substances doit être maintenu, notez-le sur le relevé de laboratoire.

Après le prélèvement

• Manipulez l'échantillon avec soin pour éviter l'hémolyse, qui peut modifier les résultats du test.
• Si cela est pertinent, indiquez la phase du cycle menstruel de la personne sur le relevé de laboratoire.

Après le test

• La personne peut reprendre la médication interrompue avant le test.

Œstrogènes urinaires

Ce test est une analyse quantitative des concentrations urinaires totales d'œstradiol, d'œstrone et d'œstriol – les œstrogènes majeurs présents dans l'urine. Chez les femmes, ces œstrogènes sont sécrétés par les cellules du follicule ovarien et par le corps jaune; au cours de la grossesse, ils sont sécrétés principalement par le placenta; après la ménopause, ils sont sécrétés par les glandes surrénales. Chez les hommes, les deux tiers de l'œstradiol et de l'œstrone proviennent de la testostérone; l'autre tiers, ainsi que de petites quantités d'œstrone, sont sécrétés par les testicules. Chez les deux sexes, le foie est le principal responsable du métabolisme des œstrogènes.

Les indications cliniques pour ce test sont des tumeurs d'origine ovarienne, corticosurrénalienne ou testiculaire. Des tests supplémentaires peuvent fournir une plus ample information sur le fonctionnement ovarien.

Objectifs

• Étudier l'activité ovarienne et aider à déterminer la cause d'une aménorrhée et l'hyperœstrogénie chez une femme.
• Aider au diagnostic de tumeurs testiculaires.
• Examiner l'état fœto-placentaire.

Protocole infirmier

Recueillez un échantillon d'urine de 24 heures dans un bocal contenant un agent de conservation qui maintiendra l'échantillon à un pH de 3,0 à 5,0. Réfrigérez l'échantillon ou gardez-le sur de la glace au cours de la période de prélèvement.

Résultats normaux

Chez les femmes non enceintes, les concentrations d'œstrogènes atteignent un sommet peu après le milieu du cycle menstruel; ils décroissent à la suite de l'ovulation, ils augmentent au cours de la vie du corps jaune et ils décroissent beaucoup au moment où le corps jaune dégénère et où la menstruation commence.

Les valeurs normales pour des femmes non enceintes sont les suivantes :
• *phase folliculaire :* 15 à 85 nmol/d;
• *phase ovulatoire :* 80 à 350 nmol/d;
• *phase lutéale :* 40 à 280 nmol/d.

Chez les femmes en préménopause, les valeurs sont inférieures à 40 nmol/d; chez les hommes, elles vont de 10 à 80 nmol/d.

Signification de résultats anormaux

Une *diminution* des concentrations totales d'œstrogènes urinaires peut refléter une agénésie ovarienne, une insuffisance ovarienne primaire (comme celle résultant d'un syndrome de Stein-Leventhal) ou une insuffisance ovarienne secondaire (due à une insuffisance hypophysaire ou surrénalienne ou à des désordres métaboliques)

Une *augmentation* des concentrations totales d'œstrogènes urinaires chez les femmes non enceintes peut indiquer des tumeurs d'origine ovarienne ou corticosurrénale, une hyperplasie corticosurrénale ou un dérèglement métabolique ou hépatique. Chez les hommes, des concentrations élevées peuvent indiquer des tumeurs testiculaires. Des concentrations élevées sont normales au cours de la grossesse; les résultats sériés devraient montrer un titre croissant.

Interventions infirmières

Avant le test

• Expliquez à la femme non enceinte que ce test aide à étudier le fonctionnement ovarien. Expliquez à une femme enceinte que ce test aide à examiner le développement fœtal et le fonctionnement placentaire. À un homme, expliquez que ce test aide à examiner le fonctionnement testiculaire. Informez-les que le test nécessite un échantillon d'urine de 24 heures et qu'il n'impose pas de restrictions alimentaires. Si l'échantillon d'urine de 24 heures doit être prélevé à la maison, montrez à la personne la technique adéquate de prélèvement.

• Vérifiez, dans le dossier de la personne, s'il y a prise de médicaments pouvant influer sur les concentrations d'œstrogènes, c'est-à-dire l'ampicilline, la cascara sagrada, l'hydrate de chloral, l'hydrochlorothiazide, le méprobamate, le mandélate de méthénamine, une phénothiazine, la phénazopyridine, la phénolphtaléine, le séné, les stéroïdes et les tétracyclines.

Après la période de prélèvement

• Si la personne est enceinte, notez la semaine approximative de gestation sur le relevé de laboratoire. Si la personne est une femme non enceinte, notez la phase de son cycle menstruel.

Ophtalmoscopie

Ce test, qui constitue une partie importante de l'examen médical de routine et de celui des yeux, permet l'étude agrandie du tissu vivant vasculaire et nerveux du fond de l'œil, y compris de la papille optique, des vaisseaux de la rétine et de la macula. Grâce à cette visualisation agrandie, l'examinateur peut diagnostiquer des dérèglements oculaires et détecter certaines maladies généralisées.

Objectif

• Détecter et diagnostiquer les dérèglements oculaires aussi bien que les manifestations oculaires d'une maladie généralisée.

Protocole

Généralement, l'examinateur utilise l'ophtalmoscope direct, un petit instrument manuel fait d'une source de lumière, d'un équipement de visualisation, d'un dispositif permettant de réfléchir et de canaliser la lumière dans les yeux de la personne et de lentilles sphériques pour corriger un vice de réfraction chez la personne.

Résultats normaux

Lorsque le faisceau de lumière de l'ophtalmoscope est dirigé dans la pupille de la personne, l'image rouge de la rétine devrait être visible à travers l'ouverture. La papille légèrement ovale se trouve du côté nasal de la région centrale du fond de l'œil. Même si sa couleur varie, elle est habituellement rose, avec des côtés plus sombres sur sa bordure nasale. L'excavation de la papille du nerf optique est une dépression pâle au centre de la papille. La rétine semi-transparente entoure la papille optique. Des ramifications des vaisseaux de la rétine partent de la papille en diminuant progressivement de diamètre à mesure qu'elles s'éloignent de la papille.

La macula est une petite région avasculaire située à une distance égale à environ 2 fois et demie le diamètre de la papille, du côté temporal de la papille et légèrement sous le méridien horizontal. Au centre de la macula se trouve la fovea, une petite tache un peu plus sombre. On peut voir un minuscule reflet de lumière au centre de la fossette causé par la réflexion de la lumière de l'ophtalmoscope à partir de la surface interne concave de cette région.

Signification de résultats anormaux

L'absence ou la diminution du reflet rouge de la rétine peut être provoquée par des lésions cornéennes macroscopiques, des opacifications de l'humeur aqueuse ou du vitré, des cataractes ou une rétine décollée. Un vitré trouble peut être le résultat d'une maladie inflammatoire de la papille, de la rétine ou de l'uvée. Une névrite optique peut entraîner une surélévation de la papille et une vascularisation accrue; de petites hémorragies peuvent aussi se produire. Une atrophie du nerf optique fait paraître la papille blanche. Un œdème papillaire entraîne une surélévation anormale de la papille, une papille à bords estompés, des vaisseaux engorgés et des hémorragies.

Dans un glaucome, l'excavation de la papille du nerf optique peut paraître agrandie et grise avec des côtés blancs. Une rétine blanc laiteux caractérise la phase aiguë d'une occlusion de l'artère centrale de la rétine; la fovea, contrairement à la macula ischémique, a l'apparence d'une tache rouge brillante. Une occlusion de la veine centrale de la rétine est caractérisée par de multiples hémorragies de la rétine, des plages d'exsudats blancs et une surélévation de la papille. Les décollements de la rétine ont l'apparence de régions surélevées, grises, possiblement avec des plages vasculaires rouges de la choroïde, exposées par des déchirures de la rétine. Une tumeur de la choroïde apparaît comme une lésion sombre.

On détermine l'intégrité des vaisseaux de la rétine pour aider au diagnostic d'une maladie systémique. L'hypertension, par exemple, cause un vasospasme, une sclérose et une occlusion éventuelle des artérioles de la rétine, et conduit ainsi à un œdème et à une hémorragie de la rétine de même qu'à un œdème papillaire. Le diabète sucré peut être compliqué par des fibroses rétiniennes, des plages d'exsudats blancs et des microanévrismes.

Interventions infirmières

Avant le test

• Expliquez à la personne que ce test permet l'examen de la partie arrière de l'œil. Dites-lui qui va réaliser le test et où il le sera, et mentionnez qu'il se fait en moins de 5 minutes.

• Avisez-la qu'on peut instiller des gouttes pour les yeux de façon à dilater les pupilles, mais assurez-la qu'elle n'éprouvera aucun inconfort.

• Vérifiez, dans son dossier, l'utilisation antérieure de gouttes servant à la dilatation, l'hypersensibilité à ces gouttes et s'il y a glaucome à angle fermé.

Opiacés urinaires

Ces tests détectent les opiacés chez les individus qui présentent des intoxications médicamenteuses aiguës ou des réactions médicamenteuses défavorables. Les tests des opiacés aident à déterminer la dépendance aux drogues et l'évolution d'une désintoxication.

Utilisés principalement comme dépresseurs du système nerveux central pour le soulagement de la douleur, les opiacés – qui comprennent la codéine, l'héroïne, l'hydromorphone, la mépéridine, la méthadone, la morphine, l'oxycodone et le propoxyphène – sont absorbés lentement à partir de la muqueuse du tractus gastro-intestinal, avec des effets de pointe survenant environ 1 heure après l'ingestion. Le foie rend les opiacés non toxiques et ils sont excrétés dans l'urine en moins de 48 heures après leur administration. Environ 90 % de la drogue est excrétée en 24 heures.

Le dosage des opiacés est habituellement qualitatif, mais des tests quantitatifs de confirmation sont disponibles pour la codéine, l'hydromorphone, la mépéridine, la méthadone, la morphine et le propoxyphène. Même si l'urine est l'échantillon de choix, on peut aussi analyser les opiacés dans le contenu gastrique.

Objectifs

- Déterminer la cause d'une intoxication aiguë ou d'une réaction défavorable suspectées à partir des antécédents de l'individu.
- Aider à déterminer la dépendance aux drogues comme mesure de l'évolution d'une désintoxication.
- Détecter les opiacés à des fins médico-légales.

Protocole infirmier

Pour le dosage de la méthadone, dites à l'individu de recueillir un échantillon d'urine de 24 heures et de le réfrigérer au cours de la période de collecte. On doit utiliser un échantillon d'urine au hasard pour le dosage des autres opiacés. Envoyez tous les échantillons au laboratoire immédiatement après le prélèvement. Pour un test médico-légal, observez les précautions appropriées.

Valeurs de référence

Les concentrations toxiques de certains opiacés sont les suivantes :

- *Codéine :* 0,005 mg/dL (0,2 mmol/L).
- *Hydromorphone :* 0,1 mg/dL (5 mmol/L).
- *Mépéridine :* 0,5 mg/dL (20 mmol/L).

- *Méthadone :* 0,2 mg/dL (10 mmol/L).
- *Morphine :* 0,005 mg/dL (0,2 mmol/L).
- *Propoxyphène :* 0,5 mg/dL (20 mmol/L).

Les tests pour l'héroïne et l'oxycodone sont qualitatifs.

Signification de résultats anormaux

La mesure de la désintoxication est basée sur les concentrations urinaires. La détection des opiacés peut avoir des conséquences médico-légales.

Interventions infirmières

Avant le test

- Expliquez à l'individu que ce test identifie les narcotiques dans l'urine.
- Pour un test de contrôle, informez-le qu'il n'a pas à s'abstenir de nourriture solide ou liquide avant le test.
- Pour le dosage de la méthadone, dites-lui qu'une collecte d'urine de 24 heures est nécessaire et montrez-lui la façon adéquate de prélever l'échantillon. Pour le test de toutes les autres drogues, un échantillon d'urine prélevé au hasard est suffisant.
- Pour un test médico-légal, assurez-vous que l'individu ou un membre responsable de la famille a signé une formule de consentement.
- Consignez les antécédents médicamenteux récents de l'individu en y incluant le schéma posologique et la voie d'administration.

Après le prélèvement

- Un retard dans le transport de l'échantillon peut entraîner des résultats faussement négatifs.

Osmolalité et test de surcharge en eau

Lorsque l'osmolalité plasmatique change, cela déclenche une série de réactions physiologiques visant au maintien de l'homéostasie. Si l'osmolalité augmente, comme cela se produit dans un cas de déshydratation, la sécrétion de l'hormone antidiurétique augmente. L'hormone antidiurétique provoque la réabsorption d'eau par les tubules rénaux. En conséquence, l'urine devient plus concentrée alors que le plasma est plus dilué. Inversement, si l'osmolalité plasmatique diminue, comme cela se produit dans une hyperhydratation, la libération de l'hormone antidiurétique est réprimée et les tubules réabsorbent moins d'eau. En conséquence, le plasma est plus concentré et l'organisme produit de grandes quantités d'urine diluée.

Ce test reflète le bilan hydrique et l'équilibre des électrolytes d'un individu, et il écarte la présence d'acides organiques, de glucose ou d'éthanol. De plus, il aide à étudier l'état d'hydratation, les crises d'épilepsie, la maladie hépatique, le fonctionnement de l'hormone antidiurétique et le coma. Il est aussi utilisé dans un bilan toxicologique. Les tests de surcharge en eau ou de dilution peuvent être réalisés pour étudier un cas de détérioration de l'excrétion de l'eau par les reins.

Objectifs

• Étudier le bilan hydrique et l'équilibre des électrolytes.
• Éliminer la présence d'acides organiques, de glucose ou d'éthanol.
• Étudier l'état d'hydratation, les crises d'épilepsie, la maladie hépatique, le fonctionnement de l'hormone antidiurétique et le coma.
• Étudier les cas de détérioration de l'excrétion de l'eau par les reins.

Protocole infirmier

Pour la partie surcharge en eau du test, installez la personne en position couchée. Une heure avant de procéder au test, donnez-lui à boire 300 mL d'eau. Ce liquide va remplacer la quantité perdue à cause du jeûne exigé depuis la veille et il n'est pas compté comme faisant partie de la surcharge du test. En 30 minutes, faites boire à la personne 20 mL d'eau par kilogramme de son poids corporel.

Au cours des 4 à 5 heures suivantes, recueillez toute l'urine de la personne et vérifiez la quantité, l'osmolalité et la densité de chacune des mictions. À la fin de la période de collecte,

procédez à une ponction veineuse et recueillez un échantillon de 6 mL de sang pour en vérifier l'osmolalité. Rassemblez alors le volume total de l'urine prélevée dans un seul échantillon et vérifiez-en l'osmolalité.

Valeurs de référence

Les valeurs normales varient de 275 à 295 mOsmol/kg. Les valeurs d'urgence sont < 240 mOsmol/kg ou > 321 mOsmol/kg. Une valeur de 385 mOsmol/kg peut provoquer la stupeur. Des valeurs de 400 à 420 mOsmol/kg peuvent causer des crises tonico-cloniques et une valeur > 420 mOsmol/kg peut entraîner la mort.

Signification de résultats anormaux

Une *augmentation des valeurs (hyperosmolalité)* est associée à une privation ou à une perte d'eau, à une hypercalcémie, à un diabète sucré, à un diabète insipide, à des lésions cérébrales et à des blessures à la tête accompagnées d'une détérioration de la libération de l'hormone antidiurétique.

Une *diminution des valeurs (hypo-osmolalité)* est associée à une perte de sodium résultant de l'usage de diurétiques ou d'un régime faible en sels, d'une maladie d'Addison, d'un syndrome génito-surrénal, d'un syndrome de sécrétion inappropriée de l'hormone antidiurétique et d'un remplacement excessif d'eau.

Interventions infirmières

Avant le test

• Expliquez à la personne que ce test permet de déterminer la capacité de l'organisme à contrôler les niveaux des liquides et des électrolytes. Dites-lui que le test demande qu'elle boive une certaine quantité d'eau et ensuite qu'elle recueille toute son urine au cours des 4 à 5 heures suivantes.

• Demandez-lui de s'abstenir de manger, de fumer, de boire des boissons alcoolisées ou de prendre quelque médicament que ce soit durant les 8 à 10 heures précédant le test.

• Avertissez la personne qu'elle peut éprouver des nausées, une sensation de plénitude abdominale, de la fatigue et un désir de déféquer au cours du test.

Au cours du test

◆ *Mise en garde.* Surveillez les réactions défavorables au test de surcharge en eau, comme un malaise abdominal grave, des difficultés respiratoires ou une douleur thoracique.

Otoscopie

Fondamentale pour tout examen de l'oreille, l'otoscopie devrait être réalisée avant les autres tests auditifs ou vestibulaires. Elle permet la visualisation directe du conduit auditif externe et de la membrane du tympan grâce à un otoscope. L'otoscopie fournit indirectement de l'information sur la trompe d'Eustache et sur la cavité de l'oreille moyenne.

Objectifs

• Détecter des corps étrangers, du cérumen ou une sténose dans le conduit auditif externe.

• Détecter une maladie de l'oreille externe ou moyenne, comme une infection ou une perforation de la membrane du tympan.

Protocole infirmier

Assemblez l'otoscope en vous assurant de vérifier la lampe et en y fixant le spéculum le plus large qui puisse être introduit confortablement dans l'oreille de la personne (le spéculum redresse et ouvre le conduit de l'oreille). Faites asseoir la personne et inclinez sa tête légèrement en l'éloignant de l'examinateur de façon à ce que l'oreille à examiner soit dirigée vers le haut.

Si la personne est agitée ou incapable de demeurer assise au cours du protocole, elle peut s'étendre à condition que son oreille soit dirigée vers le haut. Cependant, dans des affections comme une otite moyenne séreuse, le fait d'être étendu peut déplacer le liquide accumulé dans l'oreille moyenne et rendre plus difficile la détection du problème.

L'examinateur va alors procéder à l'otoscopie. Il insère délicatement l'otoscope dans le conduit auditif avec un mouvement vers le bas. Lorsque l'otoscope est confortablement en place, l'examinateur regarde par les lentilles et il introduit délicatement le spéculum jusqu'à ce que la caisse du tympan soit visible. Il s'assure d'une visualisation aussi complète que possible et il note la rougeur, l'enflure, les lésions ou la desquamation dans le conduit. Il examine alors le marteau, qui comprend l'apophyse courte, le manche et l'ombilic. Il examine aussi la membrane elle-même et le rebord fibreux qui l'entoure.

L'examinateur devrait introduire l'otoscope lentement et délicatement à travers la partie médiane du conduit auditif pour éviter l'irritation de la muqueuse du conduit, surtout si l'on soupçonne une infection. Le fait de poursuivre l'insertion de l'otoscope en présence de résistan-ces peut entraîner un dommage ou une perforation.

Résultats normaux

La membrane du tympan est mince, translucide, luisante et légèrement concave. Elle a l'apparence d'un disque gris perle ou rose pâle dont la partie inférieure réfléchit la lumière. L'apophyse courte du marteau, le manche du marteau et l'ombilic sont visibles mais non saillants.

Signification de résultats anormaux

Une cicatrisation, une décoloration, une rétraction ou un bombement de la membrane du tympan indiquent une maladie. Un mouvement de la membrane tympanique qui suit le rythme de la respiration suggère une perméabilité anormale de la trompe d'Eustache.

Interventions infirmières

Avant le test

• Expliquez au patient que ce test permet l'examen du conduit auditif de l'oreille et de la caisse du tympan.

• Décrivez-lui le protocole et informez-le que l'oreille sera tirée vers le haut et vers l'arrière pour redresser le conduit de façon à ce que l'otoscope puisse y être inséré.

• Rassurez le patient en lui disant que l'examen est habituellement sans douleur et que sa réalisation prend moins de 5 minutes. Répondez à toutes ses questions.

Oxalate urinaire

Ce test mesure les concentrations urinaires d'oxalate, un sel de l'acide oxalique qui, comme produit final du métabolisme, est excrété presque exclusivement dans l'urine. D'une façon très significative, ce test détecte l'hyperoxalurie, un dérèglement dans lequel l'oxalate s'accumule dans les tissus mous et conjonctifs. L'hyperoxalurie se produit principalement dans les reins et dans la vessie, et provoque une inflammation chronique et une fibrose. Les dépôts d'oxalate de calcium constituent la cause la plus fréquente des calculs rénaux, qui peuvent endommager les reins.

Objectifs

• Déceler une hyperoxalurie primaire chez les nouveau-nés.
• Éliminer l'hyperoxalurie dans une insuffisance rénale.

Protocole infirmier

Recueillez un échantillon d'urine de 24 heures dans un contenant à l'épreuve de la lumière et contenant de l'acide chlorhydrique. (Le patient ne devrait pas uriner directement dans le contenant de l'échantillon de 24 heures.) Envoyez rapidement l'échantillon au laboratoire, dès que le prélèvement est terminé.

Valeurs de référence

Des concentrations urinaires d'oxalate allant jusqu'à 440 µmol/d sont considérés comme normales.

Signification de résultats anormaux

Une augmentation des concentrations urinaires d'oxalate (hyperoxalurie) provient d'une production métabolique excessive d'oxalate. Elle peut aussi être le résultat d'une ingestion accrue d'oxalate. Les niveaux urinaires d'oxalate peuvent atteindre des sommets de 1 000 à 4 000 µmol/d.

L'hyperoxalurie primaire, une maladie métabolique innée rare, provoque une production et une excrétion excessives d'oxalate dans l'urine. De façon générale, dans ce type d'hyperoxalurie, l'augmentation des concentrations urinaires d'oxalate précède celle des concentrations sériques.

L'hyperoxalurie secondaire peut être causée par une cirrhose, une maladie de Crohn, un diabète sucré, une résection iléale, une ingestion d'antigel (éthylène glycol) ou de détachant, une insuffisance pancréatique, une carence en pyri-

doxine ou une réaction à un anesthésique au méthoxyflurane.

Interventions infirmières

Avant le test

• Expliquez au patient (ou à ses parents s'il s'agit d'un enfant) que ce test détecte l'oxalate dans l'urine et qu'il détermine si l'urine contient trop de cette substance.
• Dites-lui d'éviter de manger des asperges, du chocolat (cacao), des prunes, des épinards et de la rhubarbe durant la semaine précédant le test.
• Dites au patient que ce test nécessite un échantillon d'urine de 24 heures.
• Montrez-lui la technique adéquate de collecte.

Au cours de la période de collecte

• Fournissez au patient un contenant de collecte supplémentaire de façon à ce qu'il n'ait pas à uriner directement dans le contenant de la collecte de 24 heures.
• Le patient devrait éviter de contaminer l'échantillon d'urine avec du papier hygiénique ou avec des selles.
• Le défaut de recueillir toute l'urine produite durant la période de collecte peut fausser les résultats du test.
• L'entreposage inadéquat de l'échantillon au cours de la période de collecte peut avoir un effet défavorable sur les résultats du test.

Papanicolaou (test de)

Ce test (communément appelé « Pap test ») détecte un début de cancer cervical et il permet l'examen cytologique de cellules aspirées d'une tumeur solide, des aspirations bronchiques, du liquide des cavités, des sécrétions gastriques, des sécrétions prostatiques, des expectorations, de l'urine et des sécrétions vaginales. Il indique la maturité cellulaire, l'activité métabolique et les variations morphologiques.

On recommande un cycle de vérification tous les 3 ans pour les femmes de 20 à 40 ans qui ne sont pas à risque élevé et qui ont subi deux tests de Papanicolaou négatifs. Des tests annuels sont recommandés pour les femmes qui ont plus de 40 ans et pour celles qui sont à risque élevé de même que pour celles qui ont déjà eu un test positif. Si les résultats suggèrent un cancer, une biopsie cervicale peut confirmer le diagnostic.

Objectifs

• Détecter des cellules malignes.
• Détecter des changements tissulaires inflammatoires.
• Contrôler la réponse à une chimiothérapie et à une radiothérapie.
• Détecter une invasion virale, fongique et, quelquefois, parasitaire.

Protocole infirmier

Demandez à la patiente de se dévêtir et de se couvrir d'une blouse d'hôpital. Demandez-lui de s'étendre sur la table et de placer ses talons dans les étriers. Dites-lui de glisser ses fesses jusqu'au bord de la table et dites-lui quand l'examinateur va commencer. L'examinateur insère un spéculum dans le vagin et il recueille des sécrétions cervicales et un échantillon provenant du canal endocervical à l'aide d'une tige montée humectée avec une solution saline ou d'une spatule en bois. Après avoir été étalé sur une lame, l'échantillon devrait être fixé immédiatement. L'examinateur peut aussi recueillir des sécrétions du pool vaginal postérieur et un spécimen pancervical, les étaler sur une lame et les fixer immédiatement.

Étiquetez l'échantillon en y indiquant la date, le nom et l'âge de la patiente, la date de sa dernière période menstruelle ainsi que le site et la méthode du prélèvement.

Résultats normaux

Il n'y a ni cellules malignes ni anomalies dans l'échantillon.

Signification de résultats anormaux

La classification des observations du test de Papanicolaou comprend les catégories suivantes :
• *normale;*
• *métaplasie;*
• *inflammation;*
• *atypie minimale-koïlocytose;*
• *dysplasie faible;*
• *dysplasie moyenne;*
• *dysplasie grave-cancer préinvasif;*
• *cancer invasif.*

Une reprise du test peut confirmer un rapport cytologique suggestif ou positif, tout comme peut le faire une biopsie.

Interventions infirmières

Avant le test

• Expliquez que ce test recueille des cellules de la surface du col de l'utérus. Insistez sur son importance pour la détection d'un cancer.
• Ne faites pas passer le test à une date qui coïncide avec la période menstruelle de la patiente; le meilleur moment se situe au milieu du cycle.
• Dites-lui de ne pas prendre de douche et de ne pas utiliser de médications vaginales durant les 24 heures précédant le test. Cela peut enlever des dépôts cellulaires ou altérer le pH vaginal.
• Obtenez des réponses aux questions suivantes : Quelles est la date du dernier test de Papanicolaou ? Y a-t-il eu des tests antérieurs anormaux ? Quelle est la date des dernières menstruations ? Quels sont les médicaments hormonaux et les contraceptifs oraux que la patiente a pris ? La patiente a-t-elle un stérilet ? Souffre-t-elle d'écoulement vaginal, de douleur ou de démangeaison ? La patiente a-t-elle subi une chirurgie gynécologique, une chimiothérapie ou une radiothérapie ? Notez les antécédents pertinents sur le relevé de laboratoire.
• Demandez à la patiente d'uriner.

Au cours du test

• Un retard dans la fixation de l'échantillon peut le rendre inutile.
• Un excès de gelée lubrifiante sur le spéculum peut modifier l'échantillon.

Après le test

• S'il y a saignement, fournissez une serviette hygiénique.
• Dites à la patiente à quel moment elle aura à subir son prochain test.

Parasites duodénaux

Ce test décèle la présence de parasites dans un échantillon du contenu duodénal obtenu par une intubation et par une aspiration du duodénum ou par le test du fil (test Entéro). Les parasites pouvant être décelés sont les trophozoïtes de *Giardia lamblia*, les œufs et les larves de *Strongyloides stercoralis* ou les œufs de *Necator americanus* ou d'*Ancylostoma duodenale* à différents stades de clivage. Ce test peut aussi déceler des œufs des douves du foie *Clonorchis sinensis* et *Fasciola hepatica* dans les voies biliaires.

Les cas de contre-indications sont une grossesse, une cholécystite aiguë, une pancréatite aiguë, un anévrisme de l'aorte, une insuffisance cardiaque congestive, des anomalies œsophagiennes (un cancer, des diverticules, une sténose ou des varices) ou une importante hémorragie gastrique récente.

Objectif
• Détecter une infection parasitaire lorsque les examens des selles sont négatifs.

Protocole infirmier
Lorsque cela est possible, obtenez l'échantillon avant le début d'une thérapie médicamenteuse.

Utilisation d'une sonde naso-entérique. Après l'insertion de la sonde, placez la personne en décubitus latéral gauche, avec les pieds soulevés, pour permettre au péristaltisme de faire pénétrer la sonde dans le duodénum. Le pH d'une petite quantité de liquide aspirée détermine la position de la sonde. Si la sonde est dans l'estomac, le pH est inférieur à 7,0; si la sonde est dans le duodénum, le pH est supérieur à 7,0. L'emplacement exact de la sonde peut être aussi établi par radioscopie.

Lorsque la position de la sonde est confirmée, le contenu duodénal résiduel est aspiré. Transférez l'échantillon dans un contenant stérile et étiquetez-le correctement. Retirez lentement la sonde de 15 à 20 cm toutes les 10 minutes jusqu'à l'œsophage; clampez alors la sonde et retirez-la rapidement. Ne la forcez jamais.

Utilisation d'une capsule reliée à un fil du test Entéro. Collez, à l'aide d'un ruban adhésif, le bout libre du fil sur la joue de la personne. Dites-lui d'avaler la capsule (à l'autre bout du fil) avec de l'eau. Laissez le fil en place durant 4 heures; retirez-le alors délicatement et mettez-le dans un contenant stérile. Étiquetez correctement le contenant. Envoyez immédiatement l'échantillon

au laboratoire puisque la détection peut reposer sur l'observation de la motilité des parasites.

Résultats normaux
Normalement, il n'y a ni œufs ni parasites dans l'échantillon.

Signification de résultats anormaux
La présence de *G. lamblia* indique une giardiase qui peut être la cause d'un syndrome de malabsorption; *S. stercoralis* suggère une strongyloïdose; *A. duodenale* ainsi que *N. americanus* suggèrent une ankylostomiase. La présence de *C. sinensis* et de *F. hepatica* signifie des changements histopathologiques dans les canaux biliaires.

Interventions infirmières
Avant le test
• Expliquez à la personne que ce test détecte une infection parasitaire du tractus gastro-intestinal. Dites-lui de s'abstenir de nourriture solide et liquide durant les 12 heures précédant le test. Avertissez-la que la sonde naso-entérique peut lui donner un haut-le-cœur, mais que le fait de suivre les directives va minimiser l'inconfort.

Au cours du test
• Le fait de ne pas observer le jeûne de 12 heures peut diluer l'échantillon. Un délai dans l'envoi de l'échantillon peut nuire à la détection des parasites. Une thérapie médicamenteuse antérieure peut diminuer le nombre de parasites dans l'échantillon.

Après le test
• Assurez des soins buccaux et offrez de l'eau.
• Surveillez attentivement les signes de perforation, comme la dysphagie ou la fièvre.

Parasites et œufs dans les expectorations

Ce test détecte la présence de parasites dans les expectorations. Une telle infection est rare, mais elle peut provenir d'une exposition à *Ascaris lumbricoides, Echinococcus granulosus, Entamœba histolytica, Necator americanus, Paragonimus westermanni* ou *Strongyloides stercoralis.* L'échantillon est obtenu par expectoration ou par aspiration trachéale. L'aspiration trachéale est contre-indiquée chez les individus ayant des varices œsophagiennes ou une maladie cardiaque.

Objectif
- Identifier les parasites pulmonaires.

Protocole infirmier
Expectoration. Dites au patient de prendre quelques respirations profondes, de tousser profondément et d'expectorer dans un contenant stérile, jetable et perméable ayant un couvercle hermétique. Si la toux est non productive, utilisez la physiothérapie thoracique, une nébulisation chaude ou la respiration au moyen d'un respirateur à pression positive intermittente avec un aérosol prescrit. Fermez hermétiquement le contenant et lavez-en l'extérieur. Éliminez adéquatement le matériel utilisé. Prenez les précautions appropriées pour l'envoi de l'échantillon au laboratoire.

Aspiration trachéale. Si cela est nécessaire, administrez de l'oxygène avant et après le protocole. Fixez un piège à expectoration à un cathéter d'aspiration n° 16 ou n° 18 de French. En utilisant des gants stériles, lubrifiez l'extrémité du cathéter. Faites-le passer par le nez du patient, sans succion. (Le patient va tousser lorsque le cathéter traversera le larynx.) Faites progresser le cathéter dans la trachée. Exercez une succion durant 15 secondes au maximum. Arrêtez la succion et retirez délicatement le cathéter. Jetez le cathéter et les gants de façon adéquate. Détachez le piège à expectoration et fermez-en l'ouverture.

Étiquetez l'échantillon. Envoyez-le immédiatement au laboratoire ou mettez-le dans un agent conservateur.

Résultats normaux
Il n'y a ni parasites ni œufs dans les expectorations.

Signification de résultats anormaux
Le parasite indique le type d'infection pulmonaire et d'infection intestinale :
- *A. lumbricoides, larves et adultes :* pneumopathie inflammatoire.
- *E. granulosus, kystes larvaires :* hydatidose.
- *E. histolytica, trophozoïtes :* amibiase pulmonaire.
- *N. americanus, larves :* ankylostomiase.
- *P. westermanni, œufs :* paragonimiase.
- *S. stercoralis, larves :* strongyloïdose.

Interventions infirmières
Avant le test
- Expliquez que ce test aide à identifier une infection pulmonaire parasitaire.
- Dites au patient que le test nécessite un échantillon d'expectorations ou, si cela est nécessaire, une aspiration trachéale.
- Informez-le qu'il est préférable de réaliser le prélèvement tôt le matin puisque les sécrétions s'accumulent durant la nuit.
- Pour une expectoration, encouragez le patient à prendre des liquides le soir précédant le prélèvement pour favoriser la production d'expectorations. Montrez-lui comment expectorer en prenant trois respirations profondes et en produisant une toux profonde.
- Pour une aspiration trachéale, dites-lui qu'il peut ressentir un certain inconfort à cause du cathéter, mais que cela sera de courte durée.
- Vérifiez s'il y a eu une thérapie récente aux vermifuges ou aux antiamibiens.

Au cours du test
- Chez le patient ayant de l'asthme ou une bronchite chronique, surveillez l'aggravation du bronchospasme lorsque vous utilisez une solution à concentration supérieure à 10 % de chlorure de sodium ou de N-acétylcystéine en aérosol.
- Au cours de l'aspiration trachéale, n'aspirez jamais durant plus de 15 secondes.
- Si le patient devient hypoxique ou cyanotique, retirez immédiatement le cathéter et administrez de l'oxygène.
- Une mauvaise méthode de prélèvement peut donner un échantillon non représentatif.

Après le test
- Après une aspiration, assurez des soins buccaux et offrez de l'eau. Vérifiez les signes vitaux toutes les heures jusqu'à ce qu'ils soient stables.

Parasites et œufs dans les selles

L'examen des selles peut détecter des parasites intestinaux dont certains vivent en symbiose alors que d'autres sont la cause d'une maladie intestinale :

- *Ascaris lumbricoides :* un nématode.
- *Diphyllobothrium latum, Tænia saginata et T. solium :* des ténias.
- *Entamœba histolytica :* une amibe.
- *Giardia lamblia :* un protozoaire.
- *Necator americanus :* un ankylostome.

Objectif

- Confirmer ou éliminer une infection et une maladie intestinales parasitaires.

Protocole infirmier

Recueillez, tel qu'il est prescrit, 3 échantillons de selles dans un contenant imperméable à couvercle étanche. Si cela est nécessaire, recueillez-les dans un bassin de lit propre et sec et transférez-les dans le contenant à l'aide d'un abaisse-langue. Notez la date et le moment du prélèvement, la consistance des échantillons, une thérapie récente ou actuelle aux antibiotiques et les antécédents pertinents des voyages et du régime alimentaire. Ne contaminez pas l'échantillon avec de l'urine, ce qui peut détruire les trophozoïtes. Ne recueillez pas les selles des toilettes, car l'eau est toxique pour les trophozoïtes et peut contenir certains microorganismes pouvant influer sur les résultats du test.

Si un échantillon liquide ou mou ne peut être examiné dans un délai de 30 minutes, mettez-en une partie au réfrigérateur ou dans un agent de conservation. Si la totalité des selles ne peut pas être envoyée au laboratoire, assurez-vous d'y inclure les vers macroscopiques ou les segments de vers ainsi que les portions sanguines et mucoïdes. Prenez des mesures d'asepsie. Lavez bien vos mains.

Résultats normaux

On n'observe ni parasites ni œufs dans les selles.

Signification de résultats anormaux

E. histolytica confirme une amibiase, *G. lamblia* une giardiase. Si l'on soupçonne une amibiase, mais que les résultats sont négatifs, recueillez l'échantillon après l'administration d'un purgatif salin fait d'un tampon de phosphate de sodium ou au cours d'une sigmoïdoscopie. Si l'on soupçonne une giardiase, mais que les résultats sont négatifs, on peut devoir procéder à l'examen du contenu duodénal. Les helminthes peuvent se déplacer à partir du tractus intestinal et produire des changements pathologiques ailleurs. Les ascaris peuvent perforer la paroi intestinale et causer une péritonite ou migrer jusqu'aux poumons et y causer une pneumopathie inflammatoire. Les ankylostomes peuvent provoquer une anémie microcytaire hypochrome consécutive à une succion de sang et à une hémorragie, particulièrement chez les individus ayant un régime carencé en fer. *D. latum* peut causer une anémie mégaloblastique par le retrait de la vitamine B_{12}. Une éosinophilie peut indiquer une infection parasitaire. Le nombre de vers peut être en corrélation avec les symptômes cliniques.

Interventions infirmières

Avant le test

- Expliquez à la personne que ce test détecte une infection intestinale parasitaire.
- Dites-lui d'éviter l'huile de ricin ou l'huile minérale, le bismuth, le magnésium ou les antidiarrhéiques, les lavements barytés et les antibiotiques durant les 7 à 10 jours précédant le test.
- Dites-lui que le test nécessite 3 échantillons de selles – un tous les deux jours ou tous les trois jours. Jusqu'à 6 échantillons peuvent être nécessaires pour confirmer *E. histolytica*.
- Si la personne a de la diarrhée, prenez note des antécédents concernant le régime alimentaire récent et les voyages.
- Vérifiez, dans son dossier, l'utilisation d'antiparasitaires (carbarsone, diiodohydroxyquinoléine, métronidazole, paromomycine, tétracycline) au cours des 2 semaines précédant le test.

Au moment des prélèvements

- Une méthode inadéquate de prélèvement ou de l'urine dans les selles peuvent causer des résultats faussement négatifs.
- Une quantité trop minime d'échantillons peut empêcher la détection.
- Le défaut de transporter les selles rapidement ou de les réfrigérer ou encore d'en assurer la préservation peut fausser les résultats du test.
- Une chaleur ou un froid excessifs peuvent tuer les parasites.
- Le défaut de respecter les restrictions médicamenteuses peut fausser les résultats du test ou réduire le nombre de parasites.

Peptide C sérique

Lorsque les cellules bêta du pancréas transforment la pro-insuline en insuline, elles forment aussi un peptide de connexion biologiquement inactif (le peptide C). En conséquence, les cellules bêta sécrètent le peptide C dans la circulation sanguine à un rythme presque égal à celui de l'insuline. Normalement, le niveau de peptide C est en corrélation avec celui de l'insuline, excepté chez les personnes qui sont obèses ou qui ont des insulinomes.

Les concentrations de peptide C fournissent beaucoup d'information sur le fonctionnement des cellules bêta et sur la sécrétion d'insuline. Ce dosage radio-immunologique est particulièrement utile au cours de l'examen d'une personne qui a, dans sa circulation sanguine, des anticorps anti-insuline qui interfèrent dans le dosage direct de l'insuline. Cette situation se présente habituellement chez des personnes qui ont reçu un traitement à l'insuline bovine ou à l'insuline porcine.

De plus, ce test aide à contrôler une hypoglycémie, à déceler une administration d'insuline non signalée et à confirmer l'équilibre du diabète sucré. Les mesures de peptide C sont aussi utiles dans l'examen de personnes qui ont subi une pancréatectomie à la suite d'un cancer. Chez de telles personnes, la concentration de peptide C peut indiquer s'il subsiste du tissu pancréatique.

Objectifs

• Détecter la sécrétion endogène d'insuline chez une personne qui a des anticorps anti-insuline circulants.

• Détecter une hypoglycémie.

• Mettre en évidence une administration récente d'insuline.

• Confirmer l'équilibre d'un diabète sucré.

• Déceler du tissu pancréatique résiduel après une pancréatectomie.

Protocole infirmier

Procédez à une ponction veineuse et recueillez un échantillon de 7 mL dans un tube à bouchon rouge. Envoyer immédiatement l'échantillon au laboratoire.

Valeurs de référence

Les concentrations de peptide C varient normalement de 500 à 2 500 ng/L.

Signification de résultats anormaux

Une *augmentation* des concentrations de peptide C est associée à une hyperinsulinémie endogène. Cette situation peut se présenter chez une personne qui a un diabète insulino-dépendant et qui a aussi une concentration élevée d'insuline.

Une *diminution* des concentrations de peptide C peut survenir chez les personnes qui ont, à la fois, une hypoglycémie et de hautes concentrations d'insuline. Une telle diminution peut aussi se présenter chez les personnes qui ont reçu de l'insuline de façon inappropriée.

Interventions infirmières

Avant le test

• Expliquez à la personne que ce test aide à étudier le fonctionnement du pancréas. Dites-lui que le test nécessite un échantillon de sang et indiquez-lui qui va procéder à la ponction veineuse et quand. Mentionnez-lui qu'elle ne devrait ressentir qu'un léger inconfort à cause de la piqûre de l'aiguille et de la pression du garrot. Le prélèvement de l'échantillon ne devrait prendre que 3 minutes environ.

• Demandez-lui d'être à jeun depuis les 8 à 12 heures précédant le test. Cependant, elle peut boire de l'eau au cours de cette période.

Après le prélèvement

• Dites à la personne de reprendre son alimentation habituelle.

• Si un hématome apparaît à l'endroit de la ponction veineuse, appliquez des compresses chaudes afin de diminuer l'inconfort.

Perfusion acide (test de)

Normalement, le sphincter œsophagique inférieur empêche le reflux gastrique. Cependant, si ce sphincter est inefficace, le retour récurrent de liquides acides (et de sels biliaires, si le sphincter pylorique est aussi inefficace) vers l'œsophage irrite la muqueuse de l'œsophage. Cette irritation, appelée œsophagite, peut causer une sensation de brûlure épigastrique ou rétrosternale qui irradie jusqu'au dos et aux bras. Afin de distinguer une telle douleur de celle causée par l'angine de poitrine ou par d'autres dérèglements, ce test (aussi appelé test de Bernstein) comporte des perfusions de solution de chlorure de sodium physiologique (0,9 %) et de solution acide dans l'œsophage à travers un tube naso-gastrique.

Objectif

• Distinguer les douleurs à la poitrine causées par une œsophagite de celles causées par d'autres dérèglements et, en particulier, par des problèmes cardiaques.

Protocole

Marquez un tube naso-gastrique à 30 cm du bout. Après avoir fait asseoir le sujet, insérez le tube dans son estomac. Attachez alors une seringue de 20 mL au tube et aspirez les contenus stomacaux. Retirez le tube jusqu'à la marque de 30 cm, ce qui le placera dans l'œsophage. Suspendez un contenant de solution physiologique et un contenant d'une solution 0,1 N d'acide chlorhydrique sur un support à soluté placé derrière le sujet, et connectez le tube naso-gastrique au tube à soluté. Ouvrez le tube provenant de la solution saline normale et commencez la perfusion au rythme de 60 à 120 gouttes/minute. Laissez cet écoulement se poursuivre de 5 à 10 minutes. Demandez à la personne si elle éprouve des malaises et prenez note de sa réponse. À son insu, fermez le tube de la solution saline et ouvrez celui de la solution acide. Commencez un écoulement dans l'œsophage au même rythme que celui de la solution saline, mais continuez la perfusion durant 30 minutes. Demandez à la personne si elle ressent quelque malaise et prenez note de sa réponse. Si elle éprouve un malaise, coupez immédiatement l'arrivée de la solution acide et perfusez de la solution saline aussi longtemps que le malaise subsiste. Si cela n'est pas requis ou si la personne n'éprouve pas de malaise après 30 minutes de perfusion de la solution acide, retirez le tube naso-gastrique.

◆ *Mise en garde*. Au cours de l'intubation, assurez-vous que le tube entre dans l'œsophage et non dans la trachée; retirez-le immédiatement si la personne présente de la cyanose ou des accès de toux. Vérifiez attentivement si elle fait de l'arythmie. Bloquez le tube avant de le retirer pour éviter l'aspiration de liquide dans les poumons.

Résultats normaux

L'absence de douleur ou de brûlure durant la perfusion de l'une ou l'autre des solutions indique une muqueuse de l'œsophage en bon état.

Signification de résultats anormaux

Chez des personnes ayant une œsophagite, la solution acide cause de la douleur ou une sensation de brûlure; une solution physiologique ne devrait produire aucun effet indésirable. Occasionnellement, les deux solutions provoquent de la douleur chez des personnes ayant une œsophagite; elles peuvent ne provoquer aucune douleur chez des personnes ayant une œsophagite asymptomatique.

Interventions infirmières

Avant le test

• Expliquez à la personne que ce test sert à déterminer la cause de la douleur à la poitrine. Dites-lui de s'abstenir d'utiliser des antiacides durant une période de 24 heures avant le test, tel qu'il est prescrit. Elle doit être à jeun depuis 12 heures et s'être abstenue de liquides et de cigarettes depuis 8 heures. Tout juste avant le test, vérifiez son pouls et sa pression sanguine. Demandez-lui de décrire toute douleur qu'elle ressent à la poitrine.

• Conservez à l'esprit que des varices de l'œsophage et des problèmes cardiaques sont des contre-indications pour ce test.

• Le fait de ne pas respecter les restrictions recommandées avant le test peut en altérer les résultats.

Après le test

• Pour la douleur ou la sensation de brûlure, administrez un antiacide. Pour une gorge endolorie, donnez des pastilles adoucissantes ou appliquez un collet de glace.

Phénothiazines sériques

Ce test de dépistage mesure les concentrations sériques de phénothiazines chez les personnes présentant des symptômes d'intoxication.

Les phénothiazines comprennent la chlorpromazine, la prochlorpérazine, la thioridazine et la trifluopérazine. Elles sont utilisées pour traiter les psychoses aiguës et chroniques, pour la nausée et les vomissements, pour accroître l'effet des anesthésiques, des analgésiques et des sédatifs, et pour soulager les symptômes aigus au cours d'un sevrage des drogues qui provoquent une accoutumance, y compris l'alcool.

Absorbées à partir de la muqueuse du tractus gastro-intestinal, les phénothiazines sont distribuées rapidement à tous les tissus de l'organisme. Après transformation par le foie, les métabolites sont excrétés dans l'urine, la bile et les selles.

Même si les phénothiazines peuvent induire la tolérance et un certain degré de dépendance physique, elles ne créent probablement pas d'accoutumance parce qu'elles ne produisent pas les effets euphoriques associés aux drogues qui provoquent une dépendance psychique.

Objectifs

• Vérifier une intoxication aux phénothiazines appréhendée d'après les antécédents ou d'après l'apparition des symptômes cliniques.
• Contrôler l'observation d'une thérapie.
• Déterminer la présence des phénothiazines à des fins médico-légales.

Protocole infirmier

Procédez à une ponction veineuse et recueillez l'échantillon dans un tube de 7 mL à bouchon rouge. Envoyez immédiatement l'échantillon au laboratoire ou réfrigérez-le. Dans un test sérié, gardez un intervalle de temps constant entre l'administration du médicament et le prélèvement de l'échantillon. Pour les dosages médico-légaux, observez les précautions appropriées.

Valeurs de référence

Les concentrations thérapeutiques de prochlorpérazine, de chlorpromazine et de trifluopérazine sont inférieures à 0,5 µg/mL (1,4 µmol/L); les concentrations toxiques dépassent 1,0 µg/mL (2,8 µmol/L). Les concentrations thérapeutiques de thioridazine sont inférieures à 1,25 µg/mL (3,4 µmol/L); les concentrations toxiques dépassent 10 µg/mL (27 µmol/L).

Signification de résultats anormaux

Les concentrations sériques sériées des phénothiazines servent à l'ajustement du schéma posologique. La désignation des concentrations toxiques aide au traitement d'une intoxication.

Interventions infirmières

Avant le test

• Expliquez à la personne et à sa famille, si cela est pertinent, que ce test détermine la concentration de phénothiazines dans l'organisme et qu'il nécessite un échantillon de sang.

• Dites-lui qui va réaliser la ponction veineuse et où elle le sera, et mentionnez qu'elle peut ressentir un inconfort passager à cause de l'aiguille au cours de la ponction et de la pression du garrot. Rassurez-la en lui disant qu'habituellement le prélèvement de l'échantillon prend environ 3 minutes. Les résultats du test sont généralement disponibles en 1 journée.

• Si le test est réalisé à des fins médico-légales, assurez-vous que la personne ou un membre responsable de la famille a signé une formule de consentement.

• Vérifiez, dans le dossier de la personne, l'utilisation récente d'antiacides, d'anticholinergiques et de barbituriques. Notez l'utilisation de telles substances puisqu'elles abaissent les concentrations sériques des phénothiazines. Avertissez le laboratoire et le médecin, qui peuvent vouloir limiter l'utilisation de ces substances avant le test.

Après le prélèvement

• Si un hématome apparaît à l'endroit de la ponction veineuse, appliquez des compresses chaudes afin de diminuer l'inconfort.

Phénylalanine sérique (dépistage)

Aussi connu comme le test de dépistage de Guthrie, ce test aide à détecter les concentrations sériques élevés de phénylalanine, qui peuvent constituer une indication de phénylcétonurie (PKU). La phénylalanine est un acide aminé naturellement présent, essentiel à la croissance et à l'équilibre de l'azote.

À la naissance, un nouveau-né ayant une PKU présente généralement des concentrations normales de phénylalanine. Cependant, une déficience en phénylalanine hydroxylase (une enzyme qui transforme la phénylalanine en tyrosine) permet aux concentrations d'augmenter lorsque l'enfant commence à ingérer du lait maternel ou du mélange lacté pour biberon, les deux contenant de la phénylalanine. La présence de concentrations élevées de l'acide aminé dans les liquides organiques se traduit par une arriération mentale, des manifestations neurologiques, une pigmentation faible, de l'eczéma et une odeur de souris. La PKU peut être traitée par l'adoption d'un régime pauvre en phénylalanine.

Le test de dépistage de la phénylalanine sérique détecte les concentrations anormales de phénylalanine grâce à l'observation de la vitesse de croissance de *Bacillus subtilis*, un microorganisme qui a besoin de la phénylalanine pour se développer. Pour être le plus exact possible, le test doit être réalisé après 3 journées complètes, de préférence 4 journées, d'alimentation au lait maternel ou au mélange lacté pour biberon.

Objectif

• Faire le dépistage de la PKU chez les nouveau-nés.

Protocole infirmier

Pratiquez une petite incision sur le talon et recueillez 3 gouttes de sang, 1 goutte sur chacun des trois cercles d'un papier-filtre spécialement marqué. Notez le nom du nouveau-né, sa date de naissance et la date du début de l'alimentation au lait maternel ou au mélange lacté pour biberon sur le relevé de laboratoire. Envoyez immédiatement l'échantillon au laboratoire.

Valeurs de référence

Au laboratoire, l'échantillon est mélangé avec un milieu de culture qui contient une souche de *B. subtilis* phénylalanine dépendante et un antagoniste de la phénylalanine. Un test négatif, dans lequel l'antagoniste de la phénylalanine inhibe la croissance de *B. subtilis* autour du sang sur le papier-filtre, indique des concentrations normales de phénylalanine (120 μmol/L). Avec un résultat négatif, il n'y a pas de danger appréciable de PKU.

Signification de résultats anormaux

La croissance de *B. subtilis* sur le papier-filtre indique que les concentrations sériques de phénylalanine sont suffisamment élevées pour vaincre l'action de l'antagoniste. Ce résultat positif suggère une PKU. La confirmation de ce diagnostic nécessite un dosage urinaire et une mesure exacte de la phénylalanine et de la tyrosine sériques. Des résultats positifs peuvent aussi provenir d'une galactosémie, d'une maladie hépatique ou d'un retard dans le développement de certains systèmes enzymatiques.

Le fait de procéder au test avant que l'enfant ait reçu, durant au moins 3 jours complets, une alimentation au lait maternel ou au mélange lacté pour biberon donne un résultat faussement négatif.

Interventions infirmières

Avant le test

• Expliquez aux parents du nouveau-né que ce test est une mesure courante de dépistage de la PCU et pratiqué de routine dans les hôpitaux.

• Dites-leur que le test nécessite un échantillon de sang et qu'une petite quantité de sang sera prélevée du talon du nouveau-né.

Après le test

• Rassurez les parents d'un enfant qui peut avoir une PKU en leur disant que, même si cette maladie est une cause fréquente de déficience mentale congénitale, la détection précoce et le traitement continu à l'aide d'un régime alimentaire pauvre en phénylalanine peuvent prévenir une arriération mentale permanente.

Phlébographie des membres inférieurs

Ce test comporte l'examen radiographique d'une veine et il est souvent utilisé pour étudier l'état des veines profondes des jambes après l'injection d'un opacifiant radiologique. Il constitue le test de référence pour la thrombose veineuse profonde, une affection aiguë caractérisée par l'inflammation et la formation de thrombi dans les veines profondes des jambes.

La phlébographie ne devrait pas être utilisée pour le dépistage courant de cette affection puisqu'elle expose la personne à des doses relativement élevées de radiations et qu'elle peut entraîner des complications, comme la phlébite, un dommage tissulaire local et, parfois, la thrombose veineuse profonde elle-même.

Objectifs
- Confirmer le diagnostic de thrombose veineuse profonde.
- Distinguer la formation d'un caillot de l'obstruction veineuse.
- Détecter les anomalies veineuses congénitales.
- Déterminer la capacité valvulaire des veines profondes.
- Localiser une veine pour le pontage artériel par greffe.

Protocole
La personne est placée en décubitus dorsal sur une table de radiographie inclinée entre 40 et 60 degrés, la jambe à examiner étant maintenue libre. La radioscopie contrôle le cheminement de l'opacifiant radiologique et on prend des clichés radiographiques au moment où l'opacifiant circule dans le système veineux de la jambe. Après les radiographies, on replace la personne en position horizontale, on soulève rapidement la jambe examinée et on perfuse avec de la solution de chlorure de sodium physiologique pour évacuer l'opacifiant radiologique des veines. La radioscopie vérifie si l'évacuation est complète.

Résultats normaux
Un phlébogramme normal montre une opacification régulière du système vasculaire superficiel et profond sans anomalies de remplissage.

Signification de résultats anormaux
La phlébographie des membres inférieurs confirme un diagnostic de thrombose veineuse profonde. Elle peut aussi indiquer une insuffisance valvulaire des veines profondes ou une obstruction veineuse.

Interventions infirmières

Avant le test
- Expliquez à la personne les objectifs et le protocole du test. Recommandez-lui de s'abstenir de nourriture et de ne boire que des liquides clairs durant les 4 heures précédant le test. Avertissez-la qu'elle peut éprouver de l'inconfort au cours du protocole.
- Assurez-vous que la personne ou un membre responsable de la famille a signé une formule de consentement. Vérifiez s'il y a hypersensibilité à l'iode, aux aliments contenant de l'iode ou aux autres opacifiants radiologiques. Dites à la personne de signaler immédiatement des nausées, une brûlure ou une démangeaison grave, une constriction dans la gorge ou dans la poitrine ou une dyspnée. Tel qu'il est prescrit, suspendez toute thérapie aux anticoagulants.

Au cours du test
- Demandez au patient de maintenir sa jambe qui est examinée libre de toute charge et de toute tension.
- Le mouvement de la jambe examinée, le serrement exagéré du garrot, l'injection insuffisante d'opacifiant radiologique ou un délai entre l'injection et la prise de radiographies nuisent à la précision de l'analyse.
- ◆ *Mise en garde.* Comme la plupart des réactions allergiques à l'opacifiant radiologique se produisent dans un délai de 30 minutes après l'injection, observez avec soin les signes d'anaphylaxie : les bouffées vasomotrices, les éruptions, l'urticaire et le stridor laryngé.

Après le test
- Contrôlez les signes vitaux jusqu'à ce qu'ils soient stables; vérifiez la fréquence du pouls sur les artères dorsale du pied, poplitée et fémorale.
- Administrez des analgésiques, tel qu'il est prescrit, pour neutraliser les effets irritants de l'opacifiant radiologique.
- Surveillez l'apparition d'un hématome et d'une rougeur, le saignement ou les signes d'infection (particulièrement si l'on a réalisé une incision de la veine) à l'endroit de la ponction, et refaites le pansement lorsque cela est nécessaire. Avisez le médecin si des complications surviennent.
- Si le phlébogramme indique une thrombose veineuse profonde, commencez la thérapie (perfusion d'héparine, repos au lit, surélévation ou support de la jambe, tests chimiques sanguins) tel qu'il est prescrit.

Phlébographie rénale

Ce test permet l'examen radiographique des principales veines rénales et de leurs tributaires, et il aide à distinguer une maladie du parenchyme rénal et des anévrismes provoqués par la pression exercée par une masse adjacente. Les indications pour une phlébographie rénale sont une thrombose des veines rénales, une tumeur et des anomalies veineuses.

La phlébographie rénale est aussi utile dans le dépistage de l'hypertension artérielle rénovasculaire. Des échantillons de sang peuvent être recueillis à partir des veines rénales au cours du protocole et les dosages de la rénine des échantillons permettent de différencier l'hypertension artérielle réno-vasculaire essentielle de l'hypertension causée par des lésions rénales unilatérales.

Objectifs

• Détecter une thrombose veineuse rénale.
• Déceler une compression de la veine rénale causée par des tumeurs extrinsèques ou par une fibrose rétropéritonéale.
• Déceler des tumeurs rénales et détecter un envahissement de la veine rénale ou de la veine cave inférieure.
• Détecter des anomalies et des défauts veineux.
• Différencier une agénésie rénale d'un rein petit.
• Recueillir des échantillons de sang veineux rénal pour l'étude de l'hypertension artérielle rénovasculaire.

Protocole

Placez la personne en décubitus dorsal sur la table de radiographie. L'examinateur va faire passer une sonde percutanée par la veine fémorale et la veine cave inférieure jusque dans la veine rénale, il va injecter un opacifiant radiologique et il va prendre des radiographies.

Résultats normaux

L'opacification de la veine rénale et de ses tributaires devrait se produire immédiatement après l'injection de l'opacifiant radiologique.

Signification de résultats anormaux

L'occlusion de la veine rénale près de la veine cave inférieure ou du rein indique une thrombose veineuse rénale.

Une anomalie de remplissage de la veine rénale peut indiquer une obstruction ou une compression par une tumeur extrinsèque ou par une fibrose rétropéritonéale.

Des anomalies veineuses sont indiquées par l'opacification de vaisseaux anormalement placés ou groupés. L'absence d'une veine rénale distingue l'agénésie rénale d'un rein petit.

Un contenu élevé de rénine dans le sang veineux rénal indique habituellement une hypertension rénovasculaire essentielle lorsque les résultats des dosages correspondent pour les deux reins.

Interventions infirmières

Avant le test

• Expliquez à la personne que ce test permet l'étude radiographique des veines rénales. Si cela est prescrit, recommandez-lui de jeûner durant les 4 heures précédant le test. Dites-lui que le test dure environ 1 heure.
• Informez-la qu'on va insérer une sonde dans une veine de la région de l'aine après lui avoir administré un sédatif et un anesthésique local. Dites-lui qu'elle peut ressentir un léger inconfort au cours de l'injection de l'anesthésique et de l'opacifiant radiologique, et qu'elle peut éprouver une sensation passagère de brûlure et de chaleur à cause de l'opacifiant radiologique.
• Vérifiez, dans son dossier, s'il y a hypersensibilité aux opacifiants radiologiques, à l'iode ou aux fruits de mer. Signalez ces sensibilités au médecin.
• Assurez-vous que la personne ou un membre responsable de la famille a signé une formule de consentement.

Après le test

• Vérifiez les signes vitaux et les pulsations distales toutes les 15 minutes durant la première heure, toutes les 30 minutes durant la deuxième heure et, alors, toutes les 2 heures durant 24 heures.
• Vérifiez, à l'endroit de la ponction veineuse, le saignement ou l'apparition d'un hématome; si un hématome apparaît, appliquez des compresses chaudes.
◆ **Mise en garde.** Signalez les signes de perforation de la veine, d'embolie ou d'épanchement de l'opacifiant radiologique. Ces signes incluent les frissons, la fièvre, la fréquence élevée du pouls et de la respiration, l'hypotension, la dyspnée et la douleur thoracique abdominale ou lombaire. Signalez aussi les plaintes quant à la paresthésie ou à la douleur dans les membres ayant subi un cathétérisme – symptômes d'irritation nerveuse ou d'atteinte vasculaire.

Phonocardiographie

Ce test enregistre graphiquement les bruits du cœur – des vibrations audibles produites par le passage du sang à travers le cœur et les vaisseaux importants. Habituellement, il est réalisé conjointement avec une électrocardiographie, un enregistrement des ondes du pouls des carotides ou des jugulaires et une apexocardiographie; ensemble, ces tests permettent un chronométrage précis des bruits du cœur et des différentes phases de la révolution cardiaque.

Objectifs
- Aider au chronométrage précis des différentes phases de la révolution cardiaque.
- Aider à calculer les intervalles de temps systoliques.
- Aider au diagnostic des anomalies valvulaires et d'autres dérèglements cardiaques.

Protocole
Au cours du test, des microphones sont placés sur le thorax de la personne, habituellement à la pointe et à la base du cœur. Un transducteur placé dans chacun des microphones recueille les bruits du cœur, les amplifie, les transforme en impulsions électriques et transmet ces impulsions à un enregistreur qui produit un graphique des bruits du cœur – un phonocardiogramme.

Résultats normaux
Un phonocardiogramme normal a une ligne de base uniforme coupée par des vibrations provenant des bruits majeurs du cœur. Le premier et le second bruit du cœur, S_1 et S_2, engendrent les vibrations les plus fortes qui apparaissent comme des pointes au-dessus et au-dessous de la ligne de base. Le dédoublement de S_1 provient de la fermeture séquentielle des valvules mitrale et tricuspide. Le dédoublement de S_2 en composantes aortique et pulmonaire est mieux perçu au cours de l'inspiration. Le troisième et le quatrième bruit du cœur, S_3 et S_4, engendrent des vibrations plus faibles que S_1 et S_2. Le troisième bruit du cœur ou galop ventriculaire se produit après la fermeture des valvules sigmoïdes aortiques et il peut être normal chez les enfants et chez les adultes ayant un débit cardiaque élevé; il résulte d'un début de remplissage diastolique des ventricules anormalement rapide ou à fort volume. Le quatrième bruit du cœur ou galop auriculaire se produit après l'apparition de l'onde P et il peut se produire normalement.

Signification de résultats anormaux
Une augmentation de l'intensité de S_1 peut indiquer une sténose des valvules mitrale ou tricuspide, ou une tachycardie associée à une augmentation de la contractilité ventriculaire. Une diminution de l'intensité de S_1 peut indiquer un épanchement péricardique, une détérioration de la fonction ventriculaire gauche associée à une myocardite ou un bloc auriculo-ventriculaire.

Un élargissement du dédoublement de S_1 indique habituellement un bloc de la branche droite. Au cours de l'inspiration, un élargissement du dédoublement de S_2 provient d'états associés à une surcharge ventriculaire droite et à une diminution de la résistance vasculaire pulmonaire; au cours de l'expiration, ce dédoublement peut indiquer des états comme un bloc de la branche droite et une embolie pulmonaire. Le rétrécissement du dédoublement de S_2 au cours de l'inspiration accompagne une augmentation de la résistance vasculaire pulmonaire.

La présence de S_3 chez les personnes de plus de 40 ans peut indiquer une décompensation ventriculaire causée par une régurgitation des valvules auriculo-ventriculaires ou par d'autres causes de remplissage ventriculaire accru. La présence de S_4 peut être le résultat d'une hypertension générale ou pulmonaire, d'une sténose aortique, de myocardiopathies obstructives ou d'une insuffisance coronarienne.

Interventions infirmières

Avant le test
- Expliquez à la personne que ce test permet le chronométrage des bruits du cœur et qu'il aide à diagnostiquer les problèmes cardiaques. Dites-lui que le test dure entre 15 et 30 minutes, et qu'il est sûr et sans douleur.
- Informez-la qu'un petit microphone va être fixé sur sa poitrine. Si la poitrine est poilue, mentionnez qu'elle peut devoir être rasée pour assurer un enregistrement clair.
- Recommandez à la personne de demeurer immobile et tranquille au cours du test, sauf lorsqu'on lui demandera de changer de position ou d'exécuter certains mouvements.
- Dites-lui qu'on peut lui demander d'inhaler une substance pouvant causer des symptômes passagers (bouffées congestives, étourdissements et palpitations). Dites-lui de signaler immédiatement toute douleur thoracique.

Phosphatase acide prostatique sérique

L'établissement de l'activité de la phosphatase acide prostatique (PAP) sérique peut servir à détecter le cancer de la prostate chez les adultes. Les phosphatases acides, une famille de phosphatases très actives à un pH voisin de 5,0, apparaissent d'abord dans la prostate et le sperme et, en quantités moindres, dans le foie, la rate, les globules rouges, la moelle osseuse et les plaquettes.

Les phosphatases de la prostate et des érythrocytes sont les deux isoenzymes majeures de cette famille; l'isoenzyme de la prostate est plus spécifique du cancer de la prostate. Plus la tumeur est répandue, plus elle est susceptible de causer des activités élevées de PAP sérique.

Objectifs
• Détecter le cancer de la prostate.
• Suivre la réponse à une thérapie contre le cancer de la prostate.

Protocole
Procédez à une ponction veineuse et recueillez l'échantillon dans un tube de 7 mL à bouchon rouge. Envoyez-le immédiatement au laboratoire. Les activités de la phosphatase acide baissent de façon significative en moins d'une heure si l'échantillon demeure à la température de la pièce sans addition d'agent conservateur ou s'il n'est pas placé dans la glace.

Valeurs de référence
Les valeurs de référence varient selon les méthodes utilisées et s'expriment en U/L ou en μg/L si on utilise un dosage radio-immunologique.

Signification de résultats anormaux
Des activités anormalement élevées de PAP indiquent généralement que la tumeur s'est répandue au-delà de la capsule prostatique. Si les métastases ont atteint les os, les activités élevées de PAP sont associées à des activités élevées de phosphatase alcaline, ce qui reflète une activité ostéoblastique accrue.

Les activités élevées de phosphatase alcaline peuvent interférer dans la mesure de la PAP puisque les deux phosphatases sont très semblables. Elles se différencient principalement par leurs plages de pH optimal. Une certaine quantité de phosphatase alcaline peut réagir à un pH plus bas et être ainsi détectée comme de la phosphatase acide.

Les activités de la PAP s'élèvent modérément dans la maladie de Gaucher, dans l'infarctus de la prostate et, à l'occasion, dans d'autres cas comme celui du myélome multiple et de la maladie de Paget. Un traitement réussi abaisse les activités de la PAP.

Interventions infirmières
Avant le test
• Expliquez à la personne que ce test permet d'évaluer la condition de la prostate. Informez-la qu'il n'est pas nécessaire de s'abstenir de nourriture solide ou liquide avant le test et que ce dernier nécessite un échantillon de sang.
• Suspendez l'utilisation des fluorures et des phosphates, qui peuvent provoquer des résultats faussement négatifs, et du clofibrate, qui peut causer des résultats faussement positifs. Si l'usage de ces produits doit être maintenu, notez-le sur le relevé de laboratoire.
• Un massage de la prostate, un cathétérisme ou un examen rectal au cours des 48 heures précédant le test peuvent en modifier les résultats.

Après le prélèvement
• Manipulez l'échantillon avec soin pour éviter l'hémolyse, qui peut modifier les résultats du test.
• Si un hématome apparaît à l'endroit de la ponction veineuse, appliquez des compresses chaudes afin de diminuer l'inconfort.
• Informez la personne qu'elle peut reprendre la médication interrompue avant le test.

Phosphatase alcaline leucocytaire

Les niveaux de la phosphatase alcaline leucocytaire (LALP), une enzyme que l'on trouve dans les granulocytes neutrophiles, peuvent être modifiés par une infection, un stress, des maladies inflammatoires chroniques, une maladie de Hodgkin et des dérèglements hématologiques. La plupart de ces états augmentent les niveaux de la LALP; seulement quelques-uns, notamment la leucémie myéloïde chronique, les abaissent. Les globules blancs normaux contiennent de fortes concentrations de LALP; les leucocytes leucémiques présentent des concentrations faibles ou nulles.

Objectif

• Différencier une leucémie myéloïde chronique d'autres dérèglements qui augmentent le nombre des globules blancs.

Protocole infirmier

Obtenez un échantillon de sang par une ponction veineuse ou par une piqûre sur le doigt. Recueillez un échantillon de sang veineux dans un tube de 3 mL à bouchon lavande et envoyez-le immédiatement au laboratoire pour un frottis sanguin.

Résultats normaux

On compte et on examine 100 granulocytes neutrophiles; chacun se voit assigner une cote de 0 à 4, selon le degré de coloration de la LALP. Les valeurs de référence pour la LALP varient de 40 à 100 selon les normes du laboratoire.

Signification de résultats anormaux

Une *diminution* des valeurs de la LALP indique généralement une leucémie myéloïde chronique; cependant, des valeurs faibles peuvent aussi survenir dans une leucémie myéloïde aiguë, une hémoglobinurie paroxystique nocturne, une anémie aplasique, une hypophosphatasie héréditaire, une mononucléose infectieuse, un purpura thrombocytopénique essentiel, une sarcoïdose, une granulocytopénie et certaines infections.

Après un diagnostic de leucémie myéloïde chronique, la coloration de la LALP peut aussi être utilisée pour aider à détecter le début de la phase blastique de la maladie lorsque, généralement, les niveaux de la LALP augmentent. Cependant, les niveaux de la LALP augmentent aussi jusqu'à un niveau normal en réponse à une thérapie; pour cette raison, les résultats du test doivent être mis en corrélation avec l'état de la personne.

Une *augmentation* des valeurs de la LALP peut indiquer une maladie de Hodgkin, une polyglobulie essentielle ou une réaction neutrophile ressemblant à une leucémie – une réponse à des états comme une infection, une inflammation chronique ou une grossesse.

Interventions infirmières

Avant le test

• Expliquez à la personne que ce test différencie une leucémie myéloïde chronique ou d'autres dérèglements qui augmentent le nombre des globules blancs.

• Expliquez le protocole. Signalez au patient que ce test nécessite un échantillon de sang. Dites-lui qui va procéder à la ponction veineuse et quand, et mentionnez qu'il peut ressentir un inconfort passager à cause de l'aiguille au cours de la ponction et de la pression du garrot. Rassurez-le en lui disant que le prélèvement de l'échantillon prend environ 3 minutes.

• Demandez à une femme qui est en âge d'avoir des enfants si elle est enceinte. Si elle l'est, notez-le sur le relevé de laboratoire. Les valeurs de la LALP augmentent habituellement au cours d'une grossesse.

Après le prélèvement

• Si un hématome apparaît à l'endroit de la ponction veineuse, appliquez des compresses chaudes afin de diminuer l'inconfort.

Phosphatase alcaline sérique

Ce test mesure l'activité sérique de la phosphatase alcaline (ALP), une enzyme très active à un pH d'environ 9,0. L'ALP agit sur la calcification osseuse et le transport des lipides et des métabolites. Les activités sériques totales reflètent l'activité combinée de plusieurs isoenzymes de l'ALP que l'on retrouve dans le foie, les os, les reins, les muqueuses intestinales et, s'il y a lieu, dans le placenta.

Ce test est un indicateur de choix de la présence de masses hépatiques; d'autres observations sur le fonctionnement du foie sont généralement requises pour déceler les dérèglements hépato-biliaires.

Objectifs

• Déceler et nommer les maladies osseuses caractérisées par une forte activité ostéoblastique.

• Détecter des lésions hépatiques localisées qui causent de l'obstruction biliaire, comme une tumeur ou un abcès.

• Apporter une information supplémentaire aux données sur les autres fonctions hépatiques et aux tests sur les enzymes gastro-intestinales.

• Évaluer la réponse à la vitamine D dans le traitement du rachitisme provoqué par une carence.

Protocole infirmier

Procédez à une ponction veineuse et recueillez l'échantillon dans un tube de 7 mL à bouchon rouge. Envoyez immédiatement l'échantillon au laboratoire; l'activité de l'ALP augmente à la température de la pièce.

Valeurs de référence

L'écart normal varie selon la méthode de dosage utilisée. Lorsqu'elles sont mesurées par inhibition chimique, les activités totales varient selon l'âge et le sexe de la personne :

• *Hommes :* 90 à 239 U/L;

• *Femmes avant la ménopause :* 76 à 196 U/L;

• *Femmes après la ménopause :* 87 à 250 U/L.

Les petits enfants, les enfants et les adolescents présentent des écarts jusqu'à 3 fois plus élevés que ceux des adultes parce que les activités de l'ALP s'élèvent au cours de la formation et de la croissance active des os. La grossesse augmente aussi les activités de l'ALP.

Signification de résultats anormaux

Une activité élevée de l'ALP peut signifier une maladie osseuse, une obstruction biliaire extra-ou intra-hépatique ou une lésion hépatique aiguë.

Des *augmentations modérées* peuvent refléter une obstruction biliaire aiguë provenant d'une inflammation hépatocellulaire dans le cas d'une cirrhose active, d'une mononucléose et d'une hépatite virale. Une élévation modérée peut aussi survenir dans un cas d'ostéomalacie et de rachitisme induit par une carence.

Des *augmentations abruptes* peuvent résulter d'une obstruction biliaire complète par des infiltrations ou par des fibroses malignes ou infectieuses, le plus souvent dans la maladie de Paget et, à l'occasion, dans l'obstruction biliaire, les cas de métastases osseuses importantes ou l'hyperparathyroïdisme. Les métastases des tumeurs osseuses provenant du cancer du pancréas élèvent l'ALP sans augmentation simultanée de l'aspartate-aminotransférase.

Interventions infirmières

Avant le test

• Dites à la personne que ce test évalue le fonctionnement du foie et des os, et nécessite un échantillon de sang. Dites-lui de demeurer à jeun durant 10 à 12 heures avant le test.

• Les activités de l'ALP peuvent être augmentées par une ingestion récente de vitamine D ou l'injection d'albumine préparée à partir de sang veineux placentaire, par des médicaments qui agissent sur le fonctionnement du foie ou causent une choléstase, par une sensibilité à l'halothane ou par la guérison de fractures des os longs. Le clofibrate diminue les activités.

Après le prélèvement

• Manipulez l'échantillon avec soin pour éviter l'hémolyse, qui peut modifier les résultats du test.

• Si un hématome apparaît à l'endroit de la ponction veineuse, appliquez des compresses chaudes afin de diminuer l'inconfort.

Phosphates inorganiques sériques

Ce test mesure la concentration sérique des phosphates inorganiques, les anions cellulaires dominants. Les phosphates aident à emmagasiner et à libérer l'énergie organique, ils aident à la régulation des concentrations de calcium et au métabolisme des glucides et des lipides de même qu'au maintien de l'équilibre acido-basique. Ils sont essentiels à la formation des os; environ 85 % des phosphates organiques se trouvent dans le tissu osseux.

La muqueuse intestinale absorbe une quantité considérable des phosphates provenant de l'alimentation, mais des niveaux adéquats de vitamine D sont nécessaires pour leur absorption. Les reins excrètent les phosphates et contribuent ainsi à la régulation de leurs concentrations. Comme le calcium et les phosphates interagissent l'un avec l'autre de façon réciproque, l'excrétion urinaire des phosphates augmente ou diminue de façon inversement proportionnelle à la concentration sérique de calcium.

Les concentrations anormales de phosphates proviennent plus souvent d'une mauvaise excrétion que d'une ingestion ou d'une absorption anormales à partir de la nourriture.

Objectifs
• Aider au diagnostic de dérèglements rénaux et d'un déséquilibre acido-basique.
• Déceler des dérèglements endocriniens, squelettiques et calciques.

Protocole infirmier
Procédez à une ponction veineuse et recueillez l'échantillon dans un tube de 7 mL à bouchon rouge.

Valeurs de référence
Normalement, les concentrations sériques de phosphates varient de 0,80 à 1,40 mmol/L. Les enfants présentent des concentrations plus élevées que les adultes, car les phosphates peuvent atteindre des concentrations aussi élevées que 2,2 mmol/L au cours des périodes de croissance osseuse accrue.

Signification de résultats anormaux
Comme les seules valeurs des phosphates inorganiques sériques sont d'une utilité diagnostique limitée (seulement quelques rares affections influent directement sur le métabolisme des phosphates), elles devraient être interprétées conjointement avec les résultats des concentrations sériques du calcium.

Une *diminution* de la concentration des phosphates (hypophosphatémie) peut provenir d'une hyperparathyroïdie, d'un syndrome de malabsorption, d'une malnutrition, d'une acidose tubulaire rénale ou d'un traitement de l'acidose diabétique. Des concentrations réduites de phosphates peuvent aussi être le résultat d'une excrétion excessive des phosphates causée par un vomissement et une diarrhée prolongés et d'une déficience en vitamine D. Chez les enfants, une hypophosphatémie peut freiner la croissance normale.

Une *augmentation* de la concentration des phosphates (hyperphosphatémie) peut provenir d'une acromégalie, d'une acidose diabétique, d'une ingestion excessive de vitamine D, d'une fracture en voie de guérison, d'une obstruction intestinale supérieure, d'une hypoparathyroïdie, d'une insuffisance rénale et d'une maladie squelettique. Une hyperphosphatémie est rarement significative du point de vue clinique; cependant, si elle se prolonge, elle peut modifier le métabolisme des os en causant des dépôts anormaux de phosphate de calcium.

Interventions infirmières
Avant le test
• Expliquez à la personne les objectifs du test.
• Informez-la qu'elle n'a pas à s'abstenir de nourriture solide ou liquide avant le test, et que ce dernier nécessite un échantillon de sang.
• Vérifiez, dans son dossier, s'il y a eu une thérapie médicamenteuse récente pouvant modifier les concentrations des phosphates. Une diminution des concentrations peut résulter d'une perfusion intraveineuse prolongée de dextrose à 5 % dans l'eau, de la prise d'antiacides et d'une thérapie médicamenteuse à l'acétazolamide, à l'insuline ou à l'adrénaline. Des concentrations élevées peuvent être le résultat d'une thérapie médicamenteuse aux stéroïdes anabolisants et aux androgènes.

Au moment du prélèvement
• Manipulez l'échantillon avec soin pour éviter l'hémolyse, qui peut modifier les résultats du test.

Après le prélèvement
• Si un hématome apparaît à l'endroit de la ponction veineuse, appliquez des compresses chaudes afin de diminuer l'inconfort.

Plasminogène plasmatique

Ce test mesure les concentrations de plasminogène et contribue ainsi à mesurer le taux de fibrinolyse. Au cours de la fibrinolyse, la plasmine dissout les caillots de fibrine pour empêcher la coagulation excessive. La plasmine ne circule pas sous sa forme active de sorte qu'elle ne peut être mesurée. Cependant, le plasminogène, son précurseur circulant, peut l'être.

Dans ce test, la streptokinase, un activateur du plasminogène, est ajoutée à un échantillon de plasma. Cette enzyme transforme le plasminogène en plasmine active et la plasmine transforme alors le substrat alpha-caséine en tyrosine. La tyrosine est une substance colorée qui peut être mesurée par spectrophotométrie. La quantité de couleur représente la quantité de plasminogène fonctionnelle dans l'échantillon.

Objectifs
• Mesurer le taux de fibrinolyse.
• Détecter les dérèglements congénitaux et acquis de la fibrinolyse.

Protocole infirmier
Procédez à une ponction veineuse et recueillez l'échantillon de sang dans un tube de 5 mL à bouchon bleu. Recueillez l'échantillon aussi rapidement que possible pour éviter la stase, qui peut provoquer la coagulation et activer le plasminogène. Inclinez immédiatement le tube à plusieurs reprises, mais délicatement, et envoyez l'échantillon au laboratoire.

Valeurs normales
Les concentrations normales de plasminogène se situent à 65 % ou plus (exprimées en pourcentage de la valeur normale) ou entre 2,7 et 4,5 mU/L (exprimées en unités d'activité).

Signification de résultats anormaux
Une diminution des concentrations de plasminogène peut résulter d'une coagulation intravasculaire disséminée, d'une éclampsie, d'une prééclampsie et de tumeurs. Tous ces états accélèrent la formation de plasmine et augmentent la fibrinolyse. De plus, certaines maladies hépatiques empêchent la formation suffisante de plasminogène et réduisent ainsi la fibrinolyse.

Interventions infirmières

Avant le test
• Expliquez que ce test analyse le mécanisme de coagulation du sang.

• Informez la personne qu'elle n'a pas à s'abstenir de nourriture solide ou liquide avant le test.
• Dites-lui que ce test nécessite un échantillon de sang.
• Vérifiez, dans son dossier, la prise de substances pouvant modifier les résultats du test. Les thrombolytiques, comme la streptokinase ou l'urokinase, peuvent diminuer les concentrations de plasminogène. Les contraceptifs oraux peuvent les augmenter légèrement. Si l'usage de ces substances doit être maintenu, notez-le sur le relevé de laboratoire.

Au moment du prélèvement
• Le défaut d'utiliser le bon tube de prélèvement, de prélever la quantité exacte de sang (5 mL), de mélanger adéquatement l'échantillon et le citrate, d'envoyer immédiatement l'échantillon au laboratoire ou d'en assurer la séparation et la congélation peut modifier les résultats du test.
• Évitez l'hémolyse provenant d'une exploration excessive au cours de la ponction veineuse et de la manipulation trop brusque de l'échantillon puisque cela peut modifier les résultats du test.
• L'utilisation prolongée du garrot avant la ponction veineuse peut entraîner une stase et diminuer faussement les concentrations de plasminogène.

Après le prélèvement
• Si un hématome apparaît à l'endroit de la ponction veineuse, appliquez des compresses chaudes afin de diminuer l'inconfort.
• La personne peut reprendre la médication interrompue avant le test.

Pléthysmographie à impédance

Grâce à la mesure du débit sanguin veineux dans les membres, ce protocole non invasif et largement utilisé vise à déceler une thrombose veineuse profonde de la jambe.

Des électrodes provenant d'un pléthysmographe son fixées sur la jambe de la personne de façon à enregistrer la résistance électrique (impédance) causée par les variations du volume sanguin (le résultat de la respiration ou de l'occlusion veineuse).

Si l'on gonfle un brassard à tension placé sur la cuisse pour bloquer temporairement le retour veineux sans modifier le débit sanguin artériel, normalement le volume sanguin augmente dans l'autre mollet. Cependant, dans une thrombose veineuse profonde, le volume sanguin augmente moins que prévu, car les veines ont déjà atteint leur capacité de dilatation. Le relâchement du brassard amène un retour anormalement lent au volume sanguin normal.

Ce test est particulièrement sensible pour les thromboses veineuses profondes dans les systèmes veineux poplités et ilio-fémoraux. Il est moins sensible pour les caillots ou les thrombus partiellement occlusifs des veines du mollet puisque ceux-ci sont moins susceptibles de causer une obstruction décelable dans les veines au-dessous du genoux.

Objectifs
• Déceler une thrombose veineuse profonde dans les veines profondes proximales de la jambe.
• Désigner les personnes qui présentent un risque élevé de thrombophlébite.
• Examiner les personnes ayant une embolie pulmonaire appréhendée (car beaucoup d'embolies pulmonaires sont des complications d'une thrombose veineuse profonde de la jambe).

Protocole infirmier
Placez la personne en décubitus dorsal en soulevant la jambe à examiner au-dessus du niveau du cœur. Demandez-lui de plier légèrement son genou et de tourner ses hanches en déplaçant son poids vers le même côté que la jambe à examiner. Appliquez la gelée conductrice et fixez les électrodes. On réalise alors le test.

Résultats normaux
Dans des veines normales, une occlusion temporaire produit une augmentation abrupte du volume sanguin. La disparition de l'occlusion entraîne un écoulement veineux rapide.

Signification de résultats anormaux
Quand des caillots dans une veine profonde majeure bloquent l'écoulement sanguin, la pression dans les veines du mollet augmente et les veines deviennent gonflées. Ces veines sont incapables de se dilater davantage lorsqu'une pression additionnelle est exercée à l'aide d'un brassard occlusif sur la cuisse. Le blocage des veines profondes majeures diminue aussi la vitesse à laquelle le sang s'écoule de la jambe. Par conséquent, si des thrombus importants sont présents dans une veine profonde majeure de la partie inférieure de la jambe (poplitée, fémorale ou iliaque), le remplissage des veines du mollet et la vitesse d'écoulement veineux sont tous les deux diminués.

Interventions infirmières
Avant le test
• Expliquez à la personne que ce test aide à détecter une thrombose veineuse profonde. Informez-la qu'elle n'a pas à s'abstenir de nourriture solide et liquide ou de médicaments avant le test.
• Décrivez-lui le protocole. Dites-lui qu'il prend de 30 à 45 minutes. Assurez-la que le test est sans douleur et sûr.
• Dites-lui que le test nécessite l'examen des deux jambes et qu'on peut réaliser de 3 à 5 enregistrements pour chacune des jambes.
• Dites-lui bien que, pour une analyse précise, les muscles de ses jambes doivent être décontractés et qu'elle doit respirer normalement. Assurez-la que, si elle éprouve de la douleur qui empêche la relaxation de ses jambes, elle va recevoir un analgésique léger.
• Juste avant le test, demandez à la personne d'uriner et de revêtir une blouse d'hôpital.

Au cours du test
• Assurez-vous que la personne a retiré ses vêtements serrés ou ses bandages, qui peuvent modifier les résultats du test.
• Assurez-vous que la personne maintient une relaxation complète des muscles de ses jambes et qu'elle respire normalement.
• Gardez les jambes de la personne chaudes. Le refroidissement des extrémités peut influer sur la précision des lectures.

Après le test
• Assurez-vous d'enlever la gelée conductrice sur la peau de la personne.

Pléthysmographie corporelle

Ce test mesure le volume gazeux thoracique, la compliance pulmonaire et la résistance des conduits aériens. Le volume gazeux thoracique se réfère au volume de la totalité de l'air contenu dans le thorax, qu'il soit ou non utilisé dans la ventilation. La compliance reflète l'élasticité des poumons. La résistance des conduits aériens mesure la résistance de l'arbre trachéo-bronchique à l'écoulement de l'air.

Le pléthysmographe est une chambre étanche dans laquelle la personne peut s'asseoir droite. On lui installe un pince-nez et elle respire par un embout buccal relié à un capteur de pression. On lui demande de respirer par la bouche de différentes façons pour obtenir les données nécessaires sur le fonctionnement pulmonaire.

Objectifs
• Déterminer si la personne fait de la rétention d'air.
• Aider à diagnostiquer une augmentation de la résistance des conduits aériens causée par une maladie pulmonaire obstructive.
• Mesurer la compliance pulmonaire.

Protocole infirmier
Aidez la personne à s'asseoir à l'intérieur de la chambre. Posez-lui un pince-nez et demandez-lui de respirer par l'embout buccal. Fermez la porte de la chambre et attendez quelques minutes pendant que la pression de la chambre se stabilise. L'examinateur va alors demander à la personne de haleter tout en gardant ses joues rigides et sa glotte ouverte. Pendant ce temps, il va enregistrer la pression de la chambre et celle de la bouche sur un oscilloscope.

Ensuite, il va demander à la personne de respirer rapidement et superficiellement pendant qu'il va enregistrer les changements dans la pression de la chambre par rapport à l'écoulement de l'air. Il va alors faire passer un cathéter à ballonnet par le nez de la personne jusque dans son œsophage. Il va gonfler le ballonnet et demander à la personne de respirer normalement. Pendant ce temps, il va enregistrer les changements de la pression intra-œsophagienne au cours de la respiration normale.

Valeurs de référence
Le volume gazeux thoracique est d'environ 2 400 mL. Cependant, une valeur normale plus juste est basée sur la taille de la personne et sur son poids.

La compliance est de 0,2 cm H_2O/L.

La résistance des conduits aériens est de 0,6 cm à 2,4 cm H_2O par litre par seconde.

Signification de résultats anormaux
Une *augmentation du volume gazeux thoracique* est associée à de la rétention d'air et elle indique une maladie pulmonaire obstructive.

Une *augmentation de la résistance des conduits aériens* reflète une augmentation de la résistance à l'écoulement de l'air à travers l'arbre trachéo-bronchique, comme cela se produit dans des dérèglements tels que l'asthme et l'emphysème. La résistance des conduits aériens aide à distinguer entre un syndrome respiratoire restrictif (qui n'augmente pas la résistance à l'écoulement de l'air) et un syndrome respiratoire obstructif.

Une *augmentation de la compliance* signifie que le poumon est plus expansible, un autre signe de maladie obstructive.

Une *diminution de la compliance* indique une augmentation de la rigidité pulmonaire, qui se produit dans des maladies fibreuses, des maladies restrictives, une pneumonie, une congestion et une atélectasie.

Interventions infirmières
Avant le test
• Expliquez à la personne que ce test va mesurer la quantité d'air contenue dans son thorax et l'élasticité de ses poumons, et vérifier si ses bronchioles limitent sa respiration. Renseignez-la sur l'utilité de la chambre et répondez à ses questions.
• Notez le sexe, la taille et le poids de la personne.

Après le test
• Permettez à la personne de se reposer calmement.

Plomb sanguin

Même si le plomb n'a aucune fonction biochimique connue et que, théoriquement, il devrait être non décelable dans les tissus et les liquides organiques, la plupart des individus en ont une concentration décelable dans leur sang. Cela vient du fait que le plomb est présent dans l'air, l'eau, la nourriture, la terre, certains types de peinture et la tuyauterie d'amenée d'eau dans les bâtiments et les maisons.

Chez des adultes, des concentrations faibles de plomb ne présentent probablement aucun danger. Cependant, une exposition aiguë ou chronique à des quantités importantes de plomb peut augmenter suffisamment les concentrations pour provoquer une intoxication. Les signes et les symptômes caractéristiques d'une intoxication au plomb peuvent comporter des anomalies neurologiques (ataxie, irritabilité, incapacité à se concentrer, troubles du sommeil), des anomalies gastro-intestinales (nausées vomissements, anorexie, constipation ou diarrhée), des anomalies neuro-musculaires (fatigue, faiblesse) et des anomalies hématologiques (anémie) et rénales.

Les nourrissons et les enfants sont particulièrement sensibles à une intoxication au plomb, dont les effets peuvent être pernicieux. L'exposition au plomb a, en effet, été reliée à des retards dans le développement intellectuel et à un dysfonctionnement neuro-comportemental.

On peut retrouver du plomb dans tous les tissus, mais environ 90 % de ce métal s'accumule éventuellement dans le tissu osseux. Cependant, une concentration sanguine élevée est considérée comme le meilleur indicateur d'une exposition.

Objectifs

• Dépister l'exposition au plomb, particulièrement chez les individus à haut risque : les enfants des villes, les travailleurs de l'industrie et toute personne qui montre des signes d'intoxication.
• Surveiller les individus qui ont des concentrations sanguines élevées de plomb.

Protocole infirmier

Procédez à une ponction veineuse et recueillez 10 mL de sang dans un tube à bouchon vert. Employez uniquement une aiguille et une seringue sans plomb, et envoyez l'échantillon au laboratoire dans un contenant sans plomb. (Autrement, la contamination de l'échantillon peut provoquer des résultats faussement élevés.) Les laboratoires spécialisés fournissent habituellement le matériel approprié et les modes d'emploi.

Valeurs de référence

Chez les adultes, les concentrations normales de plomb sont inférieures à 1,2 µmol/L; des concentrations supérieures à 1,5 µmol/L sont considérées comme élevées. Chez les enfants, des concentrations supérieures à 1,2 µmol/L sont considérées comme élevées.

Signification de résultats anormaux

Aux États-Unis, l'« Occupational Safety and Health Administration » a fixé à 1,5 µmol/L le seuil de l'exposition industrielle. Tout travailleur dont la concentration est égale ou supérieure à ce seuil doit être retiré de son lieu de travail, avec salaire, jusqu'à ce que la concentration sanguine redevienne inférieur à 1,5 µmol/L.

Le « Center for Disease Control » a défini l'intoxication infantile au plomb comme étant une concentration sanguine de 1,2 µmol/L associé à une concentration de protoporphyrine érythrocytaire libre de 1,7 µmol/L même si un enfant ne présente aucun signe manifeste. Même des concentrations sanguines extrêmement basses de plomb peuvent être potentiellement nocives au cours des phases critiques du développement.

Interventions infirmières

Avant le test

• Expliquez l'objectif du test. Dites à la personne (ou à ses parents) qu'un échantillon de sang sera prélevé et qu'elle n'a pas à s'abstenir de nourriture solide ou liquide avant le test.

Après le prélèvement

• Si un hématome apparaît à l'endroit de la ponction veineuse, appliquez des compresses chaudes afin de diminuer l'inconfort.

Après le test

• Si la personne présente une concentration sanguine élevée de plomb, insistez sur l'importance d'éviter immédiatement la cause de l'exposition au plomb. Recommandez-lui fortement de faire contrôler régulièrement ses concentrations sanguines jusqu'à ce qu'elles soient revenues à la normale.
• Si la concentration sanguine de plomb dépasse 4,0 µmol/L, les effets toxiques sont habituellement évidents et cela peut nécessiter une thérapie de chélation pour accélérer l'excrétion du plomb par les reins.

Porphyrines érythrocytaires totales

Les porphyrines sont des pigments qui sont présents dans tout protoplasme et qui sont nécessaires au stockage et à l'utilisation de l'énergie. La protoporphyrine, la coproporphyrine et l'uroporphyrine sont produites au cours de la biosynthèse du groupement hème, qui se produit dans toutes les cellules, à l'exception des érythrocytes adultes. De petites quantités de porphyrines ou de leurs précurseurs apparaissent normalement dans le sang, l'urine et les selles.

Ce test mesure les porphyrines érythrocytaires totales – principalement la protoporphyrine mais aussi la coproporphyrine et l'uroporphyrine. La production et l'excrétion de ces composés augmentent dans les porphyries – des dérèglements du métabolisme des porphyrines – qui peuvent être érythropoïétiques ou hépatiques selon l'endroit de la lésion biochimique et pathologique. Le test détecte les porphyries érythropoïétiques et il peut être aussi utilisé pour déceler des dérèglements métaboliques des globules rouges. Il est aussi utilisé, avec d'autres tests qui mesurent l'augmentation de l'excrétion des porphyrines dans l'urine et les selles, pour détecter et différencier les porphyries. Après un test initial de dépistage des porphyrines totales, une analyse fluorométrique quantitative peut désigner les porphyrines particulières et suggérer des dérèglements spécifiques.

Objectifs
• Aider au diagnostic des porphyries érythropoïétiques congénitales ou acquises.
• Aider à confirmer le diagnostic de dérèglements qui affectent l'activité des globules rouges.

Protocole infirmier
Procédez à une ponction veineuse et recueillez l'échantillon dans un tube de 10 mL ou plus à bouchon vert. Étiquetez l'échantillon, placez-le sur de la glace et envoyez-le immédiatement au laboratoire.

Valeurs de référence
• *Concentrations des porphyrines totales :* 0,30 à 1,08 µmol/L de globules rouges concentrés.
• *Concentrations des coproporphyrines :* < 0,03 µmol/L.
• *Concentrations des protoporphyrines :* 0,30 à 1,08 µmol/L.
• *Concentrations des uroporphyrines :* < 0,03 µmol/L.

Signification de résultats anormaux
Une *augmentation des concentrations de coproporphyrines* peut indiquer une porphyrie érythropoïétique congénitale, une protoporphyrie ou une coproporphyrie érythropoïétique et une anémie sidéroblastique.

Une *augmentation des concentrations de protoporphyrines* peut indiquer une protoporphyrie érythropoïétique, une infection, une augmentation de l'érythropoïèse, une thalassémie, une anémie sidéroblastique, une anémie ferriprive ou un empoisonnement au plomb.

Une *augmentation des concentrations d'uroporphyrines* suggère généralement une porphyrie érythropoïétique congénitale ou une protoporphyrie érythropoïétique.

Interventions infirmières
Avant le test
• Expliquez à la personne que ce test aide à détecter les dérèglements des globules rouges. Informez-la qu'elle doit être à jeun depuis les 12 à 14 heures précédant le prélèvement de l'échantillon, mais qu'elle peut boire de l'eau avant le test.
• Dites-lui que le test nécessite un échantillon de sang. Dites-lui aussi qui va réaliser la ponction veineuse et quand elle le sera, et mentionnez qu'elle peut ressentir un inconfort passager à cause de l'aiguille au cours de la ponction et de la pression du garrot. Rassurez-la en lui disant que le prélèvement de l'échantillon prend environ 3 minutes.

Au moment du prélèvement
• L'hémolyse ou le fait de ne pas respecter les restrictions alimentaires peuvent modifier les résultats du test. Manipulez l'échantillon avec soin pour éviter l'hémolyse.

Après le prélèvement
• Si un hématome apparaît à l'endroit de la ponction veineuse, appliquez des compresses chaudes afin de diminuer l'inconfort.

Porphyrines urinaires

Ce test est une analyse quantitative des porphyrines urinaires (plus particulièrement des uroporphyrines et des coproporphyrines) et de leurs précurseurs (les porphyrinogènes, comme le porphobilinogène ou PBG). Les porphyrines sont des pigments rouge orange qui sont produits au cours de la biosynthèse du groupement hème. Normalement, elles sont excrétées en petite quantité dans l'urine. Des concentrations urinaires élevées de porphyrines ou de porphyrinogènes reflètent une détérioration de la biosynthèse du groupement hème. Une telle détérioration peut provenir de déficiences enzymatiques héréditaires ou d'anomalies causées par des dérèglements comme des anémies hémolytiques et une maladie hépatique.

La détermination des porphyrines et des porphyrinogènes spécifiques trouvés dans un échantillon d'urine peut aider à découvrir l'étape métabolique fautive dans la biosynthèse du groupement hème. On réalise, parfois, un dépistage qualitatif préliminaire sur un échantillon d'urine au hasard; les observations positives doivent être confirmées par une analyse quantitative d'un échantillon de 24 heures. Pour diagnostiquer une porphyrie spécifique, les concentrations de porphyrines urinaires devraient être mises en corrélation avec les concentrations des porphyrines plasmatiques et fécales.

Objectifs
• Détecter un empoisonnement au plomb appréhendé par des concentrations élevées de porphyrines, particulièrement de PBG.
• Aider au diagnostic des porphyries congénitales ou acquises.

Protocole infirmier
Recueillez un échantillon d'urine de 24 heures dans un bocal à l'épreuve de la lumière et contenant un agent de conservation pour éviter la dégradation des porphyrines sensibles à la lumière et de leurs précurseurs. S'il n'y a pas de contenant à l'épreuve de la lumière disponible, protégez l'échantillon de l'exposition à la lumière. Si une sonde à demeure est en place, mettez le sac de collecte dans un sac en plastique noir. Conservez l'échantillon au frais au cours de la période de collecte. Envoyez-le immédiatement au laboratoire.

Valeurs de référence
• *Uroporphyrines :* femmes, 1 à 26 nmol/d; hommes, 0 à 50 nmol/d.

• *Coproporphyrines :* femmes, 1 à 86 nmol/d; hommes, 0 à 146 nmol/d)
• *PBG :* femmes et hommes, ≤ 6,6 µmol/d.

Signification de résultats anormaux
Une augmentation des concentrations de porphyrines urinaires peut indiquer des porphyries congénitales ou acquises (classées comme érythropoïétiques ou hépatiques), une infection hépatique, une maladie de Hodgkin, des dérèglements du système nerveux central, une cirrhose ou un empoisonnement aux métaux lourds, au benzène ou au tétrachlorure de carbone.

Interventions infirmières
Avant le test
• Expliquez à la personne que ce test détecte des anomalies dans la formation de l'hémoglobine. Dites-lui qu'elle n'a pas à s'abstenir de nourriture solide ou liquide avant le test, et que celui-ci nécessite un échantillon d'urine de 24 heures. Montrez-lui la façon adéquate de recueillir l'échantillon.
• Vérifiez, dans son dossier, s'il y a une grossesse récente, une menstruation ou une utilisation de contraceptifs oraux. Toutes ces situations peuvent augmenter les concentrations de porphyrines.
• Vérifiez quels sont les médicaments que le patient prend. La griséofulvine peut augmenter les concentrations; la rifampicine donne une couleur rouge orange à l'urine et interfère avec les résultats. Les barbituriques, l'hydrate de chloral, le chlorpropamide, les sulfamidés, le méprobamate et le chlordiazépoxide induisent généralement une porphyrie ou une porphyrinurie; suspendez l'usage de ces médicaments 10 à 12 jours avant le test.

Pendant la période de collecte
• Souvenez-vous que des concentrations urinaires élevées d'urobilinogènes peuvent modifier les résultats du test en influant sur le réactif utilisé dans le dépistage des PBG.
• Conservez l'échantillon d'urine au frais pour éviter une diminution des concentrations de PBG.

Après le test
• Dites à la personne qu'elle peut reprendre la médication interrompue avant le test.

Potassium sérique

Ce test quantitatif mesure les concentrations sériques de potassium, le principal cation intracellulaire. On peut aussi trouver de petites quantités de potassium dans le liquide extracellulaire. Essentiel pour l'homéostasie, le potassium maintient l'équilibre osmotique cellulaire, il aide à la régulation de l'activité musculaire, de l'activité enzymatique, il maintient l'équilibre acido-basique et il agit aussi sur le fonctionnement des reins. Les concentrations de potassium sont modifiées par les variations dans la sécrétion des corticostéroïdes et par les fluctuations dans le pH, les concentrations sériques de glucose et de sodium. Même si les valeurs sériques et les symptômes cliniques peuvent indiquer un déséquilibre des concentrations sériques du potassium, un électrocardiogramme fournit le diagnostic définitif.

Objectifs
- Étudier les signes cliniques d'un excès de potassium (hyperkaliémie) ou d'une déplétion de potassium (hypokaliémie).
- Contrôler le fonctionnement rénal, l'équilibre acido-basique et le métabolisme du glucose.
- Déceler les dérèglements neuro-musculaires et endocriniens.
- Découvrir l'origine des arythmies.

Protocole infirmier
Procédez à une ponction veineuse et recueillez l'échantillon dans un tube de 7 mL à bouchon rouge. Prélevez l'échantillon immédiatement après avoir placé le garrot puisqu'un délai peut augmenter la concentration du potassium en permettant la sortie du potassium intracellulaire dans le sérum.

Valeurs de référence
Les concentrations sériques du potassium varient de 3,5 à 5,0 mmol/L chez l'adulte. Chez le nouveau-né elles sont de 3,7 à 6,0 mmol/L.

Signification de résultats anormaux
L'*hyperkaliémie* est fréquente chez les personnes ayant des brûlures, des syndromes d'écrasement musculaire, une acidocétose diabétique et un infarctus du myocarde. Elle peut aussi indiquer une insuffisance rénale ou une maladie d'Addison.

L'*hypokaliémie* provient souvent d'un hyper-aldostéronisme, d'un syndrome de Cushing, d'une perte de liquides (comme au cours d'une thérapie diurétique de longue durée) ou d'une ingestion excessive de réglisse.

Interventions infirmières
Avant le test
- Expliquez à la personne que ce test détermine la concentration de potassium dans son sang. Dites-lui qu'elle n'a pas à s'abstenir de nourriture solide ou liquide avant le test. Vérifiez l'utilisation de diurétiques ou d'autres médicaments pouvant influer sur les résultats du test. Si leur utilisation doit être maintenue, notez-le sur le relevé de laboratoire.
- Une perfusion excessive ou rapide de potassium, une thérapie à la spironolactone ou à la pénicilline G potassique ou une intoxication rénale provenant de l'administration d'amphotéricine B, de méthicilline ou de tétracycline augmentent les concentrations sériques de potassium.
- Une administration d'insuline et de glucose, une thérapie diurétique (particulièrement avec des diurétiques thiazidiques mais non avec le triamtérène, l'amiloride ou la spironolactone) ou des perfusions intraveineuses sans potassium abaissent les concentrations sériques de potassium.

Après le prélèvement
- Manipulez l'échantillon avec soin pour éviter l'hémolyse car la concentration en potassium des érythrocytes est environ 20 fois supérieure à celle du sérum.
- Si un hématome apparaît à l'endroit de la ponction veineuse, appliquez des compresses chaudes afin de diminuer l'inconfort.
- ◆ *Mise en garde.* Surveillez, chez une personne ayant une hyperkaliémie, la faiblesse, le malaise, la nausée, la diarrhée, la colique, l'irritabilité musculaire allant jusqu'à la paralysie flasque, l'oligurie et la bradycardie. L'électrocardiogramme révèle un intervalle PR prolongé, un complexe QRS large, une onde T haute et en forme de tente ainsi qu'une diminution du segment ST. Surveillez, chez une personne ayant une hypokaliémie, la diminution des réflexes, le pouls rapide, faible et irrégulier, la confusion mentale, l'hypotension, l'anorexie, la faiblesse musculaire et la paresthésie. L'électrocardiogramme montre une onde T aplatie, un segment ST réduit et une élévation de l'onde U. Dans les cas graves, il peut y avoir apparition de fibrillation ventriculaire, de paralysie respiratoire et d'arrêt cardiaque.

Potassium urinaire

Ce test quantitatif mesure les concentrations urinaires du potassium, un cation intracellulaire majeur qui aide au maintien de l'équilibre acidobasique et du fonctionnement neuro-musculaire. Un déséquilibre des concentrations urinaires de potassium peut entraîner des signes et des symptômes comme la faiblesse, la nausée, la diarrhée, la confusion, l'hypotension, des changements dans l'électrocardiogramme et même l'arrêt cardiaque.

Les concentrations urinaires de potassium aident à déceler une hypokaliémie lorsque l'histoire de la maladie et un examen physique ne permettent pas d'en établir la cause. Le potassium est filtré par les glomérules et absorbé par les tubules, et une excrétion adéquate de potassium exige que les tubes contournés distaux et les tubes collecteurs sécrètent du potassium dans l'urine. Ainsi, la mesure des concentrations urinaires de potassium peut établir si une hypokaliémie provient d'un dérèglement rénal, comme l'acidose tubulaire rénale, ou d'un dérèglement extrarénal, comme un syndrome de malabsorption.

Objectifs

• Déterminer si une hypokaliémie provient d'un dérèglement rénal ou extrarénal.
• Aider à la détermination d'une maladie rénale.

Protocole infirmier

Recueillez un échantillon d'urine de 24 heures. Conservez l'échantillon au frais durant la période de collecte. Envoyez immédiatement l'échantillon au laboratoire à la fin de la collecte.

Valeurs de référence

L'excrétion du potassium se situe normalement entre 25 et 125 mmol/d avec une concentration moyenne de potassium de 25 à 100 mmol/L. Elle est fonction de la teneur en potassium de la diète.

Signification de résultats anormaux

Chez une personne présentant une hypokaliémie et un fonctionnement rénal normal, la concentration de potassium sera inférieure à 10 mmol/L, ce qui indique que la perte de potassium peut provenir d'un dérèglement gastro-intestinal, comme un syndrome de malabsorption.

Chez une personne présentant une hypokaliémie qui persiste pendant plus de 3 jours, des concentrations urinaires de potassium supérieures à 10 mmol/L indiquent des pertes rénales pouvant provenir de dérèglements comme un hyperaldostéronisme, une acidose tubulaire rénale ou une insuffisance rénale chronique. Une augmentation des concentrations urinaires de potassium peut être le résultat de dérèglements extrarénaux, comme une déshydratation, un jeûne prolongé, une maladie de Cushing ou une intoxication aux salicylates.

Interventions infirmières

Avant le test

• Expliquez à la personne que ce test aide à déterminer les concentrations du potassium dans son urine. Dites-lui que le test nécessite un échantillon d'urine de 24 heures et montrez-lui la technique adéquate de collecte.
• Vérifiez, dans son dossier, l'ingestion d'aliments et de médicaments pouvant modifier les résultats du test. Un excès de potassium alimentaire augmente les concentrations urinaires de potassium tout comme le font les médicaments qui causent une perte de potassium, tels que le chlorure d'ammonium et les diurétiques thiazidiques. Si l'ingestion de ces aliments et de ces médicaments doit être maintenue, notez-le sur le relevé de laboratoire.

Pendant la période de collecte

• Souvenez-vous que les pertes de potassium résultant de vomissements excessifs ou d'une aspiration gastrique ne reflètent pas une véritable déplétion potassique.
• Le défaut de recueillir toute l'urine peut modifier les résultats.

Après la période de collecte

• Surveillez les concentrations sériques de potassium si cela est nécessaire.
• Fournissez des suppléments alimentaires et prodiguez des conseils nutritionnels. Remplacez le volume potassique perdu par une perfusion intraveineuse ou par une ingestion de liquides.
• Dites à la personne qu'elle peut reprendre son alimentation et la médication interrompue avant le test.
◆ *Mise en garde.* Surveillez, chez un patient ayant une hypokaliémie, la diminution des réflexes, le pouls rapide, faible ou irrégulier, la confusion, l'hypotension, l'anorexie, la faiblesse et la paresthésie. Surveillez aussi les changements dans l'électrocardiogramme et les signes de fibrillation ventriculaire, la paralysie respiratoire et l'arrêt cardiaque.

Potentiels évoqués (étude)

Ces tests aident à déterminer l'intégrité des voies nerveuses visuelles, somesthésiques et auditives en mesurant les potentiels évoqués – la réponse électrique du cerveau à une stimulation des organes sensoriels ou des nerfs périphériques. Les potentiels évoqués sont enregistrés sous forme d'impulsions électroniques par des électrodes de surface fixées au cuir chevelu et à la peau sur différents nerfs sensoriels périphériques. Un ordinateur extrait ces impulsions de faible amplitude du bruit de fond dû à l'activité des zones cérébrales et fait la moyenne des signaux provenant de stimuli répétés. Les potentiels évoqués visuels aident à détecter une maladie démyélinisante, une lésion traumatisante et des symptômes visuels énigmatiques. Les potentiels évoqués somesthésiques aident à diagnostiquer une maladie des nerfs périphériques et à localiser des lésions du cerveau et de la moelle épinière. Les potentiels évoqués auditifs du tronc cérébral aident à localiser les lésions auditives et à vérifier l'intégrité du tronc cérébral.

Ces études sont aussi utiles pour surveiller des personnes comateuses ou sous anesthésie, pour contrôler le fonctionnement de la moelle au cours d'une chirurgie de la moelle épinière et pour vérifier le fonctionnement neurologique chez des nouveau-nés.

Objectifs

• Aider au diagnostic des anomalies du système nerveux.
• Étudier le fonctionnement neurologique.

Protocole infirmier

Potentiels évoqués visuels. Des électrodes sont fixées au cuir chevelu de la personne à la hauteur des régions occipitale, pariétale et du vertex avec une électrode de référence au milieu du front ou sur l'oreille. La personne surveille, sur un moniteur, un dessin en damier qui se déplace pendant qu'un ordinateur analyse la réponse du cerveau.

Potentiels évoqués somesthésiques. Des électrodes sont fixées à la peau au-dessus des voies somesthésiques pour stimuler les nerfs périphériques. Les endroits généralement utilisés sont le poignet, le genou, la cheville et le cuir chevelu. La personne reçoit une série de chocs électriques indolores et un ordinateur mesure le temps requis pour que les stimuli atteignent le cerveau.

Potentiels évoqués auditifs du tronc cérébral. Alors qu'elle porte des écouteurs, la personne entend une série de tonalités à différentes intensités et à différents niveaux de sensation.

Résultats normaux

Dans tous les tests de potentiels évoqués, les résultats – souvent enregistrés sous forme d'ondes – varient considérablement en fonction de l'emplacement des électrodes, des instruments utilisés, des techniques de laboratoire et des caractéristiques de la personne.

Signification de résultats anormaux

Potentiels évoqués visuels. Des temps de latence anormaux unilatéraux de l'onde P100 indiquent une lésion située avant le chiasma optique. Des temps de latence anormaux bilatéraux sont associés à une sclérose en plaques, une névrite optique, des rétinopathies, des amblyopies, une dégénérescence spinocérébelleuse, une adrénoleucodystrophie, une sarcoïdose, une maladie de Parkinson et une chorée de Huntington.

Potentiels évoqués somesthésiques. Des réponses anormales des membres supérieurs peuvent indiquer une spondylose cervicale, des lésions intracrâniennes ou des neuropathies sensorimotrices. Des réponses anormales des membres inférieurs sont associées à un syndrome de Guillain-Barré, à des myélopathies compressives, à une sclérose en plaques, à une myélite transverse et à une lésion traumatisante de la moelle épinière.

Potentiels évoqués auditifs du tronc cérébral. Des réponses anormales sont associées à une surdité cochléaire, à des lésions rétrocochléaires, à une sclérose multiple et à un accident cérébrovasculaire.

Interventions infirmières

Avant le test

• Expliquez à la personne que ce test mesure l'activité électrique dans son système nerveux. Assurez-la que l'usage d'électrodes ne sera pas douloureux. Encouragez-la à se détendre.

Au cours du test

• Une mise en place incorrecte des électrodes ou une défaillance de l'équipement peuvent modifier les résultats du test tout comme la tension de la personne ou son manque de coopération.
• Une acuité visuelle extrêmement mauvaise peut nuire à la détermination précise des potentiels évoqués visuels. Une surdité importante peut influer sur la détermination précise des potentiels évoqués auditifs du tronc cérébral.

Prégnandiol urinaire

Ce test mesure les concentrations urinaires du prégnandiol, le principal métabolite de la progestérone. Même s'il est biologiquement inerte, le prégnandiol est utile du point de vue diagnostique puisqu'il reflète les concentrations totales de progestérone. Normalement, les concentrations urinaires de prégnandiol traduisent les variations dans la sécrétion de progestérone au cours du cycle menstruel et durant la grossesse. Le prégnandiol est aussi produit en petite quantité par la corticosurrénale – le principal lieu de sécrétion chez les hommes, chez les femmes en post-ménopause et, avant l'ovulation, chez les femmes qui ont des menstruations.

Objectifs

• Étudier le fonctionnement placentaire.
• Étudier le fonctionnement ovarien et la stérilité.

Protocole infirmier

Recueillez un échantillon d'urine de 24 heures. Conservez l'échantillon au frais au cours de la période de collecte. Si la personne est enceinte, notez la semaine de la gestation sur le relevé de laboratoire. Pour les femmes en préménopause, notez le stade du cycle menstruel.

Valeurs de référence

Chez les femmes non enceintes, les valeurs de prégnandiol varient normalement de 1,5 à 4,5 μmol/d au cours de la phase proliférative du cycle menstruel. Moins de 24 heures après l'ovulation, les concentrations commencent à augmenter et continuent à s'élever durant 3 à 10 jours à mesure que le corps jaune se développe. Au cours de cette phase lutéale, les valeurs de référence varient de 6 à 22 μmol/d. S'il n'y a pas de fécondation, les concentrations chutent abruptement alors que le corps jaune dégénère et que la menstruation débute. S'il y a fécondation, les concentrations augmentent de façon marquée et atteignent un sommet autour de la 36e semaine de gestation pour revenir au niveau antérieur à la grossesse 5 à 10 jours après l'accouchement. Les valeurs post-ménopausiques normales varient de 0,5 à 3 μmol/d. Chez les hommes, les concentrations dépassent rarement 4,5 μmol/d.

Signification de résultats anormaux

Au cours d'une grossesse, une diminution marquée des concentrations de prégnandiol établies à partir d'un seul échantillon d'urine de 24 heures ou une réduction régulière des concentra-

tions dans des dosages sériés peuvent indiquer une insuffisance placentaire et nécessiter un examen immédiat. Une chute abrupte des valeurs peut suggérer une souffrance fœtale, comme dans un avortement imminent, une pré-éclampsie ou une mort fœtale. Cependant, les concentrations de prégnandiol ne constituent pas des indicateurs fiables de la viabilité fœtale puisqu'elles peuvent demeurer normales, même après la mort du fœtus, aussi longtemps que la circulation maternelle vers le placenta demeure adéquate.

Chez les femmes non enceintes, des concentrations anormalement basses de prégnandiol peuvent coïncider avec une anovulation, une aménorrhée ou d'autres anomalies menstruelles. Des concentrations allant de faibles à normales peuvent être associées à une môle hydatiforme. Des augmentations peuvent indiquer des tumeurs des cellules folliculaires du corps jaune ou des cellules lutéales thécales, une lutéinisation thécale diffuse ou un cancer ovarien métastatique. Une hyperplasie surrénalienne ou une obstruction des voies biliaires peuvent augmenter les valeurs de prégnandiol chez les hommes ou chez les femmes. Certaines formes de maladies hépatiques primaires produisent des concentrations de prégnandiol anormalement basses chez les hommes et chez les femmes.

Interventions infirmières

Avant le test

• Expliquez à la personne que ce test permet d'étudier le fonctionnement placentaire ou ovarien. Dites-lui qu'elle n'a pas à s'abstenir de nourriture solide ou liquide avant le test, et que celui-ci nécessite un échantillon d'urine de 24 heures. Montrez-lui la façon adéquate de prélever l'échantillon.

• Vérifiez l'utilisation récente de médicaments pouvant influer sur les concentrations de prégnandiol. Le mandélate de méthénamine, l'hippurate de méthénamine et les médicaments qui contiennent de l'hormone adrénocorticotrope augmentent les concentrations urinaires de prégnandiol. Les contraceptifs oraux abaissent généralement les concentrations de prégnandiol.

Après la période de collecte

• Si cela est prescrit, reprenez l'administration des médicaments interrompue avant le test.

• Signalez à une femme enceinte que ce test peut être répété à plusieurs reprises de façon à obtenir des mesures sériées.

Prégnanetriol urinaire

À l'aide de la spectrophotométrie, ce test détermine les concentrations urinaires de prégnanetriol, le métabolite du précurseur du cortisol, la 17-α-hydroxyprogestérone. Des quantités très faibles de prégnanetriol sont normalement excrétées dans l'urine. Cependant, lorsque la biosynthèse du cortisol est altérée au stade de la conversion de la 17-α-hydroxyprogestérone, l'excrétion urinaire de prégnanetriol augmente de façon significative. Une telle altération provient d'une déficience de certaines enzymes qui transforment la 17-α-hydroxyprogestérone en cortisol; les faibles concentrations plasmatiques de cortisol qui en résultent interfèrent avec le mécanisme de rétroaction négative, qui inhibe la sécrétion de l'hormone adrénocorticotrope. En conséquence, la 17-α-hydroxyprogestérone s'accumule dans le plasma et conduit à une augmentation de la formation et de l'excrétion de prégnanetriol dans l'urine. L'augmentation de l'excrétion du prégnanetriol est le résultat de laboratoire le plus courant chez les personnes ayant un syndrome génito-surrénal résultant d'une anomalie de la 21-hydroxylation.

On peut mesurer, en même temps que les concentrations urinaires du prégnanetriol, les concentrations urinaires des 17-cétostéroïdes pour déterminer les concentrations d'androgènes, qui s'élèvent aussi au cours d'une détérioration de la biosynthèse du cortisol.

Objectifs
• Aider au diagnostic d'un syndrome génito-surrénal.
• Contrôler la recharge de cortisol.

Protocole infirmier
Recueillez un échantillon d'urine de 24 heures dans une bouteille contenant un agent de conservation pour maintenir l'échantillon à un pH de 4,0 à 4,5. Conservez l'échantillon au frais au cours de la période de collecte. Lorsque celle-ci est terminée, envoyez immédiatement l'échantillon au laboratoire.

Valeurs de référence
Les concentrations normales d'excrétion sont les suivantes :
• *Adultes :* < 10 µmol/d.
• *Enfants de 7 à 16 ans :* 0,5 à 3 µmol/d.
• *Enfants de 6 ans ou moins (y compris les nouveau-nés) :* jusqu'à 0,5 µmol/d.

Signification de résultats anormaux
Des concentrations urinaires élevées de prégnanetriol suggèrent un syndrome génito-surrénal caractérisé par la sécrétion excessive d'androgènes surrénaliens et par la virilisation qui en résulte. Chez les femmes qui présentent ce syndrome, il y a absence de développement des caractères sexuels secondaires et présence d'une virilisation importante des organes génitaux externes à la naissance. Les hommes paraissent habituellement normaux à la naissance, mais ils manifestent, plus tard, des signes de précocité somatique et sexuelle.

Dans le contrôle d'un traitement de recharge du cortisol, des concentrations urinaires élevées de prégnanetriol indiquent une posologie insuffisante de cortisol. Lorsque la recharge du cortisol inhibe adéquatement l'hypersécrétion d'hormone adrénocorticotrope et la surproduction qui s'ensuit de 17-α-hydroxyprogestérone, les concentrations de prégnanetriol reviennent à la normale.

Interventions infirmières
Avant le test
• Expliquez à la personne (ou à ses parents s'il s'agit d'un enfant) que ce test permet d'évaluer la sécrétion hormonale. Dites-lui qu'elle n'a pas à s'abstenir de nourriture solide ou liquide avant le test, et que celui-ci nécessite un échantillon d'urine de 24 heures. Montrez-lui la technique adéquate de collecte.

Pendant la période de collecte
• Le défaut de recueillir toute l'urine au cours de la période prévue ou d'entreposer correctement l'échantillon peut influer sur les résultats du test.

Proctosigmoïdoscopie

Dans ce test, on utilise un proctoscope et un sigmoïdoscope pour examiner la muqueuse de la partie distale du côlon sigmoïde, le rectum et le canal anal. Une proctosigmoïdoscopie aide à diagnostiquer une maladie intestinale et à détecter des hémorroïdes, une hypertrophie des papilles anales, des polypes, des fissures, des fistules et des abcès du rectum et du canal anal.

Objectifs
- Aider à diagnostiquer une maladie intestinale inflammatoire, infectieuse et ulcérative.
- Diagnostiquer des néoplasmes malins et bénins.
- Détecter des hémorroïdes, une hypertrophie des papilles anales, des polypes, des fissures, des fistules et des abcès dans le rectum et dans le canal anal.

Protocole
Ce test est réalisé en trois étapes : un examen digital, une sigmoïdoscopie et une proctoscopie. Au cours de l'examen digital, les sphincters anaux sont dilatés pour détecter une obstruction qui pourrait nuire au passage de l'endoscope. Au cours de la deuxième étape, un sigmoïdoscope rigide est introduit dans l'anus pour permettre l'examen de la partie distale du côlon sigmoïde et du rectum. Au cours de la troisième étape, un proctoscope rigide est introduit dans l'anus pour aider à l'examen de la partie inférieure du rectum et du canal anal. À chacune des étapes, des échantillons peuvent être prélevés à partir des régions suspectes.

Résultats normaux
Le côlon sigmoïde est rose orange pâle et il est caractérisé par des replis demi-lunaires obliques et des fosses tubulaires profondes. La muqueuse rectale a une apparence plus rouge à cause de son riche réseau vasculaire, elle passe à une teinte plus foncée, pourpre, à la séparation anatomique entre le rectum et l'anus, et elle présente trois valvules distinctes.

Signification de résultats anormaux
On peut observer des hémorroïdes internes et externes, des papilles anales hypertrophiées, des fissures anales, des fistules anales et des abcès ano-rectaux. Cependant, une biopsie, une culture ou d'autres dosages de laboratoire peuvent être nécessaires pour détecter différents dérèglements.

Interventions infirmières
Avant le test
- Expliquez à la personne que ce test aide à diagnostiquer une maladie intestinale. Décrivez en détail le protocole.
- Insistez sur le fait qu'elle doit suivre avec soin les recommandations du médecin quant à la préparation alimentaire et intestinale; cette préparation peut varier selon les personnes.
- Dites-lui qu'elle peut être installée sur une table basculante qui pivote en position horizontale et verticale, mais qu'elle sera convenablement attachée à la table.
- Dites à la personne que le doigt du médecin et les instruments seront bien lubrifiés pour faciliter l'insertion. Elle peut ressentir une envie d'aller à la selle au moment de l'insertion et de la progression des instruments. Informez-la que l'instrument peut étirer la paroi intestinale et causer des spasmes musculaires passagers ou une douleur abdominale basse sous forme de coliques. Dites à la personne de respirer profondément et lentement par le nez pour décontracter les muscles abdominaux, et calmer l'envie d'aller à la selle.
- Expliquez qu'on peut introduire de l'air par l'endoscope. Dites-lui que cela entraîne l'échappement de flatuosités autour de l'endoscope et qu'elle ne devrait pas tenter de les retenir. Informez-la qu'un appareil à succion peut retirer du sang, du mucus ou des selles liquides, mais que cela ne causera aucun inconfort.
- Assurez-vous que la personne ou un membre responsable de la famille a signé une formule de consentement.
- Si la personne présente de l'inflammation rectale, administrez un anasthésique local pour minimiser l'inconfort.

Après le test
- Observez attentivement, chez la personne, les signes de perforation intestinale ou de syncope vasovagale causée par un stress émotionnel. Signalez immédiatement ces signes.
- Dites à la personne qu'elle peut expulser de grandes quantités de flatuosités. Assurez-vous de son intimité afin qu'elle puisse se reposer après le test.
- Si l'on a procédé à une biopsie ou à une polypectomie, informez la personne qu'il peut y avoir présence de sang dans ses selles.

Produits de dégradation de la fibrine

Après la formation d'un caillot de fibrine en réponse à une lésion vasculaire, les systèmes fibrinolytiques entrent en fonction pour prévenir la coagulation excessive en transformant le plasminogène en plasmine, une enzyme qui dissout la fibrine. La plasmine dégrade la fibrine et le fibrinogène en fragments (ou produits de dégradation) désignés X, Y, D et E. Cependant, ces fragments gardent certaines activités coagulantes. La présence en excès de tels produits dans la circulation conduit à une fibrinolyse anormalement active et à des problèmes de coagulation, comme la coagulation intravasculaire disséminée (CID).

Objectifs
• Déceler les produits de dégradation de la fibrine dans la circulation.
• Aider au diagnostic de la CID et la distinguer des autres dérèglements de la coagulation.
• Déterminer le degré de fibrinolyse au cours de la coagulation.

Protocole infirmier
Procédez à une ponction veineuse et retirez 2 mL de sang dans une seringue en plastique. Transférez l'échantillon dans un tube fourni par le laboratoire et contenant un inhibiteur de la trypsine et de la thrombine bovine. Retournez délicatement le tube à plusieurs reprises pour en mélanger les contenus; n'agitez pas le tube de façon trop vigoureuse puisque cela peut provoquer une hémolyse. Le sang coagule en moins de 2 secondes et doit être envoyé immédiatement au laboratoire.

Valeurs de référence
Dans une épreuve de dépistage, le contenu sérique est inférieur à 10 mg/L de produits de dégradation de la fibrine. Un dosage quantitatif donne des niveaux normaux inférieurs à 3 mg/L.

Signification de résultats anormaux
La concentration des produits de dégradation de la fibrine s'élève dans des états fibrinolytiques primaires (à cause de l'augmentation des concentrations de plasminogène en circulation). Ces concentrations s'élèvent dans des états secondaires (à cause de la CID et de la fibrinolyse subséquente). Et ils augmentent dans un décollement placentaire, une cirrhose alcoolique, des brûlures, une naissance par césarienne, une cardiopathie congénitale, une thrombose des veines profondes (une augmentation transitoire), une mort intra-utérine, un infarctus du myocarde (après 1 ou 2 jours), une prééclampsie, une embolie pulmonaire et une insolation. Dans une maladie rénale active ou dans un rejet de greffe rénale, la concentration des produits de dégradation de la fibrine dépasse habituellement 100 mg/L.

Interventions infirmières
Avant le test
• Expliquez au patient que ce test aide à déterminer si son sang coagule normalement. Dites-lui qu'il n'a pas à s'abstenir de nourriture solide ou liquide avant le test, et que ce dernier nécessite un échantillon de sang.

• Vérifiez, dans son dossier, s'il y a mention de médicaments qui peuvent influer sur les résultats du test. Par exemple, une administration d'héparine avant le test cause des résultats faussement positifs et les substances fibrinolytiques – comme l'urokinase et de fortes doses de barbituriques – augmentent la concentration des produits de dégradation de la fibrine.

Au moment du prélèvement
• Prélevez l'échantillon avant d'administrer de l'héparine, celle-ci peut causer des résultats faussement positifs.

• Assurez-vous de remplir complètement le tube et de mélanger adéquatement l'échantillon de sang et l'anticoagulant pour éviter de fausser les résultats du test.

Après le prélèvement
• Si un hématome apparaît à l'endroit de la ponction veineuse, appliquez des compresses chaudes afin de diminuer l'inconfort.

Profil prénatal de l'hépatite B

Les femmes enceintes qui ont une hépatite virale B (HBV) aiguë ou chronique sont susceptibles de transmettre la maladie à leur nouveau-né par saignement à l'accouchement. Les nouveau-nés infectés à la naissance représentent des cas de risque faible d'une hépatite aiguë fulminante et des cas de risque élevé de souffrir d'une hépatite chronique ultérieurement.

Plusieurs tests permettent de faire le dépistage d'une infection HBV chez les femmes enceintes. Le dépistage prénatal courant comporte généralement l'antigène de surface de l'hépatite B (HBsAg), l'antigène E de l'hépatite B (HBeAg) et l'anticorps E de l'hépatite B (anti-HBe). On peut aussi recourir au test HBV-ADN, qui détecte les particules HBV infectieuses dans le sérum, et au test de l'anticorps contre la particule centrale de l'hépatite B (anti-HBc IgM), qui peut aider à établir la distinction entre une hépatite virale B aiguë et une hépatite virale B chronique.

Objectif

• Procéder au dépistage de l'hépatite virale B chez les femmes enceintes à risque.

Protocole infirmier

Procédez à une ponction veineuse et recueillez l'échantillon dans un tube de 7 mL à bouchon rouge. Envoyez immédiatement l'échantillon au laboratoire ou réfrigérez-le si le test est retardé.

Résultats normaux

Normalement, il n'y a pas de HBsAg, de HBeAg, d'anti-HBe, de HBV-ADN ou d'anti-HBc IgM dans le sérum.

Signification de résultats anormaux

Un *résultat positif pour l'HBsAg* indique une infection active par le virus de l'hépatite B. Dans une infection aiguë, l'HBsAg disparaît dans un délai de 1 à 3 mois; sa persistance durant plus de 6 mois peut signaler une hépatite chronique ou un état chronique de porteur.

Un *résultat positif pour l'HBeAg* indique un état hautement infectieux; sa persistance durant plus de 10 semaines indique une progression vers une hépatite chronique et un état de porteur.

La *présence de l'anti-HBe* indique une décroissance de l'infectiosité. Son association avec l'anti-HBc sans la présence d'HBsAg et sans l'anti-HBs confirme une infection aiguë récente.

Un *résultat positif pour l'HBV-ADN* indique la présence d'ADN viral dans le sérum. Cette observation constitue l'étude la plus précise de la réplication virale et de son infectiosité.

Un *résultat positif pour l'anti-HBc IgM* indique une infection aiguë en cours par le virus de l'hépatite B et il permet de différencier une hépatite virale B aiguë d'une hépatite chronique. L'anti-HBc IgM est l'anticorps spécifique le plus hâtif contre l'antigène de la particule centrale du virus de l'hépatite B (anti-HBc).

Interventions infirmières

Avant le test

• Expliquez à la patiente que ce test aide à détecter le virus de l'hépatite B de façon à ce que des mesures appropriées puissent être prises afin de protéger son enfant au cours de l'accouchement. Informez-la qu'elle n'a pas à s'abstenir de nourriture solide ou liquide avant le test, et que celui-ci nécessite un échantillon de sang.

• Vérifiez, dans son dossier, s'il y a eu utilisation récente d'héparine, qui peut nuire à la coagulation normale et donner des résultats faussement positifs. Pour cette raison, identifiez clairement tout échantillon prélevé chez une patiente subissant une thérapie à l'héparine de façon à ce que le laboratoire puisse traiter l'échantillon avec de la thrombine ou du sulfate de protamine pour assurer une coagulation complète.

Au moment du prélèvement

• Comme la patiente représente un risque d'infection durant tout le protocole de prélèvement de l'échantillon, lavez bien vos mains avant et après le contact avec la patiente, jetez les aiguilles et les seringues utilisées dans des contenants appropriés immédiatement après usage, et manipulez les échantillons de sang avec soin au cours du prélèvement et du transport au laboratoire. Signalez immédiatement toute piqûre accidentelle d'aiguille ou toute autre exposition au sang de la patiente.

Après le prélèvement

• Comme la maladie se transmet facilement au cours de l'accouchement, les nouveau-nés de mères infectées par le virus de l'hépatite B ont besoin d'un traitement rapide. Les traitements comportent l'administration d'immunoglobulines contre l'hépatite B suivi d'une immunisation à l'aide d'un vaccin contre l'hépatite virale B.

• Si un hématome apparaît à l'endroit de la ponction veineuse, appliquez des compresses chaudes afin de diminuer l'inconfort.

Progestérone plasmatique

La progestérone, une hormone stéroïdienne ovarienne sécrétée par le corps jaune, entraîne l'épaississement de l'endomètre et le développement de sa capacité sécrétoire, ce qui permet l'implantation correcte de l'œuf fécondé. Par conséquent, les concentrations de progestérone atteignent un sommet au milieu de la phase lutéale du cycle menstruel. La progestérone peut prolonger la montée de l'hormone lutéinisante après l'ovulation. Si l'implantation ne se produit pas, les concentrations de la progestérone (et des œstrogènes) chutent de façon abrupte et la menstruation apparaît environ 2 jours plus tard. Au cours de la grossesse, le placenta libère environ 10 fois la quantité mensuelle normale de progestérone pour maintenir le fœtus en place. L'augmentation de la sécrétion commence vers la fin du premier trimestre et se poursuit jusqu'à l'accouchement.

La progestérone diminue aussi l'excitabilité du myomètre, elle stimule la prolifération de l'épithélium vaginal et la croissance des seins. Ce dosage radio-immunologique fournit une information fiable au sujet du fonctionnement du corps jaune dans les études de stérilité ou au sujet du fonctionnement placentaire au cours d'une grossesse. On peut aussi déterminer les concentrations de la progestérone en mesurant le prégnanediol urinaire, un catabolite de la progestérone.

Objectifs

• Examiner le fonctionnement du corps jaune dans les études d'infertilité.
• Étudier le fonctionnement du placenta au cours d'une grossesse.
• Aider à confirmer une ovulation (les résultats du test appuient les observations de la température corporelle basale).

Protocole infirmier

Procédez à une ponction veineuse et recueillez l'échantillon dans un tube de 10 mL à bouchon vert (hépariné). Remplissez complètement le tube de prélèvement, inclinez-le délicatement au moins 10 fois pour mélanger l'échantillon et l'anticoagulant. Indiquez la date de la dernière menstruation de la personne et la phase de son cycle sur le relevé de laboratoire. Si elle est enceinte, indiquez le mois de la gestation. Envoyez immédiatement l'échantillon au laboratoire.

Valeurs de référence

Au cours du cycle menstruel :
• *Phase folliculaire :* < 6,4 nmol/L.
• *Phase lutéale :* environ 16 nmol/L, avec une augmentation quotidienne au cours de la période périovulatoire.
• *Milieu de la phase lutéale :* 64 nmol/L.

Au cours de la grossesse :
• *Premier trimestre :* 48 à 159 nmol/L.
• *Deuxième et troisième trimestres :* 254 à 636 nmol/L.

Signification de résultats anormaux

Une *augmentation* des concentrations de la progestérone peut indiquer une ovulation, des tumeurs lutéinisantes, des kystes ovariens qui produisent de la progestérone ou des hyperplasies et des tumeurs corticosurrénales produisant de la progestérone.

Une *diminution* des concentrations de la progestérone est associée à un panhypopituitarisme, une carence ovarienne, un syndrome de Turner, un syndrome génito-surrénal, une toxémie gravidique, une insuffisance placentaire, un avortement imminent et une mort fœtale.

Interventions infirmières

Avant le test
• Expliquez à la personne que ce test aide à déterminer si sa sécrétion d'hormone sexuelle femelle est normale. Dites-lui qu'elle n'a pas à s'abstenir de nourriture solide ou liquide avant le test, et que celui-ci nécessite un échantillon de sang.
• Vérifiez quels sont les médicaments que la personne prend. La progestérone, les œstrogènes et les corticostéroïdes peuvent modifier les résultats du test.
• Informez-la que le test peut être répété à des moments précis qui coïncident avec les phases de son cycle menstruel et à chacune des visites prénatales.

Au moment du prélèvement
• Manipulez l'échantillon avec soin pour éviter l'hémolyse, qui peut modifier les résultats du test.

Après le prélèvement
• Si un hématome apparaît à l'endroit de la ponction veineuse, appliquez des compresses chaudes afin de diminuer l'inconfort.

Prolactine sérique

Structurellement et biologiquement semblable à l'hormone de croissance, la prolactine (aussi appelée hormone lactogénique ou lactogène) est une hormone polypeptidique sécrétée par l'hypophyse antérieure sous le contrôle d'un facteur d'inhibition hypothalamique qu'on croît être la dopamine. La prolactine est nécessaire pour l'induction et le maintien de la lactation.

Dans ce test, on analyse, par dosage radioimmunologique, les concentrations sériques de prolactine qui normalement augmentent de 10 à 20 fois au cours de la grossesse, ce qui correspond aux augmentations concomitantes des concentrations de l'hormone lactogène placentaire. Après l'accouchement, la sécrétion de prolactine revient aux concentrations de base chez les mères qui n'allaitent pas. Cependant, la sécrétion de prolactine augmente au cours de l'allaitement, apparemment à cause d'un stimulus, déclenché par la succion, qui réduit la libération par l'hypothalamus du facteur d'inhibition de la prolactine. Cela permet, en retour, des augmentations passagères de sécrétion de prolactine par l'hypophyse.

On observe des concentrations élevées de prolactine chez les personnes qui ont des concentrations réduites de dopamine et chez celles qui ont une lésion hypothalamique ou hypophysaire. Les concentrations de prolactine augmentent journellement en réponse au sommeil, à un stress physique ou émotionnel et dans une hypoglycémie.

On considère que ce test est utile chez les personnes soupçonnées d'avoir des tumeurs hypophysaires sécrètant un excès de prolactine.

Objectifs
• Faciliter le diagnostic d'un dysfonctionnement hypophysaire qui peut être dû à un adénome hypophysaire.
• Aider au diagnostic d'un dysfonctionnement hypothalamique.
• Déceler une aménorrhée ou une galactorrhée secondaires.

Protocole infirmier
Procédez à une ponction veineuse au moins 2 heures après le réveil de la personne; des échantillons prélevés plus tôt sont susceptibles de montrer des niveaux de pointe induits par le sommeil. Prélevez l'échantillon dans un tube de 7 mL à bouchon rouge.

Valeurs de référence
Les valeurs varient de non décelables à 23 ng/L chez les femmes qui n'allaitent pas.

Signification de résultats anormaux
Une *augmentation* des concentrations de prolactine se produit généralement avec un adénome hypophysaire (100 à 300 µg/L). Une telle augmentation peut aussi accompagner une hypothyroïdie, une acromégalie et certains dérèglements hypothalamiques, ou elle peut être idiopathique comme dans une infertilité anovulatoire.

Une *diminution* des concentrations de prolactine peut être associée à un infarctus hypophysaire du post-partum (syndrome de Sheehan) ou à un syndrome de la selle turcique vide.

Interventions infirmières
Avant le test
• Expliquez à la personne que ce test aide à mesurer la sécrétion hormonale. Dites-lui qu'elle n'a pas à s'abstenir de nourriture solide ou liquide, (ni à limiter son activité physique avant le test,) et que celui-ci nécessite un échantillon de sang. Encouragez-la à se détendre durant la demi-heure précédant le test.
• Suspendez la prise de médicaments qui peuvent influer sur les concentrations de prolactine. L'usage, avant le test, d'amphétamines, d'œstrogènes, d'éthanol, d'halopéridol, de méthyldopa, de morphine, de phénothiazines, de dérivés de la procaïnamide, de réserpine et d'antidépresseurs tricycliques augmente les concentrations de prolactine. L'utilisation, avant le test, d'apomorphine, d'alcaloïdes de l'ergot de seigle et de lévodopa diminue les concentrations de prolactine. Si l'utilisation de l'une ou l'autre de ces substances doit être maintenue, notes-le sur le relevé de laboratoire.
• Une scintigraphie réalisée au cours de la semaine précédant le test ou une chirurgie récente peuvent influer sur les résultats du test.

Au moment du prélèvement
• Souvenez-vous que le défaut de prendre en considération les variations physiologiques reliées au sommeil ou au stress peut invalider les résultats du test.
• Manipulez l'échantillon avec soin pour éviter l'hémolyse, qui peut influer sur les résultats du test.

Protéine basique de la myéline dans le liquide céphalo-rachidien

La myéline, qui est composée de lipides et de protéines, agit comme isolant des fibres nerveuses et elle facilite la conduction des influx nerveux. La destruction de la myéline, ou démyélinisation, se produit dans plusieurs dérèglements neurologiques, le plus fréquemment dans la sclérose en plaques. La démyélinisation entraîne la libération de différents constituants de la myéline dans le liquide céphalo-rachidien (LCR). Le plus spécifique de ces constituants, la protéine basique de la myéline, peut être quantifié par dosage radioimmunologique pour déterminer le stade de la démyélinisation.

On a aussi observé des concentrations élevées de la protéine basique de la myéline dans des encéphalopathies, un infarctus du système nerveux central, une hémorragie et un traumatisme. En conséquence, le diagnostic définitif d'une maladie démyélinisante nécessite une analyse plus poussée, comme une détection par électrophorèse des bandes oligoclonales dans le sérum et dans le LCR et des études quantitatives du niveau des immunoglobulines du LCR.

Ce test est beaucoup plus utile comme mesure de la démyélinisation active que comme test diagnostique pour quelque maladie que ce soit. Lorsqu'il est réalisé de façon périodique, il peut aider à suivre l'évolution d'une maladie en signalant les périodes d'augmentation et de diminution de la démyélinisation.

Objectif
• Détecter et déterminer le stade d'une démyélinisation active à l'intérieur du système nerveux central.

Protocole
On procède à une ponction lombaire et on recueille au moins 3 mL de LCR dans un tube stérile sans additif. Notez l'heure de prélèvement du LCR sur le formulaire de demande du test et envoyez immédiatement l'échantillon étiqueté correctement au laboratoire.

Valeurs de référence
Les valeurs de la protéine basique de la myéline du LCR sont inférieures à 4 µg/L.

Signification de résultats anormaux
Habituellement, des valeurs inférieures à 4 µg/L sont associées à l'absence de démyélinisation active ou à une rémission de la maladie. Des valeurs situées entre 4 et 8 µg/L sont considérées comme faiblement positives et indiquent soit une maladie chronique associée à une démyélinisation à progression lente ou la phase de récupération d'une crise aiguë. Des concentrations de 9 µg/L ou plus sont fortement positives et indiquent une démyélinisation active.

Interventions infirmières

Avant le test
• Dites au patient que ce test aide à déterminer la cause de ses symptômes neurologiques. Expliquez-lui que le test nécessite un échantillon de LCR prélevé par une ponction lombaire. Avisez le patient qu'il peut éprouver un mal de tête et un inconfort à l'endroit de la ponction, mais que ces effets sont passagers. Assurez-vous que le patient ou un membre responsable de la famille a signé une formule de consentement.

Au cours du test
• La position du patient et son activité peuvent modifier la pression du LCR. Le fait de crier, de tousser et de faire des efforts peut augmenter la pression.
◆ *Mise en garde.* Surveillez attentivement, chez le patient, les signes de réaction défavorable, comme une augmentation de la fréquence du pouls, de la pâleur ou une peau moite et froide.

Après le test
• Le patient devrait rester couché durant au moins 8 heures après une ponction lombaire et il devrait augmenter sa consommation de liquides.
• Vérifiez, à l'endroit de la ponction, s'il y a de la rougeur, de l'enflure ou de l'épanchement continu de LCR toutes les heures durant les 4 premières heures et alors toutes les 4 heures durant les premières 24 heures.
• Vérifiez fréquemment les signes vitaux et l'état neurologique.
◆ *Mise en garde.* Surveillez les signes de complication de la ponction lombaire, comme une réaction à l'anesthésique, une méningite, un saignement dans le canal rachidien, une hernie des amygdales cérébelleuses et une compression médullaire.

Protéine C

Ce test est utilisé pour rechercher la cause d'une thrombose qui demeure autrement inexpliquée et pour établir les schémas d'hérédité. La protéine C est une protéine dépendante de la vitamine K, elle apparaît dans le foie et circule dans le plasma. Après son activation par la thrombine en présence d'un cofacteur capillaire endothélial, elle agit comme un anticoagulant puissant et spécifique en réduisant l'activité procoagulante des plaquettes activées.

Jusqu'à maintenant, on a identifié uniquement des déficiences congénitales de la protéine C. Une déficience hétérozygote de la protéine C est associée à une prédisposition familiale à la thrombo-embolie veineuse qui débute à la puberté et se poursuit durant toute la vie. Une déficience homozygote de la protéine C est caractérisée par une thrombose rapidement mortelle durant la période périnatale, un syndrome rare appelé *purpura fulminans*.

Chacune des méthodes de dosage de la protéine nécessite un anticorps spécifique unique de la protéine C. Ce test est rarement positif même lorsque les soupçons sont nombreux. Et comme la signification clinique n'est pas complètement comprise, un résultat positif pour une déficience hétérozygote ne peut être utilisé qu'à titre d'information.

Les interventions sont encore surtout expérimentales. Un concentré de prothrombine, contenant de la protéine C, constitue un traitement possible.

Objectif
• Étudier le mécanisme de la thrombose veineuse idiopathique.

Protocole infirmier
Procédez à une ponction veineuse et recueillez un échantillon de 5 mL de sang dans un tube à bouchon bleu. Vous pouvez aussi utiliser une seringue spéciale et un anticoagulant fournis par le laboratoire. Envoyez immédiatement l'échantillon au laboratoire.

Valeurs de référence
Ces valeurs varient selon le laboratoire, mais, généralement, elles varient de 50 % à 150 % de la moyenne de la population.

Signification de résultats anormaux
La clarification du rôle de la déficience en protéine C dans la thrombose veineuse idiopathique peut aider à prévenir certains cas de thrombo-embolie dans l'avenir.

Interventions infirmières
Avant le test
• Si cela est pertinent, expliquez à la personne que ce test aide à déterminer si la déficience en protéine C joue ou va jouer un rôle dans la thrombose veineuse.

• Avisez-la que ce test nécessite un échantillon de sang et qu'elle n'a pas à s'abstenir de nourriture solide ou liquide ou d'activités avant le test.

• Vérifiez, dans son dossier, s'il y a utilisation d'anticoagulants de type coumadin, ce qui influe sur les résultats du test.

Après le prélèvement
• Si un hématome apparaît à l'endroit de la ponction veineuse, appliquez des compresses chaudes afin de diminuer l'inconfort.

Protéine C-réactive sérique

Absente du sérum des personnes en bonne santé, la protéine C-réactive est une glycoprotéine spécifique anormale produite par le foie et excrétée dans la circulation sanguine au cours d'une inflammation de quelque origine que ce soit. La protéine C-réactive a été initialement découverte dans le sérum de personnes atteintes de pneumonie à pneumocoques où l'on a démontré qu'elle réagissait avec le mucopolysaccharide-C de la capsule bactérienne, d'où son nom de protéine C-réactive.

Elle est considérée comme une protéine de transport pour certains polysaccharides. Il semble qu'une fonction importante de cette glycoprotéine, chez les personnes en bonne santé ou malades, soit reliée à sa capacité d'interagir avec le système du complément.

Dans plusieurs essais immunologiques, on utilise un antisérum pour détecter la protéine C-réactive : dosage radio-immunologique, précipitation capillaire, diffusion en gel et agglutination au latex. Même si la présence de la protéine C-réactive suggère fortement une inflammation active, le test n'est spécifique pour aucune maladie particulière. Cependant, la détection précoce d'une inflammation en permet le traitement rapide, possiblement avec des agents anti-inflammatoires, pour prévenir le dommage tissulaire résultant de la maladie décelée.

Objectifs

- Déceler la phase aiguë d'une maladie inflammatoire, comme les crises de rhumatisme articulaire aigu et de polyarthrite rhumatoïde.
- Contrôler la réponse à une thérapie, particulièrement dans les cas de rhumatisme articulaire aigu et de polyarthrite rhumatoïde.

Protocole infirmier

Procédez à une ponction veineuse et recueillez l'échantillon dans un tube de 7 mL à bouchon rouge.

Résultats normaux

Le sérum normal est négatif pour la protéine C-réactive.

Signification de résultats anormaux

La présence de protéine C-réactive dans le sérum indique une inflammation aiguë (réaction du tissu à un traumatisme résultant de causes infectieuses ou non infectieuses). Une augmentation des concentrations de protéine C-réactive se produit habituellement avant qu'une augmentation de la vitesse de sédimentation globulaire se produise. La protéine C-réactive disparaît lorsque le traitement aux corticostéroïdes ou aux salicylates élimine l'inflammation. On observe habituellement un test positif pour la protéine C-réactive dans les infections bactériennes, comme une tuberculose et une pneumonie à pneumocoques, ainsi que dans plusieurs affections inflammatoires non infectieuses, comme un rhumatisme articulaire aigu, une polyarthrite rhumatoïde aiguë, un cancer, un infarctus du myocarde et un lupus érythémateux aigu disséminé.

Le dosage de la protéine C-réactive est positif au cours de la dernière moitié de la grossesse et elle est aussi présente lorsqu'il y a utilisation de contraceptifs oraux, ce qui rend difficile la détection d'une inflammation concomitante. De plus, l'utilisation d'un dispositif intra-utérin peut entraîner des résultats positifs à cause de la production de protéine C-réactive causée par le stress tissulaire.

Interventions infirmières

Avant le test

- Expliquez à la personne que ce test décèle une inflammation généralisée. Si cela est approprié, expliquez que ce test est une méthode non spécifique utilisée pour déterminer la gravité et l'évolution de maladies inflammatoires, et pour contrôler l'efficacité d'un traitement.
- Demandez à la personne d'être à jeun (excepté pour l'eau) depuis au moins les 4 heures précédant le test.
- Dites à la personne que le test nécessite un échantillon de sang. Indiquez-lui qui va procéder à la ponction veineuse et quand, et mentionnez qu'elle ne va ressentir qu'un léger inconfort à cause de la piqûre de l'aiguille et de la pression du garrot. Rassurez la personne en lui signalant que le prélèvement de l'échantillon devrait se faire en moins de 3 minutes.

Après le prélèvement

- Si un hématome apparaît à l'endroit de la ponction veineuse, appliquez des compresses chaudes afin de diminuer l'inconfort.
- La personne peut reprendre le régime interrompu avant le test.

Protéines de Bence Jones dans l'urine

Les protéines de Bence Jones sont des chaînes légères d'immunoglobulines monoclonales qui apparaissent dans l'urine de 50 % à 80 % des personnes ayant un myélome multiple et chez la plupart des personnes ayant une macroglobulinémie de Waldenström.

Dans la plupart des cas, ces protéines – qu'on croit synthétisées par des cellules plasmatiques malignes dans la moelle osseuse – sont rapidement éliminées du plasma et n'apparaissent habituellement pas dans le sérum. Quand ces protéines dépassent la capacité des tubules rénaux de les dégrader et de les réabsorber, elles débordent et sont excrétées dans l'urine. Éventuellement, l'effort déployé pour réabsorber les quantités de protéines en excès amène la dégénérescence des cellules des tubules rénaux. En conséquence, des précipités et des inclusions de protéines se retrouvent dans les cellules des tubules rénaux. Si une insuffisance rénale résulte de la présence de tels précipités ou d'une hypercalcémie, d'une augmentation d'acide urique ou d'une infiltration par des cellules plasmatiques anormales, encore plus de protéines de Bence Jones et d'autres protéines apparaissent alors dans l'urine parce que les néphrons dysfonctionnels ne contrôlent plus l'excrétion des protéines.

Les tests de dépistage urinaire, comme le test de coagulation thermique, peuvent détecter les protéines de Bence Jones, mais l'immuno-électrophorèse de l'urine est habituellement la méthode de choix pour des études quantitatives. On utilise parfois l'immuno-électrophorèse du sérum. Les observations urinaires et sériques sont généralement combinées chez les personnes qu'on croit atteintes d'un myélome multiple.

Objectif

• Confirmer la présence d'un myélome multiple chez les personnes montrant des signes cliniques caractéristiques, comme de la douleur osseuse (particulièrement dans le dos et le thorax), une anémie et une fatigue persistantes.

Protocole infirmier

Recueillez un échantillon d'au moins 50 mL d'urine matinale. Envoyez immédiatement l'échantillon au laboratoire. Si le transport est retardé, réfrigérez le spécimen.

Résultats normaux

L'urine normale ne devrait pas contenir de protéines de Bence Jones.

Signification de résultats anormaux

La présence de protéines de Bence Jones dans l'urine laisse présager un myélome multiple ou une macroglobulinémie de Waldenström. Des niveaux très faibles, en l'absence d'autres symptômes, peuvent être le résultat d'une gammapathie monoclonale bénigne. Cependant, la preuve clinique a une importance primordiale dans le diagnostic d'un myélome multiple.

Interventions infirmières

Avant le test

• Expliquez à la personne que ce test peut déceler une protéine anormale dans l'urine.

• Dites-lui que le test nécessite un échantillon d'urine du matin et montrez-lui comment prélever un échantillon par la méthode du mi-jet. Recommandez-lui de ne pas contaminer l'échantillon avec du papier hygiénique ou des selles.

• Vérifiez au dossier du patient s'il y a des dérèglements qui pourraient provoquer des résultats faussement positifs, comme une maladie du tissu conjonctif, une insuffisance rénale et certains cancers.

Au cours du test

• La contamination de l'échantillon par le sang des menstruations, les sécrétions de la prostate ou le sperme peut causer des résultats faussement positifs.

• Le défaut d'envoyer immédiatement l'échantillon au laboratoire ou de le conserver au froid peut provoquer un résultat faussement positif parce qu'une protéine qui coagule à la chaleur se dénature ou se décompose à la température de la pièce.

Protéines du liquide céphalo-rachidien

Normalement, le liquide céphalo-rachidien (LCR) ne contient qu'une faible quantité de protéines, car les molécules protéiques dans le sang sont trop volumineuses pour traverser la barrière hémato-encéphalique. Cependant, au cours d'une infection, la barrière hémato-encéphalique devient plus perméable aux protéines et peut leur permettre d'apparaître dans le LCR. Cela fait de l'analyse des protéines du LCR un test important dans le bilan médical d'une personne ayant possiblement une infection.

Objectif
• Aider au diagnostic des infections et des dérèglements du système nerveux central.

Protocole
On obtient l'échantillon de LCR grâce à une ponction lombaire réalisée entre L3 et L4 ou entre L4 et L5 sur la moelle épinière, grâce à un prélèvement sous-occipital réalisé par une ponction dans l'espace sous-arachnoïdien entre le cervelet et le bulbe rachidien ou grâce à un prélèvement ventriculaire réalisé par la ponction d'un ventricule latéral du cerveau à l'aide d'une aiguille qui pénètre dans le crâne.

Valeurs de référence
Les concentrations des protéines totales du LCR dépendent de l'âge, les personnes âgées pouvant avoir des valeurs beaucoup plus élevées. Cependant, les concentrations normales des protéines totales sont habituellement :
• *Échantillon d'une ponction lombaire :* 0,15 à 0,45 g/L.
• *Échantillon sous-occipital :* 0,15 à 0,25 g/L.
• *Échantillon ventriculaire :* 0,05 à 0,15 g/L.

Signification de résultats anormaux
Une *augmentation* des concentrations des protéines totales peut être causée par plusieurs dérèglements, y compris ceux qui augmentent la perméabilité de la barrière hémato-encéphalique, qui empêchent la circulation du LCR, qui augmentent la synthèse des protéines dans le système nerveux central ou qui entraînent une dégénérescence tissulaire, comme un syndrome de Guillain-Barré et des tumeurs cérébrales. Une méningite purulente, un syndrome de Froin, une méningite tuberculeuse, une méningite amicrobienne, une syphilis ou une neurosyphilis, des abcès cérébraux, une hémorragie sous-arachnoïdienne, une polyomyélite et une maladie du collagène peuvent aussi provoquer une augmentation des concentrations des protéines totales.

Une *diminution* des concentrations des protéines totales peut provenir d'une fuite du LCR, du retrait d'un volume important de LCR, d'une augmentation de la pression intracrânienne ou d'une hyperthyroïdie.

Certains médicaments peuvent causer une augmentation ou une diminution des concentrations.

Dans la plupart des maladies, tout changement dans les concentrations des protéines du LCR est accompagné par un changement dans la numération des cellules du LCR; si les concentrations des protéines du LCR augmentent, le nombre des cellules du LCR augmente aussi.

Interventions infirmières

Avant le test
• Expliquez le protocole à la personne. Pour une *ponction lombaire*, dites-lui qu'elle va éprouver un léger inconfort au moment où le médecin injectera l'anesthésique local, mais qu'après cela elle ne devrait ressentir qu'une légère pression. Mentionnez-lui qu'elle va probablement devoir se coucher sur le côté avec les genoux repliés sur la poitrine, ce qui ouvre les espaces entre les vertèbres. Pour une *ponction sous-occipitale*, dites-lui que son cou sera plié vers l'avant de façon à ce que son menton touche sa poitrine.

Après le test
• Après une ponction lombaire, gardez la personne couchée à l'horizontale durant 4 à 6 heures. Encouragez-la à prendre des liquides. Observez, à l'endroit de la ponction, s'il y a un œdème, un hématome ou une fuite de LCR.

• Après une ponction sous-occipitale, surveillez fréquemment, chez la personne, les signes et les symptômes d'une hernie cérébelleuse amygdalienne ou médullaire, comme une raideur de la nuque, une paralysie motrice, une paralysie spasmodique du saut de carpe, une hyperactivité des réflexes tendineux profonds dans le membre en cause et un collapsus médullaire.

• Après une ponction ventriculaire, gardez la personne couchée à l'horizontale durant 24 à 48 heures. Toutes les 2 heures, changez sa position d'un côté à l'autre. Encouragez-la à boire un surplus de liquides.

Protéines urinaires

Normalement, la membrane glomérulaire ne permet qu'à des protéines de faible masse moléculaire de pénétrer dans le filtrat. Les tubules rénaux réabsorbent alors la plupart de ces protéines et ils en excrètent une petite quantité qui est non décelable par le test de dépistage. Un dommage à la membrane des capillaires glomérulaires et une détérioration de la réabsorption tubulaire permettent l'excrétion de concentrations décelables de protéines dans l'urine. Lorsque cela se produit et qu'on obtient un résultat positif par un test de dépistage réalisé sur une miction simple, la personne est habituellement soumise à une analyse quantitative sur un échantillon d'urine de 24 heures.

Objectif

• Aider au diagnostic d'une maladie caractérisée par une protéinurie, principalement une maladie rénale.

Protocole infirmier

Recueillez un échantillon d'urine de 24 heures dans un contenant à échantillon spécial obtenu du laboratoire. Conservez l'échantillon au frais au cours de la période de collecte.

Valeurs de référence

Normalement, jusqu'à 150 mg de protéines sont excrétées en 24 heures.

Signification de résultats anormaux

Une protéinurie, qui suggère fortement une maladie rénale, peut résulter d'une fuite glomérulaire de protéines plasmatiques, d'une filtration excédentaire de protéines de faible masse moléculaire, d'une détérioration de la réabsorption tubulaire des protéines filtrées ou de la présence de protéines rénales libérées par la dégradation du tissu rénal.

Les protéinuries peuvent être classifiées de différentes façons. Une *protéinurie persistante* indique une maladie rénale qui provient d'une augmentation de la perméabilité glomérulaire. Une *protéinurie minime* est associée à des maladies rénales dans lesquelles la fonction glomérulaire ne constitue pas un facteur majeur, comme une pyélonéphrite chronique. Une *protéinurie modérée* se produit dans plusieurs types de maladies rénales ou dans des maladies où une insuffisance rénale apparaît souvent comme une complication tardive (un diabète ou une insuffisance cardiaque). Une *protéinurie lourde* est généralement associée à un syndrome néphrotique.

Lorsqu'elle est accompagnée d'un nombre élevé de globules blancs, la protéinurie indique une infection des voies urinaires. Associée à une hématurie, la protéinurie indique des dérèglements locaux ou diffus des voies urinaires. Des infections et des lésions du système nerveux central peuvent aussi provoquer l'apparition de quantités décelables de protéines dans l'urine. Plusieurs médicaments causent un dommage rénal, ce qui provoque une vraie protéinurie et rend essentielle la détermination courante des concentrations des protéines urinaires. Ce ne sont pas toutes les formes de protéinuries qui indiquent une maladie. Des changements dans la position du corps peuvent provoquer une protéinurie bénigne, alors que le stress peut entraîner une protéinurie fonctionnelle – habituellement passagère.

Interventions infirmières

Avant le test

• Expliquez l'objectif du test et informez la personne qu'il nécessite un échantillon d'urine de 24 heures.

• Revoyez le protocole de collecte et avertissez la personne d'éviter de contaminer l'urine avec du papier hygiénique ou avec des selles.

• Vérifiez, dans son dossier, la prise de substances pouvant influer sur les résultats du test. Les substances qui peuvent donner des résultats faussement positifs sont l'acétazolamide, les céphalosporines, les opacifiants radiologiques iodés, l'acide para-aminosalicylique, la pénicilline, le bicarbonate de sodium, les sulfamidés et le tolbutamide. Suspendez l'usage de ces substances si cela est nécessaire; si leur usage doit être maintenu, avertissez le laboratoire.

• Ne forcez pas la personne à prendre des liquides avant ou au cours de la période de prélèvement. Un échantillon d'urine très dilué peut causer des résultats faussement négatifs.

Au cours de la période de collecte

• Évitez de contaminer l'échantillon avec du mucus épais ou des sécrétions vaginales ou prostatiques.

Après la période de collecte

• La personne peut reprendre la médication interrompue avant le test.

Provocation bronchique

Ce test est utilisé pour détecter l'asthme bronchique, qui, normalement, ne peut pas être diagnostiqué avec précision à partir du dossier du patient, de l'examen physique et des tests classiques de la fonction pulmonaire. Le test de provocation bronchique mesure la résistance des voies respiratoires de la personne après inhalation d'un agent cholinergique, comme le chlorure de métacholine ou l'histamine. Comme les personnes souffrant d'asthme sont plus sensibles aux effets bronchoconstricteurs de ces médicaments que les personnes non atteintes, ce test est spécifique pour l'asthme bronchique. Il est généralement utilisé lorsqu'une personne présentant des symptômes d'asthme n'a pas d'antécédents d'allergie; après qu'une telle personne a subi des tests cutanés pour des allergènes spécifiques, la provocation bronchique est utilisée pour évaluer la signification clinique des allergènes désignés par les tests cutanés.

Objectif
• Diagnostiquer l'asthme bronchique.

Protocole
Dites à la personne d'exécuter une manœuvre de capacité vitale maximale. Mesurez alors son volume expiratoire maximal à 1 seconde et son débit expiratoire maximal (25 %-75 %).

Ensuite, à l'aide d'un nébuliseur, faites inhaler à la personne 1,25 mg de chlorure de métacholine par millilitre. Attendez 5 minutes et demandez-lui de reprendre la manœuvre de capacité vitale maximale. Une diminution de 20 % dans le volume expiratoire maximal à 1 seconde ou une baisse de 30 % dans le débit expiratoire maximal (25 %-75 %) indique une réponse positive et le test devrait être interrompu.

Cependant, si aucune diminution ne survient, répétez le test après avoir doublé la dose de chlorure de métacholine. Continuez à répéter le test en doublant la dose chaque fois jusqu'à ce qu'elle atteigne 25 mg/mL (un total de 5 rapports de dilution) si cela est nécessaire. Lorsque le patient présente une diminution de 20 % dans son volume expiratoire maximal à 1 seconde ou une baisse de 30 % dans son débit expiratoire maximal (25 %-75 %) à n'importe quel rapport de dilution, une réponse positive a été obtenue et le test devrait être arrêté. Si la métacholine ne provoque aucun changement à aucun des rapports de dilution, le test peut être répété ultérieurement en utilisant l'histamine.

Résultats normaux
Le patient devrait être capable de subir le test aux cinq rapports de dilution sans atteindre une diminution de 20 % dans son volume expiratoire maximal à 1 seconde ou une baisse de 30 % dans son débit expiratoire maximal (25 %-75 %).

Signification de résultats anormaux
Une diminution de 20 % dans le volume expiratoire maximal à 1 seconde ou une baisse de 30 % du débit expiratoire maximal (25 %-75 %) indique de l'asthme bronchique.

Interventions infirmières
Avant le test
• Expliquez à la personne que ce test est utilisé pour diagnostiquer l'asthme bronchique.
• Dites-lui comment le test sera réalisé et rassurez-la en lui disant que quelqu'un sera avec elle au cours du test au cas où elle éprouverait des difficultés respiratoires.

Après le test
• Dites à la personne d'éviter les allergènes connus, les émanations irritantes de toutes sortes, les aérosols, la fumée et les gaz d'échappement des automobiles.

Provocation par le tryptophane (test)

La mesure de l'acide xanthurénique dans l'urine après l'administration d'une dose de provocation de tryptophane permet de confirmer une déficience en vitamine B_6 (pyridoxine), longtemps avant l'apparition des symptômes.

La vitamine B_6 est essentielle pour des réactions qui se produisent dans le métabolisme des protéines et pour la synthèse des acides aminés. La vitamine B_6 comprend trois composés – la pyridoxine, le pyridoxal et la pyridoxamine – qui fonctionnent comme coenzymes dans beaucoup de réactions biochimiques, y compris la transformation du tryptophane en niacine.

Normalement, cette transformation empêche la formation d'acide xanthurénique; cependant, lorsqu'il y a une déficience en vitamine B_6, les concentrations d'acide xanthurénique s'élèvent.

La déficience en vitamine B_6 peut provoquer une anémie microcytaire hypochrome sans déficience en fer et des troubles du système nerveux central. Lorsque des concentrations normales de magnésium accompagnent une déficience en vitamine B_6, la solubilité des citrates et des oxalates urinaires peut diminuer, ce qui provoque la formation de calculs urinaires.

Objectif

• Déceler une déficience en vitamine B_6.

Protocole infirmier

Administrez le L-tryptophane par voie orale (habituellement, 50 mg/kg pour les enfants et jusqu'à 2 g/kg pour les adultes). Demandez à la personne d'uriner, jetez l'urine et commencez immédiatement le prélèvement d'un échantillon d'urine de 24 heures.

Valeurs de référence

L'excrétion normale d'acide xanthurénique après l'administration d'une dose de provocation de tryptophane est inférieure à 250 µmol/d.

Signification de résultats anormaux

Des concentrations urinaires d'acide xanthurénique qui dépassent 500 µmol/d indiquent une déficience en vitamine B_6. Ce dérèglement rare peut être le résultat de la malnutrition, d'un cancer, d'une grossesse, de l'utilisation de contraceptifs oraux, d'hydralazine, de D-pénicillamine ou d'isoniazide ou d'une acidurie xanthurénique familiale.

Interventions infirmières

Avant le test

• Expliquez que ce test détermine les réserves organiques de vitamine B_6. Dites à la personne qu'elle va recevoir par voie orale une dose de médicament et qu'on va ensuite lui demander de procéder à la collecte d'un échantillon d'urine de 24 heures.

• Décrivez-lui le protocole de collecte. Insistez sur le fait que le défaut de recueillir toute l'urine au cours de la période du test ou l'entreposage inadéquat de l'échantillon peuvent influer sur les résultats du test.

• Vérifiez, dans son dossier, l'utilisation de médicaments pouvant provoquer une déficience en vitamine B_6.

• Assurez-vous que la bouteille de l'échantillon contient un cristal de thymol comme agent de conservation.

• Dites à la personne d'éviter de contaminer l'échantillon d'urine avec du papier hygiénique ou avec des selles.

• Recommandez-lui de conserver l'échantillon au frais au cours de la période de collecte.

Après le test

• Si le test montre une déficience en vitamine B_6, informez la personne sur les sources alimentaires de cette vitamine (la levure, le blé, le maïs, le foie et les rognons).

Pyélographie antérograde

Ce protocole radiographique permet l'examen de la partie supérieure du système collecteur lorsqu'une obstruction urétérale empêche une urétéropyélographie rétrograde ou lorsqu'une cystoscopie est contre-indiquée. Il comporte une ponction percutanée à l'aiguille pour l'injection d'un opacifiant radiologique dans le bassinet ou dans les calices rénaux. La pyélographie antérograde est aussi indiquée lorsque l'urographie excrétoire ou l'échographie ultrasonique rénale mettent en évidence une hydronéphrose et le besoin d'une néphrostomie thérapeutique. Lorsque les observations radiographiques sont terminées, on peut insérer une sonde néphrostomique afin d'assurer un drainage temporaire ou l'accès pour d'autres protocoles thérapeutiques ou diagnostiques.

On peut mesurer la pression rénale au cours du protocole. On peut aussi recueillir l'urine pour des cultures et des études cytologiques et pour la détermination de la réserve fonctionnelle rénale avant une chirurgie.

Objectifs
• Déceler une obstruction de la partie supérieure du système collecteur par un rétrécissement, un calcul, un caillot ou une tumeur.
• Examiner une hydronéphrose mise en évidence au cours d'une urographie excrétoire ou d'une échographie ultrasonique rénale, et permettre la mise en place d'une sonde néphrostomique percutanée.
• Étudier le fonctionnement de la partie supérieure du système collecteur après une chirurgie urétérale ou une dérivation urinaire.
• Déterminer la réserve fonctionnelle rénale avant une chirurgie.

Protocole
La personne est couchée en décubitus ventral sur la table d'examen. Guidé par la radioscopie et l'ultrasonographie, on introduit l'aiguille dans le rein et on aspire de l'urine. Un manomètre peut être relié à l'aiguille pour mesurer la pression intrarénale. Un opacifiant radiologique peut être injecté pour visualiser le système collecteur.

Résultats normaux
Après l'injection d'un opacifiant radiologique, la partie supérieure du système collecteur devrait se remplir uniformément et paraître normale en dimension et en trajet. La structure normale devrait être clairement délimitée.

Signification de résultats anormaux
Des élargissements de la partie supérieure du système collecteur et de certaines parties de la jonction pyélo-urétérale indiquent une obstruction. Une distension marquée de la jonction pyélo-urétérale indique une hydronéphrose.

Interventions infirmières
Avant le test
• Expliquez les objectifs du test et le protocole. Si cela est prescrit, interdisez toute nourriture durant les 4 heures précédant le test, mais encouragez la personne à prendre des liquides. Dites-lui qu'une aiguille sera introduite dans le rein après l'administration d'un sédatif et d'un anesthésique local. Expliquez que, si cela est nécessaire, une sonde sera introduite dans le rein aux fins de drainage.
• Vérifiez s'il y a des réactions d'hypersensibilité aux opacifiants radiologiques; signalez toute hypersensibilité au médecin. Vérifiez les antécédents de la personne et les études récentes de coagulation indiquant des problèmes de saignement.
• Assurez-vous que la personne ou un membre responsable de la famille a signé une formule de consentement. Administrez un sédatif tel qu'il est prescrit.

Au cours du test
• Des observations récentes au baryum ou la présence de selles ou de gaz dans l'intestin peuvent nuire à la visualisation du rein.

Après le test
• Surveillez les signes vitaux tel qu'il est prescrit. Surveillez le saignement ou la fuite d'urine à l'endroit de la ponction. Dans un cas de saignement, exercez une pression; signalez la fuite d'urine au médecin.
• Surveillez les ingesta et les excreta durant 24 heures. Avertissez le médecin si la personne n'a pas uriné dans un délai de 8 heures. Surveillez l'hématurie, signalez-la après la troisième miction.
◆ *Mise en garde.* Surveillez et signalez les signes de septicémie ou d'épanchement de l'opacifiant radiologique (frissons, fièvre, pouls ou respiration rapides, hypotension). Surveillez aussi et signalez les signes de perforation d'organes voisins, une douleur dans l'abdomen ou lombaire ou un pneumothorax.

Pyélographie intraveineuse

Ce test, aussi appelé urographie descendante, constitue la base d'un bilan urologique. L'urographie descendante permet la visualisation du parenchyme rénal, des calices et des bassinets ainsi que des uretères, de la vessie et, dans certains cas, de l'urètre à la suite de l'administration intraveineuse d'un opacifiant radiologique. Les indications cliniques pour ce test sont une maladie appréhendée des reins ou des voies urinaires, des masses, des anomalies congénitales ou un traumatisme causé au système urinaire.

Objectifs

- Étudier la structure et la fonction excrétrice des reins, des uretères et de la vessie.
- Appuyer un diagnostic différentiel d'hypertension artérielle rénovasculaire.

Protocole

La personne est placée en décubitus dorsal sur la table de radiographie. On réalise des radiographies reins-uretères-vessie pour dépister les anomalies macroscopiques.

S'il n'y en a pas, on injecte l'opacifiant radiologique pour visualiser le parenchyme rénal. On prend des clichés 1, 5, 10, 15 ou 20 minutes après l'injection. Lorsque le cliché de 5 minutes est réalisé, on procède à une compression urétérale à l'aide d'une ceinture gonflable. Cela facilite la rétention de l'opacifiant radiologique par les voies urinaires hautes. Lorsque le cliché de 10 minutes est réalisé, on relâche la ceinture gonflable.

Au moment où l'opacifiant s'écoule dans les voies urinaires basses, on prend un autre cliché des moitiés inférieures des deux uretères et alors on prend un cliché de la vessie. Après le protocole, la personne urine et on prend un autre cliché pour visualiser le contenu résiduel de la vessie ou les anomalies de la muqueuse de la vessie et de l'urètre.

Résultats normaux

Les reins, les uretères et la vessie ne montrent pas de signes nets de lésions des tissus mous ou des tissus durs. Une observation rapide du parenchyme bilatéral des reins et des systèmes des bassinets et des calices indique une conformation normale.

Les uretères et la vessie devraient être bien découpés et la radiographie postmictionnelle devrait montrer qu'il n'y a aucune anomalie de la muqueuse et que peu d'urine résiduelle.

Signification de résultats anormaux

Ce test peut démontrer plusieurs anomalies du système urinaire, y compris des calculs rénaux ou urétéraux, des anomalies de la taille, de la forme ou de la structure des reins, des uretères ou de la vessie, un rein surnuméraire ou absent, un polykystome rénal associé à une hypertrophie rénale, un bassinet ou un uretère superflu, une masse, une pyélonéphrite, une tuberculose rénale, une hydronéphrose et une hypertension artérielle rénovasculaire.

Interventions infirmières

Avant le test

- Expliquez au patient que ce test aide à étudier la structure et le fonctionnement des voies urinaires. Assurez-vous que le patient est bien hydraté et recommandez-lui de jeûner durant les 8 heures précédant le test. Dites-lui qui va réaliser le test et où il le sera.
- Informez le patient qu'il peut ressentir une sensation passagère de brûlure et un goût de métal au moment où l'opacifiant radiologique sera injecté. Dites-lui de signaler les autres sensations qu'il peut éprouver. Avertissez-le que l'appareil à rayons X va produire un bruit fort de claquement au cours du test.
- Assurez-vous que le patient ou un membre responsable de la famille a signé une formule de consentement. Vérifiez, dans son dossier, s'il y a hypersensibilité à l'iode, aux aliments et aux opacifiants radiologiques contenant de l'iode. Si tel est le cas, avisez le médecin.
- Une prémédication aux corticostéroïdes peut être indiquée chez les patients qui ont un asthme grave ou des antécédents de sensibilité à l'opacifiant radiologique.
- Administrez un laxatif, tel qu'il est prescrit, le soir précédant le test de façon à minimiser la possibilité d'une visualisation inadéquate des radiographies due à la présence de selles et de gaz dans le tractus gastro-intestinal.

Après le test

- Si un hématome apparaît à l'endroit de l'injection, appliquez des compresses chaudes afin de diminuer l'inconfort.
- Surveillez la réaction différée d'hypersensibilité.

Pyruvate kinase érythrocytaire

Même si la déficience en pyruvate kinase des globules rouges (PK) n'est pas fréquente, elle est l'anémie hémolytique congénitale non sphérocytique la plus répandue après la déficience en glucose-6-phosphate-déshydrogénase. Le dosage de la PK confirme une déficience en PK lorsqu'une déficience enzymatique des globules rouges est la cause appréhendée d'une anémie.

Comme enzyme érythrocytaire, la PK participe au métabolisme anaérobie du glucose. Des activités anormalement basses de PK, mises en évidence par un dosage de l'enzyme érythrocytaire, sont héréditaires et peuvent causer une anomalie non sphérocytique de la membrane des globules rouges associée à une anémie hémolytique congénitale. Une déficience acquise en PK est habituellement causée par une ingestion de médicaments ou par une maladie métabolique du foie.

Objectifs
- Différencier une anémie hémolytique résultant d'une déficience en PK des autres anémies hémolytiques congénitales (comme une déficience en glucose-6-phosphate-déshydrogénase) ou d'une anémie hémolytique acquise.
- Détecter une déficience en PK dans un cas d'hérédité asymptomatique hétérozygote.

Protocole infirmier
Procédez à une ponction veineuse et recueillez l'échantillon dans un tube de 10 mL à bouchon vert. Remplissez complètement le tube de prélèvement et retournez-le délicatement à plusieurs reprises pour mélanger l'échantillon et l'anticoagulant. Comme les activités de PK dans les globules blancs demeurent normales dans une anémie hémolytique, le laboratoire retire les globules blancs de l'échantillon pour éviter de fausser les résultats.

Valeurs de référence
Dans un dosage courant (à l'ultraviolet), les activités de PK des globules rouges varient de 2 à 8,8 U/g d'hémoglobine; dans le dosage à faible substrat, les activités varient de 0,9 à 3,9 U/g d'hémoglobine.

Signification de résultats anormaux
Des activités faibles de PK érythrocytaire confirment une déficience en PK et permettent de faire la différence entre une anémie hémolytique provenant d'une déficience en PK et d'autres dérèglements héréditaires.

Interventions infirmières
Avant le test
- Expliquez que ce test va déterminer l'activité d'une enzyme nécessaire au métabolisme du glucose, une déficience de cette enzyme pouvant causer une anémie.
- Informez la personne qu'un échantillon de sang sera prélevé et qu'elle n'a pas à s'abstenir de nourriture solide ou liquide avant le test.
- Vérifiez, dans son dossier, s'il y a eu une transfusion récente de sang et notez cette information sur le relevé de laboratoire.

Au moment du prélèvement
- Le défaut d'utiliser un tube de prélèvement contenant l'anticoagulant approprié ou de mélanger adéquatement l'échantillon et l'anticoagulant peut influer sur la détermination précise des résultats du test.
- Manipulez l'échantillon avec soin pour éviter l'hémolyse, qui peut influer sur les résultats du test.

Après le prélèvement
- Si un hématome apparaît à l'endroit de la ponction veineuse, appliquez des compresses chaudes afin de diminuer l'inconfort.

Radio-allergo-immunocaptation

Ce test de radio-allergo-immunocaptation (RAST pour *radioallergosorbent test*) mesure les immunoglobulines E (IgE) du sérum par dosage radio-immunologique et il détecte les allergènes spécifiques qui sont la cause des rhinites allergiques, de l'asthme et de la dermatite atopique. Cependant, une sélection attentive des allergènes spécifiques, basée sur les antécédents cliniques de la personne, est cruciale pour la réussite de l'analyse. Les résultats des dosages des anticorps IgE spécifiques sont mis en corrélation avec les tests d'allergie in vivo, y compris les tests cutanés.

Dans le RAST, un échantillon du sérum de la personne est exposé à une batterie d'antigènes spécifiques choisis d'après ses antécédents cliniques. Les résultats du test sont comparés à des valeurs témoins et ils représentent la réaction de la personne à un ou plusieurs allergènes spécifiques.

Le RAST a largement remplacé les tests cutanés, qui sont douloureux et qui comportent un risque d'anaphylaxie chez une personne hyperallergique. De plus, le RAST est utile lorsqu'une maladie cutanée rend difficile l'interprétation précise des résultats des tests cutanés, lorsqu'une personne a besoin d'une thérapie continue aux antihistaminiques ou lorsque les tests cutanés sont négatifs alors que les antécédents cliniques indiquent une hypersensibilité causée par les IgE.

Objectifs

• Identifier les allergènes pour lesquels la personne a une hypersensibilité immédiate (ou causée par les IgE) – par exemple, chez les personnes ayant des rhinites allergiques, de l'asthme ou une dermatite, ou encore chez les personnes qui ont des réactions systémiques à des produits chimiques, des médicaments ou du venin d'insecte.

• Contrôler la réponse à une thérapie de désensibilisation.

Protocole infirmier

Procédez à une ponction veineuse et recueillez l'échantillon dans un tube de 7 mL à bouchon rouge. Dans la plupart des cas, 1 mL de sérum est suffisant pour l'analyse de cinq allergènes. Assurez-vous de noter sur le relevé de laboratoire les allergènes spécifiques à analyser.

Résultats normaux

Les résultats du RAST sont interprétés en rapport avec un sérum témoin ou de référence, qui diffère selon le laboratoire.

Signification de résultats anormaux

Des niveaux sériques élevés d'IgE suggèrent une hypersensibilité à l'allergène ou aux allergènes spécifiques utilisés.

Interventions infirmières

Avant le test

• Expliquez à la personne que ce test détecte la cause des allergies et qu'il peut aussi être utilisé pour contrôler l'efficacité d'un traitement. Dites-lui qu'un échantillon de sang sera prélevé et qu'elle n'a pas à s'abstenir de nourriture solide ou liquide avant le test.

• Vérifiez si la personne a subi une scintigraphie au cours de la semaine précédant le RAST. Si tel est le cas, cela peut modifier les résultats du test. Si une scintigraphie est prévue, assurez-vous de prélever l'échantillon avant qu'elle soit réalisée.

• Assurez-vous de mettre en corrélation les antécédents cliniques de la personne et les allergènes à analyser. Une attention particulière à cette information peut assurer une analyse plus appropriée et aider à parvenir plus rapidement à un diagnostic.

Après le prélèvement

• Si un hématome apparaît à l'endroit de la ponction veineuse, appliquez des compresses chaudes afin de diminuer l'inconfort.

Radiographie cardiaque

Ce test permet de détecter une cardiopathie et d'analyser ses effets sur le système vasculaire pulmonaire. On prend habituellement des vues postéro-antérieure et latérale gauche du thorax, du médiastin, du cœur et des poumons. La vue postéro-antérieure est préférable à la vue antéro-postérieure parce qu'elle place le cœur plus près du plan du film et qu'elle fournit ainsi une image plus nette.

Objectifs

• Détecter une cardiopathie et des anomalies qui modifient la dimension, la forme ou l'aspect du cœur et des poumons.

• Vérifier la mise en place d'une sonde de l'artère pulmonaire et d'une sonde intracardiaque et des fils d'un stimulateur cardiaque.

Protocole infirmier

Pour obtenir les radiographies nécessaires, on demande à la personne d'adopter les positions qu'on lui indique, de prendre une profonde respiration, de la retenir pendant l'exposition et de respirer normalement par la suite.

Résultats normaux

Sur l'image postéro-antérieure, la cage thoracique paraît au moins deux fois plus grande que le cœur. Dans l'image antéro-postérieure, la dimension et la position relative du cœur peuvent sembler différentes, et la silhouette cardiaque ainsi que la trame vasculaire peuvent être plus marquées. Les radiographies confirment aussi la bonne mise en place des sondes et des stimulateurs cardiaques.

Signification de résultats anormaux

Les radiographies cardiaques doivent être étudiées en tenant compte des antécédents de la personne, de sa condition physique, des résultats de l'électrocardiographie et des résultats des radiographies cardiaques antérieures.

Dilatation du ventricule gauche. L'image postéro-antérieure montre un bord gauche du cœur arrondi et convexe avec une extension latérale de la partie inférieure du bord gauche; l'image latérale montre un bombement du ventricule gauche.

Dilatation du ventricule droit. L'image montre une proéminence secondaire du segment de l'artère pulmonaire sur le bord gauche du cœur; l'image latérale montre un bombement antérieur près de la voie d'éjection du ventricule droit.

Dilatation de l'oreillette gauche. L'image montre une densité double de l'oreillette gauche agrandie, un redressement du bord gauche du cœur, une élévation de la bronche souche gauche et, rarement, une extension latérale du bord droit du cœur supérieure au ventricule droit; l'image latérale montre un bombement postérieur près de l'oreillette gauche. Dans l'image postéro-antérieure, une congestion vasculaire pulmonaire est suggérée par une dilatation de la trame veineuse pulmonaire du côté latéral supérieur du hile et une dilatation horizontale de la trame vasculaire sur le bord droit du cœur.

Hypertension veineuse pulmonaire chronique. On observe une distribution en bois de cerf causée par des veines pulmonaires supérieures dilatées et par des veines pulmonaires inférieures normales ou rétrécies.

Œdème. Un œdème alvéolaire aigu donne une allure de papillon avec des densités plus grandes dans les champs pulmonaires centraux; un œdème pulmonaire interstitiel donne une apparence nuageuse ou ouatée.

Interventions infirmières

Avant le test

• Expliquez à la personne que ce test révèle la dimension et la forme du cœur. Dites-lui que des radiographies seront prises et assurez-la que l'appareil n'émet que relativement peu de radiations.

• Demandez-lui de retenir sa respiration ou de demeurer immobile tel qu'il est recommandé au cours du test de façon à ce que les radiographies soient claires.

• Demandez à la personne de retirer ses bijoux et ses vêtements au-dessus de la taille. Donnez-lui une blouse d'hôpital avec des cordons au lieu d'attaches métalliques.

• Vérifiez, dans le dossier d'une femme, la possibilité d'une grossesse. Ce test est habituellement contre-indiqué au cours du premier trimestre.

• Si la personne est tenue de garder le lit, assurez-vous que les autres personnes dans la chambre soient protégées des rayons X par un tablier de plomb, une cloison de séparation ou une distance suffisante.

Radiographie de la colonne vertébrale

Ce test, fréquemment réalisé, repose sur des radiographies de la colonne vertébrale pour mettre en évidence des déformations, des fractures, des luxations, des tumeurs et d'autres anomalies. L'état de la personne dicte le type et le nombre de radiographies nécessaires. Par exemple, une personne ayant une scoliose appréhendée a habituellement besoin de radiographies de la colonne vertébrale complète; une personne ayant une douleur dorsale basse n'a besoin que de radiographies des segments lombaires et sacrés.

Objectifs
• Détecter les fractures, les luxations, les subluxations et les déformations vertébrales.
• Détecter la dégénérescence, l'infection et les dérèglements congénitaux de la colonne vertébrale.
• Détecter les dérèglements des disques intervertébraux.
• Déterminer les effets vertébraux de l'arthrite et des dérèglements métaboliques.

Protocole
Au départ, le patient est placé en décubitus dorsal sur la table de radiographie pour une vue antéro-postérieure. Il peut alors être déplacé pour permettre des vues latérales ou obliques droite et gauche. Cependant, la position particulière dépend du segment vertébral ou de la structure adjacente qui présentent un intérêt.

Résultats normaux
On n'observe pas de fractures, de subluxations, de luxations, de courbures ou d'autres anomalies. Toutes les vertèbres ont une structure semblable, mais leur dimension, leur forme et leur surface articulaire varient selon leur emplacement dans la colonne vertébrale. Les disques intervertébraux fibrocartilagineux permettent un certain mouvement entre chacune des vertèbres.

La position particulière et l'espacement des vertèbres varient avec l'âge de la personne. Observées latéralement, les vertèbres adultes sont alignées de façon à former quatre courbures alternativement concaves et convexes. Les courbures cervicales et lombaires sont convexes vers l'avant; les courbures thoraciques et sacrées sont concaves vers l'avant. Même si la structure du coccyx varie, il pointe habituellement vers l'avant et vers le bas. Les vertèbres de nouveau-nés forment une seule courbure qui est concave vers l'avant.

Signification de résultats anormaux
Les radiographies peuvent montrer un spondylolisthésis, des fractures, des subluxations, des luxations, un tassement cunéiforme et des déformations comme une cyphose, une scoliose et une lordose. Cependant, pour confirmer certains autres dérèglements, on doit examiner, sur la radiographie, les structures spinales et leur relation spatiale, et on doit considérer les antécédents du patient et son état clinique. Ces dérèglements comprennent des anomalies congénitales, comme un torticolis, une absence des vertèbres sacrées ou lombaires, des hémivertèbres et un syndrome de Klippel-Feil, des processus dégénératifs, comme des épines hypertrophiques, une ostéo-arthrose et des espaces discaux réduits, une tuberculose (maladie de Pott), des tumeurs intraspinales bénignes et malignes, un disque déchiré ou un syndrome des disques cervicaux et des dérèglements généraux, comme une polyarthrite rhumatoïde, une maladie de Charcot, une spondylarthrite ankylosante, une ostéoporose et une maladie de Paget. Des tests supplémentaires, comme une myélographie ou une tomodensitométrie, peuvent être nécessaires pour établir un diagnostic définitif.

Interventions infirmières
Avant le test
• Expliquez au patient que ce test permet l'examen de la colonne vertébrale. Dites-lui que des radiographies seront prises et que le protocole dure de 15 à 30 minutes.
• Avisez-le qu'il sera placé dans différentes positions pour la prise des radiographies et que, même si certaines positions peuvent être inconfortables, il devra collaborer pour assurer la précision des résultats du test.
• Vérifiez, dans le dossier d'une patiente, la possibilité d'une grossesse puisque la prise de radiographies est contre-indiquée au cours du premier trimestre.
◆ *Mise en garde.* Si l'on soupçonne chez le patient une blessure spinale (particulièrement dans la région cervicale), ne le transférez pas sur la table de radiographie. Pour éviter une aggravation de la blessure, il devrait subir la radiographie alors qu'il est couché sur la civière.

Radiographie de la selle turcique

Ce test radiographique décèle les tumeurs dans la selle turcique, la cavité osseuse, cloisonnée qui contient l'hypophyse. Indiqué pour un dysfonctionnement hypophysaire chez les personnes qui souffrent d'anomalies du champ visuel, ce test est réalisé tôt au cours de l'examen médical pour écarter, comme cause possible, une tumeur hypophysaire évidente. Une radiographie de la selle turcique peut aussi permettre de visualiser des craniopharyngiomes voisins, des méningiomes, des chordomes et des tumeurs métastatiques causant un dysfonctionnement hypophysaire, des néoplasmes qui se développent au-delà de la selle turcique en comprimant les nerfs optiques, l'hypothalamus ou d'autres structures neurales, le syndrome de la selle turcique vide dans lequel le liquide céphalo-rachidien remplit la selle turcique en aplatissant l'hypophyse et, rarement, les anévrismes de la carotide.

Dans beaucoup d'établissements de la santé, la radiographie de la selle turcique a été remplacée par la tomographie sellaire et la tomodensitométrie de la tête. Un autre test utilisé pour visualiser les tumeurs hypophysaires est l'angiographie cérébrale.

Objectifs

• Détecter les tumeurs hypophysaires après l'apparition des symptômes.
• Étudier la dimension de l'hypophyse et détecter une extension extrasellaire.
• Détecter les anévrismes de la carotide et le syndrome de la selle turcique vide.

Protocole

Faites asseoir la personne sur une chaise et demandez-lui de demeurer immobile pendant que des clichés seront pris en vues latérales, antéropostérieures ou autres si cela est nécessaire.

Résultats normaux

Petite et de forme ovale, l'hypophyse remplit l'espace de la selle turcique. Les cloisons de la selle turcique paraissent normales, sans aucun signe de calcification, de déminéralisation ou de tumeur. La selle turcique normale devrait avoir 11 à 12 mm de profondeur et pas plus de 16 mm de diamètre antéro-postérieur.

Signification de résultats anormaux

Les tumeurs et les dérèglements qui peuvent apparaître sur la radiographie sont les suivants :
• Un *adénome* : une tumeur bien localisée avec des cloisons de la selle turcique qui peuvent être déminéralisées, irrégulières ou ballonnées. Si la tumeur est associée à une sécrétion excessive de l'hormone de croissance, le cortex sera épaissi et les sinus frontaux agrandis.
• Un *craniopharyngiome* : la calcification intrasellaire ou sus-sellaire dans un champ kystique avec une extension possible de la tumeur au-delà de la selle turcique.
• Des *méningiomes* et des *tumeurs métastatiques* : une selle turcique agrandie.
• Un *anévrisme de la carotide* : des cloisons érodées de la selle turcique.
• Un *syndrome de la selle turcique vide* : un espace sellaire agrandi.

Interventions infirmières

Avant le test

• Expliquez à la personne que ce test aide à déterminer la cause d'un dysfonctionnement hypophysaire.
• Informez-la qu'une radiographie sera réalisée et que le test dure moins de 15 minutes. Assurez-la que le test est sans douleur.
• Demandez-lui de tenir sa tête aussi immobile que possible au cours du protocole de façon à ce que les radiographies soient claires.
• Si la personne est un nourrisson ou un petit enfant, expliquez aux parents que sa tête va être tenue en place de façon à ce que les radiographies soient claires.
• Vérifiez, dans le dossier d'une femme, la possibilité qu'elle soit enceinte. Ce test est généralement contre-indiqué au cours du premier trimestre. Cependant, si le test doit être réalisé, dites à la personne qu'un tablier de plomb protecteur va couvrir son abdomen pour protéger le fœtus des radiations.
• Juste avant le protocole, demandez à la personne de retirer ses vêtements au-dessus de la taille, ses bijoux et autres objets qui pourraient masquer les radiographies, comme des verres, des prothèses dentaires et des pinces à cheveux. Fournissez-lui une blouse d'hôpital avec des cordons plutôt qu'avec des attaches métalliques.

Radiographie des sinus de la face

Les sinus de la face – des cavités remplies d'air et tapissées par une muqueuse – se situent entre le maxillaire, l'ethmoïde, le sphénoïde et l'os frontal. Les anomalies sinusales causées par une inflammation ou un traumatisme, des kystes, des mucocèles, une granulomatose et d'autres affections peuvent comporter une déformation des cloisons osseuses sinusales, une altération des muqueuses et la présence de liquide ou de masses dans les cavités.

Dans une radiographie des sinus de la face, des rayons X ou des rayons gamma passent à travers les sinus et réagissent sur un film à sensibilité spéciale pour former une image des structures sinusales. L'air qui remplit normalement les sinus de la face apparaît noir sur le film, mais du liquide dans un sinus présente une densité allant de voilée à opaque et peut révéler un niveau aérohydrique. Une fracture osseuse apparaît comme une brèche linéaire et moyennement transparente aux radiations; des kystes, des polypes et des tumeurs apparaissent comme des masses de tissus mous se projetant dans les sinus.

Lorsque les structures faciales voisines nuisent à la visualisation des régions pertinentes, on peut procéder à une tomographie pour obtenir une information supplémentaire. La tomographie est particulièrement utile dans la détermination d'un traumatisme facial et d'une maladie néoplasique.

La radiographie des sinus de la face est habituellement contre-indiquée au cours de la grossesse.

Objectifs
- Détecter les anomalies unilatérales ou bilatérales qui peuvent indiquer un traumatisme ou une maladie.
- Confirmer un diagnostic de maladie néoplasique ou inflammatoire des sinus de la face.
- Déterminer l'emplacement et la dimension des néoplasmes malins.

Protocole
La personne est assise droite (possiblement avec la tête dans un étau de mousse) entre l'appareil à rayons X et une cassette de film. Au cours du test, l'appareil à rayons X est amené à des angles particuliers et la tête de la personne est placée dans diverses positions standard pendant qu'on prend des clichés des sinus sous différents angles. Si cela est nécessaire, aidez à la mise en place de la personne.

Résultats normaux
Des sinus normaux de la face sont moyennement transparents aux radiations et remplis d'air, ce qui leur donne une apparence noire sur les radiographies des sinus.

Signification de résultats anormaux
Une radiographie des sinus de la face peut détecter un traumatisme ou une fracture des sinus de la face, une sinusite aiguë, une sinusite chronique, une granulomatose de Wegener, des néoplasmes malins, des tumeurs bénignes du tissu osseux et du tissu mou, des kystes, une mucocèle ou des polypes.

Interventions infirmières

Avant le test
- Décrivez à la personne les objectifs et le protocole du test. Dites-lui que sa tête sera immobilisée dans un étau de mousse au cours de la prise des radiographies, mais que cela ne cause pas d'inconfort. Expliquez-lui qu'on va lui demander de s'asseoir droite et d'éviter de bouger pendant que les radiographies seront prises. Insistez sur l'importance de sa coopération.

Au cours du test
- Pour éviter l'exposition aux radiations, quittez la pièce ou la région immédiate au cours du test; si vous devez y demeurer, portez un tablier recouvert de plomb.
- Si la personne est enceinte, placez un tablier recouvert de plomb sur son abdomen pour protéger le fœtus.
- Le défaut de retirer les prothèses dentaires, les bijoux et les objets métalliques du champ des rayons X ou la présence de différents corps étrangers métalliques dans ou autour des sinus de la face peuvent nuire à la détermination précise des résultats du test.
- Les mouvements de la personne au cours de la prise des clichés peuvent nécessiter des radiographies additionnelles.
- La surimpression des structures faciales voisines sur le film peut nuire à la visualisation des sinus de la face.

Radiographie du crâne

La radiographie du crâne permet d'examiner trois groupes d'os qui forment le crâne – la calotte du crâne, les maxillaires et les os de la face. Les radiographies du crâne sont souvent prescrites dans le cadre d'un examen neurologique complet. Chez les personnes ayant subi un traumatisme de la tête, ce test n'offre qu'une information limitée sur des fractures du crâne. Cependant, ce test est précieux pour détecter une augmentation de la pression intracrânienne, des anomalies de la base du crâne et de la voûte crânienne, des anomalies congénitales et périnatales, et beaucoup de maladies qui touchent l'organisme entier et produisent des anomalies crâniennes. Les os du crâne forment une structure anatomique si complexe que plusieurs radiographies de chacune des régions sont nécessaires.

Objectifs

• Détecter les fractures chez les personnes qui ont subi un traumatisme crânien.

• Aider à détecter et à examiner une augmentation de la pression intracrânienne, des tumeurs, des saignements et des infections.

• Aider au diagnostic des tumeurs hypophysaires.

• Détecter des anomalies congénitales.

Protocole

La personne est installée en décubitus dorsal ou assise sur une chaise, et on lui demande de demeurer immobile pendant que les radiographies sont prises. On peut utiliser des coussins ou des sacs de sable pour immobiliser la tête de la personne et la rendre plus à l'aise. Habituellement, on prend 5 radiographies du crâne : latérale gauche et droite, antéro-postérieure, postéro-antérieure de Caldwell et axiale (ou de la base).

Résultats normaux

Les dimensions, la forme, l'épaisseur et la position des os du crâne de même que la trame vasculaire, les sinus et les sutures sont normaux pour l'âge de la personne.

Signification de résultats anormaux

Les radiographies révèlent souvent des fractures de la voûte ou de la base, même si les fractures basilaires peuvent ne pas paraître sur le film si l'os est dense. On peut observer des anomalies congénitales et périnatales. Une augmentation de la pression intracrânienne peut causer une érosion, une dilatation ou une décalcification de la selle turcique. Une augmentation marquée de la pression intracrânienne peut provoquer une expansion du cerveau et une pression contre la lame osseuse interne du crâne, laissant des empreintes qui ont l'apparence de l'argent battu. Les radiographies du crâne peuvent aussi montrer une calcification anormale qui suggère une ostéomyélite (avec une calcification possible du crâne lui-même) et des hématomes sous-duraux chroniques. Ce test peut détecter des néoplasmes dans la matière cérébrale qui contiennent du calcium, comme des oligodendrogliomes ou des méningiomes, ou le déplacement médian d'une glande pinéale calcifiée provoqué par la présence d'une masse intracrânienne. Les radiographies crâniennes peuvent aussi révéler d'autres changements dans la structure osseuse, comme ceux qui résultent de dérèglements métaboliques telles l'acromégalie ou la maladie de Paget.

Interventions infirmières

Avant le test

• Expliquez à la personne que ce test aide à diagnostiquer des problèmes neurologiques. Dites-lui qu'elle n'a pas à s'abstenir de nourriture solide ou liquide ou de médicaments avant le test. Répondez à toutes ses questions.

• Informez-la que le test va être réalisé dans le service de radiologie et que plusieurs radiographies seront prises de son crâne sous différents angles. Assurez-la que le protocole est sans douleur et qu'il dure environ 15 minutes.

• Dites à la personne qu'on va lui demander d'attendre quelques minutes après le test pendant que les radiographies seront développées pour que l'on puisse en vérifier la clarté.

• Informez-la qu'elle devra garder sa tête immobile pendant que les radiographies seront prises, pour éviter de rendre les images floues.

• Demandez à la personne de retirer ses verres, ses prothèses dentaires, ses bijoux et ses pinces à cheveux avant le test de façon à ce que ces objets n'influent pas sur la clarté des radiographies.

Radiographie orbitaire

Comme certaines parties de l'orbite (la cavité qui contient l'œil) sont faites d'une ossature qui se fracture facilement, on prend souvent des radiographies de ces structures à la suite d'un traumatisme facial. Les radiographies aident aussi à diagnostiquer une maladie oculaire et des dysfonctionnements qui affectent les glandes lacrymales, les vaisseaux sanguins, les nerfs, les muscles et la graisse logée dans l'orbite. Des techniques spéciales de radiographie aident à localiser des corps étrangers, dans l'orbite ou dans l'œil, qui ne peuvent être vus à l'aide de l'ophtalmoscope. Pour préciser davantage les anomalies, on peut réaliser des tomogrammes en même temps que les radiographies, et la tomodensitométrie de même que l'échographie ultrasonique peuvent fournir une information supplémentaire.

Objectifs

• Aider au diagnostic d'une maladie ou d'une fracture orbitaires.

• Aider à la localisation intra-orbitaire ou intraoculaire de corps étrangers.

Protocole

On demande à la personne de se coucher sur le dos ou de s'asseoir droite et de demeurer immobile pendant que les radiographies sont prises. Une série orbitaire standard comporte habituellement des vues latérale, postéro-antérieure et sous-mentonnière verticale (basale); elle comporte aussi des images stéréo de Water (des images des deux côtés), des images en position fronto-sous-occipitale (semi-axiale) et des images des projections du canal optique. Des vues apicales permettent d'examiner un élargissement appréhendé de la fente sphénoïdale.

Résultats normaux

Chacune des orbites est constituée d'une voûte, d'un plancher et de cloisons interne et latérale. Les radiographies normales montrent que la cloison interne est légèrement plus épaisse que la voûte et le plancher, à l'exception de la portion formée par l'ethmoïde. Les cloisons internes de chacune des orbites sont parallèles l'une à l'autre. Les cloisons latérales de chacune des orbites semblent être projetées l'une vers l'autre. Si elles étaient droites et qu'elles s'avançaient plus loin dans la tête, elles se rencontreraient à un angle de 90 degrés. La fente sphénoïdale se trouve à l'arrière de l'orbite, entre la cloison latérale et la voûte. Le canal optique se situe à la pointe de l'orbite.

Signification de résultats anormaux

Habituellement, un traumatisme facial qui fracture l'orbite brise les os minces du plancher de l'orbite et l'ethmoïde. Pour détecter les anomalies, la dimension et la forme des structures orbitaires sur le côté affecté sont comparées à celles de l'autre côté. L'élargissement d'une orbite indique une lésion qui a causé une proptose résultant d'une augmentation de la pression intra-orbitaire. Toute tumeur qui se développe peut produire de tels changements. Plus particulièrement, un élargissement de la fente sphénoïdale peut provenir d'un méningiome orbitaire, d'anomalies intracrâniennes comme des tumeurs hypophysaires ou, plus généralement, d'anomalies vasculaires. Une dilatation du canal optique peut être le résultat de l'expansion extra-oculaire d'un rétinoblastome ou, chez les enfants, d'un gliome du nerf optique. Chez les adultes, seule une maladie prolongée peut augmenter la dimension de l'orbite. Cependant, chez les enfants, même une lésion qui se développe rapidement peut causer un élargissement orbitaire. Une diminution dans la dimension de l'orbite peut faire suite à une éviscération oculaire durant l'enfance ou à des affections comme une microphtalmie congénitale. Un néoplasme malin ou une infection peuvent détruire les cloisons orbitaires. Une tumeur bénigne ou un kyste produisent une échancrure locale bien découpée dans la cloison orbitaire. Une métastase ostéoblastique, un méningiome de la petite aile du sphénoïde ou une maladie de Paget augmentent la densité osseuse.

Interventions infirmières

Avant le test

• Expliquez à la personne que ce test permet d'étudier l'état des os autour de l'œil.

• Informez-la que des radiographies seront prises. Assurez-la que le protocole est sans douleur, à moins qu'elle n'ait subi un traumatisme facial; dans ce cas, la mise en place peut entraîner de l'inconfort.

• Dites-lui qu'on va lui demander de tourner la tête et de plier ou d'allonger le cou.

• Demandez-lui de retirer tous ses bijoux du champ des rayons X.

Radiographie rein-uretère-vessie

Les radiographies rein-uretère-vessie permettent d'examiner l'abdomen, déterminent la position des reins, des uretères et de la vessie, et détectent les anomalies macroscopiques. Ce test ne nécessite pas une fonction rénale intacte et il peut aider au diagnostic différentiel des maladies urologiques et gastro-intestinales qui présentent souvent des signes et des symptômes semblables. Cependant, les radiographies rein-uretère-vessie sont très limitées et elles doivent presque toujours être appuyées par d'autres tests comme une urographie excrétoire ou une tomodensitométrie rénale.

Objectifs
• Examiner la dimension, la structure et la position des reins.
• Dépister des calcifications et d'autres anomalies des reins, des uretères et de la vessie.

Protocole
On demande à la personne de se coucher sur le dos avec les bras étendus au-dessus de la tête. Pour éviter tout mouvement et assurer une radiographie adéquate, on lui demande de demeurer tout à fait immobile durant les quelques secondes nécessaires à l'exposition. On peut demander à une personne obèse d'exhaler et de retenir sa respiration au cours de l'exposition. Dans le cas d'un homme, on devrait placer un tablier de plomb sur la région des gonades.

Résultats normaux
La silhouette des reins apparaît de chaque côté, le droit étant légèrement plus bas que le gauche. Les deux reins ont à peu près la même dimension, avec les pôles supérieurs légèrement inclinés vers la colonne vertébrale, parallèlement à l'image (ou bande) produite par les muscles psoas. Les uretères ne sont pas visibles. La visualisation de la vessie dépend de la densité de ses parois musculaires et de la quantité d'urine dans la vessie.

Signification de résultats anormaux
Une polykystose, un myélome multiple, un lymphome, une amyloïdose, une hydronéphrose ou une hypertrophie compensatoire peuvent provoquer une dilatation rénale bilatérale. Une tumeur, un kyste ou une hydronéphrose peuvent causer une dilatation unilatérale. Des reins anormalement petits peuvent suggérer une glomérulonéphrite terminale ou une pyélonéphrite atrophique bilatérale. Une diminution apparente de la dimension d'un rein suggère une hypoplasie congénitale possible, une pyélonéphrite atrophique ou une ischémie. Un déplacement rénal peut provenir d'une tumeur surrénale. L'oblitération ou le renflement d'une partie de la bande des muscles psoas peuvent être le résultat d'une tumeur, d'un abcès ou d'un hématome. On peut détecter les anomalies congénitales, comme la localisation anormale ou l'absence d'un rein. Un rein en fer à cheval est suggéré par des axes rénaux qui sont parallèles à la colonne vertébrale, particulièrement si les pôles inférieurs des reins ne peuvent être distingués clairement. Un bord ou un contour globulés peuvent suggérer une polykystose rénale ou une pyélonéphrite atrophique à foyer dissimulé. Des corps opaques suggèrent des calculs ou une calcification vasculaire causés par un anévrisme ou un athérome; une opacification peut aussi suggérer des tumeurs kystiques, des concrétions fécales, des corps étrangers ou une accumulation anormale de liquide. Des calcifications peuvent apparaître n'importe où dans le système urinaire, mais leur détection positive nécessite une étude plus poussée. La seule exception est celle du calcul en forme de corne de cerf, qui se moule parfaitement aux bassinets et aux calices rénaux.

Interventions infirmières
Avant le test
• Expliquez à la personne que ce test montre la position des organes du système rénal et qu'il aide à y détecter des anomalies.
• Informez-la qu'on fera une radiographie et qu'on prendra des précautions pour la protéger des radiations.
• Avisez-la qu'elle n'a pas à s'abstenir de nourriture solide ou liquide avant le test. Dites-lui qui va réaliser le test et où il le sera, et mentionnez qu'il ne prend que quelques minutes.
• Vérifiez, dans son dossier, les états qui peuvent masquer les organes à visualiser, comme des lésions ovariennes, ou qui peuvent donner des images de mauvaise qualité, comme l'obésité. Assurez-vous que la radiographie ne fait pas suite à un examen récent au baryum, ce qui peut masquer le système urinaire.

Radiographie thoracique

Les radiographies thoraciques sont très utiles lorsqu'elles peuvent être comparées aux radiographies antérieures de façon à y détecter des changements. Même si les radiographies thoraciques étaient réalisées de façon courante comme tests de dépistage du cancer, le coût et l'exposition aux radiations qui y sont associés ont amené les experts à s'interroger sur leur utilité. L'American Cancer Society recommande les cultures d'expectoration plutôt que les radiographies thoraciques, même chez les personnes à risque élevé.

Objectifs
- Détecter les dérèglements pulmonaires, comme une pneumonie, une atélectasie, un pneumothorax, des bulles pulmonaires et des tumeurs.
- Détecter des tumeurs médiastinales et une cardiopathie.
- Localiser et examiner des lésions, des corps étrangers, des infiltrats, des accumulations de liquides et d'autres anomalies.
- Étudier l'état pulmonaire.

Protocole
Pour obtenir les radiographies nécessaires, on demande à la personne d'adopter les positions indiquées, de prendre une respiration profonde et de la garder pendant l'exposition, et de respirer normalement par la suite. Si l'on utilise un appareil portatif de radiographie auprès du lit du malade, on aide la personne à prendre la position appropriée pour le test.

Signification de résultats anormaux
Une distension pulmonaire associée à un diaphragme bas et à une augmentation généralisée de la radiotransparence peuvent suggérer un emphysème (mais peut aussi être révélée dans des radiographies normales). Pour permettre un diagnostic précis, les radiographies thoraciques doivent être mises en corrélation avec les résultats d'autres tests radiologiques et pulmonaires.

Interventions infirmières
Avant le test
- Expliquez à la personne que ce test permet d'étudier l'état pulmonaire et respiratoire. Informez-la qu'elle n'a pas à s'abstenir de nourriture solide ou liquide avant le test. Répondez à toutes ses questions.

- Informez-la qu'on prendra des radiographies et que des précautions seront prises pour la protéger d'une exposition excessive aux radiations.

- Expliquez qu'on va lui demander de prendre une respiration profonde et de la retenir pendant que des radiographies seront prises. Cela va aider à assurer une image plus claire des structures pulmonaires.

- Demandez à la personne de retirer ses bijoux et ses vêtements au-dessus de la taille. Fournissez-lui une blouse d'hôpital avec des cordons plutôt qu'avec des attaches métalliques.

- Dans le cas d'une femme, vérifiez si elle est enceinte. Les radiographies thoraciques sont habituellement contre-indiquées au cours du premier trimestre. Cependant, si la radiographie est absolument nécessaire, assurez-vous de placer un tablier de plomb sur l'abdomen et le bassin de la personne pour protéger le fœtus.

- Si la personne est alitée et qu'on utilise un appareil portatif de radiographie, vérifiez, dans son dossier, les diagnostics appréhendés. Des radiographies thoraciques faites à l'aide d'un appareil portatif pour détecter une atélectasie, une pneumonie, un pneumothorax et un déplacement médiastinal – ou pour suivre l'évolution d'un traitement – peuvent être moins fiables que les radiographies prises à l'aide d'un appareil stationnaire.

Si la personne est alitée, assurez-vous de protéger des rayons X les autres patients de la chambre par un écran de plomb, une cloison de séparation ou une distance sûre.

Au cours du test
- Lorsqu'on utilise un appareil portatif de radiographie au chevet de la personne, aidez-la à prendre la position appropriée. Comme il est préférable de prendre une radiographie thoracique en position verticale, remontez la personne vers la tête du lit, si elle peut le tolérer. Soulevez la tête du lit pour obtenir la position la plus verticale possible. Enlevez les câbles de monitorage cardiaque, le tubage intraveineux provenant des sondes sous-clavières, les sondes artérielles pulmonaires et les épingles de nourrice du champ des rayons X.

Après le test
- Si la personne est intubée, assurez-vous qu'aucune des sondes n'a été débranchée au cours de la mise en place.

Rapport albumine/globuline

Normalement utilisé pour déceler les dérèglements du foie, ce test sert aussi au diagnostic de plusieurs autres affections. Grâce à la mesure des concentrations d'albumine et de globuline dans le sérum, ce test décèle une large gamme de problèmes reliés à la production et à l'utilisation de ces importantes protéines.

Élaborée dans le foie, l'albumine aide au maintien de la distribution normale de l'eau dans l'organisme (pression oncotique liée aux protéines) et au transport des éléments du sang, tels les ions, les pigments, la bilirubine, les hormones, les acides gras, les enzymes et certains médicaments. L'albumine constitue environ 50 % à 60 % des protéines totales; le reste est fait de globulines, qui contribuent à la formation des anticorps et d'autres protéines plasmatiques.

Les globulines sériques aident à maintenir la pression osmotique lorsqu'un dérèglement permet à l'albumine de traverser la paroi des capillaires. Comme les globulines ne sont pas aussi efficaces que l'albumine dans ce travail, la pression osmotique peut baisser, même si les concentrations de protéines totales demeurent normales. Ainsi, une diminution du rapport albumine/globuline (rapport A/G) signale certains dérèglements.

La capacité de liaison de l'albumine (ABC), une autre mesure prise par ce test, indique le nombre de sites disponibles à la liaison de la bilirubine sur l'albumine qui transporte la bilirubine non conjuguée dans le sérum.

Objectif
• Détecter les dérèglements du foie et d'autres affections.

Protocole infirmier
Procédez à une ponction veineuse et recueillez un échantillon d'au moins 0,5 mL. Envoyez rapidement l'échantillon au laboratoire.

Valeurs de référence
• *Protéines totales* : 60 à 80 g/L.
• *Albumine* : 38 à 50 g/L.
• *Globuline* : 23 à 35 g/L.
• *Rapport A/G* : > 1,0.
• *ABC* : 91 % à 127 %.

Signification de résultats anormaux
Une *augmentation des protéines totales associée à un rapport A/G normal* suggère une déshydratation causée par la diarrhée, le mauvais fonctionnement des reins, le vomissement ou la perte de liquide par blessure.

Une *diminution des protéines totales liée à un rapport A/G diminué* peut être provoquée par une maladie aiguë du foie, des infections chroniques, un lupus érythémateux, des tumeurs malignes ou la polyarthrite rhumatoïde.

Une *augmentation des protéines totales liée à un rapport A/G diminué* est associée à de la diarrhée, une dermatite exfoliative, de la malabsorption, un syndrome néphrotique, des brûlures graves et une maladie aiguë du foie.

Une *diminution des protéines totales et du rapport A/G* indique de la diarrhée, de l'éclampsie, un excès de glucose intraveineux dans l'eau, une dermatite exfoliative, un apport insuffisant de fer, une maladie du foie, de la malabsorption, une néphrose, un jeûne prolongé ou des brûlures au troisième degré.

Une *augmentation du niveau d'albumine* ne se présente généralement pas.

Une *diminution de l'ABC* au-dessous de 50 % chez les nouveau-nés indique le besoin d'une exsanguino-transfusion.

Interventions infirmières
Avant le prélèvement
• Expliquez à la personne que ce test permet de diagnostiquer les maladies du foie et d'autres dérèglements grâce à la mesure des concentrations de certaines protéines dans le sang. Répondez aux questions qu'elle peut avoir.
• Informez-la qu'un échantillon de sang sera prélevé, mais qu'elle n'a pas à s'abstenir de nourriture solide ou liquide avant le test.
• Vérifiez le dossier de médication de la personne et signalez toute thérapie médicamenteuse en cours. Certains médicaments peuvent influer sur les concentrations des protéines totales.
• Si la personne est une femme en âge d'avoir un enfant, demandez-lui si elle est enceinte. Si tel est le cas, notez-le sur le relevé de laboratoire. La grossesse diminue la concentration d'albumine.

Après le prélèvement
• Manipulez l'échantillon avec soin pour éviter l'hémolyse, qui peut modifier les résultats du test.
• Si un hématome apparaît à l'endroit de la ponction veineuse, appliquez des compresses chaudes afin de diminuer l'inconfort.

Réaction de Schick

Même si elle n'est pas réalisée de façon courante, la réaction de Schick est utilisée pour déterminer la sensibilité à la diphtérie ou l'immunité contre celle-ci – une infection bactérienne aiguë et hautement contagieuse provoquée par la bactérie *Cornebacterium diphtheriae*.

Une personne immunisée contre la diphtérie produit des antitoxines en grande quantité qui circulent dans son sang. Cependant, une personne susceptible d'être atteinte de la maladie n'a pas d'antitoxines ou n'en a que des niveaux très bas, et son organisme n'est pas en mesure de neutraliser la toxine de la diphtérie. Comme ce test comporte l'injection intradermique de la toxine de la diphtérie, la réaction de la personne à l'injection indique l'immunité contre la diphtérie et la sensibilité à celle-ci. Les principaux réservoirs importants de diphtérie sont les personnes immunisées (particulièrement les personnes âgées dont l'immunité a décliné) et les enfants qui n'ont pas été immunisés.

Le calendrier recommandé pour une immunisation active contre la diphtérie chez les nouveau-nés en bonne santé et les enfants prévoit des vaccinations à 2 mois, 4 mois, 6 mois, 18 mois et entre 4 et 6 ans. Un adulte qui a besoin d'une immunisation contre la diphtérie devra recevoir un mélange d'anatoxines diphtériques et tétaniques tous les 10 ans.

Objectif

• Déterminer la présence ou l'absence d'une quantité importante d'antitoxines de la diphtérie dans le sang.

Protocole infirmier

Dans ce test, 0,1 mL de toxine diphtérique purifiée dissoute dans de l'albumine sérique humaine tamponnée est injecté par voie intradermique dans un des avant-bras de la personne et 0,1 mL d'anatoxine diphtérique inactivée est injecté dans l'autre avant-bras de la personne comme contrôle pour écarter la sensibilité aux protéines de la culture. Les deux endroits sont examinés 24 et 48 heures, et à nouveau 4 à 7 jours après les injections.

Résultats normaux

Chez les personnes immunisées contre la diphtérie, aucun des endroits d'injection ne montre de réaction. Cette réaction négative au test signifie que la personne présente peu de risque de contracter la diphtérie.

Signification de résultats anormaux

Les personnes sensibles à la diphtérie – celles qui ont des quantités faibles d'antitoxines circulantes ou qui n'en ont pas – ont une réaction positive à l'injection. Cette réaction se traduit par une inflammation et une induration à l'endroit de l'injection de la toxine en moins de 24 heures et elle atteint son maximum en 7 jours. La réaction présente habituellement une petite partie centrale rouge foncé et elle peut atteindre 3 cm de diamètre. En même temps, l'endroit de l'injection de l'anatoxine ne montre aucune réaction.

Si le test est positif chez une personne bien immunisée, cela indique fortement qu'elle est incapable de produire des anticorps.

Interventions infirmières

Avant le test

• Expliquez à la personne l'objectif et le protocole du test. Si cela est possible, dites-lui qui va administrer les injections et quand elles le seront, et mentionnez qu'elles ne vont causer que peu d'inconfort. La personne n'a pas à s'abstenir de nourriture solide ou liquide avant le test.

Récepteurs tissulaires d'œstrogènes et de progestérone

Les récepteurs d'œstrogènes et de progestérone sont des protéines cellulaires qui se lient aux hormones avant qu'elles puissent déclencher une réponse cellulaire. Ces récepteurs peuvent être détectés par un dosage radio-isotopique ou grâce à l'analyse d'un échantillons provenant d'une biopsie du sein et qui a été congelé rapidement. La mesure des récepteurs d'œstrogènes et de progestérone grâce à l'échantillonnage de tissu chez une personne ayant un cancer du sein aide à prédire comment elle va répondre à une thérapie endocrinienne. On rapporte que jusqu'à 7 % des tumeurs primaires et jusqu'à 66 % des tumeurs métastatiques ont des niveaux élevés de récepteurs d'œstrogènes. Environ 55 % des tumeurs qui sont positives pour les récepteurs d'œstrogènes répondent à une thérapie endocrinienne, telle l'administration d'œstrogènes, d'androgènes, de progestérone ou de glucocorticoïdes. Il existe d'autres traitements comme l'ovariectomie, la surrénalectomie et l'hypophysectomie.

Les personnes ayant des tumeurs positives pour les récepteurs d'œstrogènes et de progestérone répondent mieux à une thérapie hormonale que celles qui ont des tumeurs positives pour les récepteurs d'œstrogènes mais négatives pour les récepteurs de progestérone. En fait, les personnes qui ont des tumeurs contenant des récepteurs d'œstrogènes et de progestérone ont un taux de réponse supérieur à 75 % à une thérapie endocrinienne.

Objectif

• Déterminer la réponse éventuelle d'une tumeur maligne à une thérapie endocrinienne.

Protocole infirmier

Le test nécessite pour le dosage un spécimen de 200 mg à 500 mg de tissu tumoral congelé rapidement (non fixé). Le laboratoire va fournir les directives particulières et le matériel pour le transport du spécimen tissulaire requis. Un échantillon de tissu inadéquat ou une mauvaise préparation de l'échantillon de tissu peuvent influer sur la détermination précise des résultats du test.

Valeurs de référence

Le résultat du test est présenté comme négatif si la liaison tissulaire n'est pas décelable (≤ 3 fmol/mg de protéine cytosolique). Le test est positif si la liaison d'œstrogènes et de progestérone est > que 4 fmol/mg de protéine cytosolique. Les résultats sont à la limite si le test détecte un niveau de liaison trop faible pour en permettre la détermination précise.

Signification de résultats anormaux

Les tumeurs négatives pour les récepteurs d'œstrogènes répondent rarement à une thérapie endocrinienne.

Interventions infirmières

Avant le test

• Expliquez à la personne l'objectif du test et le protocole. Dites-lui comment l'échantillon de tissu du sein va être prélevé, qui va le prélever et quand le protocole va être réalisé. Dites-lui qu'elle va recevoir une anesthésie locale ou générale selon le type d'échantillon requis.

Après le test

• Si la personne a reçu un anesthésique local, surveillez les signes vitaux et administrez un médicament contre la douleur. Si elle a subi une anesthésie générale, vérifiez les signes vitaux toutes les 30 minutes durant les 4 premières heures, toutes les heures pour les 4 heures suivantes et alors toutes les 4 heures. Administrez un analgésique. Surveillez le saignement, la sensibilité ou la rougeur à l'endroit de la biopsie. Apportez le soutien psychologique requis à la personne qui attend les résultats du test.

Réfraction oculaire

Ce test est réalisé de façon courante au cours d'un examen complet de l'œil ou lorsqu'une personne se plaint d'un changement dans sa vision. L'œil réfracte la lumière en faisant dévier les rayons à travers la cornée, l'humeur aqueuse, le cristallin et l'humeur vitrée pour finalement focaliser les images sur la rétine. En mesurant la réfraction, l'examinateur détecte tout vice de réfraction de même qu'il détermine le besoin de verres correcteurs (verres ou verres de contact).

Objectif

• Diagnostiquer un vice de réfraction et prescrire des verres correcteurs si cela est nécessaire.

Protocole

D'abord, on procède à une réfraction objective à l'aide d'un rétinoscope et, ensuite, à une réfraction subjective en questionnant la personne sur son acuité visuelle pendant qu'on place des verres d'essai devant ses yeux.

Résultats normaux

Le pouvoir de réfraction, mesuré en dioptrie, est le plus élevé à la cornée (approximativement de 44 dioptries) à cause de sa courbure. L'humeur aqueuse a le même pouvoir de réfraction que la cornée et elle est considérée comme étant le même milieu. Le cristallin a un pouvoir de réfraction d'environ 10 à 14 dioptries, mais il peut modifier ce pouvoir en changeant sa forme. Le vitré, un milieu gélatineux, n'a que peu de pouvoir de réfraction et elle transmet principalement la lumière. En l'absence d'accommodation, le pouvoir moyen de réfraction de l'œil humain est de 58 dioptries. Idéalement, les yeux n'ont aucun vice de réfraction (une emmétropie), même si la plupart des personnes présentent un certain degré d'anomalie (une amétropie).

Signification de résultats anormaux

Il existe 3 types principaux d'amétropie.

L'*hypermétropie* et la presbytie se produisent lorsque le globe oculaire est trop court et que les rayons lumineux sont focalisés derrière la rétine. L'examen, à l'aide du rétinoscope, montre un réflexe rouge se déplaçant dans la même direction que celle de la lumière du rétinoscope. Une personne ayant une hypermétropie voit clairement au loin, mais elle a une vision brouillée des objets rapprochés.

La *myopie* se produit lorsque le globe oculaire est trop long et que les rayons lumineux sont focalisés en avant de la rétine. L'examen au rétinoscope révèle un mouvement réflexe en direction opposée à celle de la lumière du rétinoscope. Une personne ayant une myopie voit clairement les objets rapprochés, mais elle a une vision brouillée des images éloignées.

L'*astigmatisme*, le vice de réfraction le plus fréquent, se produit lorsque les rayons lumineux qui pénètrent dans l'œil ne sont pas réfractés uniformément et qu'on ne parvient pas à obtenir un point focal précis sur la rétine. Habituellement causé par une courbure inégale de la cornée, l'astigmatisme est généralement associé à l'hypermétropie ou à la myopie.

Interventions infirmières

Avant le test

• Expliquez à la personne que ce test aide à déterminer si elle a besoin de verres correcteurs.

• Dites-lui qu'on peut lui mettre des gouttes pour les yeux de façon à dilater les pupilles et à empêcher l'accommodation par le cristallin. Cette dilatation prend environ 20 minutes et le test lui-même, 10 à 20 autres minutes.

• Assurez-la que le test est sans douleur et sûr.

• Vérifiez, dans son dossier, si elle souffre de glaucome à angle fermé et l'hypersensibilité aux gouttes utilisées pour la dilatation des yeux.

• Si la personne doit recevoir des gouttes pour la dilatation des pupilles, expliquez-lui qu'elle va être en mesure de voir suffisamment bien pour conduire, mais qu'elle ne sera pas capable de voir clairement les objets rapprochés immédiatement après le test.

◆ *Mise en garde.* N'administrez pas de gouttes pour la dilatation des pupilles à une personne présentant une hypersensibilité à ces gouttes ou à une personne ayant eu un glaucome à angle fermé.

Rénine plasmatique

La rénine, une enzyme sécrétée par les reins, constitue le premier volet du cycle rénine-angiotensine-aldostérone qui contrôle l'équilibre sodium-potassium, le volume liquidien et la pression sanguine. Le test mesurant l'activité de la rénine plasmatique est un protocole de dépistage pour les personnes ayant une hypertension artérielle essentielle, d'origine rénale ou rénovasculaire. Lorsqu'il est complété par d'autres tests spéciaux, ce test peut aider à établir la cause de l'hypertension.

L'activité de la rénine plasmatique est mesurée par dosage radio-immunologique à partir d'un échantillon de sang périphérique ou rénal; les résultats sont présentés sous forme de taux de formation de l'angiotensine 1 par unité de temps.

Objectifs
• Dépister une hypertension artérielle d'origine rénale.
• Planifier le traitement d'une hypertension artérielle essentielle.
• Aider à déceler un hyperaldostéronisme primaire.

Protocole infirmier
Échantillon d'une veine périphérique. Procédez à une ponction veineuse et recueillez l'échantillon dans une seringue refroidie et dans un tube refroidi de 5 mL à bouchon lavande.

Cathétérisme des veines rénales. Préparez un endroit pour le cathétérisme des veines fémorales. Lorsque les échantillons ont été prélevés des veines rénales et de la veine cave, placez-les dans des tubes refroidis à bouchon lavande, étiquetez-les de façon à désigner les endroits de prélèvement.

Remplissez complètement les tubes, inclinez-les délicatement à plusieurs reprises, placez-les sur de la glace et envoyez-les immédiatement au laboratoire.

Valeurs de référence
Pour un échantillon d'une veine périphérique, avec diète limitée en sodium, en station debout :
• *De 20 à 39 ans :* 50 à 400 ng/L/s (moyenne, 180 ng/L/s).
• *40 ans ou plus :* 50 à 180 ng/L/s (moyenne, 100 ng/L/s).

Pour un échantillon d'une veine périphérique, avec diète normale en sodium, en station debout :
• *De 20 à 39 ans :* 17 à 70 ng/L/s (moyenne, 32 ng/L/s).

• *40 ans ou plus :* 17 à 50 ng/L/s (moyenne, 25 ng/L/s).

Pour un dosage d'une veine rénale, le rapport de l'activité de la rénine veineuse des reins se situe à un niveau plus bas que 1,5 à 1,0.

Signification de résultats anormaux
Une *augmentation* de l'activité de la rénine peut se produire dans une insuffisance surrénalienne, une insuffisance rénale chronique associée à une néphropathie parenchymateuse, une cirrhose, une maladie rénale terminale, une hypertension artérielle (essentielle, maligne et réno-vasculaire), une hypokaliémie, une hypovolémie causée par une hémorragie, des tumeurs rénales à production de rénine ou un rejet de greffe.

Une *diminution* de l'activité de la rénine peut indiquer un syndrome de Cushing, une hypertension artérielle essentielle associée à une faible activité de la rénine, une hypervolémie causée par un régime riche en sodium, un syndrome d'ingestion de réglisse, un hyperaldostéronisme primaire ou une ingestion de stéroïdes qui retiennent le sel.

Interventions infirmières
Avant le test
• Expliquez à la personne que ce test aide à établir la cause de l'hypertension artérielle et expliquez-lui le protocole.
• Dites-lui de maintenir un régime alimentaire normal en sel (3 g/jour) et d'arrêter l'utilisation de diurétiques, d'antidépresseurs, de vasodilatateurs, de contraceptifs oraux et de réglisse durant les 2 à 4 semaines précédant le test.
• Comme la posture influe sur la sécrétion de rénine, demandez à la personne de garder la position requise (couchée ou debout) durant les 2 heures précédant le test.
◆ *Mise en garde.* Après le cathétérisme des veines rénales, exercez une pression à cet endroit durant 10 à 20 minutes. Imposez à la personne le repos au lit durant 8 heures. Vérifiez les signes vitaux et surveillez, à l'endroit des cathétérismes, le saignement et l'hématome toutes les demi-heures durant 2 heures et, par la suite, toutes les heures durant 4 heures. Vérifiez le pouls distal pour détecter tout signe de formation d'un thrombus ou d'une occlusion artérielle.

Résonance magnétique nucléaire de la tête

Comme la tomodensitométrie, la résonance magnétique nucléaire (RMN) fournit des images transversales des structures crâniennes dans plusieurs plans. Cependant, contrairement à la tomodensitométrie, la RMN produit des images sans recourir aux radiations ionisantes ou à l'injection de solutions d'opacifiant. Les plus grands avantages de la RMN reposent sur sa capacité de « voir à travers » les tissus osseux et de représenter avec beaucoup de précision le tissu mou rempli de liquide. Environ 90 % de toutes les études de la RMN sont réalisées pour aider à diagnostiquer des dérèglements crâniens et spinaux appréhendés.

La RMN, une technique de visualisation non invasive, repose sur les propriétés magnétiques des atomes. L'hydrogène, le plus abondant et le plus sensible du point de vue magnétique des atomes de l'organisme, est le plus fréquemment choisi pour les études de la RMN. Ainsi, l'appareil utilise un puissant champ magnétique et l'énergie des radiofréquences pour produire des images basées principalement sur le contenu en eau des tissus. Les champs magnétiques et l'énergie des radiofréquences utilisés pour la RMN sont imperceptibles à la personne; aucun effet nuisible n'a encore été démontré. La recherche se poursuit sur les champs magnétiques et les ondes des radiofréquences les plus appropriés pour chaque type de tissu.

Même si la gamme complète de ses applications cliniques n'a pas encore été établie, la RMN est déjà reconnue comme un instrument sûr et précieux de diagnostic neurologique. Cependant, le test est contre-indiqué chez les personnes enceintes et chez celles qui portent des stimulateurs cardiaques, des prothèses auditives ou d'autres objets métalliques, comme des attaches d'anévrisme.

Objectifs

• Aider au diagnostic des lésions intracrâniennes et spinales et d'anomalies du tissu mou.
• Aider au diagnostic des maladies démyélinisantes, comme la sclérose en plaques.
• Détecter et étudier des tumeurs extra-axiales (comme des névromes acoustiques), des lésions hypophysaires, des malformations artério-veineuses et une lésion radique au cerveau.

Protocole

Installez la personne en décubitus dorsal sur le lit étroit de l'appareil à RMN et demandez-lui de demeurer immobile. Le lit permet de la faire glisser jusqu'à la position désirée à l'intérieur de l'appareil, où l'énergie des radiofréquences est dirigée vers sa tête, son cou ou les régions voisines. Les images qui en résultent sont affichées sur un écran et enregistrées sur film ou sur bande magnétique à des fins de documentation permanente. Le radiologiste peut faire varier les ondes des radiofréquences et utiliser l'ordinateur pour manipuler et augmenter le contraste des images.

Résultats normaux

L'image montre les détails anatomiques normaux du système nerveux central dans tous les plans sans interférence du tissu osseux. Les structures du cerveau et de la moelle épinière devraient ressortir distinctement, et être très bien délimitées. La couleur et les ombres du tissu vont varier en fonction de l'énergie des radiofréquences, de la force du champ magnétique et du degré de contraste produit par l'ordinateur.

Signification de résultats anormaux

La RMN peut détecter un œdème cérébral et une maladie démyélinisante, comme la sclérose en plaques. Elle peut aussi détecter la formation de plaques, les infarctus, les tumeurs, les caillots sanguins, les hémorragies et les abcès.

Interventions infirmières

Avant le test

• Expliquez à la personne que ce test aide à examiner les structures de sa tête et de son cou.
• Dites-lui qu'elle sera installée sur un lit étroit dans un grand cylindre qui abrite les aimants de la RMN. Insistez sur le fait que le test, dont la réalisation peut prendre jusqu'à 90 minutes, est sans douleur et qu'il n'entraîne aucune exposition aux radiations.
• Comme les montres, les bijoux et les cartes de crédit peuvent être endommagés par un fort champ magnétique, demandez à la personne de retirer tous ses objets métalliques.
• Faites revêtir à la personne une blouse ample d'hôpital. Les patients non hospitalisés peuvent porter n'importe quel vêtement confortable.

Au cours du test

• Dites à la personne d'éviter tout mouvement exagéré, qui peut donner des images brouillées.

Résonance magnétique nucléaire des articulations

La résonance magnétique nucléaire (RMN), une technique non invasive, fournit des images transversales des structures périarticulaires, comme les tendons, les ligaments et le cartilage, dans plusieurs plans. Généralement, la RMN s'avère supérieure à la tomodensitométrie dans l'étude de ces structures. Elle a même largement remplacé l'arthrographie dans l'étude des problèmes du genou. Pour les problèmes de la hanche, la RMN est plus fréquemment utilisée que la scintigraphie de l'os pour examiner une nécrose avasculaire de la tête du fémur. Cependant, la tomodensitométrie demeure plus utile que la RMN dans l'examen de beaucoup de problèmes du coude.

La RMN devrait toujours faire suite à des radiographies dans l'analyse des problèmes articulaires. Cela provient du fait que certaines infections, tumeurs et lésions traumatiques peuvent paraître très semblables avec la RMN et nécessiter une radiographie pour parvenir à un diagnostic juste.

La RMN repose sur les propriétés magnétiques des atomes. L'hydrogène, le plus abondant et le plus sensible du point de vue magnétique des atomes de l'organisme, est le plus fréquemment choisi pour les études de RMN. Ainsi, l'appareil de RMN utilise un puissant champ magnétique et l'énergie des radiofréquences pour produire des images basées principalement sur le contenu en eau des tissus. Les champs magnétiques et l'énergie des radiofréquences utilisés pour la RMN sont imperceptibles à l'individu; aucun effet nuisible n'a encore été démontré. La recherche se poursuit pour établir les champs magnétiques et les ondes des radiofréquences les plus appropriés pour chaque type de tissu.

Même si la gamme complète de ses applications cliniques n'a pas encore été établie, la RMN est déjà reconnue comme un outil diagnostique sûr et précieux. Cependant, ce test est contre-indiqué chez les personnes enceintes ou chez celles qui ont des stimulateurs cardiaques, des prothèses de l'oreille interne ou d'autres objets métalliques, comme des attaches d'anévrisme.

Objectifs

• Aider à visualiser et à désigner les infections, les tumeurs, les masses et les nécroses avasculaires.

• Examiner une lésion du tissu mou et des déchirures du fibrocartilage, des ligaments et des tendons.

Protocole

Installez le patient en décubitus dorsal sur le lit étroit de l'appareil à RMN et demandez-lui de demeurer immobile. Le lit permet alors de le faire glisser jusqu'à la position désirée dans l'appareil, où l'énergie des radiofréquences est dirigée vers le genou, la hanche, le poignet, l'épaule ou une autre région articulaire. Les images qui en résultent sont affichées sur un écran et enregistrées sur film ou sur bande magnétique à des fins de documentation permanente. Le radiologiste peut faire varier les ondes des radiofréquences et utiliser l'ordinateur pour manipuler les images et en augmenter le contraste.

Résultats normaux

L'image montre une articulation normale dans tous les plans. Les structures articulaires devraient apparaître distinctement et être délimitées avec précision.

Signification de résultats anormaux

La RMN peut détecter la plupart des anomalies du genou, les problèmes des ligaments ou du cartilage de l'épaule et des disques des articulations temporo-mandibulaires, les tumeurs osseuses métastatiques et primaires, la nécrose avasculaire et l'ostéomyélite, aussi bien que les déchirures des ménisques, des ligaments et des tendons.

Interventions infirmières

Avant le test

• Expliquez au patient que ce test aide à examiner ses structures articulaires.

• Dites-lui qu'il va être installé sur un lit étroit dans un grand cylindre qui abrite les aimants de la RMN. Insistez sur le fait que le test, dont la réalisation peut prendre jusqu'à 90 minutes, est sans douleur et qu'il ne comporte aucune exposition aux radiations.

• Comme les montres, les bijoux et les cartes de crédit peuvent être endommagés par un fort champ magnétique, dites au patient de retirer tous ses objets métalliques.

• Faites-lui revêtir une blouse ample d'hôpital. Les patients non hospitalisés peuvent porter n'importe quel vêtement confortable.

Au cours du test

• Dites au patient d'éviter tout mouvement exagéré, qui peut donner des images brouillées.

Résonnance magnétique nucléaire de l'abdomen

Même si toute la gamme de ses applications cliniques n'a pas encore été établie, la résonance magnétique nucléaire (RMN) est déjà reconnue comme un outil sûr et précieux de diagnostic. Comme la tomodensitométrie, la RMN produit des images transversales de la région abdominale dans différents plans. Cependant, contrairement à la tomodensitométrie, la RMN fournit des images sans avoir recours aux radiations ionisantes ou à l'injection de solutions d'opacifiant. Les plus grands avantages de la RMN reposent sur sa capacité de « voir à travers » le tissu osseux et de représenter le tissu mou rempli de liquide avec beaucoup de précision.

La RMN, une technique non invasive, est basée sur les propriétés magnétiques des atomes. L'hydrogène, qui est le plus abondant et le plus sensible du point de vue magnétique parmi les atomes de l'organisme, est le plus fréquemment choisi pour les études de la RMN. Ainsi, l'appareil utilise un puissant champ magnétique et l'énergie des radiofréquences pour produire des images basées principalement sur la teneur en eau du tissus. Les champs magnétiques et l'énergie des radiofréquences utilisés pour la RMN sont imperceptibles à la personne; aucun effet nuisible n'a encore été démontré. La recherche se poursuit sur les champs magnétiques et les ondes des radiofréquences les plus appropriés pour chaque type de tissu.

La RMN est contre-indiquée chez les personnes enceintes et chez celles qui ont des stimulateurs cardiaques, des prothèses auditives ou d'autres objets métalliques comme des attaches d'anévrisme.

Objectif
• Aider au diagnostic des lésions abdominales, des thromboses veineuses rénales et des anomalies du tissu mou.

Protocole
Installez la personne en décubitus dorsal sur le lit étroit de l'appareil à RMN et demandez-lui de demeurer immobile. Le lit permet de la faire glisser jusqu'à la position désirée à l'intérieur de l'appareil, où l'énergie des radiofréquences est dirigée vers son abdomen. Les images qui en résultent sont affichées sur un écran et enregistrées sur film ou sur bande magnétique à des fins de documentation permanente. Le radiologiste peut faire varier les ondes des radiofréquences et utiliser l'ordinateur pour manipuler et augmenter le contraste des images.

Résultats normaux
L'image montre les détails anatomiques normaux des structures abdominales dans tous les plans, sans interférence des os. La couleur et les ombres du tissu vont varier en fonction de l'énergie des radiofréquences, de la force du champ magnétique et du degré de contraste produit par l'ordinateur.

Signification de résultats anormaux
La RMN peut détecter une obstruction de la veine cave, une thrombose veineuse rénale, une hydronéphrose, une glomérulonéphrite et une néphrite interstitielle aiguë, et elle peut juger le dommage tissulaire dans les greffes de reins. Elle permet aussi d'établir le stade d'un cancer de la prostate, de l'utérus et de la vessie.

Interventions infirmières
Avant le test
• Expliquez à la personne que ce test permet d'examiner ses structures abdominales.

• Dites-lui qu'elle sera installée sur un lit étroit dans un grand cylindre qui abrite les aimants de la RMN. Insistez sur le fait que le test, dont la réalisation peut durer jusqu'à 90 minutes, est sans douleur et qu'il n'entraîne aucune exposition aux radiations.

• Comme les montres, les bijoux et les cartes de crédit peuvent être endommagés par un fort champ magnétique, demandez à la personne de retirer tous ses objets métalliques.

• Faites revêtir à la personne une blouse ample d'hôpital. Les personnes non hospitalisées peuvent porter n'importe quel vêtement confortable.

Au cours du test
• Dites à la personne d'éviter tout mouvement exagéré, qui peut donner des images brouillées.

Salicylates sériques

Ce test quantitatif utilise le principe de la colorimétrie pour mesurer les concentrations sériques des salicylates. Un tel dosage peut faire suite à la détection des salicylates dans un dépistage urinaire qualitatif.

Absorbé rapidement à partir de la muqueuse du tractus gastro-intestinal, l'acide acétylsalicylique à des doses thérapeutiques atteint des concentrations sanguines de pointe en 30 à 45 minutes et il est hydrolysé rapidement en acide salicylique et lié à l'albumine. Cependant, avec des doses toxiques, les concentrations sériques de salicylates peuvent augmenter durant les 6 à 10 heures suivant l'ingestion; aussi, on recommande un échantillonnage sérié durant 24 heures à la suite de l'ingestion d'une dose excessive pour déterminer avec précision la toxicité.

Objectifs
• Confirmer une toxicité appréhendée d'après le dossier ou l'apparition des symptômes.
• Contrôler les concentrations thérapeutiques des salicylates sériques, particulièrement dans le traitement de la polyarthrite rhumatoïde, de la polyarthrite juvénile et de l'ostéo-arthrose.

Protocole infirmier
Procédez à une ponction veineuse et recueillez l'échantillon dans un tube de 7 mL à bouchon rouge. Envoyez immédiatement l'échantillon au laboratoire. Pour un test médico-légal, observez les précautions appropriées.

Valeurs de référence
La concentration appropriée des salicylates sériques varie selon les objectifs thérapeutiques :
• *Analgésie et antipyrèse :* 3 à 10 mg/dL (0,2 à 0,7 mmol/L).
• *Effet anti-inflammatoire :* 15 à 30 mg/dL (1,1 à 2,2 mmol/L).
• *Traitement du rhumatisme articulaire aigu :* 25 à 35 mg/dL (1,8 à 2,5 mmol/L).

Signification de résultats anormaux
La posologie thérapeutique est établie selon la concentration des salicylates mesurés dans le sérum. La plupart des individus atteignent un degré d'intoxication lorsque la concentration sérique totale des salicylates dépasse 30 mg/dL (2,2 mmol/L). Le traitement de l'intoxication est établi selon le degré noté de toxicité, l'état clinique et un nomogramme qui est fonction du temps.

Interventions infirmières
Avant le test
• Si cela est pertinent, expliquez que ce test mesure les concentrations de salicylates dans le sang. Informez le patient qu'un échantillon de sang sera prélevé et qu'il n'a pas à s'abstenir de nourriture solide ou liquide avant le test.
• Si le test est réalisé à des fins médico-légales, assurez-vous que le patient ou un membre responsable de la famille a signé une formule de consentement.
• Vérifiez, dans son dossier, l'utilisation récente des salicylates, comme l'aspirine, l'acide salicylique et le salicylate de sodium. Souvenez-vous que beaucoup de médicaments contre le rhume, vendus sans ordonnance, contiennent des salicylates. Notez la quantité de salicylates ingérée.
• Vérifiez l'ingestion de substances qui pourraient influer sur les résultats du test. Les antiacides et les aliments diminuent les concentrations de salicylates; le chlorure d'ammonium et les autres acidifiants de l'urine augmentent les concentrations de salicylates.

Au moment du prélèvement
• Manipulez l'échantillon avec soin pour éviter l'hémolyse, qui peut augmenter faussement les résultats du test.

Après le prélèvement
• Si un hématome apparaît à l'endroit de la ponction veineuse, appliquez des compresses chaudes afin de diminuer l'inconfort.

Sang dans l'urine

L'*hémoglobinurie* fait référence à la présence d'hémoglobine libre dans l'urine. Habituellement causée par des conditions extérieures aux voies urinaires, l'hémoglobinurie survient généralement à la suite d'une hémolyse répandue et rapide des globules rouges circulants, lorsque le système réticulo-endothélial ne peut pas métaboliser ou emmagasiner les quantités accrues d'hémoglobine libre.

L'*hématurie* fait référence à la présence de globules rouges intacts dans l'urine (l'hémoglobine libre apparaît habituellement elle aussi). L'hématurie est un signe majeur de dérèglement des reins et des voies urinaires. Elle peut être distinguée de l'hémoglobinurie par un examen microscopique du sédiment provenant d'un échantillon d'urine fraîche. Une évaluation clinique complète d'une personne ayant une hémoglobinurie ou une hématurie nécessite un test à l'aide d'une bandelette réactive pour l'urine et un examen microscopique.

Objectif

• Aider à établir le diagnostic de dérèglements des reins et des voies urinaires.

Protocole infirmier

Pour détecter une hémoglobinurie, plongez une bandelette réactive dans un échantillon d'urine fraîche, retirez-la et attendez le temps requis. Comparez alors la couleur de la bande chimique avec une échelle colorimétrique : les blocs de couleur indiquent des quantités d'hémoglobine négatives, moyennes et grandes; la région rayée indique des globules rouges intacts possibles; la région pleine indique possiblement de l'hémoglobine libre ou de la myoglobine.

Pour détecter l'hématurie, utilisez la méthode de la bandelette réactive décrite plus haut pour mettre en évidence les globules rouges intacts s'il y en a plus que 10 par champ à fort grossissement. Soumettez alors l'échantillon à une centrifugation et à un examen microscopique.

Résultats normaux

Il n'y a pas de sang dans l'urine.

Signification de résultats anormaux

Hémoglobinurie. Elle survient après une ingestion d'agents chimiques et d'alcaloïdes (comme des champignons toxiques ou du venin de serpent), des brûlures importantes et un syndrome d'écrasement musculaire, une intoxication fébri-

le, une anémie hémolytique, une irrigation à l'eau d'un lit prostatique opéré, une malaria et des réactions à la transfusion de sang non compatible. Dans une hémoglobinurie paroxystique, de fortes quantités d'hémoglobine apparaissent dans l'urine à intervalles réguliers.

Hématurie. Elle survient dans une glomérulonéphrite, chez les grands fumeurs, dans le lupus érythémateux, l'hypertension maligne, la polyartérite noueuse et l'endocardite bactérienne subaiguë.

Lorsqu'on note la présence de sang occulte, mais que l'examen microscopique du sédiment ne montre pas d'hémoglobine, une myoglobinurie peut en être la cause. Une myoglobinurie – l'excrétion d'une protéine musculaire, appelée myoglobine, dans l'urine – est le résultat de lésions traumatiques, de dérèglements musculaires et de certaines formes d'empoisonnement. Des tests chimiques peuvent servir à différencier la myoglobine de l'hémoglobine libre.

Interventions infirmières

Avant le test

• Expliquez à la personne que ce test aide à diagnostiquer des dérèglements des reins et des voies urinaires. Expliquez-lui le protocole et répondez à ses questions.

• Dites à la personne qu'elle n'a pas à s'abstenir de nourriture solide ou liquide, et que le test nécessite un échantillon d'urine. Montrez-lui la technique adéquate de prélèvement.

• Gardez à l'esprit que certains médicaments causent des résultats positifs, comme la bacitracine et l'amphotéricine B, qui sont toxiques pour les reins, les anticoagulants coumariniques, qui provoquent le saignement, et l'aspirine, qui cause l'hémolyse des érythrocytes. Les bromures, le cuivre, les iodures et les agents oxydants peuvent entraîner des résultats faussement positifs, comme le fait la myoglobine.

• De fortes doses d'acide ascorbique peuvent causer des résultats faussement négatifs.

• Une protéine à forte densité ou à masse moléculaire élevée réduit la sensibilité. Une urine fortement alcaline a tendance à causer l'hémolyse des érythrocytes.

Sang occulte fécal

Le sang occulte dans les selles, qui peut ne pas être visible à l'œil nu, peut être détecté par une analyse au microscope ou par des dosages chimiques de l'hémoglobine. Comme de petites quantités de sang (2 à 2,5 mL par jour) apparaissent normalement dans les selles, les tests pour le sang occulte sont conçus pour détecter des quantités supérieures à ce niveau. Ils sont indiqués pour les individus dont les symptômes cliniques et les études sanguines préliminaires suggèrent un saignement du tractus gastro-intestinal, même si d'autres tests sont nécessaires pour préciser l'origine du saignement.

La couleur des selles peut donner une indication approximative de l'endroit du saignement; par exemple, un méléna provient habituellement d'une hémorragie dans l'œsophage ou dans l'estomac. Les liquides gastriques digèrent ce sang et le rendent noir. Un méléna peut aussi provenir d'une hémorragie dans le jéjunum ou dans l'iléon à condition que le sang passe lentement dans l'intestin. Des selles d'un rouge brun foncé proviennent d'une hémorragie située au-delà du ligament suspenseur de l'angle duodéno-jéjunal.

Objectifs
• Détecter un saignement gastro-intestinal.
• Aider au diagnostic précoce d'un cancer colorectal.

Protocole infirmier
Recueillez trois échantillons de selles ou un échantillon au hasard tel qu'il est demandé. Prélevez de petits échantillons de deux endroits différents de chacun des trois prélèvements pour tenir compte de la variance du contenu sanguin. Envoyez immédiatement les échantillons au laboratoire.

Résultats normaux
Il y a moins de 2,5 mL de sang dans les selles, ce qui donne une couleur verte.

Signification de résultats anormaux
Une coloration bleu foncé apparaissant en moins de 5 minutes indique un résultat positif. Une réaction fortement positive qui se produit en 3 ou 4 minutes est toujours anormale; une réaction bleu pâle n'est que modérément positive et elle n'est pas nécessairement anormale.

Un test fortement positif indique un saignement gastro-intestinal qui peut provenir de plusieurs dérèglements, comme d'un carcinome, d'une dysenterie, d'une maladie hémorragique, d'un ulcère gastro-duodénal, d'une rectocolite hémorragique ou de varices. Ce test est important pour le diagnostic précoce d'un cancer colorectal; environ 80 % des individus ayant ce cancer présentent des résultats positifs.

D'autres tests, comme une déglutition barytée, des analyses du contenu gastrique et des techniques endoscopiques, peuvent préciser l'endroit et l'importance du saignement.

Interventions infirmières
Avant le test
• Expliquez au patient que ce test aide à détecter un saignement gastro-intestinal anormal.
• Recommandez-lui d'adopter un régime riche en fibres et d'éviter les viandes rouges, la volaille, le poisson, les navets et le raifort durant les 48 à 72 heures précédant le test et au cours de la période de collecte.
• Dites-lui que le test nécessite la collecte de trois échantillons de selles. (On ne recueille, parfois, qu'un seul échantillon au hasard.) Dites au patient d'éviter de contaminer l'échantillon.
• Si cela est pertinent, suspendez l'utilisation des bromures, de la colchicine, de l'indométhacine, des iodures, des préparations de fer, de la phénylbutazone, des dérivés de rauwolfia, des salicylates et des stéroïdes durant les 48 heures précédant le test et au cours de celui-ci puisqu'ils peuvent provoquer une rectorragie. Suspendez aussi l'usage de l'acide ascorbique puisqu'il peut produire des résultats normaux même lorsque le saignement est important. Si l'usage de ces substances doit être maintenu, notez-le sur le relevé de laboratoire.

Au cours du test
• Le défaut d'imposer les restrictions alimentaires au patient ou de prévoir une analyse immédiate peut modifier les résultats du test.
• L'ingestion de 2 à 5 mL de sang, comme dans un cas de saignement des gencives, peut causer des résultats anormaux.

Après les prélèvements
• Le patient peut reprendre son régime alimentaire et sa médication.

Scintigraphie au gallium

Ce test, qui est une scintigraphie de l'organisme en entier, est habituellement réalisé de 24 à 48 heures après l'injection intraveineuse de citrate de gallium (67_{Ga}) radioactif. Il peut, à l'occasion, être réalisé 72 heures après l'injection ou, dans une maladie inflammatoire aiguë, de 4 à 6 heures après l'injection.

Même si le foie, la rate, les os et le gros intestin absorbent normalement le gallium, certains néoplasmes et certaines lésions inflammatoires l'attirent aussi. Cependant, plusieurs néoplasmes et quelques lésions inflammatoires peuvent ne pas démontrer d'activité anormale du gallium. Comme le gallium a une affinité à la fois pour les néoplasmes bénin et malin et pour les lésions inflammatoires, le diagnostic exact nécessite des tests additionnels de confirmation comme l'échographie ultrasonique et la tomodensitométrie.

La scintigraphie au gallium est habituellement indiquée lorsque la localisation de la maladie (habituellement un cancer) n'a pas été clairement établie et lorsque l'état de la personne ne sera pas mis en danger par le temps requis pour le protocole. Elle permet de clarifier des anomalies hépatiques focales lorsque la scintigraphie et l'échographie ultrasonique du foie et de la rate se sont avérées non concluantes. Elle aide aussi au diagnostic d'un cancer broncho-pulmonaire appréhendé lorsque les cultures d'expectoration sont positives pour le cancer alors que les autres tests sont normaux. Ce test devrait précéder les études au baryum puisque la rétention du baryum peut nuire à la visualisation de l'activité du gallium dans l'intestin. Les cas de contre-indication sont la grossesse et l'allaitement maternel.

Objectifs
• Détecter les néoplasmes primaires ou métastatiques et les lésions inflammatoires.
• Détecter les lymphomes malins et les tumeurs récurrentes à la suite d'une chimiothérapie ou d'une radiothérapie.
• Clarifier les anomalies focales dans le foie et diagnostiquer un cancer broncho-pulmonaire.

Protocole infirmier
La personne reçoit une injection de citrate de gallium. Des scintigrammes sont réalisés à un moment déterminé après l'injection, généralement de face, de dos et – à l'occasion – de profil. Le test complet prend de 30 à 60 minutes.

Résultats normaux
Normalement, l'activité du gallium apparaît dans le foie, la rate, les os et le gros intestin.

Signification de résultats anormaux
La scintigraphie au gallium peut mettre en évidence des lésions inflammatoires, y compris des abcès discrets ou une infiltration diffuse (comme dans des abcès pancréatiques ou périnéphrétiques), une péritonite bactérienne ou une maladie inflammatoire (comme une sarcoïdose). Elle peut aussi révéler un cancer, y compris différents sarcomes, une tumeur de Wilms et des neuroblastomes ainsi qu'un cancer du rein, de l'utérus, du vagin et de l'estomac et des tumeurs testiculaires. Elle peut aussi montrer l'étendue d'une maladie de Hodgkin et d'un lymphome non hodgkinien.

Interventions infirmières
Avant le test
• Expliquez à la personne que ce test aide à déceler les tumeurs primaires ou métastatiques et les lésions inflammatoires. Expliquez-lui aussi le protocole. Dites-lui qu'elle n'a pas à s'abstenir de nourriture solide ou liquide avant le test. Avertissez-la qu'elle peut ressentir un inconfort passager au moment de l'injection du citrate de gallium. Assurez-la, cependant, que ce produit n'est pas dangereux.
• Assurez-vous que la personne ou un membre responsable de la famille a signé une formule de consentement. Administrez un laxatif ou un lavement évacuateur ou les deux, tel qu'il est prescrit.

Au cours du test
• Rappelez-vous que l'absorption par le foie et la rate peut masquer la détection des ganglions para-aortiques anormaux dans la maladie de Hodgkin et donner des scintigrammes faussement négatifs.
• L'accumulation de matières fécales peut nuire à la visualisation de l'espace rétropéritonéal. Des études au baryum faites dans la semaine précédant le test peuvent nuire à la visualisation de l'activité du gallium dans l'intestin.

Après le test
• Si la scintigraphie initiale au gallium suggère une maladie de l'intestin et que des scintigrammes additionnels sont nécessaires, administrez à la personne un lavement évacuateur, tel qu'il est prescrit, avant de poursuivre le test.

Scintigraphie au pyrophosphate de technétium

Aussi appelée scintigraphie des points chauds du myocarde et scintigraphie de l'infarctus avide, la scintigraphie au pyrophosphate de technétium est utilisée pour déceler un infarctus récent du myocarde et pour en déterminer l'étendue. Dans ce test, un isotope traceur intraveineux (le pyrophosphate de technétium-99m) s'accumule dans le tissu myocardique endommagé (en se combinant possiblement au calcium dans les cellules myocardiques endommagées), où il forme un « point chaud » sur une scintigraphie réalisée à l'aide d'un appareil à scintillation.

Ce test est très utile pour confirmer un infarctus récent du myocarde chez les personnes qui souffrent d'une douleur cardiaque obscure (comme les personnes ayant subi antérieurement une chirurgie cardiaque) lorsque les électrocardiogrammes sont équivoques (comme dans les cas de bloc de la branche gauche ou de vieilles cicatrices myocardiques) ou lorsque les dosages des enzymes sériques ne sont pas fiables.

Objectifs
• Confirmer un infarctus récent du myocarde.
• Préciser la dimension et la localisation d'un infarctus récent du myocarde.
• Établir le pronostic à la suite d'un infarctus myocardique aigu.

Protocole infirmier
Habituellement, on injecte 20 millicuries de pyrophosphate de technétium-99m dans la veine antébrachiale. Après 2 ou 3 heures, on installe la personne en décubitus dorsal et on fixe les électrodes d'un électrocardiographe pour assurer une surveillance continue au cours du test. Généralement, des scintigraphies sont réalisées avec la personne placée dans différentes positions, y compris les positions antérieure, antérieure oblique gauche, antérieure oblique droite et latérale gauche. Chacune des scintigraphies dure 10 minutes.

Résultats normaux
Une scintigraphie normale au technétium ne montre aucune accumulation focale de l'isotope dans le myocarde.

Signification de résultats anormaux
La scintigraphie au technétium peut révéler des régions d'accumulation de l'isotope, ou points chauds, dans le myocarde endommagé et ce, très clairement 48 à 72 heures après le début d'un infarctus myocardique aigu; cependant, des points chauds peuvent apparaître 12 heures après un infarctus aigu du myocarde. Chez la plupart des personnes ayant un infarctus du myocarde, les points chauds disparaissent après une semaine; chez certaines, ils peuvent persister durant plusieurs mois si la nécrose se poursuit dans la région de l'infarctus. Environ un quart des personnes ayant une angine de poitrine instable montrent des points chauds causés par une nécrose myocardique infraclinique et peuvent devoir subir une artériographie coronarienne et des pontages par greffes.

Interventions infirmières

Avant le test
• Expliquez à la personne que ce test aide à déterminer la région de son muscle cardiaque qui est endommagée. Informez-la qu'elle n'a pas à s'abstenir de nourriture solide ou liquide avant le test.
• Informez la personne qu'elle va recevoir un isotope traceur par voie intraveineuse 2 ou 3 heures avant le protocole, et qu'on va prendre plusieurs clichés de son cœur. Assurez-la que l'injection ne cause qu'un inconfort passager, que la scintigraphie est sans douleur et que l'exposition aux radiations que comporte le test est plus faible que dans le cas de radiographies thoraciques.
• Assurez-vous que la personne ou un membre responsable de la famille a signé une formule de consentement.

Au cours du test
• Souvenez-vous que, chez environ 10 % des personnes qui subissent une scintigraphie au technétium, les accumulations de l'isotope peuvent provenir d'un anévrisme ventriculaire associé à une calcification dystrophique, à un néoplasme pulmonaire ou à une cardioversion récente, et d'une cardiopathie valvulaire associée à une calcification grave.

Scintigraphie au thallium

Aussi appelé scintigraphie des points froids du myocarde, ce test mesure le débit sanguin du myocarde à la suite de l'injection intraveineuse d'un radio-isotope, le thallium-201 (chlorure de thallium-201). Le thallium, l'analogue physiologique du potassium, s'accumule dans le tissu myocardique sain mais non dans le tissu nécrotique ou ischémique. En conséquence, les régions du cœur ayant un apport sanguin normal et des cellules intactes captent rapidement la substance radioactive; les régions ayant un faible débit sanguin et des cellules ischémiques ne le font pas et elles apparaissent comme des « points froids » sur une scintigraphie.

Ce test est réalisé au repos ou après un effort (épreuve du tapis roulant). Les complications de l'épreuve d'effort sont des arythmies, une angine de poitrine et un infarctus du myocarde.

Objectifs
- Examiner la cicatrisation et l'irrigation sanguine du myocarde.
- Démontrer l'emplacement et l'étendue d'un infarctus aigu ou chronique du myocarde, y compris d'un infarctus transmural et postopératoire (scintigraphie au repos).
- Diagnostiquer une insuffisance coronarienne (scintigraphie d'effort).
- Établir l'efficacité d'une greffe à la suite d'une chirurgie de pontage des artères coronaires.
- Déterminer l'efficacité d'une thérapie antiangineuse ou d'une angioplastie au ballonnet (scintigraphie d'effort).

Protocole infirmier
Dans la scintigraphie d'effort, la personne marche sur un tapis roulant pendant qu'on vérifie son électrocardiogramme, sa pression sanguine et sa fréquence cardiaque. Quand elle est au maximum de l'effort, la personne reçoit une injection intraveineuse de thallium et on procède alors à des scintigraphies 3 à 5 minutes plus tard pour déceler les régions d'ischémie. Dans la scintigraphie au repos, on procède à des scintigraphies de la personne quelques heures après le début d'un symptôme d'infarctus du myocarde et peu après qu'elle a reçu une injection de thallium.

Résultats normaux
La scintigraphie devrait révéler une distribution caractéristique du radio-isotope à travers le ventricule gauche et ne montrer aucune anomalie (points froids).

Signification de résultats anormaux
Des anomalies persistantes indiquent habituellement un infarctus du myocarde; des anomalies passagères (présentes au cours de l'effort maximal mais non après un repos de 3 à 6 heures) indiquent habituellement une ischémie provenant d'une insuffisance coronarienne.

Interventions infirmières

Avant le test
- Expliquez à la personne les objectifs et le protocole du test. Pour une scintigraphie d'effort, dites-lui de s'abstenir d'alcool, de tabac et de médicaments non prescrits durant 24 heures, et d'être à jeun depuis les 3 heures précédant le test.
- Dites-lui qu'elle va recevoir un radio-isotope par voie intraveineuse et qu'on va réaliser plusieurs scintigraphies de son cœur. Assurez-la qu'il n'y a pas de danger connu de radiations provenant du radio-isotope.
- Assurez-vous que la personne ou un membre responsable de la famille a signé une formule de consentement. Pour la scintigraphie de stress, dites-lui de porter des souliers de marche pour l'épreuve du tapis roulant et de signaler immédiatement la fatigue, la douleur ou la difficulté respiratoire.

Au cours du test
- L'absence de points froids en présence d'une insuffisance coronarienne peut provenir d'une obstruction non significative, d'un effort insuffisant, d'une scintigraphie retardée, d'une atteinte coronarienne unique et d'une circulation collatérale.
- ◆ *Mise en garde.* Arrêtez immédiatement la scintigraphie d'effort si la personne présente une douleur thoracique, de la dyspnée, de la fatigue, si elle fait une syncope, de l'hypotension, si des changements ischémiques sur l'électrocardiogramme surviennent, si elle montre des arythmies importantes ou des signes critiques comme de la pâleur, une peau moite et froide, de la confusion et une démarche titubante.

Après le test
- Si la personne doit revenir pour d'autres scintigraphies, dites-lui de se reposer dans l'intervalle. Limitez son régime alimentaire à des liquides clairs avant les études de redistribution.

Scintigraphie d'abcès

Ce test est utilisé pour repérer une région de développement d'un abcès chez une personne présentant les signes et les symptômes d'un processus de septicémie, d'une fièvre d'origine inconnue ou d'un abcès intra-abdominal présumé. Il peut être aussi utilisé pour découvrir la cause de complications chirurgicales, d'une lésion ou d'une inflammation du tractus gastro-intestinal et du bassin.

Dans ce test, on isole un échantillon de globules blancs et on les marque avec de l'indium radioactif. Les cellules sont alors réinjectées par voie intraveineuse. Si le nombre des globules blancs de la personne n'est pas suffisant, on peut utiliser des cellules provenant d'un donneur. Cependant, cette étude a été réalisée avec succès chez des personnes qui avaient moins de 1 million de globules blancs par litre.

Après 24 à 48 heures, la personne subit des radiographies qui vont permettre de repérer les globules blancs marqués. Tout regroupement de globules blancs marqués en dehors du foie, de la rate et de la moelle osseuse fonctionnelle indique une région anormale vers laquelle les globules blancs sont attirés.

Ce protocole est précis à 90 % pour une maladie inflammatoire et un développement d'abcès.

Objectifs

• Repérer une région de développement d'abcès.

• Déceler une ostéomyélite aiguë et chronique et une infection provenant de prothèses orthopédiques.

• Diagnostiquer une maladie intestinale inflammatoire.

Protocole infirmier

Procédez à une ponction veineuse et recueillez un échantillon de 40 mL de sang. Envoyez immédiatement l'échantillon au laboratoire. Lorsque le laboratoire a isolé les globules blancs et qu'il les a marqués à l'indium radioactif, ce qui prend environ 3 heures, réinjectez les cellules chez la personne par voie intraveineuse tel qu'il est prescrit. Assurez-vous de noter le moment exact de l'injection de façon à ce que celui des radiographies puisse être fixé correctement.

Résultats normaux

Les radiographies ne devraient révéler aucun signe de localisation anormale des globules blancs.

Signification de résultats anormaux

Une accumulation de globules blancs peut indiquer la formation d'un abcès, une ostéomyélite aiguë, une infection par une prothèse orthopédique ou une maladie intestinale inflammatoire active.

Interventions infirmières

Avant le test

• Expliquez à la personne que ce protocole est utilisé pour repérer une région de développement d'un abcès. Répondez à toutes ses questions. Informez-la que le protocole nécessite un échantillon de sang et la réinjection de ses propres globules blancs. Dites-lui que la prise de radiographies à la suite de la réinjection prend environ 1 heure.

• Vérifiez, dans son dossier, si elle a subi une scintigraphie au gallium au cours du dernier mois, ce qui pourrait influer sur les résultats du test.

• Chez une femme en préménopause, demandez-lui de s'assurer qu'elle ne soit pas enceinte au cours de la période où elle doit subir le test puisque ce dernier peut être dangereux pour le fœtus. Le test est contre-indiqué au cours d'une grossesse.

• Vérifiez, dans le dossier de la personne, si elle subit des traitements d'hémodialyse, si elle fait de l'hyperglycémie, si elle reçoit une alimentation parentérale totale, si elle est traitée aux stéroïdes ou si elle reçoit des antibiotiques à long terme; toutes ces situations peuvent provoquer des résultats faussement négatifs. Vérifiez aussi la présence de saignement gastro-intestinal, d'infection respiratoire supérieure et de pneumonie, qui peuvent produire des résultats faussement positifs.

Scintigraphie de la glande parotide

Immédiatement après l'injection intraveineuse de l'isotope, ce protocole permet l'analyse du débit sanguin dans la région de la parotide. Il permet également d'étudier le mécanisme de captation ou de rétention de la glande de même que sa capacité de sécrétion. Utilisée pour examiner les personnes qui ont des masses tumescentes dans la région de la parotide, la scintigraphie peut aussi détecter des canaux bloqués dans les glandes parotides et sous-maxillaires, déceler des tumeurs dans les glandes parotides ou salivaires, et diagnostiquer un syndrome de Sjögren. La principale limitation du test est qu'il ne fournit pas un diagnostic préopératoire exact.

Objectifs
• Examiner les masses tumescentes dans la région de la parotide.
• Détecter les canaux bloqués dans les glandes parotides et sous-maxillaires.
• Détecter les tumeurs des glandes parotides ou salivaires.
• Diagnostiquer un syndrome de Sjögren.

Protocole
La scintigraphie commence immédiatement après l'injection intraveineuse d'un radio-isotope. La visualisation permet d'examiner le débit sanguin, le mécanisme de captation ou de rétention et la capacité de sécrétion de la glande. La personne est examinée en position assise et on prend des clichés de la glande durant 30 minutes.

Lorsqu'on analyse une fonction sécrétoire pour détecter un blocage du canal salivaire, on demande à la personne de sucer une tranche de citron aux trois quarts du protocole. Si la glande salivaire est normale, le fait de sucer la tranche de citron va provoquer la vidange de la glande.

Le test prend, au total, 45 à 60 minutes.

Résultats normaux
Le test ne devrait révéler aucun signe d'activité tumorale ou de canaux bloqués. Les glandes parotides devraient avoir une dimension, une forme et une position normales.

Signification de résultats anormaux
La découverte d'un nodule chaud (qui accumule le radio-isotope) dans le tissu normal indique une tumeur du canal, comme dans une tumeur de Warthin, un oncocytome et une tumeur muco-épidermoïde. Un nodule froid (qui n'accumule pas le radio-isotope) dans le tissu normal suggère

une tumeur ou un kyste bénins ou un adénocarcinome. On distingue les tumeurs bénignes par leurs contours lisses et clairement délimités; un adénome a généralement un contour en lambeaux et irrégulier.

Interventions infirmières
Avant le test
• Expliquez à la personne que ce test aide à l'étude des masses tumescentes dans la région de la parotide. Dites-lui qu'elle va recevoir une injection intraveineuse d'une substance qui va rendre sa glande visible à la radiographie. Dites-lui que le protocole complet dure entre 45 à 60 minutes.

• Expliquez à la personne qu'elle sera assise pendant le test et qu'elle va subir une radiographie de sa glande parotide à des intervalles de quelques minutes durant 30 minutes. De plus, si l'on procède à un test de la fonction sécrétoire, dites à la personne qu'aux trois quarts du protocole on va lui demander de sucer une tranche de citron.

• Assurez-la que le protocole est sans douleur.

Scintigraphie de la thyroïde

Généralement prescrit après la découverte d'une masse palpable, d'une glande hypertrophiée ou d'un goitre asymétrique, ce test permet la visualisation de la glande thyroïde à l'aide d'un appareil à scintillation à rayons gamma suite à l'administration d'un radioisotope.

Habituellement, une scintigraphie de la thyroïde est réalisée en même temps que les mesures des concentrations sériques de triiodothyronine (T_3) et de thyroxine (T_4) et que les analyses de la fixation thyroïdienne. On peut réaliser, par la suite, une échographie ultrasonique de la thyroïde.

Objectifs

• Examiner la dimension, la structure et la position de la glande thyroïde.

• Examiner le fonctionnement thyroïdien conjointement avec les études de fixation thyroïdienne particulières.

Protocole

• Le test fait suite à l'administration par voie orale d'iode[123] ou d'iode[131] durant une période de 24 heures ou à l'administration par voie intraveineuse de pertechnétate ^{99m}Tc en 20 à 30 minutes. La personne est ensuite placée en décubitus dorsal, sur la table d'examen, alors que le médecin palpe la thyroïde.

Le compteur gamma est placé au-dessus de la glande et il produit une image de la glande sur un écran d'oscilloscope et sur une pellicule radiographique.

Résultats normaux

La glande thyroïde normale a environ 5 cm de longueur et 2,5 cm de largeur, sans tumeur, et elle montre une fixation uniforme du radioisotope. La glande a une forme de papillon avec l'isthme situé au milieu. Un troisième lobe, appelé pyramide de l'alouette, est quelquefois présent; cela est une variante normale.

Signification de résultats anormaux

Les régions de fixation excessive d'iode apparaissent comme des zones noires appelées points chauds. La présence de points chauds nécessite, comme test de contrôle, une épreuve de freinage de la sécrétion thyroïdienne par T_3 (Cytomel) pour déterminer si ces régions d'hyperfonctionnement sont autonomes.

Les régions présentant une fixation normale d'iode ou n'en présentant aucune apparaissent comme des zones blanches ou gris pâle appelées points froids.

Interventions infirmières

Avant le test

• Expliquez à la personne que ce test aide à déterminer les causes d'un dysfonctionnement de la thyroïde.

• Si la personne doit recevoir une dose d'iode[123] ou d'iode[131] par voie orale, dites-lui d'être à jeun depuis minuit la veille du test; si elle doit recevoir une injection intraveineuse de pertechnétate ^{99m}Tc, elle n'a pas à être à jeun.

• Dites à la personne qu'après l'administration du radioisotope sa glande thyroïde va être visualisée à l'aide d'un appareil à scintillation à rayons gamma. Assurez-la que ni le produit ni l'équipement utilisés ne vont l'exposer à des niveaux dangereux de radiations, et que la scintigraphie actuelle ne prend que 30 minutes.

• Demandez-lui si elle a subi, au cours des 60 derniers jours, des tests qui utilisaient des opacifiants radiologiques. Notez, sur le formulaire de demande de radiographie, la prise de médicaments ou l'exposition antérieure aux opacifiants radiologiques qui peuvent influer sur la fixation de l'iode.

• Tel qu'il est prescrit, suspendez, 2 à 3 semaines avant le test, l'utilisation des hormones thyroïdiennes, des antagonistes des hormones thyroïdiennes et des préparations d'iode (comme une solution de Lugol, certaines multivitamines et les sirops contre la toux).

• Une semaine avant le test, arrêtez l'utilisation des phénothiazines, des corticostéroïdes, des salicylates, des anticoagulants et des antihistaminiques tel qu'il est prescrit.

• Dites à la personne d'éviter l'ingestion de sel iodé, des substituts iodés du sel et des fruits de mer au cours de la semaine précédant le test.

• Vérifiez, dans le dossier d'une femme, s'il y a des cas de contre-indications, comme la grossesse et la lactation.

• Tel qu'il est prescrit, administrez de l'iode[123] ou de l'iode[131] par voie orale. On peut par ailleurs vous demander ou demander à un technicien de laboratoire d'administrer par voie intraveineuse du pertechnétate [99m]Tc. Notez la date et le moment de l'administration.

• Juste avant le test, demandez à la personne de retirer ses prothèses dentaires et tous les bijoux qui peuvent nuire à la scintigraphie de la thyroïde.

Scintigraphie de perfusion

Cette scintigraphie, aussi appelée scintigraphie pulmonaire de perfusion, fournit une image visuelle du débit sanguin pulmonaire après l'injection intraveineuse d'un produit radiopharmaceutique.

Ce test est utile pour confirmer une obstruction vasculaire pulmonaire, comme une embolie pulmonaire.

La scintigraphie pulmonaire de perfusion, généralement réalisée avec une scintigraphie de ventilation, permet d'analyser les schémas ventilation-perfusion.

Les cas de contre-indications pour une scintigraphie de perfusion incluent la grossesse, la lactation et l'hypersensibilité aux produits radiopharmaceutiques.

Objectifs
- Étudier la perfusion artérielle des poumons.
- Détecter une embolie pulmonaire.
- Examiner, avant une intervention chirurgicale, la fonction respiratoire d'une personne ayant des réserves pulmonaires marginales.

Protocole
La moitié de la quantité totale du produit radiopharmaceutique est injectée par voie intraveineuse alors que la personne est en décubitus dorsal et l'autre moitié, alors que la personne est en décubitus ventral.

Après la fixation du produit radiopharmaceutique, l'appareil à rayons gamma prend une série de clichés stationnaires uniques des vues antérieure, postérieure, oblique et latérale droite et gauche du thorax. Les images projetées sur un écran d'oscilloscope montrent la distribution des particules radioactives.

Résultats normaux
Les points chauds – les régions de perfusion sanguine normale – montrent une forte fixation de la substance radioactive; un poumon normal montre une distribution uniforme de la fixation.

Signification de résultats anormaux
Des points froids – des régions de faible fixation radioactive – indiquent une mauvaise perfusion et suggèrent une embolie; cependant, une scintigraphie de ventilation est nécessaire pour confirmer le diagnostic. Une diminution régionale du débit sanguin qui se produit sans qu'il y ait obstruction des vaisseaux peut indiquer une pneumopathie inflammatoire.

Interventions infirmières

Avant le test
- Expliquez à la personne que ce test aide à étudier la fonction respiratoire. Informez-la qu'elle n'a pas à s'abstenir de nourriture solide ou liquide avant le test.
- Informez la personne qu'un produit radiopharmaceutique va être injecté dans une veine de son bras et que la radioactivité est minime. Dites-lui qu'elle va être ou assise en face de l'appareil ou couchée en dessous, et que ni l'appareil ni la sonde de fixation n'émettent de radiations. Assurez-la qu'elle va être à l'aise au cours du test et qu'elle n'a pas à demeurer parfaitement immobile.
- Notez, sur le formulaire de demande du test, si la personne souffre d'affections comme une bronchopneumopathie obstructive chronique, une vasculite, un œdème pulmonaire, une tumeur, une maladie à hématies falciformes ou une maladie parasitaire.

Au cours du test
- Le fait de prévoir, pour la personne, plus d'une scintigraphie au cours de la même journée (particulièrement si des traceurs différents sont utilisés) peut empêcher la diffusion adéquate de la substance radioactive dans le second test.
- L'injection intraveineuse du produit radiopharmaceutique alors que la personne est assise peut produire des images anormales puisqu'une forte proportion des particules se dépose à la base des poumons.
- Des affections comme une bronchopneumopathie obstructive chronique, une vasculite, un œdème pulmonaire, une tumeur, une maladie à hématies falciformes ou une maladie parasitaire peuvent causer une perfusion anormale et interférer avec la détermination précise des résultats du test.

Après le test
- Si un hématome apparaît à l'endroit de l'injection, appliquez des compresses chaudes afin de diminuer l'inconfort.

Scintigraphie de ventilation

Réalisée après l'inhalation d'un mélange d'air et de gaz radioactif, cette scintigraphie précise les régions du poumon qui sont ventilées au cours de la respiration. La scintigraphie de ventilation enregistre la distribution du gaz en trois phases : au cours de l'accumulation du gaz radioactif (phase d'approvisionnement), lorsque la personne réinhale l'air expiré à partir d'un sac et que la radioactivité atteint un niveau d'équilibre (phase d'équilibre) et après le retrait du gaz radioactif des poumons (phase de nettoyage).

Généralement réalisée avec une scintigraphie de perfusion, une scintigraphie de ventilation aide à établir la distinction entre une maladie parenchymateuse (comme un emphysème, une sarcoïdose, un cancer broncho-pulmonaire et une tuberculose) et des états causés par des anomalies vasculaires, comme des embolies pulmonaires. Chez une personne placée sous ventilation artificielle, on doit changer le gaz utilisé et prendre du krypton à la place du xénon au cours du test.

Objectifs
• Aider à diagnostiquer les embolies pulmonaires.
• Repérer les régions du poumon qui peuvent être ventilées.
• Aider à examiner la fonction respiratoire régionale.
• Localiser une hypoventilation régionale qui provient habituellement d'un tabagisme excessif ou d'une bronchopneumopathie obstructive chronique.

Protocole
À l'aide d'un masque, la personne inhale de l'air mélangé à une petite quantité de gaz radioactif dont la distribution dans les poumons est vérifiée sur un appareil de scintigraphie. On procède à une scintigraphie thoracique de la personne pendant qu'elle exhale.

Résultats normaux
On observe une distribution égale du gaz dans les deux poumons et des phases normales d'approvisionnement et de nettoyage.

Signification de résultats anormaux
Une distribution inégale de gaz dans les deux poumons indique une mauvaise ventilation ou une obstruction des voies aériennes dans les régions de faible radioactivité.

Dans les obstructions vasculaires, comme une embolie pulmonaire, la perfusion jusqu'à l'endroit de l'embolie est réduite, mais la ventilation de cette région est maintenue. Dans une maladie parenchymateuse, comme une pneumonie, la ventilation est anormale dans les régions de consolidation.

Interventions infirmières
Avant le test
• Expliquez à la personne que ce test aide à étudier la fonction respiratoire. Décrivez le protocole. Informez-la qu'elle n'a pas à s'abstenir de nourriture solide ou liquide avant le test. Dites-lui qui va réaliser le test, quand et où il sera réalisé, et mentionnez-lui que celui-ci va durer 15 à 30 minutes.
• Demandez-lui de retirer tous ses bijoux et autres objets métalliques du champ des rayons X. Dites-lui qu'on va lui demander de retenir sa respiration durant un court moment après l'inhalation du gaz et qu'un appareil va procéder à la scintigraphie de son thorax, opération au cours de laquelle elle devra demeurer immobile. Assurez-la que la quantité de gaz radioactif sera maintenue à un niveau minimal.

Au cours du test
• Le défaut de retirer les bijoux et les autres objets métalliques du champ des rayons X peut influer sur la précision des résultats du test.
◆ *Mise en garde.* Surveillez les fuites du gaz radioactif (par exemple, par le masque), qui peuvent contaminer l'atmosphère environnante.

Scintigraphie des reins

Utilisé pour examiner les reins, ce test comporte l'injection intraveineuse d'un radioisotope suivie de la prise d'images scintigraphiques. L'observation de la fixation, de la concentration et du transit du radioisotope aide à étudier le débit sanguin rénal, le fonctionnement des néphrons et du système collecteur et la structure rénale. Les radioisotopes utilisés dépendent de l'information particulière recherchée et de la préférence de l'examinateur. Souvent, on prescrit une technique à double isotope pour avoir une séquence d'étude de la perfusion et du fonctionnement suivie d'images statiques.

Objectifs
• Détecter ou étudier les anomalies fonctionnelles et structurales des reins, une hypotension réno-vasculaire et une maladie rénale aiguë et chronique.

• Contrôler l'évolution d'une transplantation rénale, d'une lésion rénale causée par un traumatisme et d'une obstruction des voies urinaires.

Protocole
On installe la personne en décubitus ventral ou dorsal selon l'objectif du test. On administre d'abord, par voie intraveineuse, un radioisotope et on prend des clichés en séquence rapide (1 par seconde) durant 1 minute pour mesurer la perfusion. On détermine ensuite le temps de transit d'un second radioisotope à travers les unités fonctionnelles des reins. On prend des clichés toutes les minutes durant 20 minutes. Finalement, on obtient des images statiques après plus de 4 heures, soit après le drainage du radioisotope du système rénal.

Résultats normaux
Un schéma normal de la circulation rénale devrait apparaître en 1 à 2 minutes. Les reins sont découpés simultanément, de façon symétrique et avec une égale intensité. Le fonctionnement des deux reins peut être comparé alors que le radioisotope passe du cortex au bassinet et ensuite par la vessie.

Signification de résultats anormaux
Une circulation rénale entravée indique un traumatisme et une sténose de l'artère rénale, un infarctus rénal, une hypertension artérielle rénovasculaire et une maladie de l'aorte abdominale. Comme les tumeurs rénales malignes sont habituellement vasculaires, les images scintigraphiques peuvent aider à différencier les tumeurs des kystes. Dans le contrôle de l'évolution d'une transplantation, une perfusion anormale peut indiquer une obstruction des greffes vasculaires. Une diminution de l'activité du radioisotope dans le système collecteur suggère une diminution du fonctionnement tubulaire; une diminution de l'activité dans les tubules, associée à une augmentation de l'activité dans le système collecteur, indiquent une obstruction dans le débit. Les images statiques peuvent démontrer des lésions, des anomalies congénitales et une lésion traumatique. Une concentration totale du radioisotope inférieure à la normale, par opposition à des anomalies focales, suggère un dérèglement rénal diffus.

Interventions infirmières
Avant le test
• Expliquez à la personne que ce test permet d'étudier le fonctionnement de ses reins. Dites-lui que le test dure environ une heure et demie. Si des scintigraphies statiques ont été prescrites, dites-lui qu'il y aura une attente de plusieurs heures avant que les clichés soient pris.

• Informez la personne qu'elle va recevoir une injection de radioisotopes et qu'elle peut ressentir, de façon passagère, des bouffées vasomotrices et des nausées. Dites-lui que plusieurs séries de clichés vont être prises.

• Assurez-vous que la personne ou un membre responsable de la famille a signé une formule de consentement.

• Si la personne prend des antihypertenseurs, demandez au médecin si elle devrait en suspendre l'usage.

• Tel qu'il est prescrit pour une personne enceinte ou pour un enfant, administrez une solution sursaturée d'iodure de potassium 1 à 3 heures avant le test.

Après le test
• Dites à la personne de tirer la chasse d'eau immédiatement après chacune des mictions, durant 24 heures, pour éviter la contamination par les radiations.

Scintigraphie du cerveau

Dans ce test, un appareil à scintillation aux rayons gamma ou un scanner rectiligne fournissent des images du cerveau après l'injection intraveineuse d'un radioisotope. Normalement, le radioisotope ne peut passer à travers la barrière hémato-encéphalique. Cependant, si des changements pathologiques ont modifié cette barrière, le radioisotope s'accumule dans la région anormale. Immédiatement après l'injection du radioisotope, on peut aussi mesurer le débit sanguin cérébral. Ce test a été largement remplacé par des protocoles de tomodensitométrie.

Objectifs
• Détecter une masse ou une lésion vasculaire intracrâniennes.

• Localiser des régions d'ischémie, d'infarctus cérébral et d'hémorragie intracérébrale.

• Contrôler l'évolution de certaines lésions à la suite d'une chirurgie et au cours d'une chimiothérapie.

Protocole
Si l'on a prescrit une étude du débit sanguin cérébral, on injecte le radioisotope dans la veine du coude alors que la personne est en décubitus dorsal. On prend immédiatement des clichés en séquences rapides pour suivre le passage du radioisotope à travers les artères carotides et les hémisphères cérébraux. Plus tard, les scintigraphies statiques permettent de repérer le tissus pathologique si la barrière hémato-encéphalique a été brisée. Le scanner se déplace de long en large en prenant des images de l'accumulation du radioisotope pendant une période de 1 à 4 heures si cela est nécessaire.

Résultats normaux
Une scintigraphie négative met en évidence une barrière hémato-encéphalique intacte entre la circulation sanguine et la matière cérébrale. Certaines régions osseuses et des zones ayant un apport sanguin accru peuvent montrer une augmentation de la fixation du radioisotope et elles doivent être examinées avec prudence. Une fixation minimale de bruit de fond se produit dans chacun des hémisphères cérébraux.

Signification de résultats anormaux
Habituellement, une scintigraphie du cerveau peut détecter des lésions, comme des gliomes malins, des méningiomes, des métastases et des abcès, puisque le radioisotope s'accumule faci-lement dans de telles anomalies. Cependant, les scintigraphies sont moins sensibles pour certaines tumeurs bénignes ou faiblement malignes puisque le radioisotope ne s'y accumule pas aussi facilement. Les scintigraphies peuvent détecter des infarctus cérébraux et des malformations artério-veineuses avec une précision variable qui dépend de l'importance de la lésion et du temps écoulé depuis son apparition. D'autres analyses sont nécessaires quand l'image clinique indique des anomalies malgré une scintigraphie négative.

Interventions infirmières

Avant le test
• Expliquez à la personne que ce test aide à détecter les anomalies dans le cerveau. Informez-la qu'elle n'a pas à s'abstenir de nourriture solide ou liquide avant le test.

• Dites-lui qu'elle recevra une injection d'une petite quantité d'un produit radioactif et que des clichés seront pris de son cerveau à différents intervalles. Dites-lui qui va réaliser le test et où il le sera, et mentionnez qu'il faut 1 heure à 1 heure $1/2$ pour chacune des séries de clichés.

• Décrivez à la personne l'appareil de scintigraphie et expliquez-lui qu'il va se déplacer de long en large près de sa tête, et qu'il peut être bruyant. Avisez-la de garder sa tête immobile à ce moment de façon à ce que les images ne soient pas déformées.

• Assurez-la que le protocole est sans douleur (même si elle peut ressentir une légère sensation de brûlure à l'endroit de l'injection) et que la radiation ne présente aucun danger pour elle-même ou pour ses visiteurs puisque le produit radioactif va être excrété de son organisme en moins de 6 heures.

• Demandez à la personne de retirer tous ses objets métalliques et ses bijoux du champ de la scintigraphie.

Après le test
• Si un hématome apparaît à l'endroit de l'injection, appliquez une compresse chaude afin de diminuer l'inconfort.

Scintigraphie du foie et de la rate

Ce test permet la visualisation du foie et de la rate à la suite de l'injection intraveineuse d'un colloïde radioactif qui s'accumule dans les cellules réticulo-endothéliales par phagocytose. Environ 80 % à 90 % du colloïde injecté est absorbé par les cellules de Kupffer dans le foie, 5 % à 10 % par la rate et 3 % à 5 % par la moelle osseuse.

La scintigraphie du foie et de la rate est indiquée chez les personnes qui ont des masses abdominales palpables pour démontrer une hépatomégalie ou une splénomégalie, et chez celles qui ont un hématome appréhendé à la suite d'un traumatisme abdominal. Généralement, elle constitue le test de dépistage le plus fiable pour détecter une maladie hépatocellulaire, des métastases hépatiques et une maladie focale, comme des tumeurs, des kystes et des abcès.

Cependant, une telle scintigraphie met en évidence une maladie focale de façon non spécifique comme un point froid (une anomalie qui ne capte pas le colloïde) et elle peut être incapable de détecter les lésions focales d'un diamètre inférieur à 2 cm. Même si les signes et les symptômes cliniques peuvent aider au diagnostic, la scintigraphie du foie et de la rate doit souvent recourir à une confirmation par une échographie ultrasonique, une tomodensitométrie, une scintigraphie au gallium ou une biopsie.

Les cas de contre-indications pour ce test sont la grossesse et la lactation.

Objectifs

• Effectuer le dépistage des métastases hépatiques et d'une maladie hépatocellulaire, comme une cirrhose et une hépatite.

• Détecter une maladie focale, comme des tumeurs, des kystes et des abcès dans le foie et dans la rate.

• Mettre en évidence une hépatomégalie, une splénomégalie et des infarctus de la rate.

• Examiner l'état du foie et de la rate à la suite d'un traumatisme abdominal.

Résultats normaux

Le foie et la rate ont une dimension, une forme et une position normales. Comme le foie et la rate contiennent des nombres égaux de cellules réticulo-endothéliales, normalement, les deux organes paraissent également brillants sur l'image. Cependant, la distribution du colloïde radioactif est habituellement plus uniforme et plus homogène dans la rate que dans le foie. Le foie présente différentes échancrures et différentes empreintes normales qui peuvent avoir l'apparence d'une maladie focale.

Signification de résultats anormaux

Des anomalies focales qui ne captent pas le colloïde radioactif peuvent être causées par des dérèglements hépatiques ou spléniques, comme des kystes, des abcès, des tumeurs primaires, des métastases et un hématome.

Un déplacement du colloïde radioactif du foie vers la rate et vers la moelle osseuse est associé à une maladie hépatocellulaire, comme une hépatite et une cirrhose, et il accompagne aussi une hypertension portale résultant d'une captation extrahépatique.

Une augmentation de la captation du colloïde radioactif dans certains lobes du foie est associée à une obstruction de la veine cave supérieure et à un syndrome de Budd-Chiari. On observe une anomalie périphérique dans un infarctus splénique.

Interventions infirmières

Avant le test

• Expliquez à la personne que ce protocole permet l'examen du foie et de la rate grâce à des scintigraphies réalisées après l'injection intraveineuse d'une substance radioactive. Assurez-la que l'injection n'est pas dangereuse. Dites-lui qu'elle n'a pas à s'abstenir de nourriture solide ou liquide avant le test.

◆ **Mise en garde.** Assurez-vous qu'une seule scintigraphie est prévue pour la personne dans une même journée. Les radio-isotopes administrés le même jour que d'autres substances pour d'autres études peuvent nuire à la visualisation du foie et de la rate.

Après le test

• Surveillez les réactions anaphylactoïdes et pyrogènes qui peuvent provenir d'un stabilisant, comme le dextran ou la gélatine, ajouté au colloïde radioactif.

Scintigraphie du pool sanguin cardiaque

Ce test évalue les performances ventriculaires locales et globales après injection, par voie intraveineuse, d'albumine sérique humaine ou de globules rouges marqués à l'aide d'un isotope.

Dans la *scintigraphie de premier passage*, un détecteur de scintillations enregistre la radioactivité émise par l'isotope au cours de son passage initial dans le ventricule gauche. On observe des comptes plus élevés de radioactivité au cours de la diastole parce que le ventricule contient plus de sang; on observe des comptes plus bas au cours de la systole parce que le sang est alors expulsé du ventricule. La partie de l'isotope expulsée au cours de chaque pulsation cardiaque peut être calculée pour déterminer la fraction d'éjection; on peut aussi déterminer la présence et la dimension de shunts intracardiaques.

La *scintigraphie séquentielle du pool cardiaque*, réalisée après la scintigraphie de premier passage ou comme test séparé, revêt plusieurs formes; cependant, la plupart utilisent des signaux d'un électrocardiogramme pour déclencher le détecteur à scintillations.

Dans la *scintigraphie séquentielle à double image*, le détecteur enregistre la fin de la systole et la fin de la diastole ventriculaires gauches durant 500 à 1 000 révolutions cardiaques; la superposition de ces images permet l'évaluation de la contraction du ventricule gauche de façon à repérer les régions de dyskinésie ou d'akinésie.

Dans la *scintigraphie séquentielle synchronisée*, le détecteur enregistre de 14 à 64 points d'une seule révolution cardiaque fournissant ainsi des images successives qui peuvent être étudiées comme des photogrammes pour évaluer les mouvements locaux de la paroi cardiaque et pour déterminer la fraction d'éjection et d'autres indices du fonctionnement cardiaque. Ce même test a deux applications particulières : un test de stress et un test de nitroglycérine. Dans le test de stress, le même protocole est réalisé au repos et après un exercice pour détecter les changements dans la fraction d'éjection et le débit cardiaque. Dans le test de nitroglycérine, le détecteur à scintillations enregistre des points dans une révolution cardiaque après administration sublinguale de nitroglycérine pour en évaluer l'action sur le fonctionnement du ventricule.

La scintigraphie du pool sanguin est plus précise et comporte moins de risques pour la personne que la scintigraphie séquentielle du ventricule gauche dans l'évaluation du fonctionnement cardiaque. Ce test est contre-indiqué au cours de la grossesse.

Objectifs
- Évaluer le fonctionnement du ventricule gauche.
- Détecter les anévrismes du ventricule gauche et d'autres anomalies des mouvements de la paroi du myocarde (région d'akinésie ou de dyskinésie).
- Détecter un shunt intracardiaque.

Protocole
Après s'être placée en position couchée, la personne reçoit une injection intraveineuse d'un traceur radioactif. Un détecteur enregistre alors le passage du traceur à travers le cœur de la personne.

Résultats normaux
Normalement, le ventricule gauche se contracte de façon symétrique et l'isotope apparaît distribué uniformément dans les scintigraphies. La fraction d'éjection normale est de 65 % à 75 %.

Signification de résultats anormaux
Les anomalies du ventricule gauche peuvent être associées à une maladie des artères coronaires, à des anévrismes du ventricule gauche, à des cardiomyopathies, à une insuffisance cardiaque congestive ou à un shunt intracardiaque.

Interventions infirmières

Avant le test
- Expliquez à la personne que ce test permet d'évaluer le ventricule gauche du cœur. Avisez-la qu'elle n'a pas à s'abstenir de nourriture solide ou liquide avant le test. Dites-lui qu'elle va recevoir une injection intraveineuse de traceur radioactif et qu'un détecteur placé au-dessus de sa poitrine va enregistrer la circulation de ce traceur à travers son cœur. Assurez-la que le traceur ne comporte aucun risque de radiations et qu'il produit rarement des effets secondaires.
- Demandez à la personne de demeurer silencieuse et immobile durant la scintigraphie, à moins d'avis contraire.
- Assurez-vous que la personne ou un membre responsable de la famille a signé une formule de consentement.

Scintigraphie osseuse

Ce test aide à détecter une maladie osseuse métastatique et un traumatisme osseux, et il aide à contrôler l'évolution des dérèglements dégénératifs. Il peut être réalisé en même temps qu'une scintigraphie au gallium pour favoriser la détection précoce des lésions. La scintigraphie osseuse fournit des images du squelette grâce à un appareil à scintigraphie après l'injection intraveineuse d'un traceur. Le traceur de choix, le technétium sodium méthylène diphosphonate monosodique radioactif, s'accumule dans le tissu osseux en concentration plus élevée aux endroits de métabolisme anormal. À la scintigraphie, ces endroits peuvent apparaître comme des « points chauds » plusieurs mois avant que les rayons X révèlent une lésion.

Objectifs

• Détecter ou éliminer des lésions osseuses malignes lorsque les radiographies sont normales mais qu'un diagnostic de cancer est confirmé ou appréhendé.
• Détecter un traumatisme osseux caché causé par des fractures pathologiques.
• Contrôler l'évolution des dérèglements osseux dégénératifs.
• Détecter une infection.

Protocole infirmier

Installez la personne sur la table de scintigraphie et soyez prêt à la changer de position, tel qu'il est demandé, au cours du protocole. Administrez le traceur et l'opacifiant par voie intraveineuse. Encouragez la personne à augmenter sa consommation de liquides durant 1 à 3 jours après la scintigraphie pour faciliter l'élimination rénale du traceur libre en circulation (cette fraction qui n'est pas absorbée par le tissu osseux).

Résultats normaux

Le traceur s'accumule dans le tissu osseux aux endroits de nouvelle formation osseuse ou de métabolisme accru. Les épiphyses de l'os en croissance sont des lieux normaux de forte concentration ou « points chauds ».

Signification de résultats anormaux

Même si une scintigraphie osseuse repère les endroits de formation osseuse, elle ne distingue pas entre une formation osseuse normale et une formation osseuse anormale. Cependant, les scintigraphies permettent de détecter tous les types de cancers osseux, d'infections, de fractures et d'autres dérèglements lorsqu'elles sont interprétées à la lumière des antécédents médicaux et chirurgicaux de la personne, des radiographies et d'autres tests.

Interventions infirmières

Avant le test

• Expliquez à la personne que ce test détecte une maladie osseuse avant que les radiographies puissent le faire.
• Décrivez-lui le protocole et répondez à toutes ses questions.
• Informez-la qu'elle doit attendre 1 à 3 heures entre l'injection intraveineuse et la réalisation des scintigraphies.
• Avisez-la de ne pas boire de grandes quantités de liquides avant l'injection intraveineuse, étant donné qu'on lui demandera de boire plusieurs verres d'eau après l'injection.
• Dites-lui qui va réaliser les scintigraphies et où elles le seront, et mentionnez qu'elle peut devoir prendre différentes positions sur la table de scintigraphie.
• Assurez-la que la scintigraphie en elle-même, qui dure environ 1 heure, est sans douleur et que le radio-isotope émet moins de radiations qu'un appareil standard à rayons X.
• Vérifiez, dans le dossier de la personne, toute possibilité de grossesse. Les scintigraphies osseuses sont contre-indiquées au cours de la grossesse et de la lactation.
• Assurez-vous que la personne ou un membre responsable de la famille a signé une formule de consentement.
• Si la scintigraphie osseuse a été prescrite pour diagnostiquer un cancer, jugez l'état émotionnel de la personne et offrez-lui un soutien psychologique.
• Administrez un analgésique tel qu'il est prescrit.
• Demandez à la personne d'uriner immédiatement avant le protocole.

Après le test

• Surveillez l'apparition de rougeur ou d'enflure à l'endroit de l'injection. Si un hématome apparaît, appliquez des compresses chaudes afin de diminuer l'inconfort.

Scintigraphie séquentielle synchronisée

Dans une scintigraphie séquentielle synchronisée (SSS), aussi désignée comme une scintigraphie du pool sanguin cardiaque, on établit une image du sang à l'intérieur d'une cavité cardiaque plutôt que du myocarde lui-même. Ce test permet d'étudier la performance ventriculaire régionale et globale après l'injection intraveineuse d'albumine sérique ou de globules rouges marqués à l'aide d'un isotope.

La *visualisation séquentielle du pool sanguin cardiaque* – dont une des formes est la SSS – est réalisée après une scintigraphie de premier passage ou comme test séparé. Dans une SSS, l'appareil enregistre entre 14 et 64 points d'un seul cycle cardiaque et donne des images séquentielles qui peuvent être étudiées comme des films cinématographiques, permettant d'examiner le mouvement régional des parois et de déterminer la fraction d'éjection et d'autres indicateurs du fonctionnement cardiaque.

Dans la *SSS de stress,* le même test est repris au repos et après un effort pour détecter les changements dans la fraction d'éjection et le débit cardiaque. Dans la *SSS de nitro,* l'appareil à scintillation enregistre les points du cycle cardiaque après une administration sublinguale de nitroglycérine pour étudier son action sur le fonctionnement du ventricule. La grossesse et la lactation sont des cas de contre-indications pour ce test.

Objectifs

• Étudier le fonctionnement du ventricule gauche.

• Détecter les anévrismes du ventricule gauche aussi bien que les autres anomalies de mouvement de la paroi du myocarde (comme des régions d'akinésie ou de dyskinésie).

• Déceler un shunt intracardiaque.

Protocole

La personne est installée en décubitus dorsal sous le détecteur d'un appareil à scintillation; on injecte, par voie intraveineuse, entre 15 et 20 millicuries d'albumine ou de globules rouges marqués à l'aide d'un isotope. Au cours de la minute suivante, l'appareil à scintillation enregistre le premier passage de l'isotope à travers le cœur. À l'aide d'une électroencéphalographie, l'appareil est placé en mode séquentiel synchronisé. On peut demander à la personne de prendre différentes positions de façon à ce que presque tous les segments du ventricule puissent être visualisés. On peut obtenir d'autres images séquentielles synchronisées après l'administration sublinguale de 0,4 mg de nitroglycérine ou pendant que la personne fournit un effort.

Résultats normaux

Le ventricule gauche se contracte de façon symétrique et l'isotope semble distribué uniformément dans les scintigraphies. La fraction normale de l'éjection se situe entre 50 % et 65 %.

Signification de résultats anormaux

Les anomalies du ventricule gauche peuvent être associées à une insuffisance coronarienne, à des anévrismes du ventricule gauche, à des cardiomyopathies, à une insuffisance cardiaque congestive et à un shunt intracardiaque.

Interventions infirmières

Avant le test

• Expliquez à la personne que ce test aide à étudier le fonctionnement du ventricule gauche. Expliquez-lui le protocole. Avisez-la qu'elle n'a pas à s'abstenir de nourriture solide ou liquide avant le test. Suspendez l'utilisation des nitrates à action prolongée durant les 8 à 12 heures précédant le test.

• Dites à la personne qui va réaliser le test et où il le sera. Dites-lui qu'elle va recevoir, par voie intraveineuse, une injection de marqueur radioactif et qu'un détecteur placé au-dessus de sa cage thoracique va enregistrer la circulation du marqueur à travers le cœur. Rassurez-la en lui disant que le marqueur n'entraîne pas de risque de radioactivité et qu'il produit rarement des effets défavorables.

• Signalez à la personne qu'elle peut ressentir un inconfort passager à cause de l'aiguille au cours de la ponction, mais que la scintigraphie en elle-même est sans douleur. Dites-lui de demeurer silencieuse et immobile au cours de la scintigraphie, à moins d'indications contraires.

• Assurez-vous que la personne ou un membre responsable de la famille a signé une formule de consentement.

• Souvenez-vous que les nitrates à action prolongée influent sur le débit coronarien.

Sclérose en plaques (dépistage)

La nature imprévisible de la sclérose en plaques (SEP), avec ses poussées périodiques, ses rémissions et son évolution variable, rend souvent difficile un diagnostic précoce. Cet ensemble de tests, appelé routine SEP, est réalisé sur des échantillons de liquide céphalo-rachidien (LCR) et de sérum, et aide à désigner les individus atteints de SEP ou de certaines autres maladies démyélinisantes.

Certaines anomalies dans le LCR – une augmentation des protéines totales (qui résulte principalement d'une augmentation de la synthèse de l'immunoglobuline G) et la présence décelable de protéines IgG – indiquent une sclérose en plaques ou, possiblement, une autre maladie démyélinisante.

Le premier test, le test de l'indice céphalo-rachidien de l'IgG, détecte la synthèse de l'IgG dans le système nerveux central. L'indice est établi en calculant et en comparant alors le rapport de l'IgG sur l'albumine à la fois dans les échantillons du LCR et dans ceux du sérum. Un rapport du LCR supérieur à celui du rapport sérique suggère la synthèse de l'IgG dans le tissu du système nerveux central. Le second test, le test des bandes oligoclonales, utilise l'électrophorèse pour vérifier et comparer la région de l'immunoglobuline à la fois dans les échantillons du LCR et dans ceux du sérum.

Objectif

- Aider au diagnostic de la SEP.

Protocole infirmier

Procédez à une ponction veineuse et recueillez un échantillon de sang dans un tube de 7 mL à bouchon rouge. Dans un délai de 2 heures après le prélèvement des échantillons de sang, on devrait procéder à une ponction lombaire et recueillir au moins 7 mL de LCR dans un tube stérile sans additif. Notez l'heure du prélèvement du LCR sur le relevé de laboratoire. Envoyez immédiatement les échantillons correctement étiquetés au laboratoire. Prenez soin de ne jamais congeler les échantillons de LCR.

Valeurs de référence

Les observations normales de l'IgG dans le LCR sont les suivantes :

- *IgG du LCR :* ≤ 84 mg/L.
- *Albumine du LCR :* ≤ 250 mg/L.
- *IgG sérique :* 6,4 à 14,3 g/L.

- *Albumine sérique :* 33 à 45 g/L.
- *Indice de l'IgG du LCR :* ≤ 0,77.
- *Rapport IgG/albumine du LCR :* 0,15 à 0,38.
- *Rapport IgG/albumine du sérum :* 0,15 à 0,41.

Il y a normalement de 0 à 1 bande oligoclonale aussi bien dans le sérum que dans le LCR.

Signification de résultats anormaux

Des rapports d'IgG supérieurs à la normale concordent avec la SEP aussi bien qu'avec d'autres maladies démyélinisantes, comme une neurosyphilis, une polyradiculopathie inflammatoire aiguë et une panencéphalite sclérosante subaiguë. Des bandes oligoclonales multiples présentes dans le LCR mais non dans le sérum concordent avec la SEP, mais peuvent être aussi observées dans d'autres maladies, y compris une neurosyphilis, une panencéphalite sclérosante subaiguë, une méningite à *Cryptococcus*, une polynévrite idiopathique et une panencéphalite rubéoleuse chronique.

Interventions infirmières

Avant le test

- Expliquez au patient que ce test aide à diagnostiquer la SEP. Décrivez le protocole. Dites-lui qu'il n'a pas à s'abstenir de nourriture solide ou liquide avant le test, et que celui-ci nécessite des échantillons de sang et de LCR.
- Avertissez-le de s'attendre à ressentir un inconfort passager au cours du prélèvement du LCR. Un patient qui est anormalement anxieux peut avoir besoin d'un léger sédatif.
- Assurez-vous que le patient ou un membre responsable de la famille a signé une formule de consentement.
- ◆ *Mise en garde.* Au cours de la ponction lombaire, surveillez attentivement, chez le patient, les signes de réaction défavorable, comme l'augmentation de la fréquence du pouls, la pâleur ou la peau moite et froide.

Après les prélèvements

- Une mauvaise manipulation des échantillons de sang et de LCR ou un délai exagéré avant l'analyse du LCR peuvent entraîner des résultats faussement négatifs.

Après le test

- Gardez le patient couché durant au moins 8 heures. Encouragez-le à augmenter son ingestion de liquides.
- Surveillez fréquemment les signes vitaux et l'état neurologique.

Sécrétion gastrique basale (test de)

Même si la sécrétion gastrique atteint un sommet après l'ingestion de nourriture, de petites quantités de suc gastrique sont sécrétées entre les repas. Connue comme étant la sécrétion basale, cette sécrétion est le résultat d'influences psychoneurogènes exercées par les nerfs vagues et des hormones, telle la gastrine.

Ce test mesure la sécrétion basale dans des conditions de jeûne en aspirant les contenus stomacaux au moyen d'une sonde gastrique et est recommandé pour les personnes souffrant de douleurs épigastriques inexpliquées, d'anorexie et de perte de poids. Ce test est contre-indiqué dans les conditions qui interdisent le recours à une sonde gastrique.

Objectif
• Évaluer la production gastrique en état de jeûne.

Protocole infirmier
Faites asseoir le patient confortablement et insérez la sonde gastrique. Attachez-y une seringue de 20 mL et aspirez le contenu stomacal. Pour assurer la vidange complète de l'estomac, demandez à la personne de prendre trois positions consécutives – en décubitus dorsal, en décubitus latéral droit et en décubitus latéral gauche – pendant que vous aspirez le contenu. Marquez le contenant de l'échantillon « contenu résiduel ».

Reliez la sonde gastrique à l'appareil de succion. Aspirez le contenu gastrique par faible succion continue durant 90 minutes. (L'aspiration peut être aussi réalisée manuellement à l'aide d'une seringue.) Prélevez un échantillon toutes les 15 minutes, mais jetez les deux premiers; cela élimine les échantillons dont la substance pourrait être modifiée par le stress de l'intubation. Notez la couleur et l'odeur de chacun des spécimens et notez aussi la présence de nourriture, de mucus, de bile ou de sang. Marquez ces spécimens de la mention « contenus basaux », et numérotez-les de 1 à 4. Si la sonde gastrique doit être gardée en place, clampez-la à un appareil à faible succion intermittente tel qu'il est prescrit.

Valeurs de référence
La sécrétion basale est de 1,61±0,18 mmol/heure chez les femmes et de 2,57±0,16 mmol/heure chez les hommes.

Signification de résultats anormaux
Une *augmentation* de la sécrétion peut indiquer un ulcère du duodénum ou du jéjunum (après une gastrectomie partielle), ou, lorsque l'augmentation est marquée, un syndrome de Zollinger-Ellison.

Une *diminution* de la sécrétion peut indiquer un carcinome gastrique ou un ulcère gastrique bénin.

L'*absence* de sécrétion peut indiquer une anémie pernicieuse.

Les résultats anormaux de la sécrétion basale ne sont pas spécifiques et doivent être associés aux résultats du test de stimulation acide.

Interventions infirmières
Avant le test
• Expliquez à la personne que ce test mesure la sécrétion d'acide de l'estomac. Dites-lui de s'abstenir de nourriture pendant les 12 heures et de s'abstenir de boire et de fumer pendant les 8 heures précédant le test.

• Arrêtez, durant 24 heures, l'usage de médicaments qui peuvent modifier les résultats du test. Parmi les médicaments qui peuvent augmenter la sécrétion basale, on trouve les inhibiteurs adrénergiques, les corticostéroïdes, l'alcool, les cholinergiques et la réserpine. Les médicaments qui peuvent abaisser la sécrétion basale comprennent les antiacides, les anticholinergiques et la cimétidine. Si l'usage de tels médicaments doit être maintenu, notez-le sur le relevé de laboratoire.

• Vérifiez le pouls et la pression sanguine de la personne. Encouragez-la à se détendre.

Au cours du test
• Assurez-vous d'introduire la sonde dans l'œsophage et non dans la trachée; retirez-la immédiatement si la personne présente des signes de cyanose ou a des accès de toux.

• Vérifiez les signes vitaux au cours de l'intubation et surveillez avec soin les arythmies.

• Afin de prévenir la contamination des échantillons, dites à la personne d'expectorer la salive en excès.

• Un stress psychologique et le fait de ne pas suivre les instructions avant le test peuvent augmenter la sécrétion basale.

Après le test
• Surveillez les complications (les nausées, les vomissements, le gonflement ou la douleur de l'abdomen) à la suite du retrait de la sonde gastrique.

Selles (analyse)

Précieuse pour diagnostiquer les dérèglements du tractus gastro-intestinal, l'analyse des selles fournit aussi une information utile au sujet du foie et du pancréas. L'examen de l'apparence macroscopique des selles devrait précéder l'administration du baryum, des laxatifs ou des lavements.

Objectifs

• Diagnostiquer des dérèglements gastro-intestinaux.

• Déceler une obstruction et un saignement gastro-intestinaux, un ictère obstructif, des parasites, une dysenterie, une recto-colite hémorragique et une augmentation de l'excrétion des graisses.

• Déceler des calculs biliaires.

Protocole infirmier

Recueillez les selles dans un contenant propre et sec. Transférez l'échantillon dans un second contenant à l'aide d'un abaisse-langue. Pour de meilleurs résultats, couvrez l'échantillon et envoyez-le immédiatement au laboratoire.

Valeurs de référence

• *Consistance :* l'échantillon est mou et volumineux chez une personne ayant une alimentation riche en végétaux, petit et sec chez une personne ayant une alimentation riche en viande.

• *Contenu macroscopique :* absence de sang visible, de mucus, de pus, de parasites ou d'œufs, de levures ou de leucocytes.

• *Couleur :* brune.

• *Bile :* résultat négatif chez les adultes, positif chez les enfants.

• *Graisse :* l'apparence microscopique est incolore, neutre (18 %), avec des cristaux d'acides gras et des savons.

• *Azote :* 70 à 140 mmol/d.

• *Sang occulte :* résultat négatif.

• *pH :* neutre ou légèrement alcalin.

• *Porphyrines :* (protoporphyrines) < 2 700 µmol/d; (coproporphyrines) < 1 800 nmol/d; (uroporphyrines) < 50 nmol/d.

• *Urobilinogène :* 65 à 475 µmol/d.

Signification de résultats anormaux

Consistance. Une diarrhée mélangée à du mucus et à des globules rouges peut indiquer un typhus, une typhoïde, un choléra, une amibiase ou un cancer du gros intestin. Une diarrhée mélangée à du mucus et à des globules blancs peut indiquer une recto-colite hémorragique, une iléite régionale, une shigellose, une salmonellose ou une tuberculose intestinale. Des selles « pâteuses » sont associées à un contenu élevé en graisse, des selles volumineuses à une sprue et à une maladie cœliaque.

Sang. La présence de sang peut être le résultat d'une recto-colite chronique non spécifique, d'un cancer du côlon, d'une hernie diaphragmatique, d'une diverticulite, d'un carcinome gastrique ou d'une gastrite.

Mucus. La présence de mucus peut provenir d'une constipation spastique, d'un côlon irritable, d'un trouble émotionnel, d'un effort excessif, d'une recto-colite hémorragique, d'une dysenterie bacillaire ou d'un cancer ulcératif du côlon.

Graisse. Sa présence suggère une entérite ou une maladie pancréatique ou des syndromes de malabsorption.

Urobilinogène. Une augmentation peut indiquer des anémies hémolytiques et une diminution peut signifier une obstruction biliaire complète ou une maladie hépatique grave.

Bile. Elle peut être due à un ictère hémolytique.

Leucocytes. Leur présence peut indiquer une recto-colite hémorragique chronique, une dysenterie bacillaire chronique, des abcès localisés, une typhoïde, une shigellose ou une salmonellose.

Azote. Des concentrations élevées suggèrent une pancréatite évolutive chronique.

Porphyrines. Une augmentation des coproporphyrines peut indiquer une coproporphyrie, une porphyrie mixte, une protoporphyrie ou une anémie hémolytique; une augmentation des protoporphyrines peut indiquer une porphyrie mixte, une protoporphyrie ou une maladie hépatique acquise.

Interventions infirmières

Avant le test

• Expliquez au patient que cette série de tests permet l'analyse de la fonction digestive et hépatique. Montrez-lui la technique adéquate de prélèvement des selles.

• Obtenez des renseignements complets quant au régime alimentaire et à la médication en cours. Beaucoup d'aliments, de boissons et de médicaments peuvent influer sur les résultats du test.

Sérologie de la maladie de Lyme

La maladie de Lyme, un dérèglement affectant plusieurs systèmes, est caractérisée par des manifestations dermatologiques, neurologiques, cardiaques et rhumatismales à différents stades. Elle est causée par un spirochète, *Borrelia burgdorferi*, fréquemment transmis par des tiques.

Les tests sérologiques mesurent la réponse des anticorps contre ce spirochète et indiquent une infection en cours ou une exposition antérieure. Ces dosages permettent de désigner 50 % des individus en début de maladie de Lyme et présentant un érythème chronique migrateur; ils désignent essentiellement 100 % des individus présentant des complications ultérieures de cardite, de névrite et d'arthrite et 100 % des individus en rémission.

Objectif
• Confirmer un diagnostic de la maladie de Lyme.

Protocole infirmier
Procédez à une ponction veineuse et recueillez l'échantillon dans un tube de 7 mL à bouchon rouge.

Valeurs de référence
Il n'y a pas de réactions dans le sérum où le titre sérique est inférieur à 1 : 256. Un titre sérique de 1 : 128 est considéré comme à la limite et nécessite que l'on reprenne le dosage dans les 4 à 6 semaines.

Signification de résultats anormaux
Une sérologie positive pour la maladie de Lyme peut aider à confirmer le diagnostic, mais elle n'est pas définitive. D'autres maladies à tréponème et des titres élevés du facteur rhumatoïde peuvent causer des résultats faussement positifs. De fait, jusqu'à 20 % des individus atteints de telles maladies et ayant des titres élevés du facteur rhumatoïde peuvent avoir des sérologies positives pour la maladie de Lyme.

Interventions infirmières

Avant le test
• Expliquez à la personne que ce test aide à déterminer si ses symptômes sont causés par la maladie de Lyme. Dites-lui de jeûner durant les 12 heures précédant le prélèvement de l'échantillon de sang; elle n'a pas à s'abstenir de liquides.
• Expliquez que le test nécessite un échantillon de sang. Dites à la personne qui va procéder à la ponction veineuse et quand, et mentionnez qu'elle

ne va ressentir qu'un inconfort passager à cause de l'aiguille au cours de la ponction ou de la pression du garrot. Rassurez-la en lui disant que le prélèvement de l'échantillon prend environ 3 minutes.
• Souvenez-vous que des concentrations sériques élevées de lipides peuvent donner des résultats imprécis et nécessiter la reprise du test après une période d'alimentation pauvre en graisses.

Après le prélèvement
• Évitez de contaminer l'échantillon. D'autres bactéries peuvent causer des résultats faussement positifs.
• Manipulez l'échantillon avec soin pour éviter l'hémolyse, qui peut influer sur les résultats du test.
• Si un hématome apparaît à l'endroit de la ponction veineuse, appliquez des compresses chaudes afin de diminuer l'inconfort.

Sérologie fongique

Conçus pour détecter les infections fongiques, ces tests identifient l'antigène de la cryptococcose et les anticorps contre l'aspergillose, la blastomycose, la coccidioïdomycose, l'histoplasmose et la sporotrichose. Même si des cultures sont habituellement réalisées pour identifier le microorganisme responsable, les tests sérologiques constituent, à l'occasion, la seule preuve d'une mycose.

Objectifs

• Détecter rapidement la présence d'anticorps antifongiques et aider ainsi au diagnostic d'une mycose.
• Contrôler l'efficacité de la thérapie d'une mycose.

Protocole infirmier

Procédez à une ponction veineuse et recueillez l'échantillon dans un tube stérile de 7 mL à bouchon rouge. Envoyez immédiatement l'échantillon au laboratoire.

Résultats normaux

Selon la méthode utilisée pour le test, un résultat négatif ou un titre normal indiquent généralement l'absence de mycose.

Signification de résultats anormaux

Lorsque le test de la **blastomycose** est réalisé à l'aide de la fixation du complément, des titres allant de 1 : 8 à 1 : 16 suggèrent une infection; des titres supérieurs à 1 : 32 dénotent une maladie active. Une augmentation du titre dans une série d'échantillons prélevés toutes les 3 à 4 semaines indique une progression de la maladie; une diminution du titre en indique la régression. Cependant, ce test comporte un fort pourcentage de résultats faussement négatifs. Un test positif d'immunodiffusion constitue un indicateur plus fiable de cette maladie et il s'avère précis dans 80 % des cas.

Le test le plus sensible pour la **coccidioïdomycose** est la fixation du complément, avec des titres variant de 1 : 2 à 1 : 4 qui suggèrent une infection active et des titres supérieurs à 1 : 16 qui dénotent une maladie active.

Le test le plus sensible pour l'**histoplasmose** est la fixation du complément de la levure; des titres variant de 1 : 8 à 1 : 16 suggèrent une infection et des titres supérieurs à 1 : 32 dénotent une maladie active. Une augmentation des titres dans des échantillons prélevés toutes les 2 à 3 semaines indique une progression de l'infection et une diminution des titres indique une régression.

Dans l'**aspergillose**, des titres de fixation du complément supérieurs à 1 : 8 suggèrent une infection. Cependant, ce test ne peut pas détecter une aspergillose invasive puisque les personnes ayant cette maladie ne présentent pas d'anticorps.

Dans la **sporotrichose**, des titres d'agglutination supérieurs à 1 : 80 indiquent une maladie active; cependant, le test est négatif dans les infections cutanées.

Pour la **cryptococcose**, une agglutination au latex positive pour l'antigène cryptococcal indique une maladie.

Certains antigènes, comme l'antigène de la blastomycose et celui de l'histoplasmose, peuvent avoir des réactions croisées et produire ainsi des résultats faussement positifs ou des titres élevés. De plus, plusieurs mycoses dépriment le système immunitaire et causent ainsi des titres faibles ou des résultats faussement négatifs.

Interventions infirmières

Avant le test

• Expliquez à la personne que ce test aide au diagnostic de certaines infections fongiques. Si cela est pertinent, expliquez-lui que le test permet de contrôler la réponse à une thérapie et qu'il peut être nécessaire de répéter ce test au cours de sa maladie. Dites-lui que le test nécessite un échantillon de sang.

• Dites à la personne de s'abstenir de nourriture solide et liquide durant les 12 à 24 heures précédant le test. Insistez sur le fait qu'un échantillon provenant d'une personne non à jeun peut modifier les résultats du test.

• Vérifiez si la personne a subi récemment un test cutané avec des antigènes fongiques puisque ceux-ci peuvent influer sur les résultats.

Après le prélèvement

• Si le transport au laboratoire est retardé, entreposez l'échantillon à 4 °C. Le fait de ne pas respecter cette directive peut influer sur la détermination précise des résultats du test.

• Si un hématome apparaît à l'endroit de la ponction veineuse, appliquez des compresses chaudes afin de diminuer l'inconfort.

• La personne peut reprendre son régime alimentaire habituel.

Seuil des spondées

Le seuil des spondées, aussi appelé test liminaire de réception de la parole ou test du seuil des mots spondaïques, détermine le niveau le plus faible auquel un individu répète correctement 50 % d'une série de mots spondaïques qui lui sont présentés, de vive voix ou grâce à un enregistrement, par des écouteurs dans un environnement calme. Les spondées sont des mots de deux syllabes – comme « gâteau », « gamin » ou « forêt » – dont chacune des syllabes a un accent tonique égal. Les spondées choisis pour le test sont des mots familiers, uniformément audibles et de construction phonétique différente. Ce test est généralement réalisé après une audiométrie tonale pour vérifier la validité des seuils audiométriques d'audition; la moyenne tonale (Fletcher) devrait concorder avec le seuil des spondées à plus ou moins 10 décibels (dB).

Même si le test du seuil des spondées fournit une mesure directe et fiable de la surdité de la parole chez la plupart des adultes, il ne peut la mesurer de façon fiable chez les très jeunes enfants ou chez les individus ayant des troubles de langage.

Objectifs

• Mesurer le degré de surdité pour la reconnaissance de la parole.

• Distinguer une vraie surdité d'une surdité non organique (pseudo-hypoacousie).

• Confirmer les résultats de l'audiométrie tonale pour les fréquences les plus importantes dans la reconnaissance de la parole.

Protocole infirmier

La personne est assise dans une cabine insonorisée et elle met une paire d'écouteurs. On évalue d'abord l'oreille qui a la meilleure acuité auditive, avec un niveau de son établi à environ 20 dB au-dessus du seuil tonal de la personne. Lorsque la personne s'est familiarisée avec les spondées, on établit le seuil des spondées de la même façon que pour le seuil tonal. On abaisse l'intensité et on l'élève ensuite jusqu'à ce qu'elle atteigne le niveau le plus faible auquel la personne donne un taux de 50 % de réponses exactes. Le protocole est répété pour l'autre oreille.

Résultats normaux

Le seuil des spondées devrait se situer à plus ou moins 10 dB du seuil tonal. Cependant, cela peut varier chez les individus ayant une perte de l'audition rapide ou chez celles dont les tests démontrent une configuration audiométrique irrégulière.

Signification de résultats anormaux

Si les seuils des spondées diffèrent par plus de 10 dB du seuil tonal, la personne peut être incapable de répondre aux niveaux audibles les plus faibles ou elle peut simuler sa compréhension. Dans de tels cas, les directives sont répétées et le test est repris. Toute personne qui a des résultats anormaux au test devrait être confiée à un audiologiste pour des tests de simulation ou de pseudo-hypoacousie.

Interventions infirmières

Avant le test

• Expliquez à la personne que ce test permet de déterminer ses capacités d'entendre un langage de conversation. Dites-lui qu'elle va entendre une série de mots de deux syllabes, transmis par des écouteurs, pendant qu'elle sera dans une cabine insonorisée. Elle devra répéter chacun des mots après qu'elle les aura entendus et deviner le mot si elle n'est pas certaine de celui-ci. Avisez-la que le volume de chacun des mots prononcés sera progressivement plus faible à mesure que le test se poursuivra.

• Si la personne a de la difficulté à comprendre le français, donnez-lui une liste imprimée des mots avant le test et, si cela est nécessaire, aidez-la à les apprendre. Avisez-la qu'elle ne pourra pas consulter la liste au cours du test.

Au cours du test

• Les très jeunes enfants ou les personnes qui ne sont pas familiarisées avec la langue française ou la terminologie utilisée peuvent donner des réponses imprécises.

Sodium et chlorure urinaires

Ce test détermine les concentrations urinaires de sodium, le principal cation extracellulaire, et de chlorure, le principal anion extracellulaire. Moins importante que celle des concentrations sériques (et, en conséquence, réalisée moins souvent), la mesure des concentrations de sodium et de chlorure urinaires est utilisée pour déterminer la conservation rénale de ces deux électrolytes et pour confirmer les valeurs sériques de sodium et de chlorure. Le sodium et le chlorure aident au maintien de la pression osmotique et de l'équilibre hydrique et acido-basique. Après leur absorption par la muqueuse du tractus intestinal, ces ions sont contrôlés par les reins et leurs concentrations augmentent et diminuent simultanément. Les reins maintiennent des concentrations sériques constantes de sodium et de chlorure (même au risque de déshydratation ou d'œdème) ou ils en excrètent des quantités en excès. Les écarts normaux des concentrations de sodium et de chlorure dans l'urine varient beaucoup selon l'apport alimentaire de sel et selon la transpiration.

Objectifs
• Aider à déterminer un déséquilibre des liquides et des électrolytes.
• Contrôler les effets d'un régime alimentaire faible en sel.
• Aider à détecter des dérèglements rénaux et surrénaliens.

Protocole infirmier
Recueillez un échantillon d'urine de 24 heures dans un bocal approprié. Conservez l'échantillon au frais au cours de la période de collecte.

Valeurs de référence
Les concentrations de sodium et de chlorure varient considérablement, comme cela apparaît dans les valeurs qui suivent :
• *Excrétion urinaire de sodium :* 40 à 220 mmol/d.
• *Excrétion urinaire de chlorure :* 110 à 250 mmol/d.

Signification de résultats anormaux
Habituellement, les concentrations urinaires de sodium et de chlorure augmentent et diminuent simultanément. Des concentrations de sodium et de chlorure qui divergent peuvent indiquer le besoin d'une analyse plus poussée. (Les concentrations urinaires doivent être mises en corrélation avec les résultats des études des électrolytes sériques pour diagnostiquer un déséquilibre des liquides et des électrolytes.)

Une *augmentation des concentrations urinaires de sodium* peut refléter une insuffisance surrénalienne, une acidose diabétique, une augmentation de l'apport de sel, une intoxication aux salicylates, une insuffisance rénale intrinsèque, une néphrite interstitielle aiguë ou une déshydratation.

Une *diminution des concentrations urinaires de sodium* peut indiquer une insuffisance rénale aiguë, une insuffisance cardiaque congestive, une diminution de l'apport de sel ou un hyperaldostéronisme primaire.

Une *augmentation des concentrations urinaires de chlorure* peut refléter une insuffisance corticosurrénalienne (maladie d'Addison), une acidose diabétique, une intoxication aux salicylates, une maladie rénale avec perte de sel ou une déshydratation.

Une *diminution des concentrations urinaires de chlorure* peut suggérer une insuffisance cardiaque congestive, une diaphorèse excessive ou une alcalose métabolique hypochlorémique (à la suite de vomissements prolongés ou d'une aspiration gastrique).

Interventions infirmières
Avant le test
• Si cela est pertinent, expliquez à la personne les objectifs du test. Informez-la que le test nécessite un échantillon d'urine de 24 heures et que sa réalisation n'est accompagnée d'aucune restriction particulière.
• Si l'échantillon doit être recueilli à la maison, montrez à la personne la technique adéquate de collecte. Dites-lui d'éviter de contaminer l'échantillon avec du papier hygiénique ou avec des selles, et de conserver l'échantillon au frais au cours de la période de collecte.
• Vérifiez, dans son dossier, l'utilisation de médicaments pouvant influer sur les résultats du test, comme le chlorure d'ammonium, le chlorure de potassium, le bicarbonate de sodium, les stéroïdes et les diurétiques thiazidiques.

Au cours de la période de collecte
• Assurez-vous de recueillir toute l'urine. Le fait de ne pas le faire peut influer sur la précision des résultats du test.

Sodium sérique

Ce test mesure les concentrations sériques de sodium, le principal cation extracellulaire. Le sodium modifie la distribution de l'eau dans l'organisme, il maintient la pression osmotique du liquide extracellulaire et il aide à favoriser le fonctionnement neuro-musculaire; il aide aussi au maintien de l'équilibre acido-basique et il influe sur les concentrations de chlorure et de potassium. Le sodium est absorbé par la muqueuse de l'intestin et il est excrété par les reins; une petite quantité est perdue par la peau. Comme la concentration extracellulaire de sodium aide les reins dans la régulation de l'eau dans l'organisme, les concentrations sériques de sodium sont établies en relation avec la quantité d'eau dans l'organisme. Par exemple, un déficit en sodium fait référence à une diminution de la concentration du sodium en relation avec le volume de l'eau dans l'organisme. Normalement, l'organisme règle cet équilibre sodium-eau grâce à l'aldostérone, qui inhibe l'excrétion du sodium et favorise sa rétention par les tubules rénaux de façon à maintenir l'équilibre.

Objectifs
• Étudier l'équilibre des liquides et des électrolytes, l'équilibre acido-basique de même que les fonctions neuro-musculaires, rénales et surrénaliennes qui y sont reliées.
• Déterminer les effets d'une thérapie médicamenteuse (comme une thérapie aux diurétiques) sur les concentrations sériques de sodium.

Protocole infirmier
Recueillez l'échantillon de sang dans un tube de 7 mL à bouchon rouge.

Valeurs de référence
Normalement, les concentrations sériques de sodium varient de 135 à 145 mmol/L.

Signification de résultats anormaux
Un déséquilibre du sodium peut provenir d'un excès de perte ou de gain de sodium ou d'un changement dans le volume d'eau. Les valeurs sériques de sodium doivent être interprétées à la lumière de l'état d'hydratation de la personne.

Une *augmentation* des concentrations sériques de sodium (hypernatrémie) peut être causée par un apport insuffisant d'eau, une perte d'eau supérieure à celle du sodium (comme dans un diabète insipide, une détérioration de la fonction rénale, une hyperventilation prolongée et, parfois, des vomissements ou une diarrhée grave) et

une rétention du sodium. L'hypernatrémie peut aussi résulter d'une ingestion excessive de sodium.

Une *diminution* des concentrations sériques de sodium (hyponatrémie) peut provenir d'un apport insuffisant de sodium ou d'une perte excessive de sodium causée par une insuffisance surrénalienne, des brûlures, une insuffisance rénale chronique accompagnée d'une acidose, une diarrhée, une thérapie aux diurétiques, une transpiration abondante, une aspiration gastrique ou des vomissements.

La détermination des concentrations urinaires de sodium est généralement plus sensible aux changements précoces dans l'équilibre du sodium, et ces concentrations devraient toujours être mesurées en même temps que celles du sodium sérique.

Interventions infirmières

Avant le test
• Expliquez que ce test détermine le contenu en sodium du sang. Informez la personne qu'un échantillon de sang sera prélevé et qu'elle n'a pas à s'abstenir de nourriture solide ou liquide.
• Vérifiez, dans son dossier, l'utilisation de diurétiques et d'autres médicaments qui agissent sur les concentrations de sodium. Si l'utilisation de ces médicaments doit être maintenue, notez-le sur le relevé de laboratoire.

Au moment du prélèvement
• Manipulez l'échantillon avec soin pour éviter l'hémolyse, qui peut influer sur les résultats.

Après le prélèvement
• Si un hématome apparaît à l'endroit de la ponction veineuse, appliquez des compresses chaudes afin de diminuer l'inconfort.
◆ *Mise en garde.* Surveillez avec beaucoup d'attention les personnes ayant une hypernatrémie et une hyponatrémie. Chez une personne qui a une hypernatrémie et une perte d'eau associée, surveillez les signes de soif, d'agitation, de muqueuses sèches et collantes, d'oligurie, de diminution des réflexes et de l'apparition de rougeurs sur la peau. Si l'augmentation de l'organisme entraîne une rétention d'eau, surveillez les signes d'hypertension, de dyspnée et d'œdème. Chez une personne ayant une hyponatrémie, surveillez l'appréhension, la lassitude, les maux de tête, la diminution de la turgescence cutanée, les crampes abdominales et le tremblement, qui peut aller jusqu'à des crises d'épilepsie.

Spermogramme

Peu coûteux, techniquement simple et raisonnablement définitif, le spermogramme est le premier test réalisé pour mesurer la fécondité masculine. On mesure le volume du sperme, on fait une numération des spermatozoïdes et on en détermine la motilité et la morphologie au moyen du microscope. Ce test peut être aussi utilisé pour détecter la présence de spermatozoïdes chez une victime présumée de viol.

Objectifs

• Mesurer la fécondité masculine.

• Établir l'efficacité d'une vasectomie.

• Détecter la présence de spermatozoïdes sur le corps ou sur les vêtements d'une victime présumée de viol.

Protocole infirmier

Le sperme peut être recueilli directement du patient, du vagin de sa conjointe (examen postcoïtal) ou du vagin ou de la peau d'une victime de viol.

Pour un prélèvement direct, donnez au patient un contenant en plastique propre pour qu'il recueille l'échantillon.

Pour un examen postcoïtal, humectez le spéculum vaginal avec de l'eau ou avec du soluté isotonique de chlorure de sodium plutôt qu'avec un lubrifiant.

Le sperme peut être recueilli du vagin d'une victime de viol par aspiration directe, par lavage à l'aide de soluté isotonique de chlorure de sodium ou par un frottis direct du contenu vaginal. Pour un frottis séché provenant de la peau de la victime, lavez la peau délicatement avec un petit morceau de gaze humectée à l'aide de soluté isotonique de chlorure de sodium. Préparez les frottis directs sur des lames de verre de microscope et placez-les immédiatement dans des cuves à rainures contenant de l'éthanol à 95 %. Manipulez aussi peu que possible les vêtements de la victime. Si ses vêtements sont humides, mettez-les dans un sac en papier (non en plastique), étiquetez le sac correctement et envoyez-le immédiatement au laboratoire.

Protégez les échantillons de sperme des températures extrêmes et de la lumière directe du soleil. Envoyez-les rapidement au laboratoire.

Résultats normaux

Normalement, le sperme coagule immédiatement, puis se liquéfie en moins de 20 minutes. Il a un volume de 0,7 à 6,5 mL, un pH de 7,3 à 7,9 et une numération des spermatozoïdes de 60 à 150 x 10^9/L. Dans un échantillon normal, au moins 40 % des spermatozoïdes ont une morphologie normale; au moins 20 % des spermatozoïdes montrent une motilité progressive 4 heures après le prélèvement. Une analyse normale postcoïtale du mucus cervical comporte au moins 10 spermatozoïdes mobiles par champ microscopique à fort grossissement.

Signification de résultats anormaux

Des nombres subnormaux de spermatozoïdes, une diminution de leur motilité et une morphologie anormale sont habituellement associés à une diminution de la fécondité chez les hommes. Cependant, un sperme anormal n'est pas synonyme de stérilité. Même si une numération normale des spermatozoïdes dépasse 20 x 10^9/L, beaucoup d'hommes ayant un nombre de spermatozoïdes inférieur à 1 x 10^9/L ont été capables d'être pères.

Interventions infirmières

Avant le test

• Fournissez des directives écrites et informez le client que le spécimen le plus souhaitable requiert une masturbation dans le bureau du médecin ou au laboratoire. Dites-lui de respecter la période prescrite de continence avant le test (généralement 2 à 5 jours).

• Pour un examen postcoïtal de la conjointe (qui permet de déterminer la capacité des spermatozoïdes de pénétrer dans le mucus cervical et d'y demeurer actifs), dites-lui de se présenter pour un examen au cours de la phase ovulatoire de son cycle menstruel et dans les 8 heures suivant les relations sexuelles.

• Pour un prélèvement de sperme d'une victime de viol, expliquez que le médecin va tenter de prélever un échantillon de sperme de son vagin, de sa peau et de ses vêtements. Apportez un soutien psychologique.

Après le test

• Dirigez la victime présumée d'un viol vers un spécialiste pour une consultation.

Splénoportographie

Aussi appelé portographie transsplénique, ce test comporte l'examen cinéradiographique des veines spléniques et du système porte après l'injection d'un opacifiant radiologique dans la pulpe splénique rouge. Il est indiqué chez les individus qui ont une hypertension portale confirmée ou appréhendée, et chez ceux qui ont une cirrhose pour établir le stade de la maladie.

Ce test peut provoquer un saignement excessif qui nécessite une transfusion ou, parfois, une splénectomie. Les contre-indications sont une ascite, une coagulopathie incorrigible, une splénomégalie causée par une infection, une détérioration marquée du fonctionnement du foie ou des reins et une hypersensibilité à l'iode.

Objectifs
- Diagnostiquer ou contrôler l'évolution d'une hypertension portale.
- Établir le stade d'une cirrhose.

Protocole infirmier
On place la personne en décubitus dorsal et on lui administre un anesthésique local. On fait d'abord un examen radiologique de débrouillage de la rate, qui est alors percée à l'aide d'une aiguille entourée d'une gaine. L'aiguille interne est retirée; lorsque le sang de la rate jaillit de la gaine, celle-ci est reliée à un manomètre pour mesurer la pression de la pulpe splénique rouge. Finalement, on débranche le manomètre et on injecte un opacifiant radiologique par la gaine alors que la cinéradiographie enregistre le remplissage du système porte.

Résultats normaux
La pression de la pulpe splénique rouge est de 50 à 180 mm H_2O (de 3,5 à 13,5 mm Hg). Les veines tributaires de la rate, de même que les veines spléniques et portes, paraissent normales et libres sans indication de veines collatérales. Les racines portes hépatiques se ramifient de façon intense et homogène à travers le foie et elles se vident normalement.

Signification de résultats anormaux
Dans une hypertension portale, la pression de la pulpe splénique rouge varie de 200 à 450 mm H_2O (de 15 à 34 mm Hg). La présence de veines collatérales – souvent associée à des varices œsophagiennes, à une splénomégalie et, dans certains cas, à une hépatomégalie – peut aussi indiquer une hypertension portale. Dans un début

de cirrhose, un splénogramme normal est caractéristique, mais l'écoulement des racines intra-hépatiques est retardé. Dans une cirrhose avancée, le débit sanguin veineux est inversé, ce qui empêche la visualisation des veines portes et, habituellement, spléniques. La présence de nombreuses veines collatérales dans le hile de la rate et dans l'espace rétropéritonéal immédiat est aussi caractéristique.

Interventions infirmières
Avant le test
- Expliquez à la personne que ce test permet d'examiner les veines qui irriguent son foie et sa rate. Demandez-lui d'être à jeun depuis le repas du soir qui précède le test.
- Dites à la personne de signaler immédiatement une douleur au quadrant supérieur gauche (qui indique une injection sous-capsulaire de l'opacifiant radiologique).
- Assurez-vous que la personne ou un membre responsable de la famille a signé une formule de consentement. Vérifiez l'hypersensibilité à l'iode, aux fruits de mer ou aux opacifiants radiologiques utilisés dans d'autres tests diagnostiques. Assurez-vous que la numération plaquettaire de la personne de même que ses temps de saignement, de coagulation ou de prothrombine sont normaux.
- Environ 30 minutes avant le protocole, prenez les signes vitaux de base et administrez un sédatif léger et un analgésique tel qu'il est prescrit.

Après le test
- Vérifiez les signes vitaux toutes les 15 minutes durant 1 heure, toutes les 30 minutes durant 2 heures et, alors, toutes les heures durant 4 heures jusqu'à ce qu'ils soient stables. Surveillez le saignement, l'enflure et la sensibilité à l'endroit de la ponction, et avertissez le médecin si de tels signes apparaissent.
- Dites à la personne de demeurer couchée sur le côté gauche durant 24 heures pour minimiser le risque de saignement. Conseillez-lui de demeurer au lit durant une période additionnelle de 24 heures.
- Prélevez un échantillon de sang, pour la mesure de l'hématocrite, toutes les 8 à 12 heures jusqu'à ce que les niveaux de l'hématocrite se stabilisent.

Stimulation au froid (test de), pour le syndrome de Raynaud

Le test de stimulation au froid démontre le syndrome de Raynaud en enregistrant les changements de température des doigts de la personne avant et après leur immersion dans un bain d'eau glacée. Cependant, l'enregistrement de la pression sanguine des doigts ou l'examen des artères du bras et de l'arcade palmaire devraient précéder ce test de façon à écarter la possibilité d'une maladie artérielle occlusive.

Le syndrome de Raynaud est un dérèglement artério-spasmique caractérisé par la constriction épisodique (vasospasme) des petites artères et artérioles cutanées des mains ou, moins fréquemment, des pieds après une exposition au froid ou à un stress. Dans ce syndrome, la peau des doigts blanchit de façon caractéristique et devient cyanosée et hyperhémiée après une telle exposition; chez certaines personnes, les changements de couleur sont variables. Si le syndrome est primitif, on l'appelle maladie de Raynaud; s'il fait suite à des dérèglements du tissu conjonctif, comme une sclérodermie ou un lupus érythémateux aigu disséminé, on l'appelle phénomène de Raynaud. Même si l'on ne connaît pas la cause de la maladie de Raynaud, plusieurs théories tentent d'expliquer la circulation sanguine diminuée dans les doigts : une hypersensibilité intrinsèque des parois vasculaires au froid, une augmentation du tonus vasomoteur provoquée par une stimulation sympathique et une réponse immunitaire antigène-anticorps.

Ce test est contre-indiqué chez les personnes ayant des doigts gangreneux ou des blessures ouvertes et infectées.

Objectif

• Déceler le syndrome de Raynaud.

Protocole

Pour minimiser les stimuli de l'environnement qui pourraient interférer, la chambre servant au test devrait être ni trop chaude ni trop froide. Un thermistor est fixé, à l'aide d'un ruban adhésif, sur les doigts du sujet (mais de façon assez lâche pour ne pas nuire à la circulation) et la température est enregistrée. Les mains de la personne sont immergées dans un bain d'eau glacée durant 20 secondes. On lui signifie alors de retirer ses mains de l'eau et la température de ses doigts est enregistrée immédiatement et toutes les 5 minutes par la suite jusqu'à ce qu'elle revienne à celle de départ.

Résultats normaux

Normalement, la température des doigts revient à la température de départ en moins de 15 minutes.

Signification de résultats anormaux

Si la température des doigts prend plus de 20 minutes pour revenir à la température de départ, cela indique un syndrome de Raynaud. Sa forme bénigne, la maladie de Raynaud, ne requiert aucun traitement particulier et elle n'entraîne pas de séquelles sérieuses. Sa forme plus grave, le phénomène de Raynaud, est associée à des dérèglements du tissu conjonctif – la sclérodermie, le lupus érythémateux aigu disséminé et la polyarthrite rhumatoïde – qui peuvent ne pas être cliniquement apparents durant plusieurs années. Cependant, la distinction entre le phénomène de Raynaud et la maladie de Raynaud est difficile à établir.

Interventions infirmières

Avant le test

• Expliquez à la personne que ce test détecte un dérèglement vasculaire. Informez-la qu'elle n'a pas à s'abstenir de nourriture solide ou liquide avant le test. Dites-lui qui va procéder au test et quand, mentionnez que le test prend de 20 à 30 minutes et qu'elle peut ressentir un certain inconfort lorsque ses mains seront immergées brièvement dans l'eau glacée. Suggérez-lui d'enlever sa montre ou autres bijoux, et encouragez-la à se détendre.

Au cours du test

• Un environnement beaucoup trop chaud ou beaucoup trop froid peut donner des résultats imprécis.

Stimulation de l'acide gastrique (épreuve de)

L'épreuve de stimulation de l'acide gastrique mesure la sécrétion d'acide gastrique durant l'heure suivant une injection sous-cutanée de pentagastrine ou d'une substance similaire qui stimule la production d'acide gastrique. Habituellement, l'épreuve suit immédiatement le test de la sécrétion basale si ce dernier suggère une sécrétion gastrique anormale.

La pentagastrine incite les cellules pariétales à sécréter de l'acide chlorhydrique. Si ces cellules sont endommagées ou détruites, la sécrétion d'acide diminue ou elle est absente après l'injection; si les cellules sont hyperactives, la sécrétion d'acide augmente. Cependant, même si cette épreuve décèle une sécrétion gastrique anormale, on doit recourir à des études radiographiques et à l'endoscopie pour en préciser la cause.

Objectif

- Aider au diagnostic d'un ulcère duodénal, d'un syndrome de Zollinger-Ellison, d'une anémie pernicieuse et d'un cancer gastrique.

Protocole infirmier

Lorsque les sécrétions gastriques de base ont été prélevées, laissez la sonde gastrique en place et procédez à l'injection sous-cutanée de pentagastrine tel qu'il est prescrit. Attendez 15 minutes et prélevez alors un échantillon toutes les 15 minutes durant 1 heure. Notez la couleur et l'odeur de chacun des échantillons ainsi que la présence de nourriture, de mucus, de bile ou de sang. Marquez tous les échantillons de la mention « contenus stimulés », numérotez-les de 1 à 4 et envoyez-les immédiatement au laboratoire.

Si la sonde gastrique doit être laissée en place, clampez-la ou reliez-la à une pompe aspiratrice qui assurera une faible succion intermittente tel qu'il est prescrit.

Valeurs de référence

Normalement, la sécrétion gastrique à la suite d'une stimulation varie de 11 à 21 mmol/h pour les femmes et de 18 à 28 mmol/h pour les hommes.

Signification de résultats anormaux

Une *augmentation* de la sécrétion d'acide gastrique peut indiquer un ulcère duodénal. Une augmentation marquée de la sécrétion suggère un syndrome de Zollinger-Ellison.

Une *diminution* de la sécrétion d'acide gastrique peut indiquer un cancer gastrique. Une achlo-rhydrie peut indiquer une anémie pernicieuse.

Interventions infirmières

Avant le test

- Expliquez au patient que ce test détermine si la sécrétion d'acide de l'estomac est adéquate. Dites-lui de s'abstenir de manger, de boire et de fumer depuis minuit la veille du test. Dites-lui qui va procéder au test et que ce dernier prend 1 heure.

- Dites au patient que le test demande qu'on fasse passer une sonde par son nez jusque dans l'estomac et qu'il nécessite aussi une injection. Décrivez les réactions désagréables possibles à la pentagastrine – une douleur abdominale, des nausées, des vomissements, des rougeurs, une sensation passagère de vertige, des étourdissements, et un engourdissement des extrémités – et dites-lui de signaler immédiatement de tels symptômes. Notez les signes vitaux avant le début du protocole.

- Vérifiez, dans le dossier du patient, l'hypersensibilité à la pentagastrine. Tel qu'il est prescrit, suspendez l'utilisation d'antiacides, d'anticholinergiques, d'adrénolytiques, de cimétidine et de réserpine. Si l'utilisation de ces substances doit être maintenue, notez-le sur le relevé de laboratoire.

Au cours du test

- Pour prévenir la contamination des échantillons par la salive, dites au patient d'expectorer la salive en excès.

- Observez les réactions désagréables à la pentagastrine.

Après le test

- Surveillez les nausées, les vomissements, le ballonnement abdominal et la douleur à l'abdomen après le retrait de la sonde gastrique.

- Si le patient se plaint d'un mal de gorge, donnez-lui des pastilles adoucissantes.

- Tel qu'il est prescrit, le patient peut reprendre son régime alimentaire habituel et la médication interrompue avant le test.

Stimulation de l'hormone de croissance (test de)

Ce test, aussi appelé épreuve à l'arginine, mesure les concentrations plasmatiques d'hormone de croissance humaine (GH) après l'administration, par voie intraveineuse, d'arginine, un acide aminé qui stimule normalement la sécrétion de la GH et qui est fréquemment utilisé pour confirmer une déficience en GH, et pour détecter un dérèglement hypophysaire chez les nouveau-nés et les enfants qui présentent un retard de croissance. Ce test peut être réalisé en concomitance avec un test de tolérance à l'insuline ou après l'administration d'autres agents stimulants de la GH, comme le glucagon, la L-dopa et la vasopressine.

Objectifs

• Aider au diagnostic de tumeurs hypophysaires.
• Confirmer une déficience en GH chez les nouveau-nés et chez les enfants qui présentent de faibles niveaux de base.

Protocole infirmier

Entre 6 heures et 8 heures, prélevez 6 mL de sang veineux (échantillon basal) dans un tube de prélèvement de 7 mL à bouchon rouge. Commencez la perfusion intraveineuse d'arginine (0,5 mg/kg de poids corporel jusqu'à une dose maximale de 30 mg) dans un soluté isotonique de chlorure de sodium et continuez la perfusion durant 30 minutes. Arrêtez la perfusion intraveineuse et recueillez alors un total de 4 échantillons de 6 mL à des intervalles de 30 minutes. Recueillez chacun des échantillons dans un tube de prélèvement de 7 mL à bouchon rouge et identifiez chacun d'eux de façon adéquate. Prélevez chacun des échantillons au moment prévu et spécifiez le moment du prélèvement sur le relevé de laboratoire. Envoyez immédiatement chacun des échantillons au laboratoire puisque la demi-vie de l'hormone n'est que de 25 à 30 minutes.

Valeurs de référence

L'arginine devrait augmenter les concentrations de la GH au moins aux concentrations indiquées ci-dessous :

• *Hommes* : 10 µg/L.
• *Femmes* : 15 µg/L.
• *Enfants* : 48 µg/L.

Une telle augmentation peut apparaître dans le premier échantillon prélevé 30 minutes après l'arrêt de la perfusion de l'arginine ou elle peut apparaître dans un échantillon prélevé 60 ou 90 minutes plus tard.

Signification de résultats anormaux

Des concentrations élevées à jeun et des augmentations au cours du sommeil aident à éliminer la possibilité d'une déficience en GH. Le fait de ne pas observer d'augmentation des concentrations de la GH après la perfusion de l'arginine indique une diminution de la réserve antéhypophysaire en GH. Chez les enfants, cette déficience provoque le nanisme ; chez les adultes, elle peut indiquer un panhypopituitarisme. Lorsque les concentrations de la GH ne parviennent pas à atteindre 10 µg/L, il faut refaire le test au même moment de la journée que le test original.

Interventions infirmières

Avant le test

• Expliquez au patient ou à ses parents que ce test détecte une déficience en GH. Expliquez que le test nécessite la perfusion intraveineuse d'un produit chimique et le prélèvement de plusieurs échantillons de sang.
• Dites au patient de jeûner et de limiter son activité physique durant les 10 à 12 heures précédant le test. Signalez que le défaut d'observer les restrictions concernant le régime alimentaire, la prise de médicaments et l'activité physique peut modifier les résultats du test.
• Avant le test, suspendez toute médication stéroïdienne, y compris la prise d'hormones hypophysaires. Si l'usage de ces substances doit être maintenu notez-le sur le relevé de laboratoire.
• Puisque les concentrations de la GH peuvent augmenter à la suite d'un effort ou de l'excitation, le patient devrait être détendu et couché durant au moins les 90 minutes précédant le test.
• Vérifiez si le patient a subi une scintigraphie au cours de la semaine précédant le test puisque cela peut influer sur les résultats du test.

Au cours du test

• L'utilisation d'un cathéter intraveineux à demeure évite la répétition des ponctions veineuses et minimise le stress et l'anxiété chez le patient.

Au moment des prélèvements

• Manipulez les échantillons avec soin pour éviter l'hémolyse, qui peut influer sur la détermination précise des résultats du test.

Après les prélèvements

• Si un hématome apparaît à l'endroit de la ponction veineuse, appliquez des compresses chaudes afin de diminuer l'inconfort.

Surveillance fœtale externe

Dans la surveillance fœtale externe, un transducteur électronique et un cardiotachymètre amplifient et enregistrent la fréquence cardiaque fœtale (FCF) pendant qu'un capteur sensible à la pression enregistre simultanément les contractions utérines. Ce protocole permet d'enregistrer la FCF de base, les fluctuations périodiques dans la FCF de base et la variabilité d'une pulsation à l'autre du rythme cardiaque. Les fluctuations dans la FCF peuvent être des changements de la fréquence de base (sans relation avec les contractions utérines) ou des changements périodiques (en réponse aux contractions utérines). La surveillance fœtale externe peut être aussi utilisée pour d'autres tests de détermination de l'état de santé du fœtus – le test sans effort de contraction (TSE) et le test avec effort de contraction (TAE).

Objectifs
- Mesurer la FCF et la fréquence des contractions utérines.
- Déterminer l'état de santé du fœtus avant le début du travail et pendant le travail en situation sans effort et avec effort de contraction.
- Déterminer le besoin d'une surveillance fœtale interne.

Protocole infirmier
Fixez solidement le transducteur ultrasonique sur le ventre de la patiente à l'endroit où l'on perçoit le plus distinctement les bruits du cœur fœtal. À mesure que le travail progresse, replacez le capteur de pression, si cela est nécessaire, de façon à le maintenir sur le fond de l'utérus.

Surveillance avant le travail avec le TSE. Dites à la patiente de tenir le capteur de pression dans sa main et de le presser chaque fois qu'elle sent un mouvement du fœtus. Au cours d'une période de 20 minutes, elle devrait être en mesure d'enregistrer deux mouvements fœtaux qui durent plus longtemps que 15 secondes chacun et provoquent des accélérations de la fréquence cardiaque supérieures à 15 pulsations par minute au-dessus de la fréquence de base.

Surveillance avant le travail avec le TAE. Induisez les contractions au moyen d'une perfusion d'ocytocine ou par une stimulation des mamelons. Poursuivez le test jusqu'à ce que trois contractions se produisent en 10 minutes.

Surveillance au cours du travail. Fixez solidement le capteur de pression à l'endroit où l'activité utérine est la plus grande. Réglez l'appareil pour enregistrer une pression de 0 à 10 mm Hg entre les contractions perceptibles.

Valeurs de référence
La FCF de base varie de 120 à 160 pulsations par minute avec des variations de 5 à 25 pulsations par minute.

TSE avant le travail. Si l'on observe, au cours d'une période de 20 minutes, deux mouvements fœtaux associés à une accélération de la CF supérieure à 15 pulsations/minute au-dessus de la fréquence de base, le fœtus est considéré comme en bonne santé et devrait le demeurer durant une autre semaine.

TAE. Si, au cours d'une période de 10 minutes, on observe trois contractions sans décélération tardive de la FCF, le fœtus est considéré comme en bonne santé – une condition qui devrait se maintenir durant une autre semaine.

Signification de résultats anormaux
Une *bradycardie* (FCF < 120 pulsations par minute) peut être le résultat d'un bloc cardiaque fœtal, d'une malposition, d'une hypoxie et de l'utilisation de certains médicaments.

Une *tachycardie* (FCF > 160 pulsations par minute) peut être le résultat de l'utilisation de substances vagolytiques, de la fièvre, de la tachycardie ou d'une hyperthyroïdie chez la mère, d'une hypoxie fœtale hâtive ou d'une infection ou d'une arythmie fœtale.

Une *diminution de la variabilité* (une fluctuation < 5 pulsations par minute dans la FCF) peut être causée par une arythmie cardiaque ou un bloc cardiaque fœtal, une hypoxie fœtale, une malformation du système nerveux central ou une infection ou encore l'utilisation de substances vagolytiques.

TSE avant le travail. Un résultat positif de TSE indique un niveau de risque plus élevé de morbidité ou de mortalité périnatale.

TAE. Des décélérations tardives persistantes au cours de 2 contractions ou plus peuvent indiquer un niveau plus élevé de risque de morbidité ou de mortalité fœtale.

Interventions infirmières
Avant le test
- Expliquez à la patiente que ce test détermine l'état de santé du fœtus. Si la surveillance doit être réalisée avant le début du travail, dites à la patiente de prendre un repas juste avant le test puisque cela augmente l'activité fœtale.

Surveillance fœtale interne

Dans la surveillance fœtale interne, un type d'électrode en tire-bouchon fixée directement dans le cuir chevelu du fœtus mesure la fréquence cardiaque fœtale (FCF) – particulièrement sa variabilité d'une impulsion à l'autre – et un cathéter rempli de liquide, inséré dans la cavité utérine, mesure la fréquence et la pression des contractions utérines. Ce protocole est réalisé au cours du travail, après la rupture des membranes et après une dilatation du col de 3 cm, alors que la tête du fœtus est plus basse que la position -2. La surveillance interne est indiquée lorsque la surveillance externe fournit des données inadéquates ou douteuses.

Objectifs

- Contrôler la FCF, particulièrement la variabilité d'une impulsion à l'autre.
- Mesurer la fréquence et la pression des contractions utérines.
- Déterminer l'état de santé du fœtus au cours du travail.
- Aider ou remplacer la surveillance fœtale externe.

Protocole infirmier

- *Mesure de la FCF :* grâce à un examen vaginal, l'examinateur palpe le cuir chevelu du fœtus pour localiser une région qui ne soit pas située sur une fontanelle. Ensuite, il introduit dans le col un tube de guidage en plastique entourant l'électrode et il insère celle-ci dans le cuir chevelu du fœtus. Le tube est alors retiré, laissant l'électrode en place. Une électrode est fixée à la cuisse de la mère et reliée au moniteur.

- *Mesure des contractions utérines :* le cathéter utérin est rempli de soluté isotonique de chlorure de sodium stérile et est alors inséré, en même temps qu'un guide, de 1 à 2 cm dans le col, habituellement entre la tête du fœtus et la partie postérieure du col. Le cathéter est inséré dans l'utérus jusqu'à ce que la marque noire sur le cathéter soit située au même niveau que la vulve. Le guide est alors retiré et le cathéter est relié à un transducteur.

Valeurs de référence

La FCF varie de 120 à 160 pulsations par minute, avec des variations de 5 à 25 pulsations par minute de la fréquence de base. Au cours du premier stade du travail, la pression utérine de base est de 8 à 12 mm Hg et elle augmente entre 30 et 40 mm Hg au cours d'une contraction. Au cours du second stade du travail, lorsque le nouveau-né est expulsé, la pression de base est de 10 à 20 mm Hg et elle augmente entre 50 et 80 mm Hg au cours d'une contraction.

Signification de résultats anormaux

Une *bradycardie* (FCF < 120 pulsations par minute) peut être reliée à un bloc cardiaque fœtal, à une malposition, à une hypoxie ou à l'utilisation de certaines substances.

Une *tachycardie* (FCF > 160 pulsations par minute) peut être le résultat de l'utilisation de substances vagolytiques, de la fièvre, de la tachycardie ou d'une hyperthyroïdie chez la mère, d'une hypoxie fœtale hâtive, d'une infection ou d'une arythmie fœtale ou d'une situation de prématurité.

Une *diminution de variabilité* (une fluctuation < 5 pulsations par minute de la fréquence de base) peut être le résultat de l'utilisation de substances vagolytiques, d'une arythmie cardiaque ou d'un bloc cardiaque, d'une hypoxie, d'une malformation du système nerveux central ou d'une infection.

Des *décélérations tardives* (ralentissement de la FCF après le début de la contraction, avec un temps de retard > 20 secondes et un temps de récupération > 15 secondes) peuvent être reliées à une insuffisance utéro-placentaire, à une hypoxie fœtale ou à une acidose. Des décélérations tardives récurrentes et persistantes accompagnées d'une diminution de variabilité suggèrent une souffrance fœtale grave. Des *décélérations variables* (des baisses soudaines dans la FCF sans relations avec les contractions) peuvent indiquer une compression du cordon. Une baisse dans la FCF jusqu'à un niveau inférieur à 70 pulsations par minute durant plus de 60 secondes, accompagnée d'une diminution de la variabilité, indique une souffrance fœtale.

Intervention infirmières

Avant le test

- Décrivez le protocole à la patiente et expliquez-lui que ce test fournit une détermination précise de l'état de santé du fœtus.

- Assurez-vous que la patiente a signé une formule de consentement.

Après le test

- Après le retrait de l'électrode du cuir chevelu du fœtus, appliquez une solution antiseptique ou antibiotique à l'endroit de l'insertion.

Syphilis (dépistage)

Ce test, communément appelé test VDRL (pour Venereal Disease Research Laboratory), est utilisé pour dépister la syphilis primaire et secondaire. Il utilise la floculation pour mettre en évidence la présence de réagine, un anticorps spécifique du Tre*ponema pallidum*, le spirochète qui provoque la syphilis.

On ajoute, au sérum présent sur une lame, un antigène qui est fait de cardiolipide et de lécithine (deux substances spécifiques et réactives) et du cholestérol. On fait alors tourner l'échantillon et on l'examine au microscope. S'il y a apparition de floculation, on dilue l'échantillon jusqu'à ce qu'il n'y ait plus de réaction. On utilise la dernière dilution où il y a encore de la floculation visible comme titre de l'anticorps.

Même si ce test a une signification diagnostique au cours des deux premiers stades de la syphilis, des réactions biologiques faussement positives, passagères ou permanentes peuvent compliquer l'interprétation des résultats. Une réaction biologique faussement positive peut provenir d'une infection virale ou bactérienne, d'une maladie générale chronique ou d'une maladie à tréponème nonsyphilitique.

Objectifs
• Dépister la syphilis primaire et secondaire.
• Confirmer une syphilis primaire ou secondaire en présence de lésions syphilitiques.
• Contrôler la réponse au traitement.

Protocole infirmier
Procédez à une ponction veineuse et recueillez l'échantillon dans un tube de 7 mL à bouchon rouge.

Résultats normaux
Le sérum ne montre pas de floculation et il est considéré comme non réactif.

Signification de résultats anormaux
Une nette floculation constitue un test réactif; une légère floculation constitue un test faiblement réactif. On observe un test VDRL réactif chez environ la moitié des individus ayant une syphilis primaire et chez presque tous les individus ayant une syphilis secondaire. Chez une personne présentant des lésions syphilitiques, un test VDRL est diagnostique. Chez une personne sans lésions évidentes, un test VDRL réactif doit être répété.

Des réactions biologiques faussement positives peuvent provenir d'affections non reliées à la syphilis, comme une hépatite, une mononucléose infectieuse, une lèpre, une malaria, des maladies à tréponème non syphilitique (une pinta ou un pian), une polyarthrite rhumatoïde ou un lupus érythémateux aigu disséminé. Un test non réactif n'écarte pas la possibilité d'une syphilis. T. *pallidum* ne cause pas de changements immunologiques décelables dans le sérum durant les 14 à 21 jours suivant l'infection. Cependant, l'examen, au microscope à fond noir, de l'exsudat provenant de lésions suspectes peut fournir un diagnostic précoce.

Interventions infirmières

Avant le test
• Expliquez à la personne que ce test diagnostique la syphilis primaire et secondaire. Informez-la que le test nécessite un échantillon de sang.
• Dites-lui qu'elle n'a pas à s'abstenir de nourriture, de liquides ou de médicaments avant le test, mais qu'elle doit, au préalable, s'abstenir d'alcool durant 24 heures.

Au moment du prélèvement
• Manipulez l'échantillon avec soin pour éviter l'hémolyse, qui peut modifier les résultats du test.

Après le prélèvement
• Si un hématome apparaît à l'endroit de la ponction veineuse, appliquez des compresses chaudes afin de diminuer l'inconfort.

Après le test
• Si le test est non réactif ou à la limite, mais que la possibilité de syphilis n'a pas été écartée, conseillez à la personne de revenir pour un test de suivi. Expliquez que des résultats à la limite n'indiquent pas nécessairement l'absence de la maladie.
• Si le test est réactif, expliquez l'importance d'un traitement approprié. Fournissez d'autres renseignements au sujet de la syphilis et de sa transmission, et insistez sur la nécessité d'une thérapie aux antibiotiques.
• Préparez la personne diagnostiquée à s'attendre à des investigations obligatoires de la part des responsables de la santé publique.
• Si le test est réactif sans que la personne montre de signes cliniques de syphilis, expliquez que beaucoup de personnes non infectées montrent des réactions faussement positives. Insistez sur le besoin de subir d'autres tests pour s'assurer d'une non-infection.

Taux de réabsorption tubulaire des phosphates

Ce test décèle l'hyperparathyroïdie chez les sujets présentant les signes de ce dérèglement et chez ceux dont les valeurs sériques de calcium, de phosphates et de phosphatase alcaline sont normales ou à la limite des seuils critiques.

Comme la réabsorption des phosphates est étroitement contrôlée par la parathormone (PTH), la mesure des phosphates urinaires et plasmatiques (et de la clairance de la créatinine) fournit une méthode indirecte d'étude de la fonction parathyroïdienne. La PTH aide au maintien des concentrations sanguines optimales du calcium ionisé et elle contrôle l'excrétion rénale du calcium et des phosphates. Précisément, la PTH stimule la réabsorption du calcium et elle inhibe la réabsorption des phosphates à partir du filtrat glomérulaire. Un mécanisme régulateur de rétroaction entraîne une diminution de la sécrétion de la PTH au moment où les concentrations du calcium ionisé reviennent à la normale. Dans une hyperparathyroïdie primaire, la sécrétion excessive de PTH rompt cet équilibre calcium-phosphates.

Objectifs
• Étudier la fonction parathyroïdienne.
• Aider au diagnostic de l'hyperparathyroïdie primaire.
• Aider au diagnostic différentiel de l'hypercalcémie.

Protocole infirmier
Procédez à une ponction veineuse et recueillez l'échantillon dans un tube de 7 mL à bouchon rouge. Dites à la personne d'uriner et de jeter l'urine. Commencez alors la collecte d'un échantillon d'urine de 24 heures. Conservez le récipient de l'échantillon d'urine au frais au cours de la période de collecte. À la fin de cette période, étiquetez l'échantillon et envoyez-le immédiatement au laboratoire. Après la ponction veineuse, permettez à la personne de manger et encouragez-la à prendre des liquides de façon à maintenir une diurèse adéquate.

Valeurs de référence
Le taux de réabsorption des phosphates, exprimé sous forme de pourcentage des phosphates réabsorbés, est calculé à l'aide d'une équation qui fait appel aux valeurs urinaires et sériques des phosphates de même qu'aux valeurs urinaires et sériques de la créatinine. Normalement, les tubules rénaux réabsorbent 80 % des phosphates.

Signification de résultats anormaux
Un taux de réabsorption des phosphates inférieur à 74 % suggère fortement une hyperparathyroïdie primaire; il faut cependant procéder à des études additionnelles pour confirmer que cela est la cause d'une hypercalcémie. On observe un taux de réabsorption réduit chez des sujets ayant des calculs rénaux non accompagnés de tumeur parathyroïdienne. De plus, on retrouve un taux normal de réabsorption chez environ un cinquième des sujets ayant une tumeur parathyroïdienne. Une augmentation du taux de réabsorption des phosphates peut provenir d'un myélome, d'une ostéomalacie, d'une maladie des tubules rénaux, d'une sarcoïdose et d'une urémie.

Interventions infirmières
Avant le test
• Expliquez à la personne que ce test permet d'étudier le fonctionnement des glandes parathyroïdes. Mentionnez qu'il nécessite un échantillon de sang et la collecte d'un échantillon d'urine de 24 heures.
• Recommandez-lui de maintenir un régime normal en phosphates durant les 3 jours précédant le test, en ne mangeant que des quantités modérées des aliments qui constituent les sources alimentaires habituelles de phosphore : les céréales, le fromage, les jaunes d'œuf, le poisson, les légumes, la viande, le lait, les noix et la volaille.
• Demandez à la personne d'être à jeun depuis minuit la veille du test.
• Si cela est pertinent, suspendez l'usage des médicaments pouvant influer sur les résultats du test. Ce sont l'amphotéricine B, les diurétiques chlorothiazidiques, le furosémide et la gentamicine. Si l'usage de ces médicaments doit être maintenu, notez-le sur le relevé de laboratoire.

Au moment du prélèvement
• Recommandez à la personne d'éviter de contaminer l'échantillon d'urine avec du papier hygiénique ou avec des selles.
• Manipulez l'échantillon de sang avec soin pour éviter l'hémolyse.

Après le prélèvement
• Si un hématome apparaît à l'endroit de la ponction veineuse, appliquez des compresses chaudes afin de diminuer l'inconfort.

Temps de céphaline activé

Le test du temps de céphaline activé (APTT) permet l'évaluation des facteurs de coagulation de la voie intrinsèque – à l'exception du facteur VII et du facteur XIII – en mesurant le temps nécessaire à la formation d'un caillot fibrineux à la suite de l'addition de calcium et d'une émulsion phospholipidique à un échantillon de plasma. Ce test repose sur un activateur, comme le kaolin, pour réduire le temps de coagulation. Le test du temps de céphaline, qui est semblable mais moins sensible et rarement réalisé, repose sur le contact avec la surface de verre d'un tube pour activer l'échantillon. Parce que la plupart des déficiences congénitales de coagulation influent sur la voie intrinsèque, le test du temps de céphaline activé est précieux pour le dépistage préopératoire des cas présentant une tendance à l'hémorragie. C'est aussi le test par excellence pour contrôler une thérapie à l'héparine.

Objectifs
• Dépister les déficiences des facteurs de coagulation dans les voies intrinsèques (à l'exception du facteur VII et du facteur XIII).
• Contrôler une thérapie à l'héparine.

Protocole infirmier
Recueillez l'échantillon de sang dans un tube de 5 mL à bouchon bleu. Remplissez le tube, retournez-le délicatement plusieurs fois et envoyez-le immédiatement au laboratoire ou mettez-le sur de la glace. Identifiez bien le tube, et indiquez l'heure et la date du prélèvement.

Valeurs de référence
Normalement, un caillot de fibrine se forme 25 à 36 secondes après l'addition du réactif.

Signification de résultats anormaux
Des temps de coagulation plus longs peuvent signifier une déficience de certains facteurs plasmatiques de coagulation, la présence d'héparine ou de fragments de fibrine, de fibrinolysines ou d'anticoagulants circulants, qui sont des anticorps contre des facteurs spécifiques de coagulation ou dirigés contre d'autres substances.

Interventions infirmières

Avant le prélèvement
• Expliquez au patient que ce test permet de déterminer si le sang coagule normalement. Avisez-le qu'il n'est pas nécessaire de s'abstenir de nourriture solide ou liquide avant le test. Dites-lui que le test nécessite un échantillon de sang.

Dites-lui qui va procéder à la ponction veineuse et quand. Mentionnez qu'il ne va subir qu'un inconfort passager à cause de la piqûre de l'aiguille et de la pression du garrot. Rassurez-le en lui disant que le prélèvement de l'échantillon se fait en moins de 3 minutes.
• Si cela est opportun, dites à la personne qui reçoit un traitement à l'héparine que le test peut être répété à intervalles réguliers pour évaluer la réponse au traitement.

Au moment du prélèvement
• Le défaut d'utiliser l'anticoagulant approprié, de remplir adéquatement le tube de prélèvement ou de mélanger adéquatement l'échantillon et l'anticoagulant peut influer sur les résultats du test.
• Manipulez l'échantillon délicatement et évitez l'exploration excessive à l'endroit de la ponction veineuse pour éviter l'hémolyse et la contamination par de la thromboplastine tissulaire, qui peuvent modifier les résultats.
• Ne prélevez pas l'échantillon du bras qui est utilisé pour une perfusion intra-veineuse puisque cela peut causer une hémodilution.

Après le prélèvement
• Le défaut d'envoyer immédiatement l'échantillon au laboratoire ou de le placer sur la glace peut modifier les résultats du test.
• Si un hématome apparaît à l'endroit de la ponction veineuse, appliquez des compresses chaudes afin de diminuer l'inconfort.

Temps de coagulation et temps de rétraction du caillot du sang entier

Ce test permet de mesurer la coagulation du sang et il est parfois utilisé pour contrôler une thérapie à l'héparine. Il mesure l'intervalle nécessaire au sang entier frais pour coaguler in vitro à 37 °C et il permet une étude grossière du mécanisme intrinsèque de la coagulation. Cependant, ce test n'est spécifique pour aucun des facteurs de coagulation, il exige du temps, il est difficile à standardiser, il comporte une possibilité d'erreur technique et il n'est pas fiable comme test de dépistage. D'autres tests, comme le temps de céphaline activée, sont plus utiles.

Objectifs
- Mesurer la coagulation sanguine intrinsèque.
- Contrôler l'efficacité d'une thérapie à l'héparine (moins fiable que le temps de céphaline activée).

Protocole
Ce test est effectué par un technicien du laboratoire, au chevet du patient.

Résultats normaux
Le temps de coagulation du sang entier varie de 5 à 15 minutes. Après 1 heure, le caillot devient ferme, il est détaché des côtés du tube et il occupe environ la moitié du volume sanguin original (la plus grande partie du sérum a été extraite du caillot). La rétraction va être notée comme normale, douteuse ou défectueuse; une rétraction d'environ 50 % est normale.

Signification de résultats anormaux
Une prolongation du temps de coagulation indique une déficience grave des facteurs de coagulation (excepté les facteurs VII et XIII) ou la présence d'anticoagulants. Un temps anormal de coagulation nécessite d'autres tests, y compris celui du temps de prothrombine, celui du temps de céphaline activée et des analyses de facteurs spécifiques. Une rétraction du caillot lente ou incomplète peut indiquer une thrombocytopénie ou une thrombasthénie. On observe aussi une rétraction anormale dans une hyperfibrinogénémie et une anémie. Une fibrinolyse secondaire ou une coagulation intravasculaire disséminée peuvent produire un caillot mou, mal défini.

Interventions infirmières

Avant le test
- Expliquez au patient que ce test mesure la coagulation du sang. Répondez à ses questions.

- Informez-le que le test nécessite un échantillon de sang et qu'il n'a pas à s'abstenir de nourriture solide ou liquide.
- Vérifiez, dans son dossier, l'utilisation de médicaments pouvant influer sur les résultats du test, comme les anticoagulants. Avisez le laboratoire de leur utilisation si cela est approprié.

Au moment du prélèvement
- Si l'on soupçonne une anomalie de coagulation, évitez l'exploration excessive au cours de la ponction veineuse et ne laissez pas le garrot en place trop longtemps.

Après le prélèvement
- Exercez une pression à l'endroit de la ponction veineuse durant 5 minutes ou jusqu'à ce que le saignement s'arrête.

Temps de consommation de la prothrombine

Dans la coagulation normale, la thromboplastine, formée dans la voie intrinsèque de la coagulation, transforme la plus grande partie de la prothrombine plasmatique en thrombine, ne laissant que peu ou pas de prothrombine dans le sérum normal. La présence de prothrombine dans le sérum indique une déficience des plaquettes ou des facteurs de coagulation qui produisent la thromboplastine. De telles déficiences ne permettent la transformation en thrombine que de petites quantités de prothrombine si bien que le temps de consommation de la prothrombine est diminué. À l'aide d'un échantillon sérique, ce test mesure la vitesse et le degré d'activation de la prothrombine dans le processus de coagulation.

Objectifs
- Détecter les déficiences des plaquettes ou des facteurs de coagulation essentiels à la formation de la thromboplastine.
- Aider à diagnostiquer une coagulation intravasculaire disséminée.
- Contrôler les effets de certaines maladies sur l'hémostase.

Protocole infirmier
Procédez à une ponction veineuse et recueillez l'échantillon dans un tube de 7 mL à bouchon rouge. Envoyez immédiatement l'échantillon au laboratoire.

Valeurs de référence
La consommation de prothrombine est normalement complète après 20 secondes. Elle devrait être mesurée après 1 heure.

Signification de résultats anormaux
Un excès de prothrombine dans le sérum indique une réduction du temps de consommation, habituellement causée par une déficience de certains ou de tous les facteurs de coagulation du stade I (facteurs VIII, IX, XI et XII) ou par des anomalies plaquettaires. Une diminution du temps suggère aussi qu'un ou plusieurs de ces facteurs de coagulation sont à 10 % ou moins de leur concentration normale. Une augmentation du temps de consommation de la prothrombine peut provenir d'une hémolyse ou d'une contamination de l'échantillon par la thromboplastine tissulaire. Chez les personnes ayant des résultats anormaux, on doit recourir à des analyses des facteurs, à des études des plaquettes et à d'autres tests du fonctionnement de la thromboplastine (par exemple,

le temps de céphaline activée) pour confirmer le diagnostic.

Interventions infirmières
Avant le test
- Expliquez à la personne que ce test aide à déterminer si son sang coagule normalement.
- Signalez-lui qu'elle n'a pas à s'abstenir de nourriture solide ou liquide avant le test. Dites-lui que le test nécessite un échantillon de sang. Expliquez-lui qui va procéder à la ponction veineuse et quand elle sera effectuée, et mentionnez qu'elle n'éprouvera qu'un léger inconfort à cause de l'aiguille au cours de la ponction et de la pression du garrot. Expliquez-lui que le prélèvement de l'échantillon devrait se faire en moins de 3 minutes.
- Vérifiez, dans son dossier, l'ingestion d'anticoagulants, comme la warfarine sodique, puisqu'ils peuvent modifier les résultats du test. Si l'utilisation de tels médicaments doit être maintenue, notez-le sur le relevé de laboratoire.

Au moment du prélèvement
- Évitez une ponction veineuse traumatique ou une agitation excessive de l'échantillon puisque cela pourrait causer une hémolyse, qui peut modifier les résultats du test.

Après le prélèvement
- Si un hématome apparaît à l'endroit de la ponction veineuse, appliquez des compresses chaudes afin de diminuer l'inconfort.

Temps de lyse des euglobulines

Ce test mesure, dans la fraction des euglobulines du plasma, le temps qui s'écoule entre la formation et la dissolution d'un caillot sanguin. Le temps requis pour que le caillot se lyse constitue le résultat du test. Le temps de lyse des euglobulines ne représente qu'un des tests utilisés pour étudier une crise fibrinolytique.

Il est extrêmement rare qu'il y ait fibrinolyse sans la présence de caillot. La fibrinolyse se produit le plus souvent lorsqu'il y a coagulation intravasculaire (un état appelé fibrinolyse secondaire). Cela se produit probablement pour protéger l'organisme d'une coagulation généralisée.

Objectifs
- Étudier la fibrinolyse systémique.
- Aider à déceler des états fibrinolytiques anormaux.

Protocole infirmier
Procédez à une ponction veineuse et recueillez un échantillon de 4,5 mL dans un tube à bouchon bleu ou dans un tube refroidi contenant 0,5 mL d'oxalate de sodium. Si un tube à bouchon bleu est utilisé, mélangez très bien l'échantillon et l'anticoagulant. Si un tube refroidi contenant 0,5 mL d'oxalate de sodium est utilisé, mélangez adéquatement l'échantillon et l'anticoagulant, mettez l'échantillon dans de la glace et envoyez-le immédiatement au laboratoire.

Valeurs de référence
Le temps de lyse normal est de 2 à 6 heures à 37 °C.

Signification de résultats anormaux
Une *augmentation* de la fibrinolyse indique une activité accrue de l'activateur du plasminogène lorsque la lyse se produit en moins de 1 heure. Dans les cas de fibrinolyse pathologique, le temps de lyse peut être aussi court que 5 à 10 minutes.

La fibrinolyse peut être augmentée pendant 2 jours après une chirurgie, une transfusion de sang incompatible ou au cours d'une chirurgie pulmonaire. Une augmentation peut aussi indiquer un cancer de la prostate ou du pancréas, une cirrhose, une circulation extracorporelle, une leucémie ou un purpura thrombocytopénique.

Une *diminution* de la fibrinolyse peut survenir chez les personnes ayant un diabète, chez celles qui ont subi une chirurgie récente et chez les enfants prématurés. On peut aussi noter une fibrinolyse diminuée chez les nouveau-nés en bonne santé, chez les femmes en post-ménopause et dans le sang artériel comparativement au sang veineux.

Interventions infirmières
Avant le test
- Expliquez au patient que ce test permet d'étudier le mécanisme de la coagulation du sang. Dites-lui qu'il nécessite un échantillon de sang.
- Vérifiez les autres résultats des tests de laboratoire du patient. Des concentrations de fibrinogène réduits (inférieurs à 1 g/L) peuvent raccourcir le temps de lyse.
- Dites au patient d'éviter de faire de l'exercice juste avant le test pour éviter une augmentation du temps de fibrinolyse.
- Vérifiez, dans son dossier, l'utilisation récente de stéroïdes et d'hormones adrénocorticotropes, qui peuvent augmenter la fibrinolyse.
- Avant de procéder au prélèvement, assurez-vous que le patient est détendu; l'hyperventilation peut augmenter la fibrinolyse.

Au moment du prélèvement
- Lorsque vous prélevez l'échantillon, faites attention de ne pas frotter trop vigoureusement la région au-dessus de la veine, de ne pas faire serrer le poing trop fort ou de ne pas laisser le garrot en place trop longtemps puisque cela diminue le temps de lyse.
- Évitez l'exploration excessive au cours de la ponction veineuse et manipulez l'échantillon avec soin; l'hémolyse peut modifier les résultats du test.
- Le fait de ne pas utiliser le bon type de tube de prélèvement peut nuire à la précision des résultats.

Après le prélèvement
- Si un hématome apparaît à l'endroit de la ponction veineuse, appliquez des compresses chaudes pour diminuer l'inconfort.

Temps de prothrombine

Le test du temps de prothrombine (TP) mesure le temps nécessaire pour qu'un caillot de fibrine se forme dans un échantillon de plasma par comparaison avec un témoin standard. Comme ce test court-circuite la voie de la coagulation intrinsèque et qu'il ne concerne pas les plaquettes, le TP mesure indirectement la prothrombine et il constitue une excellente méthode de dépistage pour étudier la séquence de la coagulation extrinsèque, et pour étudier la prothrombine et le fibrinogène.

Objectifs
• Étudier la coagulation extrinsèque.
• Contrôler la réponse à l'administration par voie orale d'anticoagulants.
• Aider à diagnostiquer les états associés à un saignement anormal.
• Désigner les personnes à risque de saignement anormal au cours de protocoles invasifs chirurgicaux ou autres.
• Détecter les déficiences de facteurs spécifiques de coagulation.
• Contrôler les effets de certaines maladies sur l'hémostase.

Protocole infirmier
Procédez à une ponction veineuse et recueillez l'échantillon dans un tube de 5 mL à bouchon bleu. Remplissez le tube de prélèvement et retournez-le délicatement à plusieurs reprises pour mélanger l'échantillon et l'anticoagulant. Envoyez rapidement l'échantillon au laboratoire. Si le transport doit être retardé durant plus de 4 heures ou si l'échantillon est réfrigéré, les résultats du test peuvent en être modifiés.

Valeurs de référence
Les valeurs du TP sont exprimées en ratio normalisé international (INR) et sont de 1,0 ± 0,1.

Signification de résultats anormaux
Une augmentation du ratio peut indiquer une maladie hépatique, une déficience en vitamine K ou des déficiences en fibrinogène, en prothrombine ou en facteurs V, VII ou X (des analyses spécifiques peuvent préciser de telles déficiences). Chez une personne qui reçoit des anticoagulants par voie orale, le ratio se maintient habituellement entre 2 et 4,5 fois l'IRN normal.

Interventions infirmières

Avant le test
• Expliquez les objectifs du test. Informez la personne qu'un échantillon de sang sera prélevé et qu'elle n'a pas à s'abstenir de nourriture solide ou liquide avant le test.
• Vérifiez, dans son dossier, l'utilisation de médicaments pouvant influer sur les résultats du test. Les substances qui peuvent prolonger le TP sont l'hormone adrénocorticotrope, l'alcool en grande quantité, les stéroïdes anabolisants, la résine de cholestyramine, l'héparine par voie intraveineuse (dans un délai de 5 heures après le prélèvement de l'échantillon), l'indométhacine, l'acide méfénamique, l'acide para-aminosalicylique, le méthimazole, l'oxyphenbutazone, la phénylbutazone, la phénytoïne, le propylthiouracil, la quinidine, la quinine, les hormones thyroïdiennes et la vitamine A. Les médicaments qui peuvent raccourcir le TP sont les antihistaminiques, l'hydrate de chloral, les corticostéroïdes, la digitaline, les diurétiques, le gluthémide, la griséofulvine, les combinaisons progestérone-œstrogènes, le pyrazinamide, la vitamine K et les xanthines (théophylline, caféine). Les médicaments pouvant prolonger ou raccourcir le TP sont les antibiotiques, les barbituriques, l'hydroxyzine, les sulfamidés, les salicylates, l'huile minérale et le clofibrate.
• Lorsque cela est pertinent, expliquez à la personne que ce test contrôle les effets des médicaments anticoagulants. Si tel est le cas, le test sera réalisé quotidiennement au début de la thérapie et il sera répété à des intervalles plus longs lorsque les doses du médicaments seront stabilisées.

Au moment du prélèvement
• Évitez l'exploration excessive au cours de la ponction veineuse ou l'agitation de l'échantillon, qui peuvent influer sur les résultats du test. Prélevez la quantité exacte de sang.

Après le prélèvement
• Si un hématome apparaît à l'endroit de la ponction veineuse, appliquez des compresses chaudes afin de diminuer l'inconfort.

Temps de saignement

Ce test mesure la durée du saignement après une incision standardisée de la peau. Le temps de saignement peut être mesuré par l'une de ces quatre méthodes : matrice, matrice modifiée, Ivy et Duke. Les méthodes de matrice sont les plus précises.

Objectifs

• Vérifier la fonction hémostatique globale.

• Détecter les dérèglements congénitaux et acquis du fonctionnement des plaquettes.

Protocole

Méthodes de la matrice et de la matrice modifiée. Enveloppez la partie supérieure du bras avec un brassard de tension; gonflez-le à 40 mm Hg. Choisissez, sur l'avant-bras, une région où il n'y a pas de veines superficielles et nettoyez-la à l'aide d'un antiseptique. Laissez la peau sécher complètement avant de pratiquer une incision. Appliquez la matrice appropriée dans le sens de la longueur de l'avant-bras. Pour la méthode standard, utilisez une lancette jetable pour pratiquer deux incisions de 1 mm de profondeur et de 9 mm de longueur. Pour la méthode modifiée, utilisez une lame montée sur ressort pour pratiquer deux incisions de 1 mm de profondeur et de 5 mm de longueur. Démarrez le chronomètre. Sans toucher aux coupures, épongez délicatement le sang à l'aide d'un papier-filtre toutes les 30 secondes jusqu'à ce que le saignement s'arrête aux deux incisions. Faites la moyenne du temps de saignement des deux incisions. Notez le résultat. Ce test est généralement exécuté par un technicien du laboratoire

Méthode Ivy. Installez un brassard à pression et préparez l'endroit du test. Faites alors trois petites perforations à l'aide d'une lancette jetable. Démarrez le chronomètre. Sans toucher aux perforations, épongez chaque endroit à l'aide d'un papier- filtre toutes les 30 secondes jusqu'à ce que le saignement s'arrête. Faites la moyenne des temps de saignement des trois perforations. Notez le résultat.

Méthode Duke. Entourez l'épaule de la personne d'une serviette. Nettoyez le lobe de l'oreille; laissez la peau sécher à l'air. Pratiquez une incision de 2 à 4 mm de profondeur sur le lobe de l'oreille à l'aide d'une lancette jetable. Démarrez le chronomètre. Sans toucher à l'oreille, épongez l'endroit à l'aide d'un papier-filtre toutes les 30 secondes jusqu'à ce que le saignement s'arrête. Notez le temps de saignement.

◆ *Mise en garde.* Si le saignement ne diminue pas après 15 minutes, arrêtez le test.

Résultats normaux

Les temps de saignement ont habituellement les écarts suivants :

• *Méthode de matrice :* 2 à 10 minutes.

• *Méthode Ivy :* 1 à 7 minutes.

• *Méthode Duke :* 1 à 3 minutes.

Signification de résultats anormaux

Un temps de saignement prolongé peut indiquer la présence d'un dérèglement associé à une thrombocytopénie, comme la maladie de Hodgkin, une leucémie aiguë ou une maladie hépatique grave. Chez une personne ayant une numération plaquettaire normale, cela suggère un dérèglement du fonctionnement des plaquettes.

Interventions infirmières

Avant le test

• Expliquez au patient que ce test mesure le temps nécessaire pour former un caillot et arrêter le saignement. Dites-lui qu'il n'a pas besoin de s'abstenir de nourriture solide ou liquide, et que le test va nécessiter deux petites incisions superficielles (ou petites perforations).

• Vérifiez l'utilisation récente de médicaments qui prolongent le temps de saignement. Les anticoagulants, les anticancéreux, l'aspirine et les composés d'aspirine, les analgésiques non narcotiques, les médicaments anti-inflammatoires non stéroïdiens, les sulfamidés et les thiazides peuvent prolonger le temps de saignement. Si le test est utilisé pour déceler un problème appréhendé de coagulation, il devrait être remis et les médicaments arrêtés; s'il est utilisé con me test préopératoire, faites-le passer.

Après le test

• Chez une personne présentant une tendance à l'hémorragie, maintenez un bandage compressif sur l'incision durant 24 à 48 heures pour minimiser le saignement. Gardez les côtés de la coupure alignés pour minimiser la cicatrisation. Vérifiez fréquemment la région où le test a été effectué. Et si le saignement s'arrête normalement, recouvrez-la avec de la gaze et un bandage adhésif.

Temps de thrombine plasmatique

Le test du temps de thrombine mesure la rapidité avec laquelle un caillot se forme quand une quantité standard de thrombine bovine est ajoutée à un échantillon de plasma pauvre en plaquettes de la personne et à un échantillon de plasma normal témoin. Lorsque la thrombine est ajoutée, le temps de coagulation pour chacun des échantillons est comparé et noté. Comme la thrombine transforme rapidement le fibrinogène en un caillot de fibrine, ce test permet une estimation rapide mais imprécise des concentrations plasmatiques de fibrinogène, qui jouent un rôle dans le temps de coagulation.

Objectifs

• Détecter une déficience en fibrinogène ou une anomalie du fibrinogène.
• Aider au diagnostic d'une coagulation intravasculaire disséminée et d'une maladie hépatique.
• Contrôler l'efficacité d'un traitement à l'héparine, à la streptokinase ou à l'urokinase.

Protocole infirmier

Procédez à une ponction veineuse et recueillez l'échantillon dans un tube de 5 mL à bouchon bleu. Remplissez le tube de prélèvement, inclinez-le délicatement à plusieurs reprises et envoyez-le immédiatement au laboratoire ou placez-le sur de la glace. Si le test est réalisé pour contrôler une thérapie à l'héparine, assurez-vous de procéder à la ponction veineuse 1 heure avant l'administration de l'anticoagulant.

Résultats normaux

Les temps de thrombine varient de 10 à 15 secondes. Les valeurs normales pour ce test varient selon la méthode utilisée par le laboratoire. Les résultats du test sont habituellement rapportés avec une valeur normale témoin.

Signification de résultats anormaux

Un temps de thrombine 1,3 fois plus long que celui du contrôle peut indiquer une thérapie efficace à l'héparine, une maladie hépatique, une coagulation intravasculaire disséminée, une hypofibrinogénémie ou une dysfibrinogénémie. Dans un cas d'afibrinogénémie, il n'y a pas de formation de caillot; dans un cas d'hypofibrinogénémie, un petit caillot va se former, mais le temps de coagulation de la thrombine est prolongé.

Pour les personnes qui ont des temps de thrombine prolongés, il faut procéder à une analyse quantitative des concentrations de fibrinogène; dans un cas appréhendé de coagulation intravasculaire disséminée, le dosage des produits de dégradation de la fibrine est également nécessaire.

Interventions infirmières

Avant le test

• Expliquez à la personne que ce test aide à déterminer la vitesse de coagulation du sang. Dites-lui qu'elle n'a pas à s'abstenir de nourriture solide ou liquide avant le test.
• Signalez-lui que le test nécessite un échantillon de sang. Dites-lui qui va procéder à la ponction veineuse et où elle sera effectuée, et mentionnez qu'elle peut éprouver un inconfort passager à cause de l'aiguille au cours de la ponction et de la pression du garrot. Rassurez-la en lui disant que le prélèvement de l'échantillon se fait en 3 minutes environ.

Au moment du prélèvement

• Comme l'hémolyse peut modifier les résultats du test, évitez l'exploration excessive au cours de la ponction veineuse ou la manipulation trop brusque de l'échantillon.
• Souvenez-vous que le défaut d'utiliser l'anticoagulant approprié dans le tube de prélèvement, de prélever la quantité précise de sang (5 mL), de mélanger adéquatement l'échantillon et l'anticoagulant, d'envoyer immédiatement l'échantillon au laboratoire ou de le placer sur la glace peut influer sur la précision des résultats du test.

Après le prélèvement

• Si un hématome apparaît à l'endroit de la ponction veineuse, appliquez des compresses chaudes afin de diminuer l'inconfort.

Test au Tensilon

Ce test comporte l'observation attentive d'un patient à la suite de l'administration par voie intraveineuse de Tensilon (chlorure d'édrophonium), un agent anticholinergique à action rapide et de courte durée, qui améliore la force musculaire en augmentant les réponses aux influx nerveux. Il est particulièrement utile pour diagnostiquer la myasthénie grave, une anomalie de la jonction myoneurale dans laquelle les influx nerveux sont incapables de provoquer des réponses musculaires normales. À cause des effets défavorables généraux de durée relativement courte que le Tensilon peut causer, les contre-indications sont l'hypotension, la bradycardie, l'apnée et une obstruction mécanique de l'intestin ou des voies urinaires.

Objectifs
• Aider au diagnostic de la myasthénie grave.
• Aider à distinguer les crises myasthéniques des crises cholinergiques.
• Contrôler une thérapie à l'anticholinestérase prise par voie orale.

Protocole infirmier
Commencez une perfusion intraveineuse de dextrose à 5 % dans l'eau ou dans un soluté isotonique de chlorure de sodium.

Pour un adulte chez qui on soupçonne une myasthénie grave, administrez au départ 2 mg de Tensilon. (Ajustez la posologie pour un nouveau-né ou pour un enfant.) Lorsque les muscles sont fatigués, administrez les 8 mg de Tensilon qui restent sur une période de 30 secondes. Aidez le médecin au besoin.

Pour différencier une crise myasthénique d'une crise cholinergique, perfusez 1 à 2 mg de Tensilon. Vérifiez les signes vitaux continuellement et soyez prêt à fournir une assistance respiratoire. Si la force musculaire ne s'améliore pas, augmentez la dose avec précaution – 1 mg à la fois jusqu'à 5 mg – et surveillez les signes de détresse respiratoire. Administrez immédiatement de la néostigmine si le test démontre une crise myasthénique; administrez de l'atropine pour une crise cholinergique.

Pour contrôler une thérapie à l'anticholinestérase prise par voie orale, perfusez 1 à 2 mg de Tensilon 1 heure après l'administration de la dernière dose d'anticholinestérase. Surveillez avec soin les effets défavorables et la réponse musculaire. Maintenez la sonde intraveineuse ouverte à une vitesse de 20 mL/h jusqu'à ce que les réponses aient été obtenues. Arrêtez la perfusion intraveineuse tel qu'il est prescrit.

Résultats normaux
Les patients qui ne souffrent pas de myasthénie grave ont habituellement des petites contractions musculaires locales en réponse à l'injection de Tensilon.

Signification de résultats anormaux
Myasthénie grave. L'amélioration de la force musculaire devient habituellement évidente en moins de 30 secondes; même si l'avantage maximal n'est qu'une question de minutes, il peut y avoir persistance des effets.

Crises myasthéniques (poussée de la maladie nécessitant une intensification de la thérapie à l'anticholinestérase). Il devrait y avoir une brève amélioration de la force musculaire.

Crises cholinergiques (dose excessive d'acétylcholinestérase). La faiblesse musculaire est plus grande.

Interventions infirmières
Avant le test
• Expliquez au patient que ce test aide à déterminer la cause de sa faiblesse musculaire. Dites-lui qu'il n'a pas à s'abstenir de nourriture solide ou liquide avant le test. Assurez-le que les effets défavorables du Tensilon vont être passagers à cause de la courte durée de son action.
• Vérifiez, dans son dossier, s'il y a utilisation de médicaments pouvant influer sur la fonction musculaire, s'il suit une thérapie à l'anticholinestérase, s'il souffre d'hypersensibilités médicamenteuses et d'une maladie respiratoire; suspendez l'usage des médicaments tel qu'il est prescrit. Si le patient reçoit de l'anticholinestérase, notez-le sur la formule de demande ainsi que la dernière dose reçue et le moment de son administration.

Au cours du test
• Surveillez attentivement les effets défavorables. Gardez à votre portée l'équipement de réanimation. Les patients ayant des problèmes respiratoires, comme de l'asthme, devraient recevoir de l'atropine.
• Chez les patients qui reçoivent de la prednisone, l'effet du Tensilon peut être retardé.

Après le test
• Si cela est prescrit, faites reprendre la médication interrompue avant le test.

Test de la sueur

Lorsqu'elles sont stimulées par les nerfs sympathiques, les glandes sudoripares sécrètent un liquide mince qui contient du chlorure de sodium, la plupart des constituants du plasma (à l'exception des protéines), et des ions de lactate en concentration plus élevée que dans le plasma.

Le test de la sueur mesure la concentration des électrolytes (principalement du sodium et du chlorure) dans la sueur habituellement grâce à l'ionophorèse de la pilocarpine. Il est presque exclusivement utilisé chez les enfants pour confirmer la fibrose kystique (CF), une maladie congénitale qui élève les concentrations de sodium et de chlorure dans la sueur. On peut aussi observer des concentrations élevées de sodium et de chlorure dans la sueur chez les personnes qui sont prédisposées à la CF, comme celles qui ont une histoire familiale de la maladie ou celles chez qui l'on soupçonne la maladie à cause d'un syndrome de malabsorption ou d'une déficience dans le développement.

Objectif
• Confirmer un diagnostic de fibrose kystique.

Protocole infirmier
À l'aide d'eau distillée, lavez la face antérieure de l'avant-bras droit (la cuisse droite, chez les nouveau-nés) et séchez-la. Placez une compresse de gaze saturée avec une solution préalablement mesurée de pilocarpine sur l'électrode positive; placez une compresse saturée avec du soluté isotonique de chlorure de sodium sur l'électrode négative. Appliquez les deux électrodes sur la région où il doit y avoir ionophorèse et fixez-les à l'aide de courroies.

Après l'ionophorèse, dans laquelle un courant de 4 mA est utilisé durant des intervalles de 15 à 20 secondes pendant 5 minutes, retirez les deux électrodes. Jetez les compresses, nettoyez la peau avec de l'eau distillée et séchez-la. À l'aide de pinces, placez une compresse de gaze sèche ou un papier-filtre (préalablement pesé en laboratoire, dans un récipient hermétique) sur la région où l'ionophorèse de la pilocarpine a été réalisée. Couvrez la compresse ou le papier avec un morceau en plastique légèrement plus large, scellez les côtés avec du ruban adhésif et laissez le tout en place durant 30 à 40 minutes. Retirez la compresse ou le papier-filtre à l'aide de pinces, placez-le immédiatement dans le récipient et fermez-le hermétiquement. Envoyez-le immédiatement au laboratoire.

Valeurs de référence
Les valeurs normales des électrolytes sont les suivantes :
• *Sodium :* < 40 mmol/L.
• *Chlorure :* < 30 mmol/L.

Signification de résultats anormaux
Les valeurs anormales de sodium varient de 50 à 130 mmol/L. Les valeurs anormales de chlorure varient de 50 à 110 mmol/L. Des concentrations de 50 à 60 mmol/L suggèrent fortement une CF. Des concentrations supérieures à 60 mmol/L, accompagnées de manifestations cliniques typiques, confirment le diagnostic. Seulement quelques affections, autres que la CF, augmentent les concentrations d'électrolytes de la sueur et aucune autre ne les augmente au-dessus de 80 mmol/L.

Interventions infirmières
Avant le test
• Expliquez aux parents (ou à l'enfant si approprié) le test aussi simplement que possible. Dites-leur qu'il peut ressentir une légère sensation de chatouillement au cours du protocole, mais qu'il n'éprouvera aucune douleur. Si l'enfant devient nerveux ou apeuré au cours du test, offrez-lui un livre ou proposez un autre divertissement approprié. Informez les parents que la réalisation du test n'est accompagnée d'aucune restriction quant à l'alimentation, la prise de médicaments ou les activités de l'enfant. Encouragez-les à demeurer avec leur enfant au cours du test.

Au cours du test
• Lavez la peau à fond, utilisez des compresses de gaze stériles et scellez avec soin les côtés du morceau en plastique. Recueillez au moins 100 mg de sueur. (Des gouttelettes sur le plastique indiquent habituellement une quantité suffisante.)
• Arrêtez le test si le patient se plaint d'une sensation de brûlure, ce qui indique habituellement que l'électrode positive est positionnée de façon incorrecte.

◆ *Mise en garde.* Réalisez toujours l'ionophorèse sur la cuisse ou sur le bras droits plutôt que sur le membre gauche. Ne réalisez jamais l'ionophorèse sur le thorax, car cela peut provoquer un arrêt cardiaque.

Après le test
• Lavez la région de l'ionophorèse avec du savon et de l'eau, et séchez-la complètement.

Test de larmoiement de Schirmer

Le test de Schirmer permet d'étudier le fonctionnement des glandes lacrymales majeures de l'œil, qui produisent des larmes de façon réflexe lorsqu'une matière étrangère entre en contact avec la cornée. Dans ce test, on insère une bande de papier-filtre dans le sac conjonctival pour stimuler les réflexes de larmoiement. On mesure alors la quantité d'humidité absorbée par le papier. On examine simultanément les deux yeux. Une variation de ce test permet d'étudier le fonctionnement des glandes lacrymales accessoires de Krause et Wolfring grâce à l'instillation d'un anesthésique local avant l'insertion des papiers-filtres. L'anesthésique inhibe le larmoiement réflexe par les glandes lacrymales majeures et assure ainsi la mesure de la seule pellicule de larmes de base qui est normalement produite par les glandes accessoires. Cette pellicule de larmes maintient habituellement une humidité cornéenne adéquate dans les circonstances normales.

Objectif

• Mesurer la sécrétion des larmes chez les individus chez qui l'on soupçonne une déficience du larmoiement.

Protocole infirmier

Faites asseoir le patient sur la chaise d'examen avec sa tête placée contre l'appui-tête. Retirez de l'emballage la bande de papier-filtre du test. Demandez-lui de regarder vers le haut et abaissez alors délicatement la paupière inférieure. Accrochez le bout plié de la bande sur la paupière inférieure à la jonction des segments médian et nasal. Insérez une bande dans chacun des yeux et notez le moment de l'insertion. Dites au patient de ne pas fermer fort ou de ne pas frotter ses yeux, mais de cligner normalement des paupières ou de garder ses yeux légèrement fermés. Après 5 minutes, retirez les bandes et mesurez la longueur de la région humectée, à partir de la marque, à l'aide d'une échelle millimétrique sur l'enveloppe. Rapportez les résultats sous forme de fraction où le numérateur est la longueur de la région humectée et le dénominateur est le temps pendant lequel les bandes ont été laissées en place. Notez aussi lequel des yeux a été testé.

Pour mesurer le fonctionnement des glandes lacrymales accessoires de Kraus et Wolfring, instillez une goutte d'anesthésique local dans chacun des sacs conjonctivaux avant d'insérer les bandes de Schirmer.

Résultats normaux

Une bande normale du test de Schirmer montre au moins 15 mL d'humidité après 5 minutes. Cependant, comme la production des larmes diminue avec l'âge, les résultats normaux du test, chez les personnes de plus de 40 ans, peuvent varier de 10 à 15 mL après 5 minutes. Les deux yeux sécrètent habituellement la même quantité de larmes.

Signification de résultats anormaux

Le résultat positif, confirmé par un examen additionnel, indique une déficience définitive du larmoiement qui peut être le résultat du vieillissement ou, ce qui est plus grave, d'un syndrome de Sjögren, une affection rhumatismale auto-immune d'origine inconnue qui est très fréquente chez les femmes post-ménopausées. Une déficience du larmoiement peut aussi être consécutive à des maladies générales, comme un lymphome, une leucémie et une polyarthrite rhumatoïde.

Interventions infirmières

Avant le test

• Expliquez au patient que ce test permet d'étudier le fonctionnement de ses glandes lacrymales. Assurez-le que le protocole est sans douleur. Si le patient porte des verres de contact, demandez-lui de les retirer.

Au cours du test

• Avisez le patient de ne pas fermer ses yeux trop fort au cours du test; cela augmente le larmoiement et fausse les résultats du test.

• Faites attention de ne pas toucher la cornée lorsque vous insérez la bande du test. Le larmoiement réflexe, causé par le contact de la bande avec la cornée, modifie les résultats du test.

Après le test

• Si l'on a instillé un anesthésique local, avisez le patient de ne pas se frotter les yeux durant au moins les 30 minutes suivant l'instillation puisque cela peut causer une abrasion cornéenne. Avisez les patients qui portent des verres de contact de ne pas les remettre durant une période d'au moins 2 heures.

Testostérone sérique ou plasmatique

La testostérone, l'androgène principal sécrété par les cellules interstitielles des testicules (cellules de Leydig), induit la puberté chez l'homme et maintient les caractères sexuels secondaires mâles. Les concentrations prépubertaires de testostérone sont faibles. L'augmentation de la sécrétion de testostérone au cours de la puberté stimule la croissance des tubes séminifères et la production du sperme; elle contribue aussi au développement des organes génitaux externes, des organes sexuels annexes (comme la prostate) et des muscles volontaires et à la croissance de la pilosité faciale, pubienne et axillaire. Chez les femmes, les ovaires sécrètent de petites quantités de testostérone.

Ce dosage mesure les concentrations plasmatiques ou sériques de testostérone et, lorsqu'il est associé à la concentration plasmatique des gonadotrophines (l'hormone folliculo-stimulante et l'hormone lutéinisante), il contribue de façon fiable à l'évaluation du dysfonctionnement gonadique chez les hommes et chez les femmes.

Objectifs

- Aider au diagnostic différentiel de la précocité et de la pseudo-précocité sexuelle mâle.
- Aider au diagnostic différentiel de l'hypogonadisme primaire et secondaire.
- Déterminer l'importance de la stérilité et du dysfonctionnement sexuel chez l'homme.
- Déterminer l'importance de l'hyperpilosité et de la virilisation chez la femme.

Protocole infirmier

Procédez à une ponction veineuse et recueillez l'échantillon dans un tube de 7 mL à bouchon rouge. Utilisez un tube à bouchon vert pour un échantillon de plasma. Indiquez, sur le relevé de laboratoire, l'âge, le sexe et les renseignements relatifs à la thérapie hormonale de la personne. Envoyez l'échantillon au laboratoire. (L'échantillon est stable et ne requiert ni réfrigération ni ajout d'un agent de conservation jusqu'à une semaine.

Valeurs de référence

Les concentrations normales de testostérone sont :

- *Hommes :* 9,5 à 30 nmol/L.
- *Femmes :* 0,8 à 2,6 nmol/L.
- *Garçons en prépuberté :* < 3,5 nmol/L.
- *Filles en prépuberté :* < 1,5 nmol/L.

Signification de résultats anormaux

Une *augmentation* des concentrations de testostérone peut indiquer, chez les garçons en prépuberté, une précocité sexuelle vraie causée par une sécrétion excessive de gonadotrophine ou une puberté pseudo-précoce causée par des sécrétions d'hormones mâles dues à une tumeur des testicules. Elle peut aussi indiquer une hyperplasie surrénalienne congénitale qui se traduit par une virilisation et une puberté précoce chez les jeunes garçons (entre 2 et 3 ans) et un pseudo-hermaphrodisme et une virilisation plus faible chez les filles (pendant et après la puberté). Une augmentation des concentrations de testostérone peut être aussi associée à une tumeur surrénalienne bénigne ou à un cancer, à une hyperthyroïdie ou à un début de puberté. Les concentrations de testostérone peuvent augmenter légèrement chez les femmes ayant des tumeurs ovariennes ou un polykystome ovarien, ce qui conduit à une hyperpilosité.

Une *diminution* des concentrations de testostérone peut indiquer un hypogonadisme primaire (insuffisance testiculaire) ou un hypogonadisme secondaire (eunuchoïdisme hypogonadotrope) résultant d'un dysfonctionnement hypothalamo-hypophysaire. Une diminution des concentrations de testostérone peut être aussi consécutive à une orchiectomie, un cancer des testicules ou de la prostate, un retard de la puberté chez l'homme, une thérapie aux œstrogènes ou une cirrhose du foie.

Interventions infirmières

Avant le test

- Expliquez que ce test aide à mesurer la sécrétion d'hormones sexuelles mâles. Informez le patient qu'un échantillon de sang sera prélevé et qu'il n'a pas à s'abstenir de nourriture solide ou liquide avant le test.
- Vérifiez, dans son dossier, la mention d'une thérapie aux œstrogènes ou aux androgènes ainsi que d'une augmentation des concentrations d'hormones thyroïdiennes et d'hormones de croissance; toutes ces situations peuvent influer sur les résultats du test.

Au moment du prélèvement

- Manipulez l'échantillon avec soin pour éviter l'hémolyse, qui peut influer sur les résultats du test.

Tests cognitifs

Ces tests mesurent objectivement la fonction mentale chez une personne ayant une maladie neurologique reconnue comme responsable d'anomalies cognitives. Ils aident spécialement à évaluer les personnes atteintes de démence ou qui ont une fonction mentale diminuée. Ils aident aussi à établir la différence entre des personnes qui ont des troubles organiques réels de la fonction cognitive et celles qui ne peuvent simplement pas interagir avec leur environnement à cause de troubles moteurs ou de langage, de dépression, de schizophrénie ou d'autres problèmes.

Les tests cognitifs ressemblent aux tests de potentiel évoqué qui mesurent la réponse électrique du cerveau à une stimulation des organes sensoriels ou des nerfs périphériques. Comme dans un test audiométrique, un test cognitif comporte l'audition de tonalités transmises par des écouteurs. Ces tonalités provoquent une activité électrophysiologique dans le tronc cérébral qui est évaluée à l'aide de l'électroencéphalographie. Une tonalité rare est associée à une importante composante endogène de l'onde P_3 qui témoigne du traitement cognitif différentiel de cette tonalité. Même si le vieillissement normal augmente aussi le temps de latence de la composante de l'onde P_3, les maladies neurologiques qui produisent de la démence causent un temps de latence encore plus grand de la composante de P_3.

Objectifs
• Évaluer les personnes atteintes de démence ou ayant une fonction mentale diminuée.
• Aider à établir la différence entre des anomalies organiques de la fonction cognitive et celles qui sont le résultat de troubles moteurs ou de langage, de dépression, de schizophrénie ou d'autres problèmes du même ordre.

Protocole
Alors que la personne est installée sur un lit ou sur une chaise à dossier inclinable, on fixe des électrodes au sommet de son cuir chevelu et sur chaque lobe d'oreille. À l'aide d'écouteurs, on transmet une série de tonalités à une oreille alors que l'autre reçoit un son continu de masquage. Les réponses auditives du tronc cérébral qui en résultent sont affichées sur une bande d'électroencéphalogramme.

Résultats normaux
L'onde P_3 normale ne devrait pas se déplacer vers des temps de latence plus longs. Le test devrait montrer une valeur absolue du temps de latence de l'onde P_3 qui devrait avoir une moyenne de 294 et une déviation standard de 21.

Signification de résultats anormaux
Un temps de latence augmenté ou anormal de P_3 est associé à des maladies neurologiques qui provoquent de la démence, telles une maladie d'Alzheimer, une tumeur du cerveau ou une hydrocéphalie. Il peut aussi résulter d'une encéphalopathie métabolique consécutive à une hypothyroïdie ou à une perturbation grave des électrolytes due à l'alcoolisme.

Interventions infirmières
Avant le test
• Expliquez à la personne que ce test va mesurer sa réponse à une série de tonalités. Dites-lui qui va procéder au test et où, et répondez à toutes ses questions.
• Aidez la personne à se laver les cheveux si cela est nécessaire.

Après le test
• Aidez la personne à nettoyer ses cheveux du gel des électrodes.

Tests de dépistage de *Legionella pneumophila*

Deux tests peuvent être utilisés pour déceler *Legionella pneumophila*, un bacille gram négatif qui provoque une bronchopneumonie aiguë appelée maladie des légionnaires. L'un des tests, une réaction d'immunofluorescence indirecte, détecte les anticorps contre *L. pneumophila* dans le sérum humain. L'autre test, une réaction d'immunofluorescence directe, détecte le microorganisme dans le tissu pulmonaire frais ou fixé, ou sur des frottis des liquides provenant des voies respiratoires. Les deux tests peuvent être corroborés par les résultats de culture.

La maladie des légionnaires peut prendre des proportions épidémiques ou être sporadique, habituellement à la fin de l'été ou au début de l'automne. Sa gravité peut aller d'une maladie bénigne avec ou sans pneumopathie à une pneumonie multilobée avec un taux de mortalité aussi élevé que 15 %. Une forme moins grave, spontanément résolutive, appelée syndrome de Pontiac, disparaît en quelques jours, mais laisse la personne fatiguée durant plusieurs semaines. Le syndrome de Pontiac ne provoque que peu ou pas de symptômes respiratoires, pas de pneumonie ni de mortalité.

Objectifs
- Diagnostiquer la maladie des légionnaires.
- Détecter une exposition antérieure au microorganisme responsable de cette maladie.

Protocole infirmier
Test indirect. Prélevez un échantillon de sang en suivant les directives du laboratoire. Envoyez l'échantillon au laboratoire.

Test direct. On recueille, dans un contenant stérile, un échantillon provenant des voies respiratoires (liquide pleural, expectoration, lavage bronchique, échantillon prélevé par aspiration transtrachéale ou tissu pulmonaire) pour l'analyse en culture ou par frottis, et il est transporté selon les directives particulières émises par le laboratoire responsable du test.

Résultats normaux
Il y a absence de *L. pneumophila*.

Signification de résultats anormaux
Test indirect. Une augmentation de 4 fois dans le titre entre la phase aiguë et la phase de convalescence (3 à 6 semaines après le début de la fièvre) confirme une infection récente par *L. pneumophila*. Le titre doit être supérieur à 1 : 128 pour être considéré comme positif. Un titre de 1 : 256 est une preuve d'infection antérieure.

Test direct. Des résultats positifs de culture confirment une infection respiratoire par *L. pneumophila*.

Interventions infirmières
Avant le test
- Expliquez à la personne que ce test aide à diagnostiquer la maladie des légionnaires ou à déceler une exposition antérieure au microorganisme qui en est responsable.
- Pour une analyse sérique, dites à la personne qu'un échantillon de sang sera prélevé et qu'elle n'a pas à s'abstenir de nourriture solide ou liquide avant le test.
- Si l'on doit réaliser une culture ou un frottis, expliquez la façon dont l'échantillon sera prélevé.
- Soyez conscient que le défaut de suivre les directives particulières pour le prélèvement et le transport de l'échantillon peut causer des résultats faussement négatifs.

Après le prélèvement
- Si un hématome apparaît à l'endroit de la ponction veineuse, appliquez des compresses chaudes afin de diminuer l'inconfort.

Tests de discrimination de la parole

Les tests de discrimination de la parole mesurent la capacité de la personne de reconnaître et de répéter une série de mots monosyllabiques présentée de vive voix ou par un enregistrement à des niveaux supérieurs aux seuils d'audition (environ 40 dB au-dessus du seuil des spondées) dans un milieu calme. Les mots utilisés sont phonétiquement équilibrés et sont représentatifs de la fréquence relative d'occurrence des sons dans la langue du sujet et varient d'un pays à l'autre.

La plus grande partie de l'énergie de la parole se trouve dans les voyelles et se concentre dans les basses fréquences; il y a moins d'énergie dans les consonnes et dans les hautes fréquences. Comme ce sont les consonnes qui différencient la plupart des mots, une personne ayant une perte d'audition des fréquences élevées manque les signaux des consonnes et se plaint généralement du fait qu'elle ne comprend pas les paroles qu'elle entend. On mesure la discrimination des mots car des personnes ayant des audiogrammes semblables peuvent avoir des différences marquées dans leur capacité de discrimination des mots.

Objectifs
• Mesurer la clarté de réception de la parole à des niveaux supérieurs aux seuils d'audition.
• Déterminer le besoin et les avantages potentiels d'une prothèse auditive ou d'un entraînement à la lecture labiale.
• Aider à localiser des lésions des voies auditives et du système nerveux central.

Protocole infirmier
Dans une cabine insonorisée, sous écouteurs, on présente à la personne, de vive voix ou à l'aide d'enregistrement, une liste de mots à un niveau de 30 à 40 dB au-dessus de son seuil des spondées ou à un niveau considéré confortable par la personne. On note le nombre de réponses correctes et on les transforme en pourcentage.

Résultats normaux
Une personne ayant une capacité auditive normale peut répéter correctement entre 90 % et 100 % des mots du test.

Signification de résultats anormaux
La discrimination de la parole est considérée bonne lorsque le résultat est entre 75 % et 90 %, moyenne lorsqu'il est entre 60 % et 75 %, pauvre entre 40 % et 60 %, et très pauvre s'il est inférieur à 40 %.

Si les résultats diffèrent beaucoup d'une oreille à l'autre ou si ils sont significativement plus bas que ce que l'audiogramme tonal laisse présager, il peut y avoir présence d'une lésion rétrocochléaire. Si les résultats suggèrent (ou si la personne signale) une difficulté d'audition ou de compréhension de la parole, dirigez la personne vers un spécialiste pour une réadaptation auditive; si les cotes suggèrent une lésion rétrocochléaire, adressez la personne à un spécialiste pour un examen neuro-otologique.

Interventions infirmières
Avant le test
• Expliquez à la personne que ce test vise à mesurer sa capacité d'entendre et de comprendre la parole présentée à des niveaux d'intensité supérieurs à la normale, et à déterminer si elle aurait avantage à utiliser une prothèse auditive. Dites-lui que le test va être réalisé par un(e) audiologiste et que chacune des oreilles va être testée séparément. Dites-lui qu'elle va entendre une série de mots courts qui lui seront transmis sous écouteurs dans une cabine insonorisée, de répéter chacun des mots entendus et de les deviner lorsqu'elle les aura mal entendus.
• Si la personne porte une prothèse auditive, demandez-lui de l'enlever.

Au cours du test
• Les caractéristiques de l'équipement du test (particulièrement les écouteurs) ou des changements dans la présentation de la liste de mots peuvent influer sur les résultats. Les résultats obtenus en utilisant les écouteurs à une intensité sonore particulière peuvent ne pas correspondre à ceux obtenus en utilisant une prothèse auditive à la même intensité sonore.

Tests de localisation d'une lésion auditive

Lorsque les antécédents auditifs d'un individu et son audiogramme tonal suggèrent la présence d'une lésion, les tests de localisation d'une lésion peuvent aider à la situer. Les indications provenant de l'histoire du patient incluent la difficulté à comprendre un discours qui est disproportionnée par rapport au degré de perte de l'audition des sons purs, des étourdissements, des acouphènes, une perte d'audition soudaine ou fluctuante ou d'autres symptômes neuraux.

L'audiogramme tonal peut indiquer une lésion en mettant en évidence une différence entre les composantes de perception des deux oreilles. Cependant, ce ne sont pas toutes les lésions qui altèrent la sensibilité au son pur. Comme les systèmes auditifs comportent plusieurs voies nerveuses différentes dans le tronc cérébral et dans le cortex, le signal d'un son pur peut contourner une lésion et être transporté par un nombre relativement faible de fibres nerveuses. L'utilisation de stimuli plus difficiles à décoder, dans la série des tests de localisation d'une lésion, est nécessaire pour étudier le fonctionnement du système auditif et pour préciser l'endroit des lésions.

De plus, les tests de localisation d'une lésion peuvent aider à distinguer les lésions cochléaires des lésions rétrocochléaires, et ils peuvent souvent permettre la localisation des lésions dans le système rétrocochléaire du 8e nerf crânien, dans le tronc cérébral extra-axial (périphérique) ou intra-axial et dans le cortex. Parmi les tests fréquemment utilisés de localisation d'une lésion, on trouve l'épreuve de Fowler binaurale alternée, la localisation centrale binaurale simultanée, la décroissance des sons, l'audiométrie de Békésy, les différences dans les niveaux d'atténuation, les tâches difficiles de discrimination du discours, les mesures de la réponse électrique du tronc cérébral auditif et les tâches des messages en compétition.

Dans les tests de localisation d'une lésion, on doit faire la distinction entre l'intensité du signal du test et le niveau de sensibilité du sujet. L'intensité du signal est montrée sur le cadran de l'audiomètre, et le niveau de sensibilité est le nombre de décibels au-dessus du seuil du sujet pour ce signal. La distinction entre le seuil auditif et le niveau de sensibilité est importante du point de vue du diagnostic, car, dans beaucoup de tests, un individu ayant une surdité cochléaire se comporte aussi bien qu'une personne qui a une audition normale si les niveaux d'intensité sont maintenus constants; les niveaux de sensibilité, cependant, peuvent être différents.

Même si l'analyse de la localisation d'une lésion ne peut permettre de diagnostiquer un dérèglement, elle peut suggérer l'emplacement et l'importance du dommage au système auditif.

Objectifs
- Distinguer une surdité cochléaire d'une surdité rétrocochléaire.
- Localiser des lésions dans la composante rétrocochléaire du système auditif.

Résultats normaux
L'audiologiste choisit la série de tests appropriée. Pour trouver des réponses normales aux différents tests de localisation d'une lésion, consultez un document à jour qui donne la liste des tests, des observations et de leurs significations.

Signification de résultats anormaux
Les tests de localisation d'une lésion permettent d'éliminer les lésions cochléaires et rétrocochléaires. Si une lésion est présente, ces tests aident à la localiser et à en distinguer la nature.

Interventions infirmières
Avant le test
- Expliquez au patient que ce groupe de tests aide à localiser la cause probable d'une perte de l'audition. Informez-le que les tests sont réalisés par un audiologiste qui va lui expliquer en détail chacun des protocoles et que la série de tests dure environ 90 minutes.

Au cours du test
- Une surdité grave peut influer sur la précision de l'examen.
- Une mauvaise mise en place des électrodes ou une défaillance de l'équipement peuvent influer sur les mesures de la réponse électrique du tronc cérébral auditif.
- Un individu tendu ou qui ne coopère pas peut être responsable de résultats non fiables du test.
- Des lésions cochléaires ou du tronc cérébral nuisent aux tests des messages en compétition.

Tétrahydrocannabinol urinaire

Ce test démontre l'utilisation de la marijuana grâce à la détection du Δ-9 tétrahydrocannabinol (communément appelé THC) dans l'urine. Le THC est le principal constituant actif psychologiquement de la marijuana qui provient du chanvre indien (*Cannabis sativa*). L'ingestion de THC provoque une intoxication dont la gravité varie selon la dose et selon la fréquence d'utilisation.

Des nombreux métabolites du THC découverts dans l'urine humaine, le principal est le 11-nor-Δ-tétrahydrocannabinol-9-acide carboxylique (THC-COOH), qui existe dans l'urine à l'état libre ou conjugué sous forme de glucuronide. Le temps pendant lequel les métabolites du THC demeurent dans l'organisme varie selon la vitesse individuelle du métabolisme, selon la fréquence d'utilisation de la drogue et la quantité prise et selon le moment de la dernière ingestion.

Généralement, l'analyse peut déceler les métabolites du THC jusqu'à 6 semaines après la dernière ingestion chez un utilisateur chronique et jusqu'à 3 jours après la dernière ingestion chez un utilisateur occasionnel. L'analyse est habituellement réalisée en deux étapes, un dosage de dépistage et un de confirmation. Les dosages immunologiques constituent les méthodes les plus fréquemment utilisées pour le dépistage des métabolites du THC dans les échantillons urinaires.

La confirmation des résultats du dosage immunoenzymatique nécessite l'une ou l'autre des techniques de chromatographie. Cependant, la chromatographie en phase gazeuse avec un détecteur sélectif de masse constitue la méthode la plus fiable connue et celle qui est la plus recommandée pour la confirmation, particulièrement lorsque les résultats du test doivent être utilisés à des fins légales.

Objectif

• Déterminer la présence et la concentration d'un métabolite (THC-COOH) du THC dans l'organisme.

Protocole infirmier

Recueillez un échantillon d'urine au hasard (la première miction du matin contient habituellement des concentrations plus élevées que les échantillons prélevés plus tard). Envoyez immédiatement l'échantillon au laboratoire. Si l'échantillon doit être envoyé à un laboratoire extérieur pour analyse ou si le dosage doit être retardé durant plus de 72 heures, congelez l'échantillon pour minimiser la décomposition.

Résultats normaux

Normalement, on ne trouve aucun métabolite du THC dans l'urine.

Signification de résultats anormaux

Un test positif pour les métabolites du THC indique une ingestion de marijuana ou de haschich ou une exposition passive par inhalation. Une concentration de THC-COOH supérieure à 200 µg/L indique habituellement une utilisation active de la drogue plutôt qu'une exposition passive.

Interventions infirmières

Avant le test

• Expliquez à la personne que ce test démontre l'utilisation de marijuana ou de haschich. Informez-la que le test peut déceler l'utilisation de la drogue jusqu'à 6 semaines après la dernière ingestion chez un utilisateur chronique et jusqu'à 3 jours après la dernière ingestion chez un utilisateur occasionnel.

• Dites à la personne qu'un échantillon d'urine sera prélevé et qu'elle n'a pas à s'abstenir de nourriture solide ou liquide avant le test.

• Montrez-lui comment prélever l'urine correctement, de façon à éviter la contamination.

• Assurez-vous que la personne ou un membre responsable de la famille a signé une formule de consentement.

• Revoyez complètement le dossier récent de la personne en notant le moment et la voie d'administration de tous les médicaments.

Après le prélèvement

• Ne retardez pas l'analyse, à moins que l'échantillon ne soit congelé, puisque cela pourrait modifier les résultats du test.

471

Thermographie du sein

La thermographie du sein est un procédé de photographie à infrarouges qui mesure et enregistre les variations de la température cutanée des seins dues à des changements organiques qui modifient la vitesse du métabolisme des seins et leur température de surface. Comme les lésions inflammatoires ou malignes ont une vascularisation plus importante que le tissu normal, des « points chauds » blancs peuvent indiquer l'emplacement de tumeurs. La thermographie a souvent été utilisée pour aider à la détection du cancer du sein. Cependant, à cause de son taux élevé de résultats faussement positifs (jusqu'à 25 %), ce test est en voie d'être remplacé par l'échographie ultrasonique et la mammographie à faible dose.

Objectifs
- Dépister le cancer du sein.
- Prévoir le risque de cancer du sein.
- Déceler le cancer du sein, la mastose sclérokystique (maladie de Schimmelbusch) et les abcès du sein.
- Déterminer le pronostic du cancer du sein.

Protocole infirmier
On demande à la cliente de se dévêtir jusqu'à la taille et on lui indique alors de s'asseoir ou, moins souvent, de se coucher sur le dos. On l'expose alors, durant environ 10 minutes, à de l'air froid dans la pièce où le test doit être réalisé de façon à assurer un bruit de fond thermique stable pour la mesure de la température des seins. On prend ensuite des photographies des seins à partir de trois angles différents, habituellement pendant que la cliente maintient ses mains au-dessus de sa tête ou sur ses hanches. Après le protocole, on peut demander à la cliente d'attendre pendant que l'on vérifie la clarté des films.

Résultats normaux
Normalement, les seins paraissent symétriques sur le thermogramme. On peut observer trois types généraux de modèles thermographiques normaux : un modèle *avasculaire* qui ne montre pratiquement aucune trame vasculaire, un modèle *modérément vasculaire* qui montre un réseau veineux plus ou moins symétrique bilatéralement et qui n'a pas une étendue ou une intensité inhabituelles, et un modèle *vasculaire diffus* qui peut s'étendre sur presque tout le sein et sur la peau adjacente de la poitrine et des épaules.

Signification de résultats anormaux
Une allure asymétrique du modèle thermographique peut indiquer un cancer, une mastose sclérokystique ou des abcès. Les lésions inflammatoires ou malignes ont une vascularisation plus importante que le tissu normal, ce qui augmente le drainage veineux et élève la température de surface de la peau. De telles anomalies dans le sein sont représentées sur les thermogrammes comme des régions blanches (points chauds). Des examens additionnels, comme une mammographie et une biopsie, sont nécessaires pour confirmer un diagnostic de cancer du sein.

Interventions infirmières

Avant le test
- Vérifiez, chez la cliente, sa compréhension du test et corrigez toute conception erronée. Dites-lui d'éviter une exposition excessive à la lumière solaire avant le test puisqu'un coup de soleil récent invalide les résultats. Recommandez-lui de ne pas mettre de pommade ou de poudre sur ses seins le jour du test. Dites-lui qui va réaliser le test et où il le sera, et mentionnez que ce dernier prend environ 15 minutes et qu'il est sans douleur. Informez-la que les résultats du test sont habituellement disponibles en 1 ou 2 jours.
- Juste avant le test, demandez-lui de retirer ses vêtements et ses bijoux au-dessus de la taille, et de revêtir une blouse d'hôpital s'ouvrant à l'avant.

Au cours du test
- Un refroidissement insuffisant des seins, un coup de soleil récent, des lésions cutanées ou une pommade sur les seins peuvent provoquer des résultats faussement positifs en modifiant la température de la peau.

Après le test
- Dites-lui de se rendre à son rendez-vous de suivi avec le médecin, qui va l'informer des résultats du test.

Thermographie lombaire, thoracique et cervicale

Ce test neurologique utilise des détecteurs à infrarouges pour mesurer et comparer la chaleur émise par deux régions voisines de la surface de la peau. L'irritation d'une racine nerveuse peut produire un modèle thermique anormal le long du trajet de son dermatome (la région de la peau qui est innervée grâce à des fibres afférentes par la racine nerveuse); la thermographie peut souvent démontrer graphiquement de tels changements. La thermographie lombaire, thoracique et cervicale peut donc être utile dans le diagnostic de l'irritation d'un nerf sensitif ou d'une lésion des tissus mous. L'indication clinique habituelle pour ce test est une douleur dorsale – souvent grave et possiblement chronique – comme une douleur lombaire chronique. La thermographie complète des tests comme l'électromyographie, la myélographie et les tomodensitométries.

Objectif

• Diagnostiquer l'irritation d'un nerf sensitif ou une lésion importante des tissus mous.

Protocole infirmier

Lorsque la personne est dévêtue, on refroidit son dos avec de l'eau à la température de la pièce (20 °C) et on le sèche à l'air froid d'un séchoir. La personne peut alors se détendre durant les 10 à 15 minutes précédant le début du protocole.

Un examen lombaire comporte des radiographies du bas du dos, des fesses et des deux jambes. Pour un examen thoracique, seule la partie postérieure du thorax est balayée. Pour un examen cervical, on prend des thermogrammes de la nuque, de l'arrière des épaules et des deux bras.

Résultats normaux

Des thermogrammes normaux montrent des modèles thermiques diffus avec une symétrie relative bilatérale.

Signification de résultats anormaux

Une différence de 1 °C entre un côté de la colonne vertébrale et l'autre côté (25 % de la surface) est anormale. Si l'anomalie suit le trajet d'un dermatome particulier, il peut y avoir une irritation du nerf sensitif à ce niveau. Les lésions des tissus mous apparaissent comme des anomalies locales.

Pour vérifier les résultats du test, la thermographie est répétée à trois reprises à des intervalles de 20 minutes. Une anomalie causée par une maladie organique devrait être reproduite sur le thermogramme à n'importe quel moment.

Interventions infirmières

Avant le test

• Expliquez à la personne que ce test aide à déterminer la cause de sa douleur au dos.

• Dites-lui qui va réaliser le test et où il le sera, et mentionnez que le protocole dure environ une heure et demie. Assurez la personne que la thermographie est sans douleur et qu'elle ne l'expose pas à des radiations.

• Recommandez-lui de ne pas fumer durant les quelques heures qui précèdent le test. Le fait de fumer modifie la distribution vasculaire et produit ainsi des anomalies qui traduisent une détérioration de la circulation et qui ne suivent pas le trajet des dermatomes sensitifs.

• Souvenez-vous que la personne ne devrait pas subir une physiothérapie ou une électromyographie le jour où une thermographie doit être réalisée.

• Souvenez-vous aussi que des antécédents de fractures, de chirurgies ou de varices fortement asymétriques peuvent entraîner des résultats anormaux.

Au cours du test

• Évitez les courants d'air directs ou indirects sur la personne. Ceux-ci influent sur les résultats du test.

Après le test

• La personne peut recommencer à fumer et reprendre les thérapies interrompues avant la thermographie.

Thyroglobuline sérique

La thyroglobuline, une glycoprotéine qui contient de l'iode, sert d'« entrepôt » pour les hormones thyroïdiennes, soit la thyroxine et la triiodothyronine, et pour leurs précurseurs.

Grâce à des techniques de dosage radio-immunologique, ce test décèle l'augmentation des concentrations sanguines de thyroglobuline, qui indique un cancer différencié de la glande thyroïde ou différentes thyrotoxicoses (des dérèglements causés par des excès d'hormones thyroïdiennes, comme une maladie de Graves, un goitre multinodulaire exophtalmique, une thyroïdite, une ingestion excessive d'hormones thyroïdiennes et différents dérèglements rares).

La maladie de Graves compte pour plus de 85 % des cas de thyrotoxicoses. Elle peut provenir d'une anomalie immunologique conduisant à la production d'anticorps anormaux qui stimulent la thyroïde. Ces anticorps, appelés antiglobulines à stimulation thyroïdienne, apparaissent dans le sérum d'environ 80 % des individus ayant une maladie de Graves active.

Cette stimulation immunologique entraîne des changements structuraux et fonctionnels envahissants dans la thyroïde : un goitre, une hormonogenèse et une vascularisation de même qu'une infiltration de la glande par du tissu lymphoïde.

Le dosage de la thyroglobuline est aussi utilisé pour contrôler l'évolution d'un cancer métastatique de la thyroïde. Par exemple, les personnes ayant subi une ablation complète du tissu thyroïdien ne devraient pas avoir de thyroglobuline dans leur sang puisque la seule source de la protéine est une thyroïde fonctionnelle. Dans de tels cas, des concentrations de thyroglobuline supérieures à 5 µg/L signifient habituellement qu'il y a métastases.

Objectifs
• Diagnostiquer un cancer différencié de la thyroïde et des thyrotoxicoses.
• Contrôler le traitement des personnes ayant un cancer différencié ou métastatique de la thyroïde.

Protocole infirmier
Procédez à une ponction veineuse et recueillez un échantillon de sang dans un tube de 7 mL à bouchon rouge. Envoyez immédiatement l'échantillon au laboratoire.

Valeurs de référence
Les concentrations sanguines normales se situent entre 3 et 42 µg/L. Elles devraient se situer entre 0 et 5 µg/L chez une personne ayant subi une ablation complète de la thyroïde.

Signification de résultats anormaux
Une augmentation des concentrations de thyroglobuline suggère un cancer différencié de la thyroïde non traité et métastatique, des thyrotoxicoses (comme une maladie de Graves), une thyroïdite subaiguë et un adénome bénin.

Interventions infirmières
Avant le test
• Expliquez à la personne que ce test aide à diagnostiquer les dérèglements de la thyroïde. Répondez à toutes ses questions.
• Informez-la qu'un échantillon de sang sera prélevé et qu'elle n'a pas à s'abstenir de nourriture solide ou liquide avant le test.
• Indiquez-lui l'endroit où le test va être réalisé et qui va le réaliser.
• Si la personne subit le test pour confirmer un diagnostic de cancer ou si elle est soumise à un contrôle pour le traitement d'un cancer, jugez de son état émotionnel et assurez-lui un soutien psychologique.

Au moment du prélèvement
• Manipulez l'échantillon avec soin pour éviter l'hémolyse, qui peut influer sur les résultats du test.

Après le prélèvement
• Si un hématome apparaît à l'endroit de la ponction veineuse, appliquez des compresses chaudes afin de diminuer l'inconfort.

Thyrotrophine néonatale

Ce dosage radio-immunologique confirme une hypothyroïdie congénitale après qu'un test initial de dépistage ait mis en évidence des concentrations basses de thyroxine (T_4). Normalement, les concentrations de l'hormone thyréotrope (TSH) s'élèvent tôt après la naissance, provoquant ainsi une augmentation de l'hormone thyroïdienne, qui est essentielle au développement neurologique. Cependant, dans une hypothyroïdie congénitale primaire, la glande thyroïde ne répond pas à la stimulation par la TSH et il en résulte une diminution des concentrations de l'hormone thyroïdienne et une augmentation des concentrations de la TSH. La détection et le traitement précoce d'une hypothyroïdie congénitale sont cruciaux pour prévenir l'arriération mentale et le crétinisme.

Objectif
• Confirmer un diagnostic d'hypothyroïdie congénitale.

Protocole infirmier
Ce test peut se réaliser avec l'un ou l'autre de 2 types d'échantillons : un échantillon sur papier-filtre ou un échantillon sérique.

Échantillon sur papier-filtre. Rassemblez des tampons d'ouate imbibés d'alcool ou de polyvidone iodée, une lancette stérile, un papier-filtre spécialement marqué, des compresses de gaze stériles de 5 cm sur 5 cm, un bandage adhésif et des étiquettes. Lavez vos mains à fond. Essuyez le talon du nouveau-né à l'aide d'un tampon d'ouate imbibé d'alcool ou de polyvidone iodée, et séchez-le complètement à l'aide d'une compresse de gaze. Procédez à une légère ponction du talon. En pressant délicatement le talon du nouveau-né, remplissez de sang les cercles sur le papier-filtre. Assurez-vous que le sang sature le papier. Exercez une pression délicate à l'aide d'une compresse de gaze pour assurer l'hémostase à l'endroit de la ponction. Laissez sécher le papier-filtre, étiquetez-le correctement et envoyez-le au laboratoire.

Échantillon sérique. Rassemblez le matériel nécessaire à la ponction. Procédez à une ponction veineuse et recueillez l'échantillon dans un tube de 7 mL à bouchon rouge. Étiquetez l'échantillon et envoyez-le immédiatement au laboratoire.

Valeurs de référence
À 1 ou 2 jours, les concentrations de la TSH se situent normalement entre 25 et 30 mU/L. Par la suite, les concentrations sont normalement inférieures à 25 mU/L.

Signification de résultats anormaux
Les concentrations néonatales de la TSH doivent être interprétées en corrélation avec les concentrations de T_4.

Une *augmentation de la TSH* et une *diminution de T_4* indiquent une hypothyroïdie congénitale primaire (dysfonctionnement thyroïdien).

Une *diminution de la TSH* et une *diminution de T_4* peuvent être présentes dans une hypothyroïdie congénitale secondaire (dysfonctionnement hypophysaire ou hypothalamique).

Une *concentration normale de TSH* et une *diminution de T_4* peuvent indiquer une hypothyroïdie causée par une anomalie congénitale dans la globuline fixant la thyroxine ou ils peuvent indiquer une hypothyroïdie congénitale passagère causée par une hypoxie de prématurité ou prénatale.

Il faut procéder à un examen complet de la thyroïde pour confirmer la cause d'une hypothyroïdie avant d'en commencer le traitement.

Interventions infirmières
Avant le test
• Expliquez aux parents de l'enfant l'objectif du test. Insistez sur l'importance d'une détection précoce du dérèglement de façon à ce qu'une thérapie puisse prévenir un dommage irréversible au cerveau.

Vérifiez, dans le dossier de la personne, la prise de médicaments pouvant influer sur les concentrations de la TSH. Les médicaments qui peuvent diminuer les concentrations de la TSH sont les corticostéroïdes, la T_3 et la T_4. Les médicaments qui peuvent augmenter les concentrations de la TSH sont le carbonate de lithium, l'iodure de potassium, le résorcinol topique en quantités excessives et l'injection de la TSH.

Au moment du prélèvement
• Pour la méthode du papier-filtre, assurez-vous de bien laisser sécher complètement le papier.

• Manipulez l'échantillon de sérum avec soin pour éviter l'hémolyse, qui peut influer sur les résultats du test.

Après le prélèvement
• Si un hématome apparaît à l'endroit de la ponction veineuse, appliquez des compresses chaudes afin de diminuer l'inconfort.

Thyrotrophine sensible sérique (dosage)

Ce dosage (aussi appelé dosage de la s-TSH) et le dosage standard de la TSH peuvent tous les deux déceler une hypothyroïdie primaire. Cependant, seul le dosage de la s-TSH décèle une hyperthyroïdie primaire. Comme le dosage de la s-TSH peut déceler les deux formes de dysfonctionnement thyroïdien, il est de plus en plus utilisé comme outil principal de dépistage des dérèglements fonctionnels de la thyroïde. La TSH module le métabolisme en réglant la production des hormones thyroïdiennes, la triiodothyronine (T_3) et la thyroxine (T_4). Habituellement, la production de la TSH est inversement reliée à la concentration de ces hormones. Des concentrations faibles de T_3 ou de T_4, associées à une hypothyroïdie primaire, provoquent une augmentation de la TSH. Des concentrations élevées de T_3 et de T_4, associées à une hyperthyroïdie primaire, provoquent une diminution de la TSH. Rarement, des tumeurs de l'hypophyse peuvent produire un excès de la TSH indépendamment de la rétroaction de T_3 et de T_4, ce qui cause une hyperthyroïdie secondaire ou une insuffisance de la TSH même avec des concentrations faibles de T_3 et de T_4, provoquant ainsi une hypothyroïdie secondaire. Comme les concentrations sériques de la TSH sont très faibles, le dosage hautement sensible de la s-TSH est utilisé pour mesurer les concentrations diminuées.

Objectifs
• Aider au diagnostic d'une hypothyroïdie et d'une hyperthyroïdie primaires.
• Contrôler la thérapie d'une hypothyroïdie ou d'un cancer de la thyroïde.

Protocole infirmier
Procédez à une ponction veineuse et recueillez l'échantillon dans un tube de 7 mL à bouchon rouge. Envoyez immédiatement l'échantillon au laboratoire.

Valeurs de référence
Les valeurs sériques normales varient selon les méthodes de dosage, mais elles varient habituellement entre 0,4 et 6 µU/L.

Signification de résultats anormaux
Des *valeurs supérieures à 10 µU/L* indiquent une hypothyroïdie primaire qui peut être passagère parce que causée par une situation de stress ou permanente et qui peut nécessiter un traitement à vie de suppléance aux hormones thyroïdiennes.

Des *valeurs de 6 à 10 µU/L* sont à la limite de l'hypothyroïdie, particulièrement chez les personnes âgées.

Des *valeurs entre 0,1 et 0,4 µU/L* sont à la limite et requièrent une analyse plus poussée.

Des *valeurs inférieures à 0,1 µU/L* indiquent une hyperthyroïdie primaire. Chez une personne qui reçoit un traitement de suppléance aux hormones thyroïdiennes, de telles valeurs exigent une révision de la posologie.

Interventions infirmières
Avant le test
• Dites à la personne que ce test aide à étudier le fonctionnement de la thyroïde. Informez-la qu'un échantillon de sang sera prélevé.
• Tel qu'il est prescrit, dites-lui d'éviter les aliments gras durant plusieurs jours, d'être à jeun depuis les 10 à 12 heures précédant le test et de continuer son traitement de suppléance aux hormones thyroïdiennes.
• Vérifiez, dans son dossier, s'il y a grossesse ou d'autres états qui augmentent les concentrations de la gonadotrophine chorionique humaine, ce qui peut augmenter faussement la TSH dans certaines méthodes de dosage.

Au moment du prélèvement
• Manipulez l'échantillon avec soin pour éviter l'hémolyse, qui peut modifier les résultats du test.

Après le prélèvement
• Si un hématome apparaît à l'endroit de la ponction veineuse, appliquez des compresses chaudes afin de diminuer l'inconfort.

Thyrotrophine sérique

Ce test mesure les concentrations sériques de thyrotrophine (TSH) par dosage radio-immunologique. Ce test, qui constitue un moyen fiable de détection d'une hypothyroïdie primaire, aide à déterminer si l'hypothyroïdie provient d'une insuffisance de la glande thyroïde ou d'un dysfonctionnement hypophysaire ou hypothalamique. Une concentration sérique normale de la TSH écarte la possibilité d'une hypothyroïdie primaire puisque l'absence de l'hormone thyroïdienne dans le sérum stimule l'hypersécrétion hypophysaire de la TSH par un mécanisme de rétroaction négative.

La TSH est une glycoprotéine sécrétée par l'antéhypophyse à la suite d'une stimulation par la thyréolibérine provenant de l'hypothalamus. La TSH provoque une augmentation dans la dimension, le nombre et l'activité sécrétoire des cellules thyroïdiennes. Elle intensifie l'activité de la pompe à iode (transport actif de l'iode à travers la membrane cellulaire basale), en augmentant souvent le rapport de l'iode intracellulaire sur l'iode extracellulaire jusqu'à 350:1. Elle stimule aussi le relâchement de la triiodothyronine (T_3) et de la thyroxine (T_4). Ces hormones exercent une action généralisée sur tout le métabolisme de l'organisme et elles sont essentielles à la croissance et au développement normaux.

Objectifs
• Confirmer une hypothyroïdie primaire.
• Différencier une hypothyroïdie primaire d'une hypothyroïdie secondaire.
• Contrôler une thérapie médicamenteuse chez les personnes ayant une hypothyroïdie primaire.

Protocole infirmier
Procédez à une ponction veineuse et recueillez l'échantillon dans un tube de 7 mL à bouchon rouge. (Plusieurs laboratoires exigent que l'échantillon soit prélevé entre 6 heures et 8 heures; cependant, certains experts considèrent que la variation diurne est sans importance.)

Valeurs de référence
Les valeurs normales pour les adultes et pour les enfants dépendent largement de la méthode de dosage utilisée :
• *Dosage standard :* 0 à 6 mU/L.
• *Dosage hypersensible :* 0,25 à 3,5 mU/L.

Signification de résultats anormaux
Des *augmentations des concentrations de la TSH* supérieures à 10 mU/L suggèrent une hypothyroïdie primaire. Les concentrations de la TSH peuvent être légèrement élevées chez des personnes euthyroïdiennes ayant certains dérèglements.

Des *concentrations de la TSH réduites ou non décelables* peuvent être normales, mais, à l'occasion, elles peuvent indiquer une hypothyroïdie secondaire (associée à une sécrétion insuffisante de thyrotrophine ou de thyréolibérine). Des concentrations faibles de la TSH peuvent aussi résulter d'une hyperthyroïdie (maladie de Graves) ou d'une thyroïdite; les deux sont caractérisées par une hypersécrétion d'hormones thyroïdiennes qui réduisent le relâchement de la TSH. Les valeurs de la TSH sont très utiles lorsqu'elles sont mises en relation avec les valeurs de T_4 libre.

Interventions infirmières
Avant le test
• Expliquez à la personne que ce test aide à étudier le fonctionnement de la glande thyroïde. Dites-lui qu'un échantillon de sang sera prélevé.
• Si cela est nécessaire, suspendez l'usage des stéroïdes, des hormones thyroïdiennes et des autres médicaments qui peuvent influer sur les résultats du test. Si l'usage de ces médicaments doit être maintenu, notez-le sur le relevé de laboratoire.
• Vérifiez, dans le dossier de la personne, les états pouvant provoquer de fausses augmentations des concentrations de la TSH, comme un choriocarcinome, un carcinome embryonnaire des testicules, une môle hydatiforme, une ménopause et une grossesse.
• Une scintigraphie réalisée au cours de la semaine précédant le test peut influer sur les résultats du test.
• Gardez la personne détendue et couchée durant les 30 minutes précédant le test.
Au moment du prélèvement
• Manipulez l'échantillon avec soin pour éviter l'hémolyse, qui peut influer sur les résultats du test.
Après le prélèvement
• Si un hématome apparaît à l'endroit de la ponction veineuse, appliquez des compresses chaudes afin de diminuer l'inconfort.
• La personne peut reprendre la médication interrompue avant le test.

Thyroxine et triiodothyronine libres sériques

Généralement réalisés simultanément, ces tests mesurent les concentrations sériques de triiodothyronine libre (T_3L) et de thyroxine libre (T_4L) – les minuscules fractions de T_3 et de T_4 qui ne sont pas liées à la globuline fixant la thyroxine et à d'autres protéines sériques. Comme les composantes actives de T_3 et de T_4, ces hormones non liées pénètrent dans les cellules cibles et sont responsables des effets thyroïdiens sur le métabolisme cellulaire.

Les concentrations de T_3L et de T_4L en circulation sont réglées par un mécanisme de rétroaction qui compense pour les changements dans les concentrations des protéines liantes en corrigeant les concentrations hormonales totales. Ainsi, la mesure des concentrations des hormones libres constitue le meilleur indicateur du fonctionnement thyroïdien. Il existe un désaccord, à savoir laquelle de la T_3L ou de la T_4L est le meilleur indicateur; en conséquence, les laboratoires mesurent généralement les deux. Ces dosages ont comme inconvénients de nécessiter un protocole de laboratoire laborieux, d'être difficilement accessibles et plutôt coûteux. Les tests peuvent être utiles pour 5 % des individus chez qui les analyses standard de T_3 ou de T_4 ne permettent pas un diagnostic définitif.

Objectifs
- Mesurer la forme active du point de vue métabolique des hormones thyroïdiennes.
- Aider au diagnostic de l'hyperthyroïdie ou de l'hypothyroïdie lorsque les concentrations de la globuline liant la thyroxine (TBG) sont anormales.

Protocole infirmier
Procédez à une ponction veineuse et recueillez l'échantillon dans un tube de 7 mL à bouchon rouge. Envoyez immédiatement l'échantillon au laboratoire.

Valeurs de référence
Les concentrations varient selon le laboratoire. Les écarts types sont les suivants :
- T_3L : 13 à 9 pmol/L.
- T_4L : 12 à 39 pmol/L.

Signification de résultats anormaux
Une *augmentation des concentrations de T_3L et de T_4L* indique une hyperthyroïdie, à moins qu'il n'y ait une résistance périphérique aux hormones thyroïdiennes.

Une *augmentation des concentrations de T_3L et des concentrations de T_4L normales ou faibles* indiquent une toxicose par la T_3, une forme différente d'hyperthyroïdie.

Une *diminution des concentrations de T_4L* indique habituellement une hypothyroïdie, excepté chez les sujets qui reçoivent une thérapie de suppléance par la T_3. Les sujets qui subissent une thérapie aux hormones thyroïdiennes peuvent présenter des concentrations variables de T_3L et de T_4L selon la préparation utilisée et le moment de prélèvement de l'échantillon.

Interventions infirmières
Avant le test
- Expliquez à la personne que ce test aide à étudier le fonctionnement thyroïdien. Dites-lui qu'un échantillon de sang sera prélevé et qu'elle n'a pas à s'abstenir de nourriture solide ou liquide avant le test.

Au moment du prélèvement
- Manipulez l'échantillon avec soin pour éviter l'hémolyse, qui peut modifier les résultats du test.

Après le prélèvement
- Si un hématome apparaît à l'endroit de la ponction veineuse, appliquez des compresses chaudes afin de diminuer l'inconfort.

Thyroxine sérique

La thyroxine (T_4) est un acide aminé sécrété par la glande thyroïde en réponse à la thyrotrophine provenant de l'hypophyse et, indirectement, à la thyréolibérine provenant de l'hypothalamus. La vitesse de sécrétion est normalement réglée par un système complexe de rétroactions positive et négative qui englobe la thyroïde, l'antéhypophyse et l'hypothalamus. Seulement une fraction de T_4 (environ 0,3 %) circule librement dans le sang; le reste se lie solidement à des protéines plasmatiques, principalement à la TBG (pour « thyroxine-binding globulin »). Cette fraction minuscule est responsable des effets cliniques de l'hormone thyroïdienne sur les cellules et les tissus organiques. À cause de la ténacité du pouvoir de liaison de la TBG, la T_4 survit dans le plasma durant une période relativement longue, avec une demi-vie d'environ 6 jours.

Ce dosage radio-immunologique est l'un des indicateurs diagnostiques les plus courants du fonctionnement thyroïdien. Il mesure la concentration totale de T_4 en circulation lorsque les concentrations de la TBG sont normales. On peut aussi mesurer directement la T_4 libre, l'hormone active, et éviter ainsi les résultats erronés causés par des anomalies et par des fluctuations de la TBG.

Objectifs
• Aider au diagnostic de l'hyperthyroïdie et de l'hypothyroïdie.
• Étudier le fonctionnement de la glande thyroïde.
• Contrôler la réponse à des médicaments antithyroïdiens dans une hyperthyroïdie et contrôler la réponse à une thérapie de suppléance aux hormones thyroïdiennes dans une hypothyroïdie.

Protocole infirmier
Procédez à une ponction veineuse et recueillez l'échantillon dans un tube de 7 mL à bouchon rouge. Envoyez immédiatement l'échantillon au laboratoire de façon à ce que le sérum puisse être extrait.

Valeurs de référence
Les résultats du test comportent deux valeurs :
• *Concentrations totales de T_4* : 51 à 142 nmol/L.
• *Concentrations de T_4 libre* : 10 à 36 pmol/L.

Signification de résultats anormaux
Une *augmentation* des concentrations de T_4 indique une hyperthyroïdie primaire ou secondaire, y compris une thérapie inadéquate de remplacement de T_4 – dosage excessif des hormones thyroïdiennes – (hyperthyroïdie factice ou iatrogénique).

Une *diminution* des concentrations de T_4 suggère une hypothyroïdie primaire ou secondaire, ou, possiblement, une réduction de T_4 due à des concentrations de T_3 normales, élevées ou de suppléance. Dans les cas douteux d'hypothyroïdie, il peut être indiqué de doser la thyrotrophine et la thyréolibérine.

Interventions infirmières
Avant le test
• Expliquez à la personne que ce test aide à étudier le fonctionnement de la glande thyroïde. Informez-la qu'un échantillon de sang sera prélevé et qu'elle n'a pas à être à jeun ou à s'abstenir d'activités physiques avant le test.
• Si cela est pertinent, suspendez l'usage des substances pouvant modifier les résultats du test. Les substances qui peuvent augmenter les concentrations de T_4 sont le clofibrate, les œstrogènes, la lévothyroxine, la méthadone et les progestatifs. Les substances qui peuvent diminuer les concentrations de T_4 sont le clofibrate, l'éthionamide, les acides gras libres, l'héparine, les iodures, la triiodothyronine sodique, le lithium, le méthimazole, le méthylthiouracile, la phénylbutazone, la phénytoïne, le propylthio-uracile, la réserpine, les salicylates à fortes doses, les stéroïdes et les sulfamidés. Si l'usage de ces substances doit être maintenu, notez-le sur le relevé de laboratoire.
• Si le test vise à contrôler l'efficacité d'une thérapie aux hormones thyroïdiennes, la personne devrait continuer à prendre sa dose quotidienne de suppléance d'hormones thyroïdiennes.
• Vérifiez, dans le dossier de la personne, la présence de facteurs héréditaires, de certaines maladies hépatiques, de maladies avec perte de protéines et s'il y a utilisation d'androgènes; tous ces états peuvent modifier la concentration de la TBG et fausser ainsi la détermination de T_4.

Au moment du prélèvement
• Manipulez l'échantillon avec soin pour éviter l'hémolyse, qui peut influer sur les résultats du test.

Après le prélèvement
• Si un hématome apparaît à l'endroit de la ponction veineuse, appliquez des compresses chaudes afin de diminuer l'inconfort.

Tocaïnide sérique

Cette analyse quantitative, réalisée par chromatographie liquide à haute pression, mesure les concentrations sériques de chlorhydrate de tocaïnide (Tonocard) de façon à déterminer les doses subthérapeutiques, thérapeutiques et potentiellement toxiques au cours de l'établissement de la dose initiale et du traitement d'entretien. La tocaïnide, un agent antiarythmique oral, a les propriétés antiarythmiques de la classe 1B, semblables à celles de la lidocaïne et, comme la lidocaïne, elle est indiquée pour le traitement des arythmies ventriculaires.

Objectifs

• Contrôler les concentrations thérapeutiques de la tocaïnide.

• Déceler une intoxication médicamenteuse et en contrôler le traitement.

Protocole infirmier

Procédez à une ponction veineuse et recueillez un échantillon de niveau minimal ou de niveau maximal, tel qu'il est prescrit, dans un tube à bouchon rouge, à bouchon vert ou à bouchon lavande, selon les directives du laboratoire responsable du dosage. Notez, sur le relevé de laboratoire, la date et le moment de l'ingestion de la dernière dose du médicament ainsi que le moment de prélèvement de l'échantillon. Envoyez immédiatement l'échantillon au laboratoire.

Valeurs de référence

La zone thérapeutique pour la tocaïnide sérique se situe entre 4 et 10 mg/L (20 et 50 µmol/L).

Signification de résultats anormaux

La mesure des concentrations minimales contribue à l'établissement de la posologie thérapeutique; la mesure des concentrations maximales permet de déceler une intoxication et d'en contrôler le traitement.

Comme les effets secondaires de la tocaïnide s'accroissent avec l'augmentation de la concentration du médicament, et cela même à l'intérieur de la zone thérapeutique, on devrait prescrire la dose efficace la plus faible possible pour une thérapie de longue durée. À des concentrations sériques thérapeutiques, un tracé continu d'électrocardiogramme de 24 heures aide à déterminer la dose optimale. Les effets thérapeutiques de la tocaïnide sont plus probables lorsque les concentrations sériques se situent à l'intérieur de la zone thérapeutique.

Si un patient ne bénéficie pas d'un avantage thérapeutique, même lorsque les concentrations sériques atteignent la dose thérapeutique maximale, on devrait considérer la possibilité d'administrer un autre médicament antiarythmique. Chez les patients présentant des concentrations de tocaïnide situées à l'intérieur de la zone toxique, il faut procéder immédiatement à une détermination des effets graves sur le système nerveux central et sur le système cardio-vasculaire. On peut minimiser les effets toxiques sérieux en réduisant immédiatement la dose lorsque les concentrations sériques atteignent la zone de toxicité.

Interventions infirmières

Avant le test

• Expliquez que ce test aide à déterminer la dose la plus sûre et la plus efficace de tocaïnide, et qu'il aide aussi à contrôler une thérapie à la tocaïnide.

• Informez le patient qu'un échantillon de sang sera prélevé et qu'il n'a pas à s'abstenir de nourriture solide ou liquide avant le test.

• Avant le prélèvement de l'échantillon, vérifiez, dans son dossier, l'utilisation d'autres médicaments.

Au moment du prélèvement

• Manipulez l'échantillon avec soin pour éviter l'hémolyse, qui peut modifier les résultats du test.

Après le prélèvement

• Si un hématome apparaît à l'endroit de la ponction veineuse, appliquez des compresses chaudes afin de diminuer l'inconfort.

• Si cela est approprié, dites au patient de reprendre la médication interrompue avant le test.

◆ **Mise en garde.** Surveillez les signes d'intoxication à la tocaïnide, qui comportent une vision brouillée, des étourdissements, des troubles gastro-intestinaux, de la paresthésie, des tremblements et des vertiges.

Tolérance au lactose

Ce test dépiste les cas d'intolérance au lactose en mesurant les concentrations de glucose plasmatique après l'ingestion d'une dose de provocation de lactose. Le lactose se trouve dans le lait et d'autres produits laitiers. La lactase, une enzyme intestinale, hydrolyse le lactose en glucose et en galactose pour en permettre l'absorption par l'épithélium intestinal. L'absence de lactase ou la déficience en lactase laissent le lactose non digéré dans la lumière intestinale et produisent des symptômes comme les crampes abdominales et la diarrhée aqueuse. Une vraie déficience congénitale en lactase est rare. Habituellement, l'intolérance au lactose se développe avec l'âge comme résultat d'une baisse graduelle – normale – en lactase.

Objectif

• Déceler une intolérance au lactose.

Protocole infirmier

Après que le patient a jeûné durant 8 heures, procédez à une ponction veineuse et recueillez un échantillon de sang dans un tube de 5 mL à bouchon gris. Pour un adulte, administrez 50 g de lactose dissout dans 400 mL d'eau; pour un enfant, donnez 50 g de lactose par mètre carré de surface corporelle. Notez le moment de l'ingestion.

Prélevez des échantillons de sang 30, 60 et 120 minutes après l'administration de la dose d'attaque et utilisez des tubes de 5 mL à bouchon gris. Si un échantillon des selles est requis, recueillez-le 5 heures après l'administration de la dose d'attaque.

Envoyez immédiatement les échantillons de sang et de selles au laboratoire. Spécifiez les moments de prélèvement sur les relevés de laboratoire.

Résultats normaux

Les concentrations de glucose plasmatique s'élèvent à plus de 11 mmol/L au-dessus des concentrations de jeûne 15 à 60 minutes après l'administration de la dose d'attaque de lactose. L'analyse de l'échantillon des selles montre un pH normal (7 à 8) et un contenu faible en glucose.

Signification de résultats anormaux

Une augmentation du glucose plasmatique inférieure à 1,1 mmol/L indique une intolérance au lactose, comme le fait l'acidité des selles (pH ≤ à 5,5) et un contenu élevé en glucose. Les signes et les symptômes provoqués par le test suggèrent, sans le confirmer, le diagnostic. Après l'administration de la dose d'attaque, les individus ayant une activité normale de la lactase peuvent présenter les symptômes d'une intolérance. Une biopsie de l'intestin grêle associée à un dosage de la lactase peuvent confirmer le diagnostic.

Interventions infirmières

Avant le test

• Expliquez au patient l'objectif du test et dites-lui de rester à jeun et d'éviter l'effort physique exigeant durant les 8 heures précédant le test.

• Dites-lui que le test nécessite 4 échantillons de sang et qu'il peut aussi nécessiter un échantillon de selles.

• Suspendez l'utilisation des médicaments qui peuvent influer sur les concentrations de glucose plasmatique, comme les benzodiazépines, l'insuline, les contraceptifs oraux, le propranolol et les diurétiques thiazidiques. Si l'utilisation de ces médicaments doit être maintenue, notez-le sur le relevé de laboratoire.

• Plusieurs facteurs peuvent influer sur les résultats du test. Le lavage retardé de l'estomac peut diminuer les concentrations de glucose. La glycolyse peut causer des résultats faussement négatifs. Le défaut de jeûner et de s'abstenir d'efforts physiques peut modifier les résultats du test.

Au cours du test

• Surveillez les symptômes d'intolérance au lactose – les crampes abdominales, le gonflement, la flatulence, les nausées et la diarrhée aqueuse – causés par la dose d'attaque.

Après les prélèvements

• Si un hématome apparaît à l'endroit de la ponction veineuse, appliquez des compresses chaudes afin de diminuer l'inconfort.

• Le patient peut reprendre le régime alimentaire, les activités et la médication interrompus avant le test.

Tolérance au tolbutamide (test de)

Le tolbutamide, injecté par voie intraveineuse, agit sur les cellules bêta du pancréas et sur certaines tumeurs, qui sécrètent alors de l'insuline, et il est utilisé dans l'examen des sujets présentant des dérèglements pancréatiques. Comme normalement les concentrations plasmatiques de glucose diminuent rapidement après une telle injection et qu'elles reviennent aux concentrations d'avant le test en une heure et demie à trois heures, on peut démontrer indirectement une sécrétion anormale d'insuline en contrôlant les concentrations plasmatiques de glucose.

Ce test est contre-indiqué chez les sujets ayant des concentrations de glucose à jeun inférieures à 2,8 mmol/L ou présentant une hypersensibilité au tolbutamide ou à d'autres hypoglycémiants.

Objectif
• Diagnostiquer un insulinome et éliminer un hyperinsulinisme fonctionnel.

Protocole infirmier
Procédez à une ponction veineuse et recueillez un échantillon de sang à jeun dans un tube de 5 mL à bouchon gris. Préparez un mélange de 1 g de tolbutamide et de 20 mL d'eau stérile; agitez la solution de façon à dissoudre tous les cristaux et utilisez-la dans l'heure suivant sa préparation. Injectez la solution par voie intraveineuse sur une période de 2 à 3 minutes. Prélevez des échantillons de sang 15, 30, 45, 60, 90, 120, 150 et 180 minutes après l'injection. Précisez, sur le relevé de laboratoire, le moment de prélèvement de chacun des échantillons et envoyez immédiatement chacun d'eux au laboratoire.

Résultats normaux
Après l'injection du tolbutamide, les concentrations plasmatiques de glucose chutent rapidement à environ la moitié de la concentration de jeûne, elles demeurent basses durant 30 minutes et remontent graduellement aux concentrations d'avant le test en 1 heure $^1/_2$ à 3 heures.

Signification de résultats anormaux
Le degré et la durée de l'hypoglycémie aident à établir le diagnostic. Dans un hyperinsulinisme, les concentrations plasmatiques de glucose reflètent celles observées chez les sujets en bonne santé. Cependant, dans un insulinome, les concentrations de glucose chutent de façon marquée et elles peuvent prendre plus de 3 heures pour revenir aux concentrations d'avant le test.

Interventions infirmières
Avant le test
• Expliquez que ce test permet d'étudier la production d'insuline. Dites à la personne de conserver un régime alimentaire riche en glucides (150 à 300 g par jour) durant les 3 jours précédant le test et, alors, d'être à jeun depuis la veille du test. Elle devrait éviter de fumer au cours de la période du jeûne et du test.

• Décrivez le protocole du test; dites à la personne combien d'échantillons de sang seront prélevés et mentionnez que le test va durer environ 3 heures. Suggérez-lui d'apporter de la lecture ou une distraction appropriée.

• Pour éviter la multiplication des ponctions veineuses, assurez la perméabilité de la veine par la mise en place d'une sonde de perfusion intraveineuse.

• Vérifiez, dans son dossier, s'il y a mention de réactions défavorables antérieures au tolbutamide, à d'autres hypoglycémiants et aux sulfamidés.

• Décrivez les symptômes d'hypoglycémie – la faim, la nervosité, l'agitation, la transpiration et la faiblesse – et demandez à la personne de les signaler immédiatement.

Au cours du test
◆ **Mise en garde.** Si une hypoglycémie grave se produit, avertissez le médecin, arrêtez le test, prélevez un échantillon de sang et administrez du glucose par voie intraveineuse pour inverser la réaction. Notez, sur le relevé de laboratoire, le moment où la réaction s'est produite. Si la personne fait une anaphylaxie, administrez de l'adrénaline par voie sous-cutanée ou intramusculaire, si cela est approprié, pour inverser la réaction.

Après le test
• Si une phlébite apparaît à l'endroit de l'insertion de la sonde intraveineuse, soulevez le bras de la personne et appliquez des compresses chaudes afin de diminuer l'inconfort.

• Si un hématome apparaît à l'endroit de la ponction veineuse, appliquez des compresses chaudes afin de diminuer l'inconfort.

• Dites à la personne de prendre un repas équilibré ou une collation après le test.

Tolérance à l'insuline

Ce test mesure les concentrations sériques de l'hormone de croissance (GH) et de l'hormone adrénocorticotrope (ACTH) après l'administration d'une dose d'attaque d'insuline. Ces mesures sont plus fiables que la mesure directe puisqu'une hypoglycémie provoquée par l'insuline stimule la sécrétion de GH et d'ACTH. Le défaut d'arriver à stimuler ces hormones indique une insuffisance antéhypophysaire ou surrénalienne, et il aide à confirmer une insuffisance en GH ou en ACTH.

Objectifs

• Aider au diagnostic de déficience en GH ou en ACTH.

• Détecter un dysfonctionnement hypophysaire.

• Aider au diagnostic différentiel d'une insuffisance surrénalienne primaire et d'un hypofonctionnement surrénalien secondaire.

Protocole infirmier

Installez un cathéter intraveineux à demeure entre 6 et 8 heures, et prélevez 3 échantillons de 5 mL pour les concentrations de base. Mettez l'échantillon sanguin pour le glucose dans un tube à bouchon gris et les échantillons pour la GH et l'ACTH dans des tubes à bouchon vert. Administrez un bolus intraveineux d'insuline U-100 régulière (0,15 U/kg ou tel qu'il est prescrit) en 1 à 2 minutes. Prélevez des échantillons de sang additionnels 15, 30, 45, 60, 90 et 120 minutes après l'administration de l'insuline. À chacun des intervalles, prélevez trois échantillons, un dans un tube à bouchon gris et deux dans des tubes à bouchon vert. Marquez les tubes en précisant le moment du prélèvement et envoyez-les immédiatement au laboratoire.

Valeurs de référence

Normalement, le glucose sanguin chute à des valeurs inférieures à 2 mmol/L 20 à 30 minutes après l'administration d'insuline. Cela entraîne une augmentation de GH et d'ACTH de 100 à 200 ng/L au-dessus des concentrations de base. Les concentrations de pointe sont atteint 60 à 90 minutes après l'administration de l'insuline.

Signification de résultats anormaux

Une augmentation de GH inférieure à 100 ng/L au-dessus des concentrations de base suggère une déficience en GH. Les diagnostics définitifs nécessitent un test complémentaire de stimulation, comme le test de stimulation de la GH.

Une analyse supplémentaire aide à déterminer l'endroit de l'anomalie.

Une augmentation d'ACTH inférieure à 100 ng/L au-dessus des concentrations de base suggère une insuffisance surrénalienne. Le test de stimulation par la métyrapone ou l'ACTH confirme le diagnostic en indiquant s'il s'agit d'une insuffisance primaire ou d'une insuffisance secondaire.

Interventions infirmières

Avant le test

• Expliquez au patient ou à sa famille que ce test aide à étudier la sécrétion hormonale et qu'il nécessite l'administration intraveineuse d'insuline et plusieurs échantillons de sang.

• Dites au patient de rester à jeun et de limiter son activité physique durant les 8 heures précédant le test. Il devrait être détendu et couché durant les 90 minutes précédant le test.

• Vérifiez dans son dossier la prise de médicaments qui augmentent les concentrations de GH, tels les stéroïdes, les substances hypophysaires et les progestatifs. Les médicaments qui abaissent les concentrations d'ACTH sont les amphétamines, le gluconate de calcium, les œstrogènes, l'éthanol, les glucocorticoïdes, les méthamphétamines et la spironolactone. Suspendez l'usage de ces médicaments si cela est approprié; s'il doit être maintenu, notez-le sur le relevé de laboratoire.

• Avertissez le patient qu'il peut ressentir une augmentation de la fréquence cardiaque, de la diaphorèse, de la faim et de l'anxiété après l'administration de l'insuline. Assurez-le que ces symptômes sont transitoires, mais que vous allez interrompre le test s'ils deviennent graves.

Au cours du test

◆ *Mise en garde.* Gardez sous la main une solution concentrée de glucose en cas de réaction hypoglycémique grave à l'insuline. Afin de minimiser cette possibilité, utilisez de l'insuline porcine ou de l'insuline humaine hautement purifiées.

Après les prélèvements

• Manipulez les échantillons avec soin pour éviter l'hémolyse, qui peut influer sur les résultats du test.

• Si un hématome apparaît à l'endroit de l'insertion du cathéter intraveineux ou de la ponction veineuse, appliquez des compresses chaudes afin de diminuer l'inconfort.

Tomodensitométrie de la colonne vertébrale

Plus polyvalente que la radiographie traditionnelle, la tomodensitométrie fournit des images transversales détaillées de différentes couches de la moelle épinière. De multiples rayons X traversent des régions sélectionnées de la colonne vertébrale et sont mesurés pendant que des détecteurs enregistrent les différences dans l'atténuation par les tissus. En mettant en évidence les modifications de densité et en dépeignant les malformations structurales, la tomodensitométrie de la colonne vertébrale peut révéler des lésions et des anomalies spinales. Elle est particulièrement utile pour déceler et localiser des tumeurs. Souvent, elle permet aussi de définir le type de tumeur. La tomodensitométrie de la colonne vertébrale révèle aussi, de façon détaillée, les processus dégénératifs et les changements structuraux.

Aidée par l'amplification du contraste, cette technique accentue le système vasculaire spinal et met en évidence des différences subtiles dans la densité du tissu. La tomodensitométrie à air, qui comporte le retrait d'une petite quantité de liquide céphalo-rachidien et l'insufflation d'air à l'aide d'une ponction lombaire, intensifie le contraste entre l'espace sous-arachnoïdien et le tissu environnant. Le recours à l'amplification du contraste est contre-indiqué chez les personnes hypersensibles à l'iode, aux fruits de mer ou aux opacifiants radiologiques.

Objectifs
• Diagnostiquer les lésions et les anomalies de la colonne vertébrale.
• Contrôler les effets d'une chirurgie ou d'une thérapie de la colonne vertébrale.

Protocole
Alors que la personne est couchée sur une table de radiographie, on prend une série de radiographies qui sont enregistrées sur bande magnétique. Un ordinateur reconstitue les images en se basant sur les niveaux de radiations absorbées par les os et les tissus et les affiche sur un moniteur où des images sélectionnées peuvent être photographiées. Les vertèbres, qui sont les plus denses, sont blanches, les tissus mous sont dans les tons de gris et le liquide céphalo-rachidien est noir.

Après la première série de radiographies, la personne peut recevoir une injection d'opacifiant radiologique et subir une seconde série de radiographies.

Signification de résultats anormaux
La tomodensitométrie de la colonne vertébrale peut mettre en évidence des tumeurs, une hernie des disques intervertébraux, une spondylose cervicale ou lombaire, des kystes paraspinaux, des malformations vasculaires et des malformations spinales congénitales, comme une méningocèle, une myélocèle ou un spina-bifida.

Interventions infirmières
Avant le test
• Expliquez au patient que ce test permet l'examen de la colonne vertébrale. Si le recours à l'amplification du contraste n'a pas été prescrit, dites-lui qu'il n'a pas à s'abstenir de nourriture solide ou liquide. Si le recours à l'amplification du contraste est prescrit, dites-lui d'être à jeun depuis les 4 heures précédant le test.
• Dites au patient qu'il sera placé sur une table de radiographie à l'intérieur d'une unité de tomographie et demandez-lui de demeurer immobile; l'appareil tournera autour de lui. Insistez sur le fait qu'il devrait demeurer aussi immobile que possible lorsqu'on le lui demandera parce que tout mouvement au cours du protocole peut déformer les images. Si l'on a utilisé un opacifiant radiologique, dites-lui qu'il peut se sentir empourpré et chaud, et qu'il peut avoir un mal de tête passager, un goût de sel ou des nausées et des vomissements après l'injection de l'opacifiant. Si le patient semble agité ou craintif, avertissez le médecin et administrez un sédatif si cela est prescrit.
• Assurez-vous que le patient ou un membre responsable de la famille a signé une formule de consentement. Vérifiez les réactions d'hypersensibilité à l'iode, aux fruits de mer ou aux opacifiants radiologiques, et, si elles existent, avisez le médecin.

Au cours du test
• Un mouvement incontrôlé de la personne au cours de la tomographie peut créer un artefact et rendre difficile l'interprétation des images.
• Les objets radio-opaques qui n'ont pas été retirés du champ des rayons X peuvent produire des images qui ne seront pas claires.

Après le test
• Si un opacifiant radiologique a été utilisé, surveillez les réactions tardives d'hypersensibilité.

Tomodensitométrie des voies biliaires et du foie

Dans la tomodensitométrie des voies biliaires et du foie, une gamme de rayons X traversent la partie supérieure de l'abdomen et sont mesurés pendant que des détecteurs enregistrent les différences dans l'atténuation par les tissus. Les images tomodensitométriques peuvent préciser la nature des anomalies focales décelées par un examen minutieux du foie et de la rate sous forme de lésions solides, kystiques, inflammatoires ou vasculaires; cependant, il peut être nécessaire de recourir à une biopsie pour éliminer la possibilité de cancer ou pour distinguer entre des tumeurs métastatiques et des tumeurs primaires. Cette technique permet aussi de détecter un hématome appréhendé après un traumatisme abdominal et permet aussi de déterminer le type de jaunisse.

La tomodensitométrie est le test de choix pour les personnes obèses et pour celles dont le foie est situé haut sous la cage thoracique; la graisse en excès et les os nuisent à la transmission des ultrasons. Les études au baryum devraient précéder la tomodensitométrie d'au moins 4 jours puisque le baryum peut nuire à la visualisation. Ce test est contre-indiqué dans les cas de grossesse, de maladie rénale ou hépatique graves et, si un opacifiant radiologique intraveineux est utilisé, d'hypersensibilité à l'iode.

Objectifs

• Déceler des tumeurs et des abcès intrahépatiques, des abcès sous-phréniques et sous-hépatiques, des kystes et des hématomes.
• Distinguer entre une jaunisse obstructive et une jaunisse non obstructive.

Protocole

Alors que la personne est couchée sur une table de radiographie, des radiographies transversales sont prises et enregistrées sur une bande magnétique. Un ordinateur reconstitue les images en se basant sur les niveaux de radiations absorbées par les différents tissus et les affiche sur un moniteur où des images sélectionnées peuvent être photographiées. Les différentes densités du tissu apparaissent noires, blanches ou dans les tons de gris sur l'image informatisée.

Après la première série de radiographies, la personne peut recevoir une injection d'opacifiant radiologique et subir une seconde série de radiographies.

Signification de résultats anormaux

La tomodensitométrie peut déceler les néoplasmes primaires et métastatiques, les abcès hépatiques, les kystes hépatiques, les hématomes hépatiques, les hématomes intrahépatiques, les hématomes sous-capsulaires, une jaunisse obstructive ou non obstructive ou une dilatation du canal hépatique commun, du canal cholédoque ou de la vésicule biliaire.

Interventions infirmières

Avant le test

• Expliquez à la personne que ce test aide à détecter une maladie des voies biliaires et du foie. Demandez-lui d'être à jeun depuis minuit la veille du test.
• Assurez-la que le test est sans douleur. Insistez sur l'importance de demeurer immobile. Si l'on doit utiliser un opacifiant radiologique intraveineux, informez la personne qu'elle peut ressentir un inconfort passager à cause de l'aiguille au cours de l'injection ou une sensation de chaleur au moment de l'injection. Dites-lui de signaler les nausées, les vomissements, les étourdissements, le mal de tête et l'urticaire.
• Assurez-vous que la personne ou un membre responsable de la famille a signé une formule de consentement. Vérifiez l'hypersensibilité à l'iode, aux fruits de mer ou aux opacifiants radiologiques. Si cela est prescrit, donnez de 300 à 400 millilitres de diatrizoate de méglumine (Gastrografin) environ 10 minutes avant le test.

Au cours du test

• Des opacifiants radiologiques utilisés au cours de précédentes études diagnostiques et excrétés dans la bile peuvent faire en sorte que les voies biliaires apparaissent aussi denses que le parenchyme adjacent.
• Des études au baryum effectuées au cours des 4 jours précédant le test peuvent masquer les résultats du test.

Tomodensitométrie du pancréas

Dans la tomodensitométrie du pancréas, une gamme de rayons X traversent la partie supérieure de l'abdomen et sont mesurés pendant que des détecteurs enregistrent les différences dans l'atténuation par les tissus. Un ordinateur reconstitue alors ces données sous forme d'une image tridimensionnelle sur un moniteur. Comme l'atténuation varie selon la densité du tissu, la tomodensitométrie peut distinguer de façon précise le pancréas, les organes et les vaisseaux environnants s'il y a suffisamment de graisse entre les structures. L'utilisation d'un opacifiant radiologique par voie intraveineuse ou par voie orale peut accentuer les différences dans la densité du tissu.

Ce test est indiqué chez les personnes présentant des signes et des symptômes de cancer du pancréas (perte de poids, jaunisse, douleur épigastrique irradiant dans le dos), chez les personnes ayant une pancréatite, pour en déceler et en évaluer les complications, ou chez les personnes ayant une pancréatite appréhendée lorsque les tests radiologiques ou biochimiques se sont avérés non concluants.

La tomodensitométrie ne peut déceler les tumeurs trop petites pour modifier la dimension et la forme du pancréas, et elle peut s'avérer incapable de distinguer entre un cancer et une pancréatite. Cette technique est contre-indiquée au cours de la grossesse et, si l'on utilise un opacifiant radiologique, chez les personnes qui présentent une hypersensibilité à l'iode ou qui ont une maladie rénale ou hépatique graves.

Objectifs

- Déceler un cancer du pancréas ou des pseudo-kystes.
- Déceler ou examiner une pancréatite.
- Distinguer entre des dérèglements pancréatiques et des dérèglements du rétropéritoine.

Protocole

Alors que la personne est couchée sur une table de radiographie, on prend une série de radiographies transversales qui sont enregistrées sur une bande magnétique. Un ordinateur reconstitue les images et les affiche sur un moniteur où des images sélectionnées peuvent être photographiées. La densité des tissus apparaît noire, blanche ou dans les tons de gris sur l'image informatisée.

Après la première série de radiographies, la personne peut recevoir une injection d'opacifiant radiologique et subir une seconde série de radiographies.

Signification de résultats anormaux

Une tomodensitométrie du pancréas peut mettre en évidence une pancréatite aiguë ou chronique, un cancer du pancréas, une tumeur pancréatique bénigne, des abcès et des pseudo-kystes pancréatiques.

Interventions infirmières

Avant le test

- Expliquez à la personne que ce test aide à déceler des dérèglements du pancréas. Demandez-lui d'être à jeun depuis minuit précédant le test.
- Assurez-la que le test sera sans douleur. Insistez sur l'importance de demeurer immobile au cours du test. Informez-la du fait qu'elle peut recevoir un opacifiant radiologique par voie intraveineuse ou par voie orale ou les deux pour améliorer la visualisation du pancréas. Décrivez-lui les effets désagréables possibles de l'opacifiant radiologique et dites-lui de signaler les nausées, les vomissements, les étourdissements, le mal de tête et l'urticaire.
- Assurez-vous que la personne ou un membre responsable de la famille a signé une formule de consentement. Vérifiez s'il y a eu des études récentes au baryum et vérifiez aussi l'hypersensibilité à l'iode, aux fruits de mer et aux opacifiants radiologiques utilisés pour d'autres tests diagnostiques. Donnez du phosphate de calcium ou du diatrizoate de méglumine (Gastrographin), tel qu'il est prescrit, pour délimiter clairement l'estomac et les intestins.

Au cours du test

- Les études au baryum réalisées au cours des 4 jours précédant le test peuvent masquer les résultats du test.
- Un mouvement incontrôlé de la personne au cours de la prise des radiographies peut produire des artefacts.
- Un mouvement péristaltique excessif au cours de la prise des radiographies peut produire des artefacts.

Après le test

- La personne peut reprendre son régime alimentaire habituel.

Tomodensitométrie intracrânienne

Au cours de la tomodensitométrie intracrânienne, une gamme de rayons X traversent la tête et sont mesurés pendant que des détecteurs enregistrent les différences dans l'atténuation par le tissu. Les images reconstituées par ordinateur qui en résultent présentent des vues transversales de différentes couches (ou tranches) du cerveau. En signalant les régions de densité modifiée, les images aident à révéler des tumeurs intracrâniennes et d'autres lésions cérébrales. Par exemple, cette technique d'observation permet la détection rapide d'hématomes sous-duraux, d'hématomes épiduraux et d'autres hémorragies aiguës parce que la densité du sang diffère de façon marquée de celle du cerveau. Chez une personne ayant une lésion cérébrale appréhendée, la tomodensitométrie intracrânienne peut permettre un diagnostic d'hématome sous-dural avant qu'il cause des symptômes caractéristiques.

Cette technique peut éliminer le recours à des protocoles invasifs douloureux et risqués, comme l'angiographie cérébrale. L'augmentation du contraste, qui constitue une addition fréquente à cette technique, la rend cependant invasive et contre-indiquée pour les personnes hypersensibles à l'iode ou aux opacifiants radiologiques.

Objectifs
- Diagnostiquer des anomalies intracrâniennes.
- Contrôler les effets d'une chirurgie, d'une radiothérapie ou d'une chimiothérapie sur des tumeurs intracrâniennes.

Protocole
Alors que la personne est couchée sur une table de radiographie, on prend une série de radiographies transversales qui sont enregistrées sur une bande magnétique. Un ordinateur reconstitue les images à partir des niveaux de radiations absorbées par les différents tissus et les transmet à un moniteur où des images sélectionnées peuvent être photographiées. L'os, qui est le tissu le plus dense, apparaît blanc, la matière cérébrale apparaît dans les tons de gris, le liquide céphalorachidien, qui est le moins dense, apparaît noir.

Après une première série de radiographies, la personne peut recevoir une injection d'opacifiant radiologique et subir une seconde série de radiographies.

Résultats normaux
La symétrie, la densité, la dimension, la forme et la position des structures intracrâniennes sont normales.

Signification de résultats anormaux
Des régions de densité modifiée ou des structures déplacées peuvent indiquer une malformation artério-veineuse, un abcès cérébral, une atrophie cérébrale, un œdème cérébral, un infarctus cérébral, des hématomes (épiduraux, sous-duraux ou intracrâniens), une hydrocéphalie ou une tumeur intracrânienne.

Interventions infirmières

Avant le test
- Expliquez à la personne que ce test permet un examen du cerveau. À moins qu'une amplification du contraste ne soit prévue, dites-lui qu'elle n'a pas à s'abstenir de nourriture solide ou liquide. Si une amplification du contraste est prévue, dites-lui d'être à jeun depuis les 4 heures précédant le test; dites-lui aussi qu'elle peut se sentir empourprée et chaude, ou avoir un mal de tête passager, un goût de sel ou des nausées et des vomissements après l'injection de l'opacifiant.
- Dites à la personne qu'elle sera placée sur une table de radiographie, que sa tête sera immobilisée et son visage non couvert, et qu'une série de radiographies de son cerveau seront prises. Si la personne est agitée ou craintive, avisez le médecin et administrez un sédatif si cela est prescrit.
- Assurez-vous que la personne ou un membre responsable de la famille a signé une formule de consentement. Vérifiez l'hypersensibilité à l'iode, aux fruits de mer ou aux autres opacifiants radiologiques. Informez-en le médecin.

Au cours du test
- Un artefact causé par les mouvements de la tête de la personne peut rendre difficile l'interprétation des images obtenues par la tomodensitométrie.
- Le fait de ne pas enlever les objets radioopaques du champ des rayons X peut donner des images qui ne seront pas claires.

Après le test
- Si l'on a utilisé un opacifiant radiologique, surveillez les effets secondaires, y compris le mal de tête, les nausées et les vomissements. Dites à la personne qu'elle peut reprendre son alimentation habituelle.

Tomodensitométrie orbitale

La tomodensitométrie orbitale permet de visualiser des anomalies qui ne sont pas facilement visibles sur des radiographies standard et d'en déterminer la dimension, la position et la relation avec les structures adjacentes. Une gamme de rayons X traversent la région orbitale et sont mesurés pendant que des détecteurs enregistrent les différences dans l'atténuation par le tissu.

La tomodensitométrie orbitale détecte les masses intracrâniennes plus tôt et avec plus de précision que les autres techniques radiographiques; elle fournit aussi des images tridimensionnelles des structures orbitales, particulièrement des muscles oculaires et du nerf optique. On peut utiliser l'amplification du contraste pour préciser les tissus oculaires et examiner une personne présentant un dérèglement circulatoire appréhendé, un hémangiome ou un hématome sous-dural. Le recours à l'amplification du contraste est contre-indiqué chez les personnes hypersensibles à l'iode, aux fruits de mer ou aux opacifiants radiologiques.

Objectifs

• Détecter les maladies de l'orbite et de l'œil, particulièrement les lésions susceptibles de se développer et la destruction osseuse.
• Détecter les fractures de l'orbite et des structures adjacentes.
• Trouver la cause d'une exophtalmie unilatérale.

Protocole

Alors que la personne a la tête immobilisée, une série de radiographies transversales sont prises et enregistrées sur une bande magnétique. L'ordinateur reconstitue les images à partir des niveaux de radiations absorbées par les différents tissus et les transmet à un moniteur où des images sélectionnées peuvent être photographiées. Selon leur densité, les tissus apparaissent noirs, blancs ou dans les tons de gris sur l'image informatisée.

Après la première série de radiographies, la personne peut recevoir une injection d'opacifiant radiologique et subir une seconde série de radiographies.

Résultats normaux

On examine la dimension, la forme et la position des structures orbitales. L'os orbital dense fournit un contraste marqué par rapport à la substance grasse périoculaire moins dense. Le nerf optique et les muscles droits externes et internes apparaissent clairement délimités. Les muscles droits ont l'apparence de bandes denses et fines sur chaque côté, à l'arrière de l'œil. Les canaux optiques devraient avoir la même dimension.

Signification de résultats anormaux

La tomodensitométrie orbitale peut révéler des masses intra-orbitaires et extra-orbitaires, y compris des lésions infiltrantes, comme des lymphomes et des carcinomes métastatiques, des tumeurs encapsulées, comme des hémangiomes bénins et des méningiomes, et des tumeurs intracrâniennes qui envahissent l'orbite. Cette technique peut aussi établir la cause d'une exophtalmie unilatérale, comme des lésions des cellules ethmoïdales, des masses dans l'orbite ou les cavités annexes des fosses nasales, et l'épaississement des muscles droits internes et externes dans une proptose résultant d'une maladie de Graves. L'amplification, à l'aide d'un opacifiant radiologique, peut fournir une information importante sur la circulation à travers des tissus oculaires anormaux.

Interventions infirmières

Avant le test

• Expliquez à la personne que ce test permet l'examen des tissus et des os situés autour des yeux. Si l'amplification du contraste n'est pas prévue, la personne n'a pas à s'abstenir de nourriture solide ou liquide. Si une amplification du contraste est prévue, dites à la personne qu'elle doit être à jeun depuis les 4 heures précédant le test. Dites-lui qu'elle peut se sentir empourprée et chaude, et avoir un mal de tête passager, un goût de sel ou des nausées et des vomissements après l'injection de l'opacifiant.
• Assurez-vous que la personne ou un membre responsable de la famille a signé une formule de consentement. Vérifiez l'hypersensibilité à l'iode, aux fruits de mer ou aux opacifiants radiologiques utilisés pour d'autres tests diagnostiques.

Au cours du test

• Les mouvements de la tête au cours du protocole ou le défaut d'enlever les objets radio-opaques peuvent donner des images qui ne seront pas claires.

Après le test

• Si un opacifiant radiologique a été utilisé, surveillez les réactions tardives d'hypersensibilité.

Tomodensitométrie rénale

Dans la tomodensitométrie rénale, une gamme de rayons X traversent les reins et sont mesurés pendant qu'un détecteur enregistre les différences dans l'atténuation par les tissus. Un ordinateur utilise alors ces données pour reconstruire une image tridimensionnelle qui est transmise à un moniteur.

La tomodensitométrie rénale fournit des images transversales utiles des reins parce que les tissus de différentes densités absorbent des quantités variables de radiations permettant ainsi la détection de masses et d'autres lésions. Ce test hautement précis est habituellement réalisé pour étudier des maladies mises en évidence par d'autres tests, comme l'urographie excrétrice. Il peut précéder une biopsie percutanée, pour guider la mise en place de l'aiguille, ou il peut suivre une transplantation du rein pour déterminer la dimension du rein et sa localisation par rapport à la vessie. De plus, il peut localiser des abcès rénaux ou périnéphrétiques en vue de leur drainage.

Objectifs

• Déceler et examiner une pathologie rénale, comme une tumeur, une obstruction, des calculs, une polycystose rénale, des anomalies congénitales et une accumulation anormale de liquide autour des reins.

• Examiner le rétropéritoine.

Protocole

Alors que la personne est couchée sur une table de radiographie, une série de radiographies sont prises et enregistrées sur bande magnétique. Un ordinateur reconstitue les images et les transmet sur un moniteur où des images sélectionnées peuvent être photographiées. Les différentes densités du tissu apparaissent en noir, en blanc ou dans les tons de gris sur l'image informatisée.

Résultats normaux

La densité normale du parenchyme rénal est légèrement plus grande que celle du foie mais moins dense que celle de l'os, qui paraît blanc sur une image tomodensitométrique. La densité du système collecteur est généralement faible (noir), à moins qu'un opacifiant radiologique ne soit utilisé pour lui donner une densité plus grande (plus blanc). La position du rein est définie par rapport aux structures qui l'entourent; sa dimension et sa forme sont établies en comptant les tranches entre les pôles supérieur et inférieur et en suivant le contour de la silhouette du rein.

Signification de résultats anormaux

Les masses rénales apparaissent comme des zones dont la densité diffère de celle du parenchyme normal et elles peuvent modifier la forme du rein ou en excéder le contour.

Les kystes rénaux apparaissent comme des masses lisses, clairement délimitées avec des parois minces et de faible densité. Les tumeurs, comme le carcinome des cellules rénales, ont tendance à avoir des parois épaisses et une densité non uniforme.

Interventions infirmières

Avant le test

• Expliquez au patient que ce test non invasif permet l'examen des reins. Si une amplification du contraste n'est pas prévue, informez-le qu'il n'a pas à s'abstenir de nourriture solide ou liquide. Dans le cas contraire, dites-lui d'être à jeun depuis les 4 heures précédant le test. Dites-lui aussi que le protocole dure environ 1 heure.

• Expliquez-lui qu'il va être placé sur une table de radiographie et qu'un tomodensitomètre va prendre des clichés de ses reins. Avisez-le du fait que le tomodensitomètre peut être bruyant au moment où il effectuera des rotations autour de son corps. Décrivez les effets désagréables possibles de l'opacifiant radiologique, si cela est pertinent, et dites-lui de signaler les nausées, les vomissements, les étourdissements, le mal de tête et l'urticaire.

• Assurez-vous que le patient ou un membre responsable de la famille a signé une formule de consentement. Vérifiez, dans le dossier, l'hypersensibilité aux fruits de mer, à l'iode ou aux opacifiants radiologiques utilisés pour d'autres tests diagnostiques. Informez-en le médecin.

• Juste avant le début du protocole, demandez au patient de retirer les objets métalliques qui pourraient nuire aux observations. Dites-lui qu'il doit demeurer couché et immobile au cours du test pour éviter des images brouillées.

Après le test

• Si l'on a utilisé l'amplification du contraste au cours du test, observez, chez le patient, les signes d'hypersensibilité à l'opacifiant radiologique et dites-lui qu'il peut reprendre son alimentation habituelle.

Tomodensitométrie thoracique

Dans la tomodensitométrie thoracique, une gamme de rayons X traversent le thorax et sont mesurés pendant que des détecteurs enregistrent les différences dans l'atténuation par les tissus. Ce test fournit des images radiographiques nettement précises de sections choisies du corps qui autrement seraient obscurcies par les ombres des structures sus-jacentes ou sous-jacentes. Les sections choisies paraissent clairement délimitées tandis que les régions au-dessus et au-dessous sont brouillées.

À cause des niveaux élevés de radiations de la tomodensitométrie, on ne l'utilise que pour un examen plus poussé d'une lésion thoracique connue. Le test est contre-indiqué au cours de la grossesse.

Objectifs

• Localiser des néoplasmes appréhendés (comme dans la maladie de Hodgkin), particulièrement avec atteinte médiastinale.

• Différencier des lésions calcifiées de la grandeur d'une pièce de monnaie (indiquant une tuberculose) des tumeurs.

• Distinguer les tumeurs adjacentes à l'aorte des anévrismes aortiques.

• Déceler l'invasion d'une masse cervicale dans le thorax.

• Examiner un cancer primaire qui peut métastasier jusqu'aux poumons, particulièrement chez les personnes atteintes de tumeurs osseuses primaires, de sarcomes des tissus mous et de mélanomes.

• Examiner les ganglions lymphatiques médiastinaux.

Protocole

Alors que la personne est couchée en décubitus dorsal ou à différents degrés de rotation latérale sur une table de rayons X, un tube à rayons X oscille au-dessus en prenant une série de radiographies à différents angles. Les radiographies prises à différents angles aident au diagnostic des lésions ou des tumeurs médiastinales.

Un ordinateur reconstitue les images radiographiques à partir des niveaux de radiations absorbées par les différents tissus et les affiche sur un moniteur où des images sélectionnées peuvent être photographiées. Les différentes densités du tissu apparaissent noires, blanches ou dans les tons de gris.

Signification de résultats anormaux

Une calcification centrale dans un ganglion indique une lésion bénigne, une tumeur à bords irréguliers indique une lésion maligne et une tumeur clairement délimitée indique un granulome ou une lésion bénigne. Un examen du hile peut aider à différencier les vaisseaux sanguins des ganglions, à repérer des altérations bronchiques (comme une dilatation, une sténose et des lésions endobronchiques) et à détecter l'extension d'une tumeur vers la région hilaire des poumons. La tomodensitométrie peut aussi révéler l'extension d'une lésion médiastinale jusqu'aux côtes ou jusqu'à la colonne vertébrale aussi bien qu'un anévrisme aortique, un épanchement pleural et une accumulation de sang, de liquide ou de graisse.

Interventions infirmières

Avant le test

• Expliquez à la personne que ce test aide à examiner les structures qui se trouvent dans la cage thoracique. Informez-la qu'elle n'a pas à s'abstenir de nourriture solide ou liquide avant le test. Dites-lui qui va réaliser le test et où, et mentionnez que celui-ci ne prend généralement que de 30 à 60 minutes.

• Avertissez la personne que l'équipement peut être bruyant et que le tube à rayons X oscillera au-dessus d'elle. Avisez-la de respirer normalement au cours du test, mais de demeurer immobile; dites-lui que des cales de mousse seront utilisées pour la maintenir dans une position confortable et immobile. Suggérez-lui de fermer les yeux pour éviter tout mouvement involontaire. Dites-lui de retirer ses bijoux du champ des rayons X.

Au cours du test

• Pour éviter l'exposition aux radiations, quittez la pièce ou son environnement immédiat; si vous devez y demeurer, portez un tablier recouvert de plomb.

• Le défaut de retirer les bijoux et le métal du champ des rayons X peut nuire à l'établissement précis des résultats du test.

• Le mouvement exagéré de la personne au cours de la tomographie peut causer des artefacts et nécessiter la prise de radiographies supplémentaires avec une exposition plus grande aux radiations.

Tomographie à positron

Une méthode de scintigraphie non invasive, la tomographie à positron (TP), permet le visionnement des organes et des structures de l'organisme. Contrairement aux autres méthodes de scintigraphie, qui ne montrent que la structure des organes, la TP met en évidence l'activité physiologique. Utilisée principalement pour diagnostiquer les dérèglements du système nerveux central, la TP peut aussi fournir de l'information sur l'irrigation myocardique, le métabolisme myocardique des acides gras et du glucose, la captation des acides aminés et la dimension d'un infarctus. Une TP est 10 fois plus efficace qu'une tomographie à émetteur gamma. Actuellement, le protocole permet de détecter des lésions qui ont entre 6 mm et 15 mm de diamètre.

Objectifs

• Diagnostiquer des dérèglements du système nerveux central et contrôler leur évolution.
• Étudier l'irrigation et le métabolisme des tissus du myocarde.
• Étudier les régions d'anomalies appréhendées en déterminant le débit sanguin et la densité des tissus.

Protocole

La personne reçoit une injection d'une substance radioactive qui se décompose graduellement. Un appareil équipé de photomultiplicateurs spéciaux et de plusieurs lentilles enregistre la quantité de substance décomposée et transmet cette information à l'ordinateur, qui transforme l'information en une image visuelle pour interprétation.

Résultats normaux

Le test montre des profils normaux du métabolisme tissulaire basés sur l'utilisation de l'oxygène, du glucose et des acides gras, sur la synthèse des protéines et sur le volume et le débit sanguins.

Signification de résultats anormaux

Des résultats anormaux d'une TP peuvent suggérer une maladie d'Alzheimer, de la démence, de l'épilepsie, une maladie d'Huntington, de la schizophrénie et un accident cérébro-vasculaire. Des TP peuvent aussi fournir de l'information au sujet de certains types particuliers de tumeurs cérébrales. Par exemple, les gliomes ont une irrigation relativement satisfaisante comparativement à la diminution de leur utilisation d'oxygène.

Les anomalies détectées dans le cœur peuvent révéler une insuffisance coronarienne, une région particulière de dommage myocardique ou une ischémie induite par l'effort.

Une TP des poumons peut montrer une pneumonie ou un œdème pulmonaire chronique.

Interventions infirmières

Avant le test

• Expliquez à la personne que ce test permet l'investigation des organes et d'autres structures de l'organisme. Dites-lui que le test nécessite l'introduction d'un cathéter intraveineux pour injecter l'opacifiant radiologique et d'un autre pour le prélèvement des échantillons de sang.
• Expliquez-lui qu'elle aura à s'asseoir sur un siège à dossier inclinable près du tomographe, qui ressemble à un gros pneu. Après l'injection intraveineuse du produit radioactif, elle devra attendre 45 minutes pour que les substances radioactives se concentrent dans le tissu, après quoi la tomographie pourra débuter.
• Si la personne doit subir une tomographie crânienne, avertissez-la que ses yeux seront bandés et que ses oreilles seront bouchées avec du coton pour éviter les stimuli. Si l'on vérifie une activité mentale – comme la parole ou la lecture – on va demander à la personne d'exécuter des exercices mentaux simples, comme la lecture ou la désignation de lettres.
• Dites à la personne d'éviter le tabac, la caféine et l'alcool durant les 24 heures précédant le test.
• Rassurez-la en lui disant que la radiation a une durée de vie courte. Dites-lui que la quantité de radiations équivaut à environ 5 ou 6 radiographies thoraciques et à moins d'un quart de la quantité absorbée au cours d'une tomodensitométrie du cerveau.
• Dites à la personne qu'elle doit demeurer aussi immobile que possible au cours du test, qui dure entre 45 et 60 minutes. Avertissez-la qu'elle ne doit ni s'endormir ni compter pour passer le temps.
• Enseignez à la personne des techniques de relaxation pour réduire l'anxiété, qui peut influer sur les résultats d'un examen de la fonction cérébrale.
• Suspendez l'usage de tous les tranquillisants avant le test.

Après le test

• Demandez à la personne d'uriner pour éliminer la substance radioactive de sa vessie.

Tonométrie oculaire

La tonométrie – la mesure indirecte de la pression intra-oculaire – constitue un moyen efficace de dépistage précoce du glaucome. La pression intra-oculaire augmente lorsque la vitesse de production de l'humeur aqueuse (le liquide clair sécrété continuellement par les procès ciliaires dans la chambre postérieure de l'œil) dépasse la vitesse de drainage. Cette augmentation de la pression rend le globe oculaire plus résistant à la pression extra-oculaire. La tonométrie par empreinte détermine cette résistance en mesurant la profondeur à laquelle un poids connu enfonce la cornée; la tonométrie par aplanissement fournit la même information en mesurant la force nécessaire pour aplanir une région donnée de la cornée. Les observations de la tonométrie doivent être confirmées par l'analyse du champ visuel et l'ophtalmoscopie.

Objectifs
• Mesurer la pression intra-oculaire.
• Aider au diagnostic et au contrôle de l'évolution d'un glaucome.

Protocole
Après avoir procédé à l'anesthésie de la cornée, l'examinateur demande à la personne de regarder vers le haut et de fixer une tache sur le plafond. Ensuite, il maintient les paupières ouvertes avec une main et, avec l'autre, il place délicatement la base de la tige du tonomètre sur le sommet de la cornée. La lecture de la pression apparaît sur le cadran du tonomètre. Le protocole est repris sur l'autre œil.

Résultats normaux
La pression intra-oculaire varie normalement de 12 à 20 mm Hg, avec des variations diurnes. Le niveau de pression le plus élevé est atteint au moment du réveil, le niveau le plus bas dans la soirée.

Signification de résultats anormaux
Une pression intra-oculaire élevée exige que l'on procède à une analyse plus poussée de la possibilité d'un glaucome. Comme la pression intra-oculaire varie au cours d'une journée, les observations doivent être complétées par des mesures sériées obtenues à différents moments et à des jours différents. À elle seule, la tonométrie par empreinte ne peut diagnostiquer un glaucome; la tonométrie par aplanissement, l'analyse du champ visuel et l'ophtalmoscopie doivent confirmer le diagnostic.

Interventions infirmières

Avant le test
• Expliquez au patient que ce test mesure la pression à l'intérieur de ses yeux. Dites-lui qu'on va procéder à une anesthésie de ses yeux et que le test ne prend que quelques minutes. Assurez-le que le protocole est sans douleur. S'il porte des verres de contact, demandez-lui de les retirer avant le protocole et d'attendre 2 heures ou jusqu'à ce que l'effet de l'anesthésique disparaisse complètement avant de les remettre.

• Demandez au patient de s'installer en décubitus dorsal. Assurez-vous qu'il est détendu et demandez-lui de détacher ou de retirer tout vêtement serré autour de son cou. Recommandez-lui d'éviter de tousser ou de fermer les paupières.

Au cours du test
• Soyez conscient qu'une courbure cornéenne déformée empêche la mise en place correcte de la base de la tige du tonomètre.

• La rigidité ou la flaccidité cornéo-sclérales, telles qu'établies par un ophtalmologiste, peuvent entraîner des lectures faussement élevées ou faussement basses puisque le tonomètre de Schiotz mesure la pression requise pour imprimer une empreinte sur la cornée.

◆ *Mise en garde.* Pour éviter l'abrasion cornéenne, tenez le tonomètre en prenant garde de ne pas bouger. Ne touchez pas aux cils; cela pourrait déclencher un réflexe de clignotement ou un phénomène de Bell (mouvement des yeux vers le haut avec fermeture forcée des paupières), ce qui provoquerait le déplacement de la base de la tige et égratignerait la cornée.

Après le test
• Dites à la personne de ne pas se frotter les yeux durant au moins 20 minutes de façon à prévenir l'abrasion cornéenne.

• Si le tonomètre s'est déplacé sur la cornée au cours du test, dites à la personne qu'elle peut ressentir une légère sensation d'égratignure dans l'œil lorsque l'effet de l'anesthésique aura cessé. Assurez-la que cette sensation devrait disparaître en moins de 24 heures.

Transferrine sérique

Ce test, qui procède à une analyse des concentrations sériques de transferrine, permet d'étudier le métabolisme du fer. La transferrine, une glycoprotéine formée dans le foie, transporte le fer circulant obtenu à partir de diverses sources alimentaires et à partir de la destruction des globules rouges par les cellules réticulo-endothéliales. La plus grande partie de ce fer est transportée vers la moelle osseuse pour être utilisée dans la synthèse de l'hémoglobine; une certaine partie est transformée en hémosidérine et en ferritine, et est stockée, sous ces formes, dans le foie, la rate et la moelle osseuse. Des concentrations inadéquates de transferrine peuvent, par conséquent, conduire à une détérioration de la synthèse de l'hémoglobine et, possiblement, à une anémie. La transferrine, normalement saturée à environ 30 % par le fer, est mesurée par néphélémétrie; habituellement, on mesure simultanément la concentration du fer sérique.

Objectifs
• Déterminer la capacité sanguine de transport du fer.
• Étudier le métabolisme du fer dans une anémie ferriprive.

Protocole infirmier
Procédez à une ponction veineuse et recueillez l'échantillon dans un tube de 7 mL à bouchon rouge. Envoyez immédiatement l'échantillon au laboratoire.

Valeurs de référence
Les valeurs sériques normales de transferrine varient généralement de 2,0 à 4,0 g/L, dont 0,65 à 1,70 g/L sont habituellement liés au fer.

Signification de résultats anormaux
Une *diminution* des concentrations sériques de transferrine peut indiquer une production insuffisante de transferrine, causée par un dommage hépatique ou par une perte excessive de protéines, provenant d'une maladie rénale. Des concentrations réduites de transferrine peuvent aussi provenir d'une infection aiguë ou chronique, d'un cancer, d'une malnutrition, d'un syndrome néphrotique, d'une hémochromatose et d'une hémosidérose.

Une *augmentation* des concentrations sériques de transferrine se produit dans une anémie ferriprive accompagnée d'une diminution du fer séri-que dans une carence en fer, au dernier trimestre de la grossesse, au cours de la prise de contraceptifs oraux.

Interventions infirmières
Avant le test
• Si cela est approprié, expliquez à la personne que ce test aide à déterminer la cause d'une anémie. Informez-la qu'un échantillon de sang sera prélevé. Dites-lui qui va réaliser la ponction veineuse et quand elle le sera. Mentionnez qu'elle ne va ressentir qu'un léger inconfort à cause de l'aiguille au cours de la ponction et de la pression du garrot. Insistez sur le fait que le prélèvement de l'échantillon devrait se faire en moins de 3 minutes. Dites à la personne qu'elle n'a pas à s'abstenir de nourriture solide ou liquide avant le test.
• Vérifiez, dans son dossier, s'il y a des états ou une prise de médicaments qui peuvent influer sur les concentrations de transferrine. Par exemple, une grossesse avancée ou l'utilisation de contraceptifs oraux peuvent augmenter les concentrations de transferrine.

Au moment du prélèvement
• Manipulez l'échantillon avec soin pour éviter l'hémolyse, qui peut influer sur les résultats du test.

Après le prélèvement
• Si un hématome apparaît à l'endroit de la ponction veineuse, appliquez des compresses chaudes afin de diminuer l'inconfort.

Transformation des lymphocytes (tests de)

Les tests de transformation déterminent avec précision la capacité des lymphocytes de proliférer, de reconnaître les antigènes et d'y répondre. Comme ils ne nécessitent pas l'injection d'antigènes dans la peau, ils éliminent le risque d'effets défavorables. L'*épreuve du mitogène* détermine la capacité des lymphocytes T et B d'entrer en mitose en réponse à un antigène étranger. L'importance de la mitose est mesurée à l'aide d'un indice de stimulation qui représente l'indice mitotique d'une culture stimulée divisé par celui d'une culture témoin.

L'*épreuve de l'antigène* utilise des antigènes spécifiques pour stimuler la transformation des lymphocytes, qui est aussi mesurée à l'aide d'un indice de stimulation.

L'*épreuve de la culture mixte de lymphocytes* détermine la réponse lymphocytaire à des antigènes d'histocompatibilité. Elle est utile pour établir la compatibilité des receveurs et des donneurs dans les cas de greffes et pour définir la capacité immunitaire. Dans ce test, les lymphocytes provenant d'un receveur et d'un donneur potentiel sont cultivés ensemble.

Objectifs
• Diagnostiquer et contrôler les états génétiques ou acquis de déficit immunitaire.
• Fournir un profil d'histocompatibilité des receveurs et des donneurs de greffes tissulaires.
• Détecter l'exposition à différents microorganismes pathogènes, comme ceux qui sont responsables de l'hépatite, du paludisme et de la pneumonie à *Mycoplasma pneumoniæ*.

Protocole infirmier
Procédez à une ponction veineuse. S'il s'agit d'un adulte, prélevez l'échantillon dans un tube de 10 mL à bouchon vert (hépariné); pour un enfant, utilisez un tube de 5 mL à bouchon vert. Remplissez complètement le tube et retournez-le délicatement à plusieurs reprises. Envoyez-le immédiatement au laboratoire.

Valeurs de référence
• *Épreuve du mitogène :* l'indice de stimulation dépasse 10.
• *Épreuve de l'antigène :* l'indice de stimulation dépasse 3.
• *Épreuve de la culture mixte de lymphocytes :* une absence de réponse indique l'histocompatibilité.

Signification de résultats anormaux
Dans les épreuves du mitogène et de l'antigène, un indice de stimulation faible indique un système immunitaire affaibli ou défectueux. Un indice de stimulation élevé en réponse à un microorganisme pathogène particulier peut signifier une exposition à l'hépatite, au paludisme, à la pneumonie à *Mycoplasma pneumoniæ*, à une maladie desmodontale et à certaines infections virales chez les individus sans anticorps sériques décelables. Des épreuves sériées peuvent contrôler l'efficacité d'une thérapie chez les individus ayant une maladie immunodéficitaire.

Dans l'épreuve de la culture mixte de lymphocytes, un indice élevé indique une mauvaise compatibilité et un indice faible indique une compatibilité adéquate.

Interventions infirmières
Avant le test
• Expliquez que ce test permet d'étudier le fonctionnement des lymphocytes, les clés de voûte du système immunitaire.
• Si cela est pertinent, signalez à la personne que le test contrôle la réponse à une thérapie.
• Pour le profil d'histocompatibilité, expliquez qu'il aide à déterminer la meilleure compatibilité possible pour une greffe.
• Avisez la personne qu'elle n'a pas à s'abstenir de nourriture solide ou liquide avant le test, et que ce dernier nécessite un échantillon de sang.
• Si une scintigraphie est prévue, prélevez d'abord l'échantillon. Une scintigraphie réalisée au cours de la semaine précédant le test et le défaut d'envoyer immédiatement l'échantillon au laboratoire peuvent fausser les résultats.
• Une grossesse ou la prise de contraceptifs oraux entraînent un indice de stimulation faible. Une chimiothérapie peut biaiser les résultats du test, à moins que les valeurs de départ établies avant la thérapie ne soient disponibles.

Après le prélèvement
• Comme beaucoup de ces personnes peuvent présenter un déficit immunitaire, prenez un soin particulier pour garder l'endroit de la ponction veineuse propre et sec.
• Si un hématome apparaît à l'endroit de la ponction veineuse, appliquez des compresses chaudes afin de diminuer l'inconfort.

Trichomonas des sécrétions uro-génitales

L'examen microscopique de l'urine ou des sécrétions vaginales, urétrales ou prostatiques permet de déceler une infection uro-génitale par *Trichomonas vaginalis*, un protozoaire flagellé, un parasite généralement transmis par contact sexuel. Ce test est réalisé plus souvent chez les femmes que chez les hommes, car les femmes en présentent plus souvent les symptômes. Les hommes ayant une infection à trichomonas peuvent présenter les symptômes d'une urétrite ou d'une prostatite.

Objectif
• Confirmer une trichomonase.

Protocole infirmier

Si cela est possible, prélevez un échantillon uro-génital avant le début d'un traitement aux trichomonacides (une thérapie aux trichomonacides diminue le nombre de microorganismes dans l'échantillon).

Sécrétions vaginales. Placez la patiente en position gynécologique. L'examinateur va insérer un spéculum vaginal non lubrifié dans le vagin de la personne et il va recueillir des sécrétions vaginales sur un tampon d'ouate. Placez le tampon dans un tube contenant du soluté isotonique de chlorure de sodium.

Sécrétions prostatiques. Après avoir procédé à un massage prostatique, recueillez des sécrétions à l'aide d'un tampon d'ouate et placez le tampon dans du soluté isotonique de chlorure de sodium.

Sécrétions urétrales. Recueillez les sécrétions à l'aide d'un tampon d'ouate et placez le tampon dans du soluté isotonique de chlorure de sodium.

Urine. Donnez à la personne un contenant à échantillon et demandez-lui de recueillir la première partie d'une miction (non un prélèvement de milieu de miction, ou mi-jet).

Étiquetez correctement l'échantillon, en y notant la date et le moment du prélèvement. Envoyez immédiatement l'échantillon au laboratoire puisque les trichomonas ne peuvent être décelés que lorsqu'ils sont mobiles.

Résultats normaux

Normalement, les trichomonas sont absents des voies uro-génitales. Chez environ 25 % des femmes infectées et chez la plupart des hommes infectés, les trichomonas peuvent être présents sans qu'il y ait de maladie associée.

Signification de résultats anormaux

La présence de trichomonas confirme une trichomonase.

Interventions infirmières

Avant le test

• Expliquez à la personne que ce test aide à déterminer la cause d'une infection uro-génitale. Gardez à l'esprit que la personne peut éprouver une certaine gêne au sujet de cette affection et du test qu'elle va subir. D'une voix claire et calme, assurez-la que le protocole de prélèvement est simple à réaliser.

• Dites à une femme que le test nécessite un échantillon de sécrétions vaginales ou urétrales. Décrivez le protocole et recommandez-lui de ne pas prendre de douche vaginale avant le test.

• Dites à un homme que le test nécessite un échantillon de sécrétions urétrales ou prostatiques. Décrivez le protocole approprié.

Au moment du prélèvement

• Assurez-vous d'utiliser la technique de prélèvement adéquate puisqu'une mauvaise technique peut nuire à la détection des trichomonas.

• Assurez-vous d'envoyer immédiatement l'échantillon au laboratoire puisqu'un délai va entraîner une perte de motilité des trichomonas.

• Souvenez-vous que le prélèvement de l'échantillon après le début d'une thérapie aux trichomonacides diminue le nombre de parasites dans l'échantillon.

Après le prélèvement

• Assurez des soins périnéaux si cela est nécessaire. Expliquez que certains individus peuvent être infectés par le trichomonas sans présenter aucun symptôme. Recommandez fortement à la personne d'aviser son ou ses partenaires sexuels de leur exposition, de la probabilité d'infection et du besoin de traitement.

Triglycérides sériques

Ce test fournit une analyse quantitative des triglycérides, la principale forme de stockage des lipides, qui représente jusqu'à 95 % du tissu adipeux. Même si elle ne permet pas, par elle-même, l'établissement d'un diagnostic, l'analyse des triglycérides sériques permet la détection précoce d'une hyperlipémie (caractéristique dans un syndrome néphrotique et dans d'autres affections).

Les triglycérides sont constitués d'une molécule de glycérol liée à trois molécules d'acides gras. Ainsi, la dégradation des triglycérides conduit directement à la production des acides gras. Avec les glucides, ces composés fournissent l'énergie nécessaire au métabolisme.

Objectifs
- Dépister une hyperlipémie.
- Désigner les dérèglements associés à une détérioration des concentrations des triglycérides.

Protocole infirmier
Procédez à une ponction veineuse et recueillez un échantillon de sérum dans un tube de 7 mL à bouchon rouge. Un échantillon de plasma est acceptable si l'on ne peut prélever un échantillon de sérum, mais il donne habituellement des valeurs légèrement plus basses qui ne correspondent pas parfaitement à l'écart sérique normal. Envoyez immédiatement l'échantillon au laboratoire.

Valeurs de référence
Il existe une certaine controverse sur les écarts normaux les plus justes des triglycérides, mais les valeurs suivantes, basées sur l'âge de la personne, sont assez largement acceptées :
- *0 à 29 ans :* 0,35 à 1,60 mmol/L.
- *30 à 39 ans :* 0,40 à 1,70 mmol/L.
- *40 à 49 ans :* 0,45 à 1,80 mmol/L.
- *50 à 59 ans :* 0,50 à 2,15 mmol/L.

Signification de résultats anormaux
Une augmentation des concentrations sériques des triglycérides suggère une anomalie clinique et des analyses additionnelles sont nécessaires pour établir un diagnostic définitif. Par exemple, un dosage du cholestérol peut s'avérer nécessaire puisque le cholestérol et les triglycérides varient de façon indépendante.

Une *augmentation* des concentrations sériques des triglycérides, accompagnée d'une augmentation des concentrations du cholestérol, traduit un risque important d'athérosclérose ou d'insuffisance coronarienne.

Une *augmentation légère ou modérée* des concentrations sériques des triglycérides peut indiquer une obstruction biliaire, un diabète, un syndrome néphrotique, des endocrinopathies ou une consommation excessive d'alcool.

Une *augmentation marquée* des concentrations sériques des triglycérides, sans cause clairement établie, peut indiquer une hyperlipoprotéinémie congénitale et nécessiter la détermination du phénotype des lipoprotéines pour confirmer le diagnostic.

Une *diminution* des concentrations sériques des triglycérides, quoique rare, peut se produire dans une malnutrition ou dans une abêtalipoprotéinémie.

Interventions infirmières
Avant le test
- Expliquez à la personne que ce test aide à déceler les dérèglements du métabolisme des graisses. Dites-lui que le test nécessite un échantillon de sang. Avisez-la de s'abstenir de nourriture durant les 12 à 14 heures précédant le test et d'alcool durant les 24 heures précédant le test.
- Si cela est approprié, suspendez l'usage des substances pouvant modifier les résultats du test. Les antilipémiques diminuent les concentrations des lipides sériques. La cholestyramine et le colestipol diminuent les concentrations de cholestérol, mais ils peuvent augmenter les concentrations des triglycérides ou être sans effet sur ceux-ci. L'utilisation prolongée des corticostéroïdes augmente les concentrations des triglycérides tout comme le font les œstrogènes, l'alcool éthylique, le furosémide, le miconazole et les contraceptifs oraux. Les androgènes, l'acide ascorbique, le clofibrate, la dextrothyroxine, le gemfibrozil, l'héparine, la noréthindrone, la niacine et les sulfamidés antidiabétiques diminuent les concentrations du cholestérol et des triglycérides. Le probucol inhibe le transport du cholestérol à partir de la muqueuse intestinale et il peut aussi agir sur la synthèse du cholestérol; il diminue les concentrations du cholestérol, mais il a un effet variable sur ceux des triglycérides.

Après le prélèvement
- Si un hématome apparaît à l'endroit de la ponction veineuse, appliquez des compresses chaudes afin de diminuer l'inconfort.

Triiodothyronine sérique

Ce test hautement précis mesure le contenu sérique total (lié et libre) de la triiodothyronine (T_3) pour interpréter les indications cliniques d'un dysfonctionnement thyroïdien. La T_3, l'hormone thyroïdienne la plus puissante, est un acide aminé dérivé principalement de la thyroxine (T_4). Au moins 50 % et jusqu'à 90 % de la T_3 peut provenir de la T_4. Les 10 % ou plus restants sont sécrétés directement à partir de la glande thyroïde. Comme la sécrétion de la T_4, la sécrétion de la T_3 se produit en réponse à la thyrotrophine relâchée par l'hypophyse et, de façon secondaire, à la thyréolibérine provenant de l'hypothalamus par un mécanisme complexe de rétroaction négative.

Objectifs
• Aider au diagnostic d'une toxicose à la T_3.
• Aider au diagnostic de l'hypothyroïdie et de l'hyperthyroïdie.
• Contrôler la réponse clinique à une thérapie de suppléance aux hormones thyroïdiennes dans une hypothyroïdie.

Protocole infirmier
Procédez à une ponction veineuse et recueillez l'échantillon dans un tube de 7 mL à bouchon rouge. Envoyez l'échantillon au laboratoire aussitôt que possible. Si la personne doit recevoir des préparations d'hormones thyroïdiennes, comme de la T_3, notez le moment de l'administration sur le relevé de laboratoire.

Valeurs de référence
Les concentrations sériques de T_3 varient normalement de 2,3 à 3,9 nmol/L. Ces valeurs peuvent varier selon le laboratoire qui réalise le test.

Signification de résultats anormaux
Les concentrations sériques de T_3 et de T_4 augmentent et diminuent habituellement ensemble. Cependant, dans une toxicose à la T_3, seuls les concentrations de T_3 augmentent pendant que les concentrations totales de T_4 libre demeurent normales. On observe une toxicose à la T_3 chez les personnes ayant une maladie de Graves (rare), un adénome toxique ou un goitre multinodulaire toxique. Dans une déficience en iode, la thyroïde peut produire des quantités plus grandes de T_3, l'hormone la plus active sur le plan cellulaire, que de T_4 dans un effort pour maintenir l'état euthyroïdien.

Habituellement, les concentrations de T_3 semblent constituer un indicateur diagnostique plus précis d'hyperthyroïdie. Même si l'hyperthyroïdie augmente à la fois les concentrations de T_3 et de T_4 chez environ 90 % des personnes, elle cause une augmentation disproportionnée des concentrations de T_3. Chez certaines personnes ayant une hypothyroïdie, les concentrations de T_3 peuvent demeurer à l'intérieur de la zone normale et ne pas être significatives du point de vue diagnostique.

On observe généralement une augmentation des concentrations sériques de T_3 au cours de la grossesse. Des concentrations faibles de T_3 peuvent apparaître chez des personnes euthyroïdiennes ayant une maladie générale (particulièrement une maladie hépatique ou rénale), au cours d'une maladie grave aiguë ou à la suite d'un traumatisme ou d'une chirurgie majeure; chez ces personnes, cependant, les concentrations de thyrotrophine se situent à l'intérieur des limites normales. On peut parfois observer des concentrations sériques faibles de T_3 chez des personnes euthyroïdiennes présentant de la malnutrition.

Interventions infirmières
Avant le test
• Expliquez à la personne que ce test aide à étudier le fonctionnement de la glande thyroïde. Dites-lui qu'un échantillon de sang sera prélevé.
• Si cela est approprié, suspendez l'usage des substances pouvant influer sur les concentrations de T_3. Les substances qui peuvent augmenter les concentrations sont les œstrogènes, la méthadone, la triiodothyronine sodique et les hormones progestatives. Les substances qui peuvent diminuer les concentrations sont l'éthionamide, les acides gras libres, l'héparine, les iodures, le lithium, le méthimazole, le méthylthio-uracile, la phénylbutazone, la phénytoïne, le propranolol, le propylthio-uracile, la réserpine, les salicylates à fortes doses, les stéroïdes et les sulfamidés. Le clofibrate peut augmenter ou diminuer les concentrations de T_3. Si l'usage de telles substances doit être maintenu, notez cette information sur le relevé de laboratoire.

Au moment du prélèvement
• Manipulez l'échantillon avec soin pour éviter l'hémolyse, qui peut modifier les résultats du test.

Après le prélèvement
• Si un hématome apparaît à l'endroit de la ponction veineuse, appliquez des compresses chaudes afin de diminuer l'inconfort.

Tuberculine (tests cutanés)

Ces tests cutanés sont utilisés pour dépister une infection antérieure par le bacille tuberculeux. Ils sont réalisés de façon courante chez les enfants, les jeunes adultes et les sujets dont les radiographies suggèrent cette infection. Dans les tests à la vieille tuberculine et à la tuberculine purifiée, une injection intradermique de l'antigène tuberculinique provoque une réaction d'hypersensibilité différée chez les sujets ayant une tuberculose active ou inactive; les lymphocytes sensibilisés se rassemblent à l'endroit de l'injection en y causant un érythème, une vésication ou une induration qui atteint un sommet en 24 à 48 heures, et qui persiste durant au moins 72 heures. La méthode la plus précise pour le test à la tuberculine, le test de Mantoux, nécessite une injection intradermique de tuberculine purifiée à l'aide d'une aiguille unique, ce qui permet une mesure précise du dosage. Les tests à ponctions multiples comprennent des injections intradermiques à l'aide de pointes imprégnées de vieille tuberculine ou de tuberculine purifiée. Comme les tests à ponctions multiples exigent moins d'habileté et qu'ils peuvent être faits plus rapidement que le test de Mantoux, ils sont généralement utilisés pour les dépistages.

Objectifs
• Écarter une blastomycose, d'une coccidioïdomycose et d'une histoplasmose.
• Désigner les sujets dont l'état nécessite un examen diagnostique pour la tuberculose.

Protocole infirmier
Installez le patient en position assise avec son bras étendu et appuyé sur une surface plane. Nettoyez la face antérieure de la partie supérieure de l'avant-bras avec de l'alcool; laissez la région sécher complètement.

Test de Mantoux. Faites une injection intradermique de tuberculine purifiée.

Test à ponctions multiples. Retirez la coiffe protectrice de l'appareil d'injection de façon à en exposer les 4 pointes. Tenez fermement l'avant-bras du patient en étirant bien la peau de l'avant-bras. Alors, avec votre autre main, faite pénétrer fermement le dispositif (sans torsion) dans la peau du patient. Tenez-le en place durant au moins 1 seconde avant de le retirer. Si vous avez exercé une pression suffisante, vous verrez 4 endroits de ponction et une dépression circulaire sur la peau du patient. Notez où le test a été fait, à quelle date et à quel moment de même que le moment où il doit être lu.

Résultats normaux
Les résultats normaux montrent une réaction négative ou minime. Pour étudier la réaction, pliez légèrement le bras du patient et observez, à l'endroit de l'injection, l'érythème et la vésication; passez alors un doigt sur l'endroit de l'injection pour déceler les indurations. Mesurez le diamètre en millimètres de l'endroit de l'injection à l'aide d'une jauge à cercles concentriques.

Signification de résultats anormaux
Une réaction positive à la tuberculine indique une infection antérieure par le bacille tuberculeux. Elle ne permet pas d'établir une distinction entre une infection active et une infection inactive, pas plus qu'elle ne fournit un diagnostic définitif. Si une réaction positive se produit, il faut procéder à un frottis, à une culture d'expectoration et à une radiographie thoracique pour obtenir plus d'information.

Interventions infirmières
Avant le test
• Expliquez au patient que ce test aide à déceler une tuberculose. Dites-lui au patient que le test nécessite une injection intradermique.
• Vérifiez, dans son dossier, s'il y a des contre-indications pour ce test (une tuberculose active, des résultats positifs de tests cutanés antérieurs, des hypersensibilités ou une réaction allergique à la gomme arabique).
• Une injection sous-cutanée invalide le test.

Au cours du test
• Ne réalisez pas un test cutané sur les régions qui présentent une forte pilosité, de l'acné ou une insuffisance de tissu sous-cutané (comme au-dessus d'un tendon ou d'un os).
• Si vous procédez à un test à la tuberculine sur un patient non hospitalisé, recommandez-lui de revenir au moment indiqué de façon à ce que les résultats du test puissent être lus. Dites-lui d'éviter d'égratigner l'endroit de l'injection.
◆ *Mise en garde.* Ayez à votre disposition de l'adrénaline pour traiter une possible réaction anaphylactique ou d'hypersensibilité aiguë.

Après le test
• Si une ulcération ou une nécrose apparaît à l'endroit de l'injection, appliquez des compresses chaudes pour diminuer l'inconfort.

Tympanométrie et réflexes acoustiques

Ces tests, aussi appelés tests d'immitance acoustique, étudient le fonctionnement de l'oreille moyenne en mesurant le courant d'énergie sonore qui entre dans l'oreille (admittance) et l'opposition à ce courant (impédance).

L'admittance est généralement mesurée par deux tests – la tympanométrie et les réflexes acoustiques. La tympanométrie mesure l'admittance de l'oreille moyenne en réponse à des changements de pression d'air du canal auditif; le test des réflexes acoustiques mesure le changement de l'admittance produit par la contraction du muscle de l'étrier au moment où il répond à un son intense. Comme les tests d'admittance ne requièrent que peu de collaboration de la personne, il est possible de les faire passer de façon fiable aux très jeunes enfants ou aux personnes handicapées mentalement ou physiquement. Chez les personnes ayant subi récemment une chirurgie de l'oreille moyenne ou un traumatisme crânien, ou présentant une fistule labyrinthique possible, on devrait obtenir une autorisation médicale avant de procéder au test.

Objectifs

Tympanométrie :
• Déterminer la continuité et l'admittance de l'oreille moyenne.
• Déterminer l'état de la membrane tympanique.

Réflexes acoustiques et perte des réflexes :
• Différencier les lésions cochléaires des lésions rétrocochléaires.
• Discerner les lésions du 8e nerf périphérique du tronc cérébral des lésions intra-axiales du tronc cérébral.
• Localiser les lésions du 7e nerf et les lésions périphériques relatives à l'inervation du muscle de l'étrier.
• Confirmer une surdité de conduction.
• Aider à confirmer une pseudo-hypoacousie.

Protocole

L'audiologiste procède à un rapide examen otoscopique pour s'assurer que le canal auditif n'est pas obstrué. Se servant d'un appareil de mesure de l'admittance comprenant une sonde et un audiomètre tonal, il insère la sonde dans le canal auditif pour réaliser la tympanométrie et les tests de réflexes acoustiques.

Résultats normaux

Dans la tympanométrie, la zone normale de la pression de l'air de l'oreille moyenne se situe à ± 100 daPa. La forme générale du tympanogramme est uniforme et symétrique.

Dans les réflexes acoustiques, les seuils normaux des réflexes contro-latéraux pour les sons purs varient de 70 à 100 dB HL; les seuils ipsilatéraux sont de 3 à 12 dB plus bas. L'adaptation du réflexe est normalement légère – inférieure à la moitié de la valeur de base pendant une période de 10 secondes.

Signification de résultats anormaux

Les tests d'admittance peuvent révéler la présence de liquide dans l'oreille moyenne, une perforation de la membrane tympanique, un bouchon de cérumen, un tympan cicatriciel, une dislocation de la chaîne des osselets, une tumeur dans la cavité de l'oreille moyenne, une perte auditive neuro-sensorielle importante de l'oreille stimulée, une perte de conduction suffisamment importante pour empêcher les niveaux adéquats de stimulation d'atteindre l'oreille interne, un dommage du 8e nerf dans l'oreille stimulée ou dans la partie inférieure du tronc cérébral, l'absence du muscle de l'étrier du côté de la sonde, une perte de conduction supérieure à 5 dB du côté de la sonde, un dommage au 7e nerf du côté de la sonde ou une lésion au 8e nerf ou au tronc cérébral.

Interventions infirmières

Avant le test

• Expliquez à la personne que cette série de tests permet d'étudier le fonctionnement des structures de son oreille moyenne. Recommandez-lui de ne pas bouger, de ne pas parler et de ne pas avaler pendant qu'on enregistre l'admittance, et avisez-la de ne pas sursauter pendant que l'on mesure l'intensité sonore déclenchant un réflexe. Assurez-la que, même si la sonde peut causer de l'inconfort, elle n'endommagera pas l'oreille.

Au cours du test

• Une obstruction de la sonde, une mauvaise étanchéité à l'air ou un déplacement de l'extrémité de la sonde au cours de la mesure nuisent à la précision des résultats du test.

• Le fait que la personne parle, avale ou sursaute au cours de la mesure nuit à l'établissement précis des résultats du test.

Urée sérique

Ce test mesure l'urée, le principal produit final du métabolisme des protéines. Formée dans le foie à partir de l'ammoniac et excrétée par les reins, l'urée constitue de 40 % à 50 % de l'azote non protéique du sang. La concentration d'urée du sang reflète l'apport protéique et la capacité excrétoire des reins, mais il est un indicateur moins fiable d'insuffisance rénale que le niveau sérique de créatinine. La colorimétrie est la méthode généralement utilisée pour ce test.

Objectifs
• Évaluer le fonctionnement des reins et aider au diagnostic d'une maladie rénale.
• Aider à l'évaluation de l'état d'hydratation.

Protocole infirmier
Procédez à une ponction veineuse et recueillez l'échantillon dans un tube de 7 mL à bouchon rouge.

Valeurs de référence
Les valeurs de l'urée sérique du sang varient normalement de 2,5 à 7,5 mmol/L).

Signification de résultats anormaux
Une *augmentation* des concentrations d'urée sérique est le plus souvent le résultat d'une excrétion insuffisante causée par une maladie des reins ou une obstruction urinaire, fréquemment dans les cas d'hypertrophie de la prostate. Une augmentation de 15 à 50 mmol/L est associée à une détérioration sérieuse du fonctionnement des reins; une augmentation de 50 à 90 mmol/L indique clairement une détérioration grave conduisant à une insuffisance rénale. Des concentrations élevées peuvent être aussi associés à un infarctus aigu du myocarde, à une goutte chronique, à de la déshydratation, à du diabète, à un apport ou à un métabolisme protéique excessif, à une hémorragie du tractus gastro-intestinal, à de l'infection, à un choc et à certains cancers. On a observé des augmentations de 15 mmol/L par jour chez des personnes antérieurement en bonne santé, mais qui présentent des infections graves ou chez celles qui ont subi d'importantes blessures par écrasement.

Une *diminution* des concentrations d'urée sérique survient dans les cas de dommage hépatique grave, de malnutrition, d'utilisation excessive de liquides par voie intraveineuse, d'hydrémie physiologique de la grossesse, d'absorption défectueuse (par exemple, dans une maladie cœliaque) et d'hydratation excessive.

Interventions infirmières
Avant le test
• Dites à la personne que ce test évalue le fonctionnement des reins. Dites-lui que le test nécessite un échantillon de sang. Dites-lui aussi qui va procéder à la ponction veineuse et quand, et mentionnez qu'elle ne va subir qu'un léger inconfort à cause de l'aiguille au cours de la ponction et de la pression du garrot. Rassurez-la en lui disant que la durée du prélèvement n'est que de quelques minutes et que les résultats du test devraient être disponibles le jour suivant.
• Informez la personne qu'elle n'a pas à s'abstenir de nourriture solide ou liquide avant le test.
• Vérifiez au dossier s'il y a pu avoir utilisation de médicaments qui influent sur les concentrations d'urée sérique. Le chloramphénicol peut en diminuer les concentrations. Les médicaments néphrotoxiques – comme les glycoaminosidés, l'amphotéricine B et la méthicilline – peuvent les élever.

Après le prélèvement
• Manipulez l'échantillon avec soin pour éviter l'hémolyse, qui peut influer sur les résultats du test.
• Si un hématome apparaît à l'endroit de la ponction veineuse, appliquez des compresses chaudes afin de diminuer l'inconfort.

Urétéro-pyélographie rétrograde

Ce test permet l'examen radiographique du système collecteur rénal après l'injection d'un opacifiant radiologique par une sonde urétérale durant une cystoscopie. L'opacifiant radiologique est habituellement à base d'iode et, même si une partie de l'opacifiant est absorbée à travers les muqueuses, on préfère ce test pour les sujets présentant une hypersensibilité à l'iode (chez lesquels l'administration intraveineuse d'un opacifiant radiologique à base d'iode, comme dans l'urographie excrétoire, est contre-indiquée). Comme ce test est réalisé indépendamment d'une détérioration de la fonction rénale, il est aussi indiqué lorsque la visualisation du système collecteur rénal par l'urographie excrétoire est inadéquate.

Objectif
• Examiner la structure et l'intégrité du système collecteur rénal (calices, bassinets et uretères).

Protocole
La personne est placée en position gynécologique et elle peut recevoir une anesthésie générale. Après un examen cystoscopique et guidé par la radiographie, on procède à la mise en place d'une sonde dans un ou dans les deux uretères. Lorsque le bassinet du rein est vidé, on injecte lentement l'opacifiant radiologique et on prend des radiophotographies si cela est nécessaire. Lorsqu'on a retiré lentement les sondes, on prend des clichés additionnels des uretères pour déterminer la rétention de l'opacifiant radiologique.

Résultats normaux
L'opacification des bassinets du rein et des calices se fait immédiatement et on observe des structures normales symétriques dans l'analyse bilatérale.

Signification de résultats anormaux
L'urétéro-pyélographie rétrograde peut déceler des obstructions causées par une tumeur (intrinsèque ou extrinsèque), un calcul, un rétrécissement ou un caillot de sang. Le test peut aussi déceler un abcès périnéphrétique.

Interventions infirmières
Avant le test
• Expliquez à la personne que ce test permet la visualisation du système collecteur urinaire. Si une anesthésie générale est prescrite, dites-lui de jeûner durant les 8 heures précédant l'anesthésie. Généralement, elle devrait être bien hydratée pour assurer un débit urinaire adéquat.

• Informez-la qu'elle sera placée sur une table d'examen, avec les jambes dans des étriers et que cette position peut être fatigante. Si elle doit demeurer éveillée au cours du protocole, dites-lui qu'elle peut ressentir une pression au moment où l'on introduira le cystoscope et une sensation de pression dans la région des reins lorsqu'on injectera l'opacifiant radiologique. Elle peut aussi ressentir un besoin impérieux d'uriner.

• Assurez-vous que la personne ou un membre responsable de la famille a signé une formule de consentement.

• Juste avant le protocole, administrez la prémédication tel qu'il est prescrit.

Au cours du test
• Des études antérieures à l'aide d'opacifiants ou la présence de selles ou de gaz dans l'intestin nuisent à la qualité des radiographies et empêchent leur interprétation précise.

Après le test
• Vérifiez les signes vitaux toutes les 15 minutes durant les 4 premières heures, toutes les heures durant les 4 heures suivantes et, ensuite, toutes les 4 heures durant 24 heures.

• Surveillez l'apport de liquides et la production d'urine durant 24 heures. Surveillez l'hématurie dans chacun des échantillons. Une forte hématurie ou une hématurie après la troisième miction est anormale et devrait être signalée. Avisez le médecin si la personne n'a pas uriné durant les 8 heures suivant le protocole ou, immédiatement, si la personne est souffrante et si sa vessie est distendue. La pose d'une sonde urétrale peut s'avérer nécessaire.

• Soyez particulièrement attentif au débit de la sonde si l'on a laissé en place les sondes urétérales puisqu'un débit inadéquat peut indiquer une obstruction de la sonde.

• Administrez des analgésiques, tel qu'il est prescrit, des bains et faites boire beaucoup de liquides pour la dysurie, qui se produit fréquemment à la suite d'une urétéro-pyélographie rétrograde.

• Surveillez et signalez une douleur importante dans la région des reins de même que tout signe de septicémie.

Urétrographie rétrograde

Cette étude radiographique, utilisée presque exclusivement chez les hommes, est réalisée pendant l'instillation ou l'injection d'un opacifiant radiologique dans l'urètre, ce qui permet la visualisation de ses parties membraneuse, bulbaire et pénienne.

Les indications cliniques pour ce test sont des obstructions, des anomalies congénitales et des lacérations urétrales ou un autre traumatisme. Ce test peut être aussi réalisé chez les personnes à titre d'examen de suivi après une réfection chirurgicale de l'urètre.

Même si la partie antérieure de l'urètre est bien visualisée par une urétrographie rétrograde seule, la partie postérieure est vue plus efficacement par ce test lorsqu'il est réalisé conjointement avec une cysto-urétrographie mictionnelle.

L'urétrographie rétrograde devrait être réalisée avec précaution s'il y a présence d'infection dans les voies urinaires.

Objectif

• Diagnostiquer les rétrécissements, les lacérations et les diverticules de même que les anomalies congénitales de l'urètre.

Protocole

Le patient est couché en décubitus dorsal sur la table d'examen. Après la prise et l'étude de radiographies de la vessie et de l'urètre, on nettoie le gland et le méat. La sonde est remplie de l'opacifiant radiologique avant l'insertion, pour éliminer les bulles d'air, et on l'introduit alors jusqu'à ce que la partie gonflable soit dans le méat. On gonfle alors cette partie avec 1 à 2 mL d'eau, ce qui empêche la sonde de glisser au cours du protocole.

Le patient prend la position postérieure oblique droite; on injecte l'opacifiant radiologique par la sonde et on prend des radiographies. On peut aussi faire des radiographies en position latérale oblique gauche. Le contrôle radioscopique peut être utile, particulièrement pour détecter une lésion urétrale.

Chez les femmes, on peut utiliser ce test lorsqu'on soupçonne la présence de diverticules urétraux. On utilise une sonde à double ballon pour fermer le col de la vessie à partir du haut et le méat externe à partir du bas. Chez les enfants, le protocole est le même que pour les adultes, à l'exception du fait qu'on utilise une sonde plus petite.

Résultats normaux

Les parties membraneuse, bulbaire et pénienne de l'urètre – et, parfois, la partie prostatique – présentent une taille, une forme et un trajet normaux.

Signification de résultats anormaux

Les radiographies peuvent mettre en évidence les anomalies suivantes : des diverticules urétraux, des fistules, des rétrécissements, des fausses routes, des calculs et des lacérations. Elles peuvent aussi montrer des anomalies congénitales, comme des valvules urétrales et un hypospadias périnéal, et, rarement, des tumeurs (chez moins de 1 % des individus).

Interventions infirmières

Avant le test

• Expliquez au patient que ce test permet d'étudier l'état de l'urètre et dites-lui comment il est réalisé. Informez-le qu'il n'a pas à s'abstenir de nourriture solide ou liquide avant le test. Dites-lui qu'il peut éprouver de l'inconfort au cours du protocole et qu'il va entendre des bruits forts de claquement au moment où les clichés radiographiques seront pris.

• Assurez-vous que le patient ou un membre responsable de la famille a signé une formule de consentement. Vérifiez s'il y a hypersensibilité aux opacifiants radiologiques à base d'iode ou aux aliments qui contiennent de l'iode, comme les fruits de mer. Informez le médecin si de telles sensibilités existent.

• Juste avant le protocole, administrez un sédatif, tel qu'il est prescrit, et recommandez au patient d'uriner avant de quitter l'unité.

Après le test

• Surveillez l'apparition de frissons et de fièvre reliés à l'épanchement de l'opacifiant radiologique dans la circulation générale durant les 12 à 24 heures suivant l'urétrographie rétrograde. Surveillez les signes de septicémie et de manifestations allergiques.

Urobilinogène urinaire

Ce test permet d'étudier le fonctionnement du foie en mesurant les concentrations urinaires d'urobilinogène, le produit incolore hydrosoluble qui provient de la réduction de la bilirubine par les bactéries intestinales. Environ la moitié de l'urobilinogène intestinal retourne au foie, où une partie est sécrétée à nouveau dans la bile et, éventuellement, dans l'intestin par la circulation entéro-hépatique. De petites quantités de cet urobilinogène réabsorbé entrent dans la circulation et sont excrétées dans l'urine (urobilinogénurie).

Éliminé en grandes quantités dans les selles (85 à 425 µmol/d) et en petites quantités dans l'urine (2 à 7 µmol/d), l'urobilinogène est le reflet du métabolisme des pigments biliaires. Aussi, l'absence d'urobilinogène ou la modification de sa concentration indiquent un dommage ou un dysfonctionnement hépatiques. La présence d'urobilinogène urinaire peut aussi indiquer une hémolyse des globules rouges, ce qui augmente la production de bilirubine et entraîne une augmentation de la production et de l'excrétion de l'urobilinogène. L'analyse quantitative de l'urobilinogène urinaire comporte l'addition du réactif d'Ehrlich à un échantillon des urines de 24 heures. La réaction colorée qui en résulte est rapidement lue par spectrophotométrie.

Objectifs
• Aider à diagnostiquer une obstruction extra-hépatique, comme un blocage du canal cholédoque.
• Aider au diagnostic différentiel de dérèglements hépatiques et hématologiques.

Protocole infirmier
Demandez au patient de recueillir un échantillon d'urine au hasard et, si le laboratoire le prescrit, un échantillon de 2 heures avec un agent de conservation. Envoyez immédiatement l'échantillon au laboratoire. Comme l'urobilinogène s'oxyde rapidement, conservez l'urine au frais et dans la pénombre au cours de la collecte.

Valeurs de référence
Les valeurs pour les urines de 24 heures sont de 2 à 7 µmol/d.

Signification de résultats anormaux
Une *absence* d'urobilinogène urinaire indique un ictère obstructif complet ou un traitement par des antibiotiques à large spectre (qui détruisent la flore bactérienne intestinale).

Une *diminution* des concentrations d'urobilinogène urinaire peut être le résultat d'un ictère enzymatique congénital (syndrome d'hyperbilirubinémie) ou d'un traitement à l'aide de médicaments qui acidifient l'urine, comme le chlorure d'ammonium ou l'acide ascorbique.

Une *augmentation* des concentrations d'urobilinogène urinaire peut indiquer un ictère hémolytique, une hépatite ou une cirrhose du foie.

Interventions infirmières
Avant le test
• Expliquez au patient que ce test aide à étudier le fonctionnement du foie. Répondez à toutes ses questions.
• Informez-le que le test nécessite le prélèvement d'un échantillon d'urine de 24 heures. Montrez-lui la méthode adéquate de collecte.
• Dites au patient qu'il n'a pas à s'abstenir de nourriture solide ou liquide avant le test, à l'exception des bananes, qu'il ne devrait pas manger durant les 48 heures précédant le test.
• Vérifiez, dans son dossier, l'usage de médicaments pouvant influer sur les concentrations d'urobilinogène urinaire. Le mandélate, l'acide para-aminosalicylique, la phénazopyridine, les phénothiazines, la procaïne et les sulfamidés interagissent avec le réactif du test et peuvent en modifier les résultats. L'acétazolamide et le bicarbonate de sodium peuvent influer sur les concentrations d'urobilinogène en modifiant le pH de l'urine. Restreignez l'usage de ces médicaments avant le test si cela est approprié.

Après le test
• Dites au patient de reprendre son régime alimentaire et la médication limitée avant le test.

Urométrie

Dans ce test non invasif, on utilise un uromètre pour déceler et pour étudier les schémas dysfonctionnels de miction.

L'uromètre, contenu dans un entonnoir dans lequel la personne urine, mesure le débit (volume de l'urine produit par seconde), l'écoulement continu (temps de l'écoulement mesurable) et l'écoulement intermittent (temps total de miction, y compris toute interruption).

Objectifs
• Étudier le fonctionnement de l'appareil urinaire inférieur.
• Démontrer une obstruction de l'orifice de sortie de la vessie.

Protocole
Le protocole est le même pour tous les types d'équipement. La personne appuie sur le bouton placé sur la chaise percée, compte 5 secondes et, alors, urine.

Lorsqu'elle a terminé, elle compte 5 autres secondes et elle appuie alors à nouveau sur le bouton. Le volume de l'urine est enregistré et reporté sur une courbe en fonction du temps de miction.

La position de la personne et la voie d'apport du liquide (orale ou intraveineuse) sont notées.

Résultats normaux
Le débit urinaire varie selon l'âge et le sexe de la personne et selon le volume de l'urine produit. Pour obtenir une mesure précise, les personnes de 13 ans ou moins doivent éliminer au moins 100 mL d'urine; les personnes de plus de 13 ans doivent éliminer au moins 200 mL d'urine.

Pour les personnes entre 4 et 7 ans, chez les garçons et chez les filles, le débit moyen est de 10 mL/s.

Pour les personnes entre 8 et 13 ans, chez les garçons, la moyenne est de 12 mL/s et, chez les filles, la moyenne est de 15 mL/s.

Pour les personnes entre 14 et 45 ans, chez les hommes, la moyenne est de 21 mL/s et, chez les femmes, la moyenne est de 18 mL/s.

Pour les personnes entre 46 et 65 ans, chez les hommes, la moyenne est de 12 mL/s et, chez les femmes, la moyenne est de 15 mL/s.

Pour les personnes entre 66 et 80 ans, chez les hommes, la moyenne est de 9 mL/s et, chez les femmes, la moyenne est de 10 mL/s.

Signification de résultats anormaux
Une *augmentation* du débit urinaire indique une diminution de la résistance urétrale qui peut être associée au dysfonctionnement du sphincter externe. Un pic élevé sur la courbe tracée en fonction du temps de miction indique une diminution de la résistance à l'écoulement qui peut être causée par une incontinence d'urine à l'effort.

Une *diminution* du débit urinaire indique une obstruction à l'écoulement ou une hypotonie du muscle vésical. La présence de plus d'un pic distinct sur une courbe normale indique un effort abdominal qui peut être le résultat de la poussée exercée contre l'obstruction pour vider la vessie.

Interventions infirmières
Avant le test
• Expliquez à la personne que ce test permet d'établir son profil de miction. Dites à un homme qu'on va lui demander d'uriner en position debout et dites à une femme qu'on va lui demander d'uriner en position assise. Expliquez à la personne qu'on va lui demander d'appuyer sur un bouton de départ sur la chaise, de compter 5 secondes et, alors, d'uriner. Lorsqu'elle aura terminé, elle va compter 5 autres secondes et appuyer à nouveau sur le bouton.

• Avisez la personne de ne pas uriner durant les quelques heures précédant le test et d'augmenter sa consommation de liquides de façon à ce qu'elle ait une vessie remplie et une forte envie d'uriner. Dites-lui qu'il va réaliser le test et où il le sera, et mentionnez que celui-ci dure entre 10 et 15 minutes.

• Recommandez-lui de demeurer immobile tandis qu'elle urine au cours du test et d'éviter l'effort de façon à assurer des résultats précis. Recommandez aussi à la personne de ne pas mettre de papier hygiénique dans le bécher dans lequel elle urine.

• Assurez la personne qu'elle va bénéficier d'une intimité complète pendant le test.

• Tel qu'il est prescrit, suspendez l'usage de médicaments qui peuvent influer sur le tonus de la vessie et des sphincters, comme les spasmolytiques et les anticholinergiques urinaires.

Après le test
• Dites à la personne de reprendre la médication interrompue avant le test.

Uroporphyrinogène 1 synthétase érythrocytaire

Ce test détecte la porphyrie intermittente aiguë (PIA) – une maladie autosomique dominante de la biosynthèse du groupement hème – en mesurant l'activité érythrocytaire d'uroporphyrinogène 1 synthétase. La PIA peut être latente jusqu'à ce qu'elle soit activée par des facteurs comme des hormones sexuelles et des médicaments, un régime alimentaire pauvre en glucides ou une infection.

L'uroporphyrinogène 1 synthétase, une enzyme qui transforme le porphobilinogène en uroporphyrinogène au cours de la biosynthèse du groupement hème, est normalement présente dans les érythrocytes, les fibroblastes, les lymphocytes, les cellules hépatiques et les cellules du liquide amniotique. Cependant, une déficience héréditaire peut diminuer les concentrations d'uroporphyrinogène 1 synthétase de la moitié et plus provoquant ainsi une PIA. Au cours d'une crise, les tests urinaires traditionnels peuvent détecter une PIA; cependant, le dosage de l'uroporphyrinogène 1 synthétase permet de détecter une PIA au cours de sa phase latente et de désigner les individus affectés avant leur première crise. La spécificité du test pour la PIA permet aussi de différencier cette affection des autres porphyries.

Si l'on ne peut déterminer l'activité de l'enzyme, les dosages de l'acide delta-aminolévulinique dans l'urine et dans les selles peuvent appuyer le diagnostic. (L'excrétion de ces précurseurs de la porphyrine augmente substantiellement au cours d'une crise de PIA et elle peut augmenter légèrement au cours de la phase latente.)

Objectif
• Aider au diagnostic d'une PIA.

Protocole infirmier
Procédez à une ponction veineuse et recueillez l'échantillon dans un tube de 10 mL à bouchon vert. Envoyez immédiatement l'échantillon au laboratoire; ne le congelez pas.

Valeurs de référence
Ces valeurs présentent les variations suivantes : 1,3 à 2,0 mU/g d'hémoglobine.

Signification de résultats anormaux
Une diminution de l'activité indique une PIA latente ou active; ce sont les symptômes qui différencient ces phases. Des activités inférieures à 1,0 mU/g d'hémoglobine confirment une PIA. Des activités entre 1,0 et 1,3 mU/g d'hémo-globine sont non déterminantes et peuvent nécessiter le recours à des dosages de l'urine et des selles pour appuyer le diagnostic.

Interventions infirmières

Avant le test
• Expliquez à la personne que le test détecte un dérèglement des globules rouges. Dites-lui que le test nécessite un échantillon de sang et qu'elle devrait jeûner durant les 12 à 14 heures précédant le test. Elle n'a pas à limiter sa consommation d'eau.

• Si les valeurs de l'hématocrite de la personne sont disponibles, notez-les sur le relevé de laboratoire. Si cela est approprié, suspendez l'usage de tous les médicaments pouvant diminuer l'activité de l'enzyme. Si leur usage doit être maintenu, notez-le sur le relevé de laboratoire.

• Vérifiez, dans le dossier de la personne, s'il y a des maladies hémolytiques et hépatiques qui peuvent augmenter l'activité d'uroporphyrinogène 1 synthétase. Demandez à la personne s'il y a d'autres facteurs qui pourraient influer sur les résultats du test, particulièrement un régime alimentaire faible en sucres et l'ingestion d'alcool.

Avant le prélèvement
• Assurez-vous que la personne a jeûné tel qu'il est recommandé.

Au moment du prélèvement
• Manipulez l'échantillon avec soin pour éviter l'hémolyse, qui peut influer sur les résultats du test.

Après le prélèvement
• Si un hématome apparaît à l'endroit de la ponction veineuse, appliquez des compresses chaudes afin de diminuer l'inconfort.

• Dites à la personne de reprendre son régime alimentaire et la médication restreinte avant le test.

Après le test
• Si la personne a une PIA, dirigez-la vers un spécialiste pour une consultation nutritionnelle et génétique. Dites-lui d'éviter les médicaments et les autres substances qui pourraient déclencher une crise, comme l'alcool, les barbituriques, les œstrogènes, la griséofulvine, un régime alimentaire faible en glucides, la phénytoïne, les hormones stéroïdiennes et les sulfamidés.

Comme l'électrocardiographie, la vectocardiographie enregistre les variations dans le potentiel électrique au cours du cycle cardiaque. Cependant, ce test-ci – contrairement à l'électrocardiographie – utilise deux axes de dérivation enregistrés simultanément pour construire une image tridimensionnelle du cœur. Les vecteurs, qui sont des composants du potentiel électrique, possèdent une direction, une amplitude et une polarité, et ils sont mesurés dans trois axes : l'axe des X (horizontal), l'axe des Y (vertical) et l'axe des Z (sagittal). L'enregistrement simultané des axes X et Y produit le plan frontal, celui des axes X et Z, le plan horizontal, et celui des axes Z et Y, le plan sagittal.

Dans la vectocardiographie, des électrodes installées sur la peau de la personne transmettent les impulsions électriques du cœur à un vectocardiographe. Cet instrument affiche les trois boucles vectorielles – P, QRS et T – sur son écran d'oscilloscope. Les boucles représentent un cycle cardiaque complet et correspondent à l'onde P, au complexe QRS et à l'onde T de l'électrocardiographie standard.

L'application clinique de la vectocardiographie est limitée à cause de son coût élevé. L'interprétation du vectocardiogramme exige une grande habileté et il n'existe pas de standards définitifs quant aux vecteurs normaux et anormaux et quant à la mise en place des dérivations.

Objectifs

• Détecter une hypertrophie ventriculaire, des troubles de conduction interventriculaire et un infarctus du myocarde.

• Clarifier des résultats incertains de l'électrocardiographie.

Protocole

On place la personne en décubitus dorsal ou en position assise, et l'on fixe les électrodes aux endroits appropriés. (On doit prendre soin de ne pas plisser la peau et de ne pas comprimer les muscles sus-jacents.) On allume le vectocardiographe et on procède au nombre désiré d'enregistrements. À la fin des enregistrements, on retire les électrodes.

Résultats normaux

Trois boucles distinctes (P, QRS et T) sont présentes, chacune représentant une phase de la révolution cardiaque. L'allure du vectocardiogramme lui-même peut varier en fonction de l'âge et du sexe; la forme des boucles, l'espacement des traits et la direction des flèches ont une signification dans l'étude de l'activité électrique du cœur.

Signification de résultats anormaux

La vectocardiographie aide à détecter une hypertrophie ventriculaire, un infarctus du myocarde, des blocs de branche, une ischémie du myocarde ou des troubles métaboliques.

Interventions infirmières

Avant le test

• Expliquez au patient que ce test permet l'étude de l'activité électrique du cœur. Dites-lui qu'il n'a pas à s'abstenir de nourriture solide ou liquide avant le test. Assurez-le que le test est sûr et sans douleur.

• Dites au patient que des électrodes qu'on aura enduites de gelée conductrice vont être fixées sur son thorax, sa jambe gauche, son dos et sa nuque ou son front. Encouragez-le à se détendre et conseillez-lui de respirer calmement, d'éviter de parler et de demeurer immobile pendant le test.

• Vérifiez l'usage de médicaments cardioactifs, comme les antiarythmiques. Si de tels médicaments sont administrés, notez-le sur le formulaire du test.

Au cours du test

• La mise en place incorrecte des électrodes ou le mouvement excessif du patient peuvent produire des résultats imprécis.

• Chez les patients ayant une musculature importante, la boucle QRS peut simuler une hypertrophie du ventricule droit.

Après le test

• Assurez-vous que la gelée conductrice sur la peau du patient soit enlevée.

Viscosité sérique

La viscosité est la tendance des liquides à résister à l'écoulement à cause de la friction interne entre les molécules ou les particules individuelles. La viscosité sérique est modifiée par l'hématocrite, la taille des globules rouges et la composition protéique du plasma. En mesurant la viscosité, ce test aide à diagnostiquer des dérèglements d'hyperviscosité comme un myélome ou une macroglobulinémie, dans laquelle les molécules d'immunoglobuline M augmentent la viscosité sérique à cause de leur masse moléculaire élevée, de leur forme bizarre et de leur tendance à s'agréger.

La macroglobulinémie de Waldenström est la cause la plus fréquente de l'hyperviscosité sérique puisqu'elle compte pour plus de 90 % des cas. Ce dérèglement néoplasique n'a pas de cause connue. Les signes et les symptômes incluent la segmentation des veines rétiniennes, le saignement de la bouche ou du nez, la vision brouillée, les vertiges, les maux de tête, la perte de l'audition, la paresthésie, l'ataxie, la diplopie, la somnolence et la stupeur, l'hypervolémie, la distension des vaisseaux sanguins périphériques et l'insuffisance cardiaque (rare). Les cas rares peuvent être traités à l'aide de la plasmaphérèse et de la chimiothérapie.

L'analyse de la viscosité sérique est aussi indiquée chez les individus présentant un coma inexpliqué, des dérèglements neurologiques bizarres, des signes d'hémorragie ou une hémorragie. Réalisé avant une intervention chirurgicale, le test aide à éviter les complications de la chirurgie chez les individus atteints de gammapathies monoclonales.

Objectif

• Diagnostiquer les dérèglements d'hyperviscosité sérique et faciliter une intervention rapide.

Protocole infirmier

Procédez à une ponction veineuse et recueillez un échantillon de sang dans un tube de 7 mL à bouchon rouge. Envoyez immédiatement l'échantillon au laboratoire.

Valeurs de référence

La viscosité sérique normale est ≤ à 1,8 centipoise.

Signification de résultats anormaux

Une augmentation de la viscosité sérique est associée à un syndrome d'hyperviscosité, à une macroglobulinémie de Waldenström et à un myélome multiple (habituellement avec l'immunoglobuline A, mais on peut aussi observer l'immunoglobuline G).

Interventions infirmières

Avant le test

• Expliquez à la personne que ce test détecte un dérèglement sanguin et qu'il aide à en découvrir la cause. Répondez à toutes ses questions.

• Informez-la qu'un échantillon de sang sera prélevé et qu'elle n'a pas à s'abstenir de nourriture solide ou liquide avant le test.

• Parcourez son dossier et signalez toute thérapie médicamenteuse en cours.

Au moment du prélèvement

• Manipulez l'échantillon avec soin pour éviter l'hémolyse, qui peut influer sur les résultats du test.

Après le prélèvement

• Si un hématome apparaît à l'endroit de la ponction veineuse, appliquez des compresses chaudes afin de diminuer l'inconfort.

La déficience de vision des couleurs peut être héréditaire – un caractère récessif lié au sexe et affectant environ de 8 % à 10 % des hommes et moins de 1 % des femmes – ou acquise par une maladie.

Les cellules à cône de la rétine humaine sont responsables de l'acuité visuelle centrale et de la perception des couleurs. Les tests de vision des couleurs évaluent leur capacité à reconnaître les différences de couleurs. Ces tests peuvent être réalisés de façon routinière et ils sont souvent utilisés pour évaluer les personnes qui ont une maladie appréhendée de la rétine ou qui présentent des antécédents familiaux de déficience de vision des couleurs. Ces tests peuvent aussi être utilisés afin de dépister cette déficience chez des personnes qui posent leur candidature à des postes pour lesquels une perception exacte des couleurs est essentielle, comme dans le domaine militaire et celui de l'électronique.

Les tests de vision des couleurs utilisent généralement des planches pseudo-isochromatiques faites de modèles en points des couleurs primaires superposées à des fonds de couleurs mélangées au hasard. Une personne ayant une vision normale des couleurs peut désigner les modèles en points; une personne qui a une déficience de la vision des couleurs ne peut distinguer entre le modèle en points et l'arrière-plan. Les tests de vision des couleurs primaires indiquent l'existence d'une déficience; des tests plus poussés permettent de déterminer le degré de la déficience.

Objectif

• Déceler une déficience de la vision des couleurs.

Protocole

Après avoir fait asseoir la personne confortablement, couvrez l'un de ses yeux. Tenez le livre du test à environ 35 centimètres de son œil non couvert et donnez-lui un marqueur. Décrivez-lui les types de modèles ou de symboles qu'elle peut voir sur les planches du test et montrez-lui-en des exemples. Présentez-lui alors les planches du test et demandez-lui d'utiliser le marqueur pour tracer le modèle sur chacune d'elles. Exigez des réponses rapides; ne permettez pas à la personne de regarder attentivement les planches. Notez ses réponses suivant les instructions incluses dans le nécessaire utilisé pour le test. Si le test doit être répété ou lorsque le test aura été fait sur l'autre œil, faites la rotation des planches de 90 à 180 degrés pour réduire au minimum la possibilité que la personne se rappelle des images antérieures.

Pour prévenir la décoloration des planches, gardez le livre du test fermé quand il n'est pas utilisé et tournez les pages seulement par leurs marges.

Résultats normaux

Une personne ayant une vision normale des couleurs – un trichromate – peut nommer tous les modèles ou tous les symboles.

Signification de résultats anormaux

Une personne atteinte d'une déficience de vision des couleurs – un trichromate anormal – peut nommer certains modèles ou certains symboles mais pas tous. Les tests de vision des couleurs peuvent détecter une protanopie (difficulté à faire la distinction entre rouge-vert et bleu-vert), une deutéranopie (difficulté à faire la distinction entre le vert-pourpre et le rouge-pourpre) ou une tritanopsie (difficulté à faire la distinction entre le bleu/vert et le jaune/vert). Les personnes atteintes d'achromatopsie (cécité vraie des couleurs), appelées monochromates, voient toutes les couleurs comme des nuances de gris.

Interventions infirmières

Avant le test

• Expliquez à la personne que ce test évalue la perception des couleurs, qu'il ne prend que quelques minutes et qu'il n'est pas douloureux.

Au cours du test

• Si la personne porte normalement des verres ou des verres de contact, dites-lui de les porter au cours du test.

• Un éclairage insuffisant, une mauvaise collaboration de la personne ou l'incapacité de la personne à voir les planches à cause d'une acuité visuelle réduite ou à cause du fait qu'elle ne porte pas ses verres influent sur les résultats du test.

• Des erreurs dans la réalisation du test, comme l'enregistrement imprécis des réponses de la personne ou le fait d'allouer trop de temps pour répondre, influent sur la fiabilité des résultats du test.

Vitamine A et carotène sériques

En mesurant les concentrations sériques de vitamine A (rétinol) et de son précurseur, le carotène, ce test décèle les carences en vitamine A et les troubles visuels qui y sont reliés. La vitamine A, une vitamine liposoluble normalement fournie par l'alimentation, est importante pour la reproduction, la vision (particulièrement la vision nocturne) et la croissance du tissu épithélial et des os. Elle maintient aussi les membranes cellulaires et subcellulaires ainsi que la synthèse des mucopolysaccharides (la substance fondamentale du tissu collagène). Les sources de vitamine A sont le poisson, les fruits, les œufs, la viande, la volaille et les légumes; les sources de carotène sont les légumes verts feuillus, les fruits et les légumes jaunes.

L'organisme absorbe la vitamine A à partir de la muqueuse de l'intestin sous forme d'ester d'acide gras; les chylomicrons dans le système lymphatique la transportent jusqu'au foie, où elle est emmagasinée presque en totalité. L'absorption de la vitamine A nécessite la présence de quantités adéquates de graisses alimentaires et de sels biliaires. Aussi, une détérioration de l'absorption des graisses ou une obstruction biliaire inhibent l'absorption de la vitamine A, provoquant ainsi une carence de cette vitamine.

Objectifs
• Diagnostiquer une carence appréhendée en vitamine A ou une intoxication.
• Aider au diagnostic des troubles visuels, particulièrement de la cécité nocturne et de la xérophtalmie.
• Aider au diagnostic des maladies de la peau, comme la dyskératose folliculaire ou l'ichtyose.
• Dépister la malabsorption.

Protocole infirmier
Procédez à une ponction veineuse et recueillez l'échantillon dans un tube de 15 mL à bouchon rouge (le test nécessite 6 mL de sérum). Protégez l'échantillon de la lumière puisque la vitamine A absorbe la lumière de façon caractéristique. Envoyez immédiatement l'échantillon au laboratoire.

Valeurs de référence
Les valeurs présentent les variations suivantes :
• *Vitamine A sérique :* 1,22 à 2,62 µmol/L.
• *Carotène :* 0,9 à 3,7 µmol/L.

Signification de résultats anormaux
Une *diminution des concentrations sériques de vitamine A* (hypovitaminose A) indique une détérioration de l'absorption des graisses, comme dans une maladie cœliaque, une fibrose kystique du pancréas, une hépatite infectieuse ou un ictère obstructif. Ces dérèglements nuisent à l'absorption intestinale de la vitamine A et ils en abaissent les concentrations sériques. Des concentrations basses sont aussi associées à une malnutrition protéino-calorique; cette condition est rare en Amérique du Nord et en Europe, mais elle constitue un dérèglement nutritionnel majeur à travers le monde, particulièrement chez les enfants. Des diminutions semblables dans les concentrations de vitamine A peuvent aussi indiquer une néphrite chronique.

Une *augmentation des concentrations sériques de vitamine A* (hypervitaminose A) indique une ingestion chronique et excessive de suppléments vitaminiques A ou d'aliments riches en vitamine A. L'augmentation des concentrations peut aussi être associée à l'hyperlipémie et à l'hypercholestérolémie d'un diabète sucré non traité.

Une d*iminution des concentrations sériques de carotène* peut indiquer une détérioration de l'absorption des graisses ou, rarement, un apport alimentaire insuffisant de carotène. Les concentrations de carotène peuvent être aussi réduites au cours de la grossesse, ce qui reflète une demande métabolique accrue de cette substance.

Une *augmentation des concentrations sériques de carotène* indique un apport alimentaire nettement excessif. Elle se rencontre aussi chez les personnes qui ingèrent des quantités excessives de comprimés à base de carotène pour donner une couleur bronzée à la peau.

Interventions infirmières
Avant le test
• Expliquez à la personne que ce test mesure les concentrations de vitamine A dans son sang. Mentionnez que le test nécessite un échantillon de sang.
• Recommandez-lui d'être à jeun depuis la veille; elle n'a pas à s'abstenir d'eau.

Au moment du prélèvement
• Manipulez l'échantillon avec soin pour éviter l'hémolyse, qui peut modifier les résultats du test.

Vitamine B$_1$ urinaire

Ce test décèle la carence en vitamine B$_1$ (thiamine). Ce dérèglement, aussi appelé béribéri, peut provenir d'un apport alimentaire insuffisant (habituellement associé à l'alcoolisme), d'une détérioration de l'absorption (syndrome de malabsorption), d'une mauvaise utilisation de cette vitamine (maladie hépatique) ou d'états qui augmentent la demande métabolique (la grossesse, la lactation, la fièvre, l'effort, l'hyperthyroïdie, une chirurgie et l'apport élevé de glucides). Un apport alimentaire élevé de lipides et de protéines permet de ménager la vitamine B$_1$ nécessaire à la respiration tissulaire.

La carence en vitamine B$_1$ produit des effets cliniques variables. Un début de carence produit des symptômes non spécifiques qui incluent la fatigue, l'irritabilité, les troubles du sommeil et l'inconfort abdominal et précordial. Les cas de déficience grave peuvent se présenter sous plusieurs formes : le *béribéri infantile* provoque de la douleur abdominale, de l'œdème, de l'irritabilité, des vomissements, de la pâleur et parfois des crises d'épilepsie; le *béribéri humide* ou *œdémateux* (une complication de l'alcoolisme chronique) cause des symptômes neurologiques graves, de l'émaciation et de l'œdème qui monte à partir des jambes. Le béribéri provoque aussi des arythmies, une cardiomégalie et un collapsus cardio-vasculaire.

La vitamine B$_1$, une vitamine hydrosoluble qui a besoin d'acide folique (folate) pour un captage efficace, est absorbée par la muqueuse duodénale et excrétée dans l'urine. Les concentrations urinaires de vitamine B$_1$ reflètent l'apport alimentaire et le stockage métabolique de la thiamine. La vitamine B$_1$, une coenzyme dans les réactions de la décarboxylase avec l'acide citrique, aide au métabolisme des glucides, des lipides et des protéines.

Objectif

• Aider à confirmer une carence en vitamine B$_1$ (béribéri) et la différencier des autres causes de polynévrite.

Protocole infirmier

Recueillez un échantillon d'urine de 24 heures. Conservez l'échantillon au frais au cours de la période de collecte.

Valeurs de référence

L'excrétion urinaire varie de 300 à 600 nmol/d.

Signification de résultats anormaux

Des concentrations urinaires insuffisantes de vitamine B$_1$ peuvent provenir d'un alcoolisme, d'une diarrhée chronique, d'un apport alimentaire insuffisant, d'une hyperthyroïdie, d'une thérapie prolongée aux diurétiques et d'une maladie hépatique grave. Des résultats négatifs peuvent indiquer une névrite non reliée à une carence.

Interventions infirmières

Avant le test

• Expliquez que ce test permet de déterminer les réserves organiques de vitamine B$_1$.

• Dites au patient qu'un échantillon d'urine de 24 heures sera prélevé. Si le patient doit recueillir lui-même l'échantillon, montrez-lui la technique adéquate de collecte. Recommandez-lui de garder l'échantillon réfrigéré au cours de la période de collecte.

• Parcourez le dossier alimentaire du patient pour écarter la possibilité d'une carence provenant d'un apport alimentaire insuffisant.

Au cours de la période de collecte

• Assurez-vous de recueillir toute l'urine au cours de la période de collecte et d'entreposer l'échantillon correctement. Insistez sur ces précautions lorsque vous montrez au patient la façon de procéder, en expliquant que le défaut de prendre ces précautions peut influer sur les résultats du test.

• Dites au patient d'éviter de contaminer l'échantillon avec du papier hygiénique ou avec des selles.

Après le test

• Si le patient présente une carence en vitamine B$_1$, indiquez-lui les bonnes sources alimentaires de cette vitamine : le bœuf, le porc, les viandes d'organes, les légumes frais (particulièrement les légumineuses, comme les pois et les fèves) et le blé ainsi que les autres céréales à grains entiers.

Vitamine B$_2$ urinaire

Ce test décèle une carence en vitamine B$_2$ hydrosoluble (riboflavine) en mesurant ses concentrations urinaires. La carence est généralement causée par un apport alimentaire insuffisant de vitamine B$_2$, par un syndrome de malabsorption ou par des états qui augmentent la demande métabolique, comme le stress. Les sources alimentaires de vitamine B2 sont les produits laitiers, les viandes d'organes, le poisson, les légumes verts feuillus et les légumineuses. Comme la vitamine B$_2$ n'est pas emmagasinée dans l'organisme et que les concentrations quotidiennes dépendent de l'apport alimentaire, ce test peut devoir être répété. Des concentrations urinaires (et sériques) insuffisantes de vitamine B$_2$, des symptômes cliniques et un régime alimentaire pauvre en vitamine B$_2$ confirment la déficience (appelée ariboflavinose).

La vitamine B$_2$, qui est essentielle à la croissance et au fonctionnement tissulaire par des processus comme l'hématopoïèse, la glyconéogenèse et la production de corticostéroïdes, est absorbée à partir du tractus intestinal et excrétée dans l'urine. Dans les tissus, cette vitamine se combine au phosphate pour produire des coenzymes qui participent à l'oxydation enzymatique.

Objectif
• Déceler une carence en vitamine B$_2$.

Protocole infirmier
Recueillez un échantillon d'urine de 24 heures. Protégez l'échantillon de la lumière directe, qui décompose rapidement la vitamine B$_2$.

Valeurs de référence
Les valeurs varient selon le sexe :
• *Hommes :* > 1,3 nmol/d.
• *Femmes :* > 1,0 nmol/d.

Signification de résultats anormaux
Chez les individus présentant des carences alimentaires, la carence en vitamine B$_2$ est l'une des hypovitaminoses les plus fréquentes. Une carence primaire provient d'un apport alimentaire insuffisant de lait et de protéines; une carence secondaire résulte d'une diarrhée prolongée, d'un alcoolisme chronique et d'une maladie hépatique. Une diminution de l'excrétion urinaire de vitamine B$_2$ peut survenir au cours des périodes de forte demande métabolique, comme durant la grossesse, la lactation et la guérison de blessures. Des carences chroniques peuvent conduire à une chéilite, à une glossite, à une perlèche, à une dermatite séborrhéique et à une vascularisation cornéenne.

Interventions infirmières
Avant le test
• Expliquez à la personne que ce test permet d'analyser la situation nutritive de la vitamine B$_2$. Dites-lui de maintenir son régime alimentaire habituel avant le test.
• Informez-la que le test nécessite un échantillon d'urine de 24 heures. Si l'échantillon doit être prélevé à la maison, montrez la technique adéquate de collecte. Insistez sur le fait que l'échantillon doit être protégé de la lumière directe.
• Dites à la personne que, à cause des variations quotidiennes des concentrations de la vitamine B$_2$, le test peut devoir être répété.

Au cours de la période de collecte
• Recommandez à la personne d'éviter de contaminer l'échantillon d'urine avec du papier hygiénique ou avec des selles.

Après le test
• Indiquez à la personne les sources alimentaires de vitamine B$_2$: les produits laitiers, les viandes d'organes (foie et rognons), le poisson, les légumes verts feuillus et les légumineuses. Expliquez que la consommation suffisante et continue de ces sources alimentaires corrigera la carence en vitamine B$_2$.

Vitamine B$_{12}$ sérique

Ce test est utilisé principalement pour diagnostiquer une anémie mégaloblastique et pour découvrir sa cause. Le test est une analyse quantitative des concentrations sériques de vitamine B$_{12}$. Habituellement, il est réalisé en même temps que la mesure des concentrations sériques d'acide folique. Les carences en vitamine B$_{12}$ et en acide folique sont les deux causes les plus fréquentes de l'anémie mégaloblastique. La vitamine B$_{12}$, une vitamine hydrosoluble contenant du cobalt, est essentielle à l'hématopoïèse, à la synthèse de l'acide désoxyribonucléique, à la croissance, à la synthèse de la myéline et à au bon fonctionnement du système nerveux central. Ingérée presqu'exclusivement à partir des produits animaux, comme la viande, les fruits de mer, le lait et les œufs, la vitamine B$_{12}$ est absorbée dans la région de l'iléon après formation d'un complexe avec le facteur intrinsèque et elle est emmagasinée dans le foie.

Une carence clinique en vitamine B$_{12}$ prend des années à se développer, car la conservation presque totale de la vitamine est assurée par une voie cyclique (la circulation antéro-hépatique) qui permet la réabsorption de la vitamine B$_{12}$ normalement excrétée dans la bile. Cependant, une carence en facteur intrinsèque entraîne une malabsorption de la vitamine B$_{12}$ et peut se transformer en anémie pernicieuse (anémie de Biaermer).

Objectifs
• Aider au diagnostic différentiel de l'anémie mégaloblastique, qui peut être causée par une carence en vitamine B$_{12}$ ou en acide folique.
• Aider au diagnostic différentiel des dérèglements du système nerveux central qui affectent les nerfs périphériques et spinaux myélinisés.

Protocole infirmier
Procédez à une ponction veineuse et recueillez l'échantillon dans un tube de 7 mL à bouchon rouge. Envoyez immédiatement l'échantillon au laboratoire.

Valeurs de référence
Les valeurs sériques de vitamine B$_{12}$ varient de 133 à 664 pmol/L.

Signification de résultats anormaux
Une *diminution* des concentrations sériques peut indiquer un apport alimentaire insuffisant de vitamine B$_{12}$, particulièrement si la personne pratique le végétarisme. Des concentrations faibles sont aussi associées à des syndromes de malabsorption (comme une maladie cœliaque), à une malabsorption isolée de la vitamine B$_{12}$, à des états hypermétaboliques (comme une hyperthyroïdie), à une grossesse et à un dommage au système nerveux central (par exemple, des lésions médullaires évoluant vers la maladie de Friedreich ou une dégénérescence funiculaire).

Une *augmentation* des concentrations sériques peut provenir d'un apport alimentaire excessif, d'une maladie hépatique, comme une cirrhose ou une hépatite aiguë ou chronique, et de dérèglements myéloprolifératifs, comme une leucémie myélogène. Ces affections augmentent les concentrations des protéines sériques liant la vitamine B$_{12}$ et elles causent ainsi des concentrations élevées de vitamine B$_{12}$.

Interventions infirmières
Avant le test
• Expliquez au patient que ce test détermine la quantité de vitamine B$_{12}$ dans le sang et qu'il aide à diagnostiquer les affections qui modifient les concentrations sériques.
• Informez-le qu'un échantillon de sang sera prélevé et recommandez-lui d'être à jeun depuis la veille du test.
• Vérifiez, dans son dossier, l'utilisation de médicaments (comme la colchicine, la néomycine, l'acide para-aminosalicylique et la phénytoïne) pouvant modifier les résultats du test.

Au moment du prélèvement
• Manipulez l'échantillon avec soin pour éviter l'hémolyse, qui peut modifier les résultats du test.

Après le prélèvement
• Si un hématome apparaît à l'endroit de la ponction veineuse, appliquez des compresses chaudes afin de diminuer l'inconfort.
• Dites au patient de reprendre son régime alimentaire et la médication interrompue avant le test.

Vitamine C plasmatique

Ce test, utilisé principalement pour diagnostiquer le scorbut et la malnutrition, mesure les concentrations plasmatiques de vitamine C (acide ascorbique), une vitamine hydrosoluble nécessaire à la synthèse du collagène et à l'entretien du cartilage et des os. La vitamine C favorise aussi l'absorption du fer, elle influe sur le métabolisme de l'acide folique et elle peut aider l'organisme à résister au stress d'une lésion et d'une infection. La vitamine C est présente en quantités abondantes dans les agrumes, les baies, les tomates, le chou cru, les piments verts et les légumes verts feuillus.

Après son absorption à partir de la muqueuse intestinale, la vitamine C est transportée dans le sang jusqu'au rein, oxydée en acide déshydroascorbique et emmagasinée dans les glandes surrénales et salivaires, le pancréas, la rate, les testicules et le cerveau. Les glandes surrénales contiennent des concentrations élevées de vitamine C qui peuvent être épuisées par la stimulation adrénocorticotrope de ces glandes. Une carence grave en vitamine C ou scorbut cause de la fragilité capillaire, des anomalies articulaires et des symptômes généraux multiples.

Objectif

• Diagnostiquer le scorbut, des affections qui ressemblent au scorbut et des dérèglements métaboliques comme la malnutrition et les syndromes de malabsorption.

Protocole infirmier

Procédez à une ponction veineuse et recueillez l'échantillon dans un tube de 10 mL à bouchon vert qui contient de l'héparine. Placez l'échantillon dans de la glace fondante et envoyez-le immédiatement au laboratoire.

Valeurs de référence

Les valeurs plasmatiques de vitamine C varient de 34 à 114 µmol/L.

Signification de résultats anormaux

Une *diminution* des concentrations plasmatiques suggère une infection, une fièvre et une anémie. Les concentrations de vitamine C diminuent durant la grossesse et atteignent leur point le plus bas immédiatement après l'accouchement. Des carences graves indiquent un scorbut.

Une *augmentation* des concentrations plasmatiques suggère une ingestion excessive de vitamine C (quantités nettement au-dessus des doses quotidiennes recommandées). La vitamine C en excès est transformée en oxalate qui normalement est excrété dans l'urine, mais qui peut produire des calculs urinaires.

Interventions infirmières

Avant le test

• Expliquez au patient que ce test mesure la quantité de vitamine C dans le sang. Informez-le que le test nécessite un échantillon de sang. Dites-lui qui va réaliser la ponction veineuse et quand elle le sera, et mentionnez qu'il va ressentir un léger inconfort à cause de l'aiguille au cours de la ponction et de la pression du garrot. Assurez-le que le prélèvement de l'échantillon ne devrait prendre que quelques minutes.

• Dites-lui d'être à jeun depuis la veille du test.

Au moment du prélèvement

• Manipulez l'échantillon avec soin pour éviter l'hémolyse, qui peut modifier les résultats du test.

Après le prélèvement

• La vitamine C étant facilement oxydée, le laboratoire refusera tout prélèvement qui n'est pas dans de la glace fondante.

• Si un hématome apparaît à l'endroit de la ponction veineuse, appliquez des compresses chaudes afin de diminuer l'inconfort.

• Dites au patient de reprendre son régime alimentaire habituel limité avant le test.

Vitamine D₃ sérique

Ce test mesure les concentrations sériques de vitamine D₃, la forme majeure de la vitamine D, et il aide à diagnostiquer les affections squelettiques associées à la carence en vitamine D. La vitamine D₃, qui comporte une production endogène dans la peau par l'action des rayons ultraviolets du soleil, se trouve naturellement présente dans les huiles de foie de poisson, les jaunes d'œuf, le foie et le beurre. Comme les autres vitamines liposolubles, la vitamine D₃ est absorbée à partir de la muqueuse intestinale en présence des sels biliaires et emmagasinée dans le foie. Cette vitamine est d'abord transformée en 25-hydroxycholécalciférol, son métabolite circulant, et alors en 1,25-dihydroxycholécalciférol, un composé puissant qui contrôle la minéralisation osseuse. La fonction hormonale de la vitamine D₃ est en étroit parallélisme avec celle de l'hormone parathyroïdienne dans le maintien de l'homéostasie du calcium et du phosphore. Des concentrations sériques faibles de calcium et de phosphore stimulent la production de l'hormone parathyroïdienne, qui, à son tour, stimule la sécrétion rénale de 1,25-dihydroxycholécalciférol de façon à activer l'absorption intestinale du calcium et du phosphate. Ensemble, ces deux hormones stimulent l'absorption rénale du calcium et la mobilisation du calcium à partir de l'os.

Objectifs
- Déceler une maladie squelettique, comme le rachitisme et l'ostéomalacie.
- Aider au diagnostic de l'hypercalcémie.
- Déceler une intoxication à la vitamine D₃.
- Contrôler une thérapie à la vitamine D₃.

Protocole infirmier
Procédez à une ponction veineuse et recueillez l'échantillon dans un tube de 10 mL à bouchon vert.

Valeurs de référence
Les concentrations plasmatiques de 25-hydroxycholécalciférol varient de 25 à 135 nmol/L.

Signification de résultats anormaux
Une *diminution des concentrations* ou l'*absence d'une quantité décelable* indiquent un rachitisme ou une ostéomalacie. Une carence en vitamine D₃ peut provenir d'un régime alimentaire pauvre, d'une diminution de l'exposition au soleil ou d'une détérioration de l'absorption de la vitamine D₃ (consécutive à une maladie hépatobiliaire, à une pancréatite, à une maladie cœliaque, à une fibrose kystique ou à une résection partielle de l'estomac ou de l'intestin grêle). Des concentrations faibles peuvent être reliées à différentes maladies hépatiques qui affectent directement le métabolisme de la vitamine D₃.

Une *augmentation des concentrations (au-dessus de 200 nmol/L)* indique une intoxication causée par une auto-médication excessive ou par une thérapie prolongée. Des concentrations élevées associées à une hypercalcémie peuvent être causées par une hypersensibilité à la vitamine D, comme dans une sarcoïdose.

Interventions infirmières
Avant le test
- Expliquez à la personne que ce test mesure les concentrations de la vitamine D dans l'organisme et qu'il aide à détecter les affections associées à des modifications des concentrations de vitamine D.
- Informez-la que le test nécessite un échantillon de sang et qu'elle n'a pas à s'abstenir de nourriture solide ou liquide avant le test.
- Vérifiez l'utilisation de médicaments qui modifient les résultats du test, comme les corticostéroïdes et les anticonvulsivants, qui peuvent diminuer les concentrations plasmatiques en inhibant la formation des métabolites de la vitamine D₃. Si l'utilisation de ces médicaments doit être maintenue, notez-le sur le relevé de laboratoire.

Au moment du prélèvement
- Manipulez l'échantillon avec soin pour éviter l'hémolyse, qui peut modifier les résultats du test.

Après le prélèvement
- Si un hématome apparaît à l'endroit de la ponction veineuse, appliquez des compresses chaudes afin de diminuer l'inconfort.

Vitesse de sédimentation des érythrocytes

Ce test mesure le temps nécessaire aux érythrocytes d'un échantillon de sang entier pour se déposer au fond d'un tube à la verticale.

Le test de la vitesse de sédimentation des érythrocytes est un test sensible mais non spécifique qui constitue généralement l'indicateur le plus précoce de maladies inflammatoires, alors que les autres signes chimiques ou physiques sont normaux. La vitesse de sédimentation augmente souvent de façon significative au cours de dérèglements inflammatoires dus à de l'infection ou à des mécanismes auto-immuns; de telles augmentations peuvent se prolonger dans des cas d'inflammation localisée et de cancer.

Objectifs
• Contrôler une maladie inflammatoire ou maligne.
• Aider à la détection et au diagnostic d'une maladie occulte, comme une tuberculose, une nécrose tissulaire ou une maladie du tissu conjonctif.

Protocole infirmier
Procédez à une ponction veineuse et recueillez l'échantillon dans un tube de 7 mL à bouchon lavande, dans un tube de 4,5 mL à bouchon noir ou dans un tube de 4,5 mL à bouchon bleu selon la préférence du laboratoire. Remplissez complètement le tube et retournez-le délicatement à plusieurs reprises afin de mélanger adéquatement l'échantillon et l'anticoagulant sans provoquer d'hémolyse. Après avoir constaté l'absence de caillots ou d'amas dans l'échantillon, envoyez-le immédiatement au laboratoire. Comme un séjour prolongé dans un tube à la verticale diminue la vitesse de sédimentation des érythrocytes, le test doit être réalisé dans un délai de 2 heures. Il existe maintenant des tubes spéciaux pour les appareils automatiques. Consultez le laboratoire.

Valeurs de référence
Les vitesses normales de sédimentation varient de 0 à 20 mm/h avec des vitesses qui augmentent graduellement avec l'âge.

Signification de résultats anormaux
La vitesse de sédimentation des érythrocytes augmente au cours de la grossesse et dans les cas d'inflammation aiguë ou chronique, de tuberculose, de paraprotéinémie (particulièrement dans un myélome multiple et dans une macroglobulinémie de Waldenström), de rhumatisme articulaire aigu, de polyarthrite rhumatoïde et de certains cancers. L'anémie a aussi tendance à augmenter la vitesse de sédimentation des érythrocytes puisqu'il y a moins de déplacement de plasma vers le haut pour retarder les globules rouges, qui sont relativement moins nombreux à sédimenter.

Une polyglobulie, une anémie à hématies falciformes, une insuffisance cardiaque congestive, une hyperviscosité ou une faible concentration de protéines plasmatiques ont tendance à réduire la vitesse de sédimentation des érythrocytes. De plus, des concentrations élevées de glucose, d'albumine, de phospholipides et de certaines substances peuvent entraîner une diminution de la vitesse de sédimentation.

La formation de rouleaux, dans laquelle les érythrocytes s'alignent comme des rouleaux de pièces de monnaie à mesure qu'ils sédimentent dans le tube, indique généralement une paraprotéinémie, un myélome multiple ou une macroglobulinémie.

Au cours des infections aiguës, la vitesse de sédimentation des érythrocytes atteint un sommet plusieurs jours après le début de l'infection et persiste après les autres signes d'infection, comme la fièvre et la leucocytose, durant 6 à 24 heures. Ainsi, après que la température et le nombre des globules blancs soit revenus à la normale, la vitesse de sédimentation des érythrocytes a tendance à demeurer élevée.

Interventions infirmières
Avant le test
• Expliquez au client que ce test détermine l'état des globules rouges. Dites-lui qu'il n'a pas à s'abstenir de nourriture solide ou liquide avant le test, et que ce dernier nécessite un échantillon de sang.

Au moment du prélèvement
• Afin d'éviter l'hémoconcentration, ne laissez pas le garrot en place trop longtemps.
• Le défaut d'utiliser l'anticoagulant approprié dans le tube de prélèvement, de mélanger adéquatement l'échantillon et l'anticoagulant et de manipuler l'échantillon avec soin peut modifier la vitesse de sédimentation.

Après le prélèvement
• Si un hématome apparaît à l'endroit de la ponction veineuse, appliquez des compresses chaudes afin de diminuer l'inconfort.

Whitaker (test de)

Cette étude de l'appareil urinaire supérieur met en corrélation les observations radiographiques avec les mesures de pression et de débit dans les reins et dans les uretères. Elle permet la détermination de la capacité d'évacuation de l'appareil urinaire supérieur. Le test de Whitaker peut être réalisé comme étude principale pour déceler une obstruction intrarénale et pour aider à déterminer si une chirurgie est nécessaire. Il peut aussi faire suite à d'autres protocoles, comme une néphrostomie percutanée, pour une étude plus poussée d'une obstruction.

Objectif
• Déceler et examiner une obstruction rénale.

Protocole
On prend des radiographies après la mise en place d'une sonde urétrale, l'administration intraveineuse d'opacifiant radiologique, la canulation percutanée du rein et la perfusion rénale d'opacifiant radiologique. On mesure alors la pression intrarénale et celle de la vessie.

Résultats normaux
La visualisation du rein, à la suite d'une perfusion graduelle d'opacifiant radiologique, montre des contours normaux du bassinet du rein et des calices. L'uretère devrait se remplir uniformément et avoir une taille et un trajet normaux.

La pression intrarénale normale est de 15 cm H_2O, la pression normale de la vessie se situe entre 5 et 10 cm H_2O.

Signification de résultats anormaux
L'agrandissement du bassinet du rein, des calices ou de la jonction pyélo-urétérale peut indiquer une obstruction. En soustrayant la pression de la vessie de la pression intrarénale, on obtient un écart qui aide au diagnostic. Un écart situé entre 12 et 15 cm H_2O suggère une obstruction. Un écart inférieur à 10 cm H_2O suggère une anomalie de la vessie, comme une hypertonie ou une vessie neurogène.

Interventions infirmières

Avant le test
• Expliquez au patient que ce test permet d'étudier le fonctionnement des reins. Recommandez-lui de s'abstenir de nourriture et de liquides durant les 4 heures précédant le test. Dites-lui qu'il va réaliser le test et où il le sera, et mentionnez que ce dernier dure environ 1 heure.

• Décrivez le protocole au patient. Informez-le qu'il va recevoir un léger sédatif avant le test, qu'il peut ressentir de l'inconfort au cours de l'insertion de la sonde urétrale et de l'injection de l'anesthésique local, et qu'il peut ressentir une brûlure et des bouffées vasomotrices passagères après l'injection de l'opacifiant radiologique.

• Assurez-vous que le patient ou un membre responsable de la famille a signé une formule de consentement.

• Vérifiez, dans son dossier et dans les études récentes de coagulation, la présence de problèmes de saignement. Vérifiez aussi la mention de réactions d'hypersensibilité à l'iode, aux aliments contenant de l'iode, comme les fruits de mer, et aux opacifiants radiologiques. Informez le médecin de ces sensibilités.

• Juste avant le protocole, recommandez au patient d'uriner, si cela est prescrit, et administrez un sédatif tel qu'il est recommandé. On peut prescrire un antibiotique prophylactique pour prévenir l'infection par les instruments du test.

Après le test
• Gardez le patient en décubitus dorsal durant les 12 heures suivant le test.

• Vérifiez les signes vitaux toutes les 15 minutes durant la première heure, toutes les 30 minutes durant l'heure suivante et, alors, toutes les 2 heures durant 24 heures.

• Surveillez, à l'endroit de la ponction, le saignement, l'hématome ou la perte d'urine chaque fois que les signes vitaux sont vérifiés. S'il y a saignement, exercez une pression. Si un hématome apparaît, appliquez des compresses chaudes. S'il y a perte d'urine, signalez-le au médecin.

• Contrôlez l'apport de liquides et la production d'urine durant 24 heures. Si l'hématurie persiste après la troisième miction, avisez le médecin.

• Surveillez les signes de septicémie ou d'épanchement de l'opacifiant radiologique, qui sont les frissons, la fièvre, la tachycardie, la tachypnée et l'hypotension.

• Informez le patient que les coliques sont passagères. Administrez des analgésiques tel qu'il est prescrit.

• Administrez des antibiotiques durant plusieurs jours après le test, tel qu'il est prescrit, pour prévenir l'infection.

Zinc sérique

Ce test mesure les concentrations sériques du zinc, un oligo-élément important. On trouve du zinc partout dans l'organisme, mais il se concentre principalement dans les cellules sanguines, particulièrement dans les leucocytes. Cet élément est un constituant essentiel de plus de 80 enzymes et protéines, et son rôle est crucial dans les réactions enzymatiques de catalyse. Par exemple, le zinc est étroitement lié à l'activité de l'anhydrase carbonique, l'enzyme qui catalyse l'élimination du gaz carbonique.

Le zinc est naturellement présent dans l'eau et dans la plupart des aliments; on en trouve de grandes concentrations dans la viande, les fruits de mer, les produits laitiers, les céréales entières, les noix et les légumes. Une carence en zinc peut nuire sérieusement au métabolisme, à la croissance et au développement de l'organisme. Cette anomalie peut se développer très facilement chez les individus ayant certaines maladies, comme un alcoolisme chronique ou une maladie rénale, qui ont tendance à épuiser les réserves de zinc. Une intoxication par le zinc, quoique rare, peut se produire à la suite de l'inhalation d'oxyde de zinc au cours d'une exposition industrielle.

Objectif
• Déceler une carence en zinc ou une intoxication par le zinc.

Protocole infirmier
Procédez à une ponction veineuse et recueillez l'échantillon dans un tube de prélèvement exempt de métal. (Les laboratoires fournissent, sur demande, des dispositifs spéciaux pour ce test.) Manipulez l'échantillon avec soin pour éviter l'hémolyse et envoyez-le immédiatement au laboratoire. Une analyse fiable doit commencer avant que la désintégration des plaquettes puissent altérer les résultats du test.

Valeurs de référence
Normalement, les concentrations sériques de zinc varient de 11,5 à 18,5 µmol/L.

Signification de résultats anormaux
Une diminution des concentrations peut indiquer une carence acquise (résultant d'un apport alimentaire insuffisant ou d'une maladie sous-jacente) ou une carence héréditaire. Une diminution marquée des concentrations est courante dans une leucémie et elle peut être liée à la détérioration des systèmes enzymatiques qui dé-

pendent du zinc. Des concentrations basses sont généralement associées à une cirrhose alcoolique du foie, à un infarctus du myocarde, à une iléite, à une insuffisance rénale chronique, à une polyarthrite rhumatoïde et à une anémie (comme une anémie hémolytique ou une anémie à hématies falciformes).

Des concentrations sériques élevées et potentiellement toxiques de zinc peuvent être le résultat d'une ingestion accidentelle ou d'une exposition industrielle.

Interventions infirmières
Avant le test
• Expliquez à la personne que ce test détermine la concentration du zinc dans le sang. Informez-la qu'elle n'a pas à s'abstenir de nourriture solide ou liquide avant le test, et que ce dernier nécessite un échantillon de sang.

• Dites-lui qui va procéder à la ponction veineuse et quand elle sera réalisée, et mentionnez qu'elle peut ressentir un inconfort passager à cause de l'aiguille au cours de la ponction et de la pression du garrot. Assurez-la que le prélèvement de l'échantillon ne prend que quelques minutes.

• Vérifiez, dans son dossier, l'utilisation d'agents chélateurs du zinc (comme la pénicillinase) et de corticostéroïdes, qui diminuent les concentrations sériques de zinc et peuvent influer sur la détermination précise des résultats du test.

Au moment du prélèvement
• Souvenez-vous que l'hémolyse causée par une manipulation trop brusque de l'échantillon ainsi que le défaut d'utiliser un tube de prélèvement exempt de métal ou d'envoyer immédiatement l'échantillon au laboratoire peuvent modifier les résultats du test.

Après le prélèvement
• Si un hématome apparaît à l'endroit de la ponction veineuse, appliquez des compresses chaudes afin de diminuer l'inconfort.

INDEX

ACHEVÉ D'IMPRIMER
CHEZ
MARC VEILLEUX,
IMPRIMEUR À BOUCHERVILLE,
EN DÉCEMBRE MIL NEUF CENT QUATRE-VINGT-SEIZE